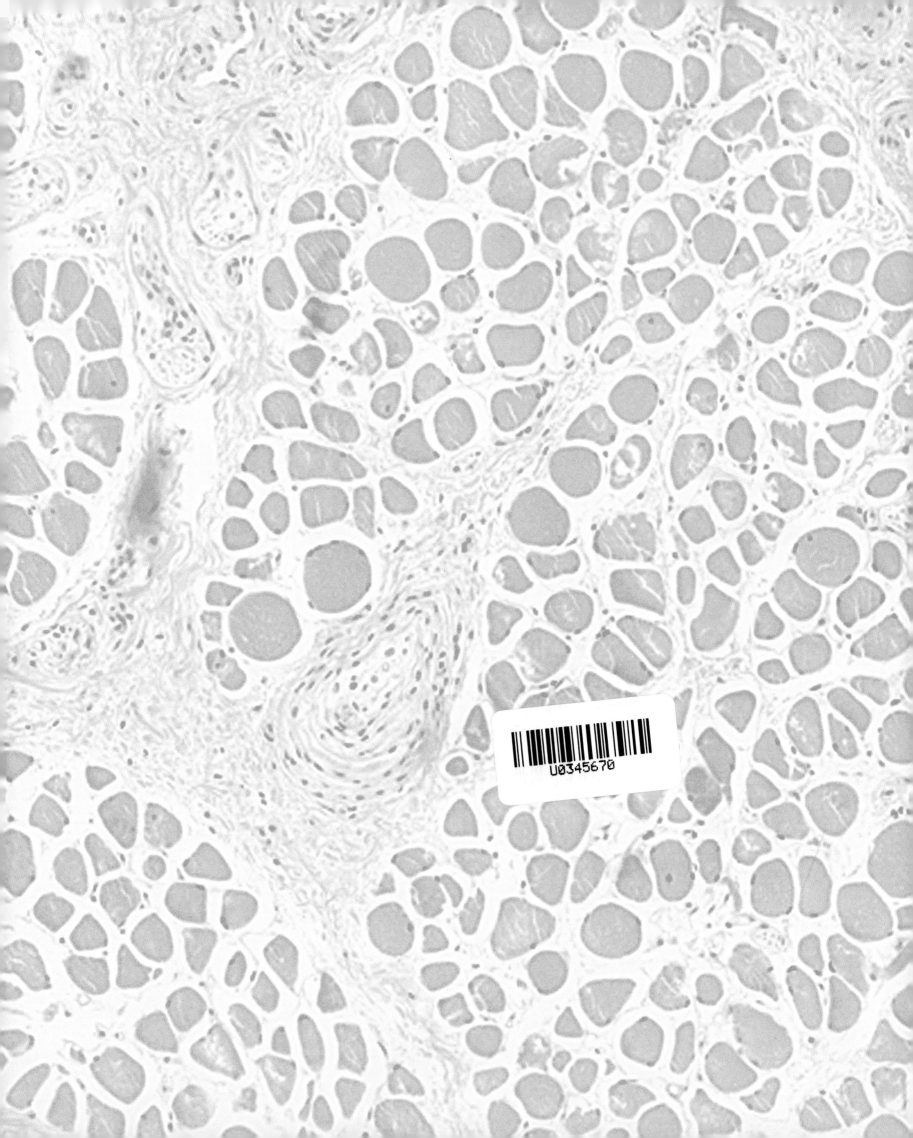

DK
人体大百科

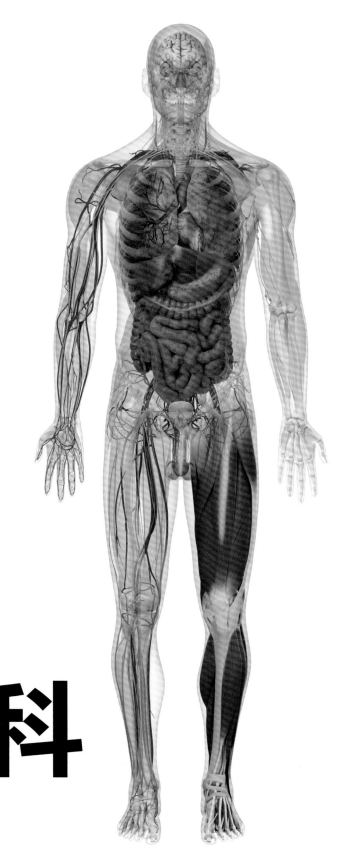

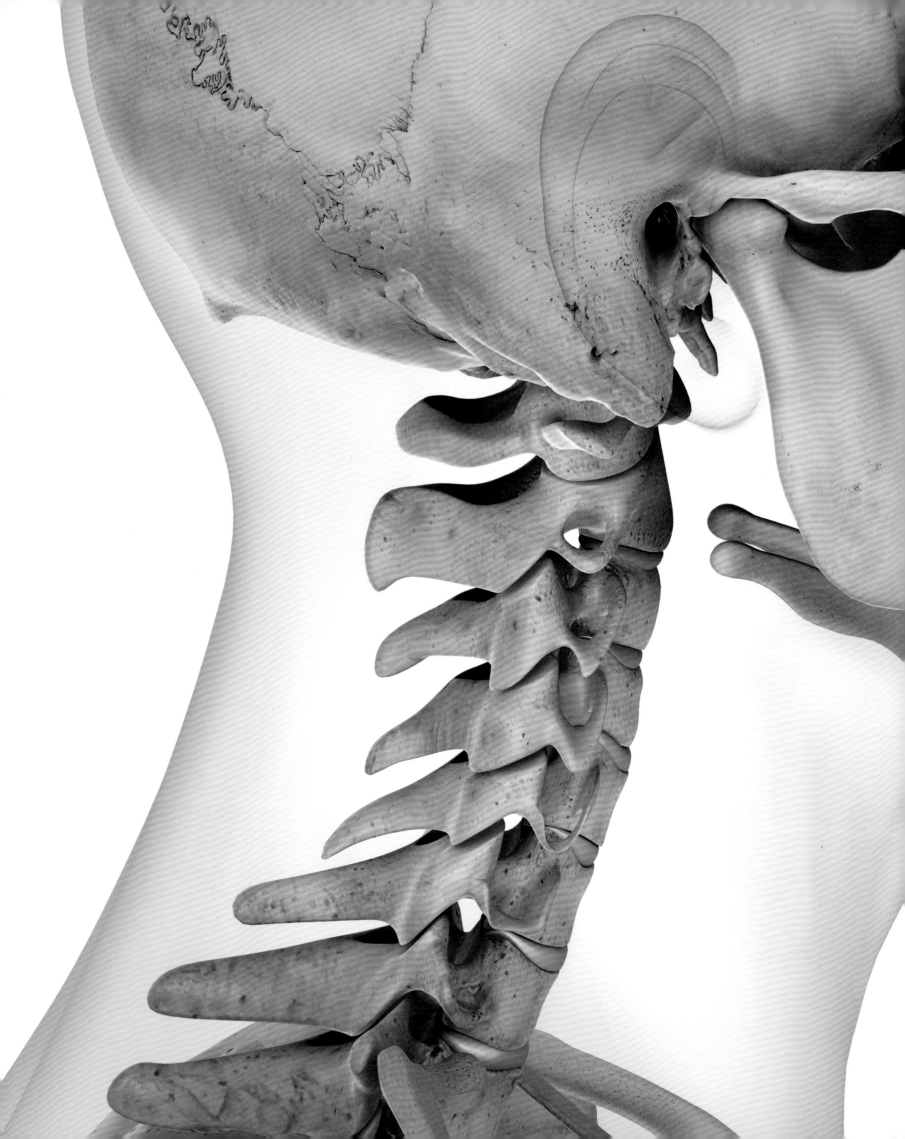

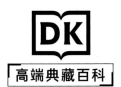

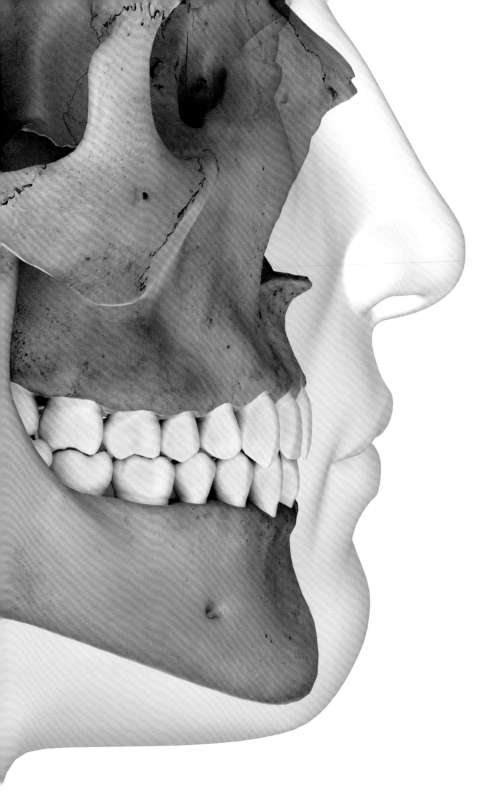

THE COMPLETE HUMAN BODY BOOK

DK人体大百科

[英]爱丽丝·罗伯茨 / 著　　张卫光 等 / 译

电子工业出版社·

Publishing House of Electronics Industry

北京·BEIJING

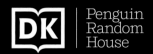

Original Title: The Complete Human Body Book
Copyright © 2010, 2016 Dorling Kindersley Limited
A Penguin Random House Company

本书中文简体版专有出版权由Dorling Kindersley Limited授予电子工业出版社。
未经许可，不得以任何方式复制或抄袭本书的任何部分。

版权贸易合同登记号 图字：01-2011-4714

图书在版编目（CIP）数据
DK人体大百科 / (英) 爱丽丝·罗伯茨 (Alice Roberts) 著；张卫光等译.
北京：电子工业出版社，2018.7
书名原文: The Complete Human Body Book
ISBN 978-7-121-33291-3

Ⅰ. ①D… Ⅱ. ①爱… ②张… Ⅲ. ①人体–青少年读物 Ⅳ. ①R32-49

中国版本图书馆CIP数据核字（2017）第309706号

插图作者

Medi-Mation（创意总监: Rajeev Doshi）　Antbits 公司（Richard Tibbitts）
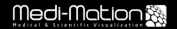
Dotnamestudios（Andrew Kerr）
Deborah Maizels

首席作者：爱丽丝·罗伯茨（ Alice Roberts ）博士

作者名录	顾问名录
机体：Linda Geddes	机体：Mark Hanson教授，南安普顿大学
解剖：Alice Roberts博士	解剖

人体生理学

皮肤、毛发和指甲：Richard Walker　　Harold Ellis教授，伦敦国王学院

肌肉和骨骼：Richard Walker　　Susan Standring教授，伦敦国王学院

神经系统：Steve Parker　　**人体生理学**

呼吸系统：Justine Davies博士　　皮肤、毛发和指甲：David Gawkrodger教授，皇家哈勒姆

心血管系统：Justine Davies博士　　郡医院，谢菲尔德

淋巴和免疫系统：Daniel Price　　肌肉和骨骼：Christopher Smith博士，伦敦国王学院

消化系统：Richard Walker　　神经系统：Adrian Pini博士，伦敦国王学院

泌尿系统：Sheena Meredith博士　　呼吸系统：Cedric Demaine博士，伦敦国王学院

生殖系统：Gillian Jenkins博士　　心血管系统：Cedric Demaine博士，伦敦国王学院

生命周期　　淋巴和免疫系统：Lindsay Nicholson博士，布里斯托尔大学

作者：Gillian Jenkins博士, Sheena　　消化系统：Richard Naftalin博士，伦敦国王学院

Meredith博士　　泌尿系统：Richard Naftalin博士，伦敦国王学院

顾问：Mark Hanson教授　　生殖系统：Cedric Demaine博士，伦敦国王学院

疾病和功能失调　　内分泌系统：Gareth Williams教授，英国布里斯托尔大学

作者：Fintan Coyle博士（过敏，血液，　　研究员：Christopher Rao, Kathie Wong，伦敦帝国学院

消化，毛发和指甲，呼吸，皮肤）

Gillian Jenkins博士（心血管，内分泌，不

育，生殖，性传播疾病，泌尿）

Mary Selby博士（癌症，眼和耳，感染性

疾病，遗传性疾病，神经系统，精神疾病，

骨骼和肌肉）

顾问：Rob Hicks博士

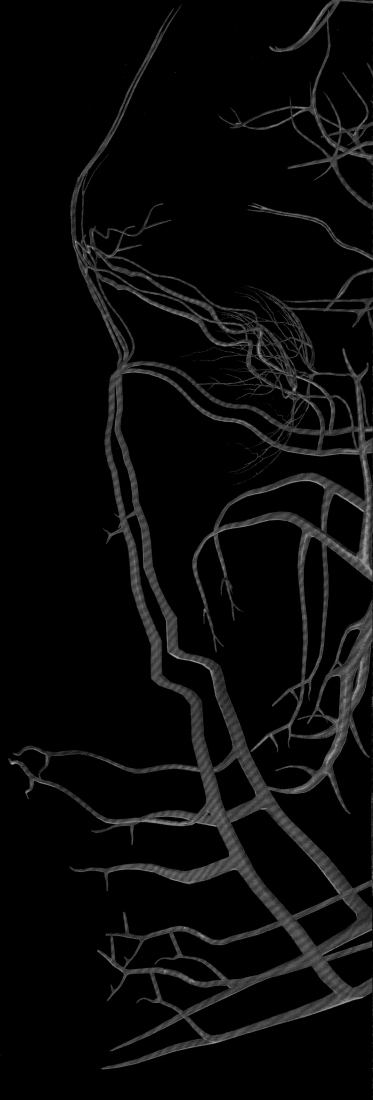

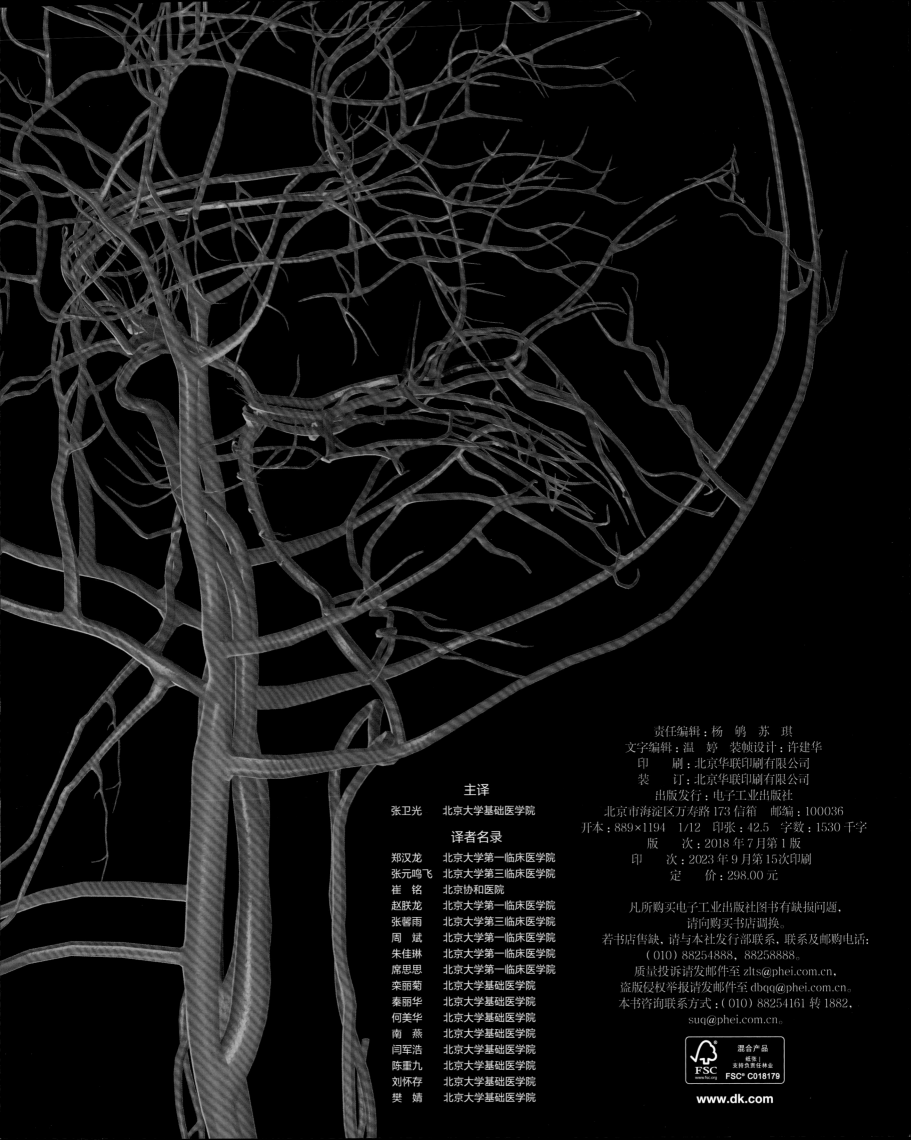

主译

张卫光　北京大学基础医学院

译者名录

郑汉龙　北京大学第一临床医学院
张元鸣飞　北京大学第三临床医学院
崔　铭　北京协和医院
赵朕龙　北京大学第一临床医学院
张馨雨　北京大学第三临床医学院
周　斌　北京大学第一临床医学院
朱佳琳　北京大学第一临床医学院
席思思　北京大学第一临床医学院
栾丽菊　北京大学基础医学院
秦丽华　北京大学基础医学院
何美华　北京大学基础医学院
南　燕　北京大学基础医学院
闫军浩　北京大学基础医学院
陈重九　北京大学基础医学院
刘怀存　北京大学基础医学院
樊　婧　北京大学基础医学院

责任编辑：杨　鸫　苏　琪
文字编辑：温　婷　装帧设计：许建华
印　　刷：北京华联印刷有限公司
装　　订：北京华联印刷有限公司
出版发行：电子工业出版社
　　　　　北京市海淀区万寿路 173 信箱　邮编：100036
开本：889×1194　1/12　印张：42.5　字数：1530 千字
版　　次：2018 年 7 月第 1 版
印　　次：2023 年 9 月第 15 次印刷
定　　价：298.00 元

凡所购买电子工业出版社图书有缺损问题，
请向购买书店调换。
若书店售缺，请与本社发行部联系，联系及邮购电话：
（010）88254888，88258888。
质量投诉请发邮件至 zlts@phei.com.cn，
盗版侵权举报请发邮件至 dbqq@phei.com.cn。
本书咨询联系方式：（010）88254161 转 1882，
suq@phei.com.cn。

www.dk.com

目录

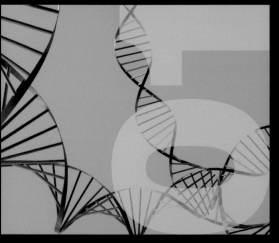

010

机体

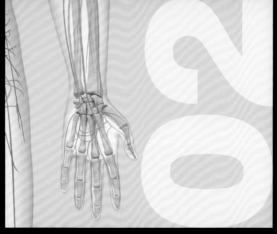

028

解剖

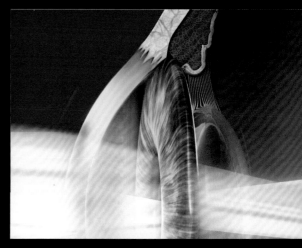

274

人体生理学

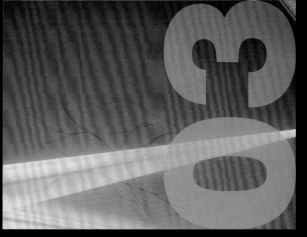
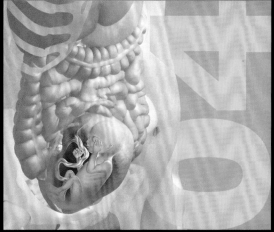
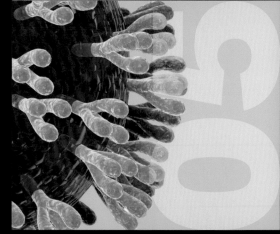

392

生命周期

414

疾病和功能失调

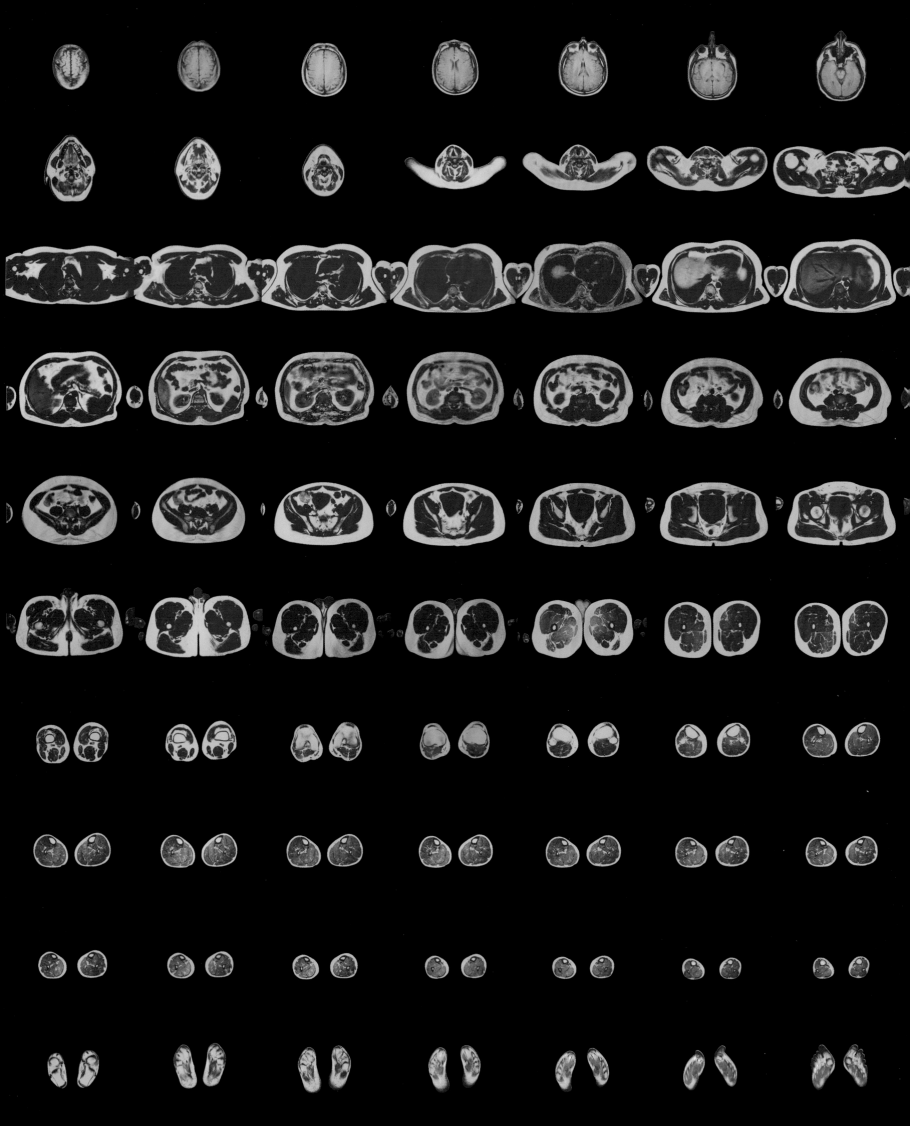

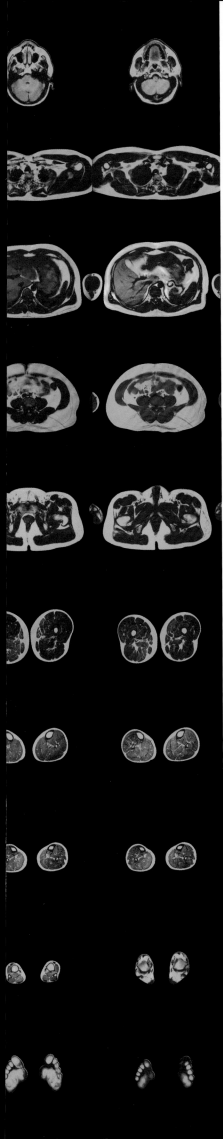

前言

　　人类对自身结构的研究已有很长的一段历史。最早的医学文献可以追溯到公元前1600年的古埃及，即史密斯纸莎草纸书。纸莎草纸书是早期外科学的教科书，书中列举了许多疾病及相应的治疗方法。尽管那些原始的治疗方法在现代并不推荐，但史密斯纸莎草纸书的存在仍可说明古埃及人对人体内脏器官（如脑、心脏、肝、肾等）有一定程度上的认识。虽然，他们对这些器官的具体功能尚不了解。

　　在历史上，如要探索人体的结构就需用到解剖。"解剖"一词字面上的意思就是"切开"。毕竟，如果你想了解一台机器的工作原理，是无法单纯通过表面的观察来想象内部构造的。我记得中学的物理实验课上，老师布置任务让我们探究烤面包机的工作原理，于是我们把烤面包机拆开了——但是我承认，我们并没有把它重新装回去（也许这说明我成了一名解剖学家而不是外科医生是一件好事）。大多数医学院校都有解剖教室，医学生们可以亲自动手实践来了解人体的结构。捐赠者将自己的遗体捐献用于科学研究，这给医学生们创造了良好的学习条件。但是，除了解剖以外，我们现在有了其他探究人体结构的方法：应用X射线、计算机断层扫描（CT）、核磁共振成像（MRI），或用电子显微镜来观察显微结构。

　　本书的第一部分是人体解剖图集。人体就像一幅复杂的拼图，各种位于体腔内的器官紧密关联；神经和血管交错纵横，在器官内形成分支或是深入到肌肉中。了解这些组织构成人体的方式并非易事，但是书中的插图会将在现实中难以一一展现的解剖结构——骨骼、肌肉、血管、神经和器官依次展现，帮助理解。

　　当然，人体不是一座没有生命的雕塑，人体是一台工作中的机器。人体的功能在本书第二部分（生理学部分）会重点讲述。我们当中的许多人仅仅在身体出现问题时才开始思索人体的构成和工作原理，本书的最后一部分着重讲那些干扰机体正常工作的疾病。

　　本书就像一本人体的说明书，不论老幼，开卷有益。

爱丽丝·罗伯茨　博士
（Dr. Alice Roberts）

人体断层切片
一组核磁共振成像（MRI）扫描展现了人体不同层面的水平切片结构：从头部向下扫描，逐渐到胸部、上肢，继而到下肢，最后到脚部。

机体

人体由数万亿细胞构成，每个细胞都是一个精密运转的复杂单元。组织、器官由细胞搭建而成，并在体内相互作用，从而保证机体正常工作，使我们得以生存。

010 机体

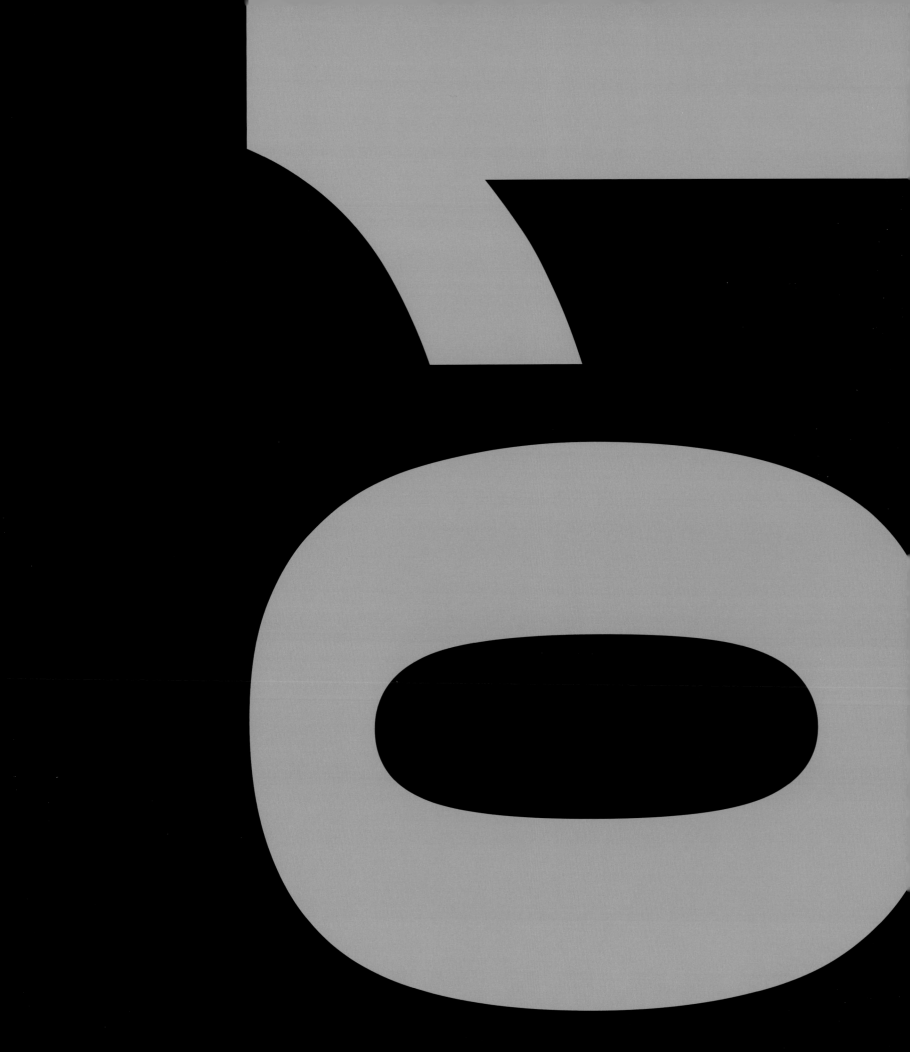

人类进化

我们是谁？我们从哪里来？我们可以通过研究人类进化来回答这些问题。进化论可以帮助我们了解我们身体的机构和功能，还能揭示我们如何活动和思考。

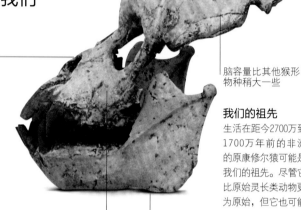

脑容量比其他猴形物种稍大一些

远古起源

我们属于动物王国中的灵长类——与其他哺乳动物相比有更大的脑容量、更好的视力，以及对生拇指。灵长类在6500万年前，甚至也可能是8500万年前，从哺乳动物的进化树中形成独立的分支（见最下图）。我们与其他灵长动物家族中的物种，如猿，有许多解剖学上的共性——巨大的躯干，前、后方都平坦的胸部；背部有两块由锁骨支持的肩胛骨；利于树间攀援的上肢和手；没有尾巴。至少在2000万年前，最早的猿类生物就在东非出现了，在接下来的1500万年间，大量猿类生物在非洲、亚洲和欧洲等地广泛出现。但如今景象却大不相同：人类成为一个全球性分布的庞大物种，而其他猿类则面临着栖息地减少和灭绝的威胁。

我们的祖先

生活在距今2700万到1700万年前的非洲的原康修尔猿可能是我们的祖先。尽管它比原始灵长类动物更为原始，但它也可能是一种早期的猿，还可能是包括人类在内所有现生猿类的共同祖先。

脸部比其他猴形物种更加扁平

强壮的、类人猿样的下颌骨

不一般的灵长类

从丛猴、倭黑猩猩、蜂猴、狐猴到长臂猿和大猩猩，灵长类属于哺乳动物，由共同的祖先进化而来（见下图），平时喜好在树上生活。而人类并非一般的灵长类，我们进化出了新的行走方式：双足站立，地面行走。然而，我们仍然与其他灵长类有着共同的特点：手足均为5指（趾），并有可以接触到其他4指的对生拇指（其他灵长类也有对生脚趾）；脸上的大眼睛朝向前方，可以更好地进行感知；长在手指和脚趾上的是指（趾）甲而不是爪子；有终年繁殖期及更长的孕期，每胎只有1~2个胎儿；行动灵活并重视学习。

科学
进化树的分支

在历史上，比较两种现存生物进化关系的方法是比较它们的解剖结构和行为。近些年来，科学家们开始比较物种的蛋白质和DNA，通过比较分子结构的差异来建立物种的家族谱。假定一个固定的突变频率，用化石来校准进化树的分支，最后可以通过计算得出每一个分支的发生时间。

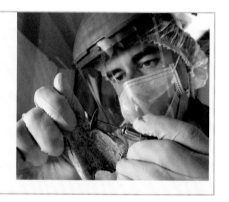

灵长类的家族谱

右图解释了现存灵长类的进化关系。由图可以看出，人类与黑猩猩的进化关系最接近；类人猿与包括狒狒在内的旧大陆猴关系最近，而与松鼠猴为代表的新大陆猴关系较远。所有的猴子和猿之间的关系都比与原猴类（包括狐猴和丛猴）的关系更近。

单位：百万年

百万年前

80
70
60
50
40
30
20
10
0

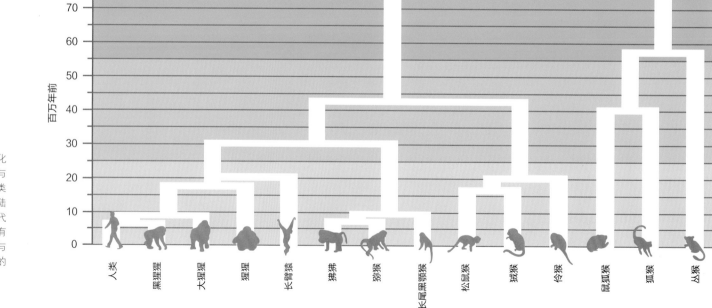

人类　黑猩猩　大猩猩　猩猩　长臂猿　狒狒　孙猴　长尾黑颚猴　松鼠猴　珙猴　伶猴　鼠狐猴　狐猴　丛猴

类人猿

尽管我们更愿意把自己与猿类区别开来，但是解剖结构和基因序列显示，我们的的确确属于猿类。一般来说，猿类被分为两个大家族：小猿（长臂猿和合趾猿）以及类人猿（红毛猩猩、大猩猩、黑猩猩）。人类以及人类的祖先被归类于一个独立的家族：人科。但是，由于人类和非洲类人猿的基因关系极其紧密，把人类、大猩猩和黑猩猩统一归类为人科似乎更加合理。人类的祖先被称为古人类。

不仅如此，人类在基因上与黑猩猩的相似度也非常高，甚至高于人类与大猩猩、黑猩猩与大猩猩基因的相似度。所以人类曾经被称为"第三类黑猩猩"也不足为奇。

人类的颅骨

人类的头颅由许多块颅骨构成。脑容量可达1100到1700立方厘米。人类的牙齿、下颌以及咬肌附着的区域小于其他猿类。人的眉骨非常精巧，而脸部相对扁平。

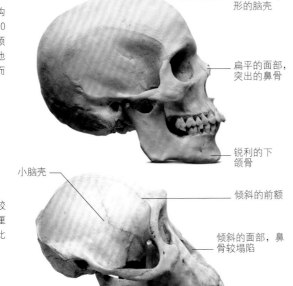

高高的、球形的脑壳

扁平的面部，突出的鼻骨

锐利的下颌骨

黑猩猩的颅骨

黑猩猩的球形脑壳相对较小，脑容量300到500立方厘米。脸部相对较大，眉骨比较突出，下颌向前伸。

小脑壳

倾斜的前额

倾斜的面部，鼻骨较塌陷

巨大的犬牙

没有下巴

大猩猩的颅骨

大猩猩头骨上的枕骨隆凸向上凸出，有一大片供颈部肌肉附着的区域。雄性大猩猩有发达的眉骨和矢状嵴，给强壮的咬肌提供了附着点。大猩猩的脑容量是350到700立方厘米。

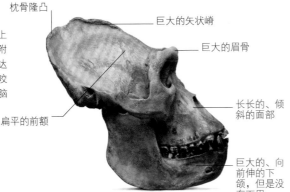

枕骨隆凸

巨大的矢状嵴

巨大的眉骨

扁平的前额

长长的、倾斜的面部

巨大的、向前伸的下颌，但是没有下巴

红毛猩猩的颅骨

和黑猩猩相似，红毛猩猩的脑容量也比较小，在300到500立方厘米，面部也较大。颅骨的下颌非常突出，眉骨相对大猩猩和黑猩猩要小得多。

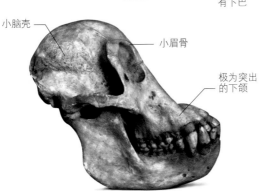

小脑壳

小眉骨

极为突出的下颌

我们的近亲

科学证明，人类和黑猩猩在500万到800万年前有着共同的祖先。将我们与这些和我们关系最近的"亲戚"进行比较有助于发现我们之所以为人的特征。

人类已经进化出两种主要的、具有限定意义的特征——双足直立行走，以及巨大的大脑，但我们与黑猩猩之间还有其他的不同点。人类数量巨大，在地球上广泛分布，但人类基因多样性甚至比黑猩猩还要小，可能因为我们作为一个物种，存在的时间还太短。在繁殖方面，人类和黑猩猩比较接近，尽管人类的女性性成熟所需的时间更长，而且在绝经期之后生存期更长。人类寿命可达80年，野生黑猩猩则是40到50年。黑猩猩生活在等级制度分明的庞大的群体中，通过相互梳理毛发来增强社会关系；人类生活在更加复杂的社会当中。不仅如此，尽管黑猩猩可以被教会使用符号语言，但是人类却可以熟练使用更加复杂的语言来表达思想感情，这使我们变得与众不同。

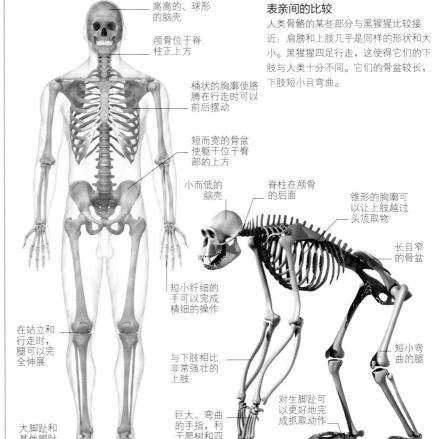

高高的、球形的脑壳

颅骨位于脊柱正上方

桶状的胸廓使胳膊在行走时可以前后摆动

短而宽的骨盆使躯干位于臀部的上方

小而低的脑壳

脊柱在颅骨的后面

锥形的胸廓可以让上肢越过头顶取物

长且窄的骨盆

短小纤细的手可以完成精细的操作

在站立和行走时，腿可以完全伸展

与下肢相比非常强壮的上肢

巨大、弯曲的手指，利于爬树和四肢行走

对生脚趾可以更好地完成抓取动作

短小弯曲的腿

大脚趾和其他脚趾排成一列

表亲间的比较

人类骨骼的某些部分与黑猩猩比较接近：肩膀和上肢几乎是同样的形状和大小。黑猩猩四足行走，这使得它们的下肢与人类十分不同。它们的骨盆较长，下肢短小且弯曲。

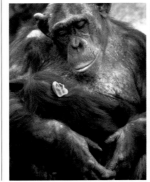
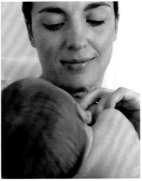

依赖型的婴儿

人类婴儿出生时，大脑发育相对黑猩猩幼崽来说处于更早期的阶段，相比之下更加脆弱，更加依赖抚养者的照料。尽管如此，人类婴儿的头部在出生时却很大，这使得人类的分娩过程更长、更艰难。

人类的祖先

　　人类以及人类的祖先统一被称为古人类（hominin）。古人类化石最早在非洲发现，东非大裂谷尤为多见。早期的人类已经用双足行走，但是脑容量的增大、对工具的使用则在之后才伴随着人类（*Homo*）的出现而产生。

化石记录

　　在过去的20年里，令人兴奋的考古发现将最早期古人类祖先出现的时间不断延长，并且就古人类何时离开非洲这一话题产生了很大的争议。

　　在东非和中非发现了一些可能是古人类的化石，据推测距今至少500万年。其中最早的化石是撒海尔人乍得种，从头骨化石上面的枕骨大孔（连接脊椎的大孔）来推测它们是直立行走的。从地猿始祖种四肢的化石可以看出它们既可以在树上攀爬也可以在地面行走。一些被统称为南方古猿的化石形成于距今450万年前。这些古人类很好地适应了直立行走，但没有人类的长腿以及发达的大脑。近些年，直立人被认为是最早离开非洲大陆的原始人，它们的化石甚至在远东的中国被发现。然而，在印度尼西亚发现的古人类化石却表明，也许在此之前，非洲古人类的活动范围便已扩张到非洲之外了。

　　如今，我们是地球上人类家族中仅存的后代，但这一点是不同寻常的，因为在人类进化的过程中，曾多次与其他物种出现进化交叠的情况。

现代

100万年前

200万年前

300万年前

400万年前

500万年前

600万年前

700万年前

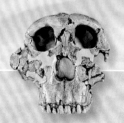

傍人鲍氏种
Paranthropus boisei
脑容量：410～550毫升
距今230万到140万年

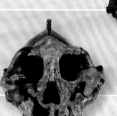

傍人粗壮种
Paranthropus robustus
脑容量：约530毫升
距今200万到150万年

傍人埃塞俄比亚种
Paranthropus aethiopicus
脑容量：约410毫升
距今250万到230万年

南方古猿湖畔种
Australopithecus anamensis
脑容量：未知
距今450万到390万年

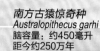

南方古猿惊奇种
Australopithecus garhi
脑容量：约450毫升
距今约250万年

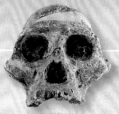

南方古猿非洲种
Australopithecus africanus
脑容量：428～625毫升
距今300万到240万年

地猿始祖种
Ardipithecus ramidus
脑容量：未知
距今450万到430万年

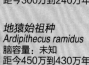

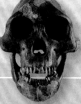

南方古猿源泉种
Australopithecus sedida
脑容量：420～450毫升
距今195万到178万年

南方古猿阿尔法种
Australopithecus afarensis
脑容量：380～485毫升
距今400万到300万年

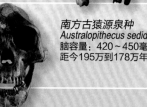

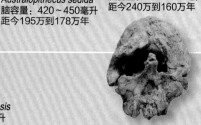

鲁道夫人
Homo rudolfensis
脑容量：600～800毫升
距今240万到160万年

肯尼亚扁脸人
Kenyanthropus platyops
脑容量：未知
距今350万到320万年

古人类的进化时间轴
人类进化并不是个线性的过程。进化过程中，不同种类的古人类在时间和空间上都会有交叉。一个物种并不是简单地线性进化为另一个物种，而是一个具备优势的物种出现，其他的物种——例如傍人，渐渐灭绝并成为进化上的终末支。智人是世界上仅存的人类。

地猿
Ardipithecus kadabba
脑容量：未知
距今580到520万年

原初人图根种
Orrorin tugenensis
脑容量：未知
距今660万到570万年

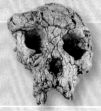

撒海尔人乍得种
Sahelanthropus tchadensis
脑容量：约300毫升
距今700万到600万年

现代人类

在大约60万年以前，在非洲和欧洲大陆存在着一种叫海德堡人的古人类。我们这一祖先有可能在40万年前的欧洲进化为尼安德特人，并在大约20万年前的非洲进化为解剖学上的现代人类。

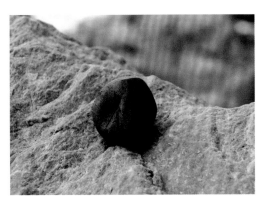

尽管很难区分晚期海德堡人和早期人类化石，但著名的古生物学家理查德·利基以及他的团队在埃塞俄比亚发现的奥莫二号的头骨化石仍被认为是最早的现代人类化石，距今大约19.5万年（见下图）。

古人类化石上的考古学和气候学证据提示，现代人在距今8万至5万年前从非洲迁移，沿着印度洋的海岸一直到澳大利亚，然后向北进入欧洲、东北亚，随后进入美洲大陆。

现代行为

在非洲尖峰地区发现了一块赭石，说明人类在16万年前已经开始使用颜料了。

灭绝的表亲

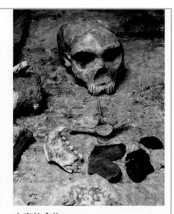

尼安德特人在欧洲居住了数十万年，直到4万年前现代人类抵达欧洲大陆。距今最近的尼安德特人遗址位于直布罗陀，距今大约2.5万年。尼安德特人和现代人是否曾经相遇和相互影响是长久以来被热议的问题。一些化石被部分考古学家认为同时具有尼安德特人和现代人的特征。这也引出一个问题：尼安德特人和现代人是否进行了杂交？但是从对尼安德特人化石的基因分析来看，没有证据表明两者进行了杂交。

丰富的食物

在直布罗陀的考古证据显示，尼安德特人和现代人一样，也吃各种各样的食物，包括甲壳类动物、小型动物、鸟类，甚至海豚。

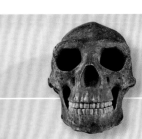

直立人
Homo erectus
脑容量：750～1300毫升
距今180万到3万年

弗洛里斯人
Homo floresiensis
脑容量：约400毫升
距今9.5万到1.2万年

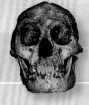

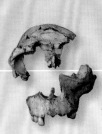

先驱种
Homo antecessor
脑容量：约1000毫升
距今78万到50万年

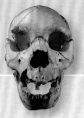

海德堡人
Homo heidelbergensis
脑容量：1100～1400毫升
距今60万到10万年

尼安德特人
Homo neanderthalensis
脑容量：约1412毫升
距今40万到2.8万年

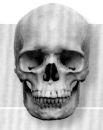

智人
Homo sapiens
脑容量：1000～2000毫升
20万年前至今

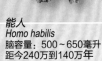

能人
Homo habilis
脑容量：500～650毫升
距今240万到140万年

匠人
Homo ergaster
脑容量：600～910毫升
距今190万到150万年

最古老的遗骸

1967年，由古人类学家理查德·利基带领的一支探险队在埃塞俄比亚奥莫河附近的一个山丘发现了古人类的化石。化石处于古老的火山岩层。2005年，科学家们应用最新的年代测定技术来测定这些火山岩层的年代，发现这些化石距今已有19.5万年。这是世界上已知最早的智人遗骸。

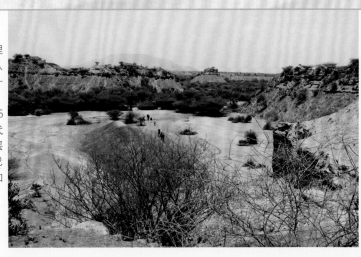

人类基因方程式

　　从最简单的酵母菌到最高级的人类，DNA（脱氧核糖核酸）是所有生命的蓝图。它指导成千上万种构成生命所需的蛋白质的组装。DNA还对这一过程进行高度调控，以确保它不会失去控制。

生命的分子

　　尽管我们看上去各不相同，但是我们DNA的基本结构是相同的。它们由最基本的化学构件——碱基——组成。决定我们之间个体差异的是这些碱基的排列方式。当碱基对连在一起时，它们可以组成叫作基因的结构单元，从而"拼写"出蛋白质的结构。每个基因编码一个蛋白质，但有些复杂的蛋白质也可由数个基因编码而来。蛋白质在生命体内有极其广泛的生物学功能。它们组成人体最基本的结构例如皮肤和毛发，它们

在体内传递各种信号，它们可以对抗外界感染例如细菌的侵袭。蛋白质同样构成细胞——人体最基本的结构单元，实现上千种维持生命所必需的生物功能。然而，只有1.5%的DNA负责编码基因，其余的DNA包括调节DNA、结构DNA，还有一些没有什么功能——就是所谓的"垃圾DNA"。

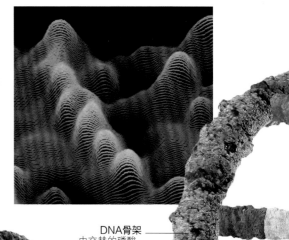

显微镜下的DNA
尽管DNA是非常小的分子，它的结构仍然可以被放大2千万倍的扫描隧道显微镜观察到。

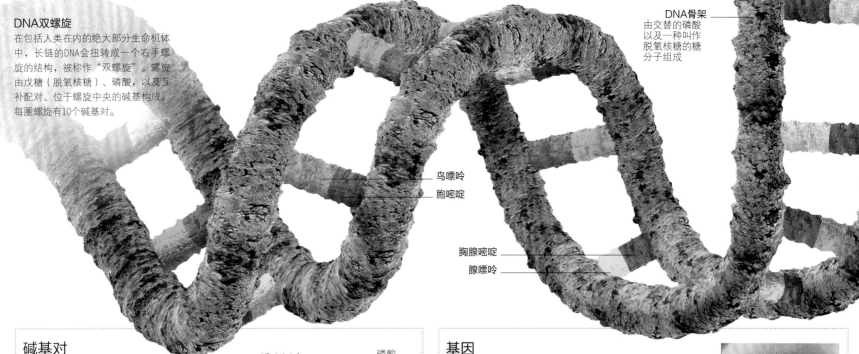

DNA双螺旋
在包括人类在内的绝大部分生命机体中，长链的DNA会扭转成一个右手螺旋的结构，被称作"双螺旋"。螺旋由戊糖（脱氧核糖）、磷酸，以及互补配对、位于螺旋中央的碱基构成。每圈螺旋有10个碱基对。

DNA骨架
由交替的磷酸以及一种叫作脱氧核糖的糖分子组成

鸟嘌呤
胞嘧啶

胸腺嘧啶
腺嘌呤

碱基对

　　构成DNA的碱基对共分为4种：腺嘌呤（A）、胸腺嘧啶（T）、胞嘧啶（C）和鸟嘌呤（G）。每个碱基和一个磷酸、一个戊糖相连，共同构成一个核苷酸。在生物体内，腺嘌呤和胸腺嘧啶配对，鸟嘌呤和胞嘧啶配对，形成碱基对和双螺旋结构。两条链是互补的，即使它们被解旋、断裂，也能重新连接在一起。

C和G由3个氢键相连

磷酸

C　　　G

T　　　A

G　　　C

A　　　T

核糖　　A和T由两个氢键相连

氢键的形成
DNA双螺旋由氢键连接而成。鸟嘌呤和胞嘧啶之间形成3个氢键，腺嘌呤和胸腺嘧啶之间形成两个氢键。

基因

　　一个基因便是一个DNA单元，它是制造蛋白质所必需的。基因的大小由几百到数百万个碱基对不等。它们调控我们的发育，而且会根据外界环境来调节基因的表达。例如，当免疫细胞遇到细菌，编码抗体的基因会被激活，产生出抗体从而对细菌进行反击。基因会被结合在调节序列的蛋白质所调控。基因包括编码蛋白质的区域（外显子）和非编码蛋白质的区域（内含子）。

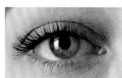

眼睛的颜色
决定眼睛颜色的遗传因素十分复杂，涉及许多基因。

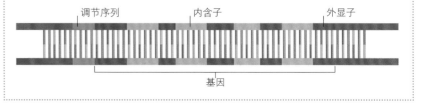

调节序列　　　内含子　　　外显子

基因

DNA的折叠

人类基因组由将近30亿个DNA碱基对组成，如果将细胞中的DNA从头到尾排列，大约有2米长。所以，我们的DNA必须有序地折叠以便适应每个细胞的大小。DNA在一种叫染色体的结构中被高度浓缩，每个细胞包含23对染色体（总共46条），一半来自父亲，一半来自母亲。为了折叠DNA，双螺旋首先需要缠绕组蛋白进行螺旋化，形成类似串珠样的结构。这些组蛋白"串珠"会继续缠绕，形成高度螺旋化的染色质。当细胞处于分裂期时，染色质会进一步螺旋化，形成染色体。

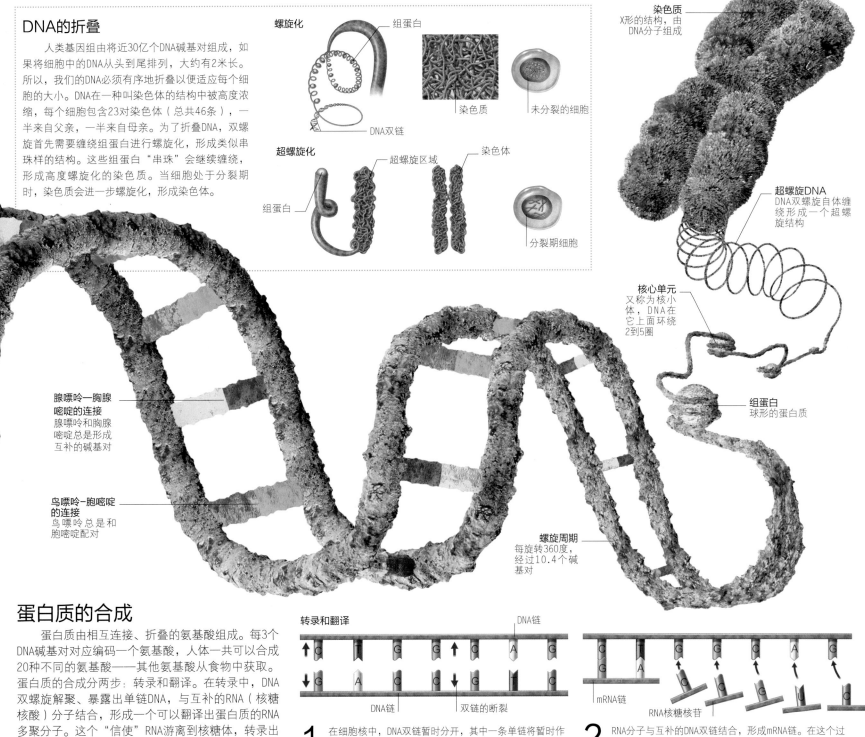

螺旋化
组蛋白
染色质
未分裂的细胞
DNA双链

超螺旋化
超螺旋区域
染色体
组蛋白
分裂期细胞

染色质
X形的结构，由DNA分子组成

超螺旋DNA
DNA双螺旋自体缠绕形成一个超螺旋结构

核心单元
又称为核小体，DNA在它上面环绕2到5圈

组蛋白
球形的蛋白质

腺嘌呤一胸腺嘧啶的连接
腺嘌呤和胸腺嘧啶总是形成互补的碱基对

鸟嘌呤-胞嘧啶的连接
鸟嘌呤总是和胞嘧啶配对

螺旋周期
每旋转360度，经过10.4个碱基对

蛋白质的合成

蛋白质由相互连接、折叠的氨基酸组成。每3个DNA碱基对对应编码一个氨基酸，人体一共可以合成20种不同的氨基酸——其他氨基酸从食物中获取。蛋白质的合成分两步：转录和翻译。在转录中，DNA双螺旋解聚、暴露出单链DNA，与互补的RNA（核糖核酸）分子结合，形成一个可以翻译出蛋白质的RNA多聚分子。这个"信使"RNA游离到核糖体，转录出成串的氨基酸序列，然后经过折叠最终形成蛋白质的三维结构。

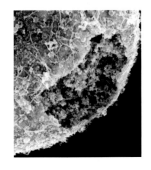

细胞核
DNA在位于细胞中心的细胞核中。蛋白质合成的第一步便是在这里进行的。

转录和翻译
DNA链
DNA链
双链的断裂

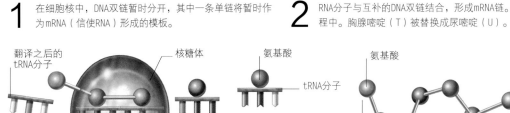

1 在细胞核中，DNA双链暂时分开，其中一条单链将暂时作为mRNA（信使RNA）形成的模板。

mRNA链
RNA核糖核苷

2 RNA分子与互补的DNA双链结合，形成mRNA链。在这个过程中，胸腺嘧啶（T）被替换成尿嘧啶（U）。

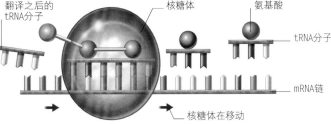

翻译之后的tRNA分子
核糖体
氨基酸
tRNA分子
mRNA链
核糖体在移动

3 核糖体与mRNA结合，从上游移动到下游。在核糖体内，独立的tRNA携带着氨基酸，与互补的mRNA结合。

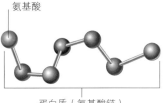

氨基酸
蛋白质（氨基酸链）

4 随着核糖体沿mRNA的移动，氨基酸以特定的顺序排列，随后，氨基酸连接在一起，形成蛋白质。

人类基因组

不同的生命机体包含不同的基因，但让人惊奇的是，有很大一部分基因是所有生命体共有的。例如，人体内近一半的基因也存在于香蕉中。然而，我们并不能用香蕉的基因代替人类的基因，因为碱基对之间的差异决定了人和香蕉的区别。人与人之间或多或少都存在相同的基因，但是个体之间也有很多差异，这些差异是由某些基因的变异造成的。这些基因之间的差异小于人类和其他动物之间的基因差异，更小于人类与植物的差异。在不同人之间，基因的差异只有0.2%左右，而人类与黑猩猩之间的基因差异达到5%。

人类基因被非平均地分在23对染色体上，每个染色体都有富含基因的区域和基因稀少的区域。当染色体被染色时，这些区域可以显示出亮带或者暗带，呈条纹状。现在仍不清楚人类基因组具体有多少编码蛋白质的基因，但是科学家们目前估计大约有20000到25000个。

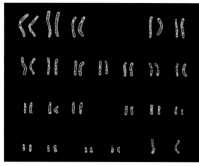

核型
在人的细胞中，染色体可以按大小有序排列出来。研究人的核型可以让医生们知道一些染色体是否丢失或者异常。

基因分析

除了基因之间微小的突变，人类的非编码DNA也不尽相同。这种所谓"垃圾DNA"在我们基因组中占有相当大的比例，而我们现在对它们的了解非常少。但是，"垃圾DNA"并不是没有用的。

法医们通过对比非编码DNA之间的区别，分析短串联重复序列（STRs）来确定嫌疑犯身份。短串联重复序列的重复次数在个体之间差异非常大。法医们通过分析10个这样的序列，将它们剪断、分离，按照大小生成一系列的条带，称为"DNA档案"或者"DNA指纹"。

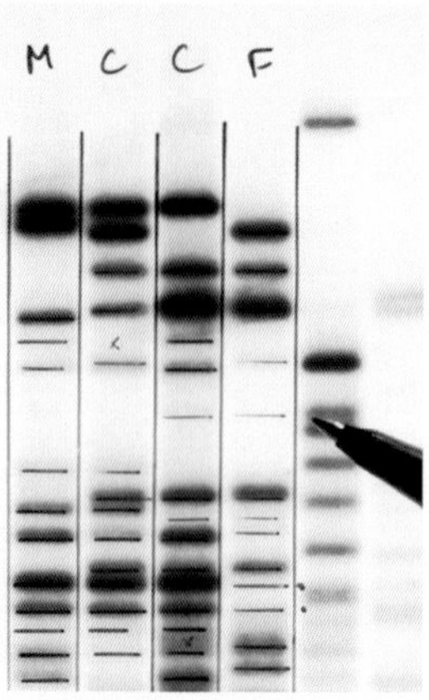

共有的特征
基因分析同样可以用于确定亲缘关系。左图中两个孩子与父母有着相同的条带，证明系亲生父母。

染色体显带
每个染色体有两个臂，染色显示它们被划分为不同的带。每个带都有编号，以便给基因定位。下面是7号染色体的显带。

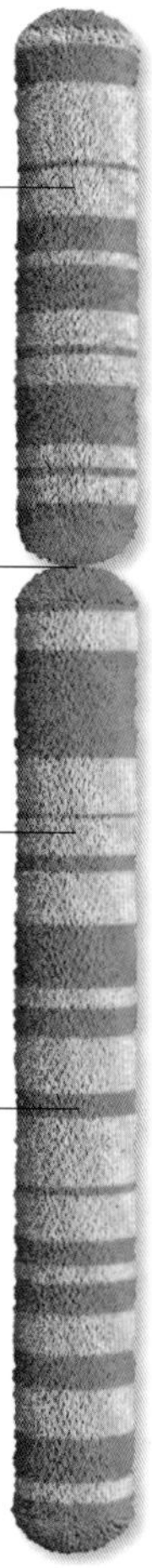

染色体的短臂叫作7p

中心粒，是染色体长臂、短臂的交汇点

染色体长臂编号7q

囊性纤维瘤的基因位于7q31.2

染色体组

人类基因组位于23对染色体上，总共46条。其中22对储存遗传信息，叫作常染色体；剩下的一对决定性别。总共有两种性染色体：X染色体和Y染色体。男性有一条X和一条Y染色体，而女性有两条X染色体。

迄今为止，人类基因组中仍有
97%的DNA功能不详，
有时候它们被称作"**垃圾DNA**"。

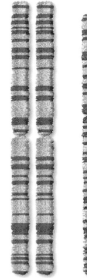
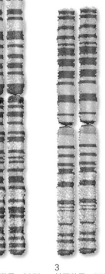
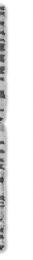
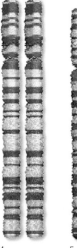
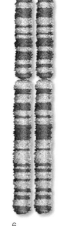
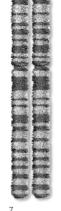
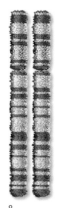
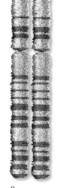
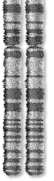
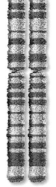
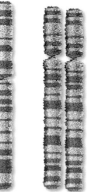

1
基因数量：4234
相关疾病和功能：阿尔茨海默病，帕金森病，青光眼，前列腺癌，脑容量

2
基因数量：3078
相关疾病和功能：色盲，红发，乳腺癌，克罗恩病，萎缩性脊髓侧索硬化症（ALS），高胆固醇血症

3
基因数量：3723
相关疾病和功能：耳聋，孤独症，白内障，HIV易感性，糖尿病，腓骨肌萎缩症

4
基因数量：542
相关疾病和功能：血管生长，免疫系统，膀胱癌，亨廷顿舞蹈病，耳聋，血友病，帕金森病

5
基因数量：737
相关疾病和功能：DNA配对，尼古丁成瘾，帕金森病，猫叫综合征，I型糖尿病，乳腺癌，克罗恩病

6
基因数量：2277
相关疾病和功能：大麻受体，软骨生长，免疫系统，癫痫，I型糖尿病，风湿性关节炎

7
基因数量：4171
相关疾病和功能：痛觉感知，肌肉、肌腱和骨骼的形成，精神分裂症，威廉姆斯综合征，耳聋，II型糖尿病

8
基因数量：1400
相关疾病和功能：脑的发育和功能，唇裂，腭裂，精神分裂症，沃纳综合征

9
基因数量：1931
相关疾病和功能：血型，白化病，膀胱癌，卟啉症

10
基因数量：1776
相关疾病和功能：炎症反应，DNA修复，乳腺癌，Usher综合征

11
基因数量：546
相关疾病和功能：嗅觉，血红蛋白的产生，孤独症，白化病，镰刀形细胞贫血症，乳腺癌，膀胱癌

12
基因数量：1698
相关疾病和功能：软骨和肌肉的强度，嗜睡症，口吃，帕金森癌

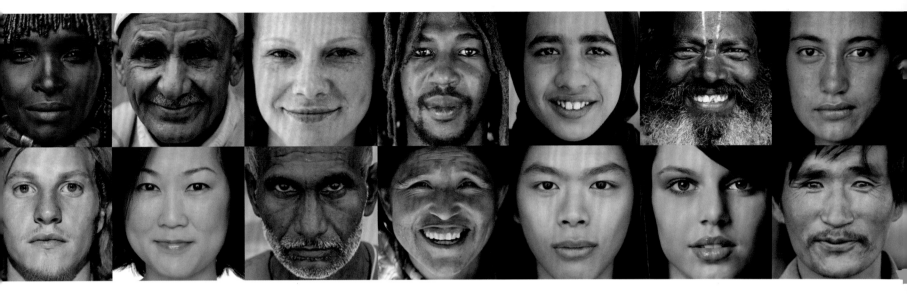

人类基因的数量

简单来讲,每个基因编码一个蛋白质,每个蛋白质产生一个特征或表型。在人体内,遗传疾病,如囊性纤维瘤可以很好地阐述这一机制。CTFR基因编码一种存在于黏液、汗液、消化液中的蛋白质,当该基因突变时,会有大量的积液在肺部沉积,使突变基因携带者更容易发生肺部感染。如果我们能知道一个基因正常与异常时分别是怎样的,就有可能通过基因测序来判断一个人是否有患病风险。比如说,BRCA1基因的突变使女性患乳腺癌的几率大大提高。然而,许多表型(如身高、头发颜色等)是由多个基因共同决定的。而且基因只是一部分决定因素。例如人格和寿命,是由多种基因和外部环境(比如教育程度和饮食)共同决定的。基因和环境决定了我们是谁以及我们将来会怎样(详见396页)。

人类的多样性

尽管从人体产生的蛋白质来看,人与人之间都有相同的基因,但因为我们之间的基因组合以及基因的表达方式并不完全相同,所以地球上的人类具有多样性。

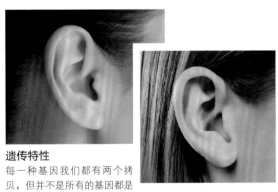

遗传特性

每一种基因我们都有两个拷贝,但并不是所有的基因都是完全平等的。显性基因即使在只有一条的情况下也可以显出它的特性(详见397页)。悬挂式的耳垂是由显性基因造成的,而连接式的耳垂是隐性基因控制的。

探索与发现
基因工程

我们可以通过基因工程来替换缺陷基因,以及导入新的基因。将水母编码荧光蛋白的基因导入小鼠的基因组,就可以产生在黑暗环境中发光的小鼠。在人体细胞内找到正确的基因替换方法,可以治好很多遗传病,这就是所谓基因疗法。

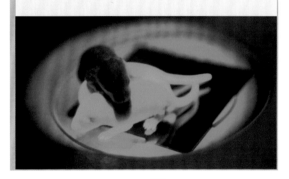

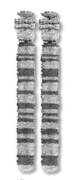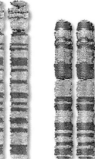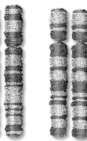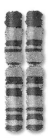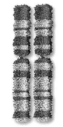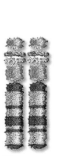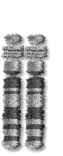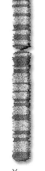

13
基因数量:925
相关疾病和功能:LSD受体,乳腺癌(BRCA2),膀胱癌,耳聋,威尔森病

14
基因数量:1887
相关疾病和功能:抗体的产生,阿尔茨海默病,萎缩性脊髓侧索硬化症(ALS),肌营养不良

15
基因数量:1377
相关疾病和功能:眼睛颜色,肤色,安吉尔曼综合征,乳腺癌,台-萨氏综合征,马方综合征

16
基因数量:1561
相关疾病和功能:红发,肥胖,克罗恩病,乳腺癌,16三体综合征(常见的染色体错配引起的疾病)

17
基因数量:2417
相关疾病和功能:结缔组织功能,早现乳腺癌(BRCA1),脆骨病,膀胱癌

18
基因数量:756
相关疾病和功能:爱德华综合症,派杰氏病,叶啉病,选择性缄默症

19
基因数量:1984
相关疾病和功能:认知功能,阿尔茨海默病,心血管疾病,高胆固醇血症,遗传性中风

20
基因数量:1019
相关疾病和功能:腹腔疾病,I型糖尿病,朊病毒病

21
基因数量:595
相关疾病和功能:唐氏综合征,阿尔茨海默病,萎缩性脊髓侧索硬化症(ALS),耳聋

22
基因数量:1841
相关疾病和功能:抗体的产生,乳腺癌,精神分裂症,萎缩性脊髓侧索硬化症(ALS)

X
基因数量:1860
相关疾病和功能:乳腺癌,色盲,血友病,脆X综合征,特纳综合征,克莱恩费尔特综合征

Y
基因数量:454
相关疾病和功能:男性生殖器以及睾丸的发育

细胞

很难想象人体内75万亿个细胞会是什么样子，不过，探索它们可以首先从通过镜子观察自己开始。平均每个人体内有75万亿个细胞，每天约有数百万个细胞进行更新。

细胞的构造

细胞是人体的基本功能单位。细胞非常小，通常直径只有0.01毫米——甚至最大的细胞直径也比头发细。细胞具有很多功能：一些细胞可以形成皮肤或口腔黏膜；另一些细胞，如脂肪和肌肉细胞，则可以储存或产生能量。尽管细胞形态各异，但是它们也有一些共同的结构，例如细胞膜、细胞的控制中心——细胞核，以及小型能量反应场所——线粒体。

细胞的共有结构

细胞的"心脏"位于细胞核，细胞核内储存着遗传信息，并在此进行蛋白合成的第一步。细胞中还有其他的结构，比如合成、加工蛋白质的核糖体、内质网、高尔基体，以及产生能量的线粒体。

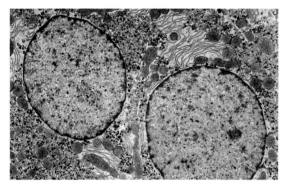

肝细胞
这些细胞可以产生蛋白质、胆固醇和胆汁，可以对血液中的物质进行化学还原和修饰。这一过程需要大量能量，所以肝细胞中有许多的线粒体（细胞中被染成橙色的部分）。

细胞的代谢

细胞汲取营养物质、产生能量从而合成新的蛋白质或者核酸，这一过程称为细胞代谢。细胞可以用各种各样的"燃料"来产生能量，最常见的是葡萄糖，在细胞内最终转化为腺苷三磷酸（ATP）。这一过程叫作细胞呼吸，在线粒体中发生。线粒体中的酶与氧气和葡萄糖发生反应，生成ATP、二氧化碳和水。当ATP脱去一个磷酸形成ADP（腺苷二磷酸）时，通过磷酸键的断裂来产生大量能量。

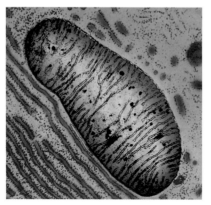

线粒体
尽管细胞中的线粒体数量不等，但所有线粒体的基本形态是相同的：一层外膜，还有一层高度折叠的内膜（是产生能量的主要场所）。

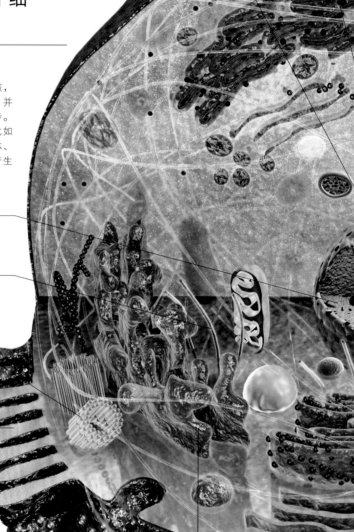

细胞核
细胞的控制中心，包含染色质以及细胞大部分DNA

核仁
细胞核的中心结构，在核糖体的合成方面具有重要功能

核膜
细胞核表面的双层膜，上面有供物质进出的小孔

核质
是细胞核内液，包括核仁和染色体

微管
是细胞骨架的一部分，协助物质在液态的细胞浆中转运

中心粒
由两个柱形管状结构组成，在细胞分裂中起重要作用

纤毛
这些结构增加了细胞的表面积，便于营养物质吸收

细胞分泌
细胞通过胞吐作用向外分泌，细胞膜包在分泌物的表面，形成分泌小泡，然后向胞外释放

分泌小泡
分泌小泡是细胞产生的内含多种物质（如酶）的囊性结构，其在细胞膜被分泌出去

高尔基体
用于加工、折叠内质网上产生的蛋白质，并且负责将加工成熟的蛋白分泌出细胞膜

溶酶体
内含大量水解性极强的酶，帮助消化分解外源性物质及老化的细胞器

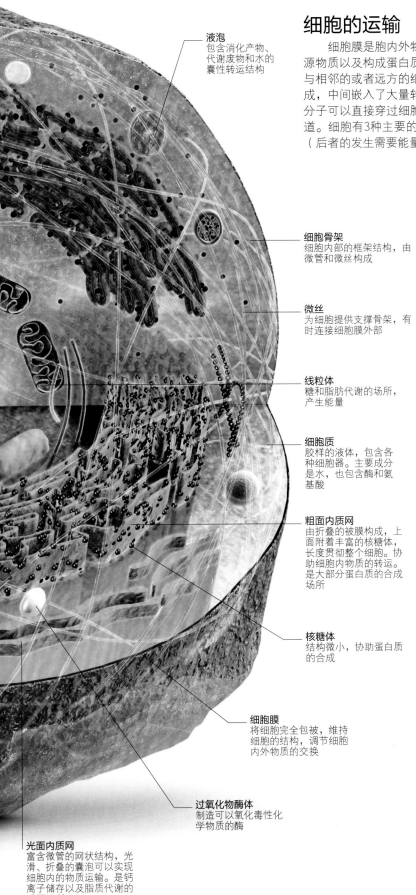

液泡
包含消化产物、代谢废物和水的囊性转运结构

细胞骨架
细胞内部的框架结构，由微管和微丝构成

微丝
为细胞提供支撑骨架，有时连接细胞膜外部

线粒体
糖和脂肪代谢的场所，产生能量

细胞质
胶样的液体，包含各种细胞器。主要成分是水，也包含酶和氨基酸

粗面内质网
由折叠的被膜构成，上面附着丰富的核糖体，长度贯彻整个细胞。协助细胞内物质的转运。是大部分蛋白质的合成场所

核糖体
结构微小，协助蛋白质的合成

细胞膜
将细胞完全包被，维持细胞的结构，调节细胞内外物质的交换

过氧化物酶体
制造可以氧化毒性化学物质的酶

光面内质网
富含微管的网状结构，光滑、折叠的囊泡可以实现细胞内的物质运输。是钙离子储存以及脂质代谢的重要场所

细胞的运输

细胞膜是胞内外物质交换的必经之路。进出细胞的物质包括能源物质以及构成蛋白质的氨基酸等。有的细胞可以分泌信号分子来与相邻的或者远方的细胞进行交流。细胞膜主要由磷脂双分子层构成，中间嵌入了大量转运蛋白，使细胞能够相互交流、识别。某些分子可以直接穿过细胞膜，另外一些分子则需要细胞膜上的特殊通道。细胞有3种主要的转运形式：渗透，易化扩散，以及主动转运（后者的发生需要能量的供应）。

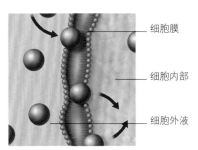

细胞膜

细胞内部

细胞外液

扩散
物质被动地从高浓度一侧穿过质膜转移到低浓度一侧。氧气和水都是通过扩散来转移的。

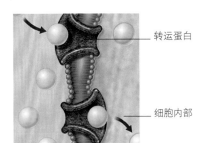

转运蛋白

细胞内部

协助扩散
物质在载体蛋白的协助下，从高浓度一侧通过质膜向低浓度一侧转移。

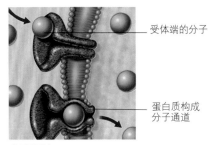

受体端的分子

蛋白质构成分子通道

主动运输
物质与细胞膜一侧的受体相结合，激活膜上的蛋白，蛋白变形为一个可供物质通过的通道，从而使得物质可以从低浓度一侧转移到高浓度一侧。

体细胞的再生

有的细胞在人体内持续自我更新，而有些则会伴随我们一生。口腔黏膜细胞几乎每几天都更新一次，而大脑中的神经元则终生不换。干细胞负责增殖、分化形成新的细胞（如血细胞、免疫细胞和脂肪细胞等）。细胞分裂时细胞的DNA进行精确复制，并随着分裂平均分配到两个子细胞中，这一过程就叫作有丝分裂。染色体先被复制，然后被拉向细胞的两极。随后细胞质和细胞器被分开，原来的细胞便分裂成两个子细胞。

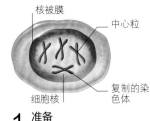

核被膜
中心粒
复制的染色体
细胞核

1 准备
细胞首先合成足够的蛋白质和细胞器，复制DNA。DNA高度浓缩成X形的染色体。

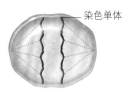

中心粒
纺锤体

2 染色体列队
染色体排列在一种网状纤维上，称为纺锤体。纺锤体与更大的网状结构——细胞骨架——相连。

染色单体

3 染色体分离
染色体被纺锤体拉向细胞的两端，每端都有一套完全相同的染色体。

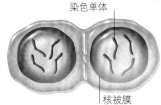

染色单体

核被膜

4 分裂
现在，细胞的胞质、细胞器、胞膜完全平分成两部分，分裂为两个子细胞。

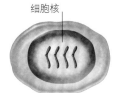

细胞核

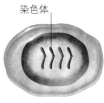

染色体

5 子细胞
每个子细胞包括一份完整的DNA拷贝，这使得它们可以持续生长，最终继续进行分裂。

细胞和组织

人体是由细胞搭建而成的。有些细胞可独立发挥作用，比如红细胞在体内运输氧气，精细胞可以使卵细胞受精。但也有很多细胞会共同组成某些结构，这些功能不同的细胞会共同实现一种或者多种特定功能。

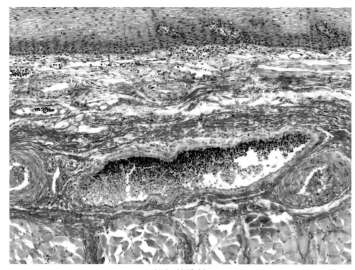

组织的连接
这张食管切片展示了各种组合在一起的组织：上皮（粉色，最上端）；胶原纤维（蓝色）；血管（环形），以及骨骼肌纤维（紫色，底部）。

细胞的种类

在人体内有超过200种细胞，每种都有其特殊功能。每个细胞都有相同的遗传信息，但并不是每个基因在所有细胞中都表达。基因表达的层次决定细胞的形态、运动及功能。一个细胞的命运，基本在该细胞产生前就已经确定，它取决于细胞在体内的位置，以及其所处微环境中的各种化学信号分子。在胚胎发生的早期，干细胞开始分化成3层结构，分别是外胚层、中胚层和内胚层。外胚层的细胞将分化为皮肤、指甲、鼻腔黏膜、口腔、肛门、眼睛以及脑和脊髓。内胚层细胞分化为消化道、呼吸道以及肝、脾等器官。中胚层细胞分化为肌肉、循环系统以及包括肾脏在内的排泄系统。

200

这个数字为人体内**细胞种类**的数目。大多数细胞**有序排列**形成组织。

红细胞

与其他细胞不同，红细胞没有核以及大部分细胞器。取而代之的是折叠的、可以携带氧气的蛋白质——血红蛋白。正是血红蛋白使血液呈现鲜红色。红细胞在骨髓中发育，在血液中会停留约120天，随后，这些红细胞会裂解并被回收利用。

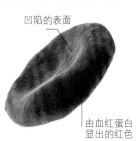

凹陷的表面

由血红蛋白显出的红色

脂肪细胞

这些细胞专门储存脂肪。它们的内部空间被很大的半液态脂滴占据。当我们长胖时，脂肪细胞会充盈，储存更多的脂肪；当胖到一定程度时，脂肪细胞的数量就开始增加了。

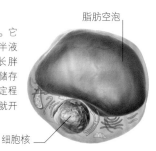

脂肪空泡

细胞核

精细胞

精子是男性的生殖细胞，它有一条尾巴，可以使精子游过女性生殖道并与卵细胞受精。在受精过程中，它们与卵细胞的23条染色体配对，产生一个具有46条染色体的正常胚胎。

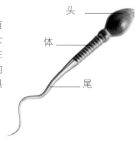

头

体

尾

感光细胞

这些细胞位于眼底，它们含有感光的色素，在受到光刺激时可产生电信号，使得我们可以看见光。感光细胞分为两种：视杆细胞（下图）可以让我们分辨黑白，在黑暗中发挥作用；视锥细胞在有光的情况下感光能力强，可以分辨各种颜色。

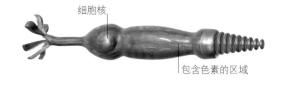

细胞核

包含色素的区域

上皮细胞

这些细胞是人体腔隙、皮肤的屏障，包括皮肤细胞以及覆盖在肺、生殖道表面的细胞。有些上皮细胞具有手指样的突起，称为"纤毛"，可以使卵细胞沿着输卵管移动，或者把黏液从泡中挤出，等等。

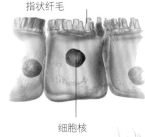

指状纤毛

细胞核

神经细胞

这些具有电兴奋性的细胞可以沿着茎状的轴突传递电信号或者说"动作电位"。神经细胞在体内广泛分布，让我们运动以及感受诸如痛觉之类的感觉。神经元之间通过突触连接。

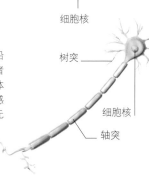

树突

细胞核

轴突

卵细胞

它是人体内最大的细胞之一，但也只是刚刚能被肉眼看到。卵细胞是女性生殖细胞，和精子一样，也包含23条染色体。每个女性生来就有卵细胞，这些卵细胞的数目是有限的，并随着年龄的增长而减少。

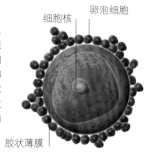

细胞核

卵泡细胞

胶状薄膜

平滑肌细胞

3种肌细胞中的一种，是存在于动脉和消化道中的梭形细胞，可以产生长的、波样的收缩。为了实现这一功能，平滑肌细胞内充满了收缩纤维及大量提供能量的线粒体。

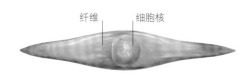

纤维

细胞核

科学
干细胞

在受精的几天后，胚胎逐渐成为一个"胚胎干细胞球"。这些细胞都有分化为人体所有种类细胞的潜能。科学家们正试图诱导胚胎干细胞发育成各种可用于替换的人体结构。当胚胎逐渐发育，干细胞的分化潜能不断降低，当我们出生的时候，我们身上大部分细胞都已经完全分化。不过，在成人体内有一部分细胞仍然保持着分化潜能，如骨髓细胞。尽管它们并没有胚胎干细胞那样强大的分化能力，但仍然具有一定程度的可塑性。科学家们相信，这些细胞将来可以用来治愈疾病。

成熟干细胞
成熟干细胞，比如上图中那个巨大的白色细胞，存在于骨髓中。它们通过分裂、分化产生数百万血细胞，比如上图中的红细胞。

组织的种类

　　细胞通常与同种类型的细胞相连，并形成具有特殊功能的组织。然而，在一个组织内，并不是所有的细胞都是相同的。在人体内有4种基本组织：肌肉组织、结缔组织、神经组织和上皮组织。在每个分类中，不同形式的组织有非常不同的形态和功能，例如，血液、骨骼和软骨都属于结缔组织，但脂肪层、肌腱、韧带及器官、上皮之间的连接纤维同样也属于结缔组织。像心、肺这样的器官都由数种不同的组织构成的。

骨骼肌

这类组织可以产生肢体的主动运动。与平滑肌不同，骨骼肌细胞可以排列成纤维束，经肌腱与骨骼相连。骨骼肌高度有序地排列，通过相对滑动来实现收缩。

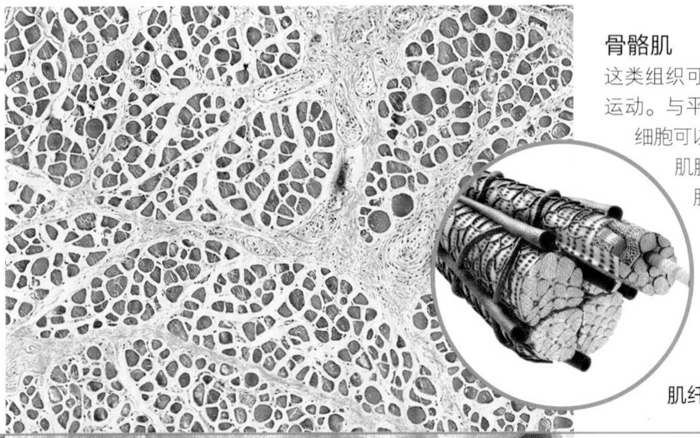

肌纤维

平滑肌

可以进行长的、波浪样的收缩，其收缩不受意识控制。平滑肌细胞在血管壁、胃、肠、膀胱中分布，对血压的维持以及消化道中食物的推进起着重要作用。

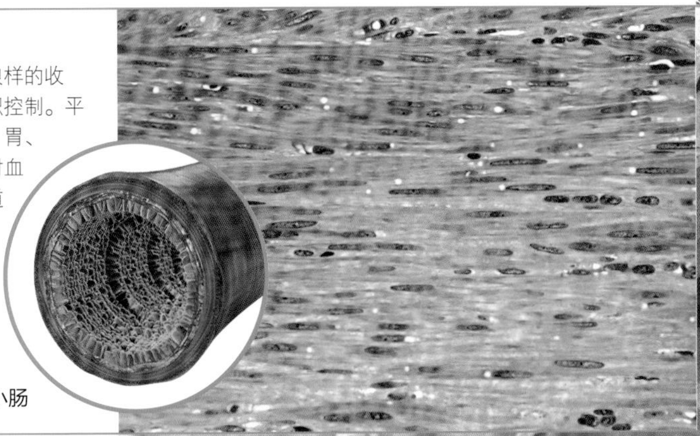

小肠

骨松质

骨细胞分泌一种坚硬的物质，使骨骼变得硬且脆。骨松质存在于骨的中央区域，比骨密质柔软、脆弱。在骨松质中，这些格子样的结构由骨髓或结缔组织填充。

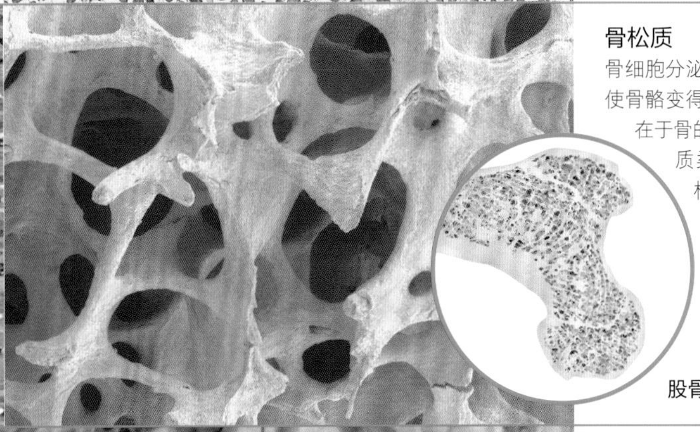

股骨头

软骨

这种坚硬的、有弹性的结缔组织由软骨细胞构成。软骨细胞镶嵌在它们自身分泌的胶状基质中。软骨在骨关节、眼、耳、鼻中分布。软骨的含水量很高，故其质地坚韧且富有弹性。

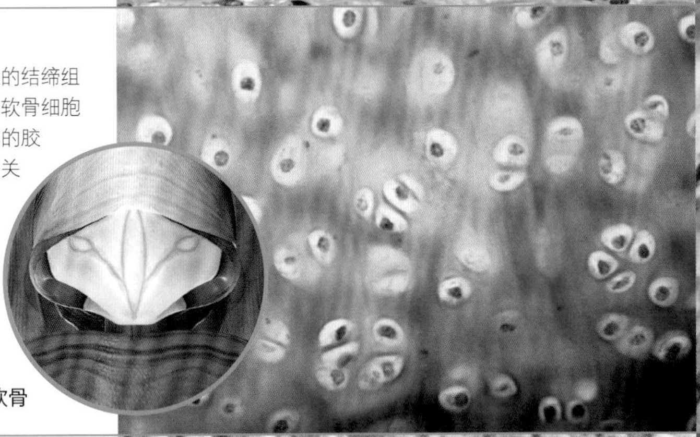

鼻软骨

疏松结缔组织

这类组织同样包含成纤维细胞，但它们形成的纤维非常疏松，无序排列，使组织结构很柔韧。体内的疏松结缔组织可固定器官，提供缓冲。

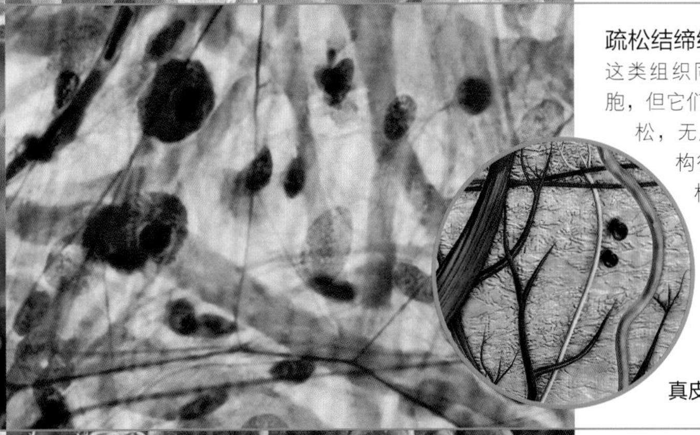

真皮组织

致密结缔组织

这种组织由可以分泌I型胶原蛋白的成纤维细胞构成。纤维平行排列，使得组织异常坚韧。致密结缔组织在皮肤基底层分布，形成例如肌腱、韧带等结构。

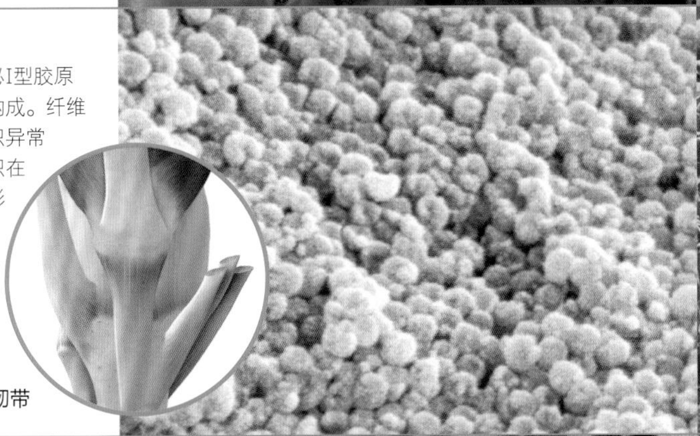

膝韧带

脂肪组织

结缔组织的一种，与一些成纤维细胞、免疫细胞和血细胞一样，由脂肪细胞组成。脂肪组织的主要功能是储存能量，缓冲保护作用以及绝缘作用。

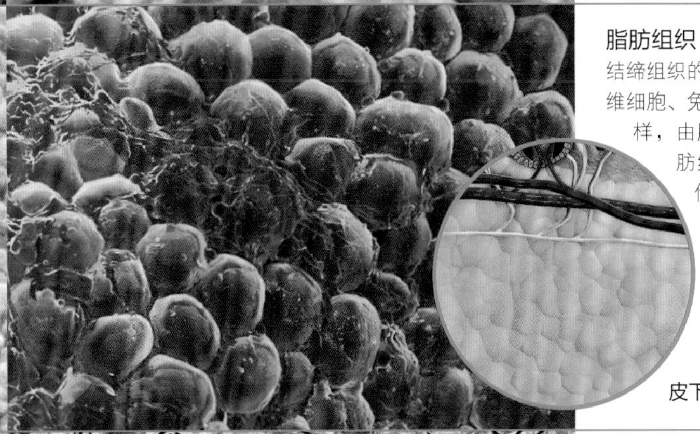

皮下脂肪

上皮组织

这种组织在体腔或者体外的表面覆盖排列，有些上皮组织可以产生消化酶之类的蛋白。有些上皮可以吸收食物、水等营养骨质。

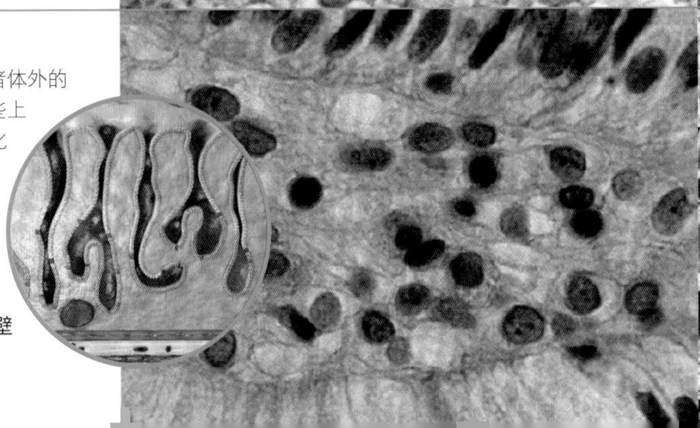

胃壁

神经组织

神经组织形成的脑、脊髓及外周神经控制着运动、感觉，并调节着全身功能。神经组织主要由神经细胞网络构成（见对页）。

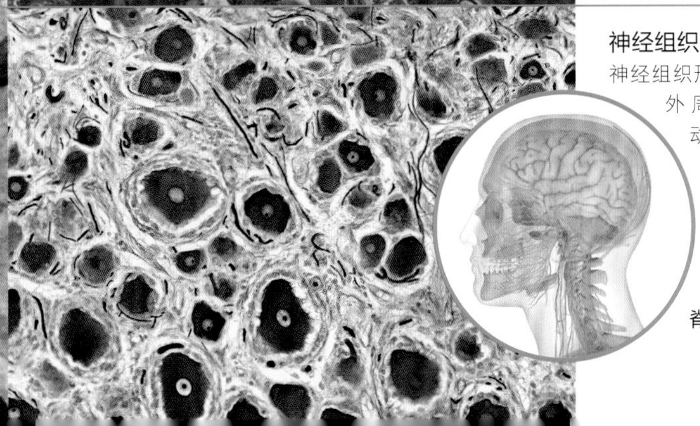

脊髓上部

人体的组成

如果人体内的75万亿细胞都独立、无序地存在，那我们就很难形成有形的整体。但实际上，我们的所有细胞都高度有序地排列分布，各司其职，最终形成一个完整的、功能健全的人。

组织的等级

人体的结构可以由下图所示的微观到宏观的层次来演绎。最微观的是人体的基本化学组成。随着等级的上升，相应组件的数目也会越来越少——细胞、组织、器官和系统，到等级金字塔的顶点时，汇成一个完整的机体。

构成人体的主要元素超过20种，其中4种元素：氧、碳、氢和氮，占我们体重的96%。原子是构成物质大厦的最小砖块，在体内数量达到千万亿级别。不同种类的原子结合在一起形成分子，比如水（氢原子和氧原子的结合）以及包括DNA、蛋白质在内的许多有机分子。有机分子是基于碳骨架形成的分子。

细胞是最小的生命单元，它们由各种化学分子组成，形成外在和内在的结构，各种代谢反应给细胞提供维持生命所需的能量。人体内有超过200种细胞，每种细胞都有其特定的功能，但这些细胞都不是独立工作的（见22页）。一些功能相似的细胞会形成以单元形式进行工作的细胞群，这些细胞群就称为组织。人体有4种基本组织：上皮组织，覆盖在皮肤以及腔隙的表面；结缔组织，对身体结构起着支撑和保护的作用；肌肉组织，可以使机体产生运动；神经组织，迅速传输体内的各种交流信号。

器官，比如肝、脑和心脏，是由至少两种组织构成的独立结构。每个器官都有一种或多种其他器官无法履行的功能。当器官为了行使一个特定功能而连接在一起，就形成了系统，比如心血管系统，为机体传送氧气和各种营养物质，详见下图。各个系统相互作用，最终构成一个完整的人体（见26~27页）。

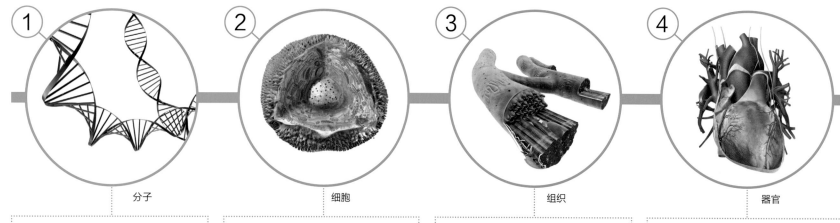

分子　　　细胞　　　组织　　　器官

化学分子

细胞内最主要的化学分子是DNA（见16~17页）。DNA是旋梯样的长链分子，由碱基构成的"梯阶"可指导合成蛋白质。蛋白质有许多功能，它们可以组成细胞，进行多种化学反应，等等。

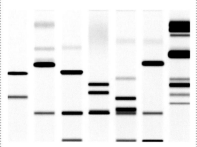

DNA测序
现在，科学家们已经可以将DNA单独分离出来。上面的测序可以让我们"阅读"这些分子中的编码。

细胞

尽管各种细胞的形态、功能各不相同（见22页），但是所有细胞都有一些共同的特点：包裹在细胞外的膜、细胞器、胶冻样的细胞质，以及包含DNA（见20~21页）的细胞核。细胞是人体最小的生命单位。

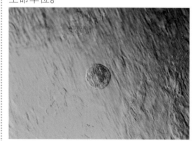

干细胞
这些未分化的细胞有着特殊的分化功能，可以分化成各种各样的组织细胞，比如肌肉、大脑或者血细胞。

心肌组织

心肌是3种肌肉组织之一，心肌细胞只存在于心壁。心肌细胞连接在一起，使心脏收缩、泵出血液，心脏的自律信号以网络形式高效传递，以确保心脏的收缩准确无误。

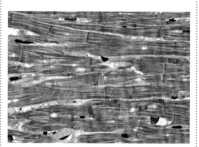

肌纤维
心肌组织中的心肌细胞，或者说心肌纤维，是很长的柱状细胞。细胞间以分支相连，构建了交互的网络结构。

心脏

与其他器官相同，心脏由数种组织构成。除心肌组织外，心脏还具有：结缔组织，保护心脏并在组织之间形成连接；上皮组织，分布在心脏的表面以及瓣膜上。

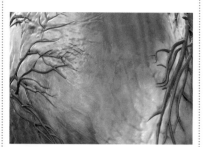

复杂结构
心脏结构复杂。心壁的收缩使血液依序流经心脏的4个腔。连接心脏的动脉、静脉非常发达。

75万亿

这是**人体细胞**的平均**总量**。

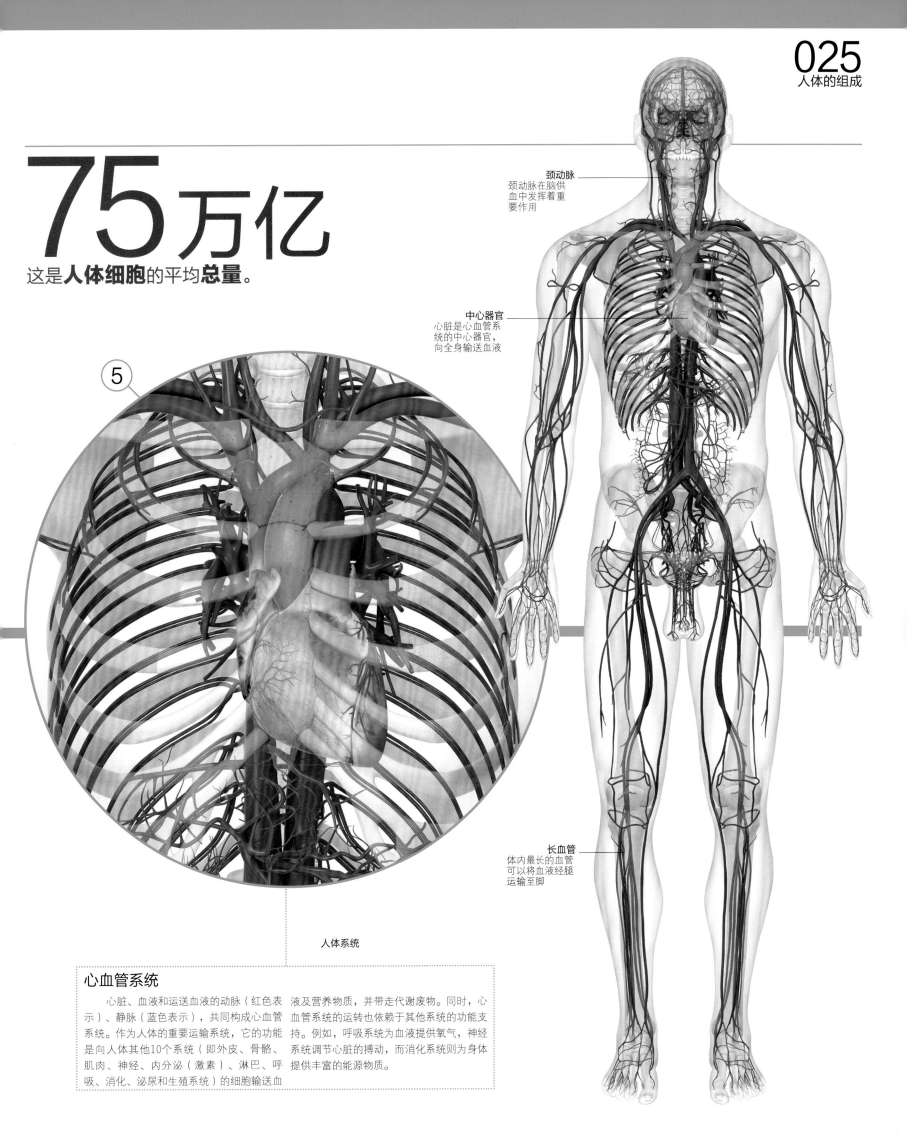

颈动脉
颈动脉在脑供
血中发挥着重
要作用

中心器官
心脏是心血管系
统的中心器官，
向全身输送血液

长血管
体内最长的血管
可以将血液经腿
运输至脚

人体系统

心血管系统

　　心脏、血液和运送血液的动脉（红色表示）、静脉（蓝色表示），共同构成心血管系统。作为人体的重要运输系统，它的功能是向人体其他10个系统（即外皮、骨骼、肌肉、神经、内分泌（激素）、淋巴、呼吸、消化、泌尿和生殖系统）的细胞输送血液及营养物质，并带走代谢废物。同时，心血管系统的运转也依赖于其他系统的功能支持。例如，呼吸系统为血液提供氧气，神经系统调节心脏的搏动，而消化系统则为身体提供丰富的能源物质。

人体的系统

　　人体可以实现许多种功能：消化食物，思考，移动，甚至创造新的生命。每个功能都由一个系统——一系列共同运作的器官和组织——来完成。因此，良好的健康状况以及身体效率依赖于不同系统的和谐运转。

淋巴系统

淋巴系统由一系列的淋巴管和淋巴结构成，从毛细血管中滤过血液，回流至静脉。淋巴系统主要功能是与心血管系统之间维持体液平衡，从免疫系统向全身输送免疫细胞。淋巴液的流动依赖于淋巴管平滑肌细胞的收缩。

系统间的相互作用

　　想一下你现在的身体正在做什么。你在呼吸，你的心脏在跳动，你的血压被控制在一定范围内波动。你现在也处在神志清醒，有意识的状态。如果你开始跑步，一种叫作化学感受器的特殊细胞将感受到你身体代谢需求的变化，向大脑发出信号，释放肾上腺素。肾上腺素的释放使心跳和血液循环速度加快，使肌肉摄取更多的氧气。随后，下丘脑的细胞可以感受到体温的升高，向皮肤发出信号，引起汗腺分泌，蒸发的汗液使你感到凉爽。身体的各系统由各种正反馈和负反馈的环路网连接在一起。这些环路通过各种信号分子（如激素）以及神经冲动来维持机体的平衡状态。本页将讲述机体各个系统的组成和功能，并举例说明系统之间的相互作用。

内分泌系统

与神经系统类似，内分泌系统与身体其他系统之间也由信号分子进行互动，确保各系统被精确调控。那些信号分子叫作激素，又称荷尔蒙，通常由特殊的腺体分泌到血液中。

心脏的调控

　　交感神经和副交感神经共同作用以调节心脏及其输出量（见339页）。交感神经释放的化学物质可增加心率、增强心肌收缩力；而副交感神经中的迷走神经释放的化学物质则可减缓心率、降低心输出量。

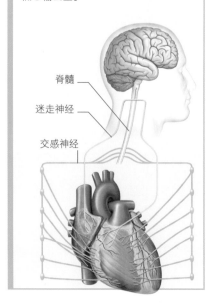

脊髓
迷走神经
交感神经

神经系统

脑、脊髓和外周神经共同运作，在机体中收集、加工、传递各种来自内、外环境中的信息。神经系统的信息在神经元网络中进行传递，这些网络将身体各个系统连在一起。大脑控制、监管所有系统，以确保它们的供给能被满足，并正常行使功能。

呼吸系统

人体中任何系统内的细胞都需要氧气，并经呼吸后排出二氧化碳。呼吸系统通过肺的呼吸作用使血液与空气进行被动的分子交换，从而将氧气带入，并将二氧化碳排出。心血管系统负责在细胞和肺之间进行氧气和二氧化碳的运输。

呼吸

辅助呼吸肌和肋间肌

　　呼吸的产生依赖于呼吸系统和肌肉系统的相互作用。肋间肌、膈肌，以及3种辅助呼吸肌的收缩使胸腔体积增加（见328、329页），空气进入肺中。呼气则需要用到另一组肌肉的作用，使胸腔收缩，空气从肺中挤出。

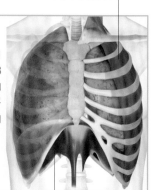

隔膜

消化系统

细胞为了维持功能，不仅需要氧气，也需要能量。消化系统对食物进行加工分解，从而使各种营养素被小肠吸收至血液中，然后传送到身体的各个细胞当中，为它们提供能量。

肌肉系统

肌肉系统由3种肌肉组成：骨骼肌、平滑肌和心肌。肌肉系统负责身体的各种运动，包括四肢以及体内各系统的运动。例如，平滑肌帮助消化系统将食物向下推进，从食管到胃、肠直至直肠肛门。如果没有肌肉系统，呼吸系统会因为胸廓无法被牵拉而丧失功能（见对页）。

血液的循环

骨骼肌的收缩为肢体末端的静脉血（含氧量低）提供回心动力（见341页）。如图所示，下肢的肌肉收缩压迫静脉，使静脉血向上回流。如果肌肉处于放松状态，静脉中单向开放的静脉瓣防止血液倒流，静脉中充满从远端收集的血液。这一机制同样在淋巴系统中发生，肌肉的收缩同样压迫淋巴管，促进淋巴液的回流。

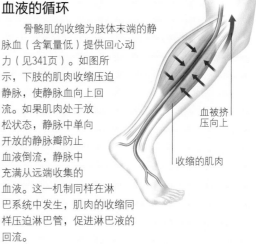

血被挤压向上

收缩的肌肉

骨骼系统

骨骼系统由骨、软骨、韧带和肌腱组成，为身体提供框架和保护。骨骼系统为许多系统提供保护，坚硬的颅骨和脊柱保护了中枢神经，肋骨则保护了心血管系统和呼吸器官。骨骼也为造血系统和免疫系统提供红细胞和白细胞。

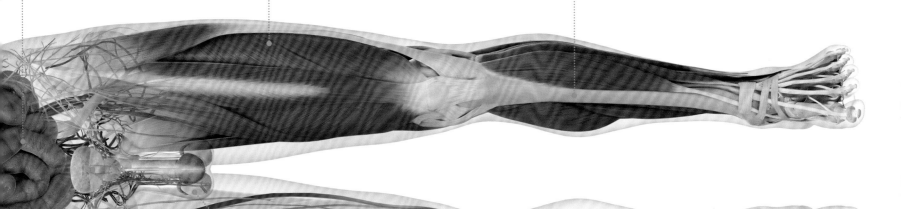

生殖系统

尽管生殖系统并不是维持生命必需的，却是生命的传播者。男性生殖细胞是睾丸产生的精子，而女性生殖细胞是卵巢产生的卵细胞。两者结合在一起，便形成了一个胚胎。睾丸和卵巢也产生性激素，包括雄激素和雌激素，所以也属于内分泌系统。

尿的产生

肾脏是连接泌尿系统和心血管系统的枢纽。尿是血液滤经肾单位产生的。在每个肾单位中，血液流经肾小球（大量的毛细血管）筛网状的膜性结构后被过滤。超滤液随后会经过一系列的管道，在这一过程中，葡萄糖、盐和水被重吸收回血液，剩下的尿素和代谢废物则形成尿液，排出体外。

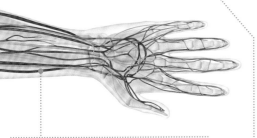

心血管系统

心血管系统将呼吸系统带来的氧气和消化系统提供的能量向身体所有系统的细胞输送，同时收集这些细胞的代谢废物。心血管系统的核心是向血管泵血的心脏。

泌尿系统

泌尿系统滤过、排出其他系统（如消化系统）产生的代谢废物。肾脏滤过血液后产生尿；尿液储存在膀胱中，从尿道排至体外（见右图）。同时，肾脏通过调节重吸收入血的水量来参与血压的调控。

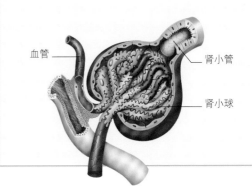

血管

肾小管

肾小球

解剖

人体是一部拥有许多复杂零件的"活机器"。若想了解人体的功能，就必须清楚这些零件是怎么组装起来的。现代科技的进步让我们可以揭开那层神秘面纱，探究人体的内部结构。

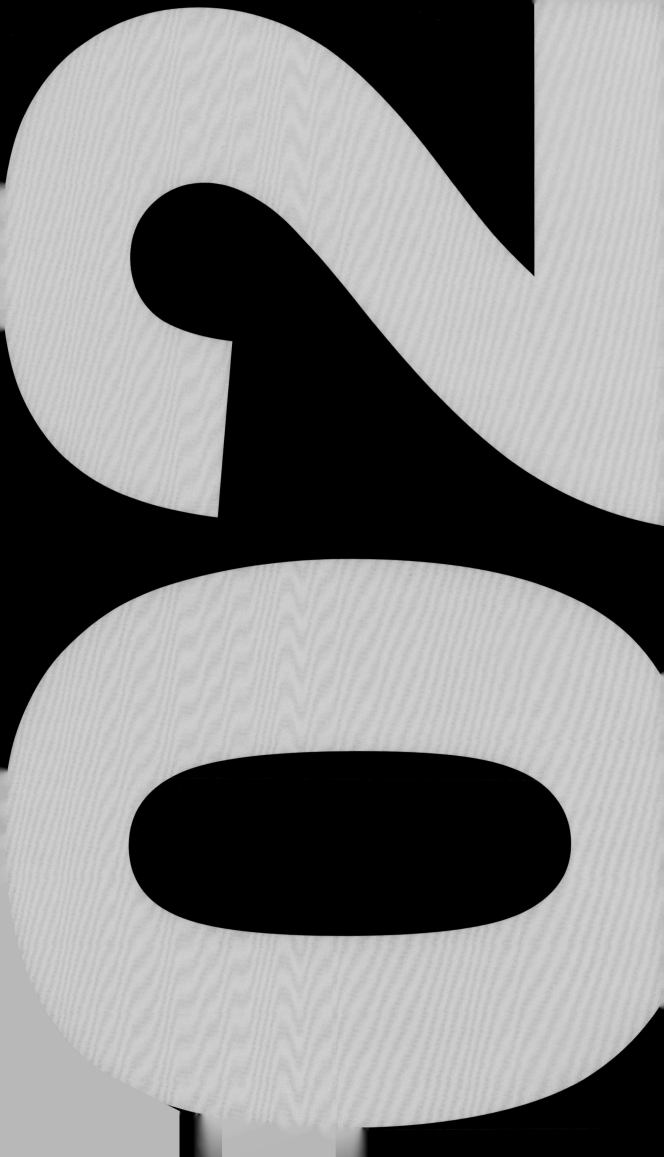

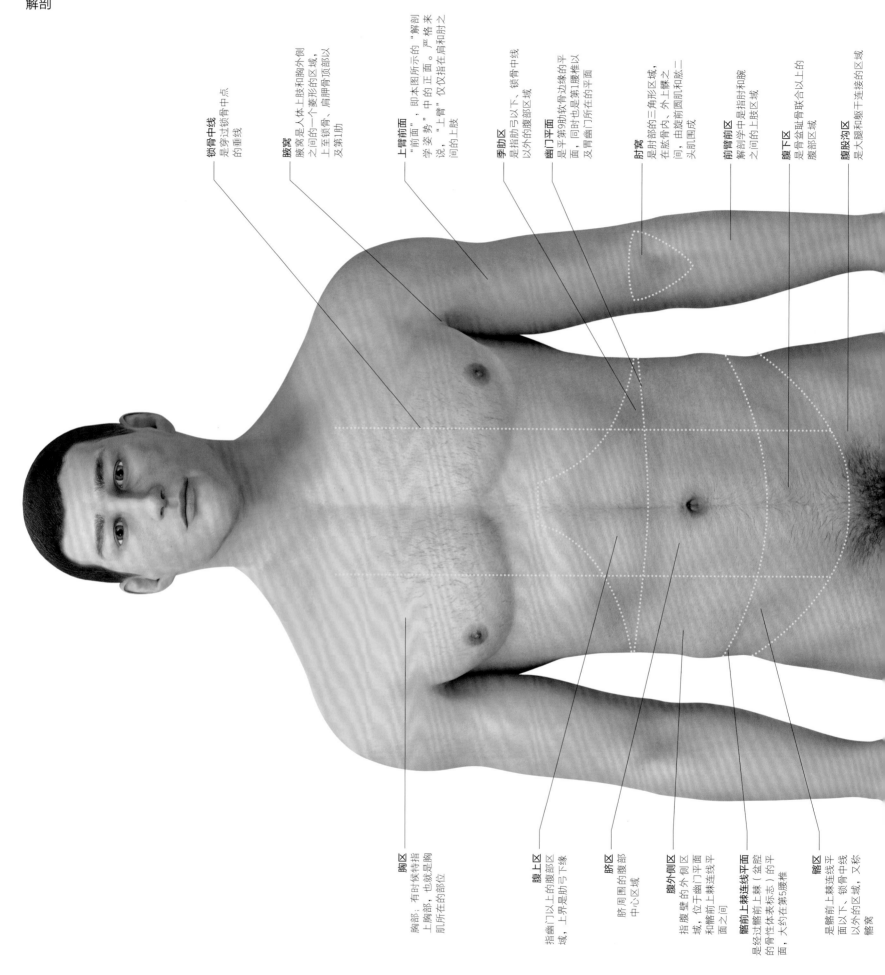

锁骨中线
是劳过锁骨中点的垂线

腋窝
腋窝是人体上肢和胸外侧之间的一个菱形的区域，上至锁骨、肩胛骨顶部以及第1肋

上臂前面
"前面"，即本图所示的"解剖姿势"中的正面。严格来说，"上臂"仅仅指在肩和肘之间的上肢

季肋区
是指肋弓以下、锁骨中线以外的腹部区域

幽门平面
是平第9肋软骨边缘的平面，同时也是第1腰椎以及幽门所在的平面

肘窝
是肘部的三角形区域，在肱骨内、外上髁之间，由旋前圆肌和肱二头肌围成

前臂前区
解剖学中是指肘和腕之间的上肢区域

腹下区
是耻骨盆联合以上的腹部区域

腹股沟区
是大腿和躯干连接的区域

胸区
胸部，有时候特指胸部上胸部，也就是胸肌所在的部位

腹上区
指幽门以上的腹部区域，上界是肋弓下缘

脐区
脐周围的腹部中心区域

腹外侧区
指腹壁的外侧区域，位于幽门平面和髂前上棘连线平面之间

髂区
是经过髂前上棘连线平面（盆腔）的平面，髂性体表标志的骨面，大约在第5腰椎

髂区
是髂前上棘连线平面以下、锁骨中线以外的区域，又称髂窝

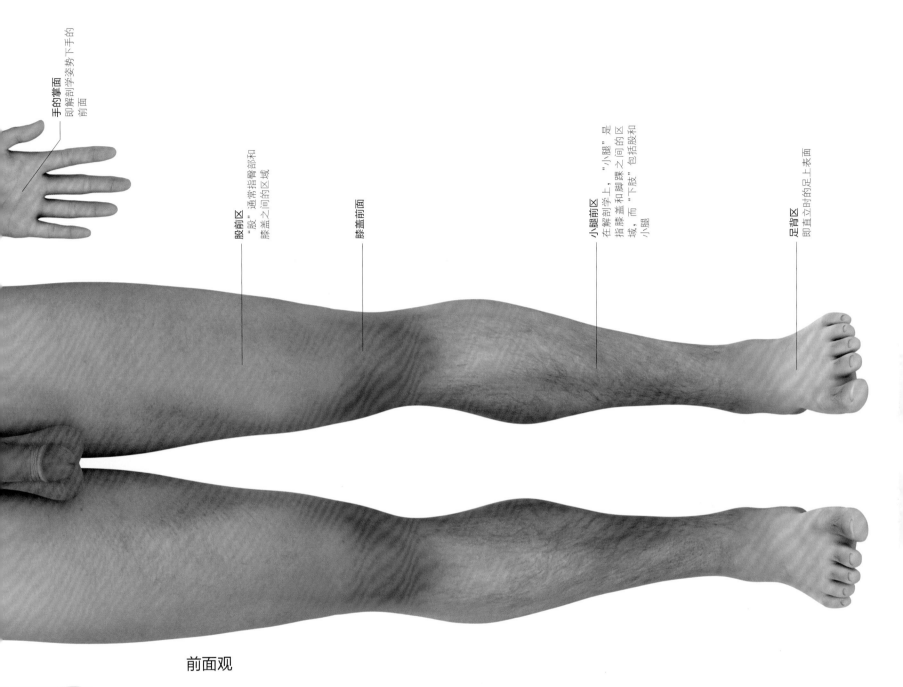

手的掌面
即解剖学姿势下手的前面

股前区
"股"通常指臀部和膝盖之间的区域

膝盖前面

小腿前区
在解剖学上，"小腿"是指膝盖和脚踝之间的区域，而"下肢"包括股和小腿

足背区
即直立时的足上表面

前面观

解剖术语

解剖学术语使我们能更加准确、清楚地描述人体。利用线和平面辅助我们分区、分部，可以更好地描述人体；利用专业术语而非口语化的词语会使我们的描述更加精确。例如，记录一个病人"左腰区"疼痛，会比记录成"左边肚子上的某个地方疼痛"，显得更加精确，而且其他医生也会很好理解。

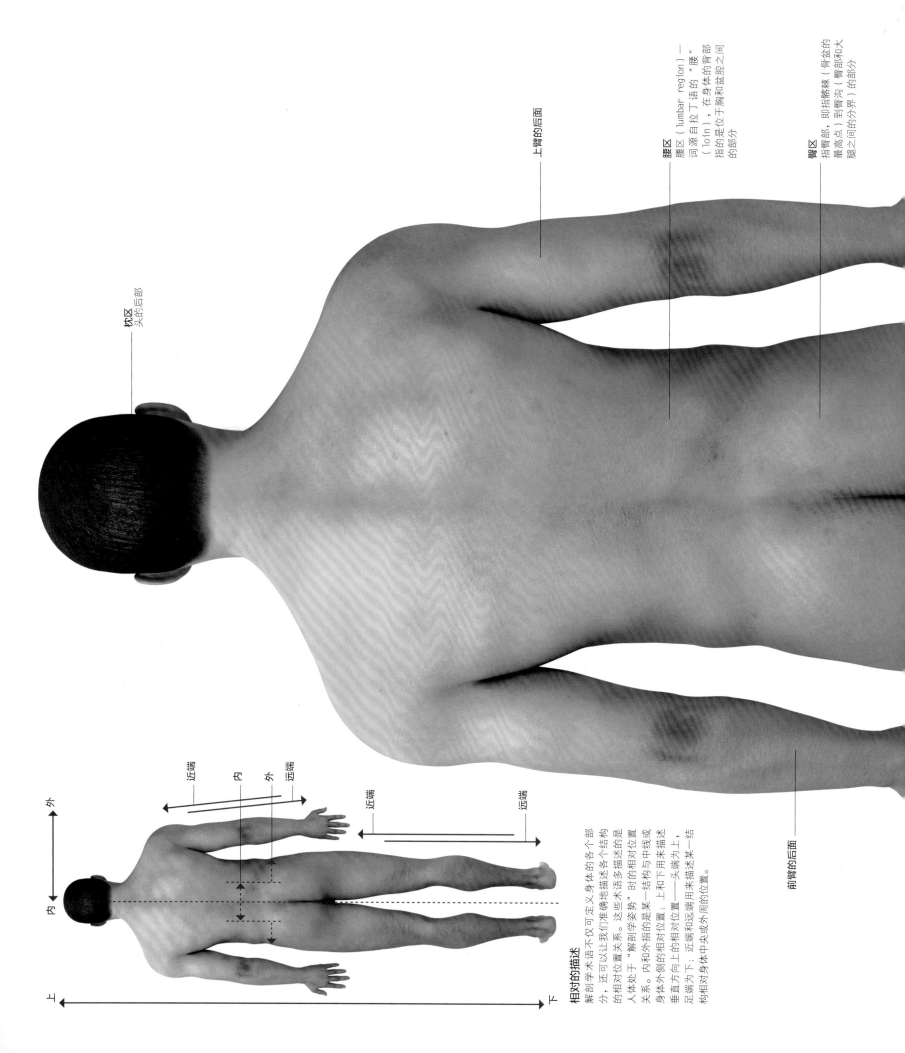

枕区
头的后部

上臂的后面

腰区（lumbar region）——词源自拉丁语的"腰"（loin），在身体的背部指的是位于胸和盆腔之间的部分

臀区
指臀部，即指髂棘（骨盆的最高点）到臀沟（臀部和大腿之间的分界）的部分

前臂的后面

近端　内　外　近端

近端

近端

外

内

上

下

相对的描述

解剖学术语不仅可定义身体的各个部分，还可以让我们准确地描述各个结构的相对位置关系。这些术语多描述的是人体处于"解剖学姿势"时的相对位置关系。内和外指指的是某一结构与中线或身体外侧的相对位置；上和下用来描述身体方向上的相对位置——头端为上，足端为下；近端和远端用来描述某一结构相对身体中央或外周的位置。

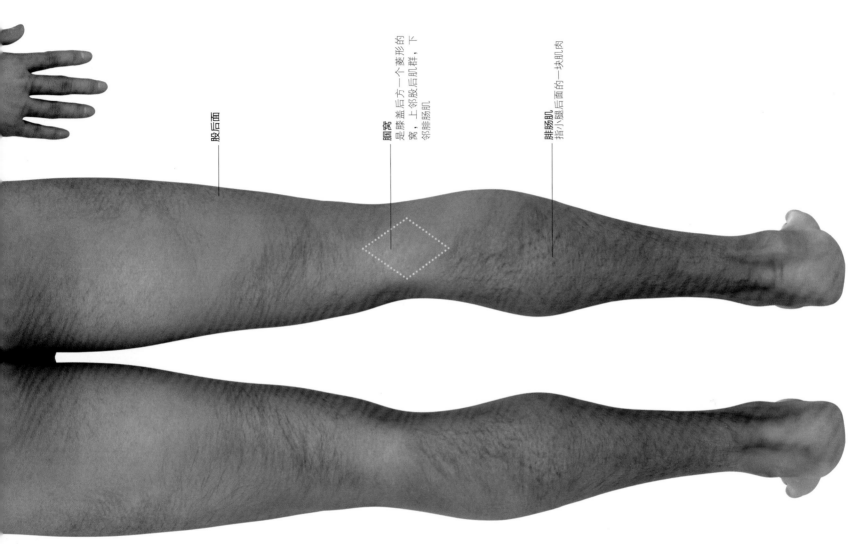

股后面

腘窝
是膝盖后方一个菱形的
窝，上邻股后肌群，下
邻腓肠肌

腓肠肌
指小腿后面的一块肌肉

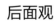

后面观

手背

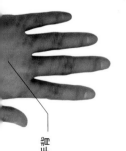

解剖术语

　　这张插图展示了用于描述人体背侧区域以及相对位置的术语。我们的口语可以定义一些较大的人体结构，例如肩膀和屁股，但是如果需要进行更精确的定位，这些词就不够用了。于是，解剖学家们为身体的每个结构都起了名字；这些名字通常源自希腊语或者拉丁文。接下来将展示头部、颈部、胸部、腹部和四肢的精细结构。发明解剖学语言是为了增加描述的精确性，而非增加理解的困难度。尽管有些术语可能一开始看上去很晦涩，甚至让人觉得没有必要，但是它们却能让描述更为精确，也更便于交流。

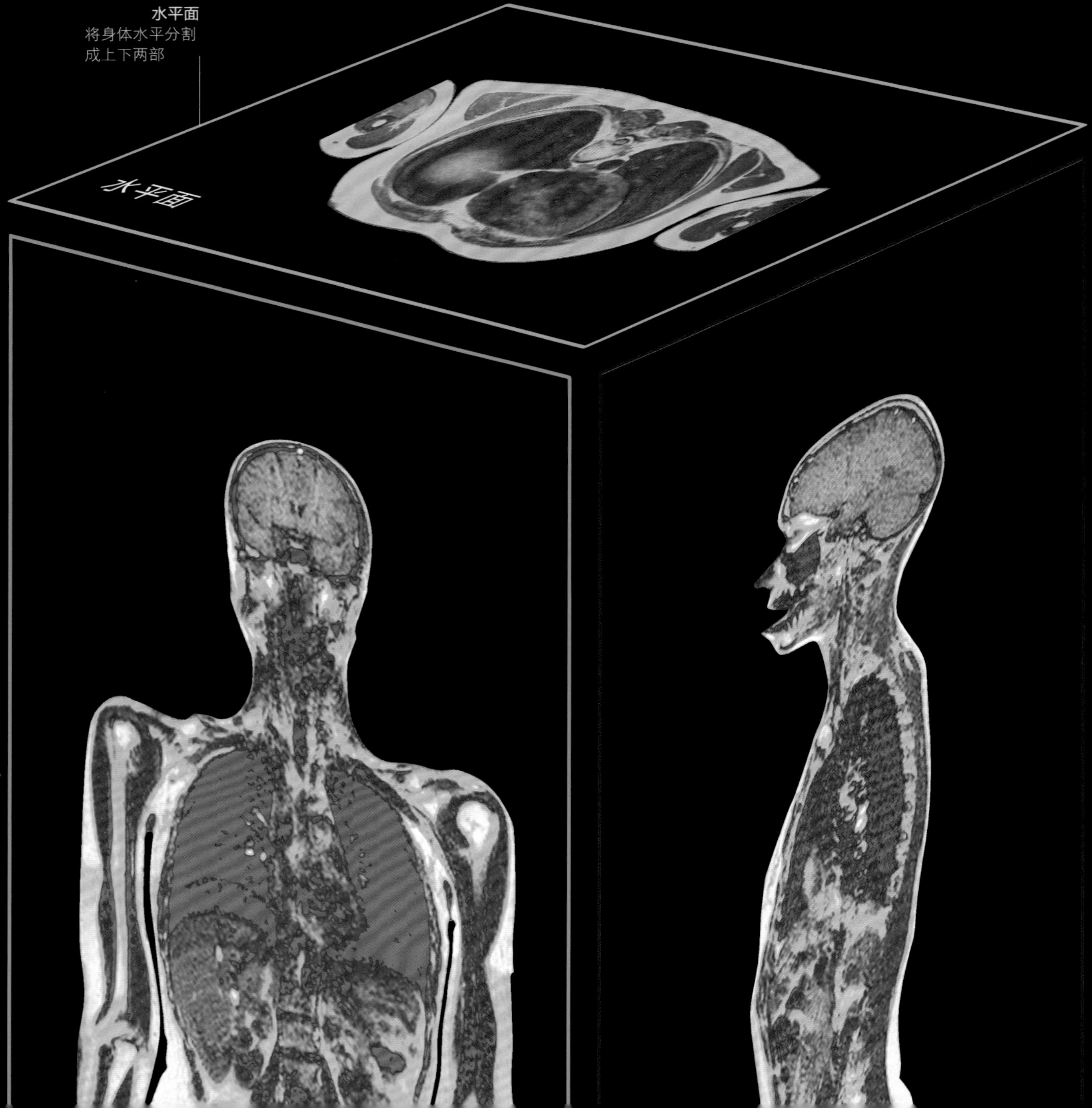

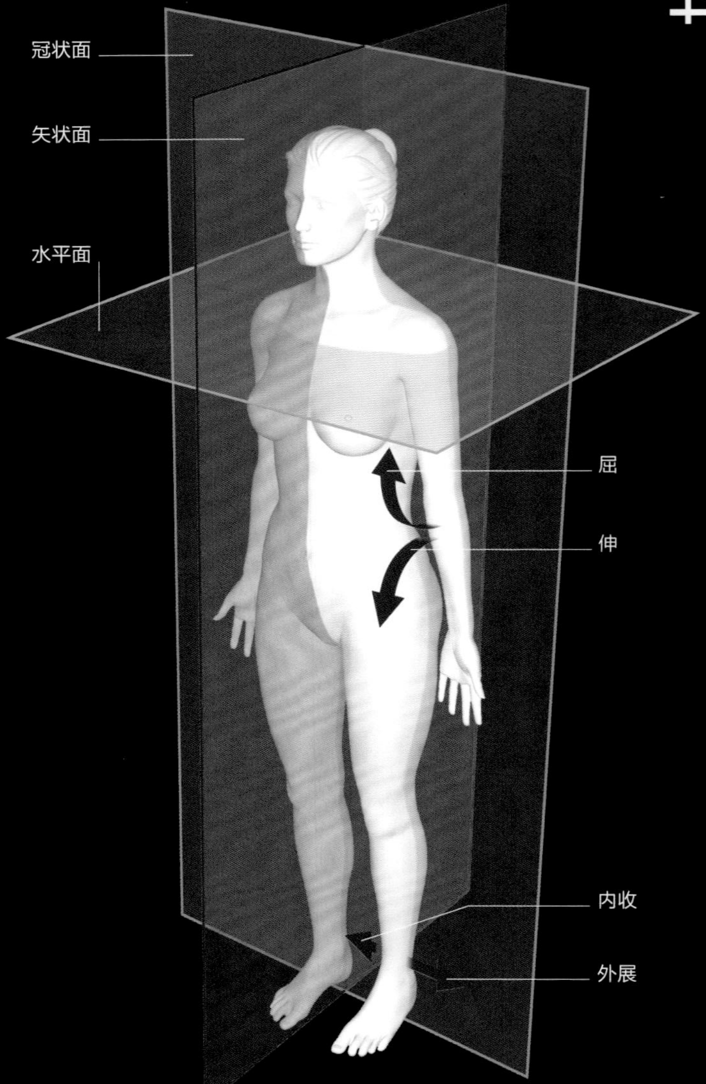

冠状面

矢状面

水平面

屈

伸

内收

外展

描述运动的解剖术语

上图显示了3种平面：水平面、矢状面和冠状面。左图同样指出了用于描述身体运动的医学术语：关节角度变小叫作"内收"，变大叫作"外展"。上图同样指出了用于描述身体运动的医学术语："屈"，变大叫作"伸"，反之叫作屈。将肢端靠近矢状面叫作"内收"，反之叫作外展。

水平面

将身体水平分割成上下两部

水平面

平面和运动

有时候，将三维的人体转化为二维，会更容易让我们理解。计算机断层扫描技术（CT）和核磁共振成像（MRI）是将身体"切成片"的医学影像学技术。这些"切片"的方向从专业的角度被称为"矢状面""冠状面""水平面"，等等，在下面的图中可以看到。准确的解剖学术语同样用来描述身体结构的准确定位和相对位置关系以及描述关节的运动，例如"屈""伸""内收""外展"，等等。像肩和髋这样的关节也可以做以自身为轴的旋转运动。前臂骨关节还有一种特殊的运动，可以让手掌向上或者向下转动，分别称作"旋前"和"旋后"。

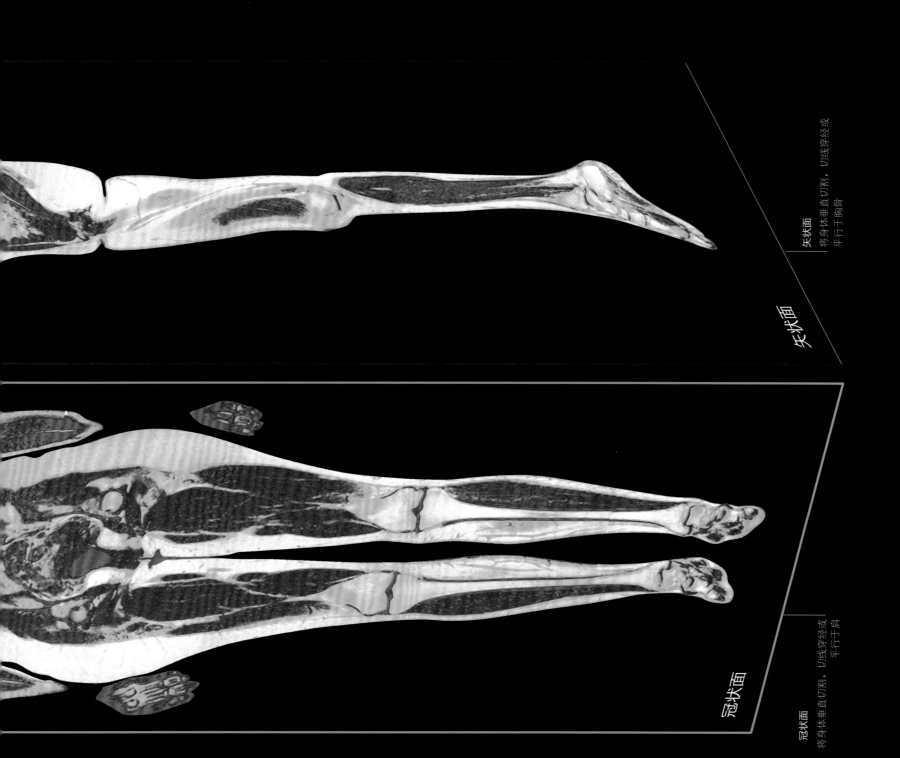

矢状面
将身体垂直切割，切线穿经或平行于胸骨

矢状面

冠状面
将身体垂直切割，切线穿经或平行于肩

冠状面

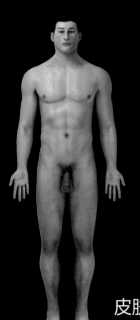

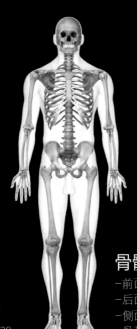

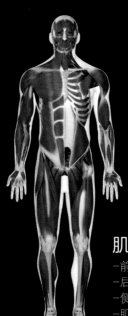

皮肤、毛发和指甲

骨骼系统

肌肉系统

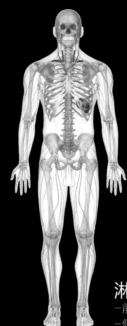

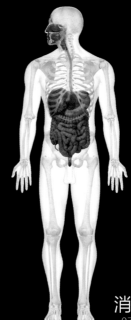

心血管系统

淋巴和免疫系统

消化系统

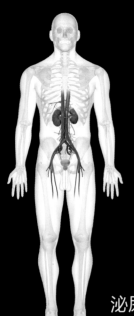

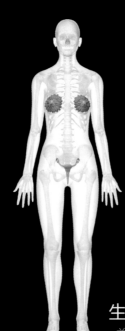

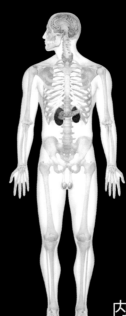

泌尿系统

生殖系统

内分泌系统

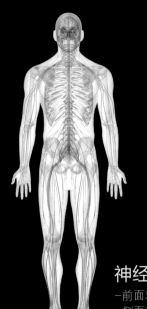

神经系统

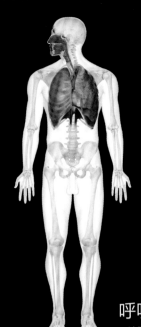

呼吸系统

人体有11个主要的系统，它们都不是独立运作的，例如，内分泌系统和神经系统、呼吸系统和循环系统经常共同协作。将机体分成各个系统是为了让我们更好地理解身体是怎样组成的。在**解剖**这一章中会对11个系统做简要介绍，而在**解剖图谱**中将会更加详细地进行讲解。

人体的系统

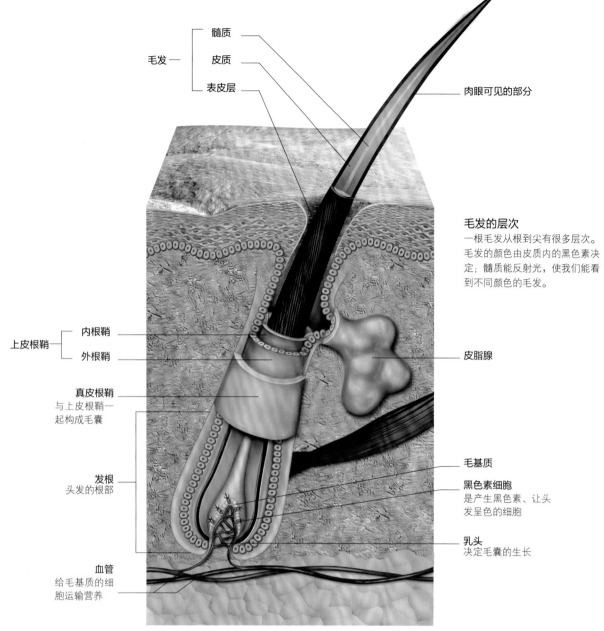

髓质

皮质

毛发

表皮层

肉眼可见的部分

毛发的层次
一根毛发从根到尖有很多层次。
毛发的颜色由皮质内的黑色素决
定；髓质能反射光，使我们能看
到不同颜色的毛发。

内根鞘

上皮根鞘

外根鞘

皮脂腺

真皮根鞘
与上皮根鞘一
起构成毛囊

毛基质

黑色素细胞
是产生黑色素、让头
发呈色的细胞

发根
头发的根部

乳头
决定毛囊的生长

血管
给毛基质的细
胞运输营养

毛发的层次

皮肤、毛发和指甲

皮肤是人体最大的器官，大约有5千克重，表面积大约2平方米。它是一个坚韧、防水的结构，可保护我们免受外部环境的冲击。除保护功能外，皮肤还有很多其他功能：感受物体的质地和环境温度，调节体温、分泌汗液，在交流中通过脸红传递信息，协助抓取（指尖部皮肤），以及在阳光下产生维生素D。

厚厚的头发以及体表的毛发可以使身体保持温暖、干爽。肉眼所见的毛发实际上都已没有生命力，只有根部的毛发具有生命力。持续生长、自我修复的指甲不仅可保护手指和脚趾，也可增加它们的敏感度。

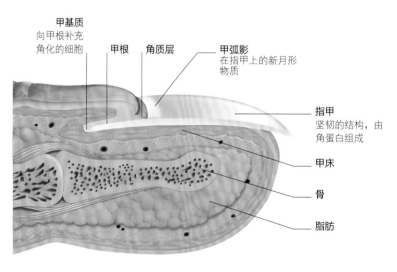

甲基质
向甲根补充
角化的细胞

甲根

角质层

甲弧影
在指甲上的新月形
物质

指甲
坚韧的结构，由
角蛋白组成

甲床

骨

脂肪

指甲的层次

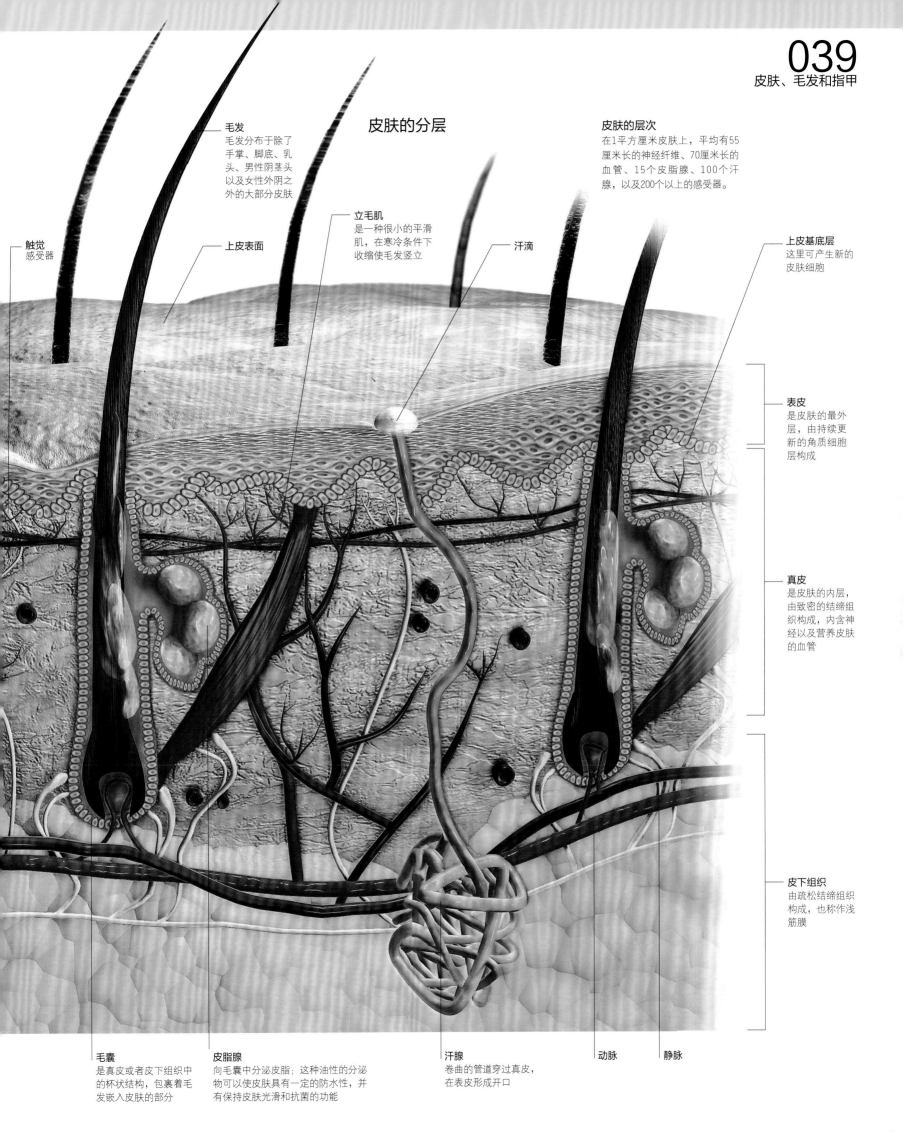

触觉
感受器

毛发
毛发分布于除了
手掌、脚底、乳
头、男性阴茎头
以及女性外阴之
外的大部分皮肤

上皮表面

皮肤的分层

立毛肌
是一种很小的平滑
肌，在寒冷条件下
收缩使毛发竖立

汗滴

皮肤的层次
在1平方厘米皮肤上，平均有55
厘米长的神经纤维、70厘米长的
血管、15个皮脂腺、100个汗
腺，以及200个以上的感受器。

上皮基底层
这里可产生新的
皮肤细胞

表皮
是皮肤的最外
层，由持续更
新的角质细胞
层构成

真皮
是皮肤的内层，
由致密的结缔组
织构成，内含神
经以及营养皮肤
的血管

皮下组织
由疏松结缔组织
构成，也称作浅
筋膜

毛囊
是真皮或者皮下组织中
的杯状结构，包裹着毛
发嵌入皮肤的部分

皮脂腺
向毛囊中分泌皮脂；这种油性的分泌
物可以使皮肤具有一定的防水性，并
有保持皮肤光滑和抗菌的功能

汗腺
卷曲的管道穿过真皮，
在表皮形成开口

动脉

静脉

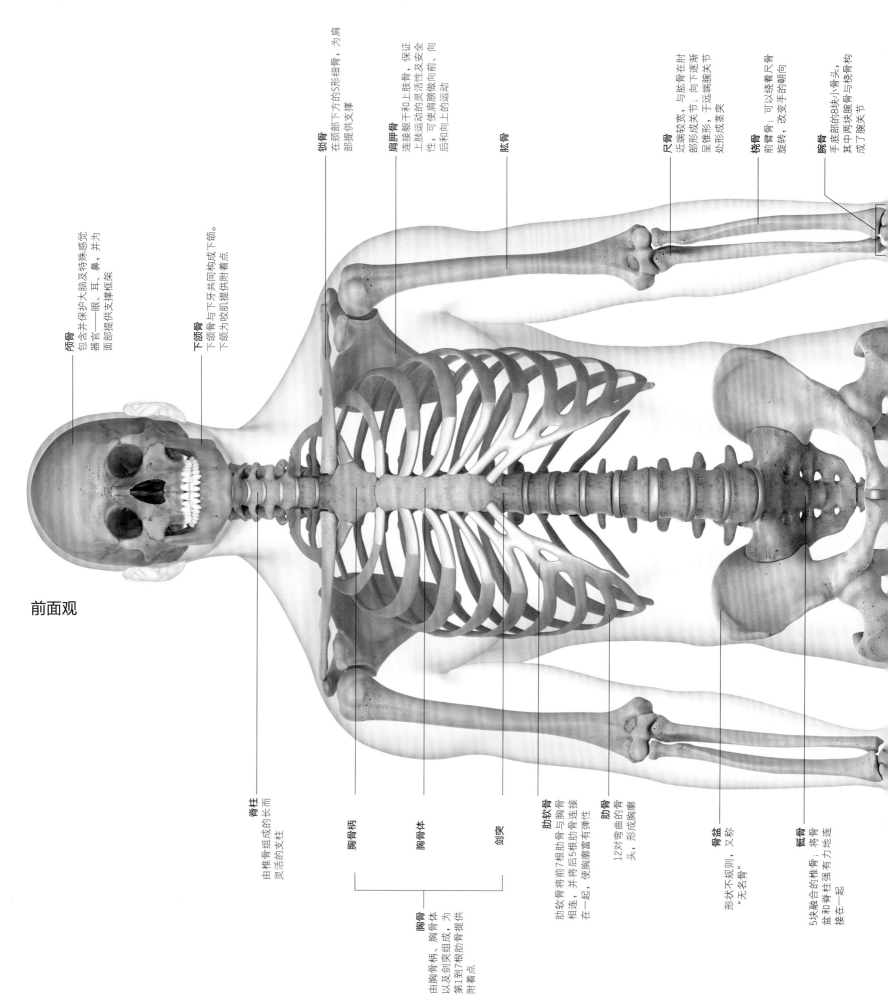

前面观

锁骨
在颈部下方的形细骨，为肩部提供支撑

肩胛骨
连接躯干和上肢骨，保证上肢运动的灵活性及安全性，可使肩膀做向前、向后和向上的运动

肱骨

尺骨
近端较宽，与肱骨在肘部形成关节；向下逐渐呈锥形，于远端腕部处形成关节

桡骨
前臂骨，可以绕着尺骨旋转，改变手的朝向

腕
手底部的8块小骨头，其中两块腕骨与桡骨构成了腕关节

颅骨
包含并保护大脑及特殊感觉器官——眼、耳、鼻，并为面部提供支撑框架

下颌骨
下颌骨与下牙共同构成下颌。下颌为咬肌提供附着点

脊柱
由椎骨组成的长而灵活的支柱

胸骨柄

胸骨体

剑突

肋软骨
肋软骨将肋骨前7根肋骨与胸骨相连，并将后5根肋骨连接在一起，使胸廓富有弹性

肋骨
12对弯曲的骨头，形成胸廓

骨盆，又称形状不规则，"无名骨"

骶骨
5块融合的椎骨；将骨盆和脊柱强有力地连接在一起

胸骨
由胸骨柄、胸骨体以及剑突组成，为第1到7根肋骨提供附着点

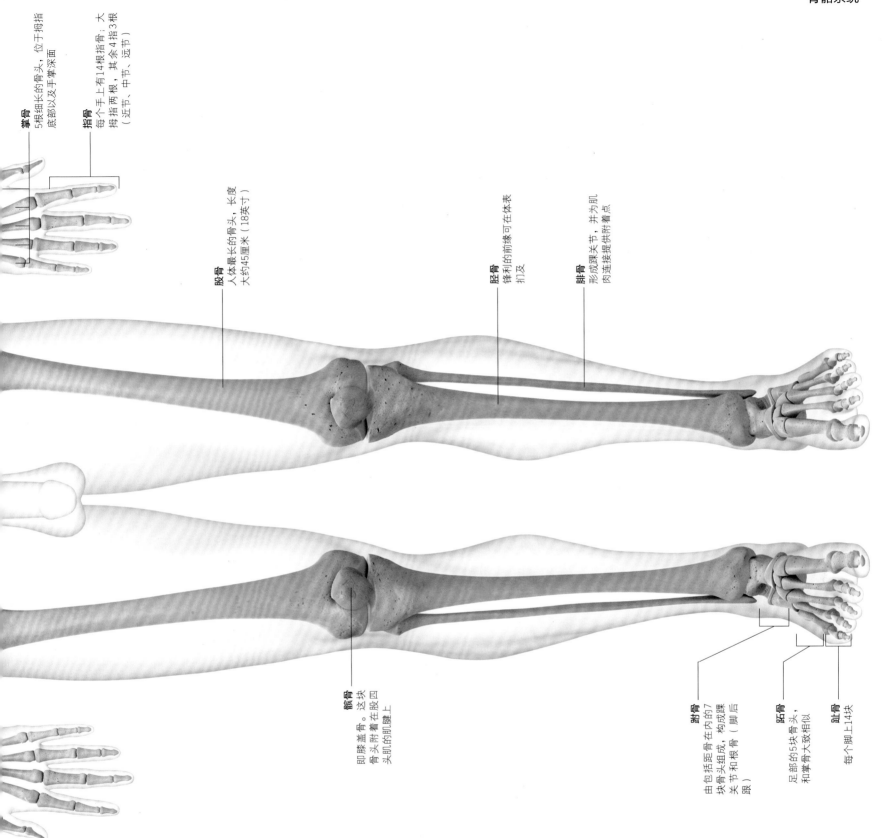

掌骨
5根细长的骨头，位于拇指底部以及手掌深面

指骨
每个手上有14根指骨：大拇指两根，其余4指3根（近节、中节、远节）

股骨
人体最长的骨头，长度大约45厘米（18英寸）

胫骨
锋利的前缘可在体表扣及

腓骨
形成踝关节，并为肌肉连接提供附着点

髌骨
即膝盖骨。这块骨头附着在股四头肌的肌腱上

跗骨
由包括距骨在内的7块骨头组成，构成踝关节和根骨（脚后跟）

跖骨
足部的5块骨头，和掌骨大致相似

趾骨
每个脚上14块

骨骼系统

　　骨骼决定了身体的大体形状、支持其他组织的重量、为肌肉提供附着点，以及形成杠杆结构使肌肉可以运动。骨骼在保护精细器官、组织方面同样起着非常重要的作用。比如，颅骨保护大脑，脊柱的管状结构保护脊髓，肋骨保护心脏和肺，等等。

　　男性与女性骨骼之间存在差别，这一差别主要体现在骨盆。女性骨盆通常比男性的宽，以便形成产道。男女的颅骨也不一样：男性通常眉骨比较突出，头后部的肌肉附着点也比较明显。男性的骨架总体来说比女性更大、更强壮。

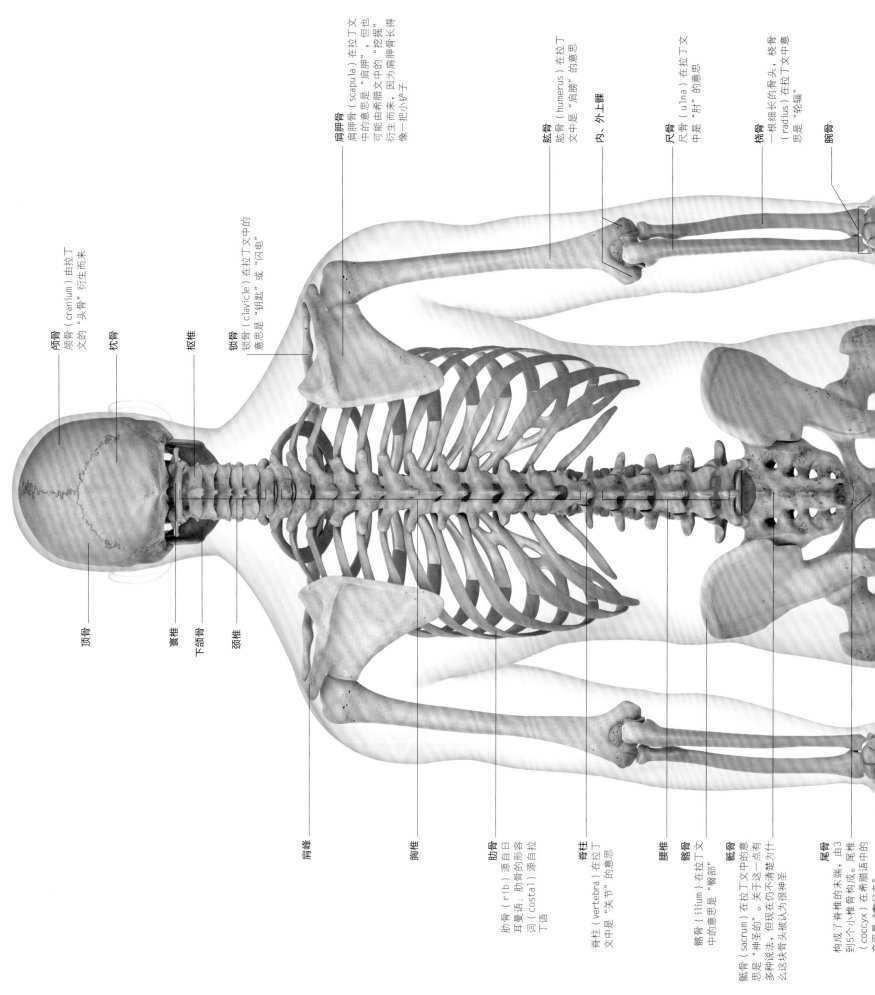

颅骨
颅骨（cranium）由拉丁文的"头骨"衍生而来

枕骨

枢椎

锁骨
锁骨（clavicle）在拉丁文中的意思是"钥匙"或"闪电"

肩胛骨
肩胛骨（scapula）在拉丁文中的意思是"肩胛"，但也可能由希腊文中的"挖掘"衍生而来，因为肩胛骨长得像一把小铲子

肱骨
肱骨（humerus）在拉丁文中是"肩膀"的意思

内、外上髁

尺骨
尺骨（ulna）在拉丁文中是"肘"的意思

桡骨
一根细长的骨头，桡骨（radius）在拉丁文中意思是"轮辐"

胸骨

顶骨

寰椎

下颌骨

颈椎

肩峰

胸椎

肋骨
肋骨（rib）源自古日耳曼语；肋骨的形容词（costal）源自拉丁语

脊柱
脊柱（vertebra）在拉丁文中是"关节"的意思

腰椎

髂骨
髂骨（ilium）在拉丁文中的意思是"臀部"

骶骨
骶骨（sacrum）在拉丁文中的意思是"神圣的"。关于这一点有多种说法，但现在仍不清楚为什么这块骨头被认为很神圣

尾骨
构成了脊椎的末端，由3到5个小椎骨构成。尾椎（coccyx）在希腊语中的意思是"杜鹃鸟的喙部"

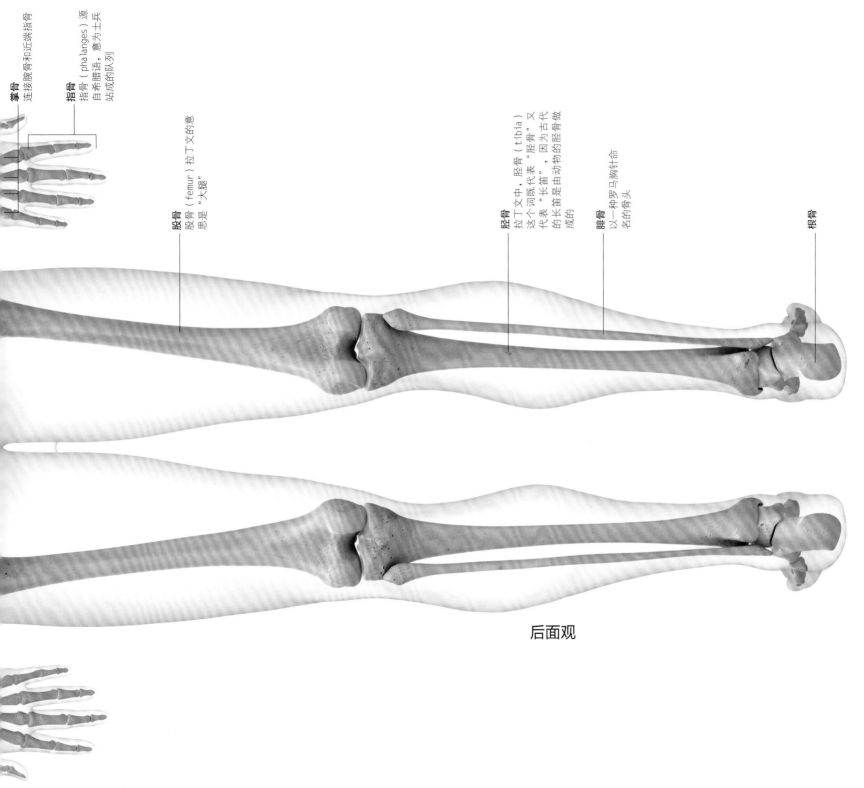

掌骨 连接腕骨和近端指骨

指骨 指骨（phalanges）源自希腊语，意为士兵站成的队列

股骨 股骨（femur）拉丁文的意思是"大腿"

胫骨 拉丁文中，胫骨代表"胫骨"（tibia）又代表"长笛"，因为古代的长笛是由动物的胫骨做成的

腓骨 以一种罗马马胸针命名的骨头

根骨

后面观

骨骼系统

骨骼是有生命的、会动态变化的组织，它会根据受力情况而不断改建自己。如果在健身房锻炼，我们可以清楚看到肌肉会相应增长。然而，在我们看不到的地方，骨头也在进行微小调整，应对受力的改变。骨骼内有很多血管，故骨折时会流血。动脉会从骨表面的小孔（营养小孔）直接进入骨骼内部。骨的表面，或者说骨膜中，有很多感觉神经分布，所以骨折时会产生剧烈的疼痛。

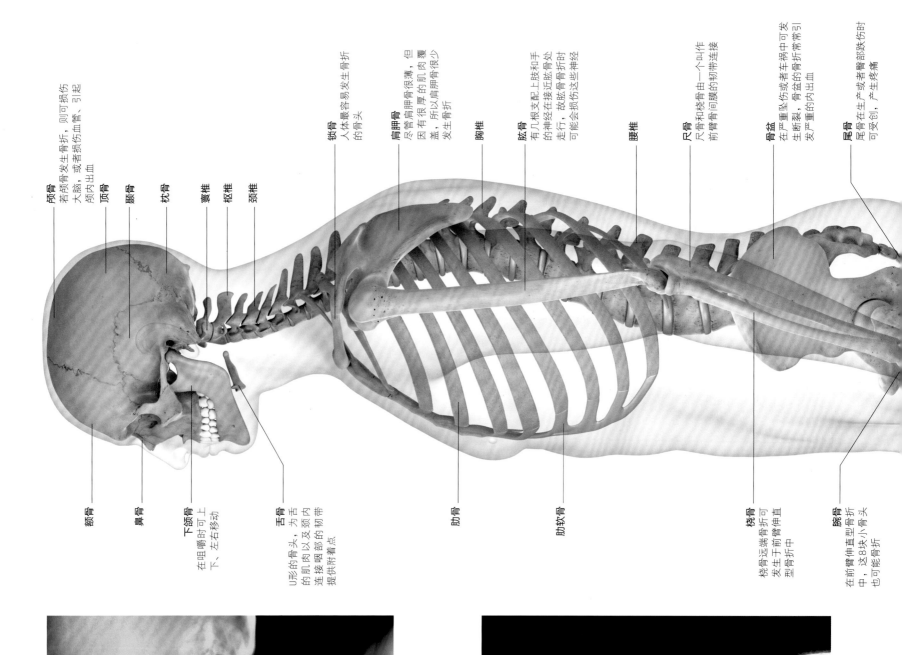

颅骨
若颅骨发生骨折，则可损伤大脑，或者损伤血管，引起颅内出血

顶骨

颞骨

枕骨

寰椎

枢椎

颈椎

锁骨
人体最容易发生骨折的骨头

肩胛骨
尽管肩胛骨很薄，但因有很厚的肌肉覆盖，所以肩胛骨很少发生骨折

胸椎

肱骨
有几根支配上肢和手的神经在接近肱骨处走行，故肱骨骨折时可能会损伤这些神经

腰椎

尺骨
尺骨和桡骨由一个叫作前臂骨间膜的韧带连接

骨盆
在严重坠伤或者车祸中可发生断裂，骨盆的骨折常引发严重的内出血

尾骨
尾骨在生产或者臀部跌伤时可受创，产生疼痛

额骨

鼻骨

下颌骨
在咀嚼时可上下、左右移动

舌骨
U形的骨头，为舌的肌肉以及颈内连接咽部的韧带提供附着点

肋骨

肋软骨

桡骨
桡骨远端骨折可发生于前臂伸直型骨折中

腕骨
在前臂伸直型骨折中，这8块小骨头也可能骨折

颅骨和脊柱的侧面观
在X线片上，骨骼呈现亮色，空气呈现暗色。图中位于脊柱上方的颅骨高亮区为颅骨厚度较大的部分。

腰椎的核磁共振成像
脊髓在脊柱的保护之下，其"细尾样"末端在上图中呈蓝色。脊髓周围的液体和脂肪组织在核磁共振成像片中呈白色。

骨骼系统

骨骼是人体内除牙齿以外最坚硬的组织。骨中的矿物质——钙和磷酸盐——使骨具有足够的强度和硬度。骨骼还是人体钙的储存库：如果血液中钙离子的水平下降，骨骼中的钙将释放入血。软骨是骨骼系统的另一组分，很多骨骼最初在胚胎中以软骨的形式成型，然后再骨化，也就是变成一般意义上的骨。但有些部位的软骨即使到成年后也一直不变，比如关节面上的软骨，连接肋骨和胸骨之间的软骨，等等。软骨虽没有骨那么坚硬，但也有优点。肋软骨使胸廓具有弹性；关节面上的软骨可以减轻压力，并使关节面光滑、减小摩擦力。

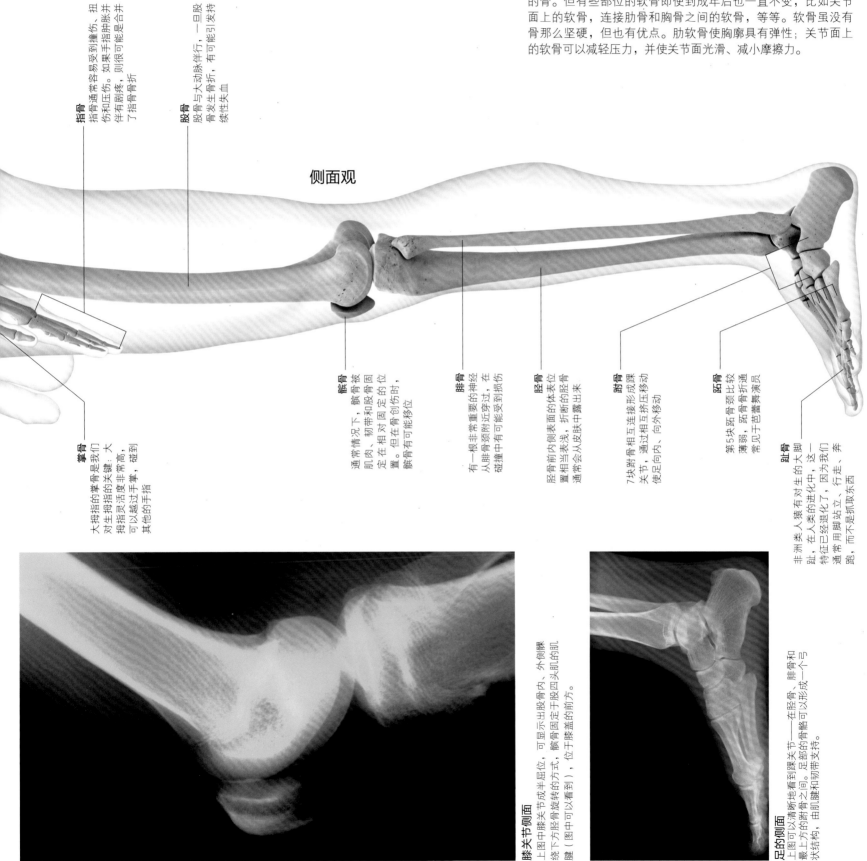

侧面观

指骨
指骨通常容易受到撞伤、扭伤和压疼。如果手指肿胀并伴有剧疼，则很可能是合并了指骨骨折

股骨
股骨与大动脉伴行，一旦股骨发生骨折，有可能引发持续性失血

掌骨
大拇指的掌骨是我们对生拇指的关键：大拇指灵活度非常高，可以越过手掌，碰到其他的手指

髌骨
通常情况下，髌骨被肌肉、韧带相对固定在相对固定的位置。但在骨创伤时，髌骨有可能移位

腓骨
有一根非常重要的神经从腓骨颈附近穿过，在碰撞中有可能受到损伤

胫骨
胫骨前内侧表面的体表位置相当表浅，折断的胫骨通常会从皮肤中露出来

跗骨
7块跗骨相互连接形成关节，通过相互挤压移动使足向内、向外移动

跖骨
第5块跖骨颈比较薄弱，跖骨骨折通常见于芭蕾舞演员

趾骨
非洲类人猿有对生的大脚趾，在人类的进化中，这一特征已经退化了，因为我们通常用脚趾站立、行走、奔跑，而不是抓取东西

膝关节侧面
上图中膝关节成半屈位，可显示出股骨内、外侧髁绕下方胫骨旋转的方式，髌骨固定于股四头肌的肌腱（图中可以看到），位于膝盖的前方。

足的侧面
上图可以清晰地看到踝关节——在胫骨、腓骨和最上方的跗骨之间。足部的骨骼可以形成一个弓状结构，由肌腱和韧带支持。

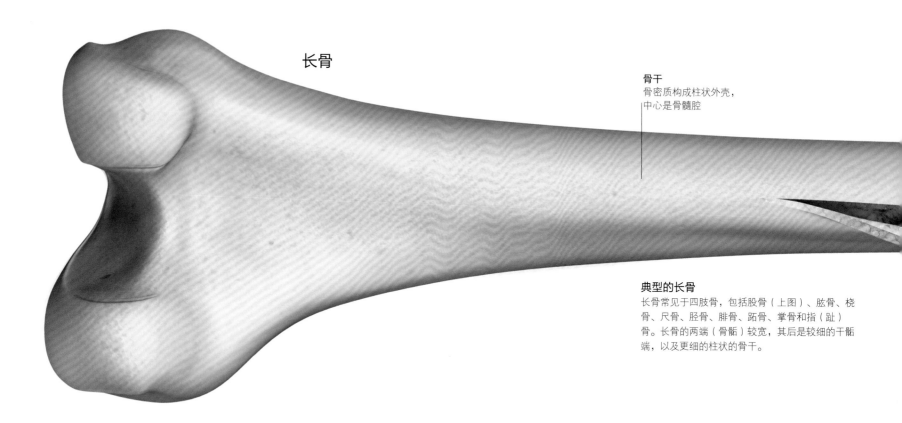

长骨

骨干
骨密质构成柱状外壳，
中心是骨髓腔

典型的长骨
长骨常见于四肢骨，包括股骨（上图）、肱骨、桡
骨、尺骨、胫骨、腓骨、跖骨、掌骨和指（趾）
骨。长骨的两端（骨骺）较宽，其后是较细的干骺
端，以及更细的柱状的骨干。

骨的纵切面

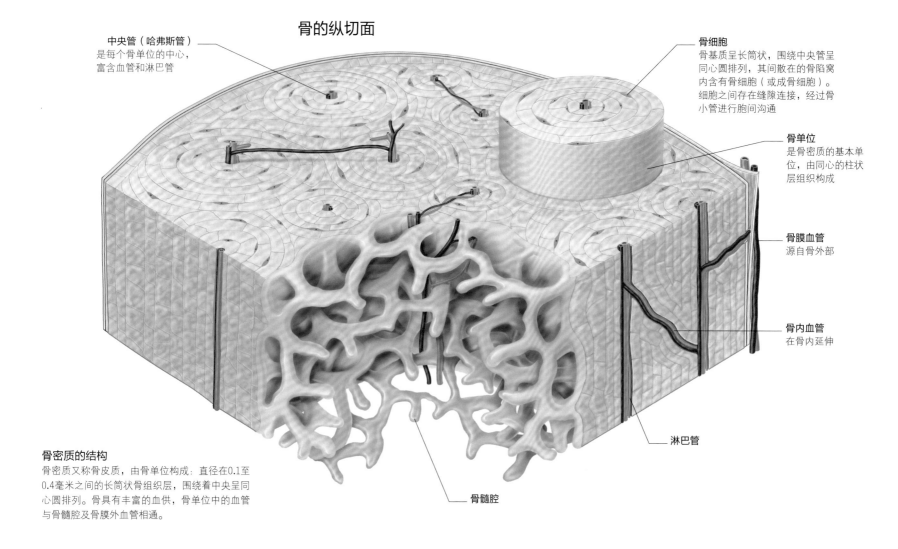

中央管（哈弗斯管）
是每个骨单位的中心，
富含血管和淋巴管

骨细胞
骨基质呈长筒状，围绕中央管呈
同心圆排列，其间散在的骨陷窝
内含有骨细胞（或成骨细胞）。
细胞之间存在缝隙连接，经过骨
小管进行胞间沟通

骨单位
是骨密质的基本单
位，由同心的柱状
层组织构成

骨膜血管
源自骨外部

骨内血管
在骨内延伸

淋巴管

骨髓腔

骨密质的结构
骨密质又称骨皮质，由骨单位构成：直径在0.1至
0.4毫米之间的长筒状骨组织层，围绕着中央呈同
心圆排列。骨具有丰富的血供，骨单位中的血管
与骨髓腔及骨膜外血管相通。

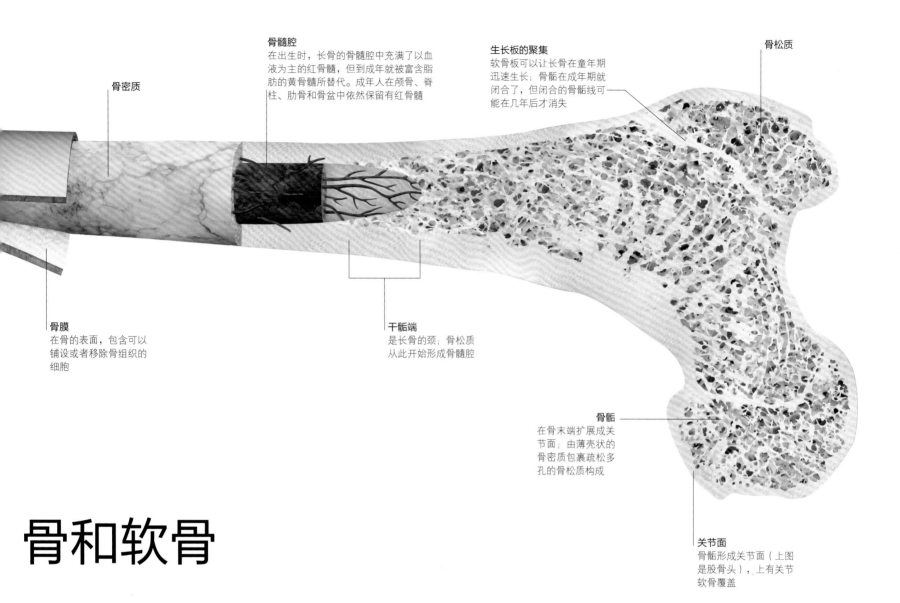

骨髓腔
在出生时，长骨的骨髓腔中充满了以血液为主的红骨髓，但到成年就被富含脂肪的黄骨髓所替代。成人在颅骨、脊柱、肋骨和骨盆中依然保留有红骨髓

骨密质

生长板的聚集
软骨板可以让长骨在童年期迅速生长；骨骺在成年期就闭合了，但闭合的骨骺线可能在几年后才消失

骨松质

骨膜
在骨的表面，包含可以铺设或者移除骨组织的细胞

干骺端
是长骨的颈；骨松质从此开始形成骨髓腔

骨骺
在骨末端扩展成关节面；由薄壳状的骨密质包裹疏松多孔的骨松质构成

关节面
骨骺形成关节面（上图是股骨头），上有关节软骨覆盖

骨和软骨

　　成人的骨骼主要由骨组成；有些部位也存在少量软骨，如肋骨末端的肋软骨。人类大部分骨骼最初以软骨的形态发生，之后逐渐替换成骨（见286~287页）。大约在8周的时候，胚胎就形成了几乎所有的软骨雏形，甚至有些软骨已经开始向骨转变了。这种转变从胚胎期一直持续到童年期。但青少年的骨骼末端仍存在少许软骨板，使他们能迅速生长。当生长停止后，软骨板闭合成骨。骨和软骨都是结缔组织，细胞同样被埋在基质中，但它们的特点各不相同。软骨是坚韧、富有韧性的组织，且负荷能力强，故多存在于关节中。但是软骨没有血管，自我修复能力差。相比之下，骨的血管丰富，再生能力极强。骨细胞包埋在骨盐构成的基质中；它们一起构成了非常坚硬、强壮的组织。

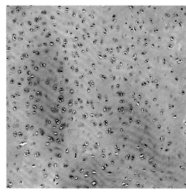

软骨
这种组织由软骨细胞组成（见上图），软骨细胞嵌在富含纤维（胶原和弹力素）的胶样基质中。软骨分为不同的类型，包括透明软骨、弹力软骨和纤维软骨，三者的差别主要体现在上述成分的比例上。

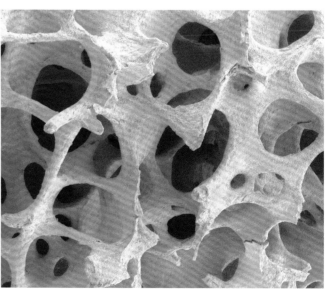

骨松质
又称松质骨，填充在长骨两端及脊柱、腕骨和跗骨内。骨小梁（放大后可以看到）形成疏松的结构，其间填有骨髓。

关节和韧带

　　胚胎发育期，骨骼间由结缔组织连接；这一连接即为关节。关节包括起固定作用的纤维或软骨关节，以及含有腔隙的滑膜关节。颅骨缝、牙槽（钉状关节）、胫骨和腓骨之间的连接属于纤维关节。肋骨和胸廓的连接、胸骨关节、耻骨联合等属于软骨关节。关节盘是特殊的软骨关节。滑膜关节内富含具有润滑作用的关节液，且关节表面覆盖着可减少摩擦的软骨，故这样的关节活动度很大（见288~289页）。

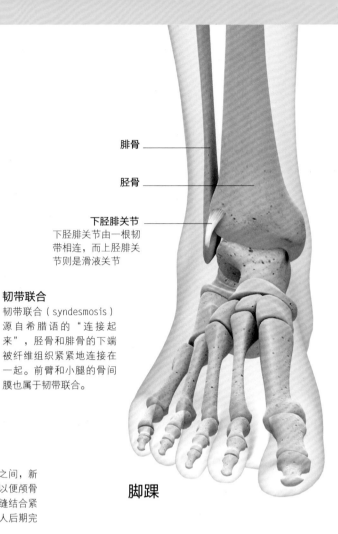

腓骨

胫骨

下胫腓关节
下胫腓关节由一根韧带相连，而上胫腓关节则是滑液关节

韧带联合
韧带联合（syndesmosis）源自希腊语的"连接起来"，胫骨和腓骨的下端被纤维组织紧紧地连接在一起。前臂和小腿的骨间膜也属于韧带联合。

脚踝

纤维性关节

钉状关节
钉状关节（gomphosis）名字起源于希腊语"螺栓"。牙周的韧带将牙根和牙槽骨连接在一起。

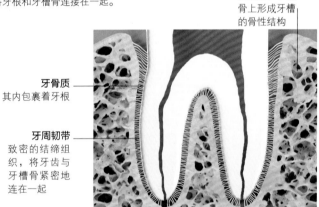

牙槽骨
上颌骨、下颌骨上形成牙槽的骨性结构

牙骨质
其内包裹着牙根

牙周韧带
致密的结缔组织，将牙齿与牙槽骨紧密地连在一起

牙齿

骨缝
骨缝存在于颅骨上的扁骨之间，新生儿的骨缝活动性较大，以便颅骨在童年期生长。成人的骨缝结合紧密，完全无法移动，在成人后期完全融合。

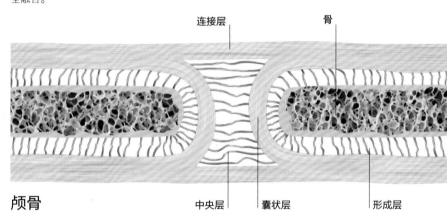

连接层　　　骨

颅骨

中央层　　囊状层　　形成层

软骨关节

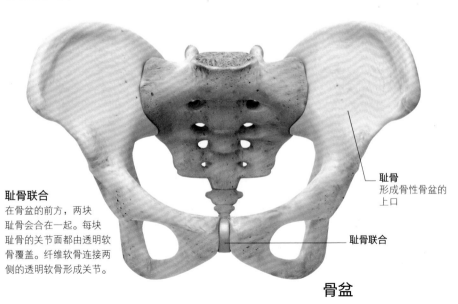

耻骨联合
在骨盆的前方，两块耻骨会合在一起。每块耻骨的关节面都由透明软骨覆盖。纤维软骨连接两侧的透明软骨形成关节。

耻骨
形成骨性骨盆的上口

耻骨联合

骨盆

椎间盘
椎骨之间的纤维软骨（或关节盘），由外部的纤维环和内部的髓核组成。

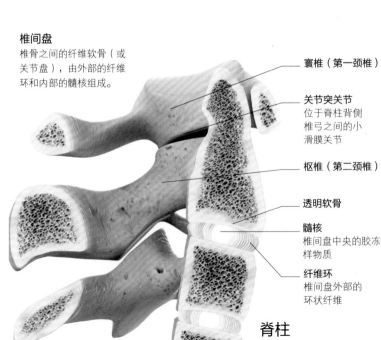

寰椎（第一颈椎）

关节突关节
位于脊柱背侧椎弓之间的小滑膜关节

枢椎（第二颈椎）

透明软骨

髓核
椎间盘中央的胶冻样物质

纤维环
椎间盘外部的环状纤维

脊柱

滑膜关节

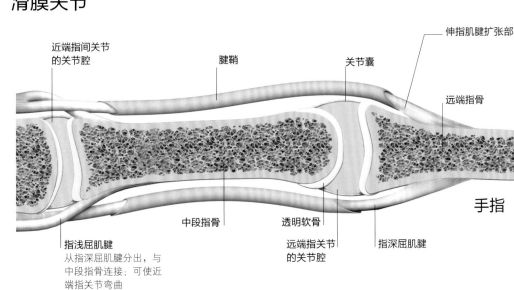

近端指间关节的关节腔

腱鞘

伸指肌腱扩张部

关节囊

远端指骨

指浅屈肌腱
从指深屈肌腱分出，与
中段指骨连接；可使近
端指关节弯曲

中段指骨

透明软骨

远端指关节
的关节腔

指深屈肌腱

手指

简单的铰链关节
指关节属于简单屈戌关节。它们只能在一个平面运动，做屈、伸的动作。指关节两侧的韧带使指关节无法做侧向的运动。指关节和所有滑膜关节一样，关节表面由透明软骨覆盖。

膝盖的彩色放射片
这张膝盖的X光片可以很好地展示此处的细微结构，但软骨在X线片中只显示为虚影，不易被看到。利用核磁共振和超声等影像学检查，可以看到肌腱、韧带和软骨等非骨性结构。

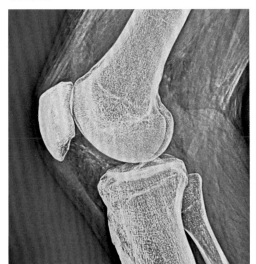

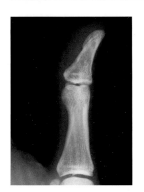

大拇指的X线片
这张大拇指的X线片显示了掌指关节（底部）以及指间关节。这两个关节都是滑膜关节。

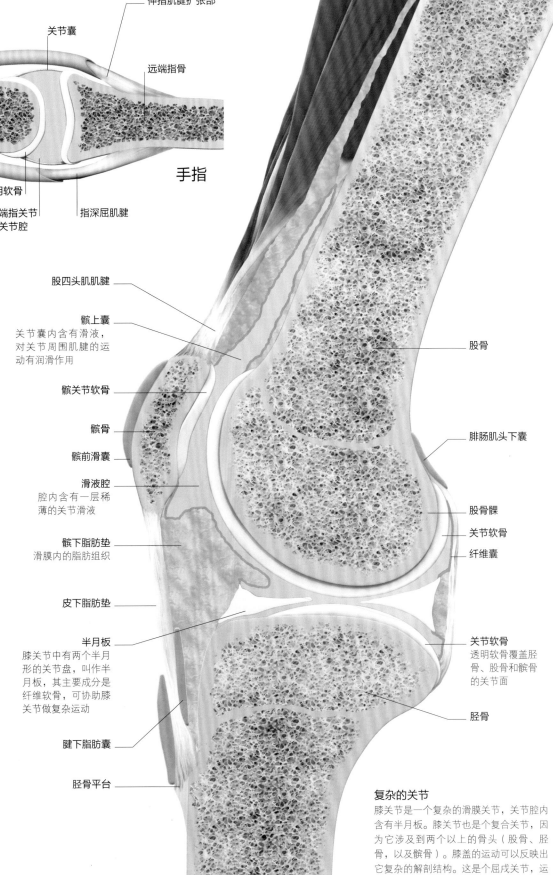

股四头肌肌腱

髌上囊
关节囊内含有滑液，
对关节周围肌腱的运
动有润滑作用

髌关节软骨

髌骨

髌前滑囊

滑液腔
腔内含有一层稀
薄的关节滑液

髌下脂肪垫
滑膜内的脂肪组织

皮下脂肪垫

半月板
膝关节中有两个半月
形的关节盘，叫作半
月板，其主要成分是
纤维软骨，可协助膝
关节做复杂运动

腱下脂肪囊

胫骨平台

股骨

腓肠肌头下囊

股骨髁

关节软骨

纤维囊

关节软骨
透明软骨覆盖胫
骨、股骨和髌骨
的关节面

胫骨

复杂的关节
膝关节是一个复杂的滑膜关节，关节腔内含有半月板。膝关节也是个复合关节，因为它涉及到两个以上的骨头（股骨、胫骨，以及髌骨）。膝盖的运动可以反映出它复杂的解剖结构。这是个屈戌关节，运动主要以屈、伸为主，也可以滑动以及使胫骨绕着股骨进行旋转运动。

膝盖

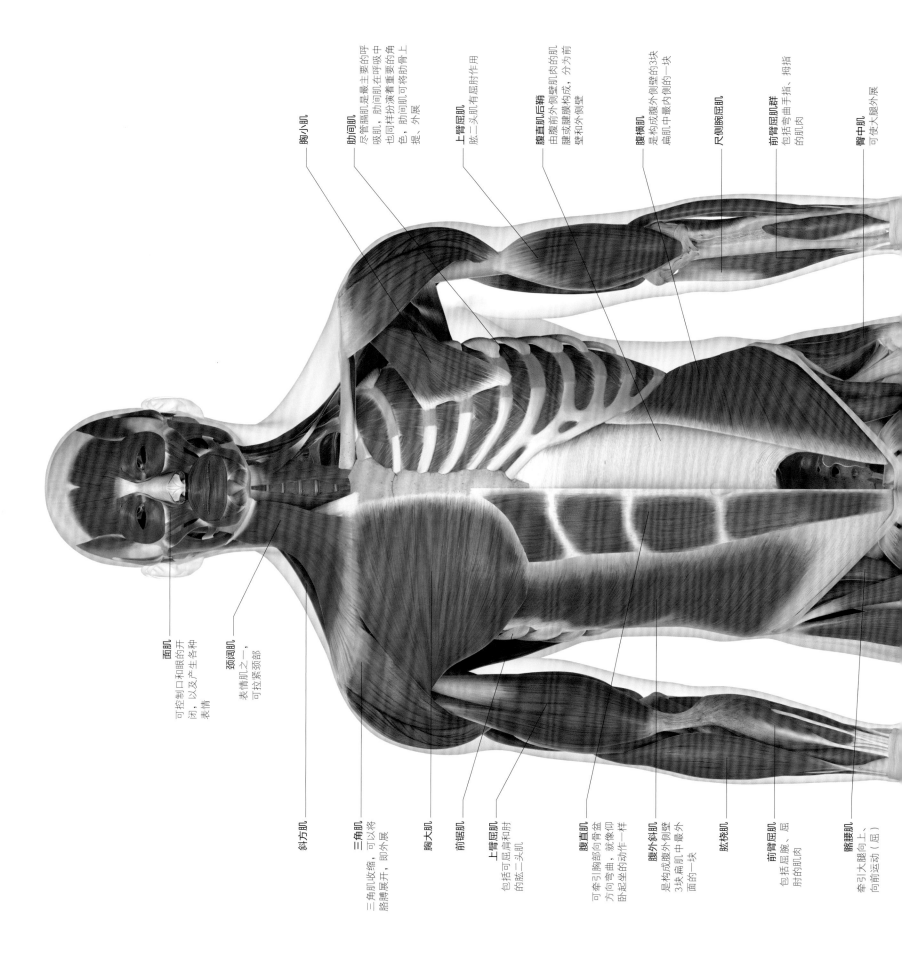

胸小肌

肋间肌

尽管膈肌是最主要的呼吸肌，肋间肌在呼吸中也同样扮演着重要的角色，肋间肌可将肋骨上提、外展

上臂屈肌
肱二头肌有屈肘作用

腹直肌后鞘
由腹前外侧壁肌肉的肌腱或筋膜构成，分为前壁和外侧壁

腹横肌

前臂屈肌群
是构成腹外侧壁的3块扁肌中最内侧的一块

尺侧腕屈肌

前臂屈肌群
包括弯曲手指、拇指的肌肉

臀中肌
可使大腿外展

面肌
可控制口和眼的开闭，以及产生各种表情

颈阔肌
表情肌之一，可拉紧颈部

斜方肌

三角肌
三角肌收缩，可以将胳膊展开，即外展

胸大肌

前锯肌

上臂屈肌
包括可屈肩和肘的肱二头肌

腹直肌
可牵引胸部向骨盆方向弯曲，就像仰卧起坐的动作一样

腹外斜肌
是构成腹外侧壁3块扁肌中最外面的一块

肱桡肌

前臂屈肌，屈肘的肌肉包括弯曲手腕、屈肘的肌肉

髂腰肌
牵引大腿向上，向前运动（屈）

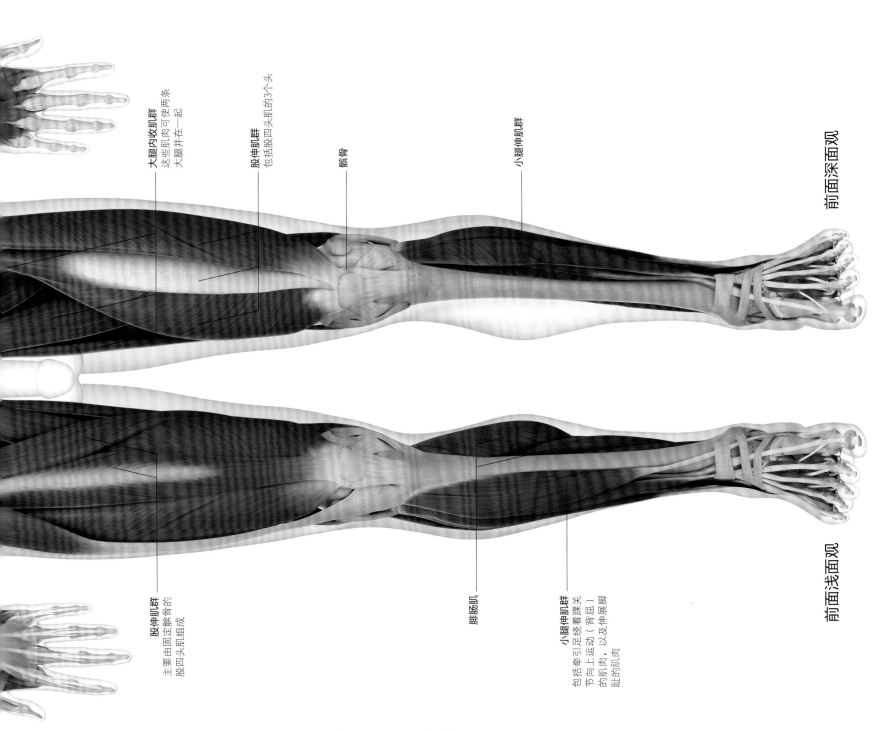

前面深面观

大腿内收肌群
这些肌肉可使两条
大腿并在一起

股伸肌群
包括股四头肌的3个头

髌骨

小腿伸肌群

股伸肌群
主要由固定髌骨的
股四头肌组成

腓肠肌

小腿伸肌群
包括牵引足绕着踝关
节向上运动（背屈）
的肌肉，以及伸展脚
趾的肌肉

前面浅面观

肌肉系统

肌肉和骨骼之间靠肌腱、腱膜（扁而薄的肌腱）和筋膜连接。肌肉内有丰富的营养血管，呈红色；肌腱的血管相对少，呈白色。肌肉的"动作"指的是它收缩时产生的运动。对肌肉运动的研究是通过观察人类活动和利用大体解剖准确定位肌肉的起止点而实现的。我们通过肌电图（用电极探测肌肉收缩时的电信号）已经验证了许多肌肉的运动方式。

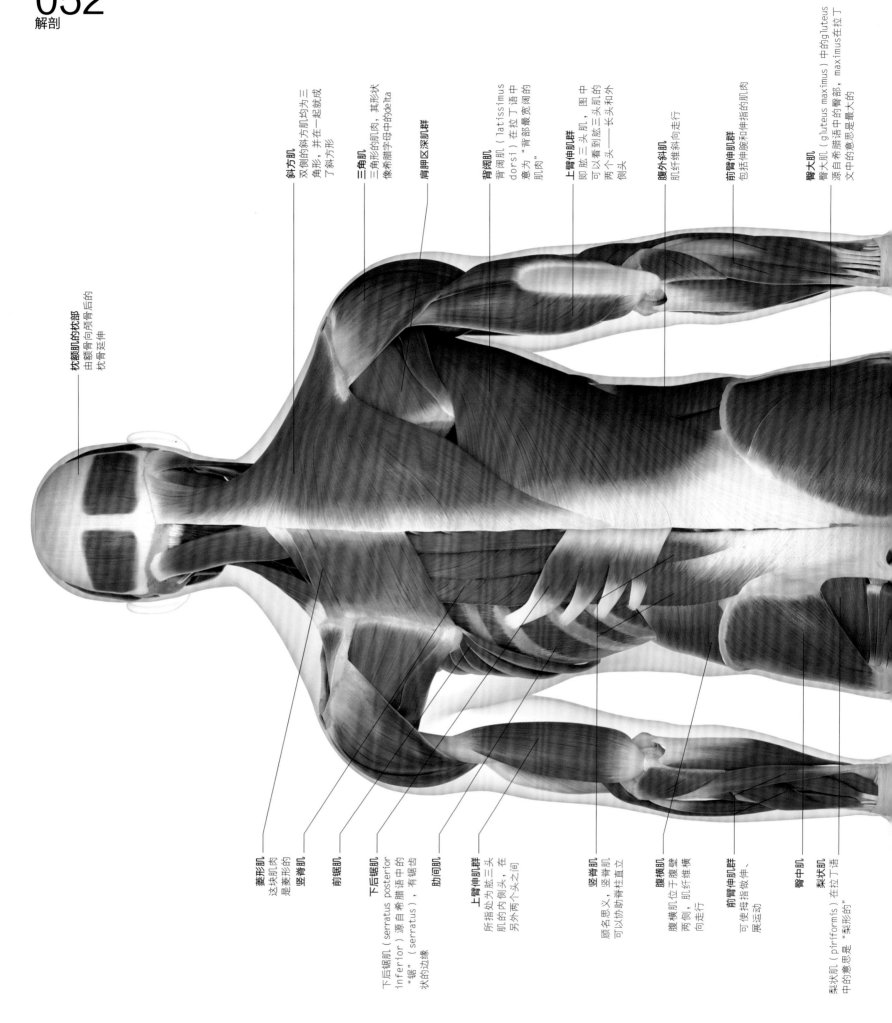

枕额肌的枕部
由额骨向颅骨后的
枕骨延伸

斜方肌
双侧的斜方肌均为三
角形,并在一起就成
了斜方形

三角肌
三角形的肌肉,其形状
像希腊字母中的delta

肩胛区深层肌群

背阔肌
背阔肌 (latissimus
dorsi) 在拉丁语中的
意为 "背部最宽阔的
肌肉"

上臂伸肌群
即肱三头肌,图中
可以看到肱三头肌的
两个头——长头和外
侧头

腹外斜肌
肌纤维斜向走行

前臂伸肌群
包括伸腕和伸指的肌肉

臀大肌
臀大肌 (gluteus maximus) 中的gluteus
源自希腊语中的臀部, maximus在拉丁
文中的意思是最大的

菱形肌
这块肌肉
是菱形的

竖脊肌

前锯肌

下后锯肌
下后锯肌 (serratus posterior
inferior) 源自希腊语中的 "有锯齿
'锯' (serratus) , 有锯齿
状的边缘

肋间肌

上臂伸肌群
所指处为肱三头
肌的内侧头,在
另外两个头之间

竖脊肌
顾名思义,竖脊肌
可以协助脊柱直立

腹横肌
腹横肌位于腹壁
两侧,肌纤维横
向走行

前臂伸肌群
可使拇指做伸、
展运动

臀中肌

梨状肌
梨状肌 (piriformis) 在拉丁语
中的意思是 "梨形的"

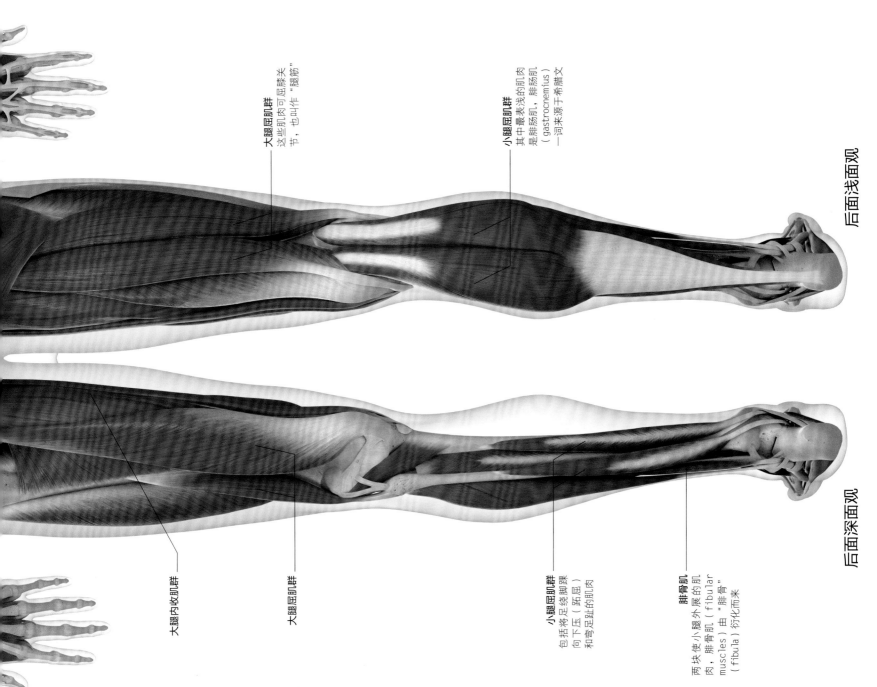

后面浅面观

后面深面观

大腿屈肌群
这些屈肌可屈膝关节，也叫作"腘筋"

小腿肌肉群
其中最表浅的肌肉是腓肠肌，腓肠肌（gastrocnemius）一词来源于希腊文

大腿内收肌群

大腿屈肌群

小腿屈肌群
包括将足绕脚踝向下压（跖屈）和弯曲足趾的肌肉

腓骨肌
两块使小腿外展（fibular muscles）的肌肉，腓骨肌（fibula）由"腓骨"（fibula）衍化而来

肌肉系统

　　大多数肌肉的英文名称源自拉丁文或希腊文。这些名称可以反映出肌肉的形状、大小、连接、头的数目、体内位置或深度，以及收缩时产生的运动方式等。在英文中，以"oid"结尾的词通常以肌肉的形状命名，比如三角肌（deltoid）指的是三角形的肌肉（delta在英文里是三角形），菱形肌（rhomboid）指的是菱形的肌肉。一些肌肉的名字可分为两部分，分别指肌肉的位置以及特性。例如，腹直肌（rectus abdominis）的含义是腹部（abdomin）上一条直的（rect）肌肉；以及肱二头肌（biceps brachii），意思是胳膊（brachii）上、有两个头（biceps）的肌肉。有的肌肉名称是用来描述肌肉运动的，比如指屈肌，意思是让手指弯曲的肌肉。

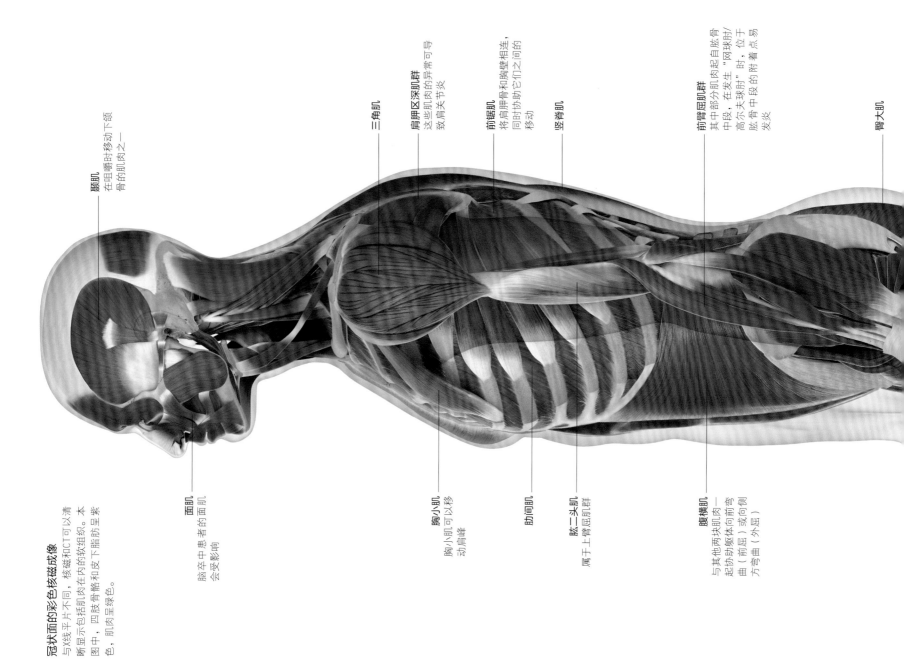

颞肌
在咀嚼时移动下颌
骨的肌肉之一

三角肌

肩胛区深肌群
这些肌肉的异常可导
致肩关节炎

前锯肌
将肩胛骨和胸壁相连，
同时协助它们之间的
移动

竖脊肌

前臂屈肌群
其中部分肌肉起自肱骨
中段，在发生"网球肘/
高尔夫球肘"时，位于
肱骨中段的附着点易
发炎

臀大肌

面肌
脑卒中患者的面肌
会受影响

胸小肌
胸小肌可以移
动肩峰

肋间肌

肱二头肌
属于上臂屈肌群

腹横肌
与其他两块肌肉一
起协助躯体向前弯
曲（前屈）或向侧
方弯曲（外屈）

冠状面的彩色核磁成像
与X线平片不同，核磁和CT可以清
晰显示包括肌肉在内的软组织。本
图中，核磁骨骼和皮下脂肪呈紫
色，四肢骨骼和皮下脂肪呈绿色。

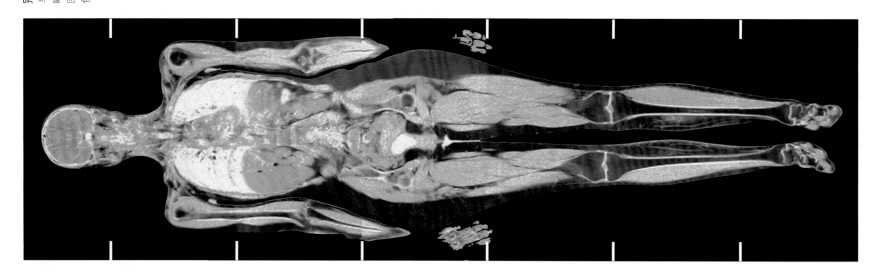

肌肉系统

不同形状的肌肉所产生的力也不同。长而细的肌肉收缩幅度大，但收缩力度小。而富含肌纤维的肌肉，比如三角肌，收缩幅度较小，力量却很大。尽管肌肉的形状各不相同，但它们都遵循着同一条规律：肌纤维收缩产生力，会沿着肌腱的方向传导。如进行高强度的锻炼，肌纤维会适应性增粗。相反，如果肌肉几个月都不运动，它们就会开始萎缩。所以，运动对于维持肌肉的大小非常重要。

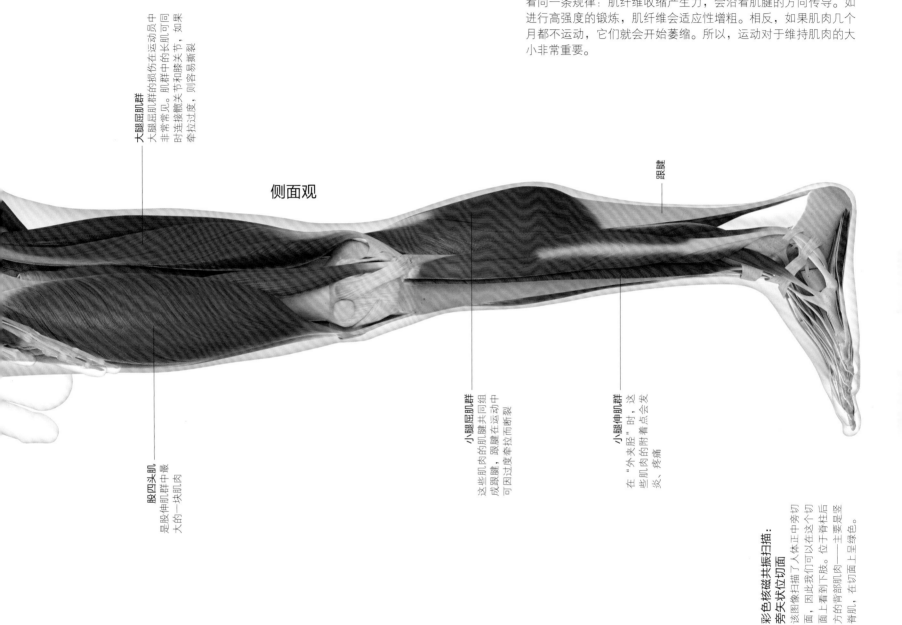

侧面观

大腿屈肌群 大腿屈肌群的损伤在运动员中非常常见。肌群中的长肌可同时连接髋关节和膝关节，如果牵拉过度，则容易撕裂

跟腱

股四头肌 是股伸肌群中最大的一块肌肉

小腿屈肌群 这些肌肉的肌腱共同组成跟腱，跟腱在运动中可因过度牵拉而断裂

小腿伸肌群 在"外夹胫"时，这些肌肉的附着点会发炎、疼痛

彩色核磁共振扫描：旁矢状位切面 该图像扫描了人体正中旁切面，因此我们可以在这个切面上看到下肢。位于脊柱后方的背部肌肉——主要是竖脊肌，在切面上呈绿色。

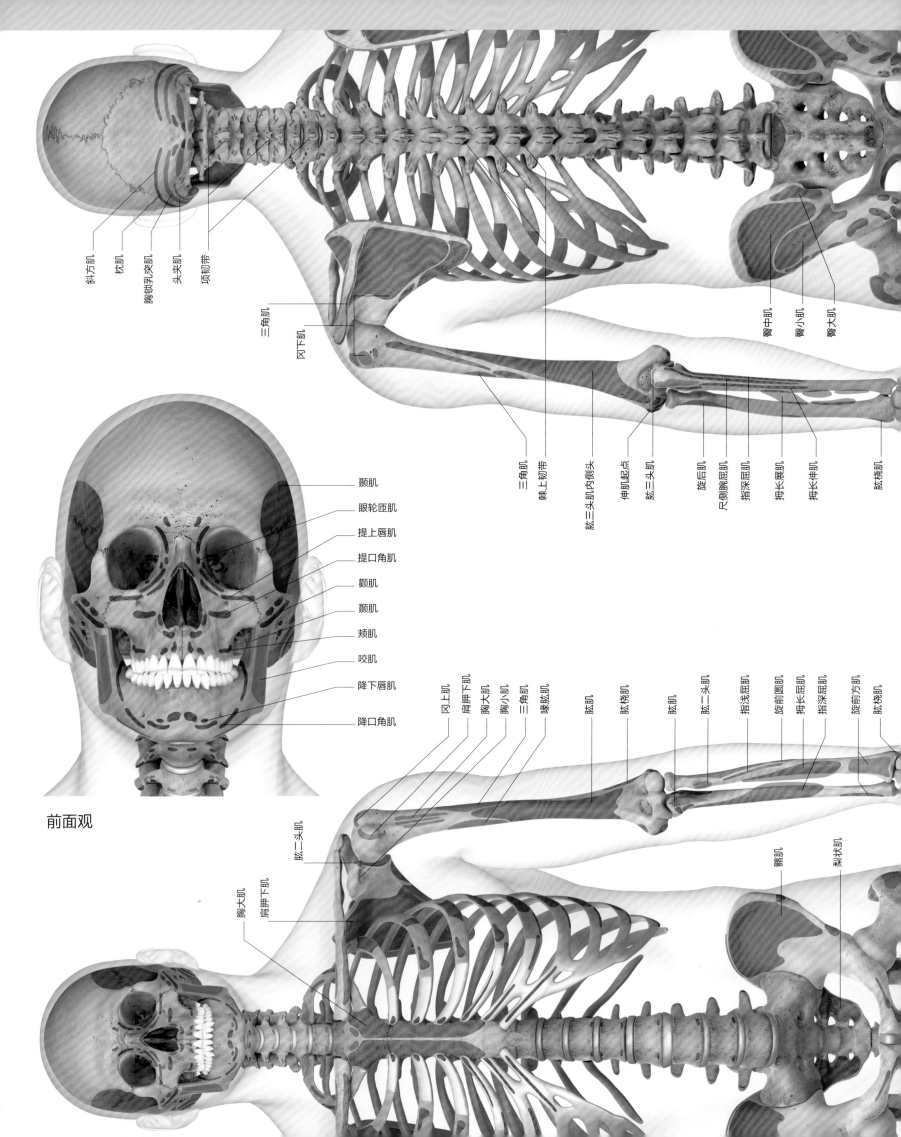

斜方肌
枕肌
胸锁乳突肌
头夹肌
项韧带

三角肌
冈下肌

臀中肌
臀小肌
臀大肌

三角肌
棘上韧带
肱三头肌内侧头
伸肌起点
肱三头肌
旋后肌
尺侧腕屈肌
指深屈肌
拇长展肌
拇长伸肌
肱桡肌

颞肌
眼轮匝肌
提上唇肌
提口角肌
颧肌
颞肌
颊肌
咬肌
降下唇肌
降口角肌

前面观

冈上肌
肩胛下肌
胸大肌
胸小肌
三角肌
喙肱肌
肱肌
肱桡肌
肱肌
肱二头肌
指浅屈肌
旋前圆肌
拇长屈肌
指深屈肌
旋前方肌
肱桡肌

肱二头肌

胸大肌
肩胛下肌

髂肌
梨状肌

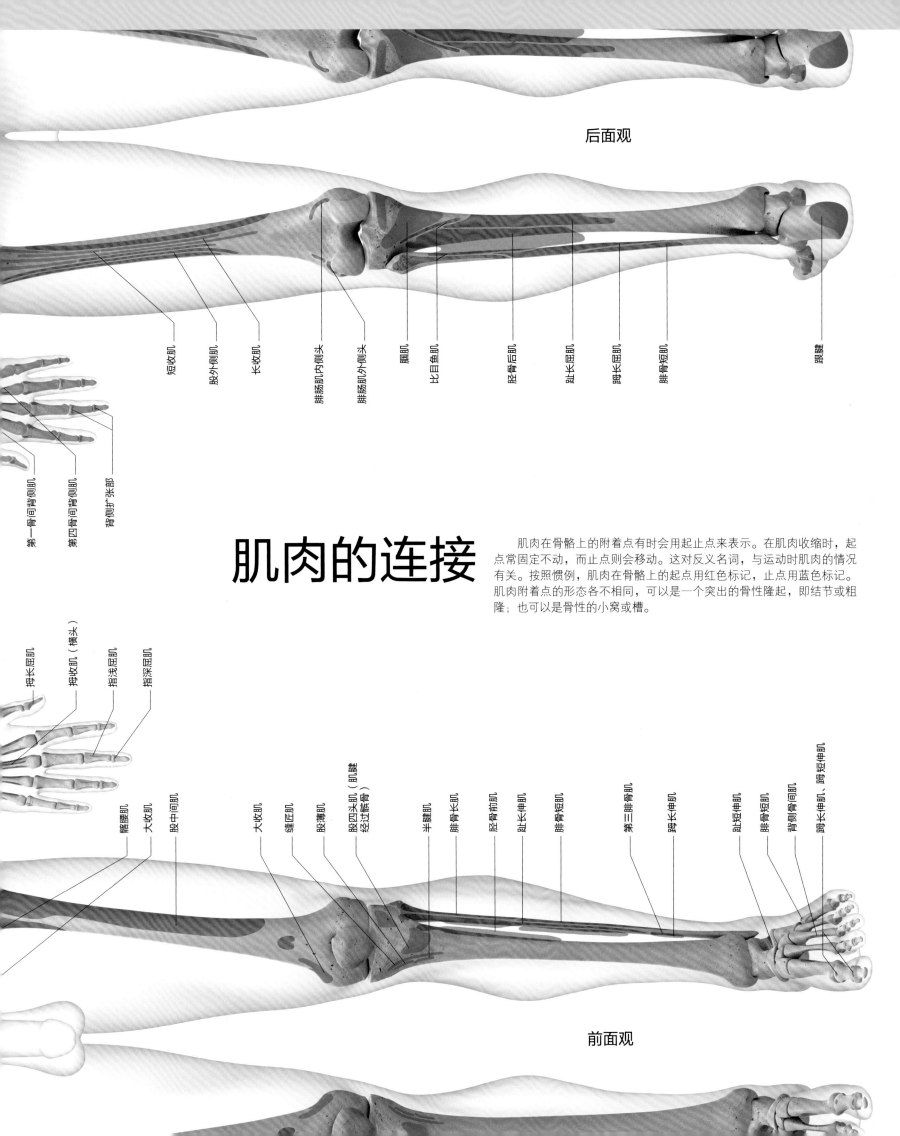

后面观

短收肌
股外侧肌
长收肌
腓肠肌内侧头
腓肠肌外侧头
腘肌
比目鱼肌
胫骨后肌
趾长屈肌
踇长屈肌
腓骨短肌
跟腱

第一骨间背侧肌
第四骨间背侧肌
背侧扩张部

肌肉的连接

肌肉在骨骼上的附着点有时会用起止点来表示。在肌肉收缩时，起点常固定不动，而止点则会移动。这对反义名词，与运动时肌肉的情况有关。按照惯例，肌肉在骨骼上的起点用红色标记，止点用蓝色标记。肌肉附着点的形态各不相同，可以是一个突出的骨性隆起，即结节或粗隆；也可以是骨性的小窝或槽。

踇长屈肌
踇收肌（横头）
指浅屈肌
指深屈肌

髂腰肌
大收肌
股中间肌
大收肌
缝匠肌
股薄肌
股四头肌（肌腱经过髌骨）
半腱肌
腓骨长肌
胫骨前肌
趾长伸肌
腓骨短肌
第三腓骨肌
踇长伸肌
趾短伸肌
腓骨短肌
背侧骨间肌
踇长伸肌、踇短伸肌

前面观

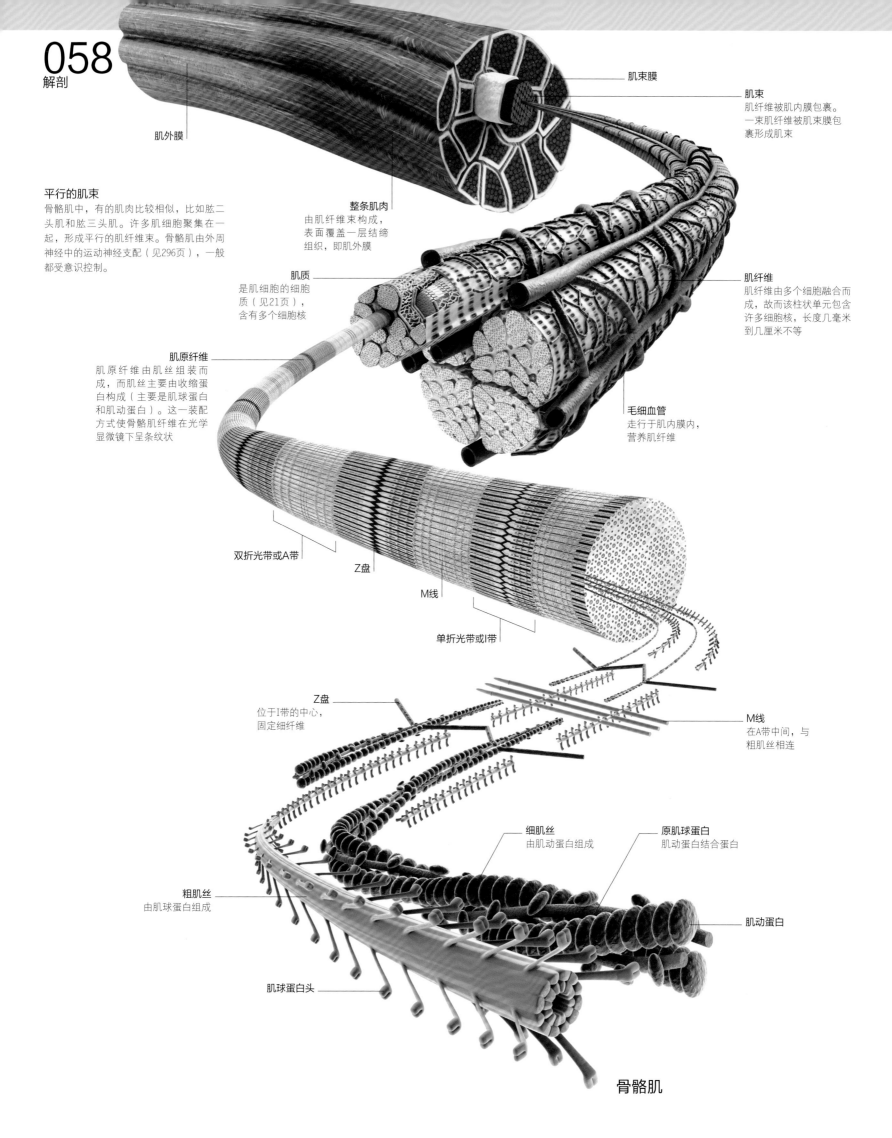

肌外膜

肌束膜

肌束
肌纤维被肌内膜包裹。
一束肌纤维被肌束膜包
裹形成肌束

平行的肌束

骨骼肌中，有的肌肉比较相似，比如肱二
头肌和肱三头肌。许多肌细胞聚集在一
起，形成平行的肌纤维束。骨骼肌由外周
神经中的运动神经支配（见296页），一般
都受意识控制。

整条肌肉
由肌纤维束构成，
表面覆盖一层结缔
组织，即肌外膜

肌质
是肌细胞的细胞
质（见21页），
含有多个细胞核

肌纤维
肌纤维由多个细胞融合而
成，故而该柱状单元包含
许多细胞核，长度几毫米
到几厘米不等

肌原纤维
肌原纤维由肌丝组装而
成，而肌丝主要由收缩蛋
白构成（主要是肌球蛋白
和肌动蛋白）。这一装配
方式使骨骼肌纤维在光学
显微镜下呈条纹状

毛细血管
走行于肌内膜内，
营养肌纤维

双折光带或A带

Z盘

M线

单折光带或I带

Z盘
位于I带的中心，
固定细纤维

M线
在A带中间，与
粗肌丝相连

细肌丝
由肌动蛋白组成

原肌球蛋白
肌动蛋白结合蛋白

粗肌丝
由肌球蛋白组成

肌动蛋白

肌球蛋白头

骨骼肌

肌肉的结构

肌肉细胞，又称肌细胞，具有独特的收缩功能。肌细胞由长丝状的肌动蛋白和肌球蛋白组成，二者间的相对棘齿运动，可以改变细胞的长度（见290页）。人体内共有3种肌肉：骨骼肌（或自主肌）、心肌，以及平滑肌（或非自主肌）。每种肌肉的显微结构都不同。骨骼肌也根据其功能的不同而呈现出不同的形态结构。

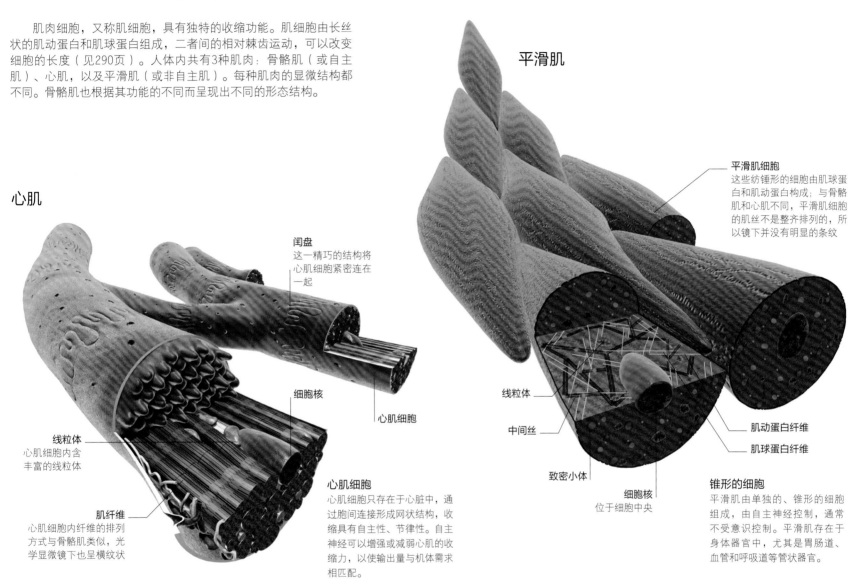

平滑肌

平滑肌细胞
这些纺锤形的细胞由肌球蛋白和肌动蛋白构成；与骨骼肌和心肌不同，平滑肌细胞的肌丝不是整齐排列的，所以镜下并没有明显的条纹

锥形的细胞
平滑肌由单独的、锥形的细胞组成，由自主神经控制，通常不受意识控制。平滑肌存在于身体器官中，尤其是胃肠道、血管和呼吸道等管状器官。

线粒体
中间丝
致密小体
肌动蛋白纤维
肌球蛋白纤维
细胞核
位于细胞中央

心肌

闰盘
这一精巧的结构将心肌细胞紧密连在一起

细胞核

心肌细胞

线粒体
心肌细胞内含丰富的线粒体

肌纤维
心肌细胞内纤维的排列方式与骨骼肌类似，光学显微镜下也呈横纹状

心肌细胞
心肌细胞只存在于心脏中，通过胞间连接形成网状结构，收缩具有自主性、节律性。自主神经可以增强或减弱心肌的收缩力，以使输出量与机体需求相匹配。

肌肉的形状

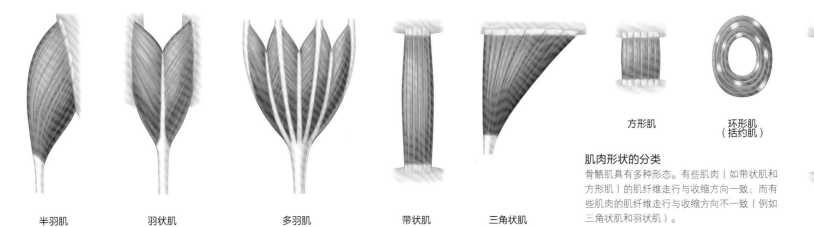

半羽肌　　羽状肌　　多羽肌　　带状肌　　三角状肌　　方形肌　　环形肌（括约肌）　　梭形肌

肌肉形状的分类
骨骼肌具有多种形态。有些肌肉（如带状肌和方形肌）的肌纤维走行与收缩方向一致；而有些肌肉的肌纤维走行与收缩方向不一致（例如三角状肌和羽状肌）。

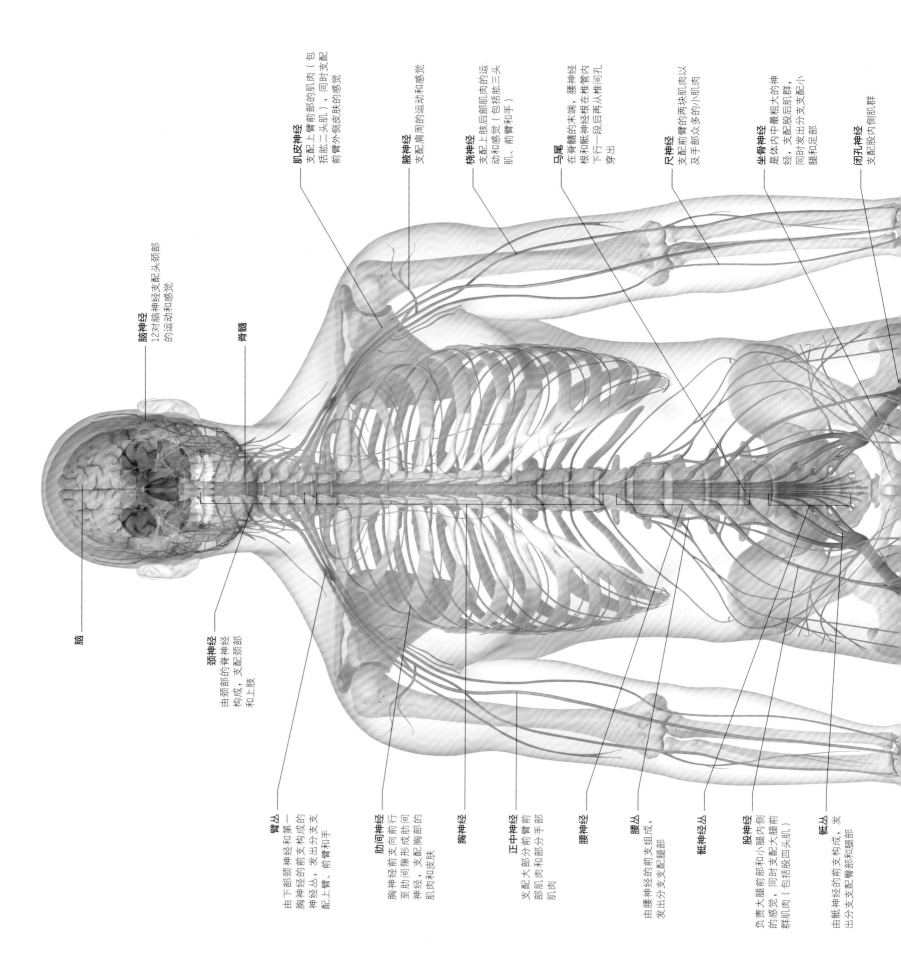

肌皮神经
支配上臂前部的肌肉（包括肱二头肌），同时支配前臂外侧皮肤的感觉

腋神经
支配肩周的运动和感觉

桡神经
支配上肢后部肌肉的运动和感觉（包括肱三头肌、前臂和手）

马尾
在脊髓的末端，腰神经根和骶神经根在椎管内下行一段后再从椎间孔穿出

尺神经
支配前臂的两块肌肉以及手部众多的小肌肉

坐骨神经
是体内中最粗大的神经，支配股后肌群，同时发出分支支配小腿和足部

闭孔神经
支配股内侧肌群

脑神经
12对脑神经支配头颈部的运动和感觉

脊髓

脑

颈神经
由颈部的脊神经构成，支配颈部和上肢

臂丛
由下部颈神经和第一胸神经的前支构成的神经丛，发出分支支配上臂、前臂和手

肋间神经
胸神经前支向前行至肋间隙形成肋间神经，支配胸部的肌肉和皮肤

胸神经

正中神经
支配大部分前臂部肌肉和部分手部肌肉

腰神经

腰丛
由腰神经的前支组成，发出分支支配大腿部

骶神经丛

股神经
负责大腿前和小腿内侧的感觉，同时支配大腿前群肌肉（包括股四头肌）

骶丛
由骶神经的前支构成，发出分支支配臀部和腿部

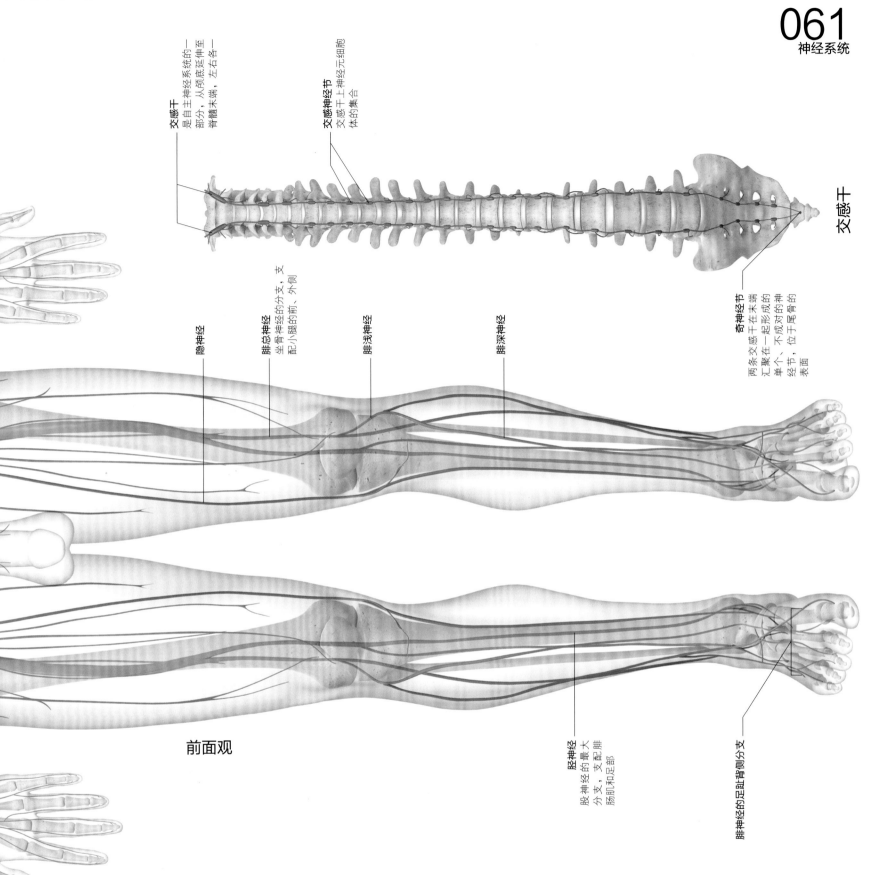

交感干
是自主神经系统的一部分，从颅底延伸至一脊髓末端，左右各一

交感神经节
交感干上神经元细胞体的集合

交感干

奇神经节
两条交感干在末端汇聚在一起形成的单个、不成对的神经节，位于尾骨的表面

隐神经

腓总神经
坐骨神经的分支，支配小腿的前、外侧

腓浅神经

腓深神经

胫神经
股神经的最大分支，支配腓肠肌和足部

腓神经的足趾背侧分支

前面观

神经系统

神经系统由数十亿彼此联络的神经细胞（神经元）构成。广义上可以分为中枢神经系统（脑和脊髓）和外周神经系统（脑神经、脊神经以及它们的分支）。脑和脊髓由颅骨和脊柱保护。脑神经从颅骨上的孔穿出，支配头和颈；脊神经从椎骨之间的间隙穿出，支配其余身体部分。也可以根据功能分类神经系统。负责感觉外周环境并做出反应的神经称为躯体神经；负责感受、调整内部环境（如调整腺体分泌和心脏活动）的神经，称为自主神经。

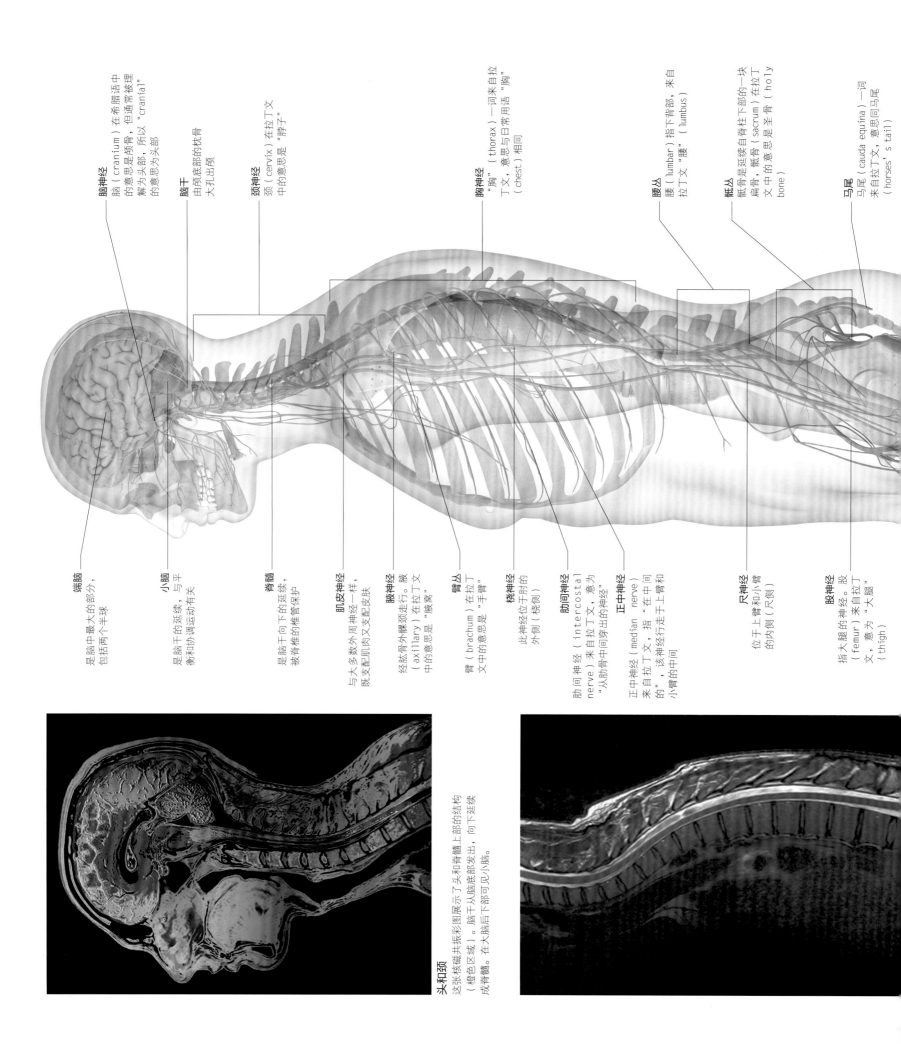

脑神经
脑（cranium）在希腊语中的意思是颅骨，但通常被理解为头盖，所以"crania"的意思为头部

脑干
由颅底部的枕骨大孔出颅

颈神经
颈（cervix）在拉丁文中的意思是"脖子"

胸神经
"胸"（thorax）一词来自拉丁文，意思与日常用语"胸"（chest）相同

腰丛
腰（lumbar）指下背部，来自拉丁文"腰"（lumbus）

骶丛
骶骨是延续自脊柱下部的一块扁骨，骶骨（sacrum）在拉丁文中的意思是圣骨（holy bone）

马尾
马尾（cauda equina）一词来自拉丁文，意思同马尾（horses's tail）

端脑
是脑中最大的部分，包括两个半球

小脑
与平衡和协调运动有关

脊髓
是脑干向下的延续，被脊椎的椎管保护

肌皮神经
与大多数外周神经一样，既支配肌肉又支配皮肤

腋神经
经肱骨外髁颈走行。腋（axillary）在拉丁文中的意思是"腋窝"

臂丛
臂（brachum）在拉丁文中的意思是"手臂"

桡神经
此神经位于肘部的外侧（桡侧）

肋间神经
肋间神经（intercostal nerve）来自拉丁文，意为"从肋骨中间穿出的神经"

正中神经
正中神经（median nerve）来自拉丁文，指"在中间的"，该神经行走于上臂和小臂的中间

尺神经
位于上臂和小臂的内侧（尺侧）

股神经
指大腿的神经。股（femur）来自拉丁文，意为"大腿"（thigh）

头和颈
这张核磁共振图展示了头和脊髓上部的结构（橙色区域）。脑干从脑底部发出，向下延续成脊髓。在大脑后下部可见小脑。

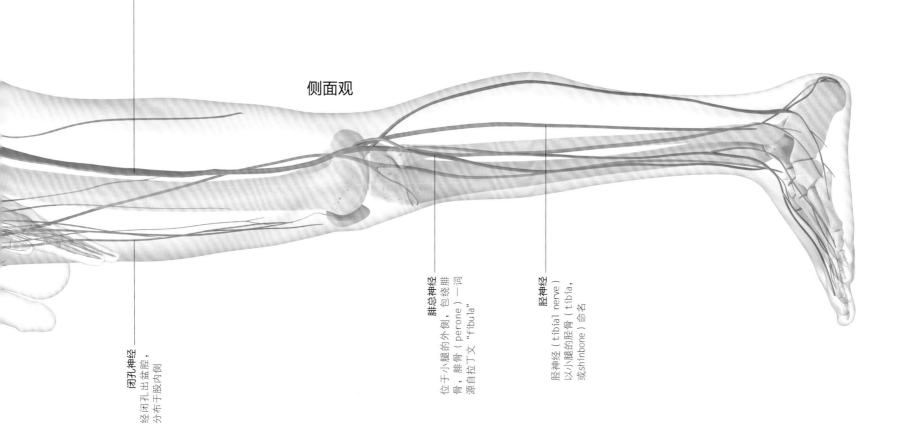

神经系统

有12对脑神经从大脑和脑干发出，支配头颈部（包括眼、耳、鼻和口）；31对脊神经从脊髓发出（包括8对颈神经、12对胸神经、5对腰神经、5对骶神经和1对尾神经）。这些神经发出分支支配位于脊柱前、后的组织。在颈部、腰部和骶部，神经根先汇合为神经丛，然后再发出分支支配四肢。大多数外周神经都包含向肌肉传递信号和将信号传回中枢的两种纤维。

坐骨神经
"坐骨"（sciatic）一词来自法语（sciatique），而该法语词汇则来自于拉丁文"ishiadicus"，指臀部

侧面观

闭孔神经
经闭孔出盆腔，分布于股内侧

腓总神经
位于小腿的外侧，包绕腓骨，腓骨（perone）一词源自拉丁文"fibula"

胫神经
胫神经（tibial nerve）以小腿的胫骨（tibia，或shinbone）命名

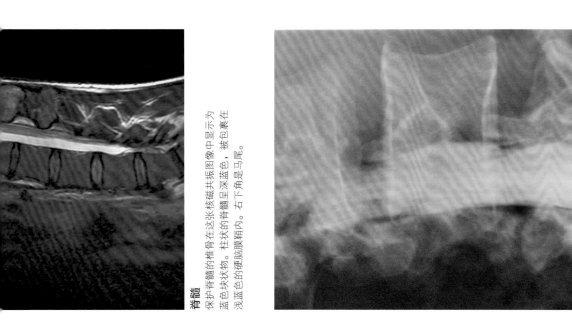

脊髓
保护脊髓的椎骨在这张核磁共振图像中显示为蓝色块状物。柱状的脊髓呈深蓝色，被包裹在浅蓝色的硬脑膜鞘内。右下角是马尾。

脊髓末端
这张拍摄于脊髓底部的彩色X光片展示了藏于椎管末端的马尾（白色）。椎骨止于骶骨。骶骨将脊柱与骨盆直接连接起来。

神经元

神经的结构

　　神经系统非常复杂，包含数十亿相互交联的神经细胞（即神经元）。每个神经元的胞体都有细小的突起（树突）；而最为细长的突起，叫作轴突。有些脑部的轴突长度小于1毫米，而有些从脊髓发向四肢的轴突可长达1米。

　　带电粒子经神经元细胞膜上的通道进出细胞，从而引起沿轴突下传的电冲动。这样的电冲动（即动作电位）在没有绝缘髓鞘的轴突上传递速度较慢且容易衰减。而在有髓鞘的神经纤维上，动作电位在髓鞘节段之间的细胞膜上跳跃传导，使传导速度加快。在每个轴突的末端，信号由神经递质穿经小间隙（突触间隙）传到下一个神经元或者肌肉细胞。

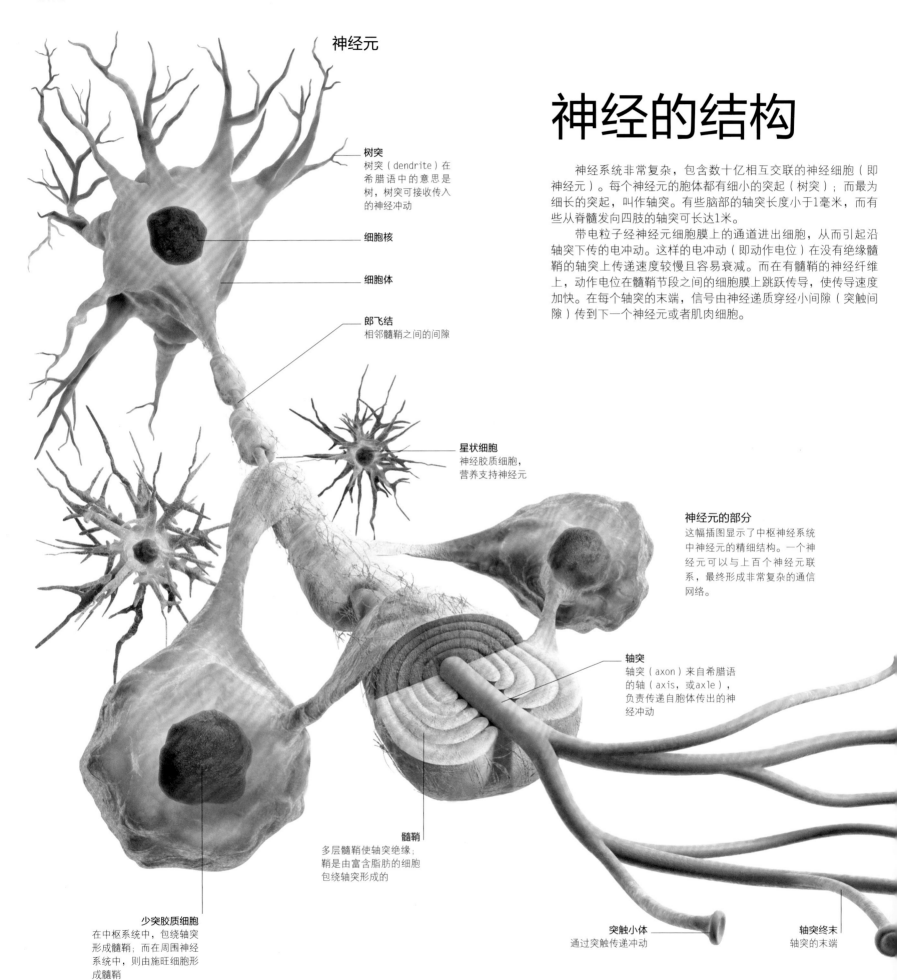

树突
树突（dendrite）在希腊语中的意思是树，树突可接收传入的神经冲动

细胞核

细胞体

郎飞结
相邻髓鞘之间的间隙

星状细胞
神经胶质细胞，营养支持神经元

神经元的部分
这幅插图显示了中枢神经系统中神经元的精细结构。一个神经元可以与上百个神经元联系，最终形成非常复杂的通信网络。

轴突
轴突（axon）来自希腊语的轴（axis，或axle），负责传递自胞体传出的神经冲动

少突胶质细胞
在中枢系统中，包绕轴突形成髓鞘；而在周围神经系统中，则由施旺细胞形成髓鞘

髓鞘
多层髓鞘使轴突绝缘；鞘是由富含脂肪的细胞包绕轴突形成的

突触小体
通过突触传递冲动

轴突终末
轴突的末端

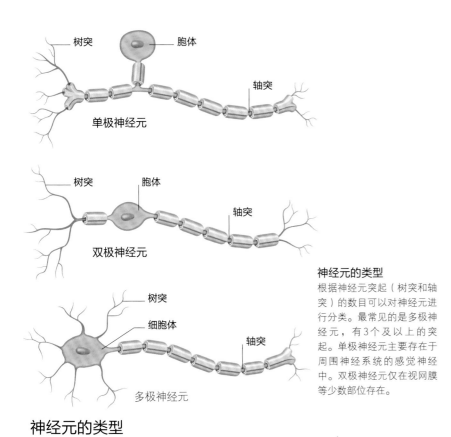

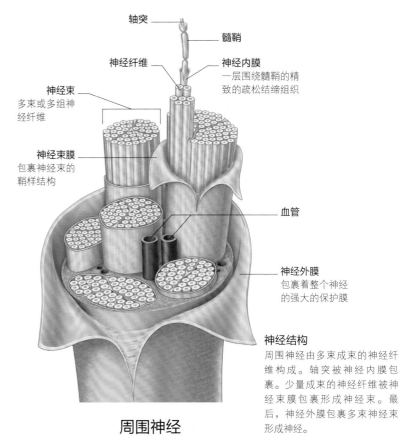

树突 — 胞体

轴突

单极神经元

树突 — 胞体

轴突

双极神经元

树突 — 细胞体

轴突

多极神经元

神经元的类型

神经元的类型
根据神经元突起（树突和轴突）的数目可以对神经元进行分类。最常见的是多极神经元，有3个及以上的突起。单极神经元主要存在于周围神经系统的感觉神经中。双极神经元仅在视网膜等少数部位存在。

轴突 — 髓鞘

神经纤维 — **神经内膜**
一层围绕髓鞘的精致的疏松结缔组织

神经束
多束或多组神经纤维

神经束膜
包裹神经束的鞘样结构

血管

神经外膜
包裹着整个神经的强大的保护膜

周围神经

神经结构
周围神经由多束成束的神经纤维构成。轴突被神经内膜包裹。少量成束的神经纤维被神经束膜包裹形成神经束。最后，神经外膜包裹多束神经束形成神经。

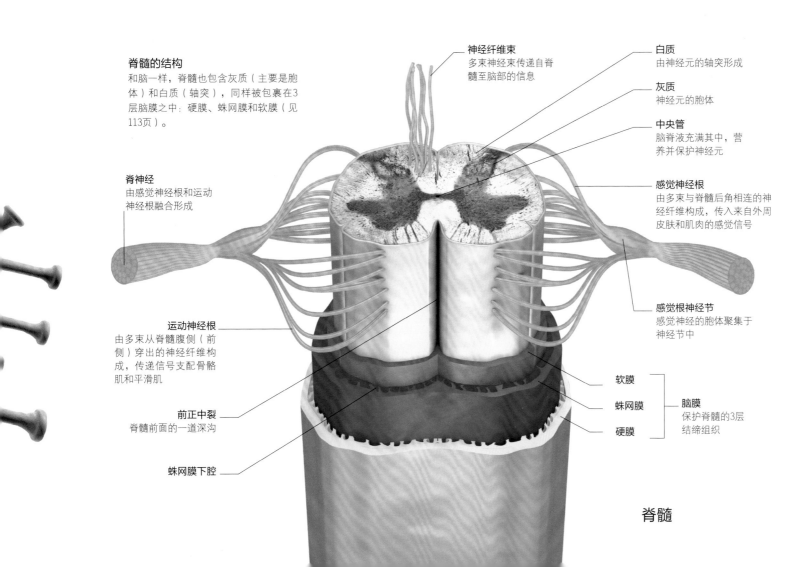

脊髓的结构
和脑一样，脊髓也包含灰质（主要是胞体）和白质（轴突），同样被包裹在3层脑膜之中：硬膜、蛛网膜和软膜（见113页）。

神经纤维束
多束神经束传递自脊髓至脑部的信息

白质
由神经元的轴突形成

灰质
神经元的胞体

中央管
脑脊液充满其中，营养并保护神经元

脊神经
由感觉神经根和运动神经根融合形成

感觉神经根
由多束与脊髓后角相连的神经纤维构成，传入来自外周皮肤和肌肉的感觉信号

运动神经根
由多束从脊髓腹侧（前侧）穿出的神经纤维构成，传递信号支配骨骼肌和平滑肌

感觉根神经节
感觉神经的胞体聚集于神经节中

前正中裂
脊髓前面的一道深沟

软膜
蛛网膜
硬膜

脑膜
保护脊髓的3层结缔组织

蛛网膜下腔

脊髓

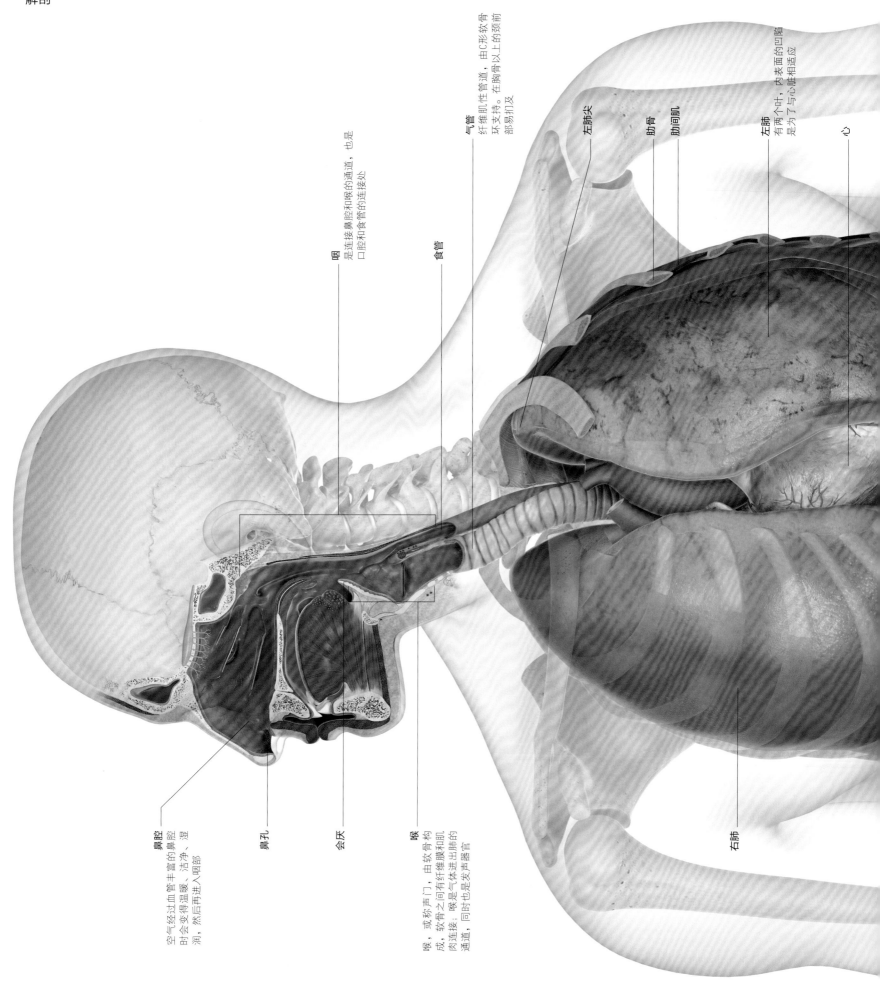

气管
纤维肌性管道，由C形软骨
环支持。在胸骨以上的颈前
部易扪及

左肺尖

肋骨

肋间肌

左肺
有两个叶，内表面的凹陷
是为了与心脏相适应

心

咽
是连接鼻腔和喉的通道，也是
口腔和食管的连接处

食管

鼻腔
空气经过血管丰富的鼻腔
时会变得温暖、洁净、湿
润，然后再进入咽部

鼻孔

会厌

喉
喉，或称声门，由软骨构
成，软骨之间有纤维膜和肌
肉连接；喉是气体进出肺的
通道，同时也是发声器官

右肺

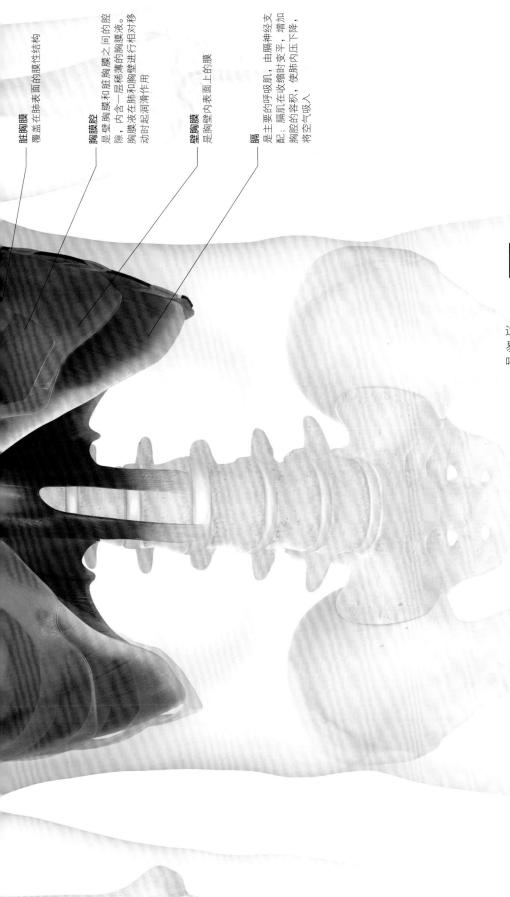

脏胸膜
覆盖在肺表面的膜性结构

胸膜腔
是壁胸膜和脏胸膜之间的腔隙，内含一层薄薄的胸膜液。胸膜液在肺和胸壁进行相对移动时起润滑作用

壁胸膜
是胸壁内表面上的膜

膈
是主要的呼吸肌，由膈神经支配；膈肌在收缩时变平，增加胸腔的容积，使肺内压下降，将空气吸入

呼吸系统

　　人体内每个细胞都需要摄取氧气，排出二氧化碳。这些气体在体内经过血液运输，最终在肺内进行气体交换。肺泡膜非常菲薄，使气体能够轻易穿过。而呼吸使空气在肺部规律进出，排出二氧化碳，带进新鲜空气。呼吸系统包括通向肺的气道：鼻腔、咽、喉、气管和支气管（见151页）。

前面观

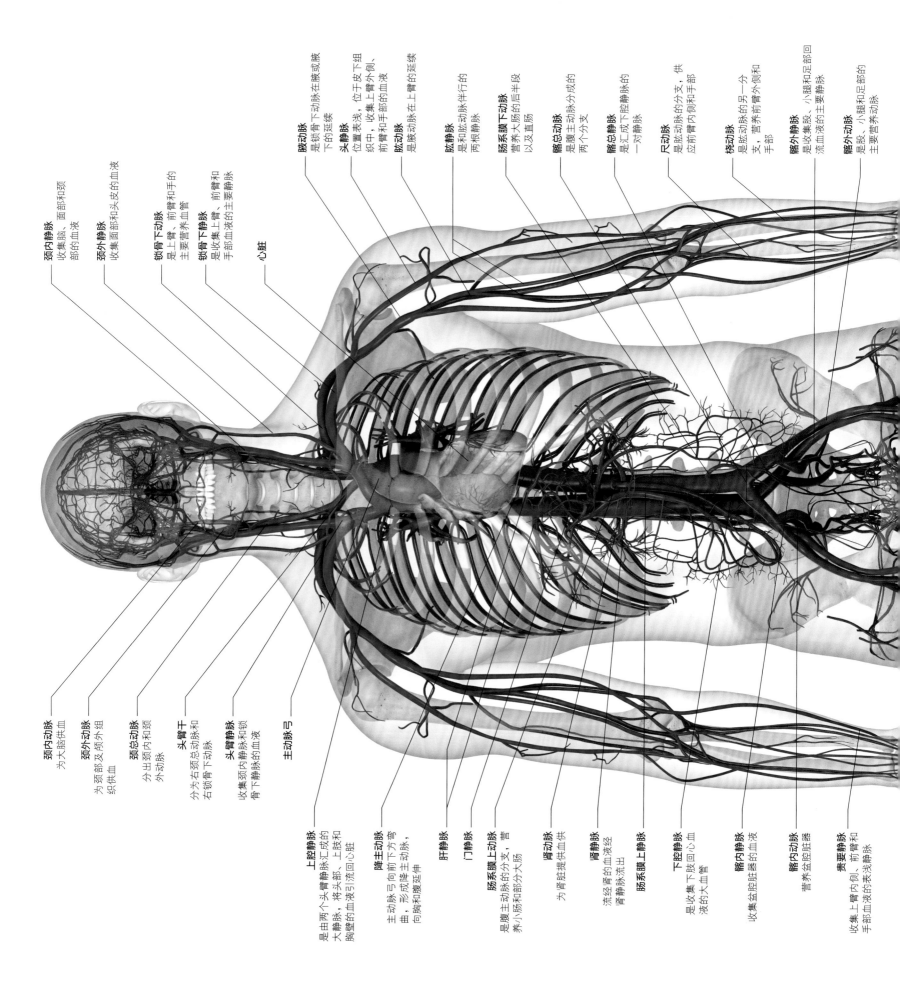

颈内静脉 收集脑、面部和颈部的血液

颈外静脉 收集面部及颅外组部的血液

锁骨下动脉 是上臂、前臂和手的主要营养血管

锁骨下静脉 是收集上臂、前臂和手部血液的主要静脉

心脏

腋动脉 是锁骨下动脉在腋或腋下的延续

头静脉 位置表浅，位于手臂下组织中，收集上臂外侧、前臂和手部的血液

肱动脉 是腋动脉在上臂的延续

肱静脉 是和肱动脉伴行的两根静脉

肠系膜下动脉 营养大肠的后半段以及直肠

髂总动脉 是腹主动脉分成的两个分支

髂总静脉 是汇成下腔静脉的一对静脉

尺动脉 是肱动脉的分支，供应前臂内侧和手部

桡动脉 是肱动脉的另一分支，营养前臂外侧和手部

髂外静脉 是收集大腿、小腿和足部回流血液的主要静脉

髂外动脉 是大腿、小腿和足部的主要营养动脉

颈内动脉 为大脑供血

颈外动脉 为颈部及颅外组织供血

颈总动脉 分出颈内和颈外动脉

头臂干 分为右颈总动脉和右锁骨下动脉

头臂静脉 收集颈内静脉和锁骨下静脉的血液

主动脉弓

上腔静脉 是由两个头臂静脉汇成的大静脉，将头部、上肢和胸壁的血液引流回心脏

降主动脉 主动脉弓向前下方弯曲，形成降主动脉，向胸和腹延伸

肝静脉

门静脉

肠系膜上动脉 是腹主动脉的分支，营养小肠和部分大肠

肾动脉 为肾脏提供血供

肾静脉 流经肾脏的血液经肾静脉流出

肠系膜上静脉 收集盆腔脏器的血液

下腔静脉 是收集下肢血液的大血管

髂内静脉 收集盆腔脏器的血液

髂内动脉 营养盆腔脏器

贵要静脉 收集上臂内侧、前臂和手部血液的表浅静脉

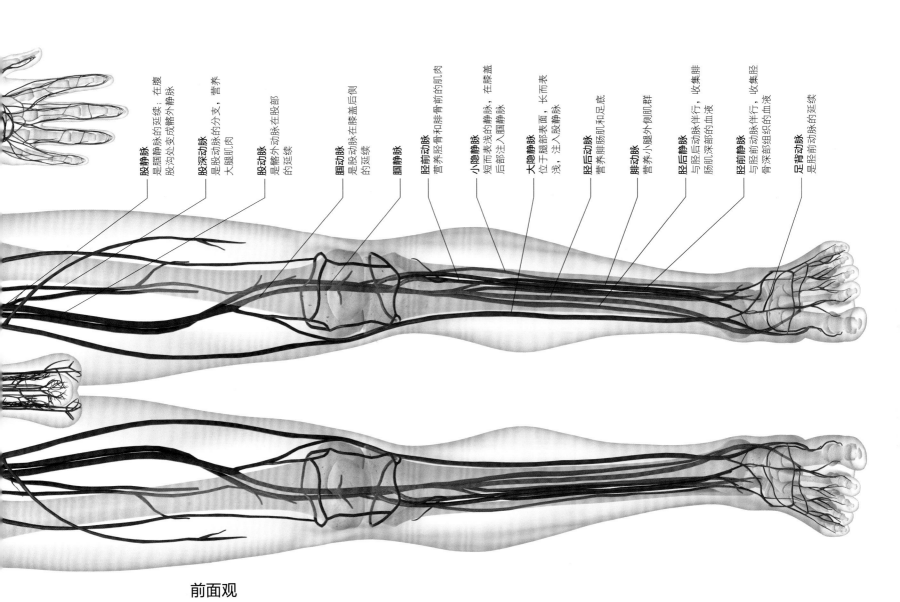

股静脉
是腘静脉的延续；在腹
股沟处变成髂外静脉

股深动脉
是股动脉的分支，营养
大腿肌肉

股动脉
是髂外动脉在股部
的延续

腘动脉
是股动脉在膝盖后侧
的延续

腘静脉

胫前动脉
营养胫骨和胖骨前的肌肉

小隐静脉
短而表浅的静脉，在膝盖
后部注入腘静脉

大隐静脉
位于腿部表面，长而表
浅，注入股静脉

胫后动脉
营养胖肠肌和足底

胖动脉
营养小腿外侧肌群

胫后静脉
与胫后动脉伴行，收集胖
肠肌深部的血液

胫前静脉
与胫前动脉伴行，收集胫
骨深部组织的血液

足背动脉
是胫前动脉的延续

前面观

心血管系统

　　心血管系统将有用的物质——肺经呼吸获得的氧气、胃肠道
吸收的营养、抗感染的白细胞以及激素——运送到身体的各个组
织。血液同样可以将代谢废物移走，运送到肾和肺等其他器官，
然后排出体外。心脏是一个肌肉泵，通过收缩将血液运送到身体
各处的血管。动脉是将血液从心脏带离心脏的血管；静脉是将血
液带回心脏的血管。动脉不断形成分支；这些分支越来越细，最
终变成毛细血管。小静脉收集毛细血管网的血液，不断汇聚，逐
渐形成静脉。

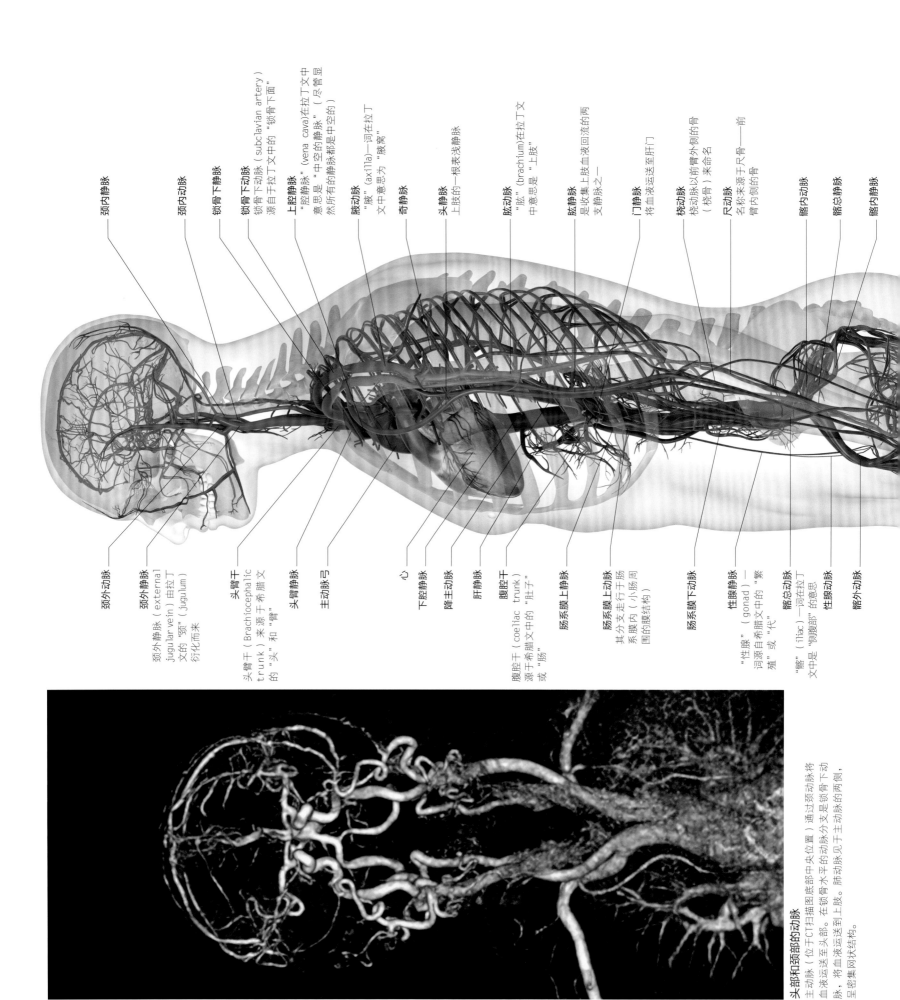

颈内静脉

颈内动脉

锁骨下静脉

锁骨下动脉　锁骨下动脉（subclavian artery）源自拉丁文中的"锁骨下面"

上腔静脉　"腔静脉"（vena cava)在拉丁文中意思是"中空的静脉"（尽管显然所有的静脉都是中空的）

腋动脉　"腋"（axilla)一词在拉丁文中意思为"腋窝"

奇静脉

头静脉　上肢的一根表浅静脉

肱动脉　"肱"（brachium)在拉丁文中意思是"上肢"

肱静脉　是收集上肢血液回流的两支静脉之一

门静脉　将血液运送至肝门

桡动脉　桡动脉以前臂外侧的骨（桡骨）来命名

尺动脉　名称来源于尺骨——前臂内侧的骨

髂内动脉

髂总静脉

髂内静脉

颈外动脉

颈外静脉　颈外静脉（external jugular vein)由拉丁文的"颈"（jugulum)衍化而来

头臂干　头臂干（Brachiocephalic trunk)来源于希腊文的"头"和"臂"

头臂静脉

主动脉弓

心

下腔静脉

降主动脉

肝静脉

腹腔干　腹腔干（coeliac trunk)源于希腊文中的"肚子"或"肠"

肠系膜上动脉　其分支走行于肠系膜内（小肠周围的膜结构）

肠系膜下动脉

性腺动脉　"性腺"（gonad)一词源自希腊文中的"繁殖"或"代"的意思

髂总动脉　"髂"（iliac)一词在拉丁文中是"侧腹部"的意思

性腺静脉

髂外动脉

头部和颈部的动脉
主动脉（位于CT扫描图底部中央位置）通过颈动脉将血液运送至头部。在锁骨水平的动脉分支是锁骨下动脉，将血液运送到上肢。肺动脉见于主动脉的两侧，呈密集网状结构。

心血管系统

血液循环可以分为两个部分：肺循环将血液由右心泵向肺部，体循环由左心将血液泵到全身各个部位。在肺循环中的血压相对较低，以防止液体从肺泡毛细血管渗出。体循环血压（用血压计从胳膊上测得的数值）则高得多，使血液能够轻而易举地进入脑、其他器官以及手指和脚趾。

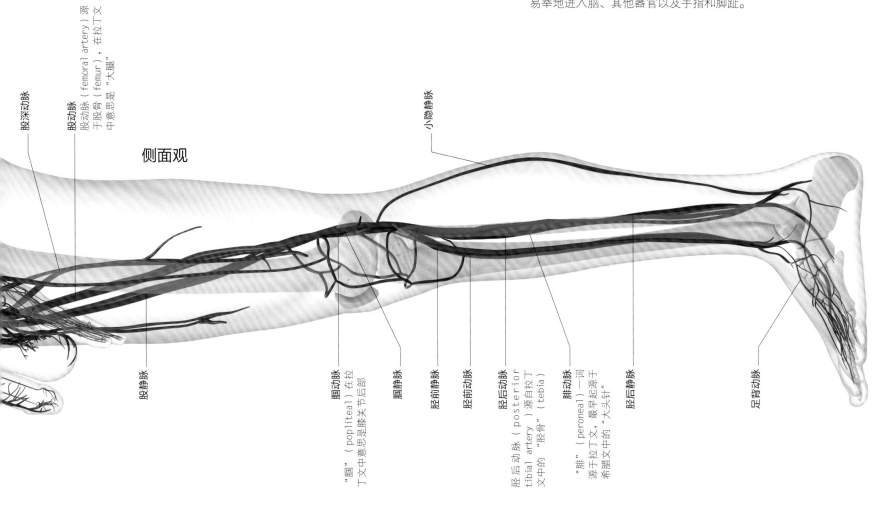

股深动脉

股动脉
股动脉（femoral artery）源于股骨（femur），在拉丁文中意思是"大腿"

侧面观

小隐静脉

股静脉

腘动脉
"腘"（popliteal）在拉丁文中意思是膝关节后部

腘静脉

胫前静脉

胫前动脉

胫后动脉

胫后动脉（posterior tibial artery）源自拉丁文中的"胫骨"（tebia）

腓动脉
"腓"（peroneal）一词源于拉丁文，最早起源于希腊文中的"大头针"

胫后静脉

足背动脉

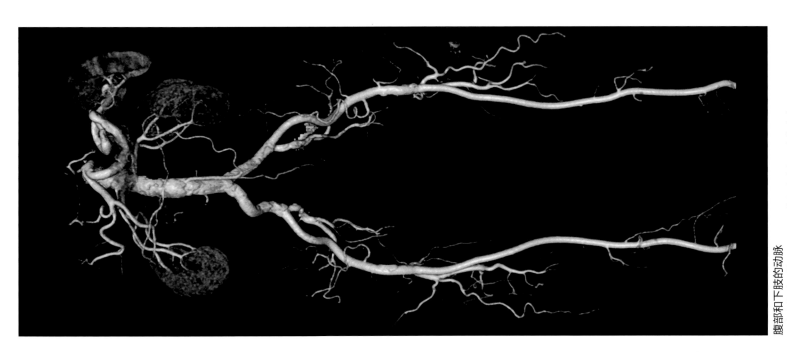

腹部和下肢的动脉
这张彩色增强的CT图显示了腹主动脉和下肢的动脉，以及肾和脾的动脉。大动脉沿着双侧的大腿向下延伸，在膝盖后方延续为延续为腘动脉，然后在小腿处分为胫前、后动脉。

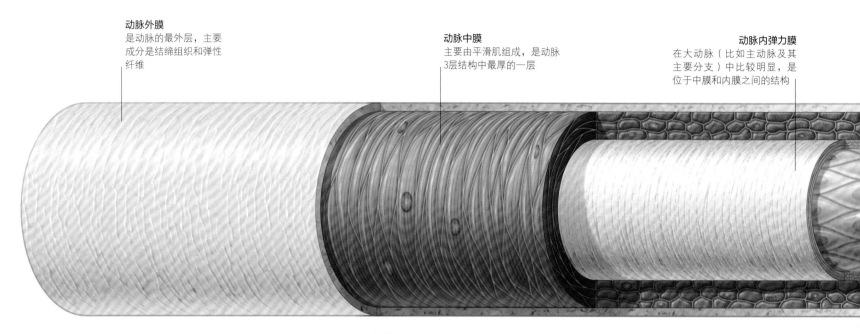

动脉外膜
是动脉的最外层，主要成分是结缔组织和弹性纤维

动脉中膜
主要由平滑肌组成，是动脉3层结构中最厚的一层

动脉内弹力膜
在大动脉（比如主动脉及其主要分支）中比较明显，是位于中膜和内膜之间的结构

动脉

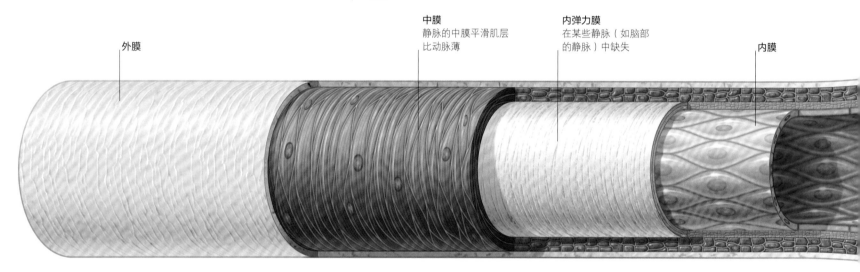

外膜

中膜
静脉的中膜平滑肌层比动脉薄

内弹力膜
在某些静脉（如脑部的静脉）中缺失

内膜

静脉

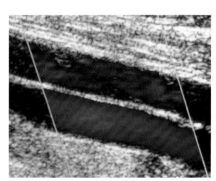

彩色超声
多普勒超声探测仪可以检测到血液的流动方向。左图展示了腿部的动脉血流（红色）和静脉血流（蓝色）。

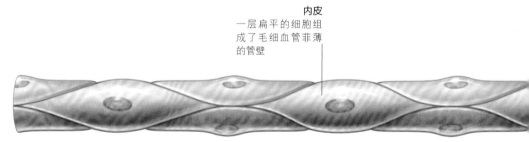

内皮
一层扁平的细胞组成了毛细血管菲薄的管壁

毛细血管

动脉、静脉和毛细血管

循环系统由心脏、血液和血管组成，血管又包括动脉、小动脉、毛细血管、小静脉和静脉。

心脏的收缩使血液不断涌入巨大的血管网。动脉将血液从心脏输送至各个器官组织，静脉将血液运回心脏。动脉和静脉都由3层血管壁围成：最内层的内膜、中间的中膜和最外层的外膜。动脉的中膜非常厚，而静脉的中膜十分薄；毛细血管中则几乎没有中膜，其管壁是由单层的内皮细胞构成的。

循环系统运送肺部摄取的氧气、胃肠道摄取的营养、激素以及起防御作用的白细胞，还从身体各组织回收废物，以维持器官的新陈代谢。

内膜
是动脉的最内层，由单层的扁平细胞构成，也叫作内皮

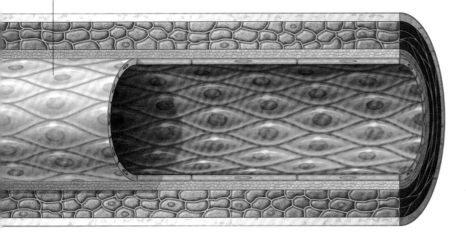

动脉横断面
动脉的直径从小于1毫米到3厘米不等

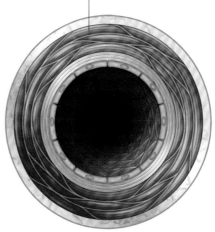

动脉

人体内最大的动脉在内弹性层和中膜层含有丰富的弹性组织。厚而有弹性的血管壁使它们可以承受心脏收缩时产生的高压，并在两次心脏搏动之间回弹以保证血液持续流动。在较小的肌性动脉中，弹性组织的含量较少，在小、微动脉中含量更少。

静脉瓣
使血液只能朝心脏方向流动

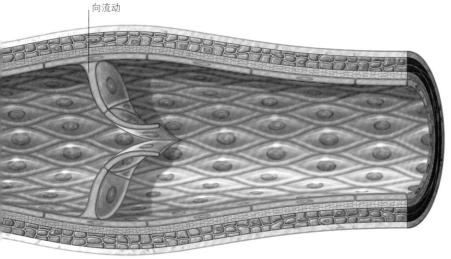

静脉纵切面
最大的静脉直径可达3厘米

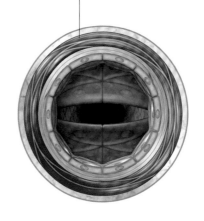

静脉

静脉的血管壁比动脉薄得多，其管壁平滑肌含量较少而结缔组织和弹性组织含量较多。毛细血管汇聚成小静脉，然后逐渐形成大静脉。大多数静脉含有简易的、口袋状的瓣膜，以保证血液单向流动。

毛细血管横切面
毛细血管的直径只有0.01毫米。图中的毛细血管并非按比例来画的，实际的毛细血管要小很多

毛细血管

毛细血管的血管壁非常薄，只有一层平滑肌细胞。这有利于物质在毛细血管及周围组织间进行交换。有的毛细血管上面有小孔，或窗孔，更有利于物质的交换。

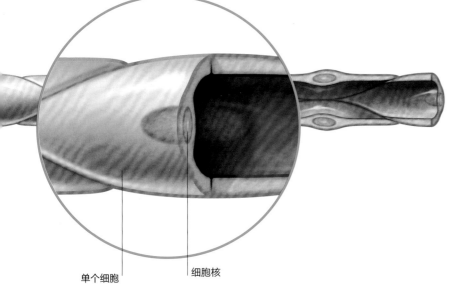

单个细胞
毛细血管非常小，沿直径一圈只有一两个细胞

细胞核

肾毛细血管铸型

为了展示肾内部的毛细血管网络，可将松香注射到肾动脉内，待其凝固，再融掉肾组织，就得到了左图中的血管铸型。

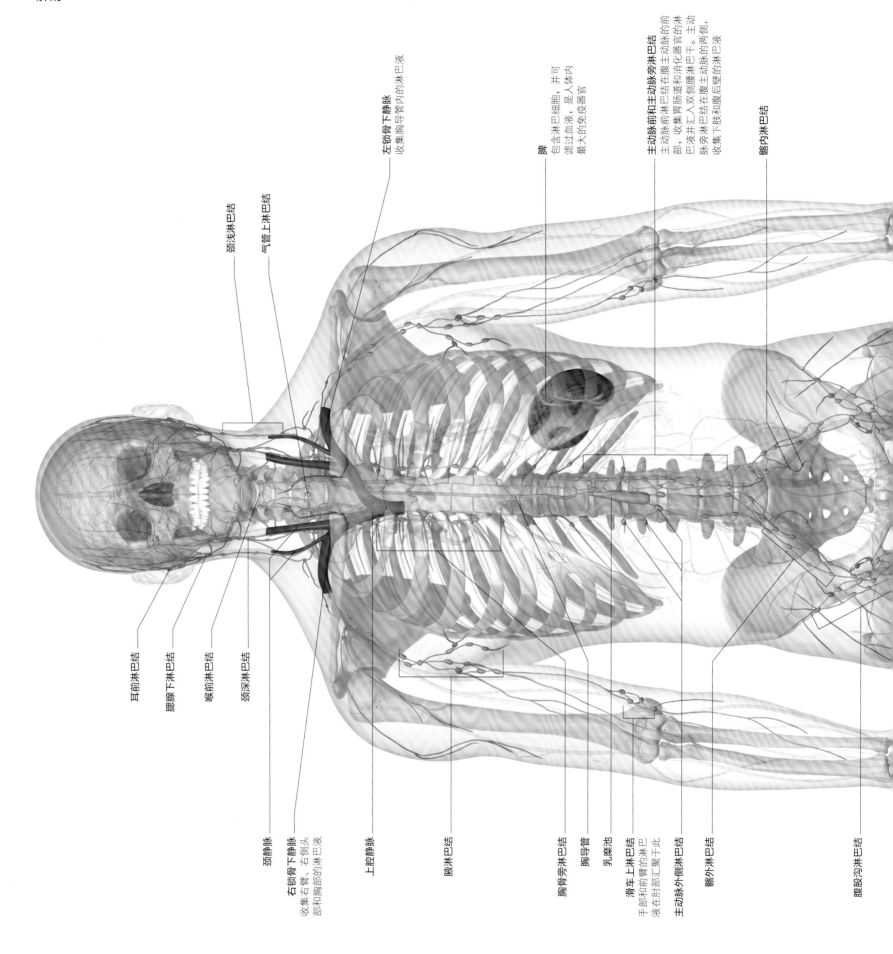

颈浅淋巴结

气管上淋巴结

左锁骨下静脉
收集胸导管内的淋巴液

脾
包含淋巴细胞，并可
滤过血液，是人体内
最大的免疫器官

主动脉前和主动脉旁淋巴结
主动脉前淋巴结在腹主动脉的前
部，收集胃肠道和消化器官的淋
巴道并汇入双侧腰主动脉干。主动
脉旁淋巴结在腹主动脉的两侧，
收集下肢和腹后壁的淋巴液

髂内淋巴结

耳前淋巴结

腮腺下淋巴结

喉前淋巴结

颈深淋巴结

颈静脉

右锁骨下静脉
收集右臂、右侧头
部和胸部的淋巴液

上腔静脉

腋淋巴结

胸骨旁淋巴结

胸导管

乳糜池

滑车上淋巴结
手部和前臂的淋巴
液在肘部汇聚于此

主动脉外侧淋巴结

髂外淋巴结

腹股沟淋巴结

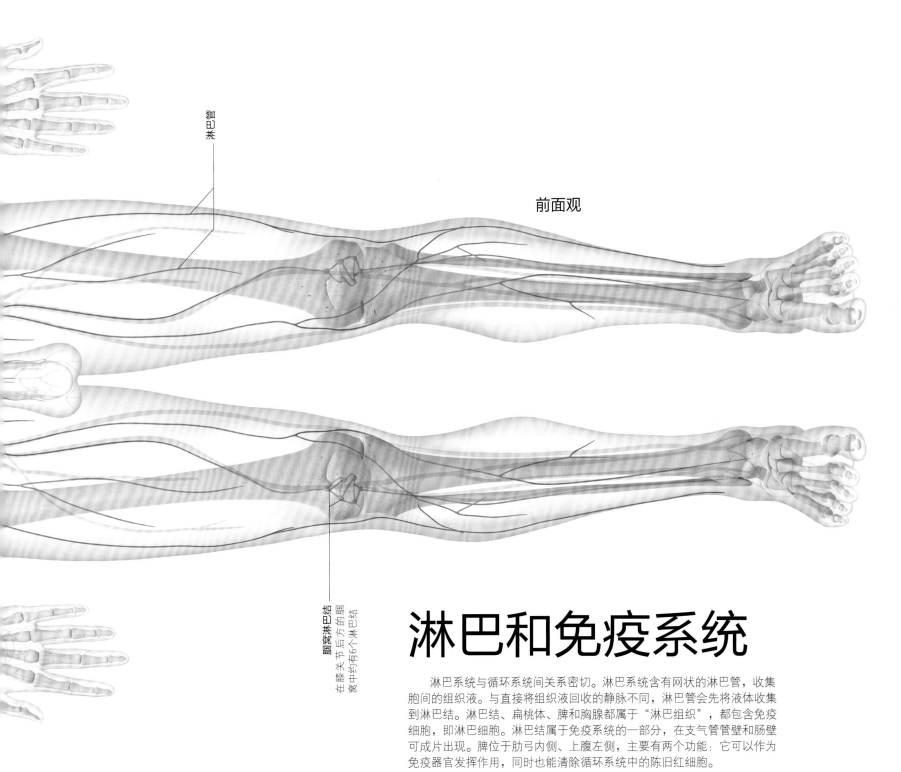

淋巴管

前面观

腘窝淋巴结
在膝关节后方的腘
窝中约有6个淋巴结

淋巴和免疫系统

淋巴系统与循环系统间关系密切。淋巴系统含有网状的淋巴管，收集胞间的组织液。与直接将组织液回收的静脉不同，淋巴管会先将液体收集到淋巴结。淋巴结、扁桃体、脾和胸腺都属于"淋巴组织"，都包含免疫细胞，即淋巴细胞。淋巴结属于免疫系统的一部分，在支气管管壁和肠壁可成片出现。脾位于肋弓内侧、上腹左侧，主要有两个功能：它可以作为免疫器官发挥作用，同时也能清除循环系统中的陈旧红细胞。

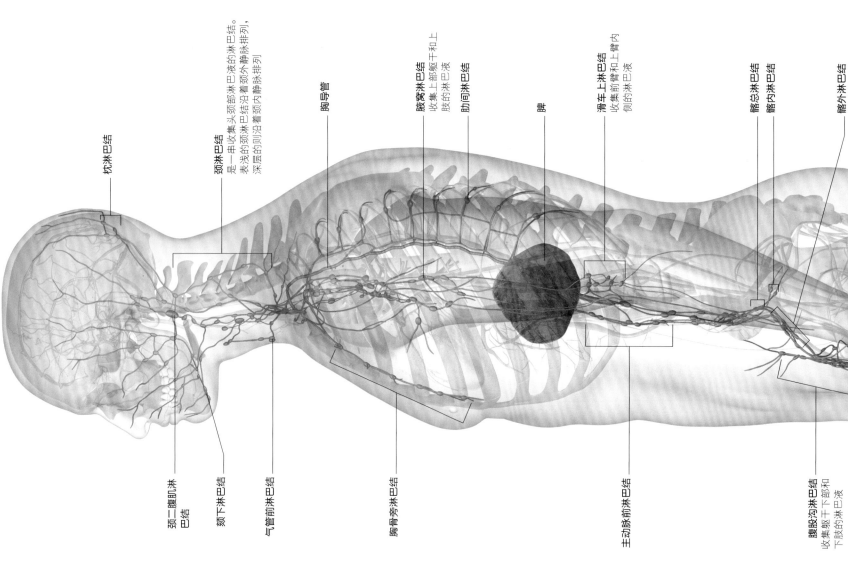

枕淋巴结

颈二腹肌淋巴结

颈淋巴结
是一串收集头颈部淋巴液的淋巴结。表浅的颈淋巴结沿着颈外静脉排列，深层的则沿着颈内静脉排列

胸导管

腋窝淋巴结
收集上部躯干和上肢的淋巴液

肋间淋巴结

脾

滑车上淋巴结
收集的前臂和上臂内侧的淋巴液

髂总淋巴结

髂内淋巴结

髂外淋巴结

颈二腹肌淋巴结

颌下淋巴结

气管前淋巴结

胸骨旁淋巴结

主动脉前淋巴结

腹股沟淋巴结
收集躯干下部和下肢的淋巴液

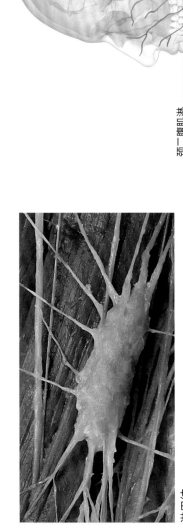

淋巴结
成人体内有大约450个淋巴结。淋巴结长径从1毫米到2厘米以上不等，一般呈卵圆形。一个淋巴结接收数个淋巴管中的淋巴液，然后由一根淋巴管向远端输送。

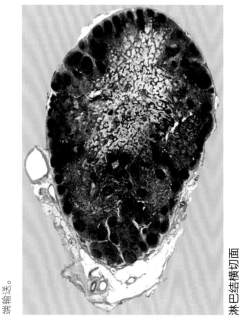

淋巴结横切面
淋巴结有被膜（粉色）、富含淋巴细胞的外皮质层（深紫色），以及富含髓窦的内髓质层（蓝色）。

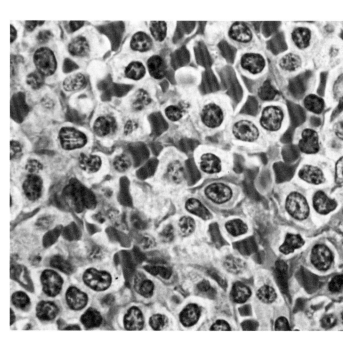

淋巴和免疫系统

免疫系统可以防御来自机体内、外部的威胁。皮肤形成了一层抗感染的物理屏障；同时，皮肤分泌的具有抗菌作用的皮脂形成了一层化学屏障。免疫系统中包含的各种重要的免疫分子（例如抗体），以及各种免疫细胞（例如淋巴细胞），都是在骨髓中产生的。有些淋巴细胞在骨髓中成熟，而有些在胸腺中成熟。胸腺是一个很大的腺体，幼儿时位于下颈部（见161页），成年后大部分萎缩。淋巴结中的成熟的淋巴细胞，可检查流入的组织液中是否有潜在的入侵者。

侧面观

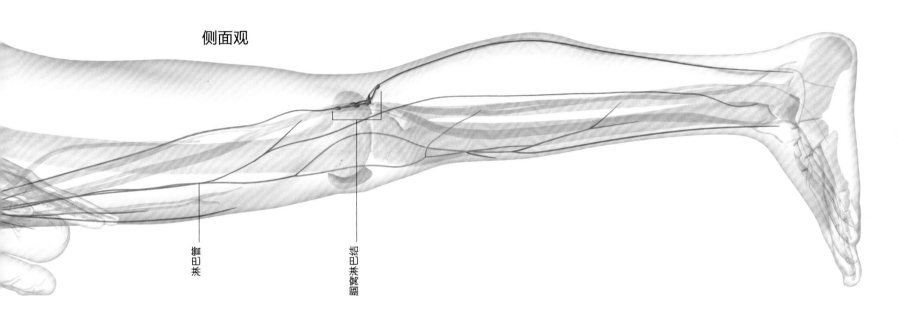

淋巴管

腘窝淋巴结

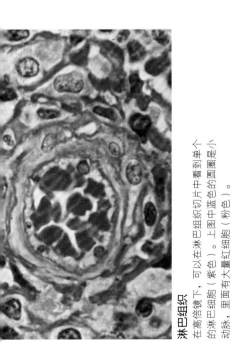

淋巴组织
在高倍镜下，可以在淋巴组织切片中看到单个的淋巴细胞（紫色）。上图中蓝色的圆圈是小动脉，里面有大量红细胞（粉色）。

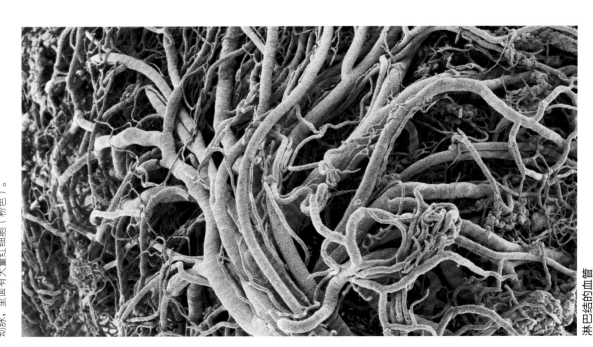

淋巴结的血管
这张扫描电子显微镜照片用松香铸模的方式展示了一个淋巴结中致密的小血管网。

消化系统

　　消化系统中各器官的协作使我们能够摄入食物，并以物理或化学的方式消化食物，从中吸收有用的营养成分，再将人体不需要的物质排出体外。消化从口腔开始。口腔中的牙、舌及唾液共同作用，使食物变成可以吞咽的柔软湿润的小球。由口、咽、胃、肠、直肠和肛管形成的长形管道即消化道。通常食物从经口摄入到经肛门排出总共需要1～2天的时间。其他器官（包括唾液腺、肝、胆囊和胰腺）与消化道各器官共同组成消化系统。

喉

咽
连接口腔和食管

腮腺
最大的唾液腺

口
口腔的主要功能是摄食，但它也可以说话和呼吸

腮腺导管
开口于与上颌第二磨牙相对的颊黏膜上

舌
富含肌肉，它的运动可以使食物到达口腔各个部位，其表面有味蕾

牙
一系列形态各异的牙的咀嚼进入口腔的食物

舌下腺

下颌下腺导管
通过导管将其分泌物排至口腔

下颌下腺
3对唾液腺之一

会厌
位于舌下方的扁平软骨，在吞咽时向后移动以封闭气管

食管
食管壁的收缩推动食物进入胃内

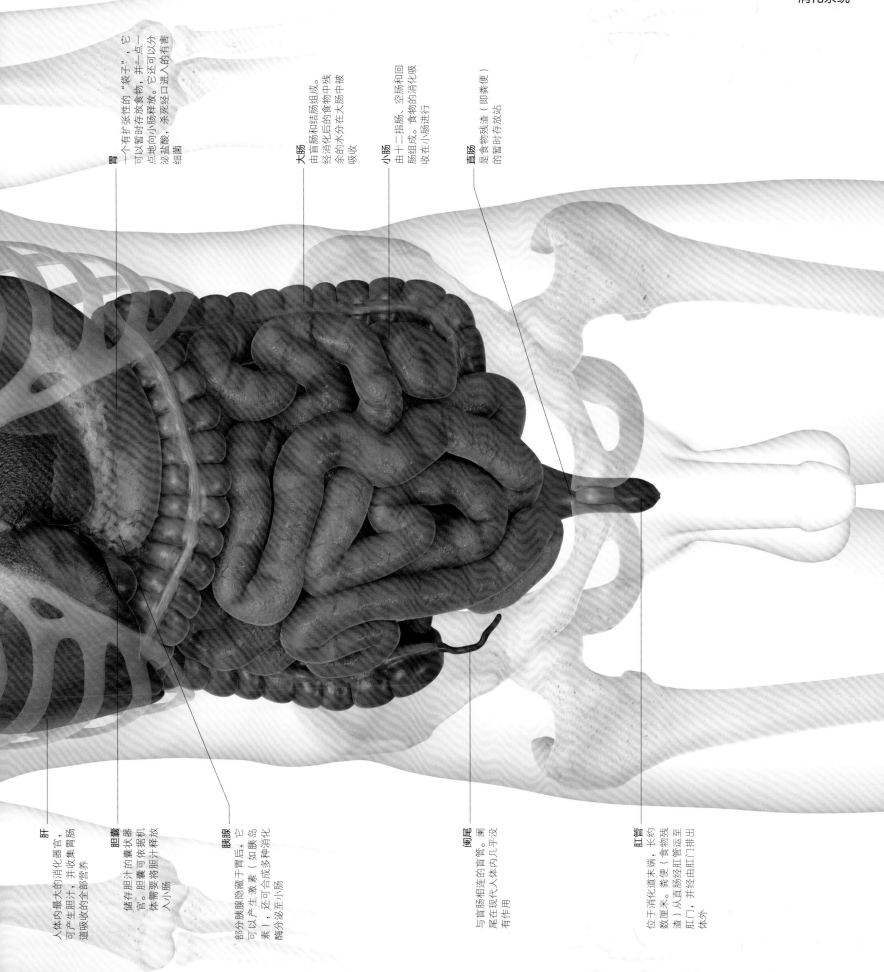

胃
一个有扩张性的"袋子"，它可以暂时存放食物，并一点一点地向小肠释放。它还可以分泌盐酸，杀死经口进入的有害细菌

大肠
由盲肠和结肠组成。经消化后的食物中残余的水分在大肠中被吸收

小肠
由十二指肠、空肠和回肠组成。食物的消化吸收在小肠中进行

直肠
是食物残渣（即粪便）的暂时存放站

肝
人体内最大的消化器官，可产生胆汁，可收集胃肠道吸收的全部营养

胆囊
储存胆汁的囊状器官。胆囊可依据机体需要将胆汁释放入小肠

胰腺
部分胰腺隐藏于胃后，它可以产生激素（如胰岛素），还可合成多种消化酶分泌至小肠

阑尾
与盲肠相连的盲管。阑尾在现代人体内几乎没有作用

肛管
位于消化道末端，长约数厘米。粪便（食物残渣）从直肠经肛管运至肛门，并经由肛门排出体外

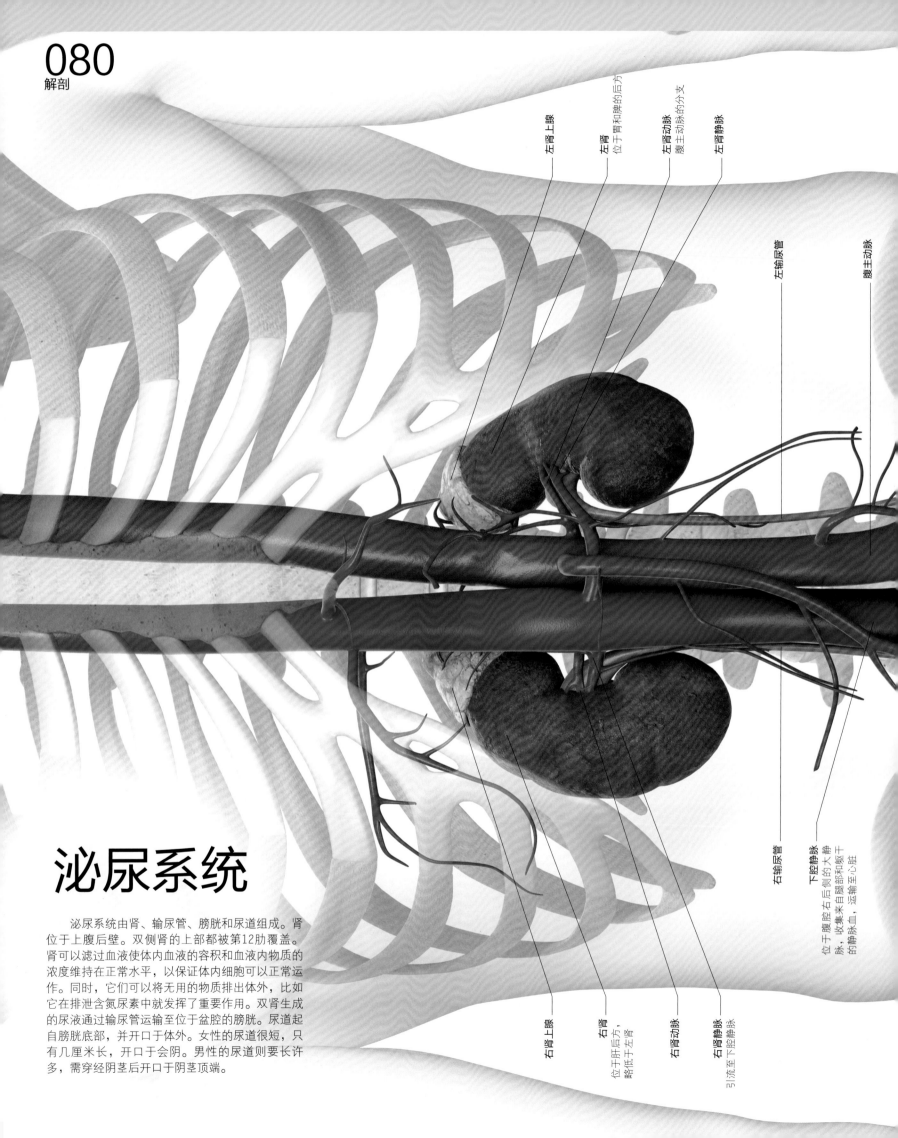

左肾上腺

左肾
位于胃和脾的后方

左肾动脉
腹主动脉的分支

左肾静脉

左输尿管

右输尿管

下腔静脉
位于腹腔右后侧的大静脉，收集来自腿部和躯干的静脉血，运输至心脏

腹主动脉

右肾上腺

右肾
位于肝后方，略低于左肾

右肾动脉

右肾静脉
引流至下腔静脉

泌尿系统

　　泌尿系统由肾、输尿管、膀胱和尿道组成。肾位于上腹后壁。双侧肾的上部都被第12肋覆盖。肾可以滤过血液使体内血液的容积和血液内物质的浓度维持在正常水平，以保证体内细胞可以正常运作。同时，它们可以将无用的物质排出体外，比如它在排泄含氮尿素中就发挥了重要作用。双肾生成的尿液通过输尿管运输至位于盆腔的膀胱。尿道起自膀胱底部，并开口于体外。女性的尿道很短，只有几厘米长，开口于会阴。男性的尿道则要长许多，需穿经阴茎后开口于阴茎顶端。

前面观/男性

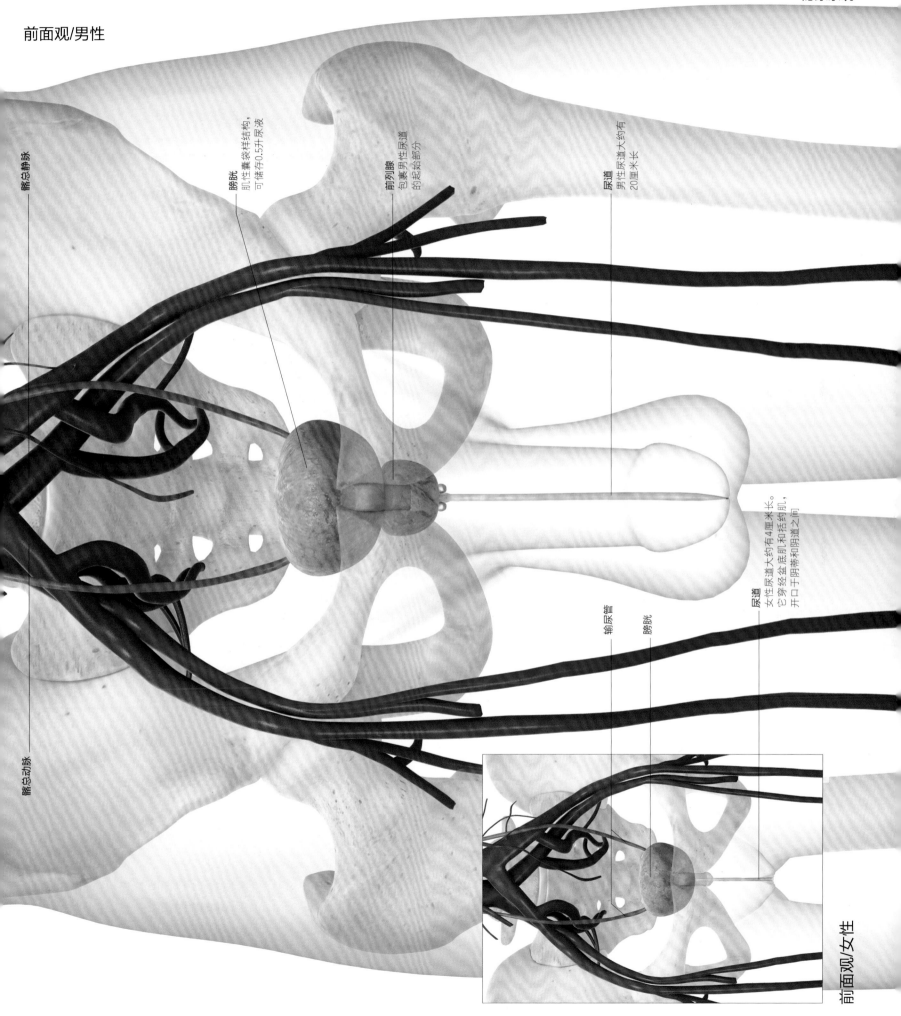

髂总静脉

膀胱
肌性囊袋样结构，
可储存0.5升尿液

前列腺
包裹男性尿道
的起始部分

尿道
男性尿道大约有
20厘米长

输尿管

膀胱

尿道
女性尿道大约有4厘米长。
它穿经盆底肌和括约肌，
开口于阴蒂和阴道之间

髂总动脉

前面观/女性

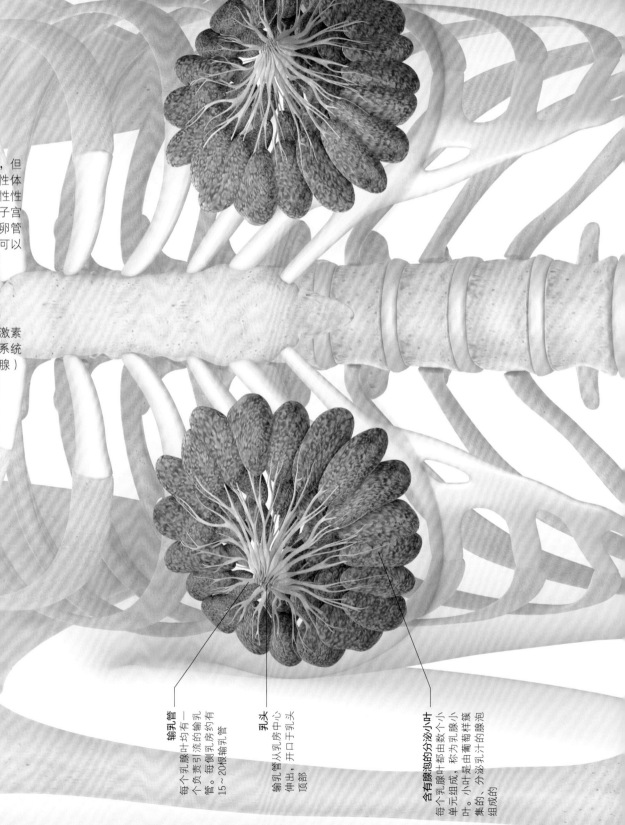

生殖系统

女性

男性和女性体内绝大部分器官是相似的，但二者的生殖系统却有着极大的不同。在女性体内，卵巢位于盆腔深部，是产生卵细胞和女性性激素的器官。同时，位于盆腔的还有阴道、子宫和一对输卵管。卵巢产生的卵子可以通过输卵管运输至子宫。女性生殖系统还包括乳腺，它可以分泌乳汁以哺育婴儿。

男性

在男性体内，睾丸是产生精子和男性性激素的器官，它悬于腹壁外的阴囊内。男性生殖系统还包括一对输精管、附属性腺（精囊和前列腺）和尿道。

前面观/女性

输乳管
每个乳腺叶内均有一个负责引流的输乳管。每侧乳房约有15~20根输乳管

乳头
输乳管从乳房中心伸出，开口于乳头顶部

含有腺泡的分泌小叶
每个乳腺叶都由数个小单元组成，称为乳腺小叶。小叶是由葡萄样聚集的、分泌乳汁的腺泡组成的

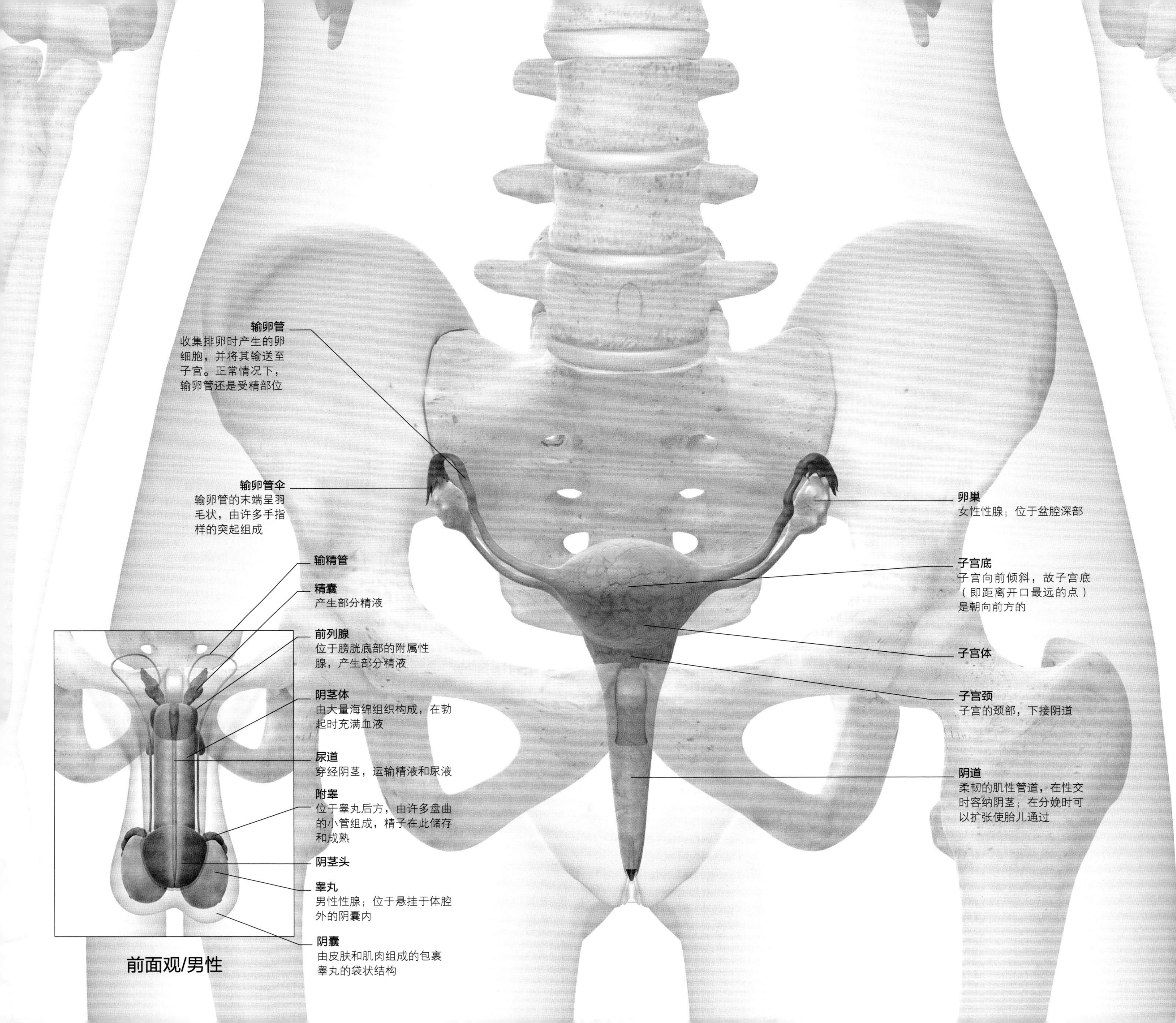

卵巢
女性性腺；位于盆腔深部

子宫底
子宫向前倾斜，故子宫底
（即距离开口最远的点）
是朝向前方的

子宫体

子宫颈
子宫的颈部，下接阴道

阴道
柔韧的肌性管道，在性交
时容纳阴茎；在分娩时可
以扩张以使胎儿通过

输卵管
收集排卵时产生的卵
细胞，并将其输送至
子宫。正常情况下，
输卵管还是受精部位

输卵管伞
输卵管的末端呈羽
毛状，由许多手指
样的突起组成

输精管

精囊
产生部分精液

前列腺
位于膀胱底部的附属性
腺，产生部分精液

阴茎体
由大量海绵组织构成，在勃
起时充满血液

尿道
穿经阴茎，运输精液和尿液

附睾
位于睾丸后方，由许多盘曲
的小管组成，精子在此储存
和成熟

阴茎头

睾丸
男性性腺，位于悬挂于体腔
外的阴囊内

阴囊
由皮肤和肌肉组成的包裹
睾丸的袋状结构

前面观/男性

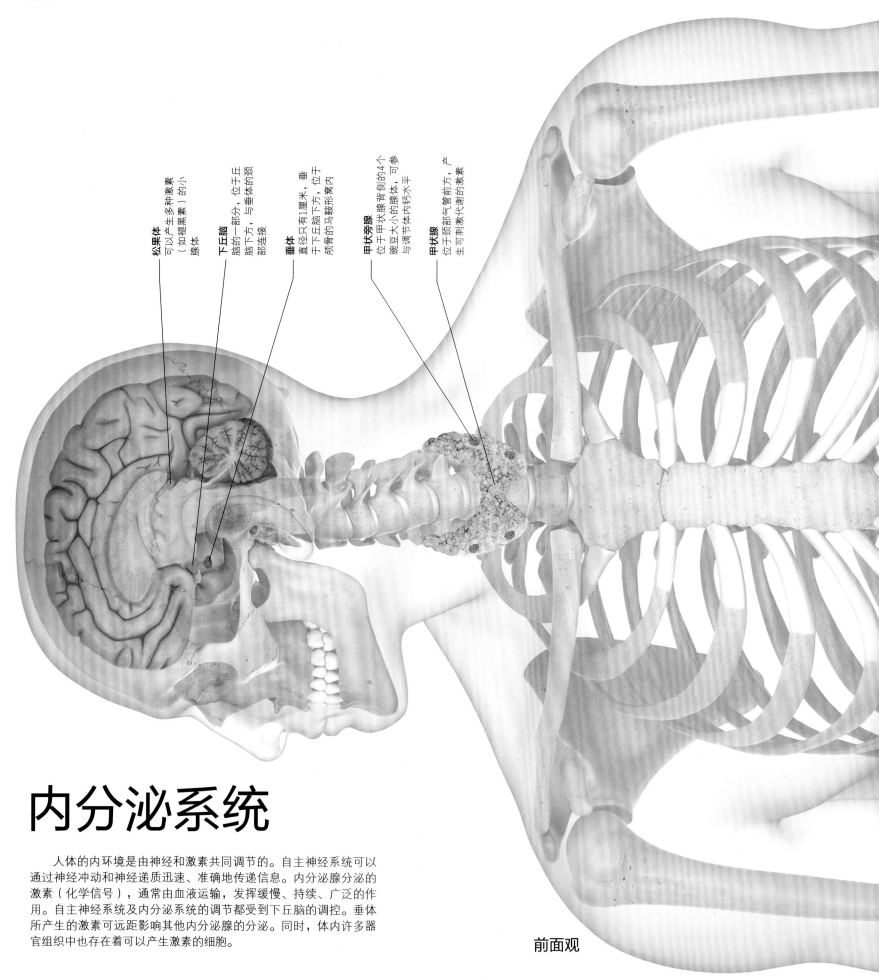

松果体
可以产生多种激素
（如褪黑素）的小
腺体

下丘脑
脑的一部分，位于丘
脑下方，与垂体的颈
部连接

垂体
直径只有1厘米，垂
于下丘脑的马镫形窝
颅骨的马镫形窝内

甲状旁腺
位于甲状腺背侧的4个
豌豆大小的腺体，可参
与调节体内钙水平

甲状腺
位于颈部气管前方，产
生可刺激代谢的激素

前面观

内分泌系统

　　人体的内环境是由神经和激素共同调节的。自主神经系统可以通过神经冲动和神经递质迅速、准确地传递信息。内分泌腺分泌的激素（化学信号），通常由血液运输，发挥缓慢、持续、广泛的作用。自主神经系统及内分泌系统的调节都受到下丘脑的调控。垂体所产生的激素可远距影响其他内分泌腺的分泌。同时，体内许多器官组织中也存在着可以产生激素的细胞。

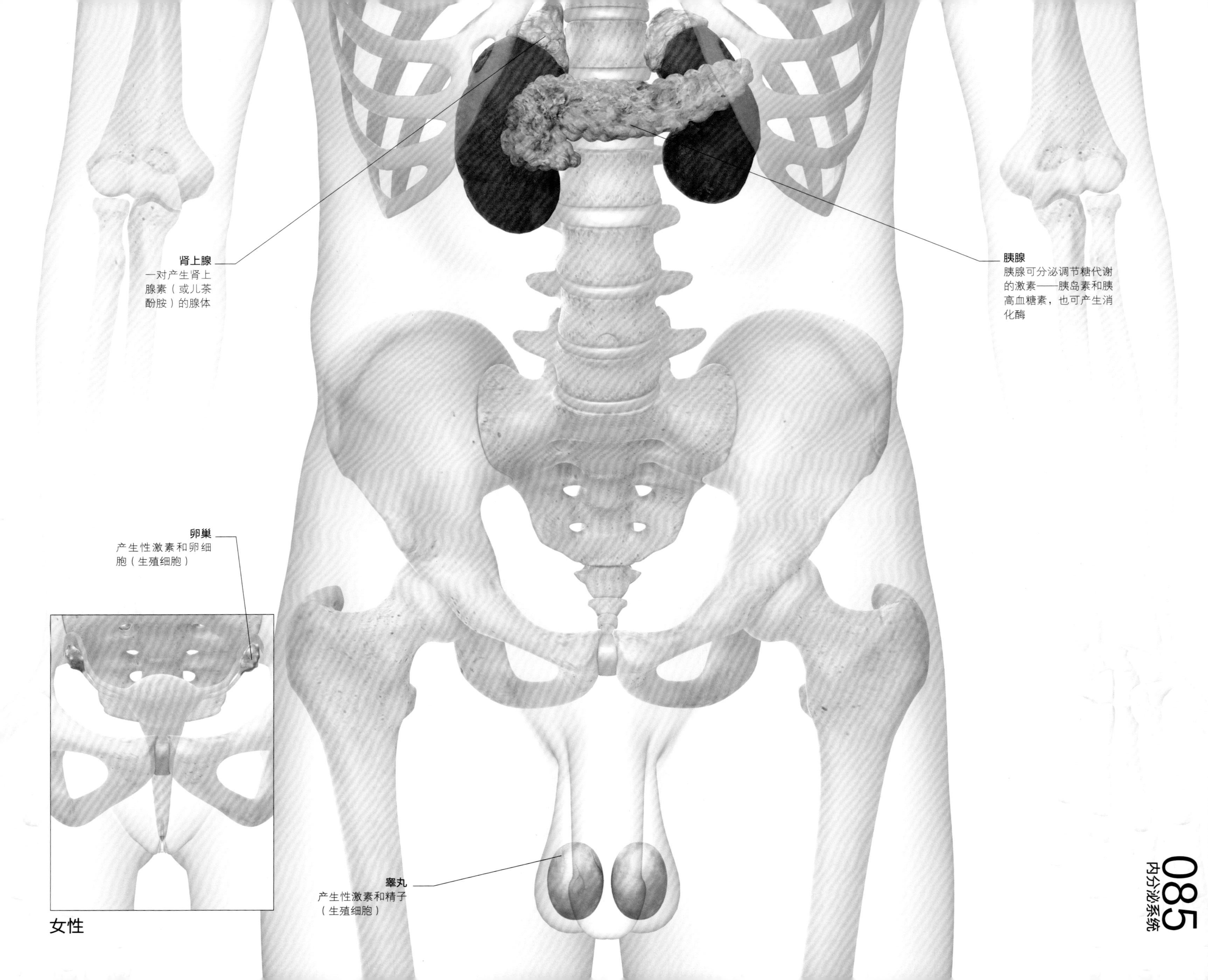

胰腺

胰腺可分泌调节糖代谢
的激素——胰岛素和胰
高血糖素，也可产生消
化酶

肾上腺

一对产生于肾上
腺素（或儿茶
酚胺）的腺体

睾丸

产生性激素和精子
（生殖细胞）

卵巢

产生性激素和卵细
胞（生殖细胞）

女性

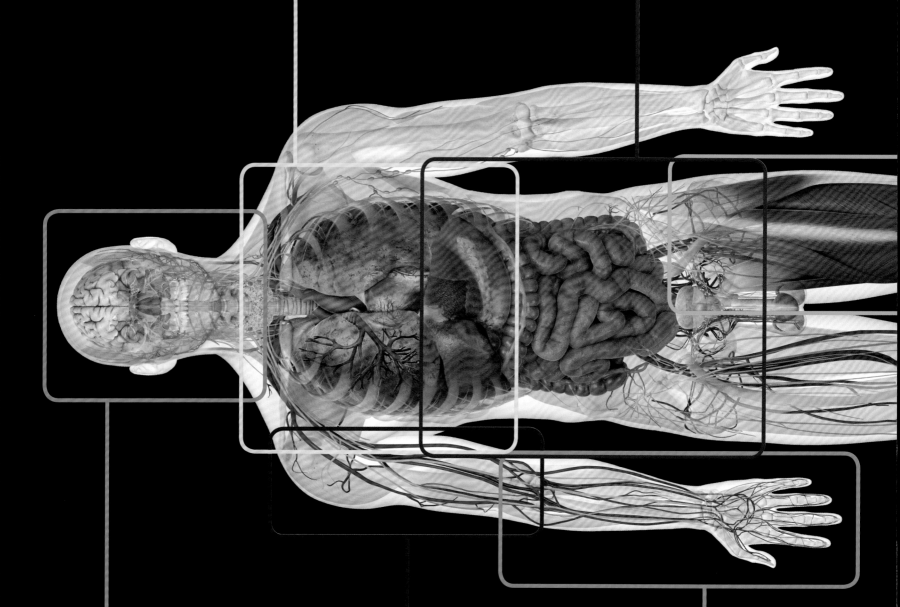

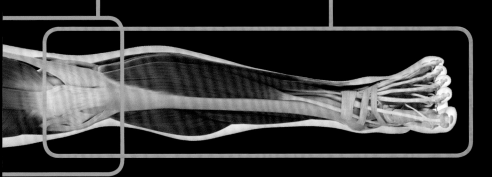

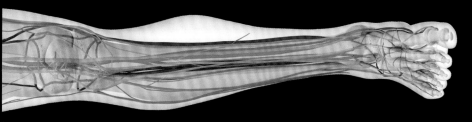

解剖图谱

解剖图谱将人体自头和颈向下至小腿和足，共分为7个区域。每个区域内的各个系统都会得到展现：骨骼系统、肌肉系统、神经系统、呼吸系统、心血管系统、淋巴和免疫系统、内分泌系统以及生殖系统。章节末的核磁共振扫描展现了一系列人体真实的图片。

头部和颈部

骨骼系统

　　颅骨由脑颅骨和面颅骨组成，它容纳和保护脑、眼、耳、鼻、嘴等器官。作为消化道和呼吸道的起始部分，颅骨为头部和颈部的肌肉提供附着点。脑颅由20余块骨组成，骨与骨之间通过纤维软骨组成的骨缝相连。除此书标注的主要骨骼外，骨缝周围还可有其他骨骼。在青年人的头骨中可以看到颅骨间弯曲的骨缝，这些骨缝随着年龄的增长逐渐融合。新生儿的颅骨由两部分组成，通过纤维关节相连，关节于婴儿早期融合为一块骨骼。

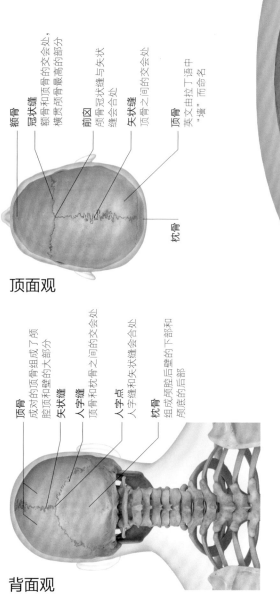

额骨

冠状缝
额骨和顶骨的交会处，英文由拉丁语中"眉间"横贯颅盖最高的部分

前囟
颅骨冠状缝与矢状缝缝合处

矢状缝
顶骨之间的交会处

顶骨
英文由拉丁语中"墙"而命名

顶面观

顶骨
成对的顶骨组成了颅腔顶和壁的大部分

矢状缝

人字缝
顶骨和枕骨之间的交会处

人字点
人字缝和矢状缝缝合处

枕骨
组成颅腔后壁的下部和颅底的后部

背面观

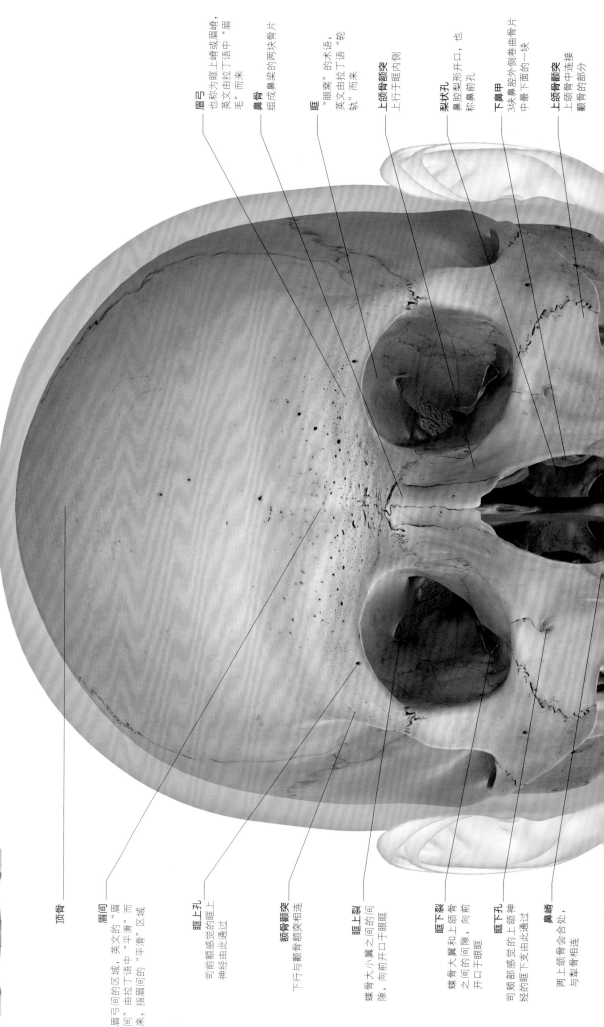

眉弓
也称为眶上嵴或眉嵴，英文由拉丁语中"眉毛"而来

鼻骨
组成鼻梁的两块骨片

眶
"眼窝"的术语，英文由拉丁语中"轮轨"而来

上颌骨额突
上行于眶内侧

梨状孔
鼻腔外侧梨形开口，也称鼻前孔

下鼻甲
3块鼻腔外侧卷曲骨片中最下面的一块

上颌骨颧突
上颌骨中连接颧骨的部分

顶骨

眉间
眉弓间的区域，英文的"眉间"由拉丁语中"眉间"而来，指眉间的区域

眶上孔
司前额感觉的眶上神经由此通过

额骨颧突
下行与颧骨额突相连

眶上裂
蝶骨大小翼之间的间隙，向前开口于眼眶

眶下裂
蝶骨大翼和上颌骨之间的间隙，向前开口于眼眶

眶下孔
司颊部感觉的上颌神经的眶下支由此通过

鼻嵴
两上颌骨会合处，与犁骨相连

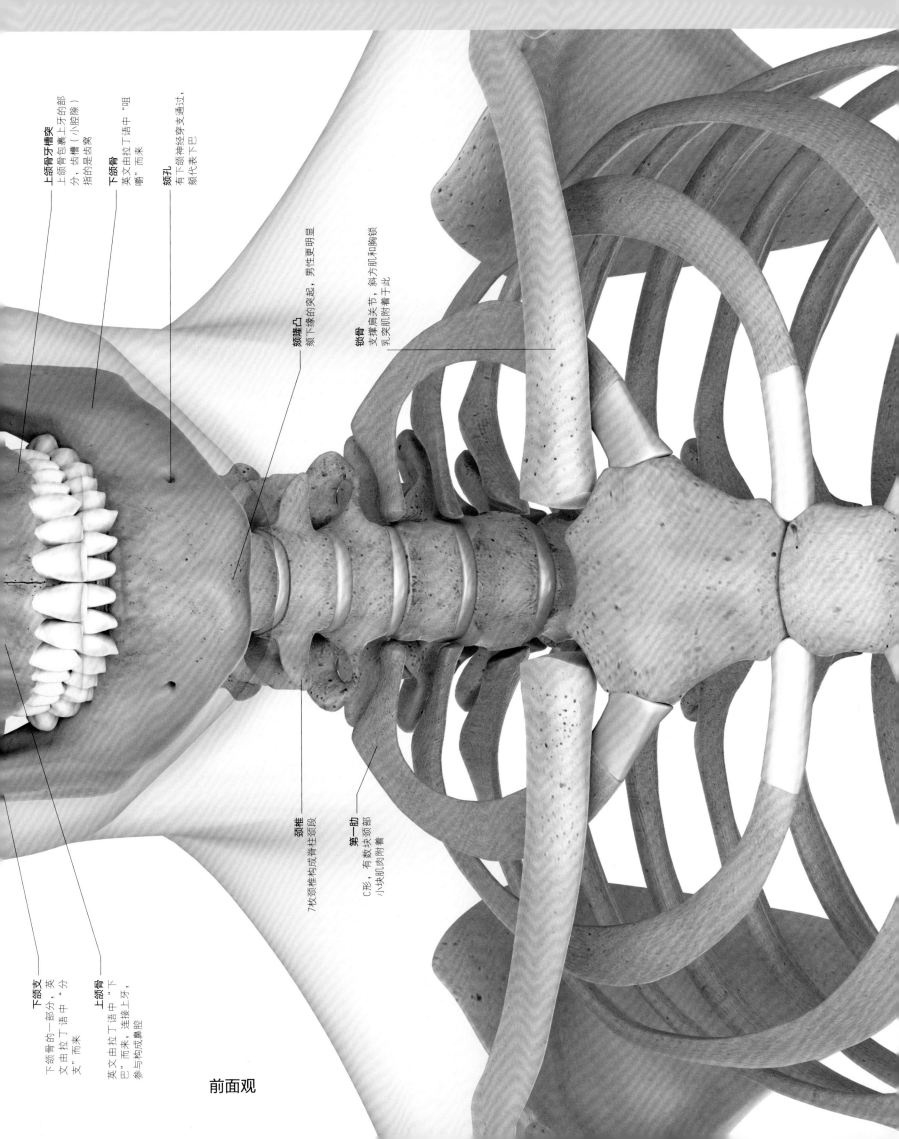

上颌骨牙槽突
上颌骨包裹上牙的部
分，齿槽（小腔隙）
指的是齿窝

下颌骨
英文由拉丁语中"咀
嚼"而来

颏孔
有下颌神经支通过，
颏代表下巴

颏隆凸
颏下缘的突起，男性更明显

锁骨
支撑肩关节，斜方肌和胸锁
乳突肌附着于此

颈椎
7枚颈椎构成脊柱颈段

第一肋
C形，有数块颈部
小块肌肉附着

下颌支
下颌骨的一部分，英
文由拉丁语中"分
支"而来

上颌骨
英文由拉丁语中"下
巴"而来，连接上牙，
参与构成鼻腔

前面观

头部和颈部

骨骼系统

颈椎由7块椎骨组成，第一块支撑颅骨，名为寰椎，英文（atlas）由希腊神话中肩扛天空的神而命名，点头动作由寰椎和颅骨的关节完成。第二块颈椎名为枢椎，摇头动作时寰椎围绕枢椎转动。此页还将介绍更多组成头颅的骨骼以及下颌骨与颅骨之间的颞下颌关节。本页还会介绍舌骨，舌骨是许多舌部、口底肌肉的附着点，也是部分咽部、喉部肌肉的附着点。

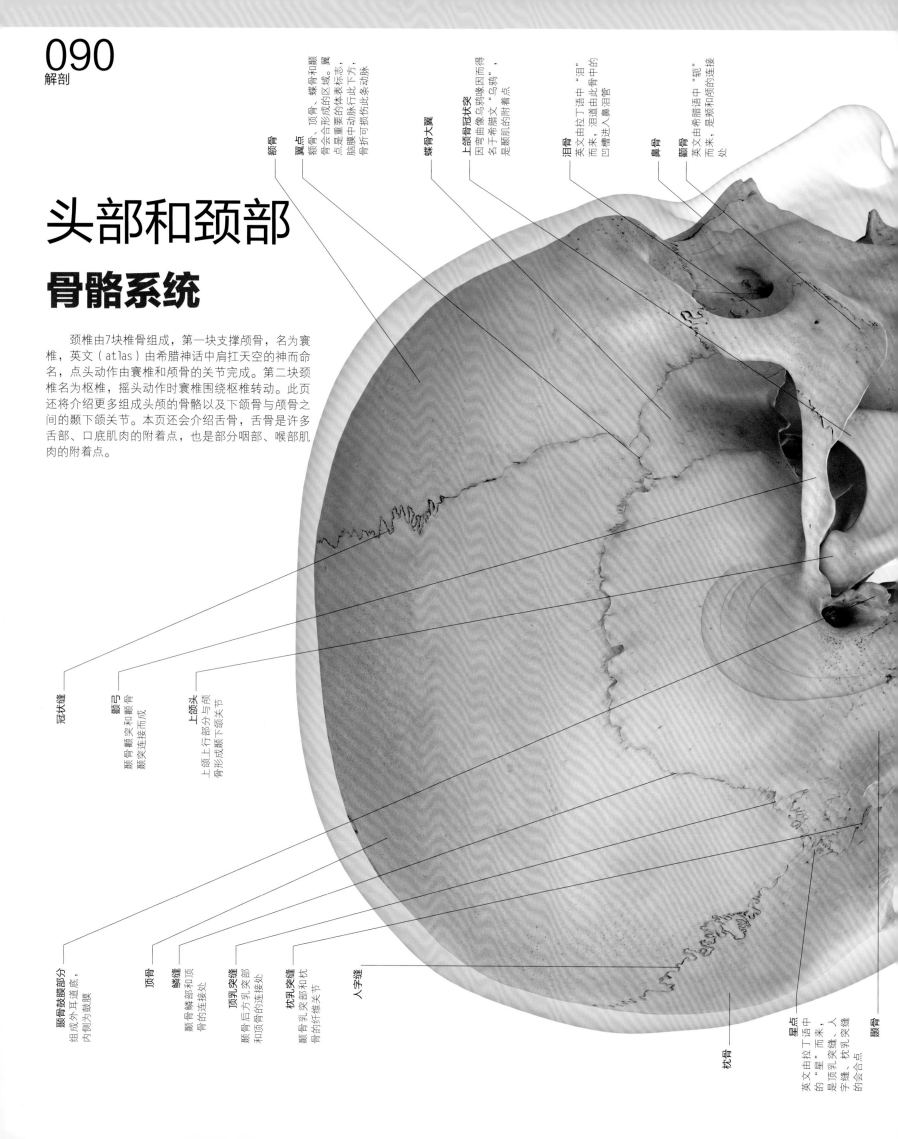

额骨

翼点：额骨、顶骨、蝶骨和颞骨会合形成的区域。翼点是重要的体表标志，脑膜中动脉行此下方，骨折可损伤此条动脉

蝶骨大翼

上颌骨冠状突：因弯曲像乌鸦喙因而得名于希腊文"乌鸦"，是颞肌的附着点

泪骨：英文由拉丁语中"泪"而来，泪道由此骨中的凹槽进入鼻泪管

鼻骨

颧骨：英文由希腊语中"轭"而来，是颞和颅的连接处

冠状缝

颧弓：颞骨颧突和颧骨颞突连接而成

上颌头：上颌上行部分与颅骨形成颞下颌关节

颞骨鼓膜部分：组成外耳道底，内侧为鼓膜

顶骨

鳞缝：颞骨鳞部和顶骨的连接处

顶乳突缝：颞骨后乳突部和顶骨的连接处

枕乳突缝：颞骨乳突部和枕骨的纤维关节

人字缝

星点：英文由拉丁语中的"星"而来，是顶乳突缝、枕乳突缝、人字缝的会合点

枕骨

侧面观

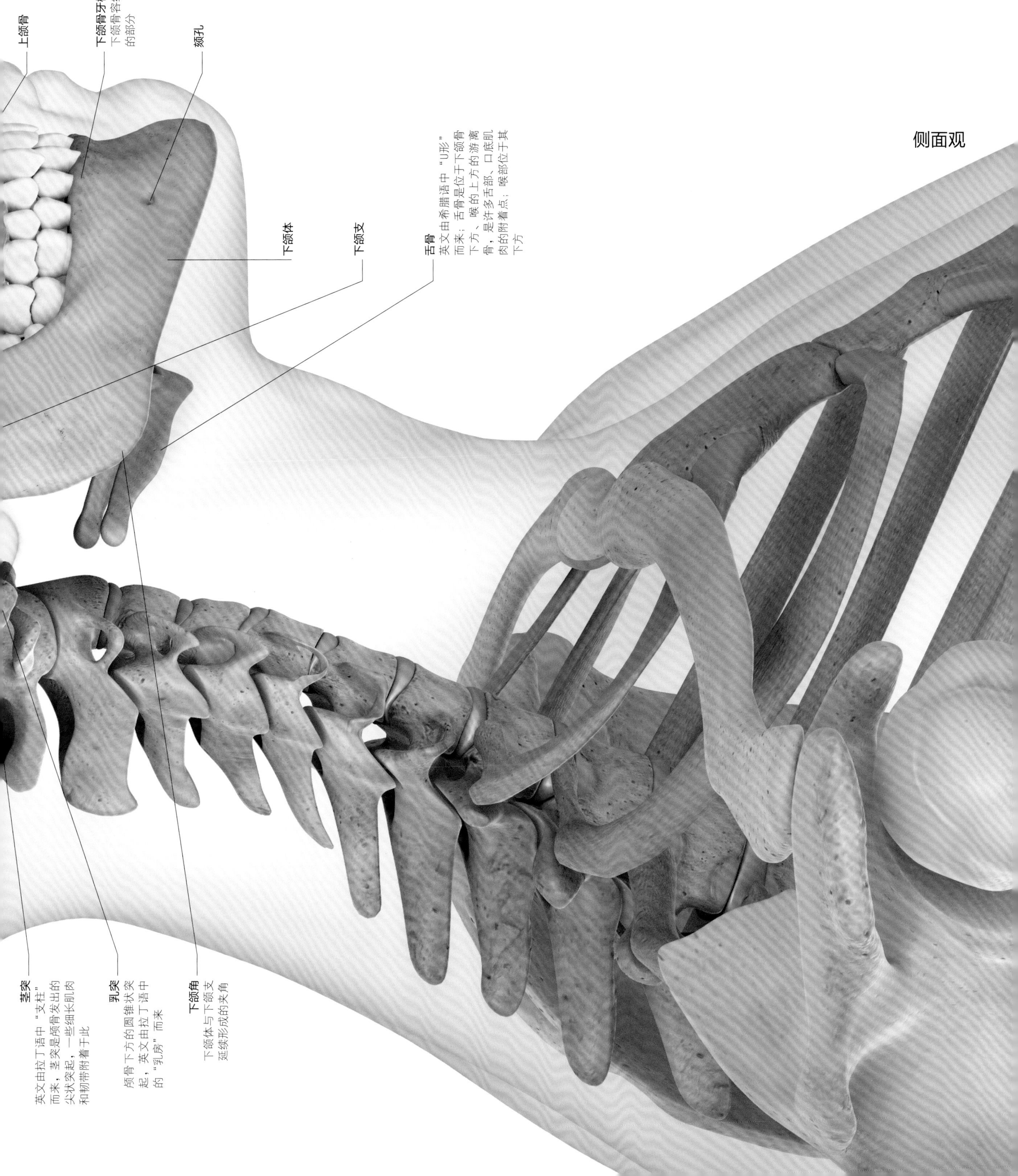

上颌骨

下颌骨牙槽突
下颌骨容纳下牙
的部分

颏孔

下颌体

下颌支

舌骨
英文由希腊语中"U形"
而来；舌骨是位于下颌骨
下方、喉部的上方的游离
骨，是许多舌骨、口底肌
肉的附着点；喉部位于其
下方

茎突
英文由拉丁语中"支柱"
而来，茎突是颅骨发出的
尖状突起，一些细长肌肉
和韧带附着于此

乳突
颅骨下方的圆锥状突
起，英文由拉丁语中
的"乳房"而来

下颌角
下颌体与下颌支
延续形成的夹角

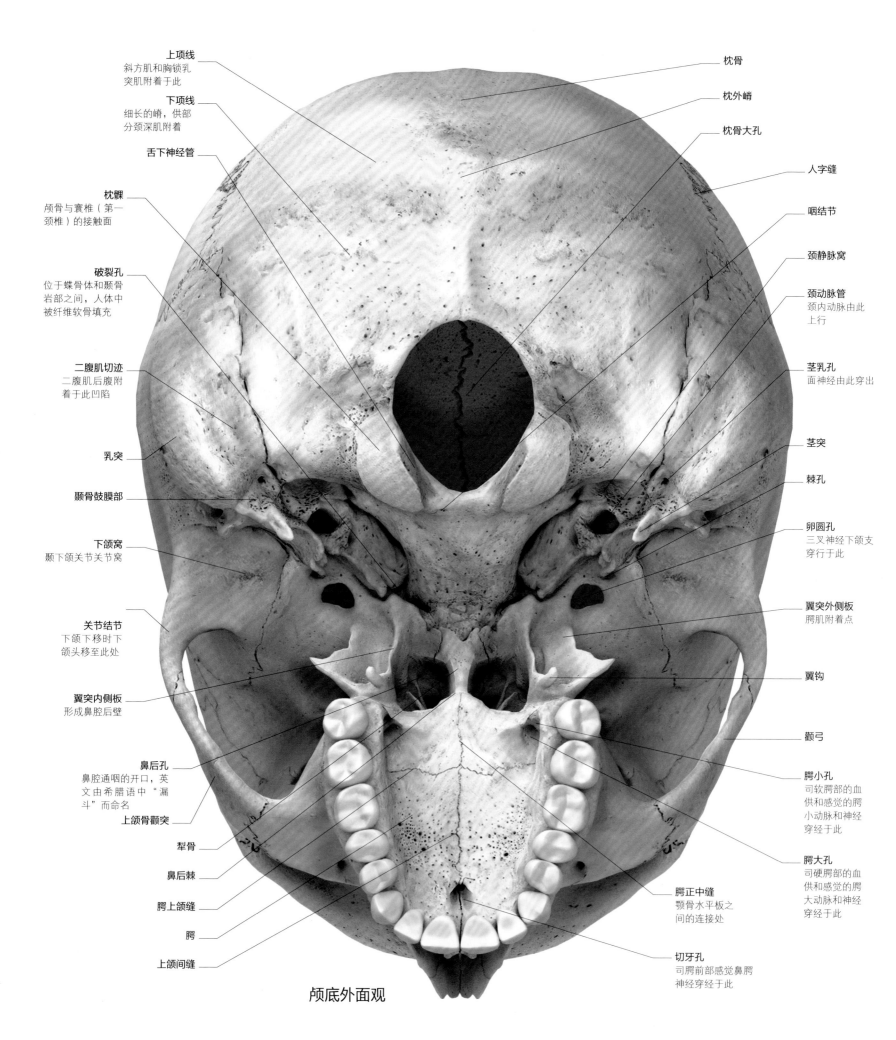

上项线
斜方肌和胸锁乳
突肌附着于此

下项线
细长的嵴，供部
分颈深肌附着

舌下神经管

枕髁
颅骨与寰椎（第一
颈椎）的接触面

破裂孔
位于蝶骨体和颞骨
岩部之间，人体中
被纤维软骨填充

二腹肌切迹
二腹肌后腹附
着于此凹陷

乳突

颞骨鼓膜部

下颌窝
颞下颌关节关节窝

关节结节
下颌下移时下
颌头移至此处

翼突内侧板
形成鼻腔后壁

鼻后孔
鼻腔通咽的开口，英
文由希腊语中"漏
斗"而命名

上颌骨颧突

犁骨

鼻后棘

腭上颌缝

腭

上颌间缝

枕骨

枕外嵴

枕骨大孔

人字缝

咽结节

颈静脉窝

颈动脉管
颈内动脉由此
上行

茎乳孔
面神经由此穿出

茎突

棘孔

卵圆孔
三叉神经下颌支
穿行于此

翼突外侧板
腭肌附着点

翼钩

颧弓

腭小孔
司软腭部的血
供和感觉的腭
小动脉和神经
穿经于此

腭大孔
司硬腭部的血
供和感觉的腭
大动脉和神经
穿经于此

腭正中缝
颚骨水平板之
间的连接处

切牙孔
司腭前部感觉鼻腭
神经穿经于此

颅底外面观

头部和颈部
骨骼系统

颅底内、外侧观中最重要的结构是各个孔隙。正中最大的孔为枕骨大孔，脑干与脊髓在此处相续。除此之外还有很多小孔，大部分的小孔是成对的，脑神经由此穿出支配头颈部皮肤、黏膜、肌肉及腺体，血管也经此上行或下行。颅骨前方可以看到位于上颌骨齿槽内的上牙以及骨腭。

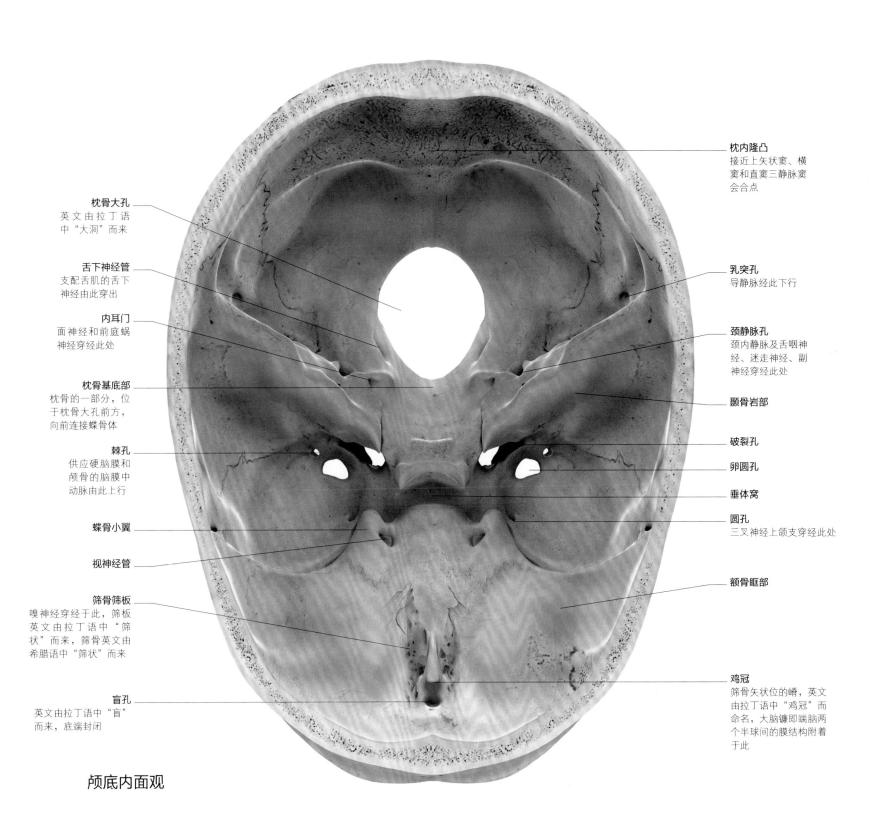

枕内隆凸
接近上矢状窦、横窦和直窦三静脉窦会合点

枕骨大孔
英文由拉丁语中"大洞"而来

乳突孔
导静脉经此下行

舌下神经管
支配舌肌的舌下神经由此穿出

颈静脉孔
颈内静脉及舌咽神经、迷走神经、副神经穿经此处

内耳门
面神经和前庭蜗神经穿经此处

颞骨岩部

枕骨基底部
枕骨的一部分，位于枕骨大孔前方，向前连接蝶骨体

破裂孔

棘孔
供应硬脑膜和颅骨的脑膜中动脉由此上行

卵圆孔

垂体窝

蝶骨小翼

圆孔
三叉神经上颌支穿经此处

视神经管

额骨眶部

筛骨筛板
嗅神经穿经于此，筛板英文由拉丁语中"筛状"而来，筛骨英文由希腊语中"筛状"而来

鸡冠
筛骨矢状位的嵴，英文由拉丁语中"鸡冠"而命名，大脑镰即端脑两个半球间的膜结构附着于此

盲孔
英文由拉丁语中"盲"而来，底端封闭

颅底内面观

头部和颈部

骨骼系统

    头骨矢状位剖面能看到很多新的结构。颅腔大部分被脑占据，仅有很小的空隙为膜结构、脑脊液和血管。一些血管在骨骼表面留下凹槽，例如静脉窦和脑膜中动脉。有些头骨有很多小梁结构，内含红骨髓。一些头骨含有空腔，例如蝶窦。此页中我们亦能看到鼻腔的结构。

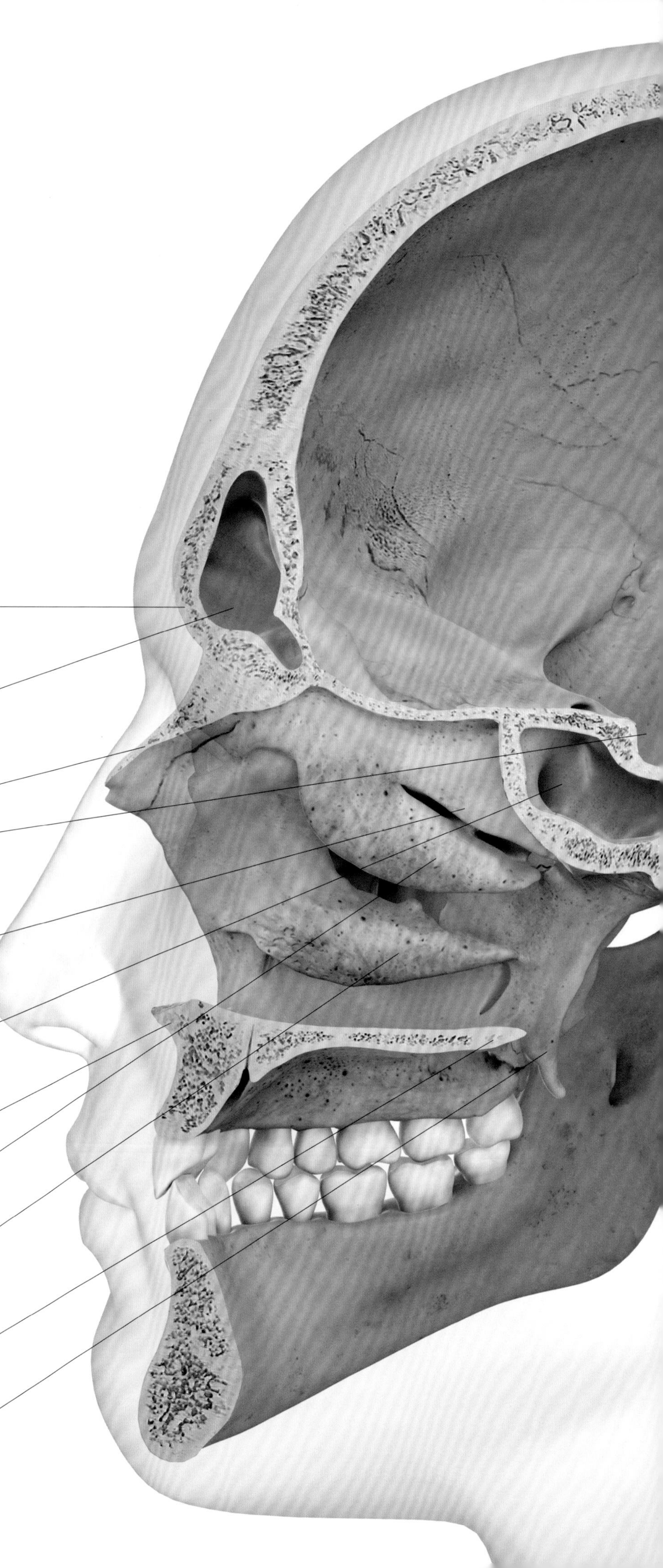

额骨
形成颅前窝，
容纳额叶

额窦
额骨内的空腔，鼻
旁窦之一，通鼻腔

鼻骨

垂体窝
位于蝶骨表面，
容纳垂体

上鼻甲
筛骨的一部分，形成
鼻腔顶和侧壁上部

蝶窦
位于蝶骨体内，
鼻旁窦之一

前鼻棘

中鼻甲
亦为筛骨一部分

下鼻甲
游离骨，与上颌骨连
接，增加鼻腔表面积

颚骨
与上颌骨连接，组
成硬腭后半部分

翼突
蝶骨大翼伸向下方的突
起，侧面与鼻腔后壁相
连接，为腭和下颌部分
肌肉的附着点

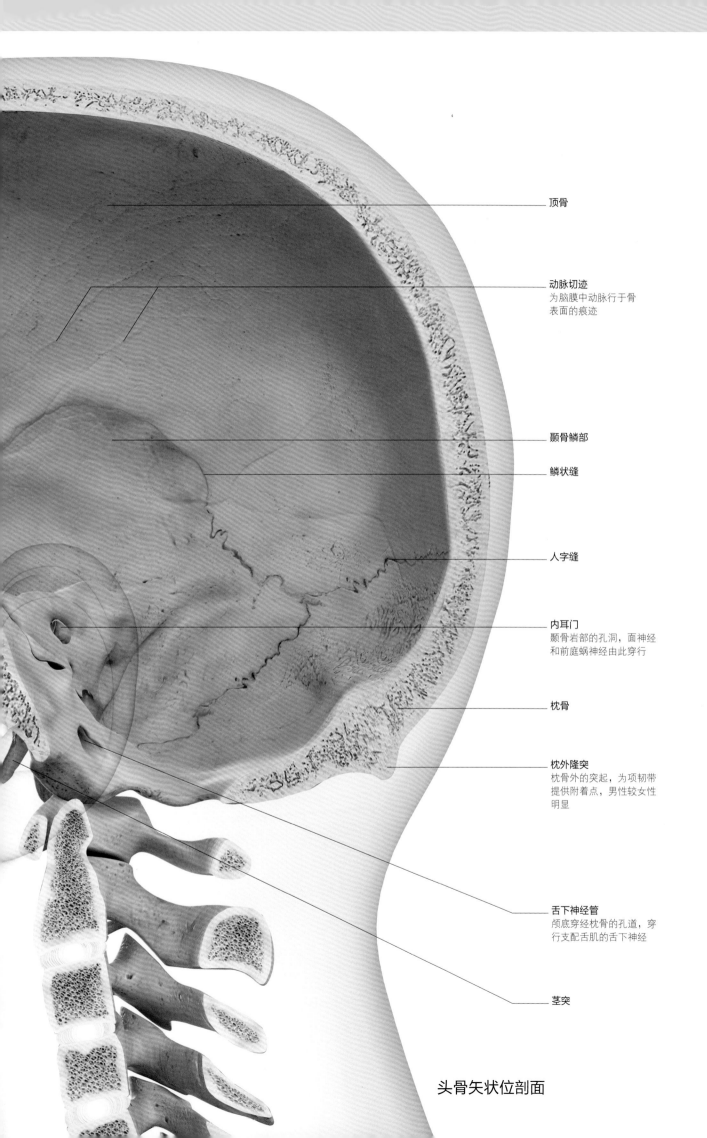

顶骨

动脉切迹
为脑膜中动脉行于骨
表面的痕迹

颞骨鳞部

鳞状缝

人字缝

内耳门
颞骨岩部的孔洞，面神经
和前庭蜗神经由此穿行

枕骨

枕外隆突
枕骨外的突起，为项韧带
提供附着点，男性较女性
明显

舌下神经管
颅底穿经枕骨的孔道，穿
行支配舌肌的舌下神经

茎突

头骨矢状位剖面

头部和颈部

骨骼系统

　　此页中我们可以清楚看到头骨由若干块骨骼精密结合而成。蝶形的蝶骨位于结构的中央，它参与组成部分颅底、眶、头骨侧壁并与许多骨骼相连。颞骨也参与组成颅底和头骨侧壁。骨密度很高的颞骨岩部是容纳并保护耳的功能区域，包括3块听小骨（锤骨、镫骨和砧骨），听小骨将鼓膜的震动传递到内耳。

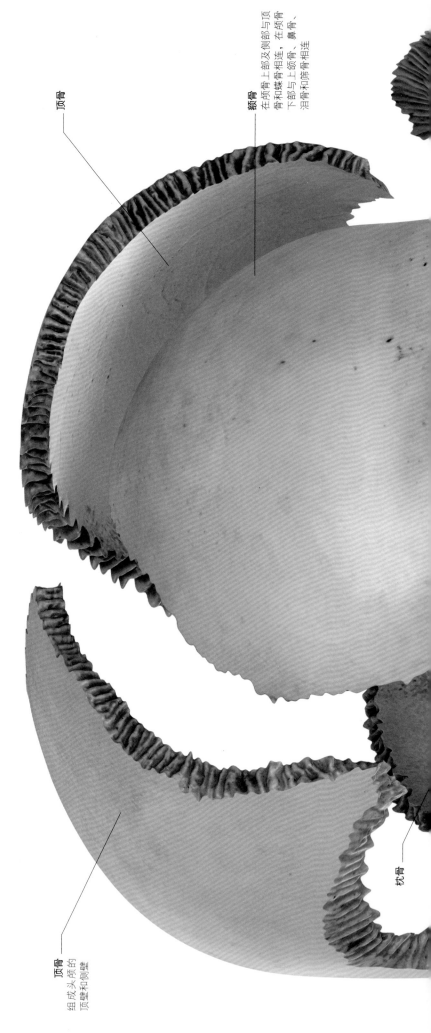

顶骨

额骨
在颅骨上部及侧部与顶骨和蝶骨相连，在颅骨下部与上颌骨、鼻骨、泪骨和筛骨相连

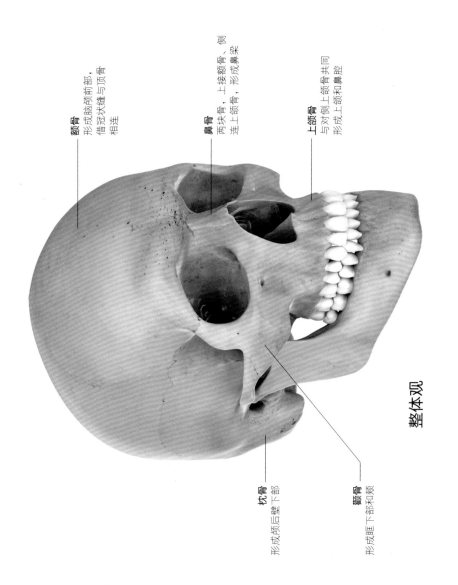

额骨
形成脑颅前部，借冠状缝与顶骨相连

鼻骨
两块骨，上接额骨，侧连上颌骨，形成鼻梁

上颌骨
与对侧上颌骨共同形成和鼻腔

枕骨
形成颅后壁下部

颞骨
形成眶下部和颊

整体观

顶骨
组成头颅的顶壁和侧壁

枕骨

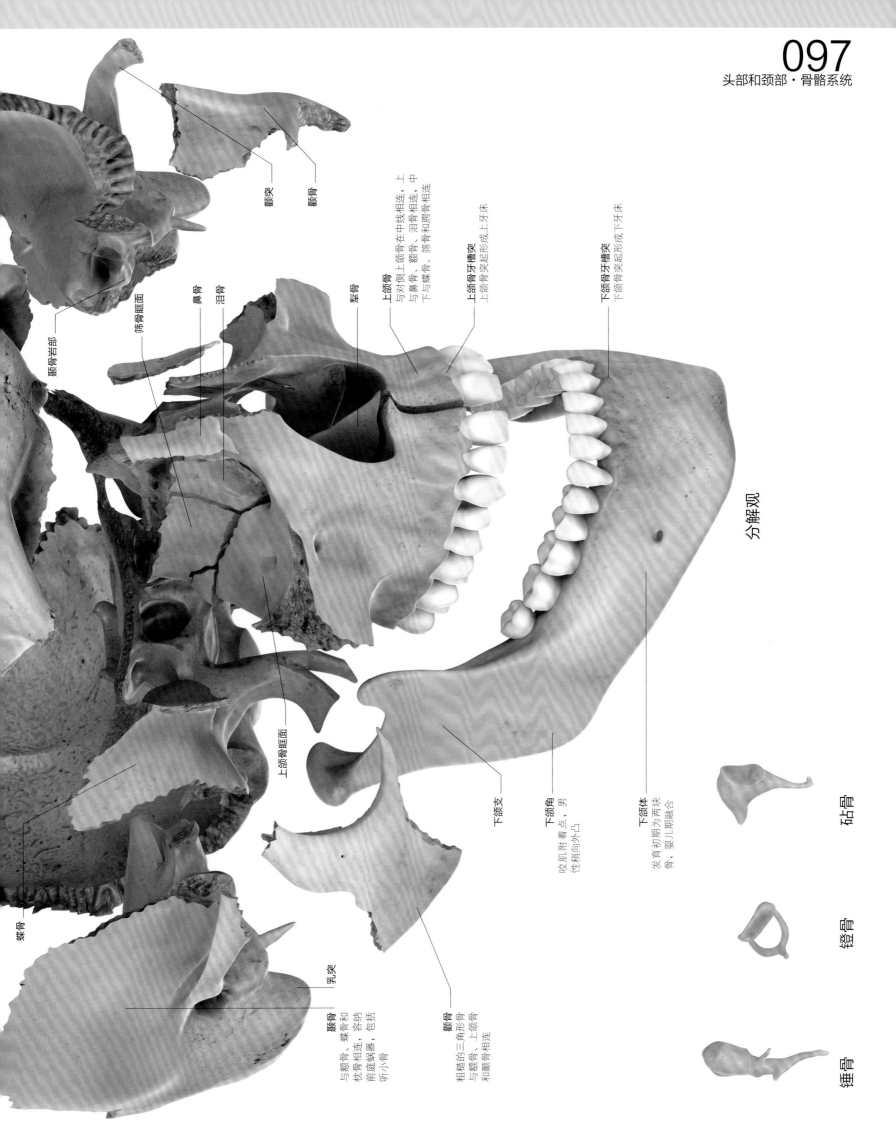

分解观

颧突

颧骨

颞骨岩部

筛骨眶面

鼻骨

泪骨

犁骨

上颌骨
与对侧上颌骨在中线相连，上
与鼻骨、额骨、泪骨相连，中
下与蝶骨、筛骨和腭骨相连

上颌骨牙槽突
上颌骨突起形成上牙床

下颌骨牙槽突
下颌骨突起形成下牙床

上颌骨眶面

下颌支

下颌角，男
咬肌附着点，男
性稍向外凸

下颌体
发育初期为两块
骨，婴儿期融合

砧骨

镫骨

锤骨

蝶骨
与额骨、蝶骨和
枕骨相连，容纳
前庭蜗器，包括
听小骨

乳突

颞骨
粗糙的三角形骨
与额骨、上颌骨
和颧骨相连

头部和颈部
肌肉系统

面部肌肉有重要功能。它掌握着眼、鼻和口的开合，并且在交流方面扮演重要角色，所以被称为"表情肌"。它们一端连于骨骼一端连于皮肤，可以使我们在惊喜时扬眉，在专注时皱眉，在反感时张开鼻翼，在开心时笑，在生气时撇嘴。随着年龄增长，皮肤皱纹沿着肌肉的纹理逐渐增多，这会使我们的表情也发生变化。

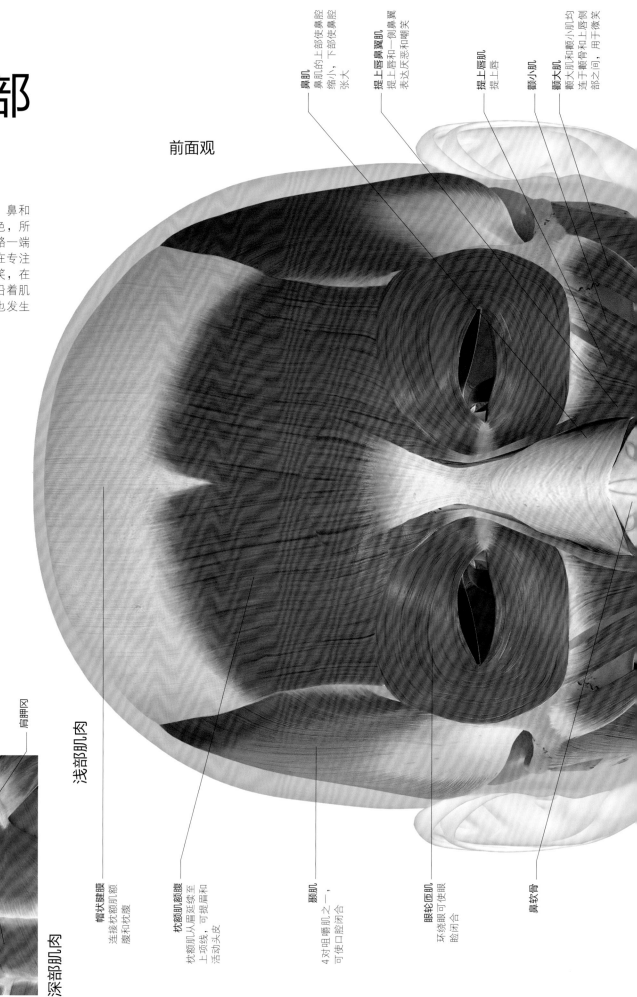

前面观

鼻肌
鼻肌的上部使鼻腔缩小，下部使鼻腔张大

提上唇鼻翼肌
提上唇和一侧鼻翼表达厌恶和嘲笑

提上唇肌
提上唇

颧小肌

颧大肌
颧大肌和颧小肌均连于颧骨和上唇侧部之间，用于微笑

浅部肌肉

深部肌肉

帽状腱膜
连接枕额肌额腹和枕腹

枕额肌额腹
枕额肌从眉延续至上项线，可提眉和活动头皮

颊肌
4对咀嚼肌之一，可使口腔闭合

眼轮匝肌
环绕眼可使眼睑闭合

鼻软骨

上面观

枕额肌额腹
帽状腱膜
颞肌
枕额肌枕腹

后面观

颞肌
枕额肌枕腹
头半棘肌
头夹肌
胸锁乳突肌
斜方肌
肩胛提肌
小菱形肌
大菱形肌
肩峰
肩胛冈

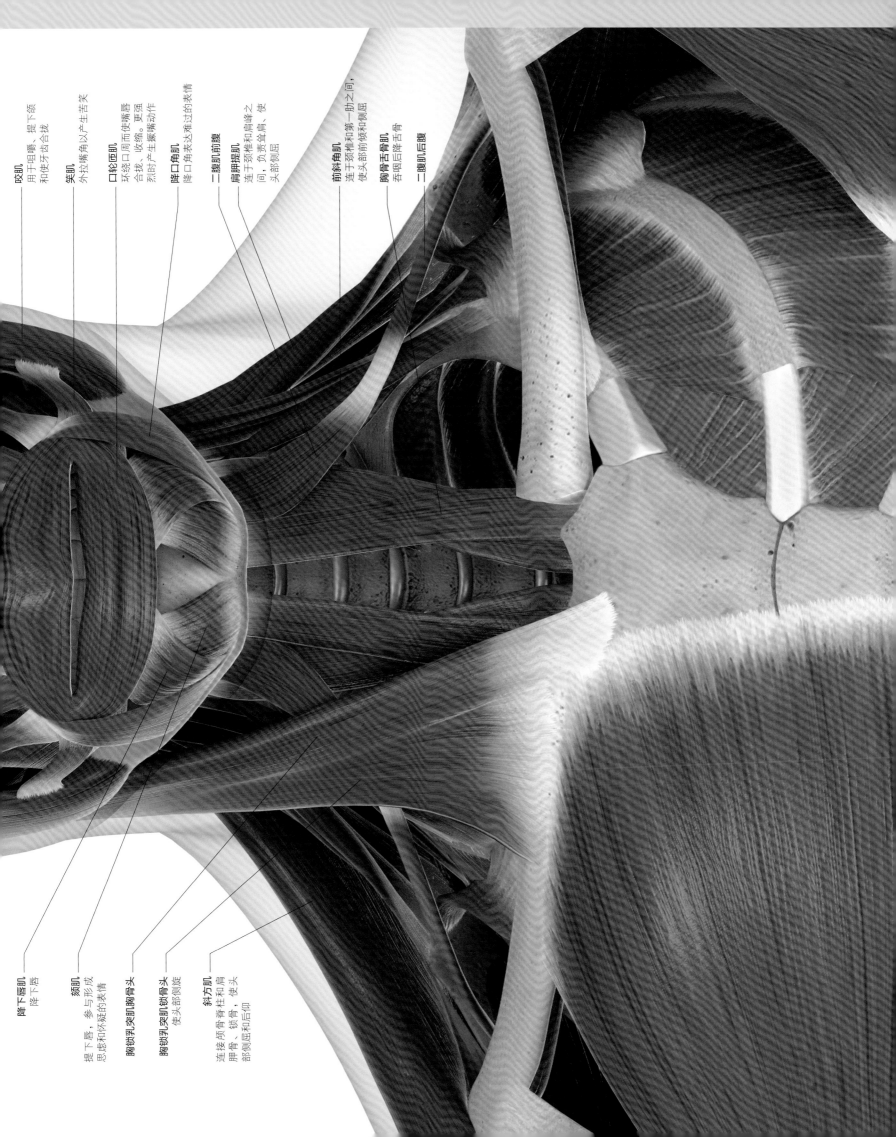

咬肌
用于咀嚼，提下颌和使牙齿合拢

笑肌
外拉嘴角以产生苦笑

口轮匝肌
环绕口周而使嘴唇合拢、收缩。更强烈时产生撅嘴动作

降口角肌
降口角表达难过的表情

二腹肌前腹

肩胛提肌
连于颈椎和肩峰之间，负责向侧屈头部向侧屈

前斜角肌
连于颈椎和第一肋之间，使头部前倾和侧屈

胸骨舌骨肌
吞咽后降舌骨

二腹肌后腹

降下唇肌
降下唇

颏肌
提下唇，参与形成思虑和怀疑的表情

胸锁乳突肌胸骨头

胸锁乳突肌锁骨头
使头部侧旋

斜方肌
连接颅骨脊柱和肩胛骨、锁骨，使头部侧屈和后仰

头部和颈部
肌肉系统

咀嚼肌附着于下颌骨，工作时可以使牙齿研磨食物。从头部的侧面观我们可以看到两块健硕的咀嚼肌——颞肌和咬肌，除此之外还有两块较小的咬肌附着于下颌骨内侧面。人类的下颌骨不仅可以上下运动，还可以侧移，这要归结于4块肌肉的精密运动。此页中我们还可以看到枕额肌额腹是如何通过帽状腱膜与枕腹相连的，这使得头皮可以整块运动。

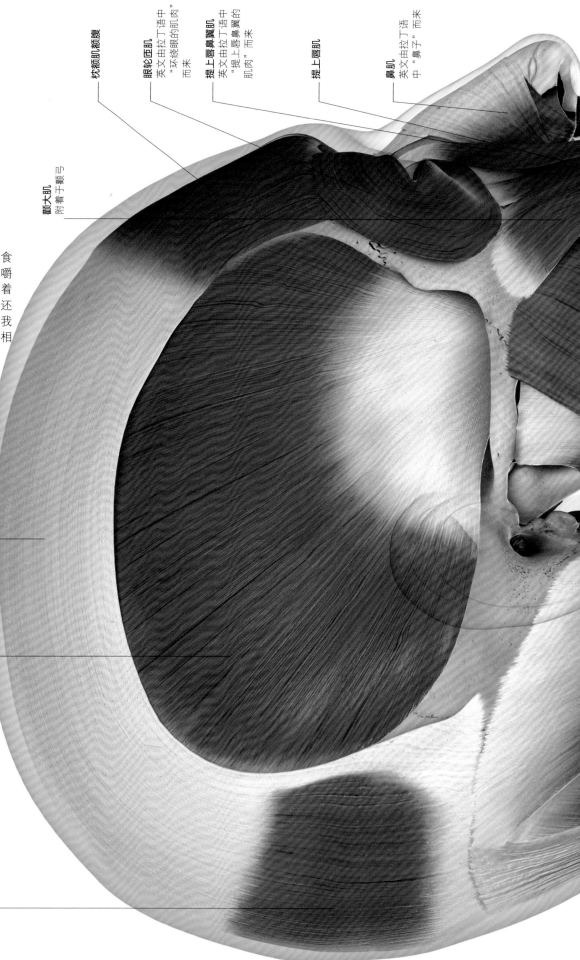

颧大肌
附着于颧弓

枕额肌额腹

眼轮匝肌
英文由拉丁语中"环绕眼的肌肉"而来

提上唇鼻翼肌
英文由拉丁语中"提上唇鼻翼的肌肉"而来

提上唇肌

鼻肌
英文由拉丁语中"鼻子"而来

帽状腱膜

颞肌
附着于颞骨和上颌骨冠状缝之间

枕额肌枕腹

侧面观

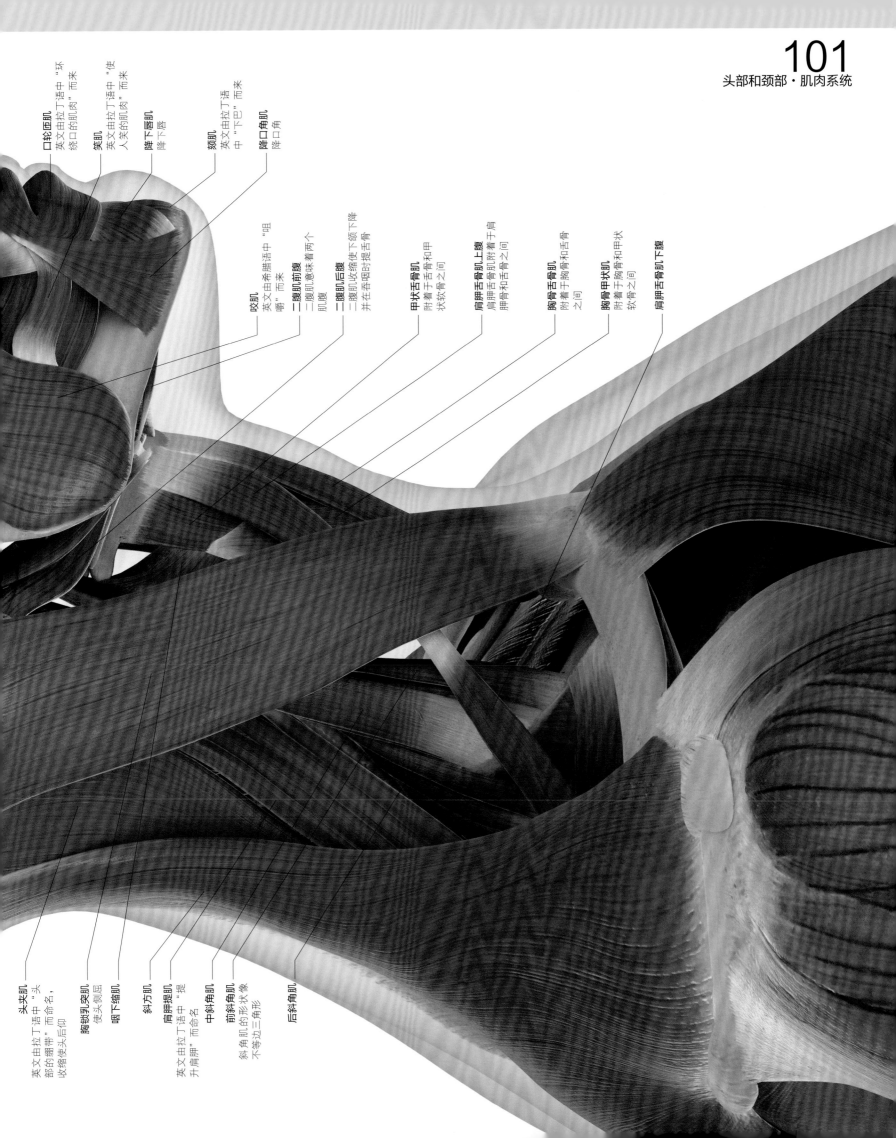

口轮匝肌
英文由拉丁语中"环
绕口的肌肉"而来

笑肌
英文由拉丁语中"使
人笑的肌肉"而来

降下唇肌
降下唇

颏肌
英文由拉丁语
中"下巴"而来

降口角肌
降口角

咬肌
英文由希腊语中"咀
嚼"而来

二腹肌,前腹
二腹肌意味着两个
肌腹

二腹肌,后腹
二腹肌收缩使下颌下降
并在吞咽时提舌骨

甲状舌骨肌
附着于舌骨和甲
状软骨之间

肩胛舌骨肌,上腹
肩胛舌骨肌附着于肩
胛骨和舌骨之间

胸骨舌骨肌
附着于胸骨和舌骨
之间

胸骨甲状肌
附着于胸骨和甲状
软骨之间

肩胛舌骨肌,下腹

头夹肌
英文由拉丁语中"头
部的绷带"而来,
收缩使头后仰

胸锁乳突肌
使头侧屈

斜方肌
咽下缩肌

肩胛提肌

中斜角肌
英文由拉丁语中"提
升肩胛"而来命名

前斜角肌
英文由拉丁语中"提
升肩胛"而来命名

后斜角肌
斜角肌的形状像
不等边三角形

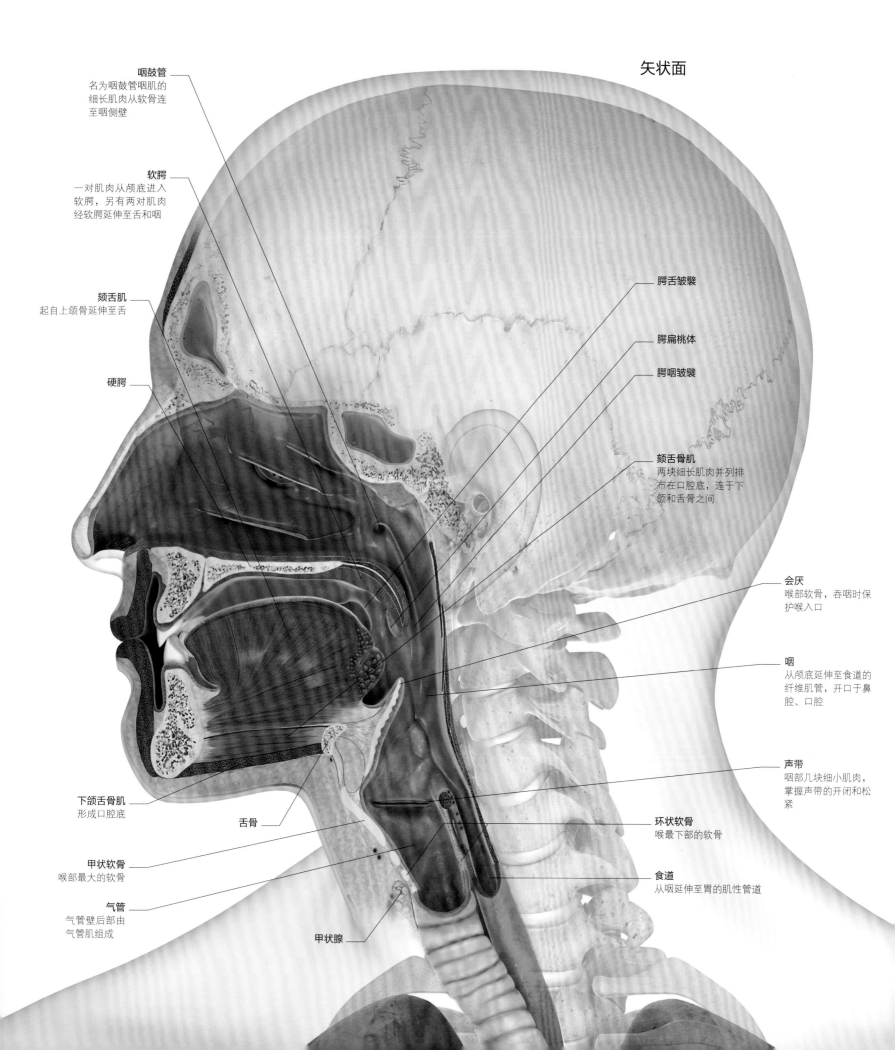

矢状面

咽鼓管
名为咽鼓管咽肌的
细长肌肉从软骨连
至咽侧壁

软腭
一对肌肉从颅底进入
软腭，另有两对肌肉
经软腭延伸至舌和咽

颏舌肌
起自上颌骨延伸至舌

硬腭

腭舌皱襞

腭扁桃体

腭咽皱襞

颏舌骨肌
两块细长肌肉并列排
布在口腔底，连于下
颌和舌骨之间

会厌
喉部软骨，吞咽时保
护喉入口

咽
从颅底延伸至食道的
纤维肌管，开口于鼻
腔、口腔

声带
咽部几块细小肌肉，
掌握声带的开闭和松
紧

环状软骨
喉最下部的软骨

食道
从咽延伸至胃的肌性管道

下颌舌骨肌
形成口腔底

舌骨

甲状软骨
喉部最大的软骨

气管
气管壁后部由
气管肌组成

甲状腺

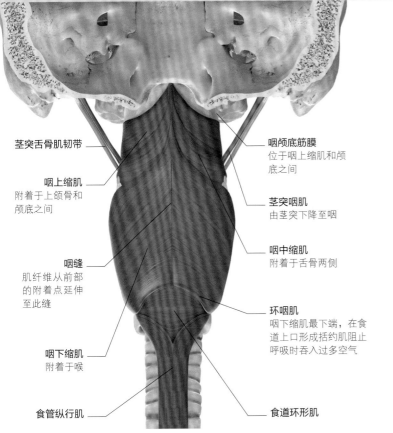

茎突舌骨肌韧带

咽上缩肌
附着于上颌骨和
颅底之间

咽颅底筋膜
位于咽上缩肌和颅
底之间

茎突咽肌
由茎突下降至咽

咽缝
肌纤维从前部
的附着点延伸
至此缝

咽中缩肌
附着于舌骨两侧

环咽肌
咽下缩肌最下端，在食
道上口形成括约肌阻止
呼吸时吞入过多空气

咽下缩肌
附着于喉

食管纵行肌

食道环形肌

咽后面观

头部和颈部
肌肉系统

　　从头部的矢状面中我们可以看到软腭、舌、咽和喉均由肌肉组成。软腭包含5块肌肉，其松弛时垂在口腔后部，但当吞咽时软腭变厚上提覆盖气道。舌是由黏膜覆盖的大块肌肉，舌部肌肉一部分发自舌骨和上颌骨，起锚定和围绕其运动的作用，另一部分完全处于舌内部，用于改变舌的形状。咽肌在吞咽时起重要作用，喉肌主要控制声带。控制眼球运动的肌肉参看第116页。

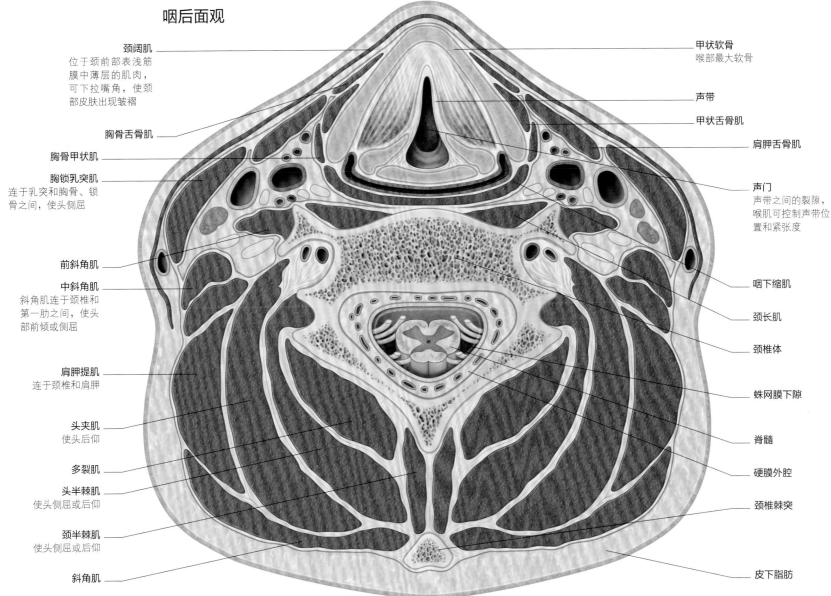

颈阔肌
位于颈前部表浅筋
膜中薄层的肌肉，
可下拉嘴角，使颈
部皮肤出现皱褶

胸骨舌骨肌

胸骨甲状肌

胸锁乳突肌
连于乳突和胸骨、锁
骨之间，使头侧屈

前斜角肌

中斜角肌
斜角肌连于颈椎和
第一肋之间，使头
部前倾或侧屈

肩胛提肌
连于颈椎和肩胛

头夹肌
使头后仰

多裂肌

头半棘肌
使头侧屈或后仰

颈半棘肌
使头侧屈或后仰

斜角肌

甲状软骨
喉部最大软骨

声带

甲状舌骨肌

肩胛舌骨肌

声门
声带之间的裂隙，
喉肌可控制声带位
置和紧张度

咽下缩肌

颈长肌

颈椎体

蛛网膜下隙

脊髓

硬膜外腔

颈椎棘突

皮下脂肪

颈部横切面（进过声带）

头部和颈部

神经系统

　　相较于其他动物，人类有占身体比重硕大的大脑。人类的大脑在进化过程中越来越大，以至于现在额叶已完全覆盖在眶上。相比于其他哺乳动物例如猫狗，人头部的形状十分诡异，这都归功于人类硕大的大脑。通过本页中的脑侧面观，可以清晰地看到组成端脑半球的脑叶——额叶、顶叶、颞叶和枕叶（已用不同颜色标出）。小脑缱绻在端脑后方，脑干承接着端脑，通过枕骨大孔顺延为脊髓。

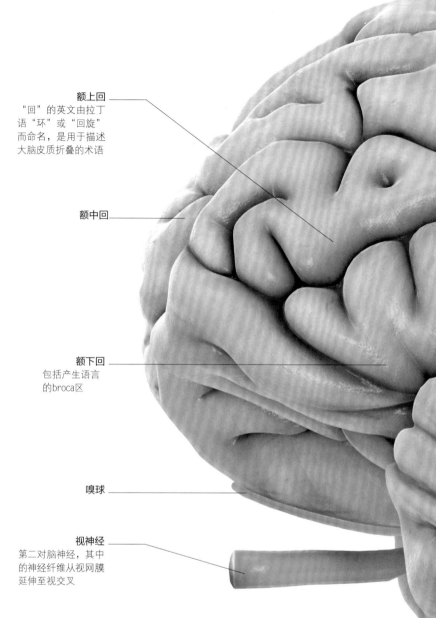

额上回
"回"的英文由拉丁语"环"或"回旋"而命名，是用于描述大脑皮质折叠的术语

额中回

额下回
包括产生语言的broca区

嗅球

视神经
第二对脑神经，其中的神经纤维从视网膜延伸至视交叉

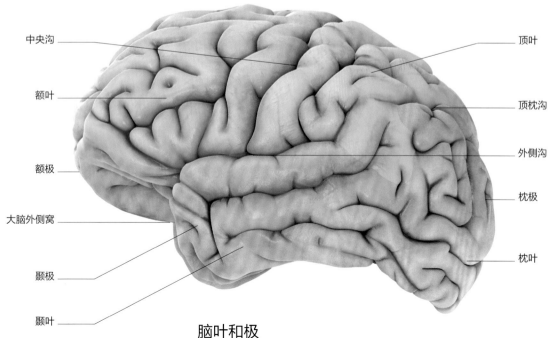

中央沟

额叶

额极

大脑外侧窝

颞极

颞叶

顶叶

顶枕沟

外侧沟

枕极

枕叶

脑叶和极

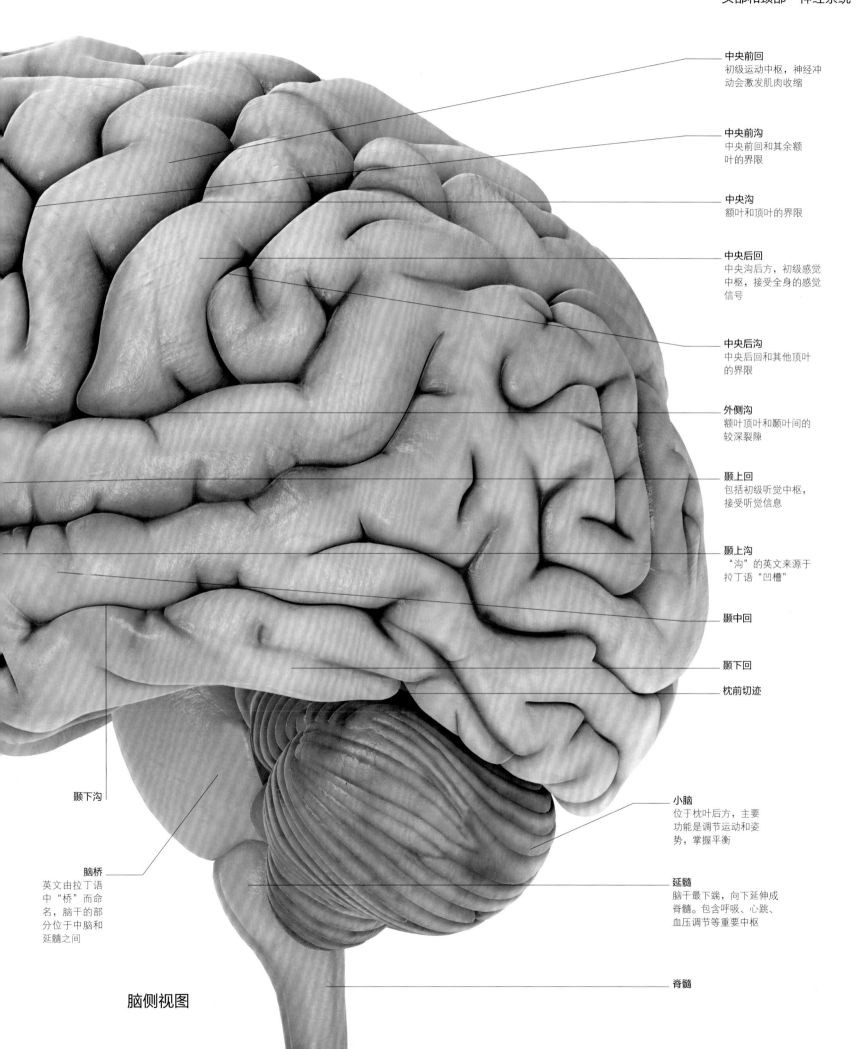

中央前回
初级运动中枢，神经冲动会激发肌肉收缩

中央前沟
中央前回和其余额叶的界限

中央沟
额叶和顶叶的界限

中央后回
中央沟后方，初级感觉中枢，接受全身的感觉信号

中央后沟
中央后回和其他顶叶的界限

外侧沟
额叶顶叶和颞叶间的较深裂隙

颞上回
包括初级听觉中枢，接受听觉信息

颞上沟
"沟"的英文来源于拉丁语"凹槽"

颞中回

颞下回

枕前切迹

小脑
位于枕叶后方，主要功能是调节运动和姿势，掌握平衡

延髓
脑干最下端，向下延伸成脊髓。包含呼吸、心跳、血压调节等重要中枢

颞下沟

脑桥
英文由拉丁语中"桥"而命名，脑干的部分位于中脑和延髓之间

脊髓

脑侧视图

头部和颈部
神经系统

在解剖学家来看，大脑丑陋而不招人喜欢，它看上去像一个粉灰色的皱巴巴的硕大核桃，特别是俯视的时候。灰质的最外层是高度折叠的皮质，在大脑的深层我们可以看到更多精细的结构，包括发自大脑的脑神经。用裸眼来看很难相信大脑是全身最复杂的器官，在显微镜下才能看到数以十亿计的神经元互相连通形成无数的通信线路以传递感觉和运动，形成情感和记忆。

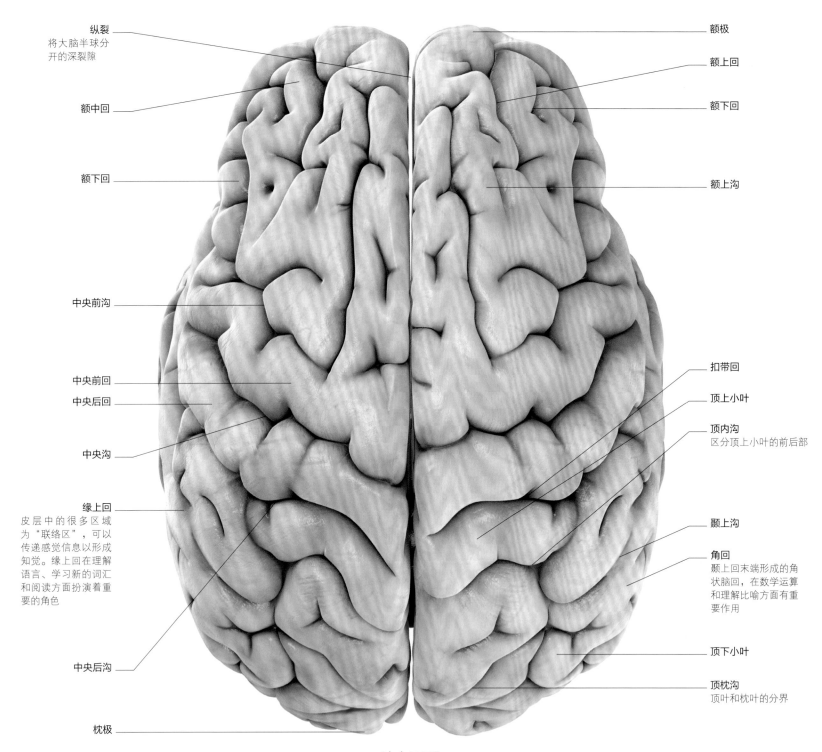

纵裂
将大脑半球分开的深裂隙

额中回

额下回

中央前沟

中央前回

中央后回

中央沟

缘上回
皮层中的很多区域为"联络区"，可以传递感觉信息以形成知觉。缘上回在理解语言、学习新的词汇和阅读方面扮演着重要的角色

中央后沟

枕极

额极

额上回

额下回

额上沟

扣带回

顶上小叶

顶内沟
区分顶上小叶的前后部

颞上沟

角回
颞上回末端形成的角状脑回，在数学运算和理解比喻方面有重要作用

顶下小叶

顶枕沟
顶叶和枕叶的分界

脑上面观

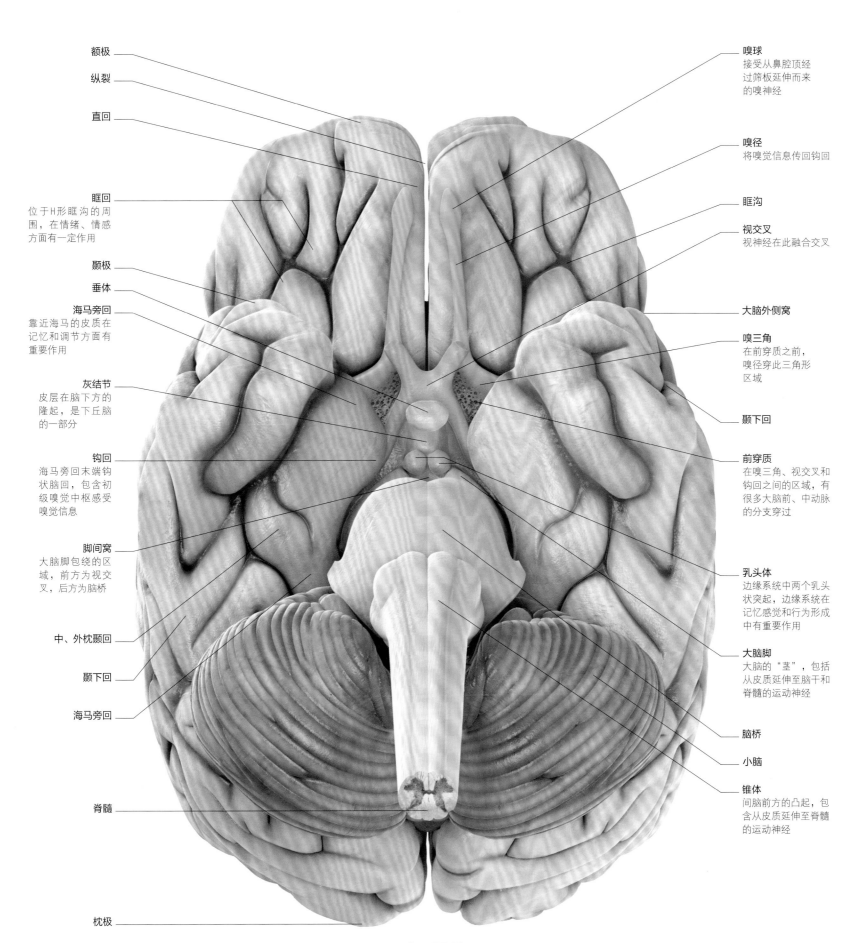

额极

纵裂

直回

眶回
位于H形眶沟的周围，在情绪、情感方面有一定作用

颞极

垂体

海马旁回
靠近海马的皮质在记忆和调节方面有重要作用

灰结节
皮层在脑下方的隆起，是下丘脑的一部分

钩回
海马旁回末端钩状脑回，包含初级嗅觉中枢感受嗅觉信息

脚间窝
大脑脚包绕的区域，前方为视交叉，后方为脑桥

中、外枕颞回

颞下回

海马旁回

脊髓

枕极

嗅球
接受从鼻腔顶经过筛板延伸而来的嗅神经

嗅径
将嗅觉信息传回钩回

眶沟

视交叉
视神经在此融合交叉

大脑外侧窝

嗅三角
在前穿质之前，嗅径穿此三角形区域

颞下回

前穿质
在嗅三角、视交叉和钩回之间的区域，有很多大脑前、中动脉的分支穿过

乳头体
边缘系统中两个乳头状突起，边缘系统在记忆感觉和行为形成中有重要作用

大脑脚
大脑的"茎"，包括从皮质延伸至脑干和脊髓的运动神经

脑桥

小脑

锥体
间脑前方的凸起，包含从皮质延伸至脊髓的运动神经

脑下面观

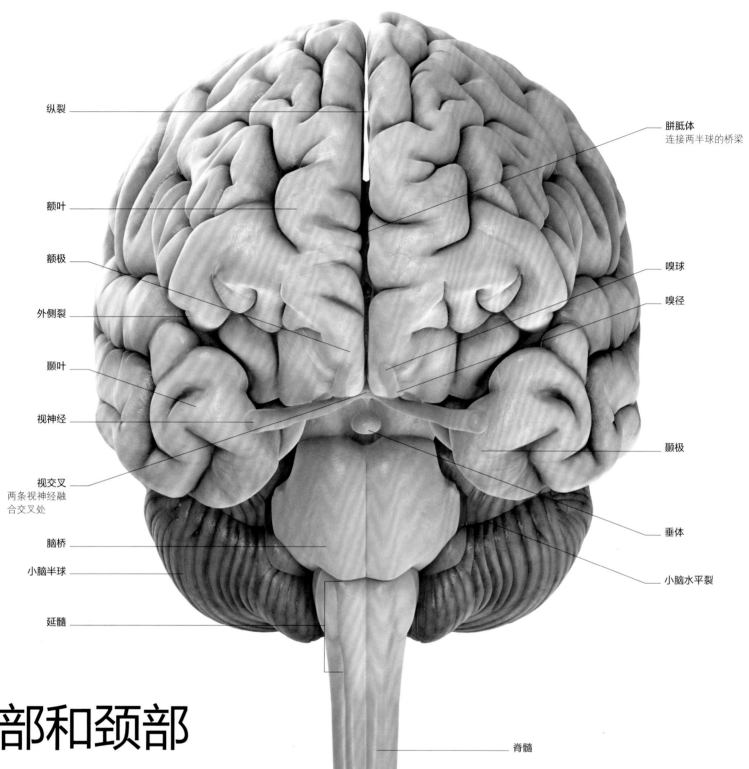

纵裂

胼胝体
连接两半球的桥梁

额叶

额极

嗅球

嗅径

外侧裂

颞叶

视神经

视交叉
两条视神经融
合交叉处

颞极

脑桥

垂体

小脑半球

小脑水平裂

延髓

脊髓

头部和颈部

神经系统

　　端脑分为两个半球，是脑中体积最大的部分。两个半球的分界在大脑上、前和后面观中都十分明显。纵裂很深，在纵裂深处为胼胝体——是沟通两个半球的桥梁。大脑中接受和处理某种信息或者管理某部位运动的区域都有明确的划分。从眼到枕叶中视皮质有形成视觉的视觉通路，但是眼球的运动来自于额叶释放的神经冲动。

脑前面观

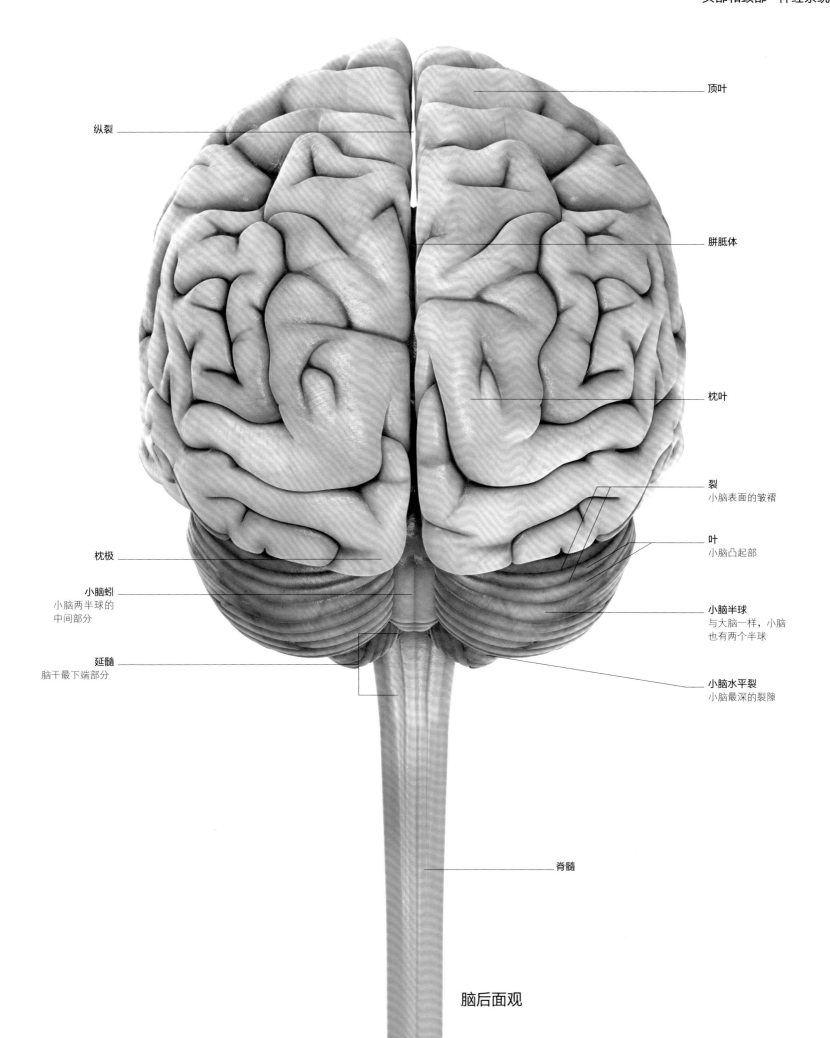

纵裂

顶叶

胼胝体

枕叶

裂
小脑表面的皱褶

叶
小脑凸起部

枕极

小脑蚓
小脑两半球的
中间部分

小脑半球
与大脑一样，小脑
也有两个半球

延髓
脑干最下端部分

小脑水平裂
小脑最深的裂隙

脊髓

脑后面观

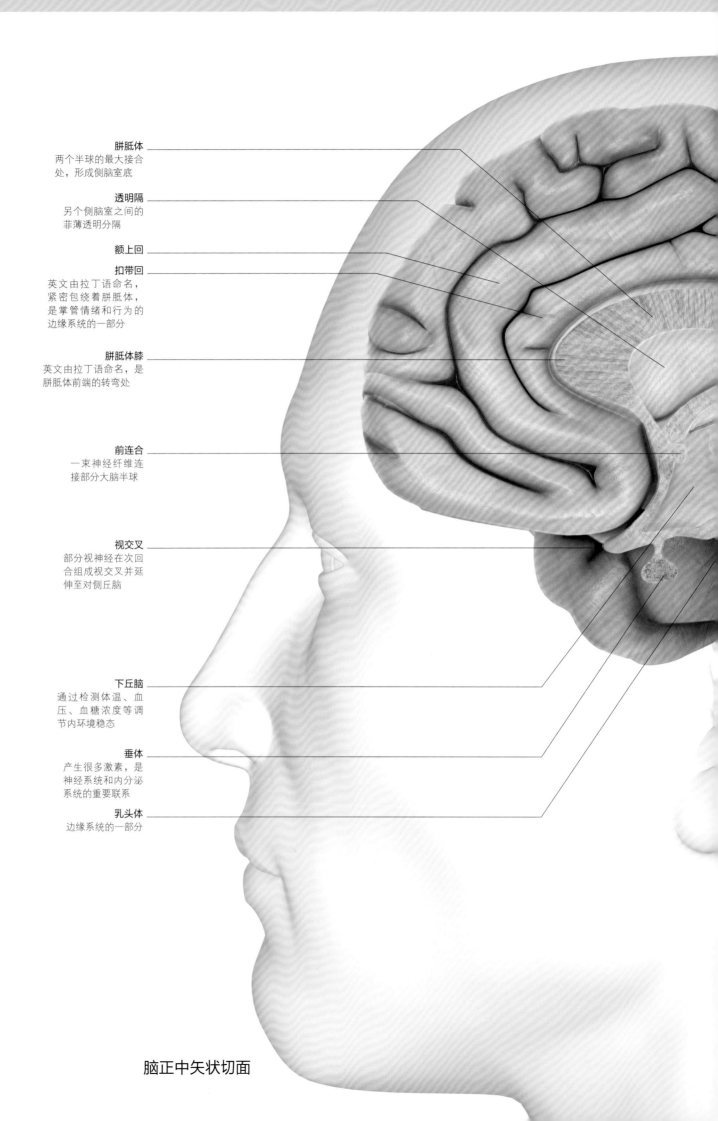

胼胝体
两个半球的最大接合
处，形成侧脑室底

透明隔
另个侧脑室之间的
菲薄透明分隔

额上回

扣带回
英文由拉丁语命名，
紧密包绕着胼胝体，
是掌管情绪和行为的
边缘系统的一部分

胼胝体膝
英文由拉丁语命名，是
胼胝体前端的转弯处

前连合
一束神经纤维连
接部分大脑半球

视交叉
部分视神经在次回
合组成视交叉并延
伸至对侧丘脑

下丘脑
通过检测体温、血
压、血糖浓度等调
节内环境稳态

垂体
产生很多激素，是
神经系统和内分泌
系统的重要联系

乳头体
边缘系统的一部分

脑正中矢状切面

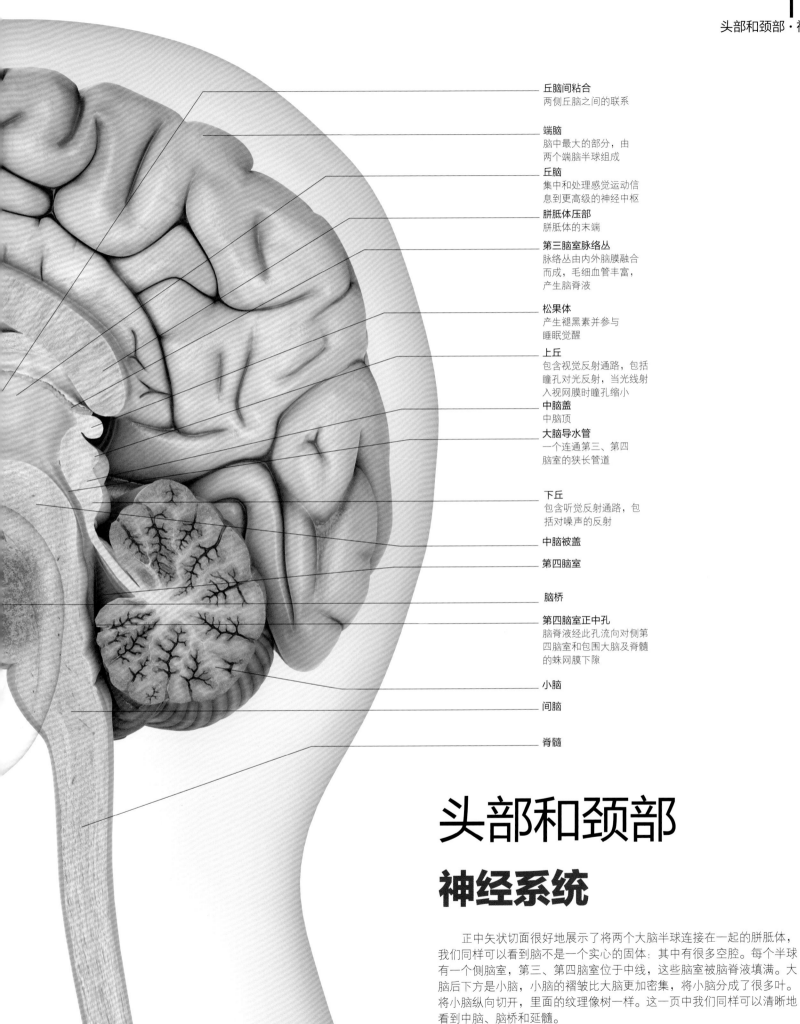

丘脑间粘合
两侧丘脑之间的联系

端脑
脑中最大的部分，由
两个端脑半球组成

丘脑
集中和处理感觉运动信
息到更高级的神经中枢

胼胝体压部
胼胝体的末端

第三脑室脉络丛
脉络丛由内外脑膜融合
而成，毛细血管丰富，
产生脑脊液

松果体
产生褪黑素并参与
睡眠觉醒

上丘
包含视觉反射通路，包括
瞳孔对光反射，当光线射
入视网膜时瞳孔缩小

中脑盖
中脑顶

大脑导水管
一个连通第三、第四
脑室的狭长管道

下丘
包含听觉反射通路，包
括对噪声的反射

中脑被盖

第四脑室

脑桥

第四脑室正中孔
脑脊液经此孔流向对侧第
四脑室和包围大脑及脊髓
的蛛网膜下隙

小脑

间脑

脊髓

头部和颈部

神经系统

　　正中矢状切面很好地展示了将两个大脑半球连接在一起的胼胝体，我们同样可以看到脑不是一个实心的固体：其中有很多空腔。每个半球有一个侧脑室，第三、第四脑室位于中线，这些脑室被脑脊液填满。大脑后下方是小脑，小脑的褶皱比大脑更加密集，将小脑分成了很多叶。将小脑纵向切开，里面的纹理像树一样。这一页中我们同样可以清晰地看到中脑、脑桥和延髓。

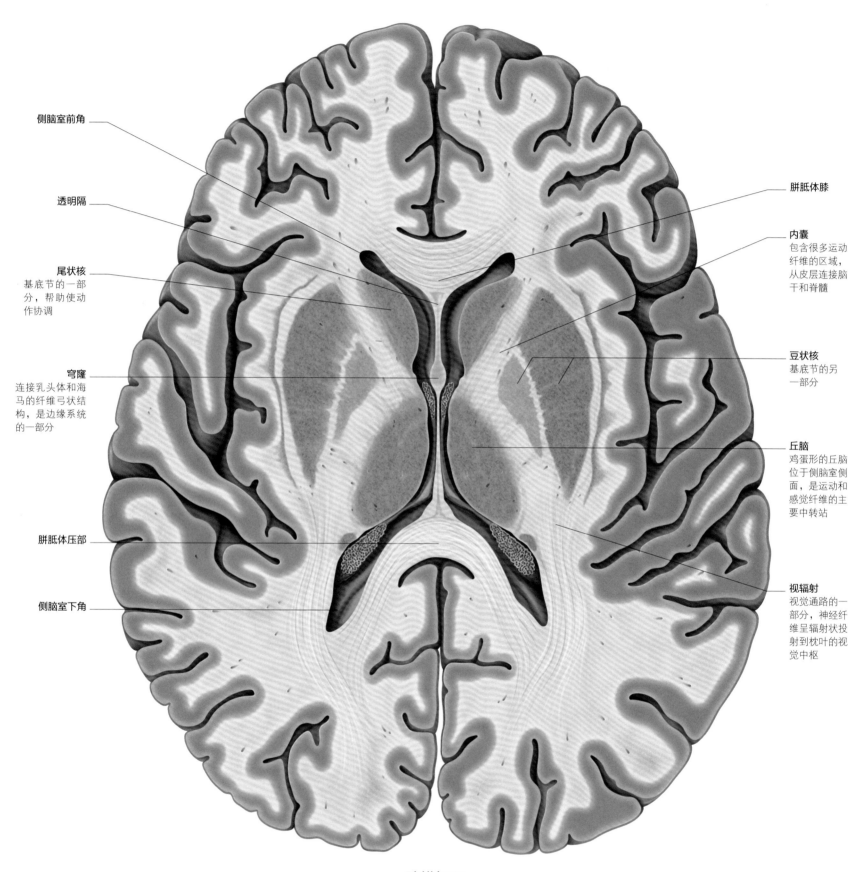

侧脑室前角

透明隔

尾状核
基底节的一部
分，帮助使动
作协调

穹窿
连接乳头体和海
马的纤维弓状结
构，是边缘系统
的一部分

胼胝体压部

侧脑室下角

胼胝体膝

内囊
包含很多运动
纤维的区域，
从皮层连接脑
干和脊髓

豆状核
基底节的另
一部分

丘脑
鸡蛋形的丘脑
位于侧脑室侧
面，是运动和
感觉纤维的主
要中转站

视辐射
视觉通路的一
部分，神经纤
维呈辐射状投
射到枕叶的视
觉中枢

脑横切面

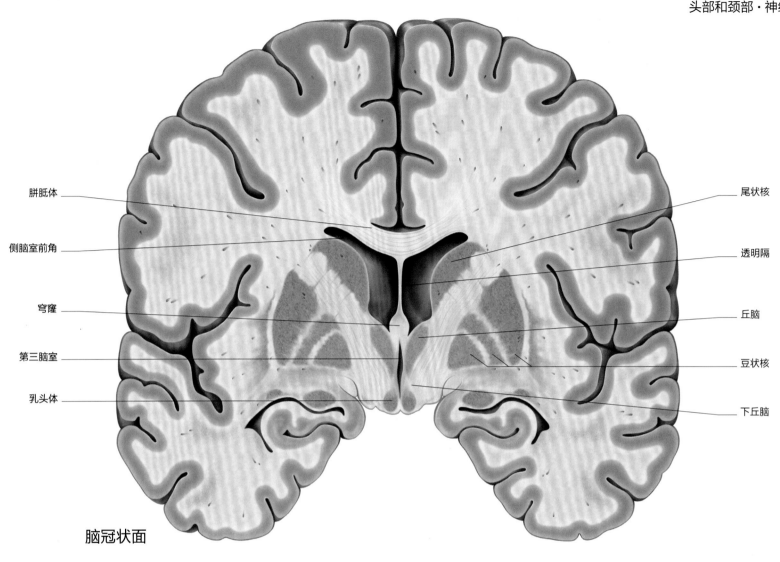

胼胝体

侧脑室前角

穹窿

第三脑室

乳头体

尾状核

透明隔

丘脑

豆状核

下丘脑

脑冠状面

头部和颈部

神经系统

脑被3层脑膜保护：硬脑膜覆盖在最外层，包绕脊髓和大脑；之后是蛛网膜；软脑膜很薄，覆盖在脑组织上。在蛛网膜和软脑膜之间是一层很薄的蛛网膜下隙，里面流动着脑脊液。脑脊液主要由侧脑室脉络丛生成，经过第三脑室进入第四脑室。

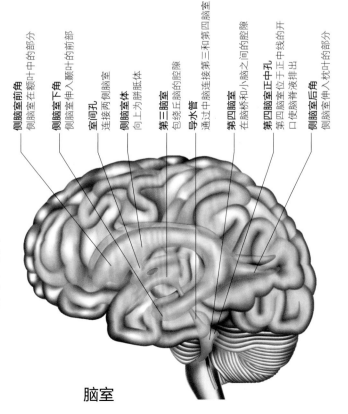

侧脑室前角
侧脑室在额叶中的部分

侧脑室下角
侧脑室伸入颞叶中的前部

室间孔
连接两侧脑室

侧脑室体
向上为胼胝体

第三脑室
包绕丘脑的腔隙

导水管
连接第三和第四脑室之间的腔隙

第四脑室
在脑桥和小脑之间的腔隙

第四脑室正中孔
第四脑室位于正中线的开口使脑脊液排出

侧脑室后角
侧脑室伸入枕叶中的部分

脑室

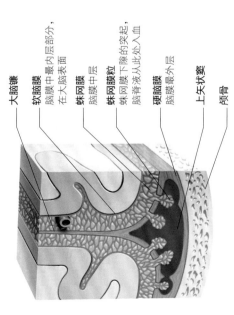

大脑镰

软脑膜
脑膜中最内层部分，在大脑表面

蛛网膜
脑膜中层

蛛网膜粒
蛛网膜下隙的突起，脑脊液从此处入血

硬脑膜
脑膜最外层

上矢状窦

颅骨

脑膜切面

头部和颈部
神经系统

12对脑神经从脑和脑干发出，经过颅底的孔道出颅。有些神经仅有单一的感觉或运动成分，但大多数是混合神经，一些甚至包含自主神经。嗅神经和视神经发自脑，其余发自脑干。除迷走神经外，其余脑神经均支配头颈部的器官，迷走神经有分支到颈，其余继续下行进入胸腹腔。对于脑神经的精确测试，包括对视觉、听觉、嗅觉、味觉的测试，有利于医生判断病变的具体部位。

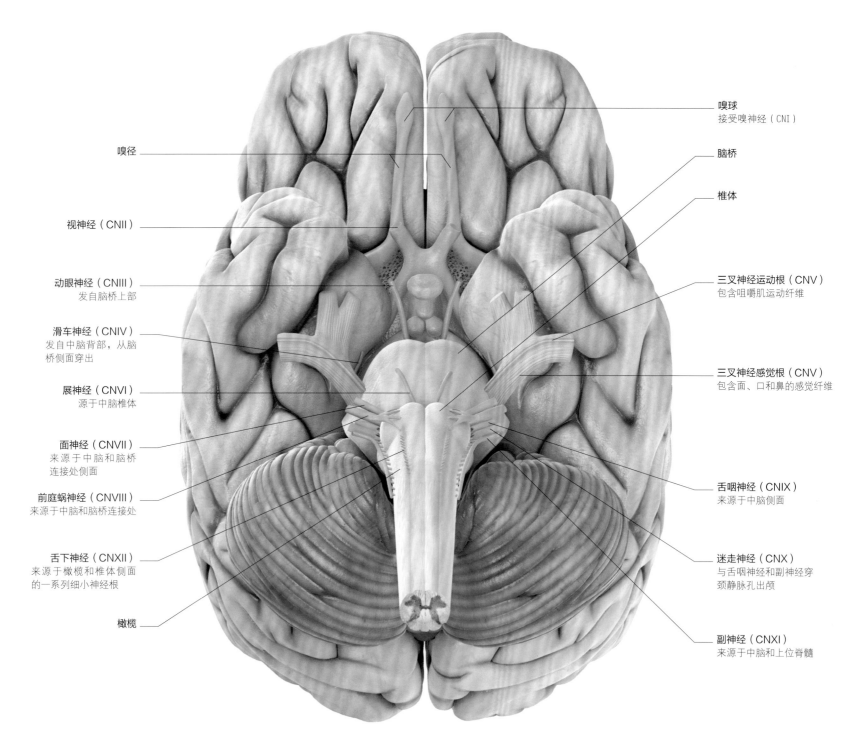

嗅球
接受嗅神经（CNI）

嗅径

脑桥

椎体

视神经（CNII）

动眼神经（CNIII）
发自脑桥上部

三叉神经运动根（CNV）
包含咀嚼肌运动纤维

滑车神经（CNIV）
发自中脑背部，从脑桥侧面穿出

三叉神经感觉根（CNV）
包含面、口和鼻的感觉纤维

展神经（CNVI）
源于中脑椎体

面神经（CNVII）
来源于中脑和脑桥连接处侧面

前庭蜗神经（CNVIII）
来源于中脑和脑桥连接处

舌咽神经（CNIX）
来源于中脑侧面

舌下神经（CNXII）
来源于橄榄和椎体侧面的一系列细小神经根

迷走神经（CNX）
与舌咽神经和副神经穿颈静脉孔出颅

橄榄

副神经（CNXI）
来源于中脑和上位脊髓

脑神经的起源（颅底观）

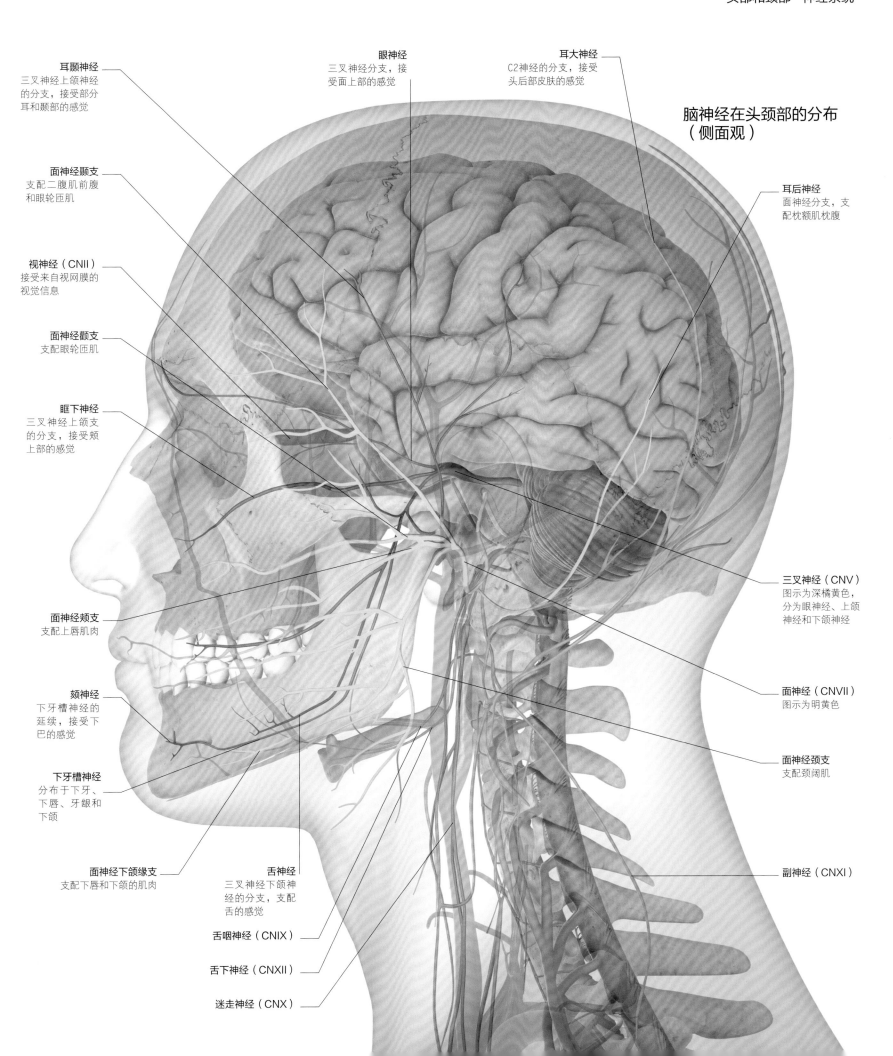

耳颞神经
三叉神经上颌神经
的分支，接受部分
耳和颞部的感觉

面神经颞支
支配二腹肌前腹
和眼轮匝肌

视神经（CNII）
接受来自视网膜的
视觉信息

面神经颧支
支配眼轮匝肌

眶下神经
三叉神经上颌支
的分支，接受颊
上部的感觉

面神经颊支
支配上唇肌肉

颏神经
下牙槽神经的
延续，接受下
巴的感觉

下牙槽神经
分布于下牙、
下唇、牙龈和
下颌

面神经下颌缘支
支配下唇和下颌的肌肉

眼神经
三叉神经分支，接
受面上部的感觉

耳大神经
C2神经的分支，接受
头后部皮肤的感觉

脑神经在头颈部的分布
（侧面观）

耳后神经
面神经分支，支
配枕额肌枕腹

三叉神经（CNV）
图示为深橘黄色，
分为眼神经、上颌
神经和下颌神经

面神经（CNVII）
图示为明黄色

面神经颈支
支配颈阔肌

副神经（CNXI）

舌神经
三叉神经下颌神
经的分支，支配
舌的感觉

舌咽神经（CNIX）

舌下神经（CNXII）

迷走神经（CNX）

头部和颈部

神经系统

眼

　　眼是十分难得的精密器官。它们被眼眶和眼睑所保护，浸泡在泪腺产生的泪液当中。眼球直径为2.5厘米，眼眶为眼外肌提供了附着点，剩余空间被脂肪填充。眼眶后部的空隙穿过许多血管神经，包括将视觉信息从视网膜传递到大脑的眼神经。其他神经支配眼外肌和泪腺，甚至穿过眼眶接受眼睑和前额的感觉。

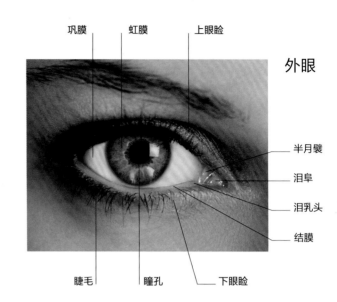

外眼

巩膜　　虹膜　　上眼睑

半月襞

泪阜

泪乳头

结膜

睫毛　　瞳孔　　下眼睑

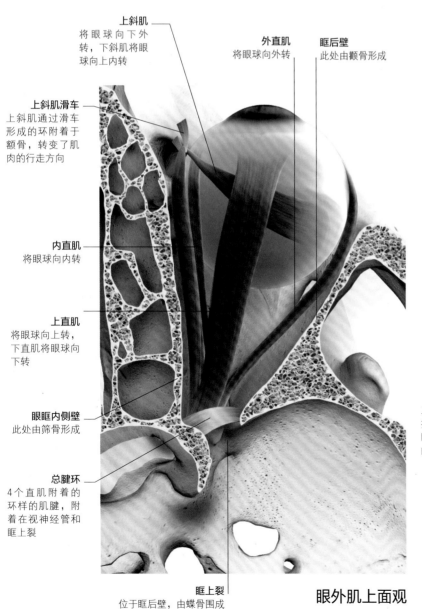

上斜肌
将眼球向下外转，下斜肌将眼球向上内转

外直肌
将眼球向外转

眶后壁
此处由颧骨形成

上斜肌滑车
上斜肌通过滑车形成的环附着于额骨，转变了肌肉的行走方向

内直肌
将眼球向内转

上直肌
将眼球向上转，下直肌将眼球向下转

眼眶内侧壁
此处由筛骨形成

总腱环
4个直肌附着的环样的肌腱，附着在视神经管和眶上裂

眶上裂
位于眶后壁，由蝶骨围成

眼外肌上面观

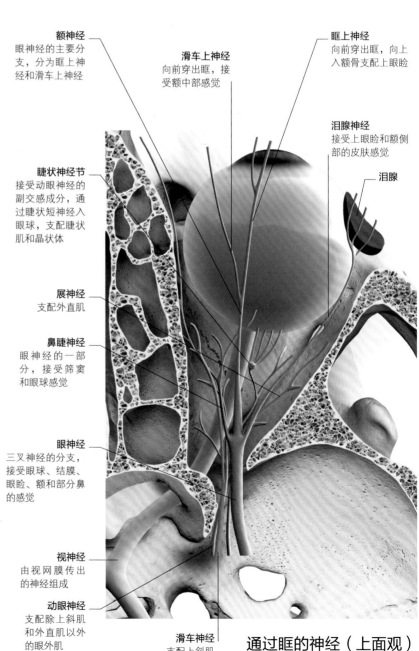

额神经
眼神经的主要分支，分为眶上神经和滑车上神经

滑车上神经
向前穿出眶，接受额中部感觉

眶上神经
向前穿出眶，向上入额骨支配上眼睑

泪腺神经
接受上眼睑和额侧部的皮肤感觉

睫状神经节
接受动眼神经的副交感成分，通过睫状短神经入眼球，支配睫状肌和晶状体

泪腺

展神经
支配外直肌

鼻睫神经
眼神经的一部分，接受筛窦和眼球感觉

眼神经
三叉神经的分支，接受眼球、结膜、眼睑、额和部分鼻的感觉

视神经
由视网膜传出的神经组成

动眼神经
支配除上斜肌和外直肌以外的眼外肌

滑车神经
支配上斜肌

通过眶的神经（上面观）

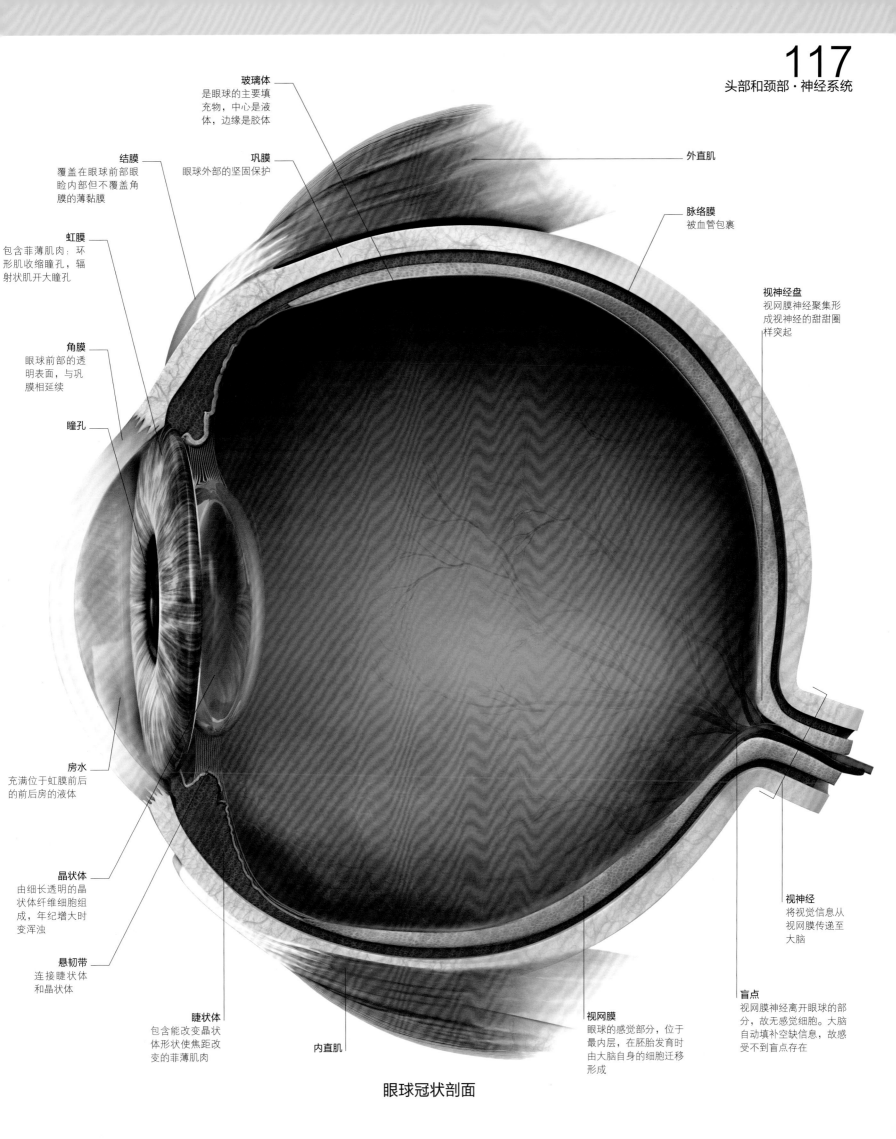

玻璃体
是眼球的主要填充物，中心是液体，边缘是胶体

结膜
覆盖在眼球前部眼睑内部但不覆盖角膜的薄黏膜

巩膜
眼球外部的坚固保护

外直肌

脉络膜
被血管包裹

虹膜
包含菲薄肌肉：环形肌收缩瞳孔，辐射状肌开大瞳孔

视神经盘
视网膜神经聚集形成视神经的甜甜圈样突起

角膜
眼球前部的透明表面，与巩膜相延续

瞳孔

房水
充满位于虹膜前后的前后房的液体

晶状体
由细长透明的晶状体纤维细胞组成，年纪增大时变浑浊

视神经
将视觉信息从视网膜传递至大脑

悬韧带
连接睫状体和晶状体

睫状体
包含能改变晶状体形状使焦距改变的菲薄肌肉

内直肌

视网膜
眼球的感觉部分，位于最内层，在胚胎发育时由大脑自身的细胞迁移形成

盲点
视网膜神经离开眼球的部分，故无感觉细胞。大脑自动填补空缺信息，故感受不到盲点存在

眼球冠状剖面

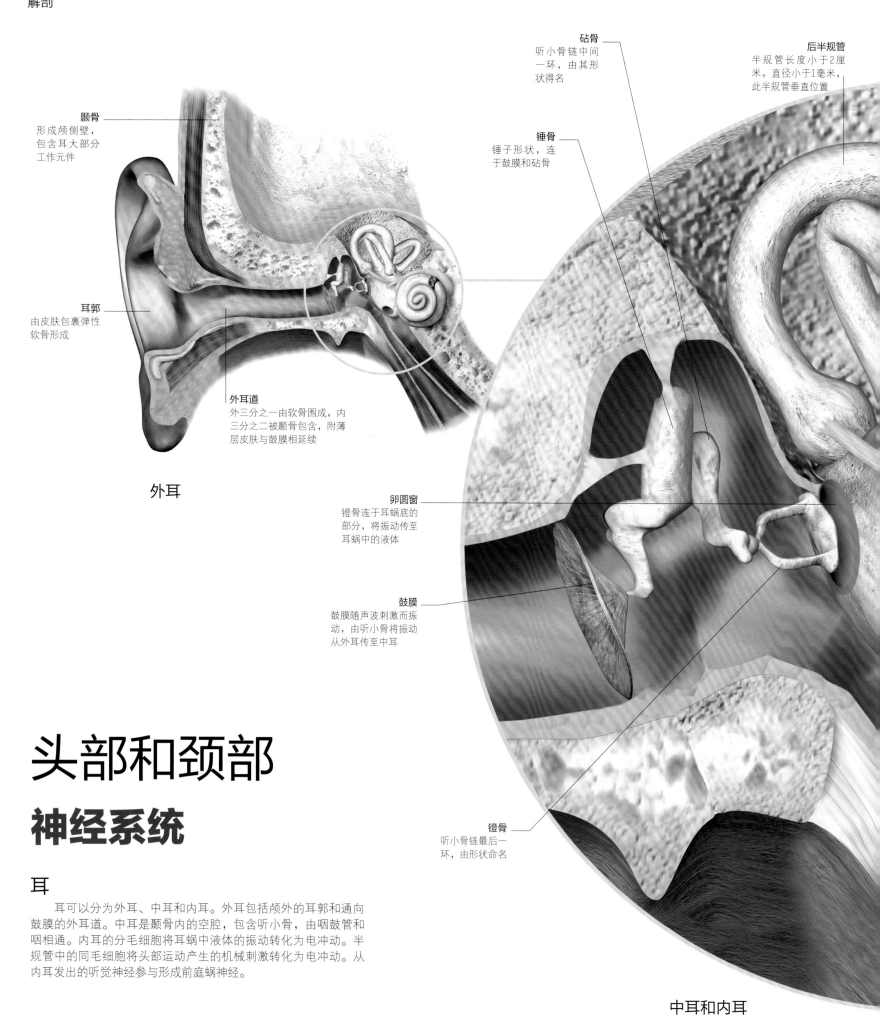

颞骨
形成颅侧壁，包含耳大部分工作元件

耳郭
由皮肤包裹弹性软骨形成

外耳道
外三分之一由软骨围成，内三分之二被颞骨包含，附薄层皮肤与鼓膜相延续

外耳

砧骨
听小骨链中间一环，由其形状得名

锤骨
锤子形状，连于鼓膜和砧骨

后半规管
半规管长度小于2厘米，直径小于1毫米，此半规管垂直位置

卵圆窗
镫骨连于耳蜗底的部分，将振动传至耳蜗中的液体

鼓膜
鼓膜随声波刺激而振动，由听小骨将振动从外耳传至中耳

镫骨
听小骨链最后一环，由形状命名

中耳和内耳

头部和颈部

神经系统

耳

　　耳可以分为外耳、中耳和内耳。外耳包括颅外的耳郭和通向鼓膜的外耳道。中耳是颞骨内的空腔，包含听小骨，由咽鼓管和咽相通。内耳的分毛细胞将耳蜗中液体的振动转化为电冲动。半规管中的同毛细胞将头部运动产生的机械刺激转化为电冲动。从内耳发出的听觉神经参与形成前庭蜗神经。

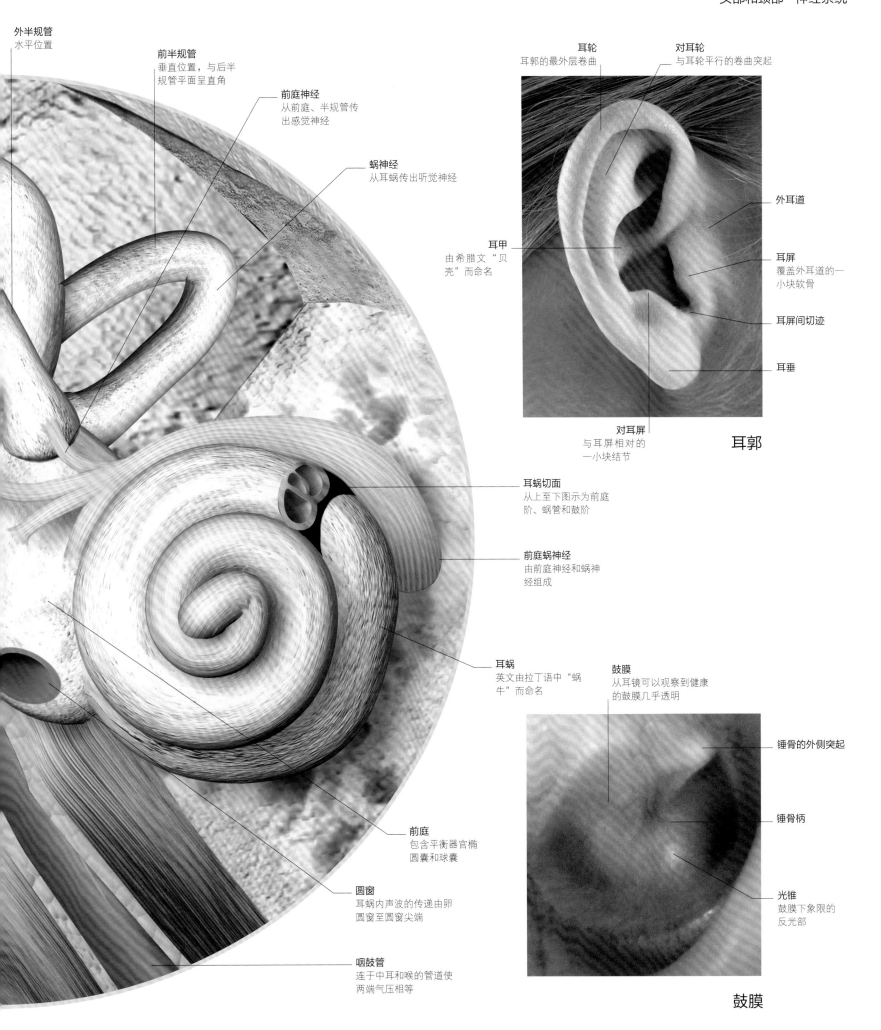

外半规管
水平位置

前半规管
垂直位置，与后半
规管平面呈直角

前庭神经
从前庭、半规管传
出感觉神经

蜗神经
从耳蜗传出听觉神经

耳轮
耳郭的最外层卷曲

对耳轮
与耳轮平行的卷曲突起

外耳道

耳屏
覆盖外耳道的一
小块软骨

耳甲
由希腊文"贝
壳"而命名

耳屏间切迹

耳垂

对耳屏
与耳屏相对的
一小块结节

耳郭

耳蜗切面
从上至下图示为前庭
阶、蜗管和鼓阶

前庭蜗神经
由前庭神经和蜗神
经组成

耳蜗
英文由拉丁语中"蜗
牛"而命名

鼓膜
从耳镜可以观察到健康
的鼓膜几乎透明

锤骨的外侧突起

锤骨柄

前庭
包含平衡器官椭
圆囊和球囊

圆窗
耳蜗内声波的传递由卵
圆窗至圆窗尖端

光锥
鼓膜下象限的
反光部

咽鼓管
连于中耳和喉的管道使
两端气压相等

鼓膜

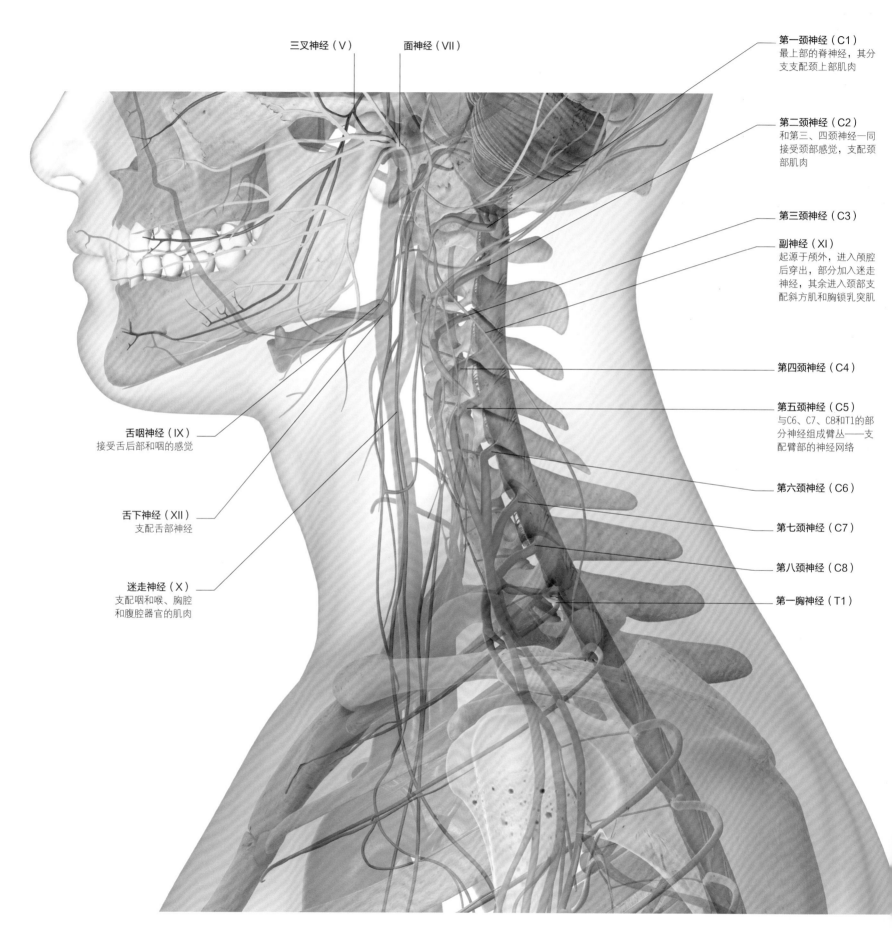

三叉神经（Ⅴ）

面神经（Ⅶ）

第一颈神经（C1）
最上部的脊神经，其分支支配颈上部肌肉

第二颈神经（C2）
和第三、四颈神经一同接受颈部感觉，支配颈部肌肉

第三颈神经（C3）

副神经（ⅩⅠ）
起源于颅外，进入颅腔后穿出，部分加入迷走神经，其余进入颈部支配斜方肌和胸锁乳突肌

第四颈神经（C4）

第五颈神经（C5）
与C6、C7、C8和T1的部分神经组成臂丛——支配臂部的神经网络

第六颈神经（C6）

第七颈神经（C7）

第八颈神经（C8）

第一胸神经（T1）

舌咽神经（Ⅸ）
接受舌后部和咽的感觉

舌下神经（ⅩⅡ）
支配舌部神经

迷走神经（Ⅹ）
支配咽和喉、胸腔和腹腔器官的肌肉

颈部神经侧面观

头部和颈部
神经系统

后4对脑神经均出现在颈部。舌咽神经支配腮腺和舌后部，后走行入咽。迷走神经走行在颈总动脉和颈内静脉之间，在进入胸腔前发出分支支配咽和喉。副神经在颈部支配斜方肌和胸锁乳突肌，舌下神经向下走行转入下颌支配舌部肌肉。在颈部亦有很多脊神经，上4对颈神经分布于颈部的皮肤肌肉，下4对组成臂丛。

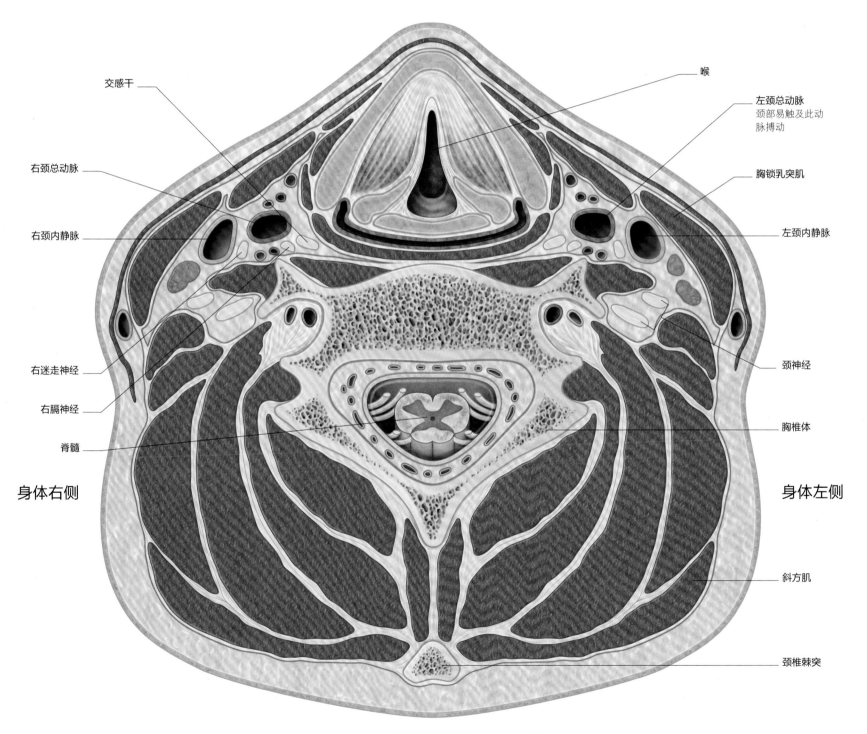

颈部横切面

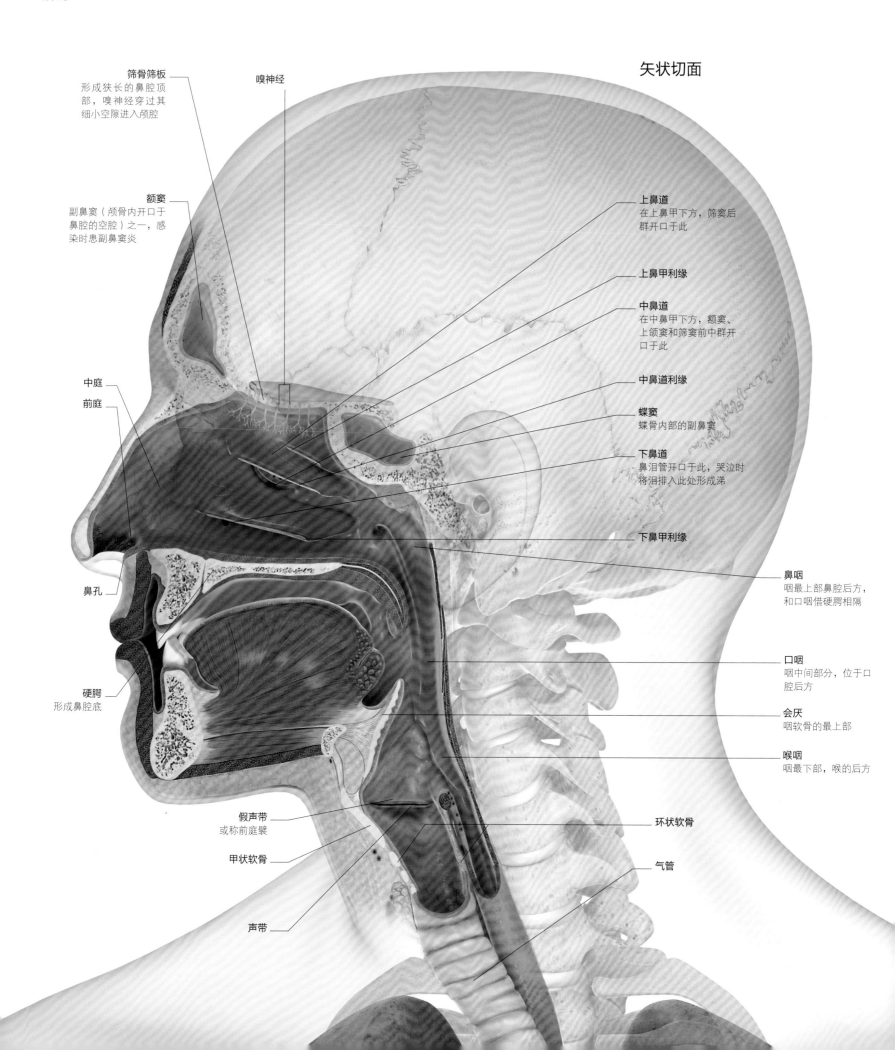

矢状切面

筛骨筛板
形成狭长的鼻腔顶
部，嗅神经穿过其
细小空隙进入颅腔

嗅神经

额窦
副鼻窦（颅骨内开口于
鼻腔的空腔）之一，感
染时患副鼻窦炎

中庭

前庭

鼻孔

硬腭
形成鼻腔底

假声带
或称前庭襞

甲状软骨

声带

上鼻道
在上鼻甲下方，筛窦后
群开口于此

上鼻甲利缘

中鼻道
在中鼻甲下方，额窦、
上颌窦和筛窦前中群开
口于此

中鼻道利缘

蝶窦
蝶骨内部的副鼻窦

下鼻道
鼻泪管开口于此，哭泣时
将泪排入此处形成涕

下鼻甲利缘

鼻咽
咽最上部鼻腔后方，
和口咽借硬腭相隔

口咽
咽中间部分，位于口
腔后方

会厌
咽软骨的最上部

喉咽
咽最下部，喉的后方

环状软骨

气管

头部和颈部

呼吸系统

　　当我们呼吸时空气从鼻孔入鼻腔，在此处空气被清洁、加温和润湿。鼻腔被菲薄的鼻中隔一分为二，鼻中隔由软骨和硬骨共同组成。鼻腔侧壁更加富有弹性，突起的鼻甲增加了接触面积。鼻腔被可以产生黏液的黏膜覆盖，黏液吸附尘埃、润湿空气的作用常常被低估。鼻窦同样被黏膜覆盖，通过微小的孔道开口于鼻腔。在咽的前下方是喉——讲话的器官。空气经过喉可以被加工而产生声音。

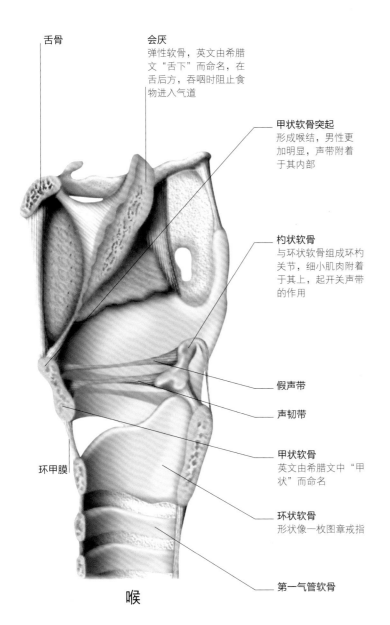

舌骨

会厌
弹性软骨，英文由希腊文"舌下"而命名，在舌后方，吞咽时阻止食物进入气道

甲状软骨突起
形成喉结，男性更加明显，声带附着于其内部

杓状软骨
与环状软骨组成环杓关节，细小肌肉附着于其上，起开关声带的作用

假声带

声韧带

甲状软骨
英文由希腊文中"甲状"而命名

环甲膜

环状软骨
形状像一枚图章戒指

第一气管软骨

喉

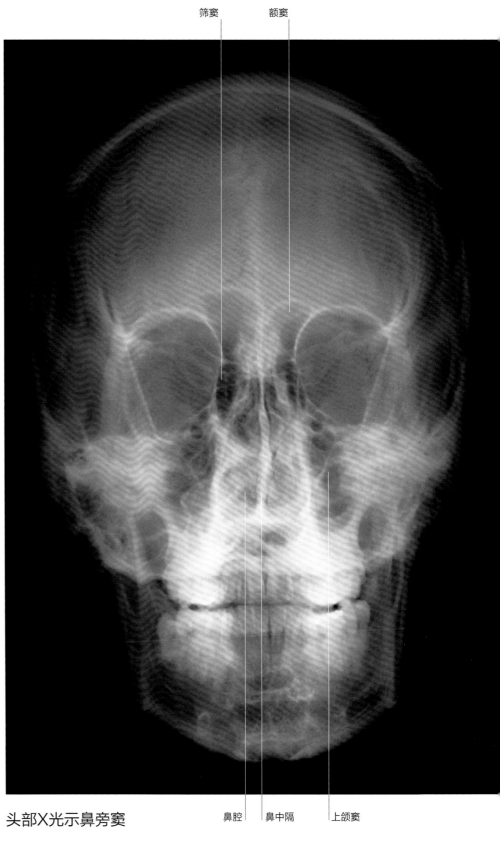

筛窦　　额窦

鼻腔　鼻中隔　　上颌窦

头部X光示鼻旁窦

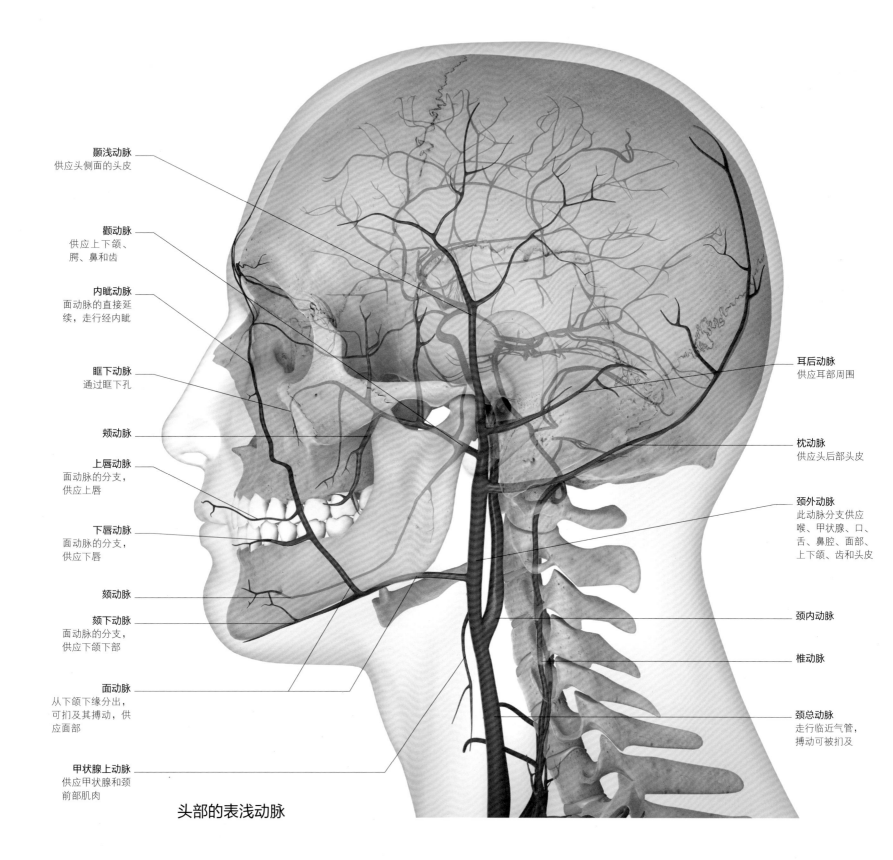

颞浅动脉
供应头侧面的头皮

颌动脉
供应上下颌、
腭、鼻和齿

内眦动脉
面动脉的直接延
续，走行经内眦

眶下动脉
通过眶下孔

颊动脉

上唇动脉
面动脉的分支，
供应上唇

下唇动脉
面动脉的分支，
供应下唇

颏动脉

颏下动脉
面动脉的分支，
供应下颌下部

面动脉
从下颌下缘分出，
可扪及其搏动，供
应面部

甲状腺上动脉
供应甲状腺和颈
前部肌肉

耳后动脉
供应耳部周围

枕动脉
供应头后部头皮

颈外动脉
此动脉分支供应
喉、甲状腺、口、
舌、鼻腔、面部、
上下颌、齿和头皮

颈内动脉

椎动脉

颈总动脉
走行临近气管，
搏动可被扪及

头部的表浅动脉

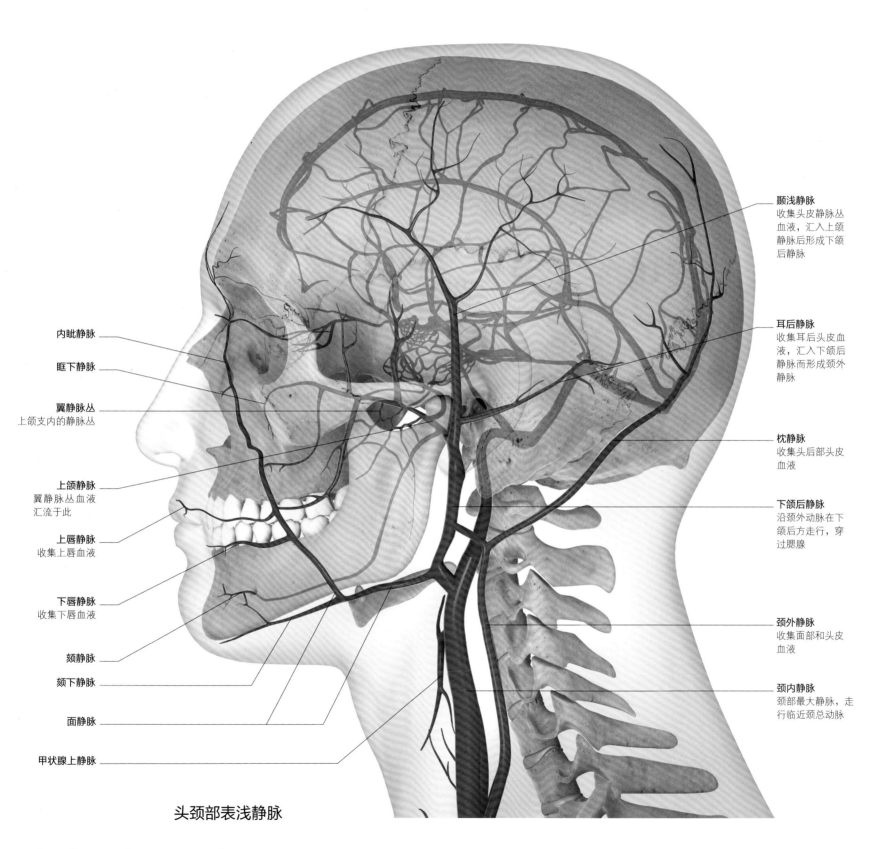

颞浅静脉
收集头皮静脉丛
血液，汇入上颌
静脉后形成下颌
后静脉

耳后静脉
收集耳后头皮血
液，汇入下颌后
静脉而形成颈外
静脉

枕静脉
收集头后部头皮
血液

下颌后静脉
沿颈外动脉在下
颌后方走行，穿
过腮腺

颈外静脉
收集面部和头皮
血液

颈内静脉
颈部最大静脉，走
行临近颈总动脉

内眦静脉

眶下静脉

翼静脉丛
上颌支内的静脉丛

上颌静脉
翼静脉丛血液
汇流于此

上唇静脉
收集上唇血液

下唇静脉
收集下唇血液

颏静脉

颏下静脉

面静脉

甲状腺上静脉

头颈部表浅静脉

头部和颈部
心血管系统

　　行头颈部供应血液的主要为颈总动脉和椎动脉。椎动脉走行于颈椎的孔道由枕骨大孔进入颅腔；颈总动脉进入颈部分为颈内动脉和颈外动脉，颈内动脉供应脑部，颈外静脉通过复杂的分支供应甲状腺、口、舌、鼻腔等。头颈部的静脉汇聚如同河流，聚集入胸锁乳突肌后的颈内静脉，汇入颈下的锁骨下静脉。

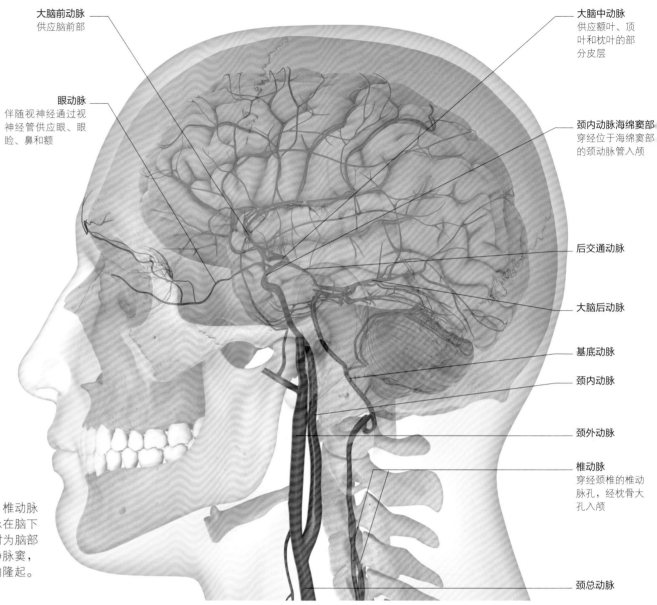

大脑前动脉
供应脑前部

大脑中动脉
供应额叶、顶叶和枕叶的部分皮层

眼动脉
伴随视神经通过视神经管供应眼、眼睑、鼻和额

颈内动脉海绵窦部
穿经位于海绵窦部的颈动脉管入颅

后交通动脉

大脑后动脉

基底动脉

颈内动脉

颈外动脉

椎动脉
穿经颈椎的椎动脉孔,经枕骨大孔入颅

颈总动脉

脑部由颈内动脉和椎动脉供血,椎动脉形成基底动脉,基底动脉和颈内动脉在脑下方形成Willis环。从Willis环延伸出3对为脑部供血的动脉。脑部和颅的静脉汇入静脉窦,静脉窦被硬脑膜包裹并形成颅表面的隆起。静脉窦的血液汇入颈内静脉。

脑周围的动脉

头部和颈部
心血管系统

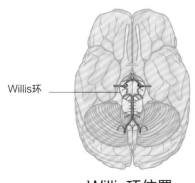

Willis环

Willis环位置

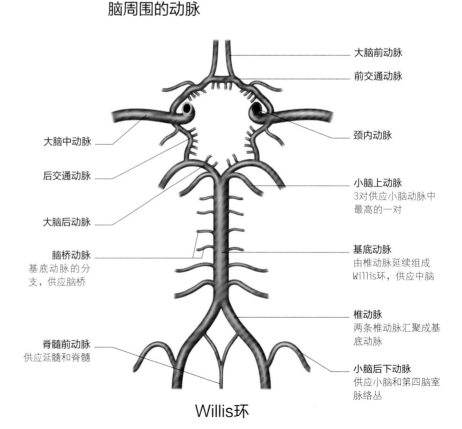

大脑前动脉

前交通动脉

颈内动脉

大脑中动脉

后交通动脉

大脑后动脉

脑桥动脉
基底动脉的分支,供应脑桥

脊髓前动脉
供应延髓和脊髓

小脑上动脉
3对供应小脑动脉中最高的一对

基底动脉
由椎动脉延续组成Willis环,供应中脑

椎动脉
两条椎动脉汇聚成基底动脉

小脑后下动脉
供应小脑和第四脑室脉络丛

Willis环

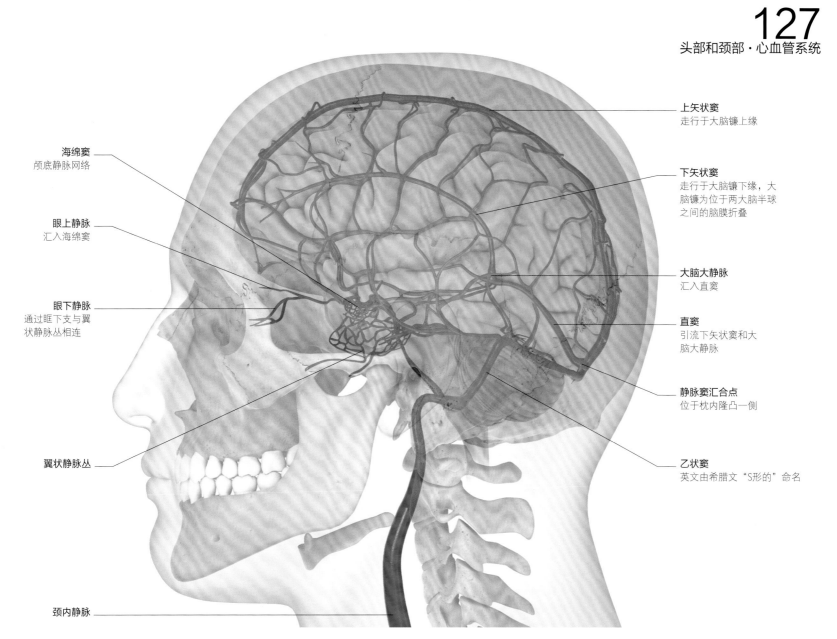

海绵窦
颅底静脉网络

眼上静脉
汇入海绵窦

眼下静脉
通过眶下支与翼
状静脉丛相连

翼状静脉丛

颈内静脉

上矢状窦
走行于大脑镰上缘

下矢状窦
走行于大脑镰下缘，大
脑镰为位于两大脑半球
之间的脑膜折叠

大脑大静脉
汇入直窦

直窦
引流下矢状窦和大
脑大静脉

静脉窦汇合点
位于枕内隆凸一侧

乙状窦
英文由希腊文"S形的"命名

脑周围的静脉

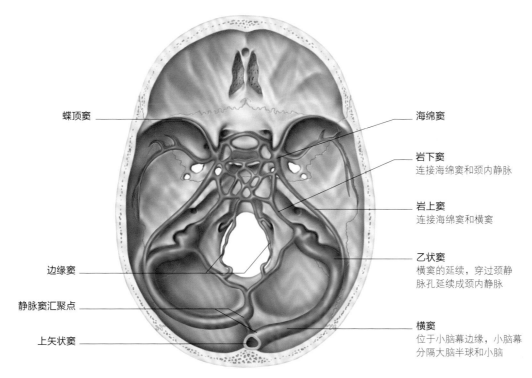

蝶顶窦

海绵窦

岩下窦
连接海绵窦和颈内静脉

岩上窦
连接海绵窦和横窦

乙状窦
横窦的延续，穿过颈静
脉孔延续成颈内静脉

边缘窦

静脉窦汇聚点

上矢状窦

横窦
位于小脑幕边缘，小脑幕
分隔大脑半球和小脑

硬脑膜静脉窦

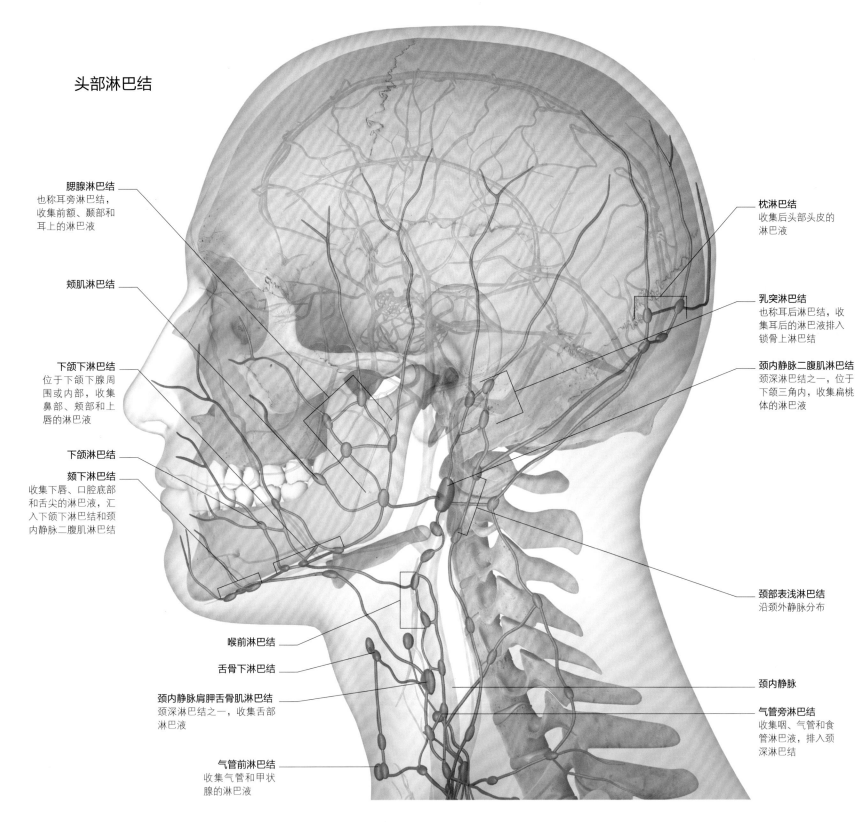

头部淋巴结

腮腺淋巴结
也称耳旁淋巴结，
收集前额、颞部和
耳上的淋巴液

颊肌淋巴结

下颌下淋巴结
位于下颌下腺周
围或内部，收集
鼻部、颊部和上
唇的淋巴液

下颌淋巴结

颏下淋巴结
收集下唇、口腔底部
和舌尖的淋巴液，汇
入下颌下淋巴结和颈
内静脉二腹肌淋巴结

喉前淋巴结

舌骨下淋巴结

颈内静脉肩胛舌骨肌淋巴结
颈深淋巴结之一，收集舌部
淋巴液

气管前淋巴结
收集气管和甲状
腺的淋巴液

枕淋巴结
收集后头部头皮的
淋巴液

乳突淋巴结
也称耳后淋巴结，收
集耳后的淋巴液排入
锁骨上淋巴结

颈内静脉二腹肌淋巴结
颈深淋巴结之一，位于
下颌三角内，收集扁桃
体的淋巴液

颈部表浅淋巴结
沿颈外静脉分布

颈内静脉

气管旁淋巴结
收集咽、气管和食
管淋巴液，排入颈
深淋巴结

头部和颈部
淋巴和免疫系统

扁桃体的位置

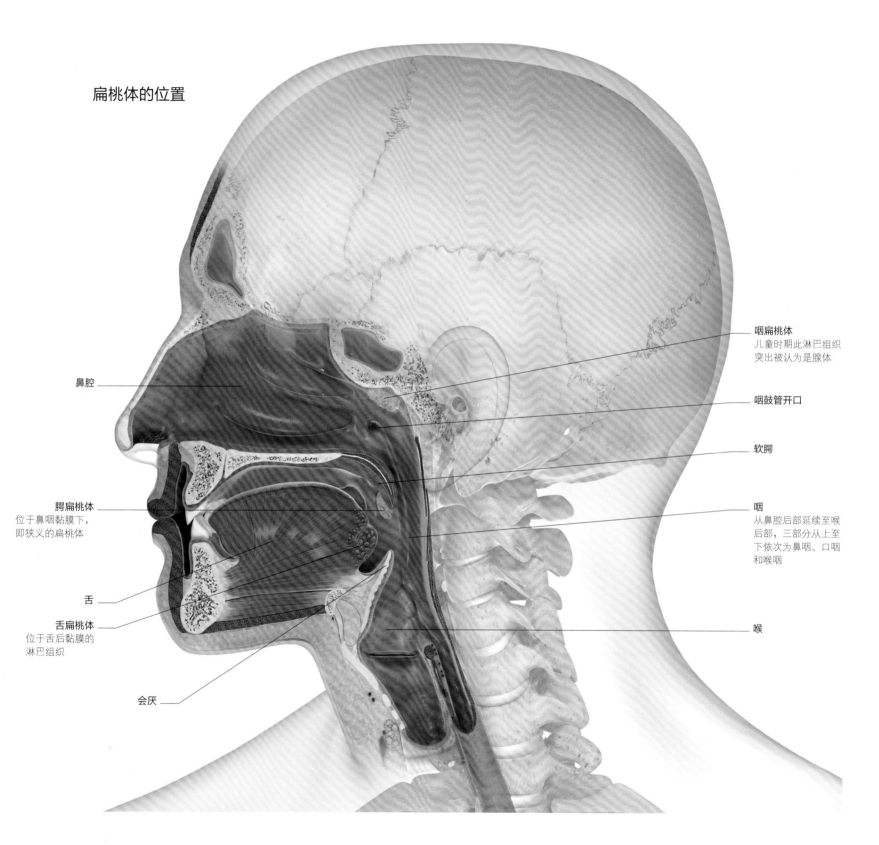

鼻腔

腭扁桃体
位于鼻咽黏膜下，
即狭义的扁桃体

舌

舌扁桃体
位于舌后黏膜的
淋巴组织

会厌

咽扁桃体
儿童时期此淋巴组织
突出被认为是腺体

咽鼓管开口

软腭

咽
从鼻腔后部延续至喉
后部，三部分从上至
下依次为鼻咽、口咽
和喉咽

喉

　　头颈部相接处有淋巴结围成的环，分别为枕淋巴结（位于颅后）、下颌下淋
巴结和颏下淋巴结（位于下颌下部）。表浅淋巴结位于颈前和两侧，颈深淋巴结
在颈内静脉周围，被胸锁乳突肌覆盖。其余淋巴结的淋巴液均流经颈深淋巴结汇
入颈内静脉淋巴干后流入颈底静脉。腭、咽和舌的扁桃体淋巴组织组成了保护呼
吸道、消化道起始端的保护环。

矢状面

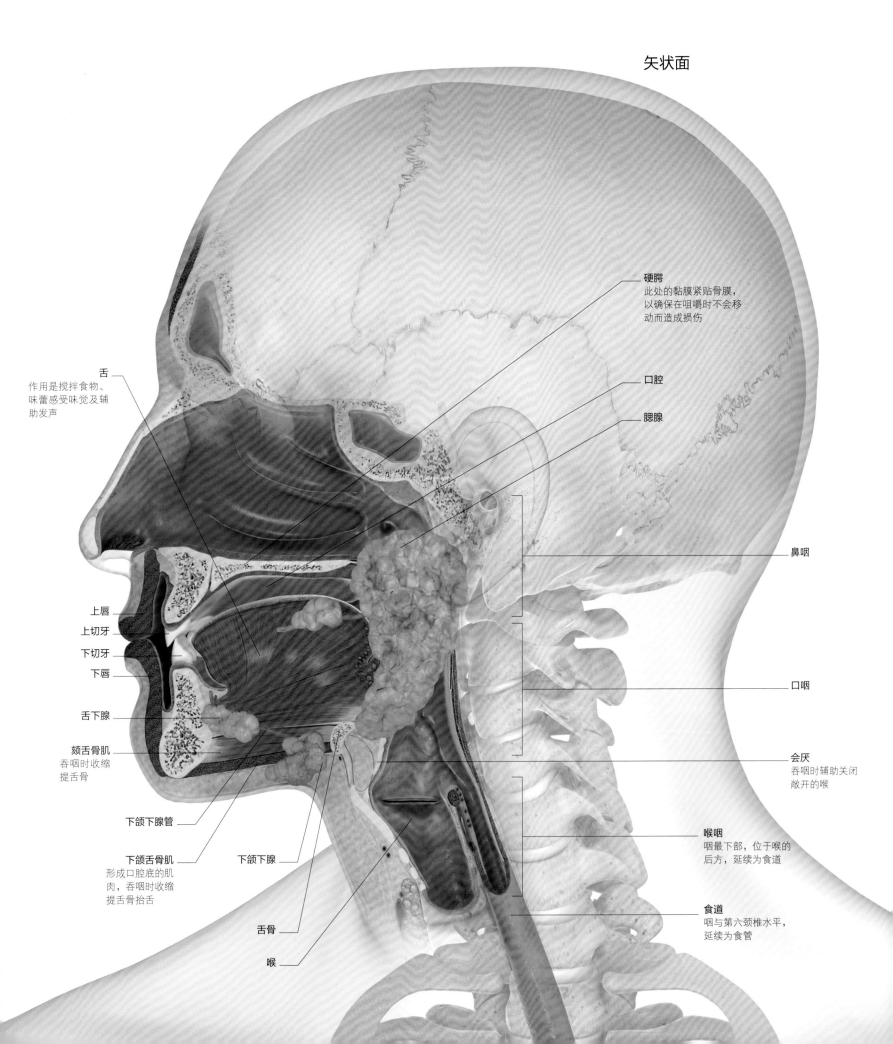

硬腭
此处的黏膜紧贴骨膜，以确保在咀嚼时不会移动而造成损伤

口腔

腮腺

鼻咽

舌
作用是搅拌食物、味蕾感受味觉及辅助发声

上唇

上切牙

下切牙

下唇

舌下腺

颏舌骨肌
吞咽时收缩提舌骨

下颌下腺管

下颌舌骨肌
形成口腔底的肌肉，吞咽时收缩提舌骨抬舌

下颌下腺

舌骨

喉

口咽

会厌
吞咽时辅助关闭敞开的喉

喉咽
咽最下部，位于喉的后方，延续为食道

食道
咽与第六颈椎水平，延续为食管

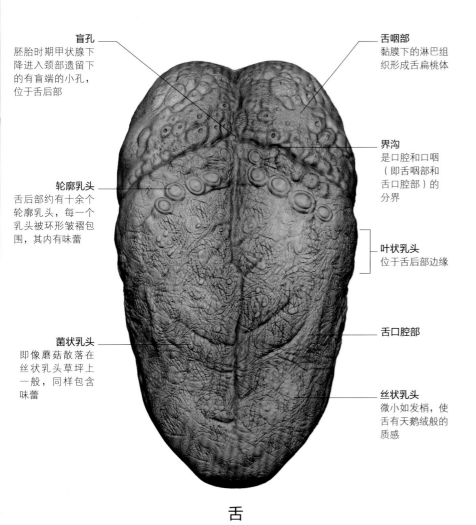

盲孔
胚胎时期甲状腺下降进入颈部遗留下的有盲端的小孔，位于舌后部

舌咽部
黏膜下的淋巴组织形成舌扁桃体

界沟
是口腔和口咽（即舌咽部和舌口腔部）的分界

轮廓乳头
舌后部约有十余个轮廓乳头，每一个乳头被环形皱褶包围，其内有味蕾

叶状乳头
位于舌后部边缘

菌状乳头
即像蘑菇散落在丝状乳头草坪上一般，同样包含味蕾

舌口腔部

丝状乳头
微小如发梢，使舌有天鹅绒般的质感

舌

头部和颈部
消化系统

　　口同时进行着物理消化和化学消化，是消化道的起始。牙齿研磨满嘴的食物，3对唾液腺——腮腺、舌下腺和下颌下腺，通过导管向口腔中注入唾液。唾液中含有溶解酶，对食物进行化学消化。舌可以搅拌食物，并且含有味蕾，使得你能很快区分是好吃的食物还是可能的有毒物质。当你吞咽时，舌上抬挤压硬腭，软腭遮蔽气道，喉部的肌肉管形成蠕动波，将食团送入食道进行下一步消化。

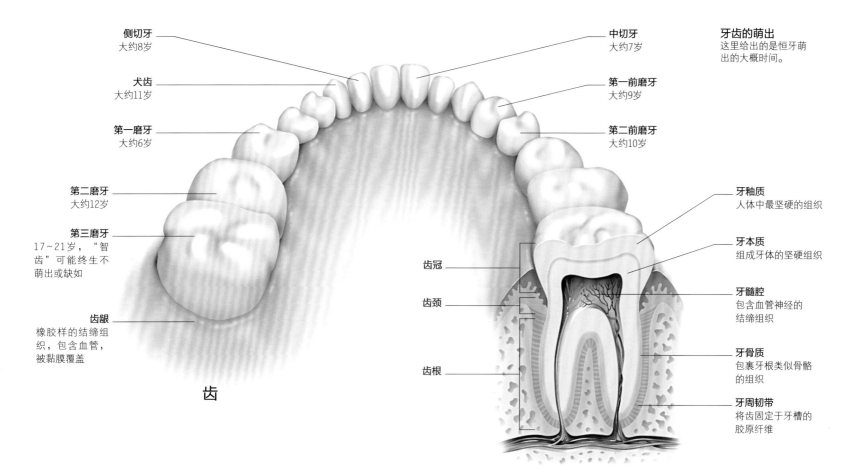

侧切牙
大约8岁

犬齿
大约11岁

第一磨牙
大约6岁

第二磨牙
大约12岁

第三磨牙
17~21岁，"智齿"可能终生不萌出或缺如

齿龈
橡胶样的结缔组织，包含血管，被黏膜覆盖

中切牙
大约7岁

第一前磨牙
大约9岁

第二前磨牙
大约10岁

牙齿的萌出
这里给出的是恒牙萌出的大概时间。

齿冠

齿颈

齿根

牙釉质
人体中最坚硬的组织

牙本质
组成牙体的坚硬组织

牙髓腔
包含血管神经的结缔组织

牙骨质
包裹牙根类似骨骼的组织

牙周韧带
将齿固定于牙槽的胶原纤维

齿

头部和颈部
内分泌系统

　　我们身体内环境的平衡受自主神经和内分泌系统的调节，两个系统有交集，它们的功能共同被下丘脑调节和控制。垂体分两叶，后叶由下丘脑直接延伸发育而来。两叶均受下丘脑的神经体液调节向血液中分泌激素。许多垂体激素都作用于其他内分泌腺，包括颈部的甲状腺、肾上方的肾上腺，以及睾丸或卵巢。

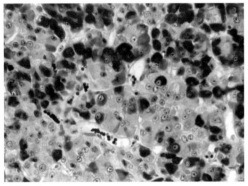

垂体组织
垂体前叶激素分泌细胞因含有生长激素
等被染成红色，其余细胞为蓝色。

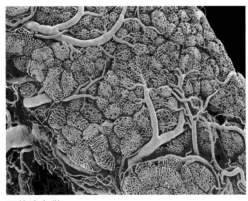

甲状腺血供
甲状腺的树脂浇铸模型显示毛细血管包
绕腺细胞，便于激素释放入血。

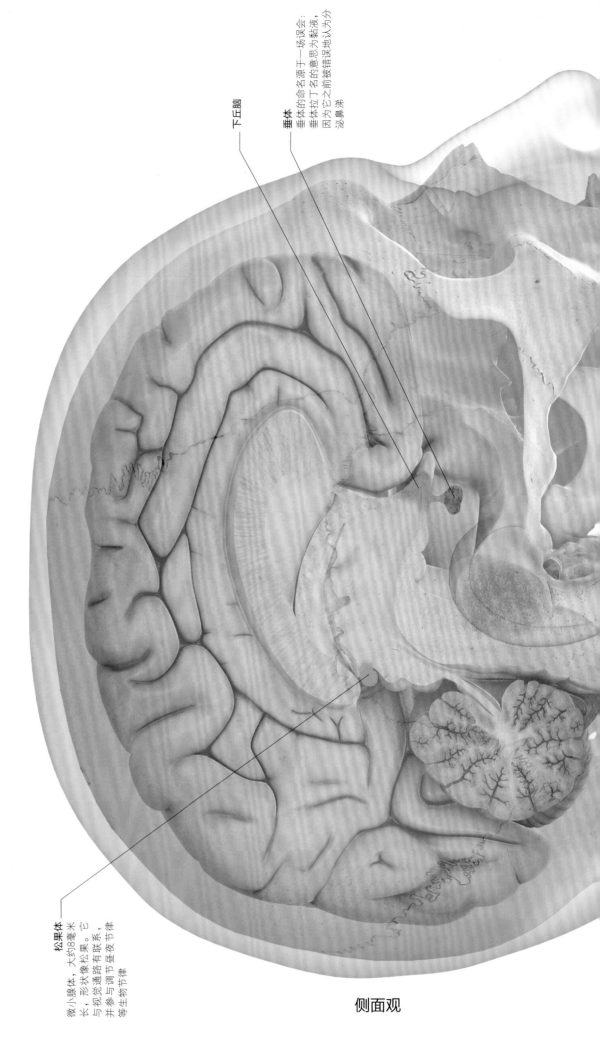

下丘脑

垂体
垂体的命名源于一场误会：
垂体拉丁名的意思为黏液，
因为它之前被错误地认为分
泌鼻涕

松果体
微小腺体，大约像松果。它
长，形状像松果。它
与视觉通路有联系，
并参与调节昼夜节律
等生物节律

侧面观

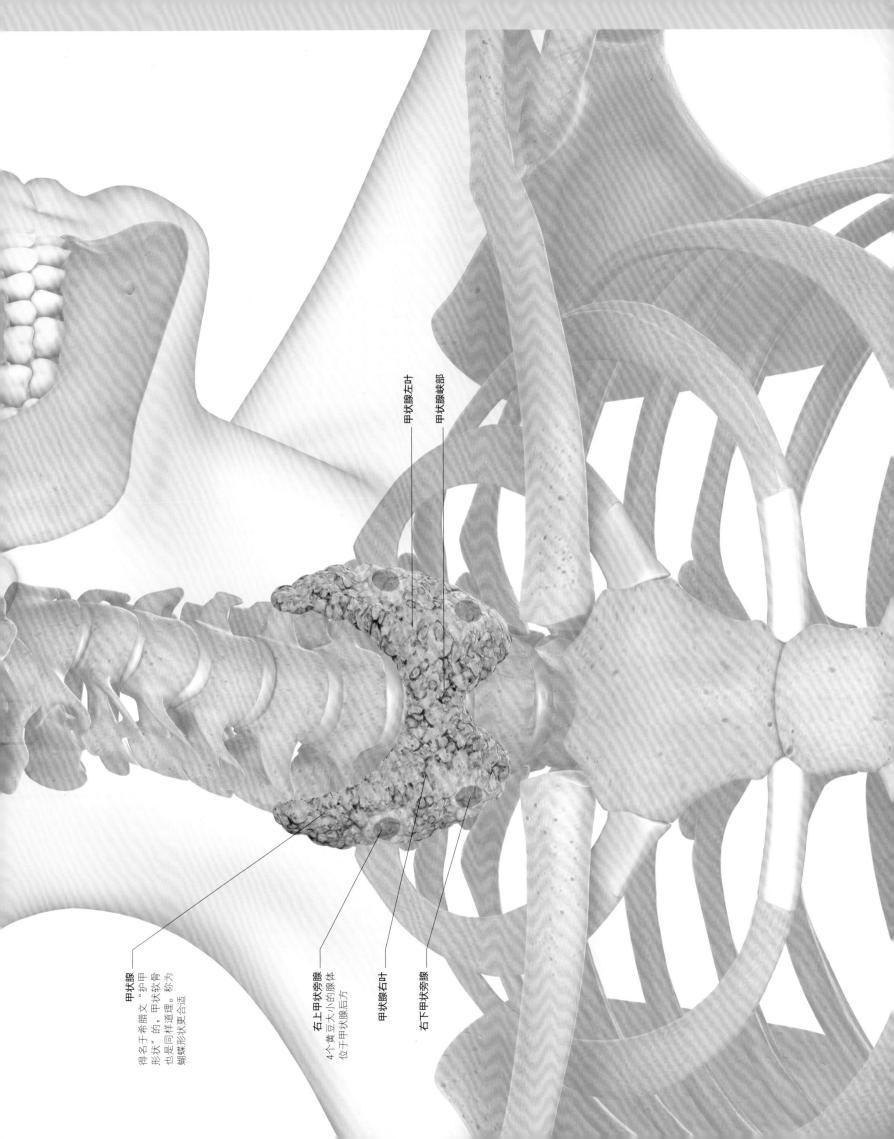

甲状腺左叶

甲状腺峡部

甲状腺
得名于希腊文"护甲
形状"的，甲状软骨
也是同样道理。称为
蝴蝶形状更合适

右上甲状旁腺
4个黄豆大小的腺体
位于甲状腺后方

甲状腺右叶

右下甲状旁腺

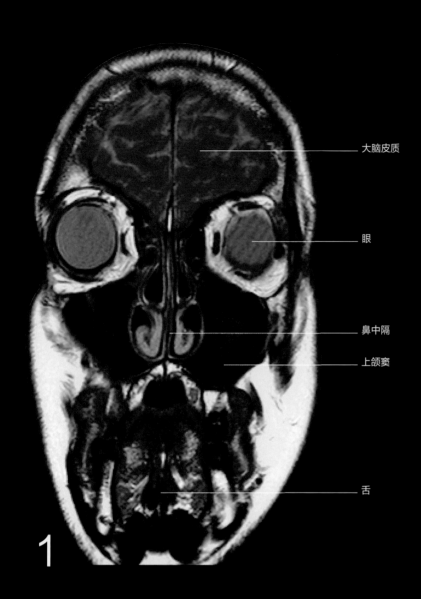

大脑皮质

眼

鼻中隔

上颌窦

舌

1

头部和颈部
核磁共振扫描

19世纪末发现的X射线使看到人体内部变成可能。医学影像学现已成为重要的诊断及学习解剖学、生理学的手段。CT即用X射线将人体分断层进行扫描，MRI则是运用磁共振原理将人体分成断层来查看。MRI的优势在于观察软组织细节，例如肌肉、韧带和大脑。MRI对眼、舌、喉、脊椎和脊髓的成像效果也十分理想。

扫描平面

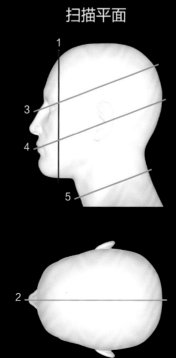

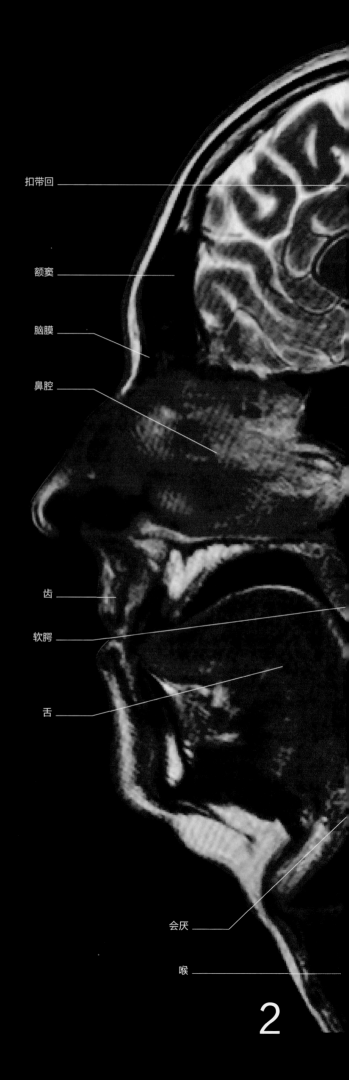

扣带回

额窦

脑膜

鼻腔

齿

软腭

舌

会厌

喉

2

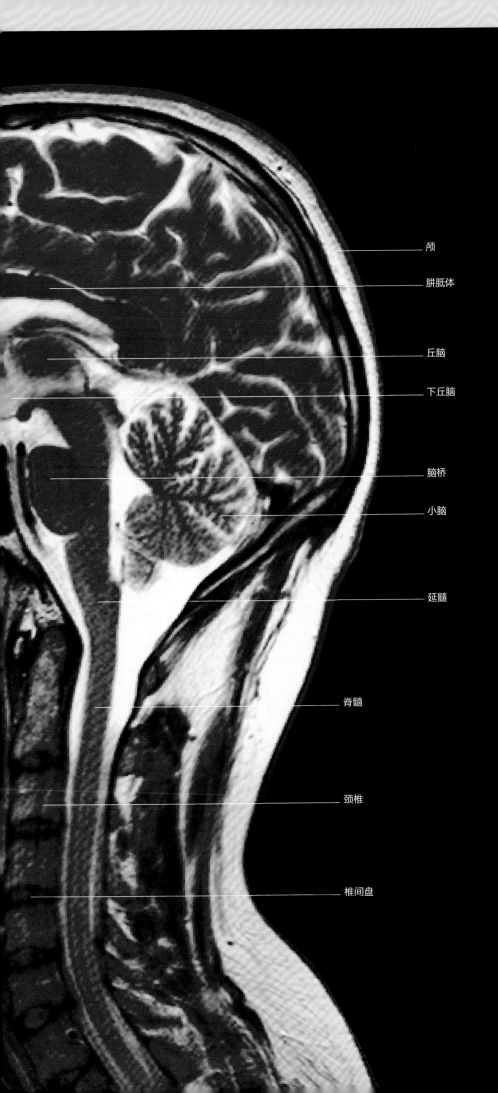

颅
胼胝体
丘脑
下丘脑
脑桥
小脑
延髓
脊髓
颈椎
椎间盘

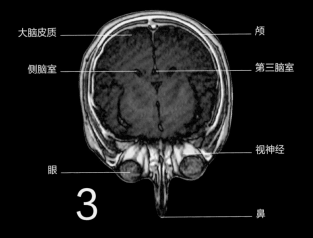

大脑皮质
侧脑室
眼
颅
第三脑室
视神经
鼻

3

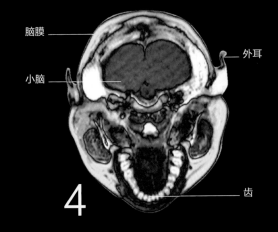

脑膜
小脑
外耳
齿

4

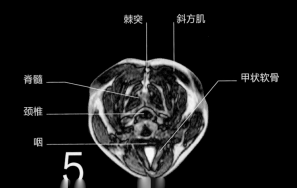

棘突
斜方肌
脊髓
颈椎
咽
甲状软骨

5

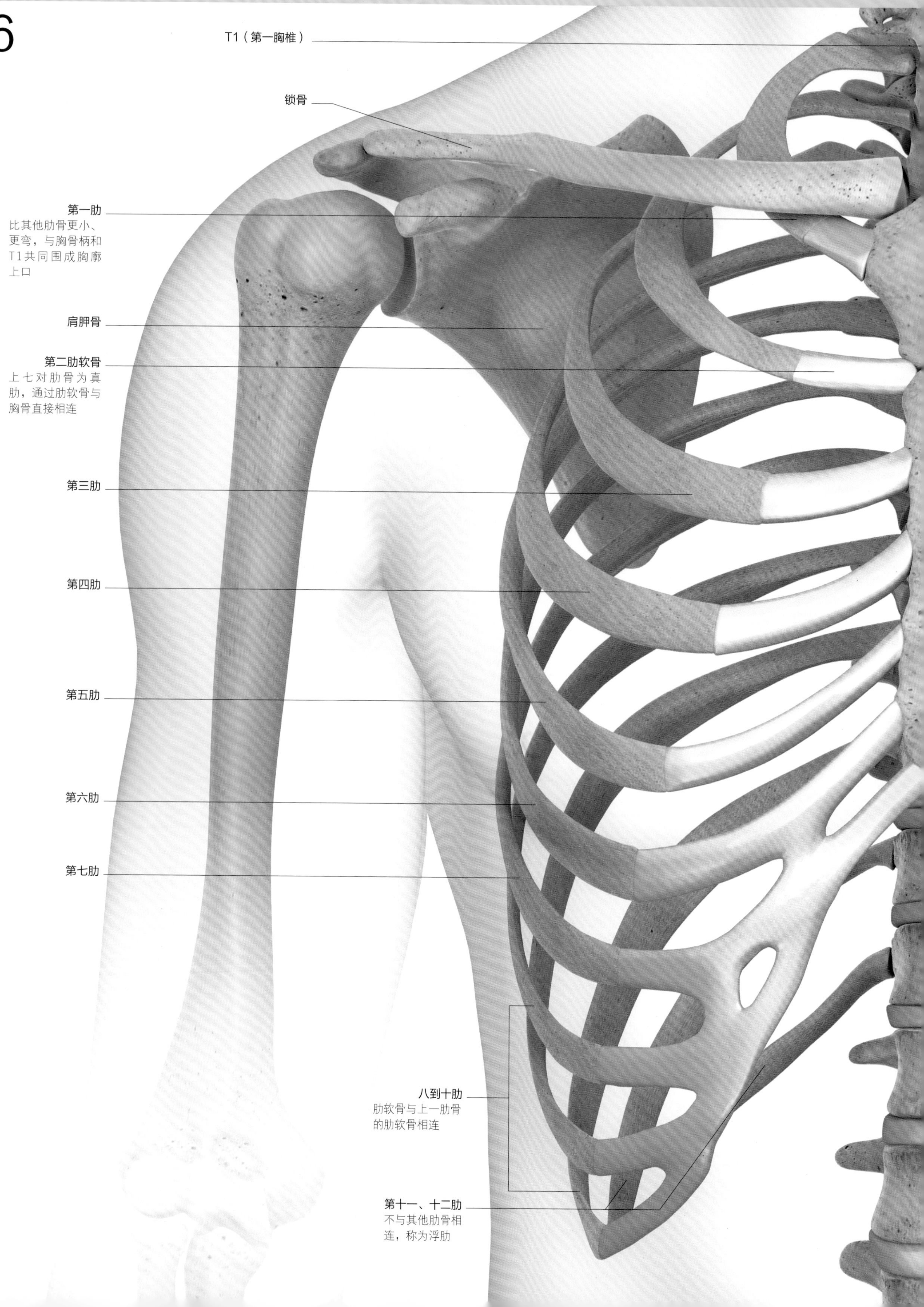

T1（第一胸椎）

锁骨

第一肋
比其他肋骨更小、
更弯，与胸骨柄和
T1共同围成胸廓
上口

肩胛骨

第二肋软骨
上七对肋骨为真
肋，通过肋软骨与
胸骨直接相连

第三肋

第四肋

第五肋

第六肋

第七肋

八到十肋
肋软骨与上一肋骨
的肋软骨相连

第十一、十二肋
不与其他肋骨相
连，称为浮肋

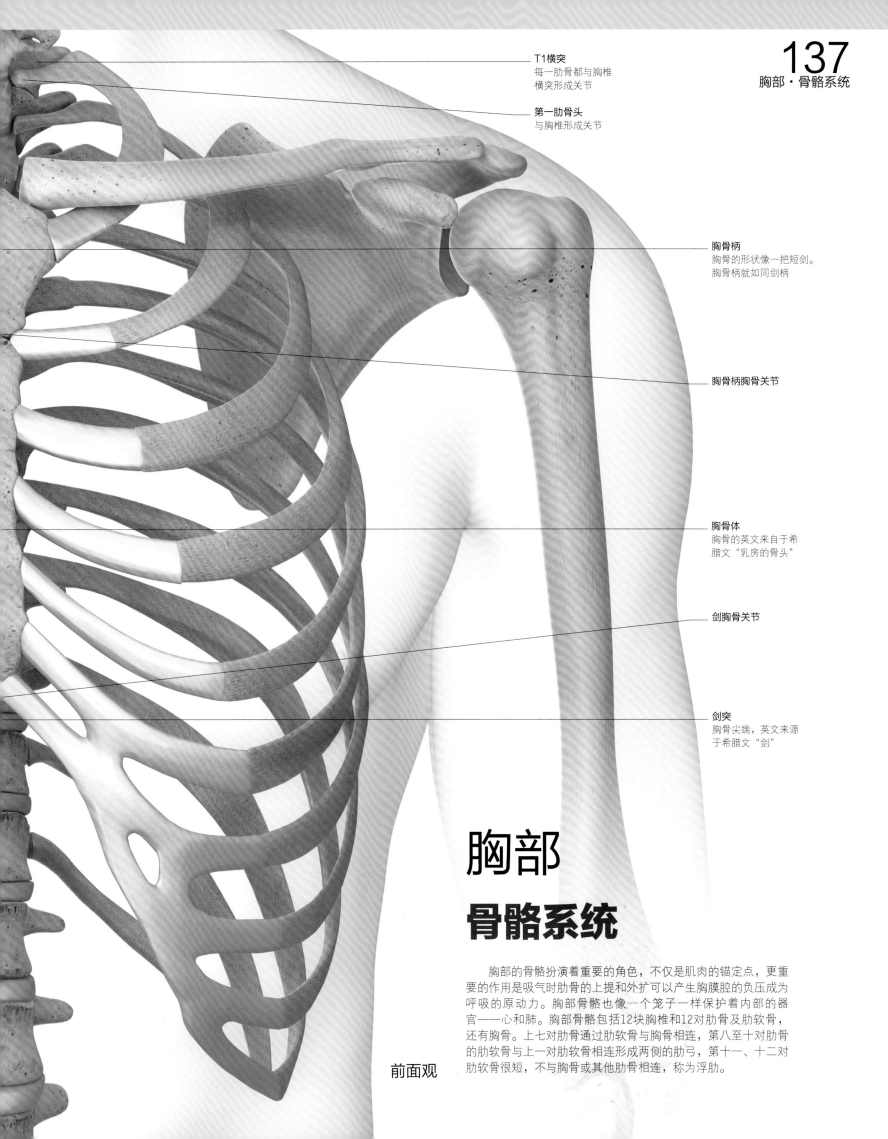

T1横突
每一肋骨都与胸椎
横突形成关节

第一肋骨头
与胸椎形成关节

胸骨柄
胸骨的形状像一把短剑。
胸骨柄就如同剑柄

胸骨柄胸骨关节

胸骨体
胸骨的英文来自于希
腊文"乳房的骨头"

剑胸骨关节

剑突
胸骨尖端,英文来源
于希腊文"剑"

胸部

骨骼系统

　　胸部的骨骼扮演着重要的角色,不仅是肌肉的锚定点,更重
要的作用是吸气时肋骨的上提和外扩可以产生胸膜腔的负压成为
呼吸的原动力。胸部骨骼也像一个笼子一样保护着内部的器
官——心和肺。胸部骨骼包括12块胸椎和12对肋骨及肋软骨,
还有胸骨。上七对肋骨通过肋软骨与胸骨相连,第八至十对肋骨
的肋软骨与上一对肋软骨相连形成两侧的肋弓,第十一、十二对
肋软骨很短,不与胸骨或其他肋骨相连,称为浮肋。

前面观

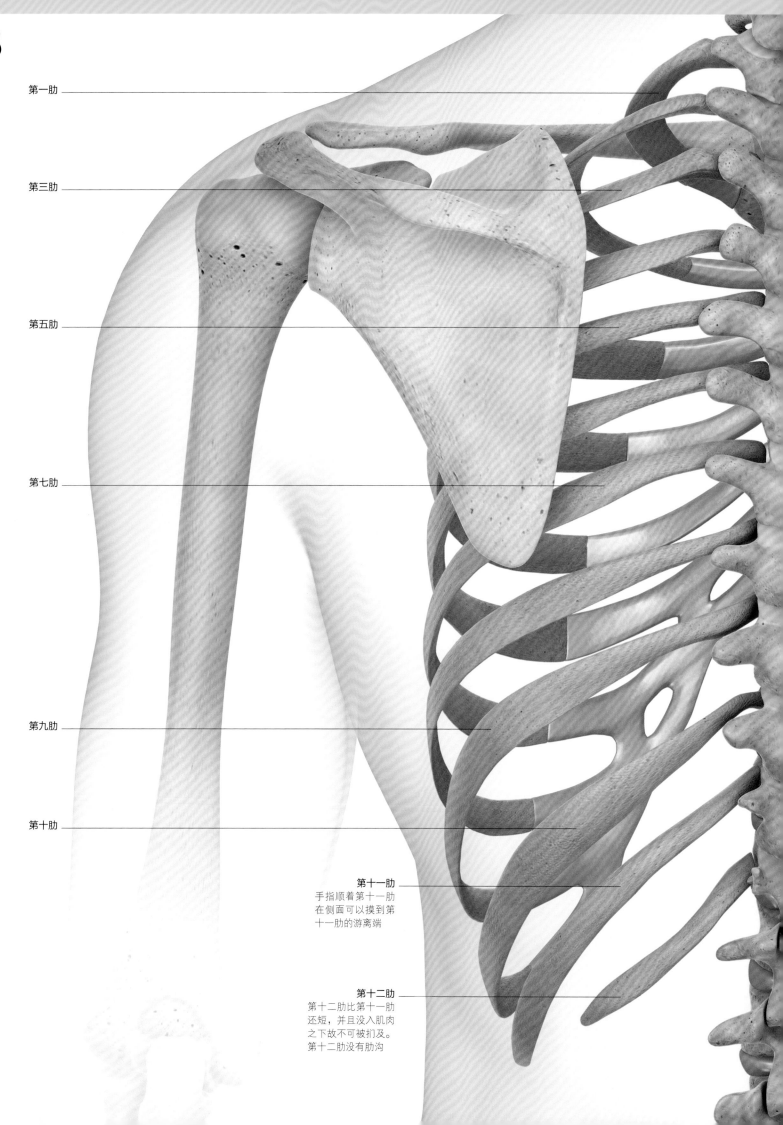

第一肋

第三肋

第五肋

第七肋

第九肋

第十肋

第十一肋
手指顺着第十一肋
在侧面可以摸到第
十一肋的游离端

第十二肋
第十二肋比第十一肋
还短，并且没入肌肉
之下故不可被扪及。
第十二肋没有肋沟

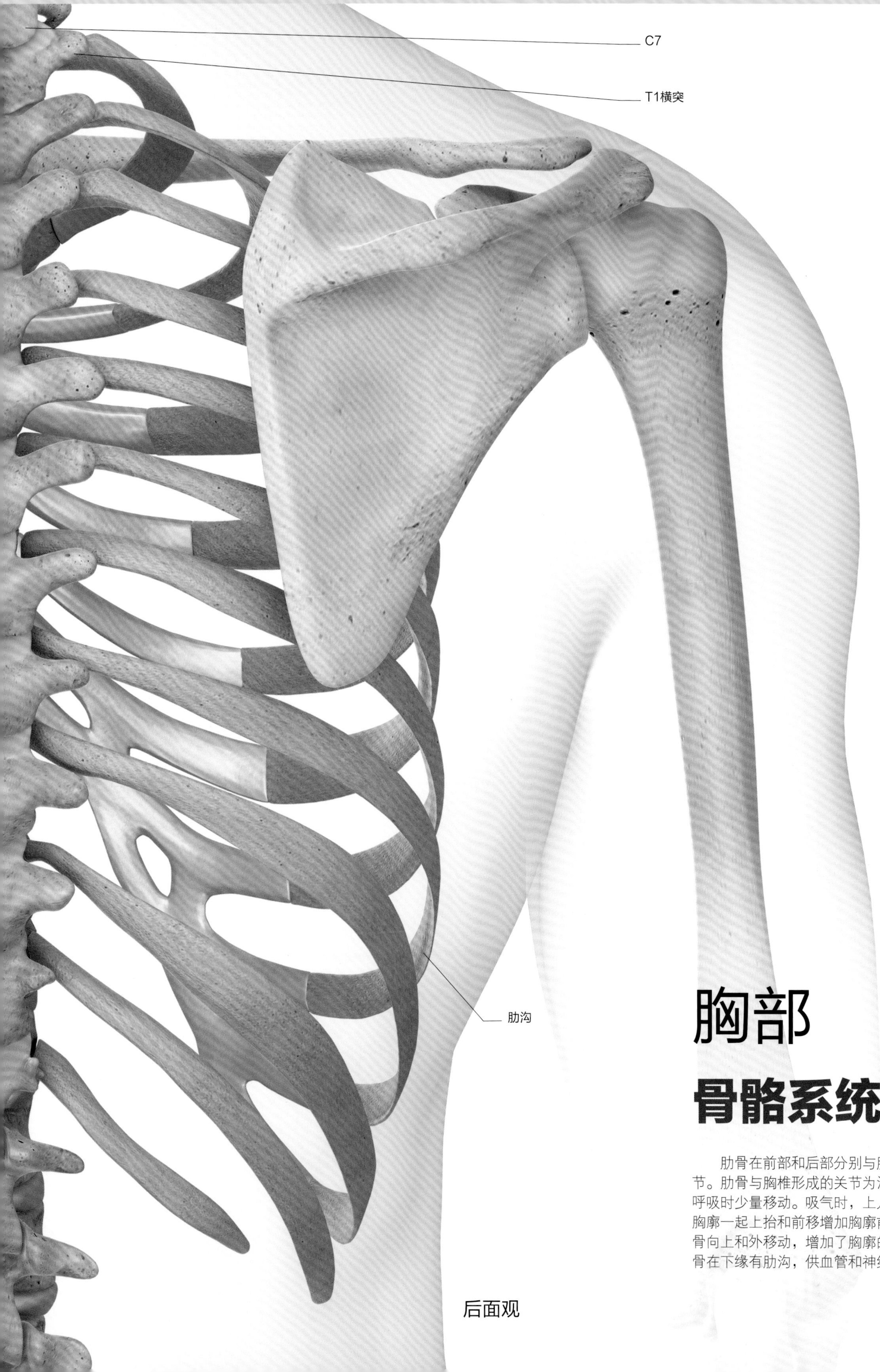

C7

T1横突

肋沟

胸部
骨骼系统

　　肋骨在前部和后部分别与胸骨和胸椎形成关节。肋骨与胸椎形成的关节为滑膜关节，仅能在呼吸时少量移动。吸气时，上几对肋骨的前端与胸廓一起上抬和前移增加胸廓前后径；下几对肋骨向上和外移动，增加了胸廓的横径。大多数肋骨在下缘有肋沟，供血管和神经通行。

后面观

胸部

骨骼系统

脊柱

脊柱是中轴骨，它支撑躯干，包裹和保护脊髓，为肌肉提供附着点，包含骨髓。完整的脊柱在男性中约长70厘米，女性中约长60厘米，其中四分之一的长度是纤维软骨组成的椎间盘。脊椎数量从32块到35块不等，大部分变异来自于尾骨。虽然大部分脊椎有同样的结构——椎体、椎弓、椎管和横突，但是仍有不同的特征能将不同部位的脊椎辨识出来。

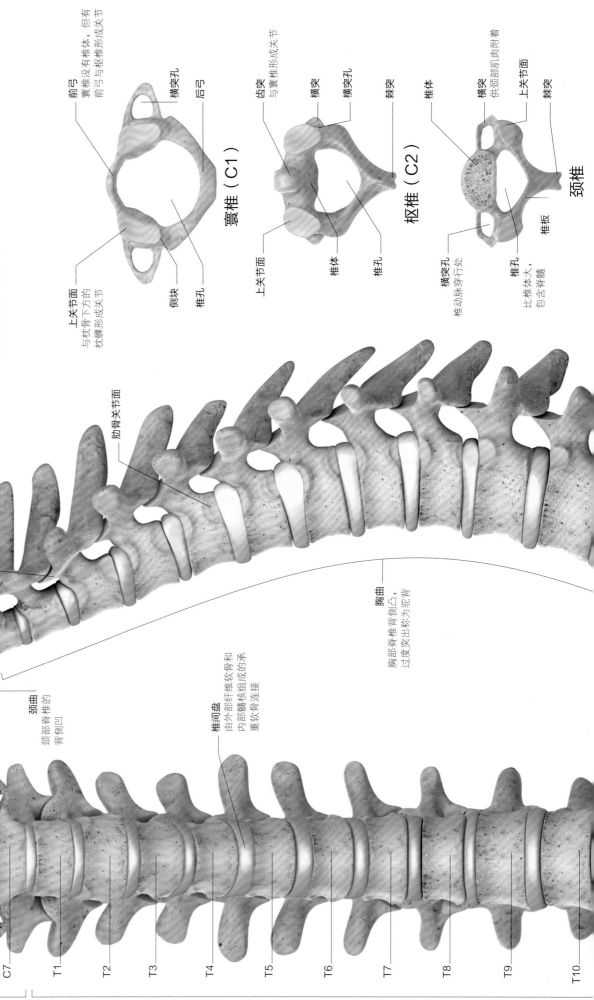

前弓
寰椎没有椎体，但有前弓与枢椎形成关节

横突孔

后弓

上关节面
与枕骨下方的软髁形成关节

侧块

椎孔

寰椎（C1）

齿突
与寰椎形成关节

横突

横突孔

棘突

上关节面

椎体

椎孔

枢椎（C2）

横突孔
椎动脉穿行处

横突
供颈部肌肉附着

上关节面

棘突

椎体

椎孔
比椎体大，包含脊髓

椎板

颈椎

椎间孔
临近脊椎形成的孔，脊神经经由此穿出

上关节突

肋骨关节面

胸曲
胸部脊椎背侧凸，过度突出称为驼背

颈曲
颈部脊椎的背侧凹

椎间盘
由外部纤维软骨和内部髓核组成的承重软骨连接

C1
C2
C3
C4
C5
C6
C7
T1
T2
T3
T4
T5
T6
T7
T8
T9
T10

颈椎
（7块）

胸椎
（12块，连接12对肋骨）

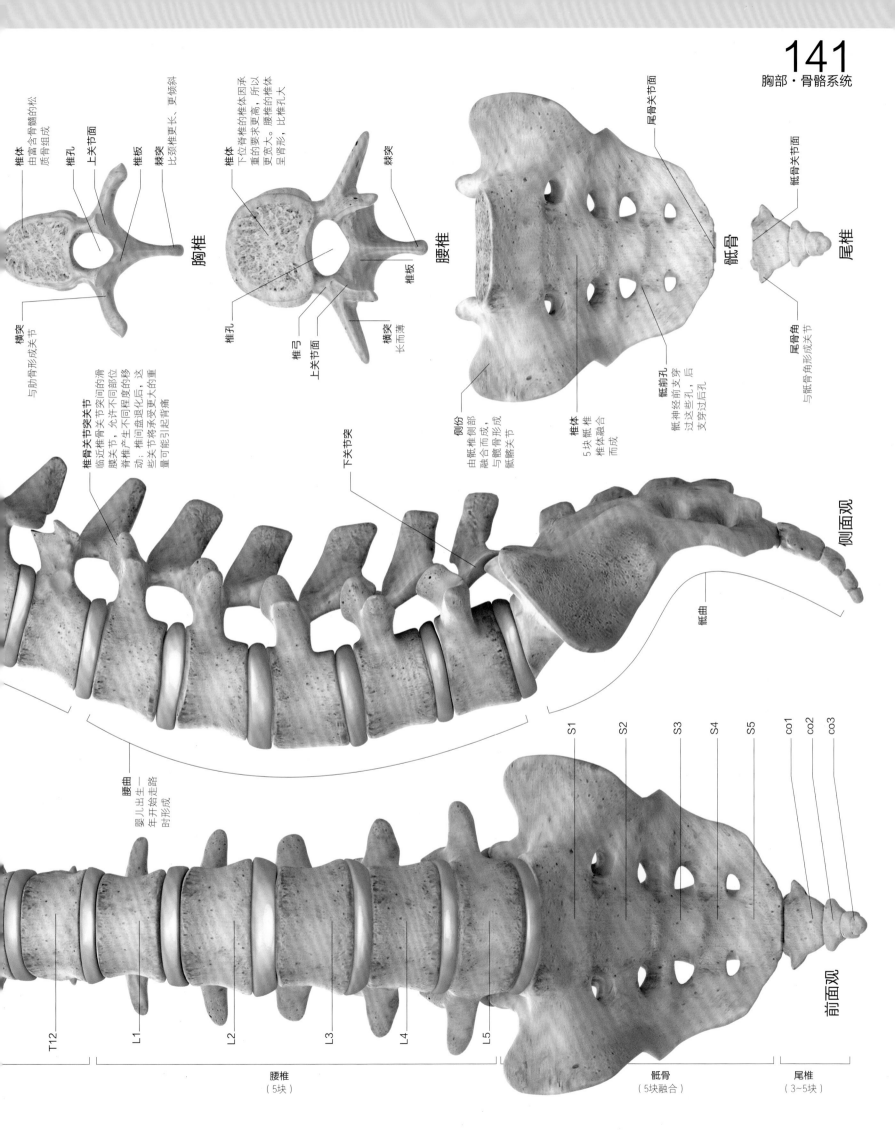

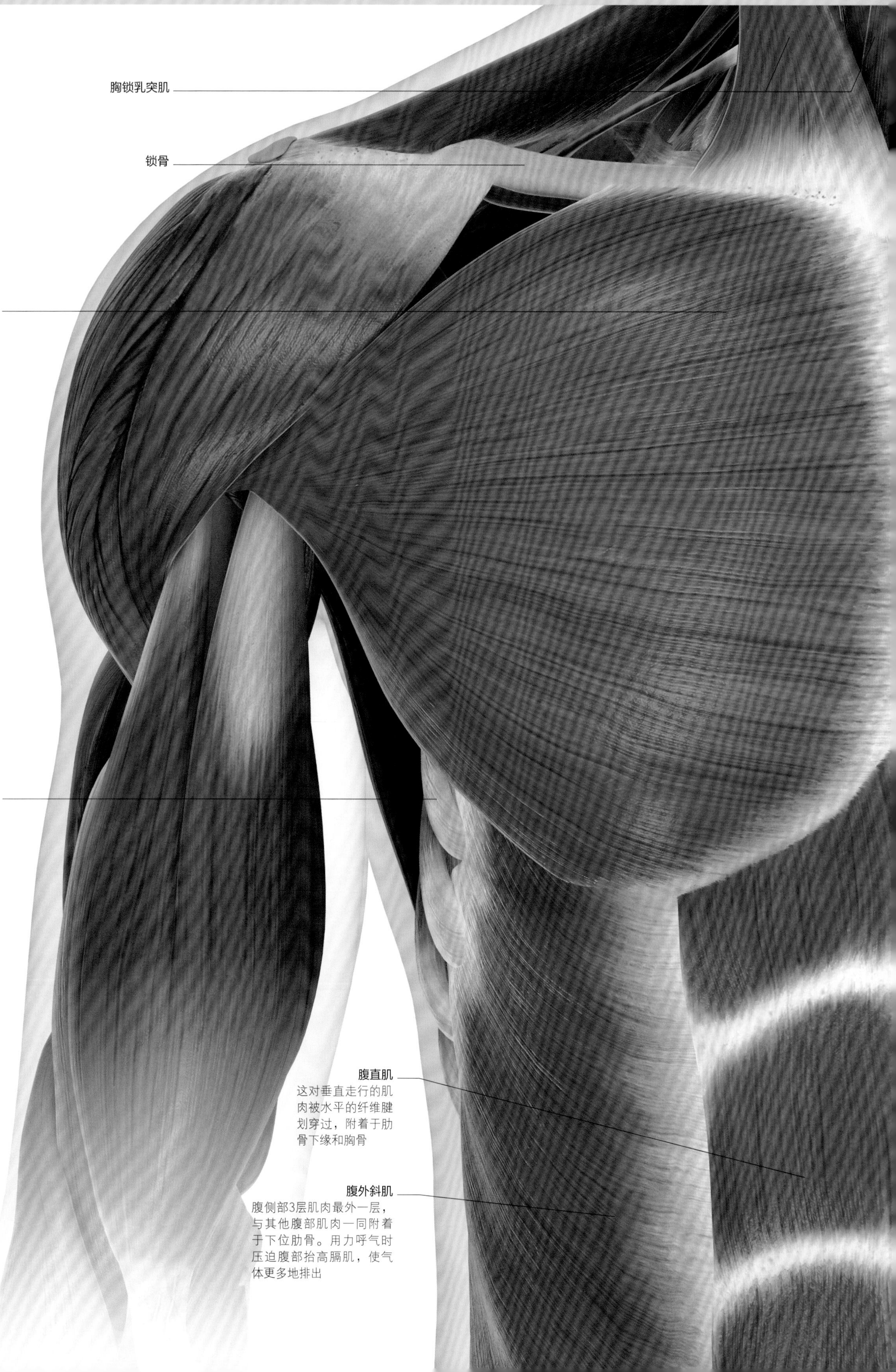

胸锁乳突肌 ————

锁骨 ————

胸大肌 ————
胸大肌附着于锁骨、胸
骨和肋骨，穿入肱上
部。胸大肌深呼吸时可
以上提和外拉肋骨

前锯肌 ————
前锯肌的指状突
起附着于上八至
九位肋骨

腹直肌 ————
这对垂直走行的肌
肉被水平的纤维腱
划穿过，附着于肋
骨下缘和胸骨

腹外斜肌 ————
腹侧部3层肌肉最外一层，
与其他腹部肌肉一同附着
于下位肋骨。用力呼气时
压迫腹部抬高膈肌，使气
体更多地排出

前面观（浅层）

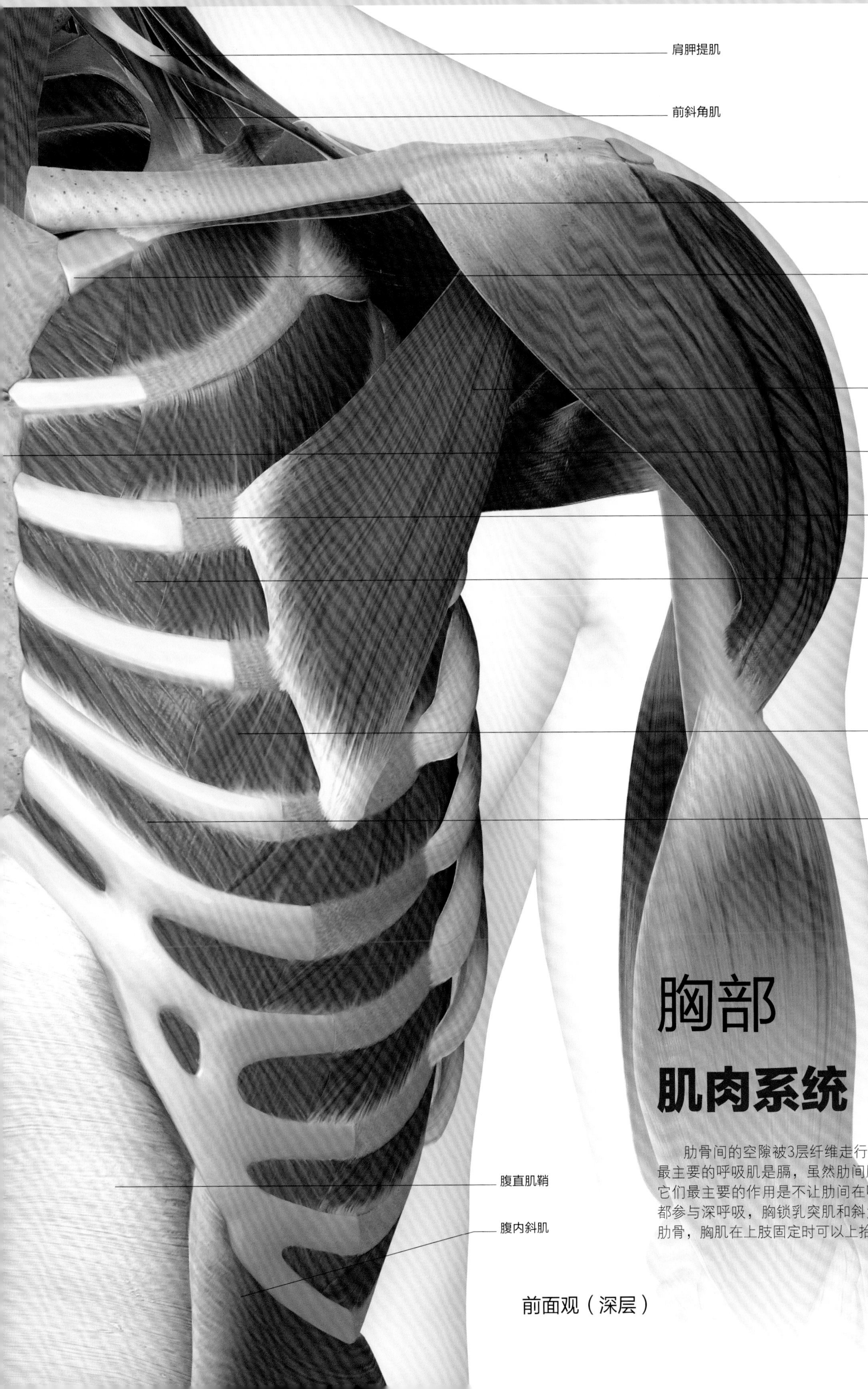

肩胛提肌

前斜角肌

锁骨下肌

肋软骨

胸小肌

胸骨

肋

肋间肌
肋间外肌、肋间内肌和
肋间最内肌3层肌肉填
补肋骨间的空隙

肋间外肌

肋间内肌
肋间内肌纤维的走行方
向与肋间外肌垂直

腹直肌鞘

腹内斜肌

胸部
肌肉系统

  肋骨间的空隙被3层纤维走行方向各不相同的肋间肌填充。最主要的呼吸肌是膈，虽然肋间肌在呼吸时也在不断运动，但它们最主要的作用是不让肋间在呼吸时塌陷。胸部其他肌肉也都参与深呼吸，胸锁乳突肌和斜角肌可以辅助上抬胸骨和上位肋骨，胸肌在上肢固定时可以上抬和外拉肋骨。

前面观（深层）

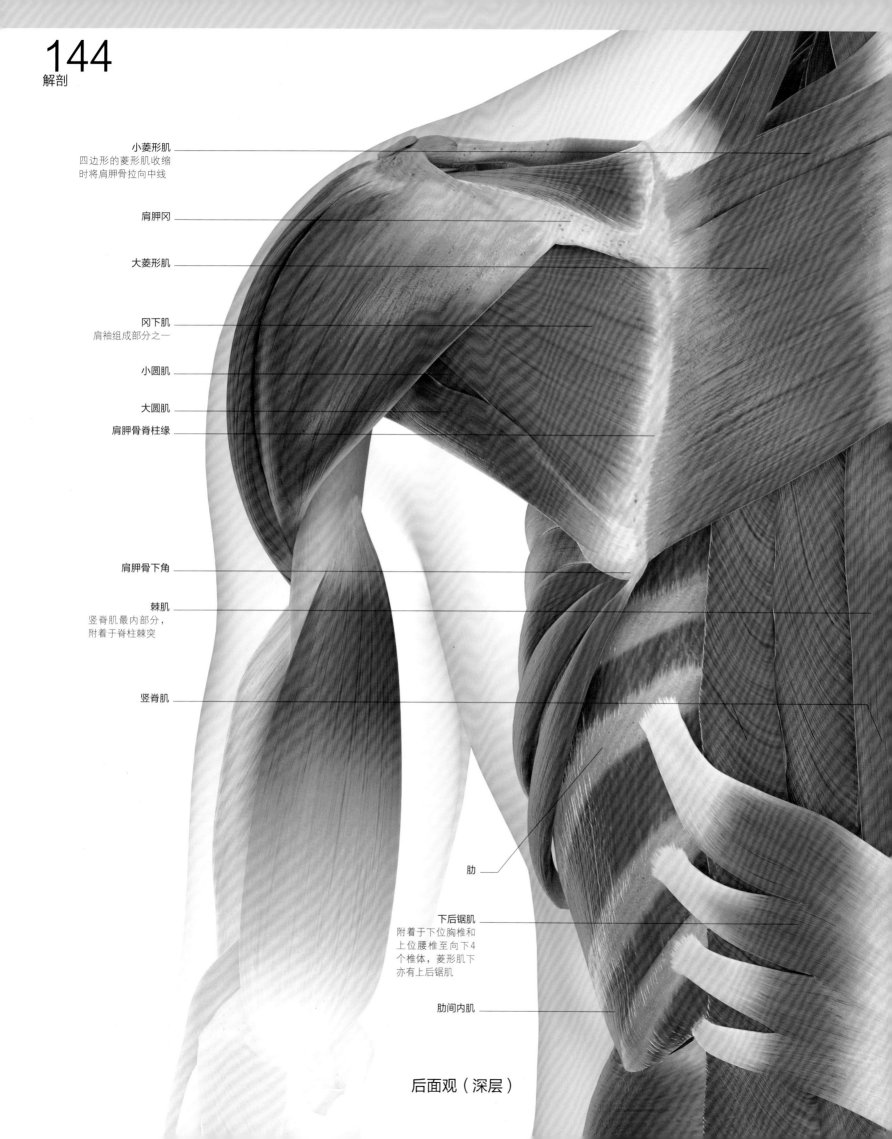

小菱形肌
四边形的菱形肌收缩
时将肩胛骨拉向中线

肩胛冈

大菱形肌

冈下肌
肩袖组成部分之一

小圆肌

大圆肌

肩胛骨脊柱缘

肩胛骨下角

棘肌
竖脊肌最内部分，
附着于脊柱棘突

竖脊肌

肋

下后锯肌
附着于下位胸椎和
上位腰椎至向下4
个椎体，菱形肌下
亦有上后锯肌

肋间内肌

后面观（深层）

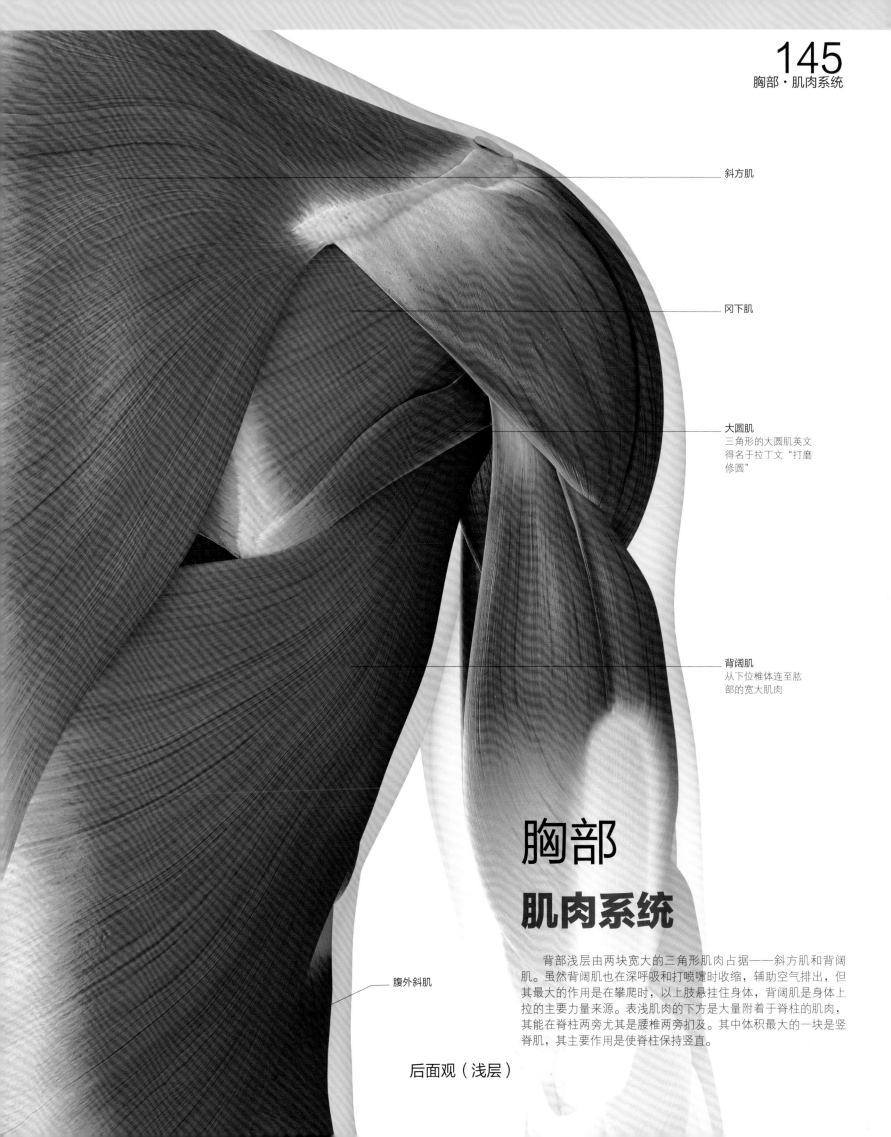

斜方肌

冈下肌

大圆肌
三角形的大圆肌英文
得名于拉丁文"打磨
修圆"

背阔肌
从下位椎体连至肱
部的宽大肌肉

胸部
肌肉系统

　　背部浅层由两块宽大的三角形肌肉占据——斜方肌和背阔肌。虽然背阔肌也在深呼吸和打喷嚏时收缩，辅助空气排出，但其最大的作用是在攀爬时，以上肢悬挂住身体，背阔肌是身体上拉的主要力量来源。表浅肌肉的下方是大量附着于脊柱的肌肉，其能在脊柱两旁尤其是腰椎两旁扪及。其中体积最大的一块是竖脊肌，其主要作用是使脊柱保持竖直。

腹外斜肌

后面观（浅层）

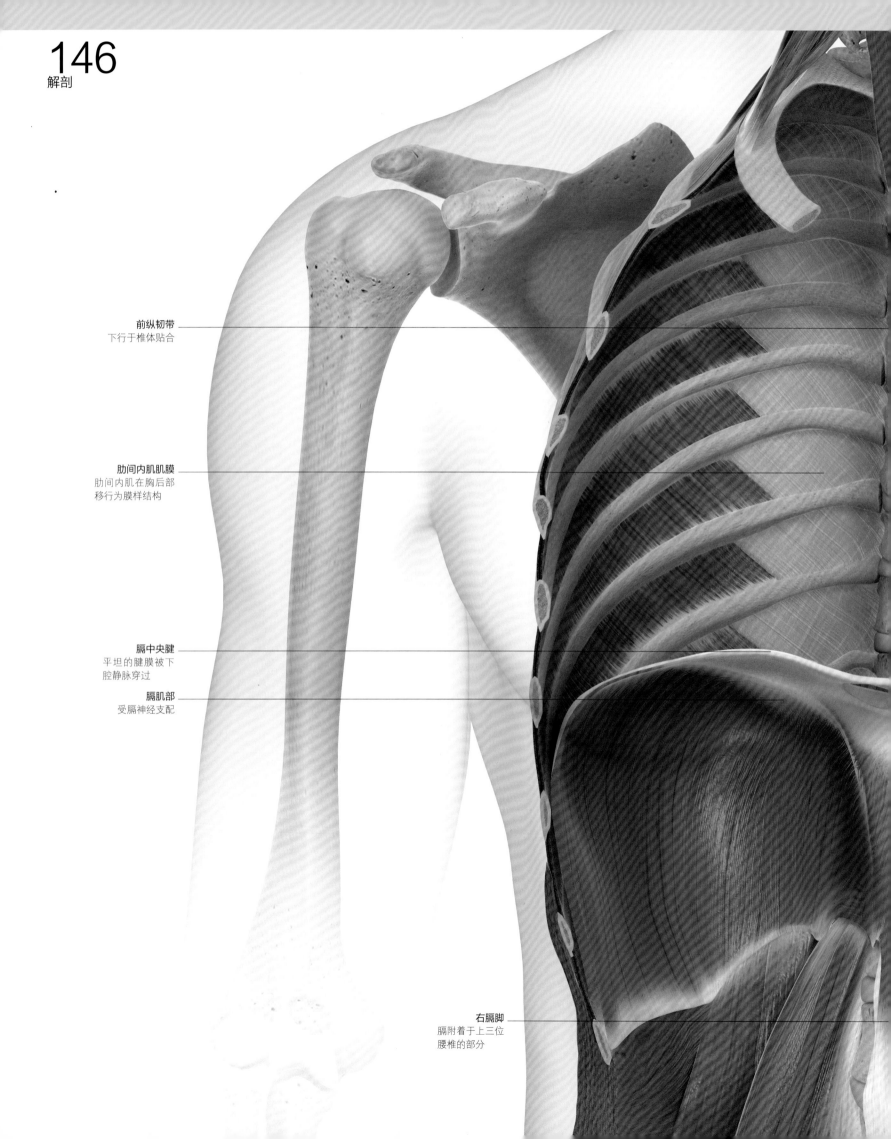

前纵韧带
下行于椎体贴合

肋间内肌肌膜
肋间内肌在胸后部
移行为膜样结构

膈中央腱
平坦的腱膜被下
腔静脉穿过

膈肌部
受膈神经支配

右膈脚
膈附着于上三位
腰椎的部分

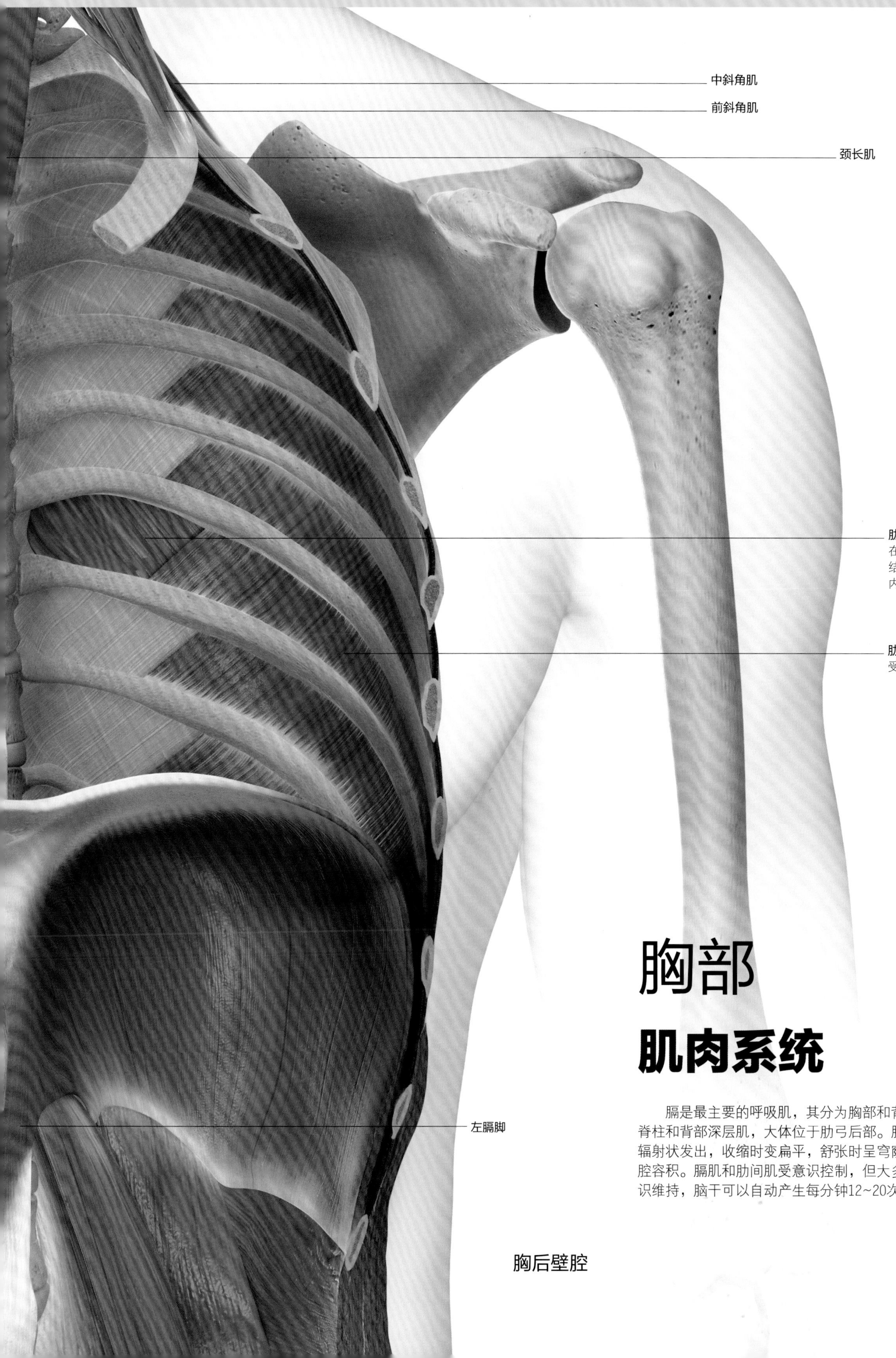

中斜角肌

前斜角肌

颈长肌

肋间外肌
在胸前部移行为膜样
结构（此处移除肋间
内肌可见）

肋间内肌
受肋间神经支配

胸部
肌肉系统

　　膈是最主要的呼吸肌，其分为胸部和背部，附着于胸骨、脊柱和背部深层肌，大体位于肋弓后部。膈肌肌纤维从中央腱辐射状发出，收缩时变扁平，舒张时呈穹窿状，增大或缩小胸腔容积。膈肌和肋间肌受意识控制，但大多数时间呼吸不用意识维持，脑干可以自动产生每分钟12~20次的呼吸节律。

左膈脚

胸后壁腔

迷走神经
第十对脑神经穿过
颈部控制胸腹腔内
的大部分结构

第一肋

第一肋间神经
T1脊神经前支

膈神经
来自于第三、四、
五颈神经，支配膈
肌和胸腹膜

前面观

第六肋

第八肋

第八肋间神经
与其他肋间神经一
样支配肋间肌，接
受胸壁条形区域皮
肤的感觉

第十二肋

第十一肋

肋下神经
T12胸神经前支，
位于肋弓下缘

胸部
神经系统

　　成对的脊神经从椎间孔穿过分为前支和后支。后支分布于背
部的肌肉和皮肤，前支分布于肋间和肋下的肋间肌和皮肤。最后
一对胸神经前支位于肋弓下缘，称肋下神经。胸神经包含运动和
感觉成分，交感神经纤维通过细小的连接与交感干相接。这使得
交感神经可以跨越脊柱的不同节段支配不同的器官。

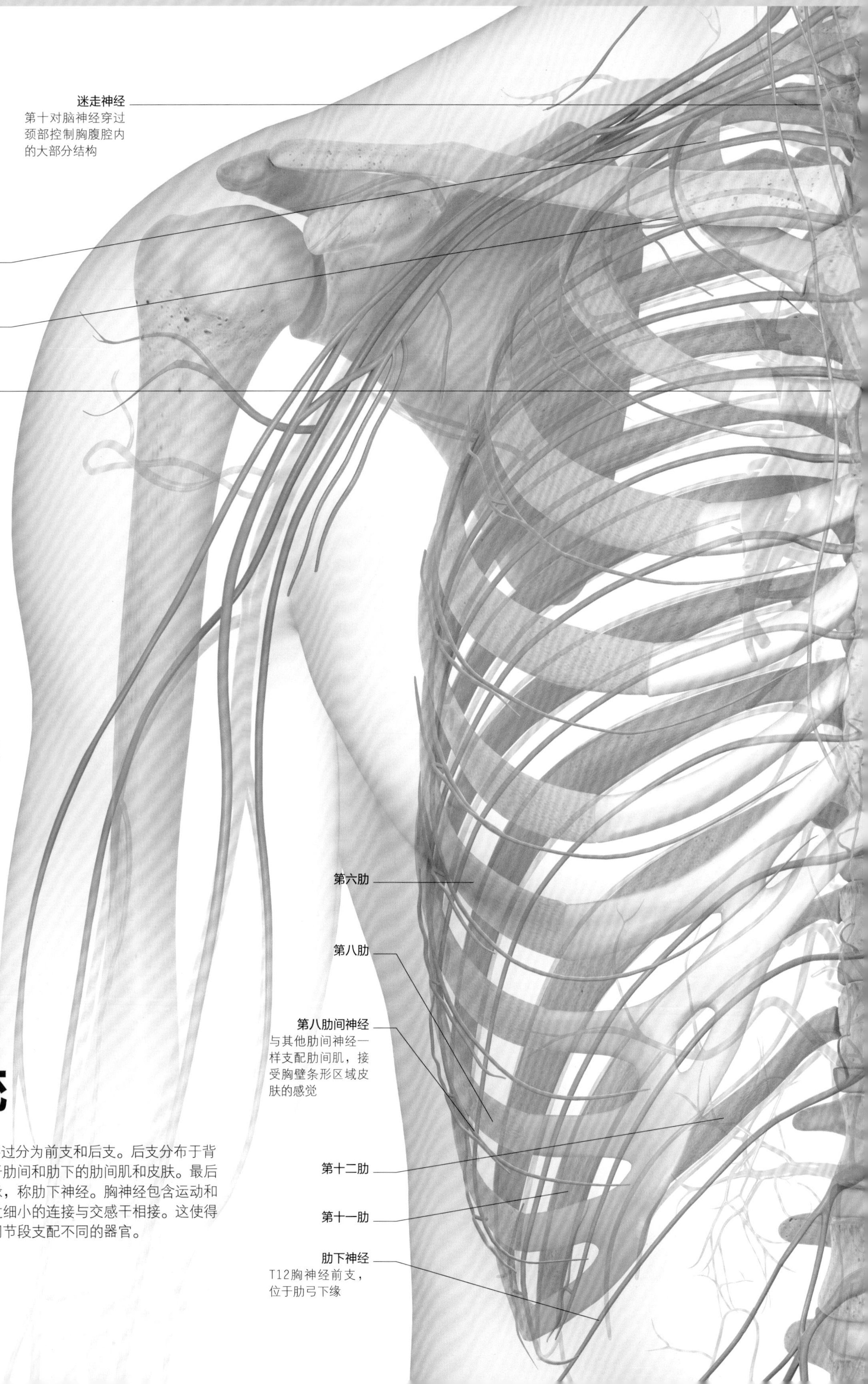

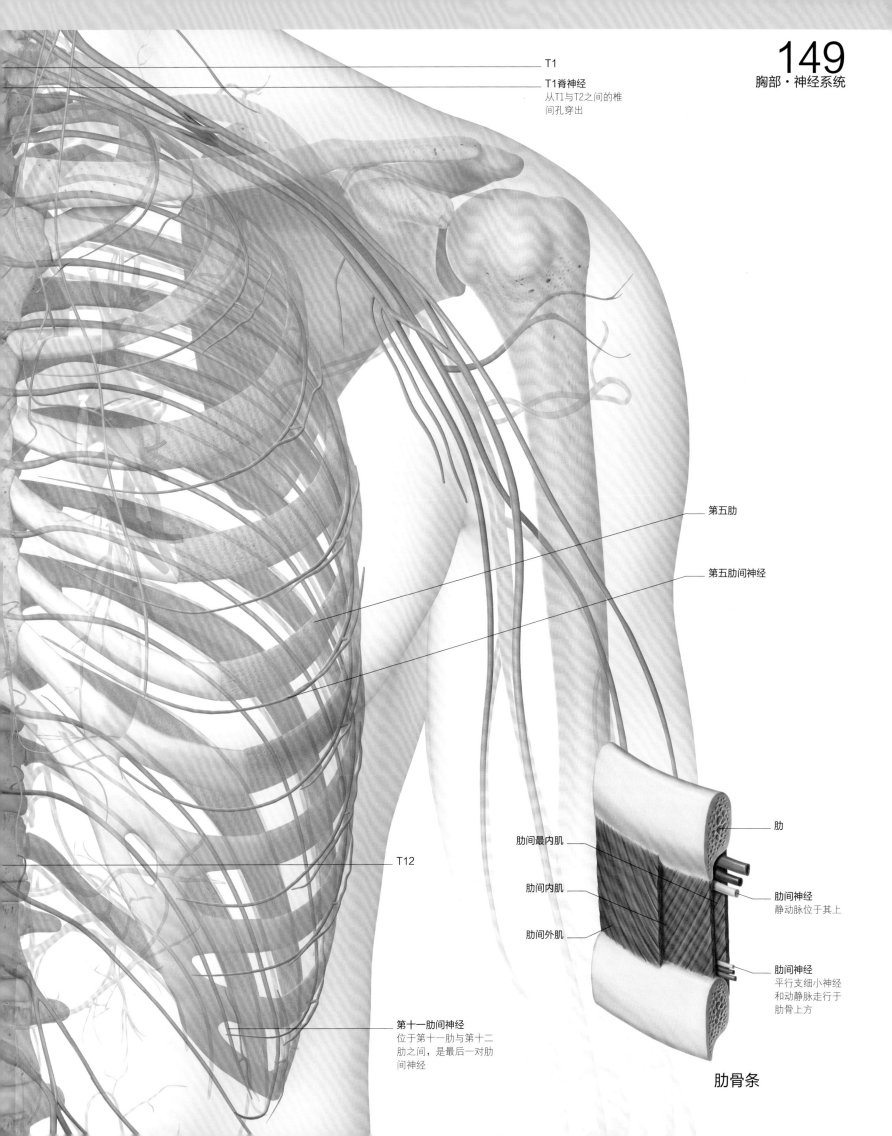

T1

T1脊神经
从T1与T2之间的椎
间孔穿出

第五肋

第五肋间神经

肋

肋间最内肌

肋间内肌

肋间神经
静动脉位于其上

肋间外肌

T12

肋间神经
平行支细小神经
和动静脉走行于
肋骨上方

第十一肋间神经
位于第十一肋与第十二
肋之间，是最后一对肋
间神经

肋骨条

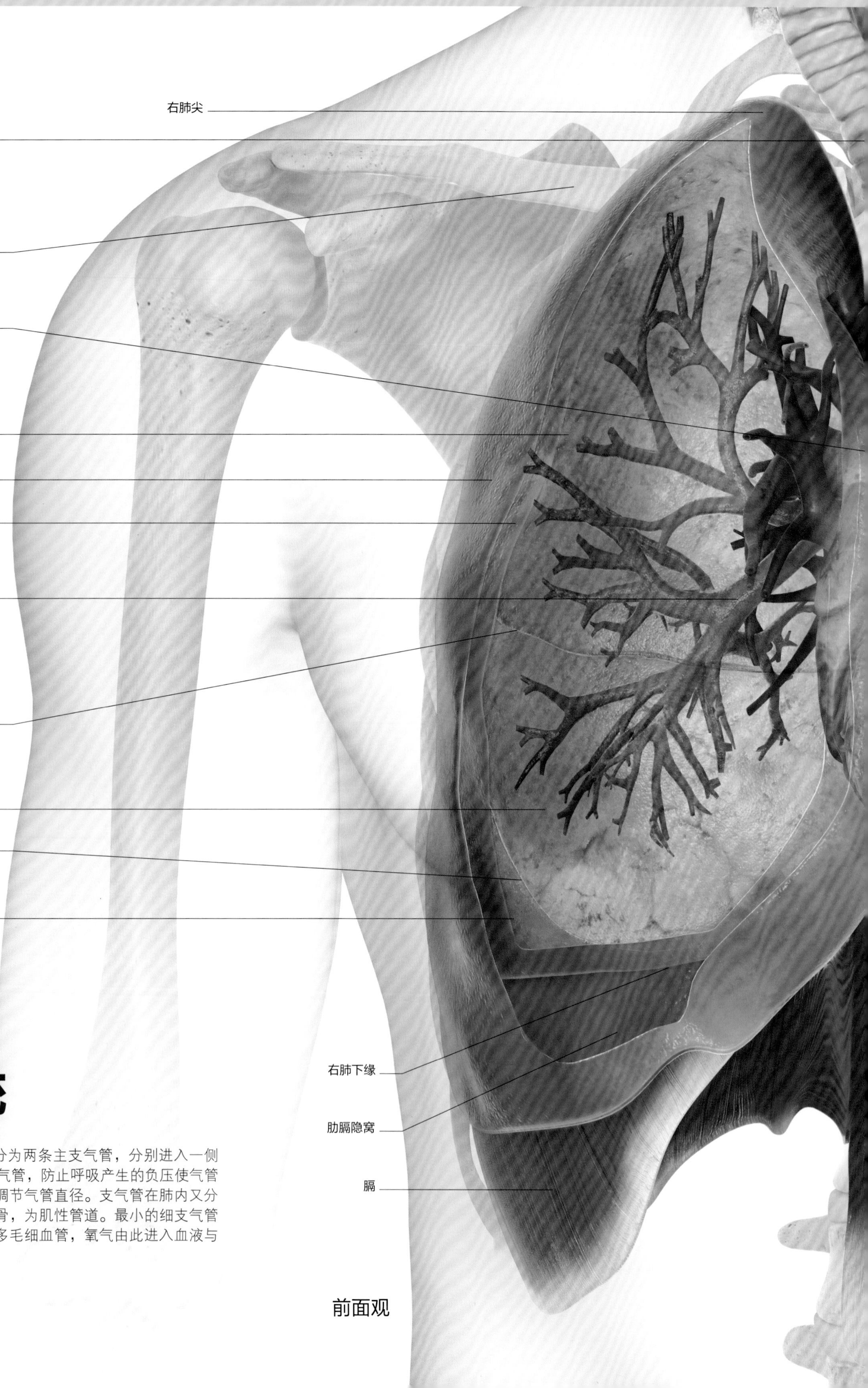

右肺尖

气管
英文由希腊文"粗糙的管道"命名。成年人的气管大概12厘米长，1.5~2厘米宽

右锁骨
（切断以显示肺）

右肺上缘

右肺上叶

壁层胸膜

脏层胸膜

右肺支气管
两条主支气管从气管分支后又分成很多细支气管进入肺。支气管的英文来源于希腊文"气管"

水平裂
上叶和中叶间的深裂隙

右肺中叶

右肺斜裂
右肺中叶和下叶间的裂隙

右肺下叶

右肺下缘

肋膈隐窝

膈

胸部

呼吸系统

气管经颈部进入胸部，分为两条主支气管，分别进入一侧肺部。15~20个C形软骨支撑气管，防止呼吸产生的负压使气管塌陷，软骨间有平滑肌可以调节气管直径。支气管在肺内又分出很多细支气管，其没有软骨，为肌性管道。最小的细支气管终止于肺泡，其周围围绕很多毛细血管，氧气由此进入血液与CO_2完成交换。

前面观

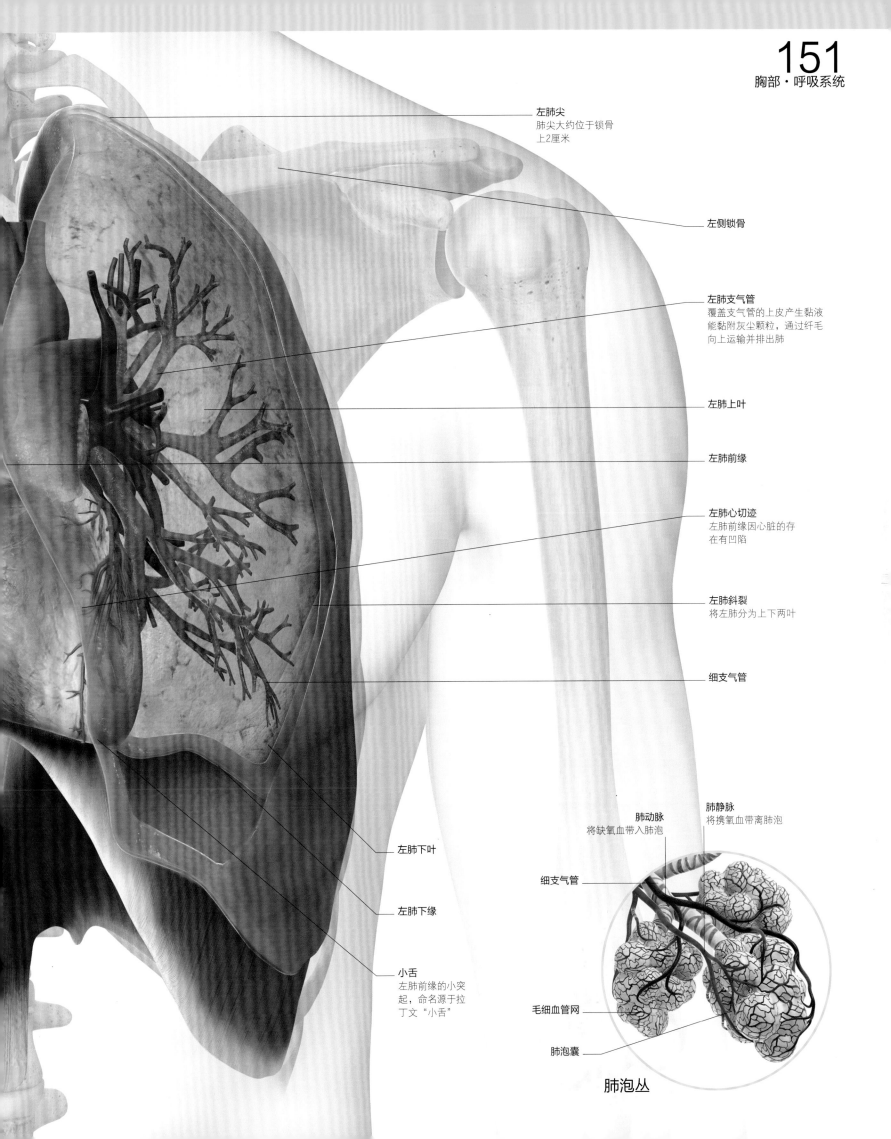

左肺尖
肺尖大约位于锁骨
上2厘米

左侧锁骨

左肺支气管
覆盖支气管的上皮产生黏液
能黏附灰尘颗粒，通过纤毛
向上运输并排出肺

左肺上叶

左肺前缘

左肺心切迹
左肺前缘因心脏的存
在有凹陷

左肺斜裂
将左肺分为上下两叶

细支气管

肺静脉
将携氧血带离肺泡

肺动脉
将缺氧血带入肺泡

细支气管

左肺下叶

左肺下缘

毛细血管网

小舌
左肺前缘的小突
起，命名源于拉
丁文"小舌"

肺泡囊

肺泡丛

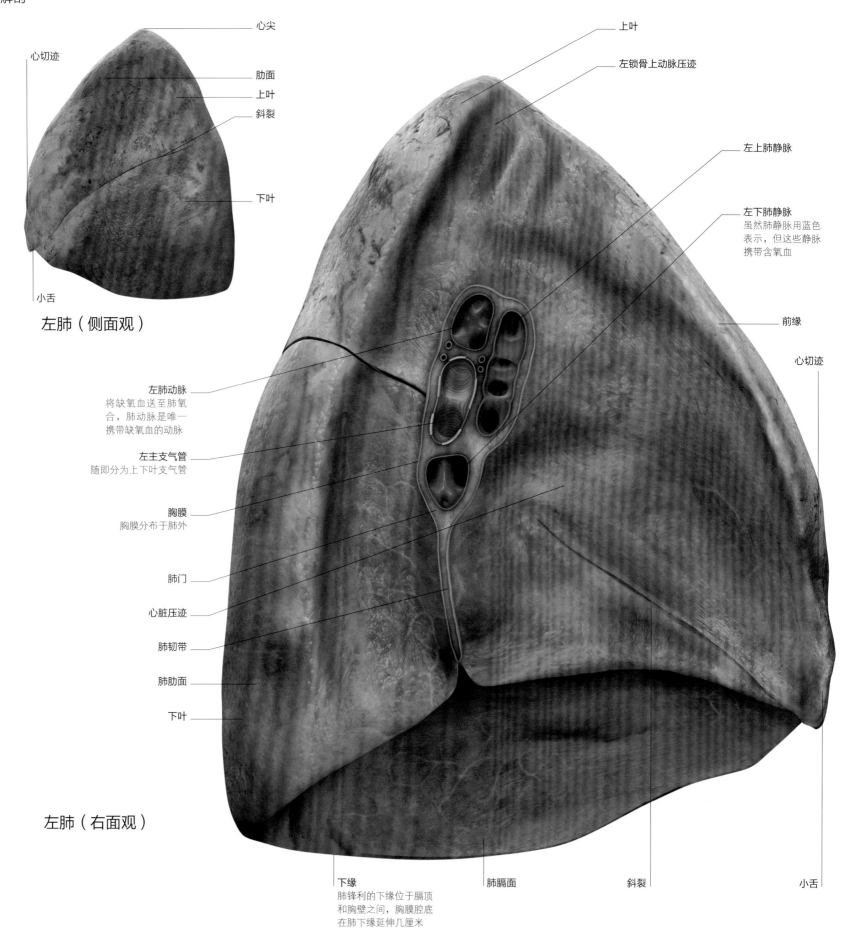

心切迹

心尖

肋面

上叶

斜裂

下叶

小舌

左肺（侧面观）

上叶

左锁骨上动脉压迹

左上肺静脉

左下肺静脉
虽然肺静脉用蓝色
表示，但这些静脉
携带含氧血

前缘

心切迹

左肺动脉
将缺氧血送至肺氧
合，肺动脉是唯一
携带缺氧血的动脉

左主支气管
随即分为上下叶支气管

胸膜
胸膜分布于肺外

肺门

心脏压迹

肺韧带

肺肋面

下叶

左肺（右面观）

下缘
肺锋利的下缘位于膈顶
和胸壁之间，胸膜腔底
在肺下缘延伸几厘米

肺膈面

斜裂

小舌

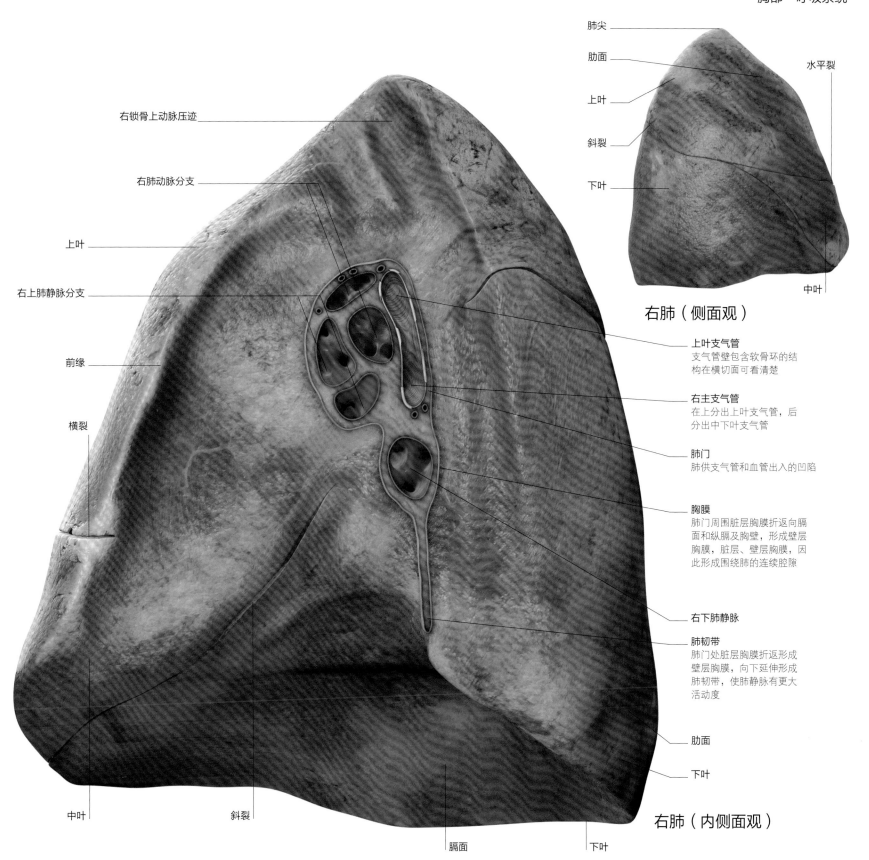

右锁骨上动脉压迹

右肺动脉分支

上叶

右上肺静脉分支

前缘

横裂

中叶

斜裂

膈面

下叶

肺尖

肋面

上叶

斜裂

下叶

水平裂

中叶

右肺（侧面观）

上叶支气管
支气管壁包含软骨环的结构在横切面可看清楚

右主支气管
在上分出上叶支气管，后分出中下叶支气管

肺门
肺供支气管和血管出入的凹陷

胸膜
肺门周围脏层胸膜折返向膈面和纵隔及胸壁，形成壁层胸膜，脏层、壁层胸膜，因此形成围绕肺的连续腔隙

右下肺静脉

肺韧带
肺门处脏层胸膜折返形成壁层胸膜，向下延伸形成肺韧带，使肺静脉有更大活动度

肋面

下叶

右肺（内侧面观）

胸部
呼吸系统

　　每一侧肺恰好占据胸腔，肺表面的脏层胸膜和胸壁表面的壁层胸膜之间有在呼吸时起润滑作用的液体，液体也起到维持负压使肺紧贴膈和胸壁的作用。支气管和血管在每侧肺纵隔面的肺门进出肺，虽然两侧肺看上去大致一样，但是左肺因包裹心脏只有两叶，右肺则被两个裂隙分为三叶，左右两肺是不对称的。

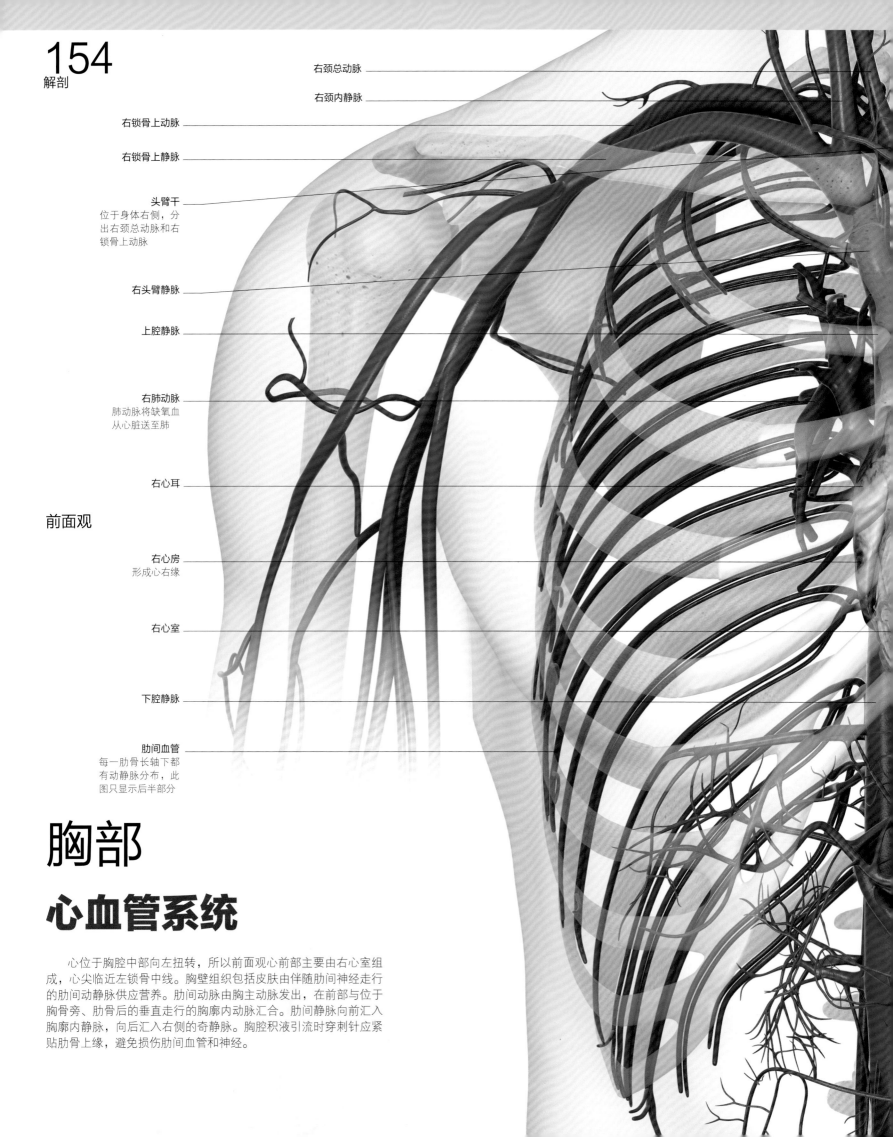

右颈总动脉

右颈内静脉

右锁骨上动脉

右锁骨上静脉

头臂干
位于身体右侧，分
出右颈总动脉和右
锁骨上动脉

右头臂静脉

上腔静脉

右肺动脉
肺动脉将缺氧血
从心脏送至肺

右心耳

前面观

右心房
形成心右缘

右心室

下腔静脉

肋间血管
每一肋骨长轴下都
有动静脉分布，此
图只显示后半部分

胸部
心血管系统

　心位于胸腔中部向左扭转，所以前面观心前部主要由右心室组
成，心尖临近左锁骨中线。胸壁组织包括皮肤由伴随肋间神经走行
的肋间动静脉供应营养。肋间动脉由胸主动脉发出，在前部与位于
胸骨旁、肋骨后的垂直走行的胸廓内动脉汇合。肋间静脉向前汇入
胸廓内静脉，向后汇入右侧的奇静脉。胸腔积液引流时穿刺针应紧
贴肋骨上缘，避免损伤肋间血管和神经。

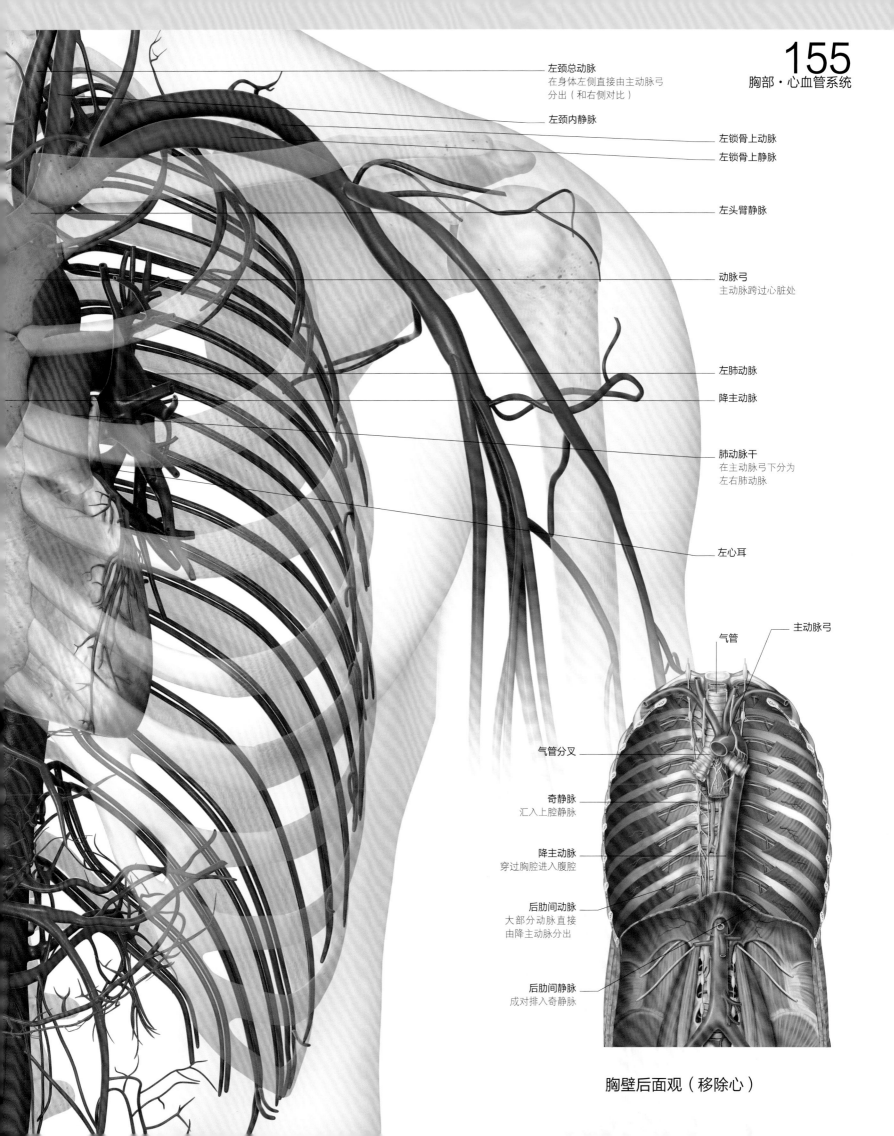

左颈总动脉
在身体左侧直接由主动脉弓
分出（和右侧对比）

左颈内静脉

左锁骨上动脉

左锁骨上静脉

左头臂静脉

动脉弓
主动脉跨过心脏处

左肺动脉

降主动脉

肺动脉干
在主动脉弓下分为
左右肺动脉

左心耳

气管

主动脉弓

气管分叉

奇静脉
汇入上腔静脉

降主动脉
穿过胸腔进入腹腔

后肋间动脉
大部分动脉直接
由降主动脉分出

后肋间静脉
成对排入奇静脉

胸壁后面观（移除心）

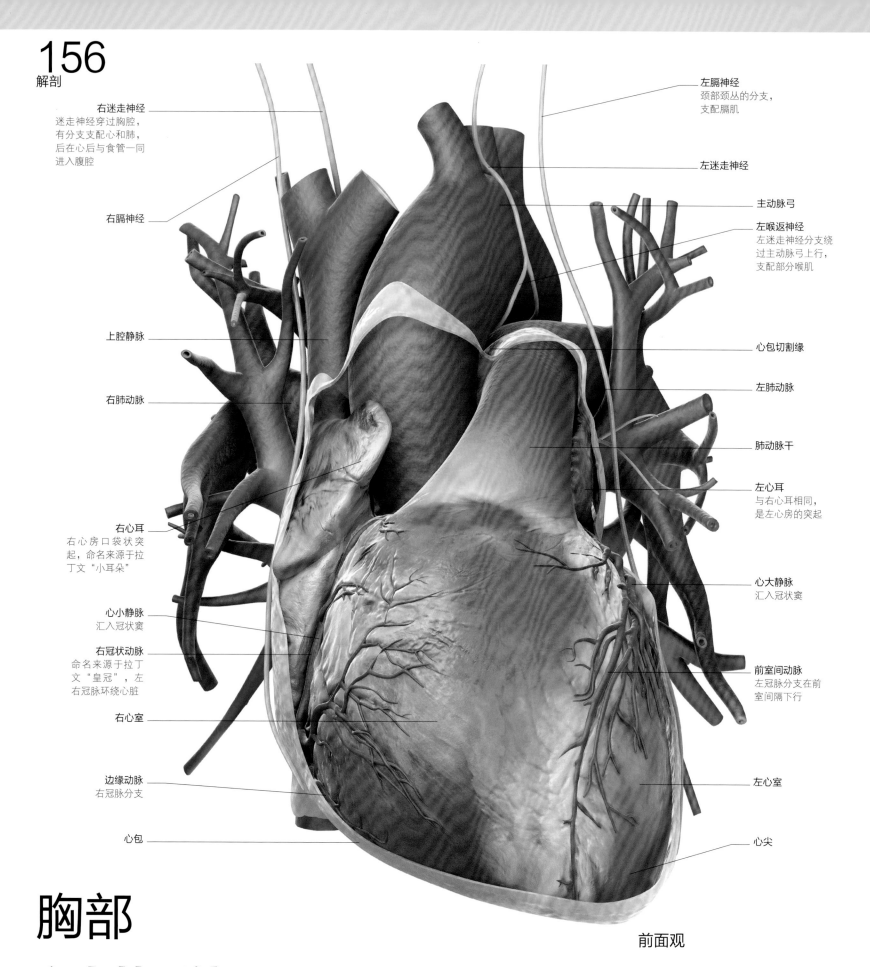

右迷走神经
迷走神经穿过胸腔，
有分支支配心和肺，
后在心后与食管一同
进入腹腔

右膈神经

上腔静脉

右肺动脉

右心耳
右心房口袋状突
起，命名来源于拉
丁文"小耳朵"

心小静脉
汇入冠状窦

右冠状动脉
命名来源于拉丁
文"皇冠"，左
右冠脉环绕心脏

右心室

边缘动脉
右冠脉分支

心包

左膈神经
颈部颈丛的分支，
支配膈肌

左迷走神经

主动脉弓

左喉返神经
左迷走神经分支绕
过主动脉弓上行，
支配部分喉肌

心包切割缘

左肺动脉

肺动脉干

左心耳
与右心耳相同，
是左心房的突起

心大静脉
汇入冠状窦

前室间动脉
左冠脉分支在前
室间隔下行

左心室

心尖

前面观

胸部

心血管系统

　　心包包裹心脏，最外层粗糙，与膈和心脏的大血管相接触。内层菲薄成为浆膜心包。两层之间是心脏搏动时起到润滑作用的液体。心包炎会产生剧烈疼痛。左右冠脉发自升主动脉，其分支供应心脏自身营养。心脏的静脉血通过心静脉汇入冠状窦。

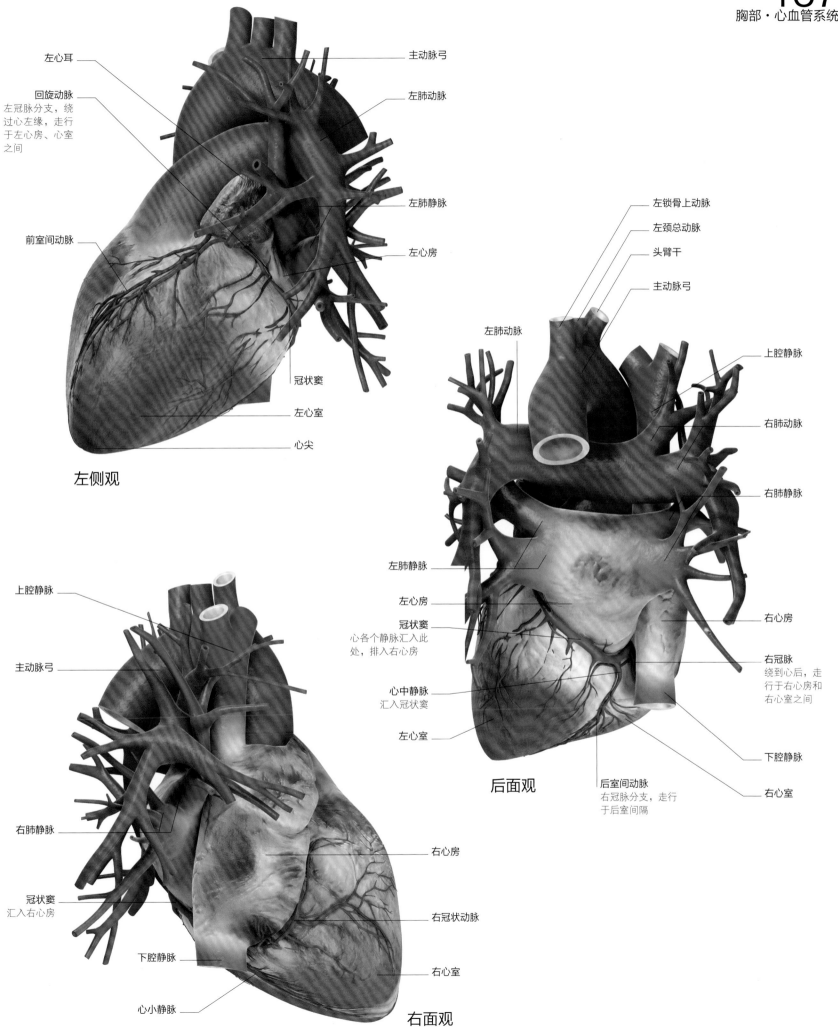

左心耳

回旋动脉
左冠脉分支，绕
过心左缘，走行
于左心房、心室
之间

前室间动脉

主动脉弓

左肺动脉

左肺静脉

左心房

冠状窦

左心室

心尖

左侧观

左肺动脉

左锁骨上动脉

左颈总动脉

头臂干

主动脉弓

上腔静脉

右肺动脉

右肺静脉

左肺静脉

左心房

冠状窦
心各个静脉汇入此
处，排入右心房

心中静脉
汇入冠状窦

左心室

右心房

右冠脉
绕到心后，走
行于右心房和
右心室之间

下腔静脉

右心室

后室间动脉
右冠脉分支，走行
于后室间隔

后面观

上腔静脉

主动脉弓

右肺静脉

冠状窦
汇入右心房

右心房

右冠状动脉

下腔静脉

右心室

心小静脉

右面观

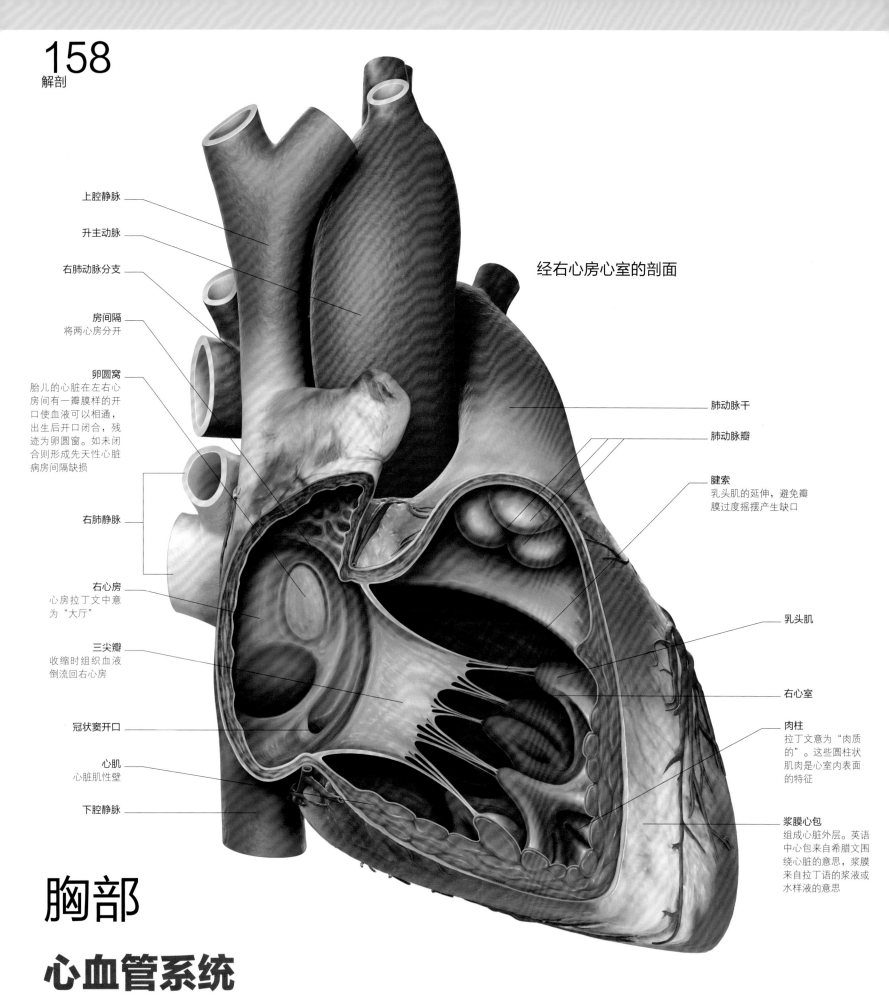

经右心房心室的剖面

上腔静脉

升主动脉

右肺动脉分支

房间隔
将两心房分开

卵圆窝
胎儿的心脏在左右心
房间有一瓣膜样的开
口使血液可以相通，
出生后开口闭合，残
迹为卵圆窝。如未闭
合则形成先天性心脏
病房间隔缺损

右肺静脉

右心房
心房拉丁文中意
为"大厅"

三尖瓣
收缩时组织血液
倒流回右心房

冠状窦开口

心肌
心脏肌性壁

下腔静脉

肺动脉干

肺动脉瓣

腱索
乳头肌的延伸，避免瓣
膜过度摇摆产生缺口

乳头肌

右心室

肉柱
拉丁文意为"肉质
的"。这些圆柱状
肌肉是心室内表面
的特征

浆膜心包
组成心脏外层。英语
中心包来自希腊文围
绕心脏的意思，浆膜
来自拉丁语的浆液或
水样液的意思

胸部

心血管系统

　　心脏有四腔，分开为两心房、两心室，收集静脉血泵入动脉。右心房与右心
室汇集上下腔静脉血并通过肺动脉干泵入肺。左侧则收集来自肺静脉的含氧血泵
入主动脉以分布于全身。心房与心室通过瓣膜相隔（左侧为二尖瓣，右侧为三尖
瓣），心室收缩时瓣膜关闭以免血液倒流回心房。主动脉和肺动脉也有瓣膜。

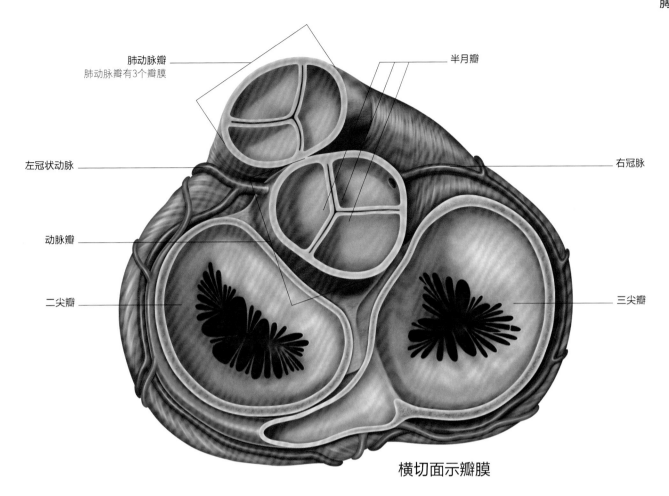

肺动脉瓣
肺动脉瓣有3个瓣膜

半月瓣

左冠状动脉

右冠脉

动脉瓣

二尖瓣

三尖瓣

横切面示瓣膜

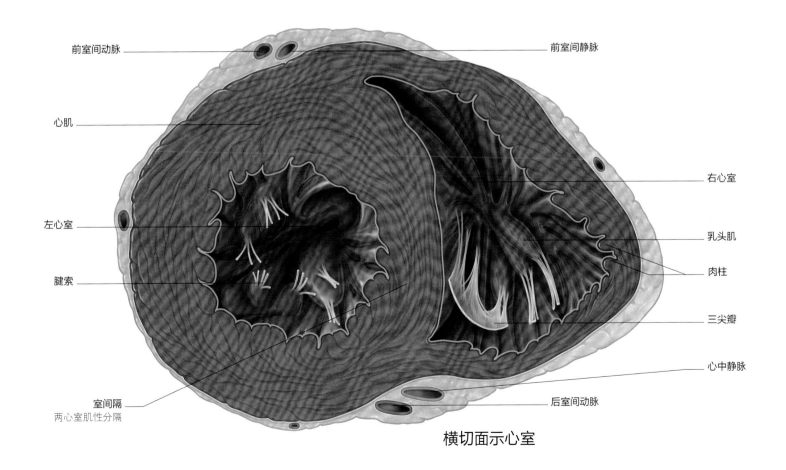

前室间动脉

前室间静脉

心肌

右心室

左心室

乳头肌

腱索

肉柱

三尖瓣

心中静脉

室间隔
两心室肌性分隔

后室间动脉

横切面示心室

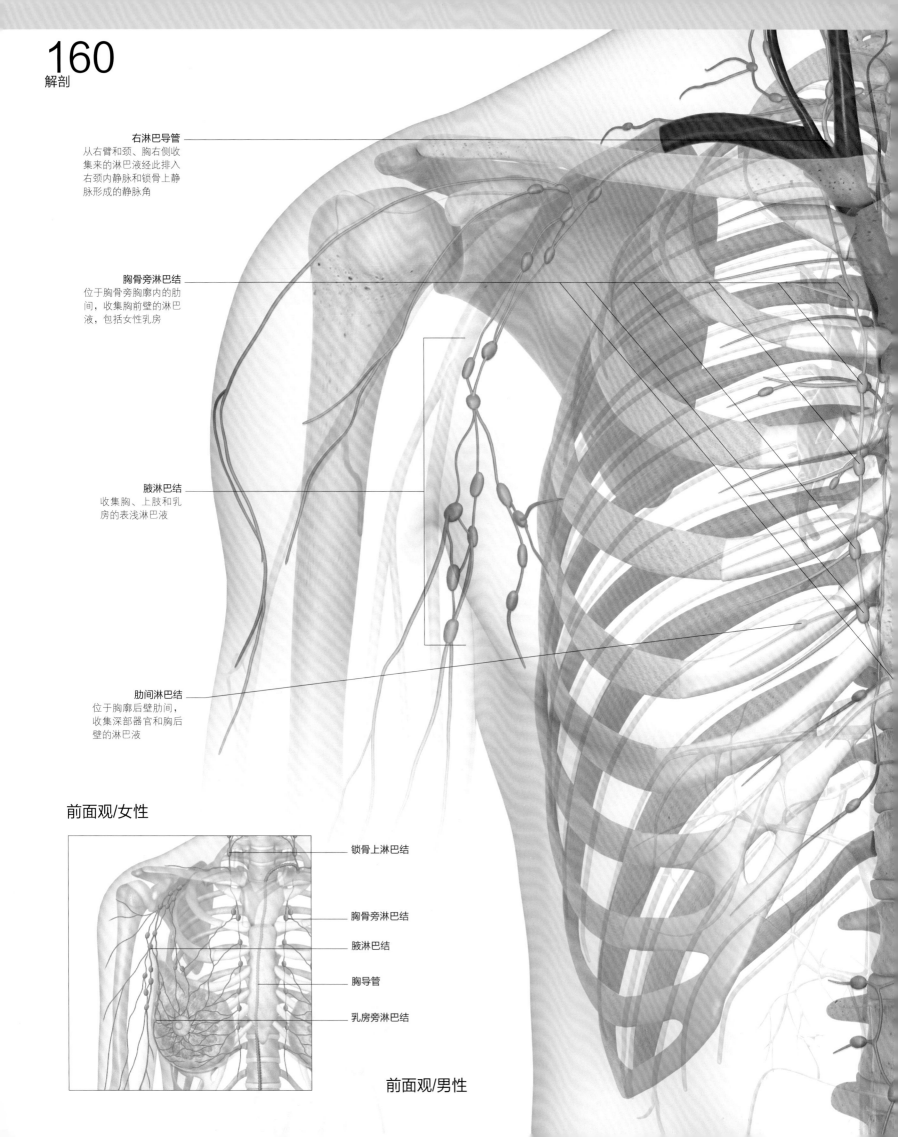

右淋巴导管
从右臂和颈、胸右侧收集来的淋巴液经此排入右颈内静脉和锁骨上静脉形成的静脉角

胸骨旁淋巴结
位于胸骨旁胸廓内的肋间，收集胸前壁的淋巴液，包括女性乳房

腋淋巴结
收集胸、上肢和乳房的表浅淋巴液

肋间淋巴结
位于胸廓后壁肋间，收集深部器官和胸后壁的淋巴液

前面观/女性

锁骨上淋巴结

胸骨旁淋巴结

腋淋巴结

胸导管

乳房旁淋巴结

前面观/男性

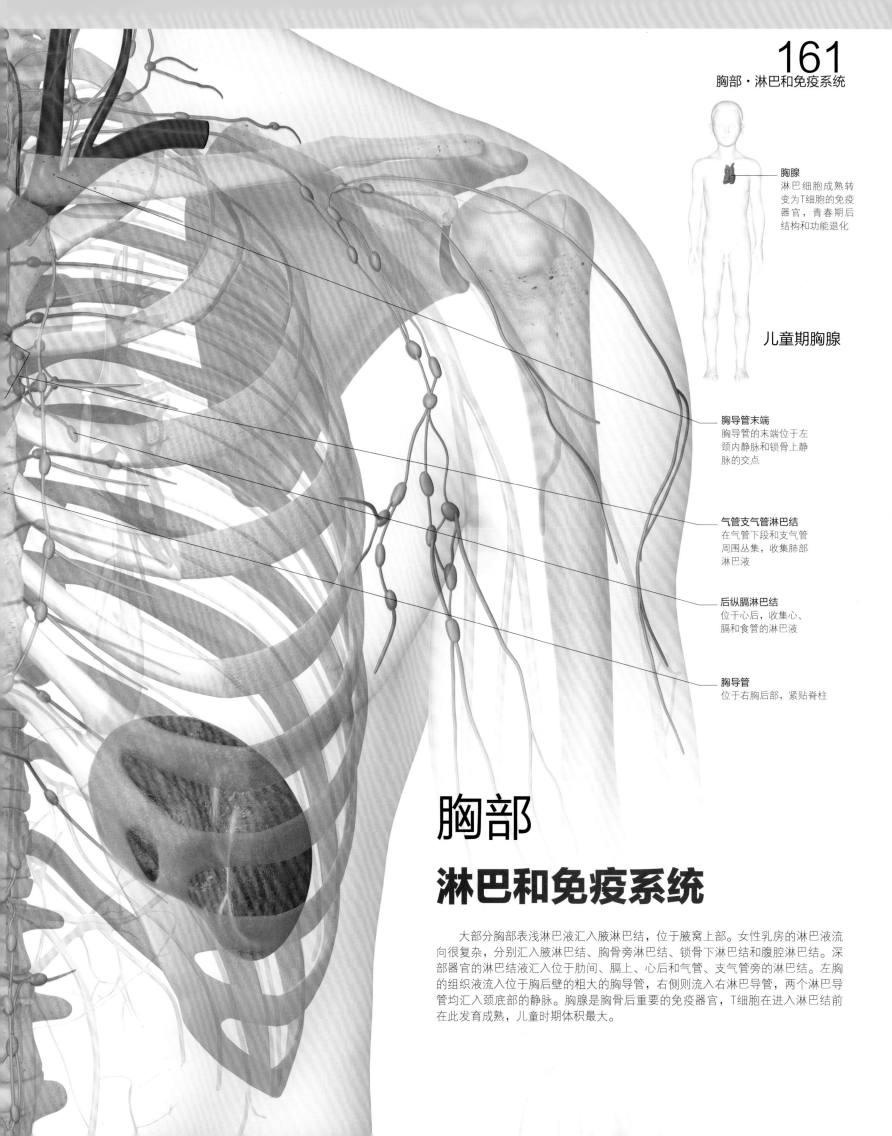

胸腺
淋巴细胞成熟转
变为T细胞的免疫
器官，青春期后
结构和功能退化

儿童期胸腺

胸导管末端
胸导管的末端位于左
颈内静脉和锁骨上静
脉的交点

气管支气管淋巴结
在气管下段和支气管
周围丛集，收集肺部
淋巴液

后纵膈淋巴结
位于心后，收集心、
膈和食管的淋巴液

胸导管
位于右胸后部，紧贴脊柱

胸部
淋巴和免疫系统

　　大部分胸部表浅淋巴液汇入腋淋巴结，位于腋窝上部。女性乳房的淋巴液流
向很复杂，分别汇入腋淋巴结、胸骨旁淋巴结、锁骨下淋巴结和腹腔淋巴结。深
部器官的淋巴结液汇入位于肋间、膈上、心后和气管、支气管旁的淋巴结。左胸
的组织液流入位于胸后壁的粗大的胸导管，右侧则流入右淋巴导管，两个淋巴导
管均汇入颈底部的静脉。胸腺是胸骨后重要的免疫器官，T细胞在进入淋巴结前
在此发育成熟，儿童时期体积最大。

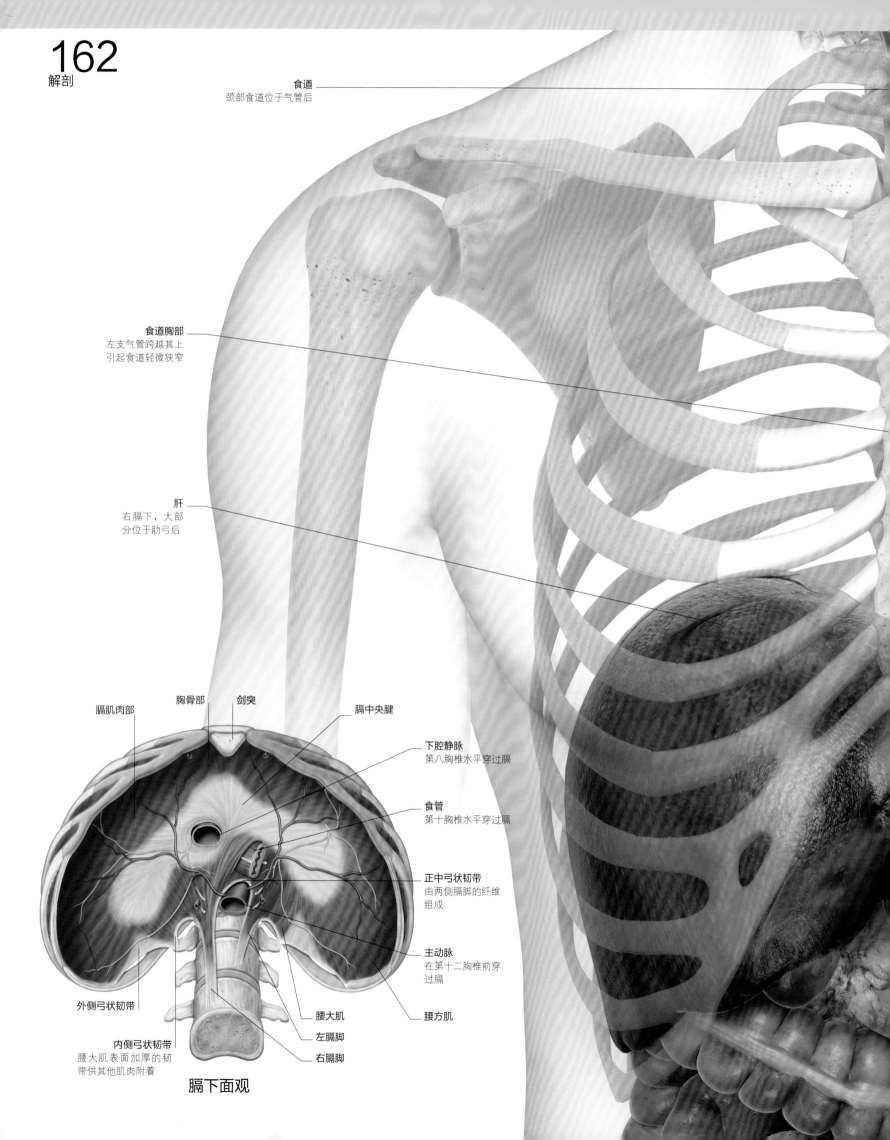

食道
颈部食道位于气管后

食道胸部
左支气管跨越其上
引起食道轻微狭窄

肝
右膈下，大部
分位于肋弓后

膈肌肉部　胸骨部　剑突

膈中央腱

下腔静脉
第八胸椎水平穿过膈

食管
第十胸椎水平穿过膈

正中弓状韧带
由两侧膈脚的纤维
组成

主动脉
在第十二胸椎前穿
过膈

腰方肌

外侧弓状韧带

腰大肌

左膈脚

右膈脚

内侧弓状韧带
腰大肌表面加厚的韧
带供其他肌肉附着

膈下面观

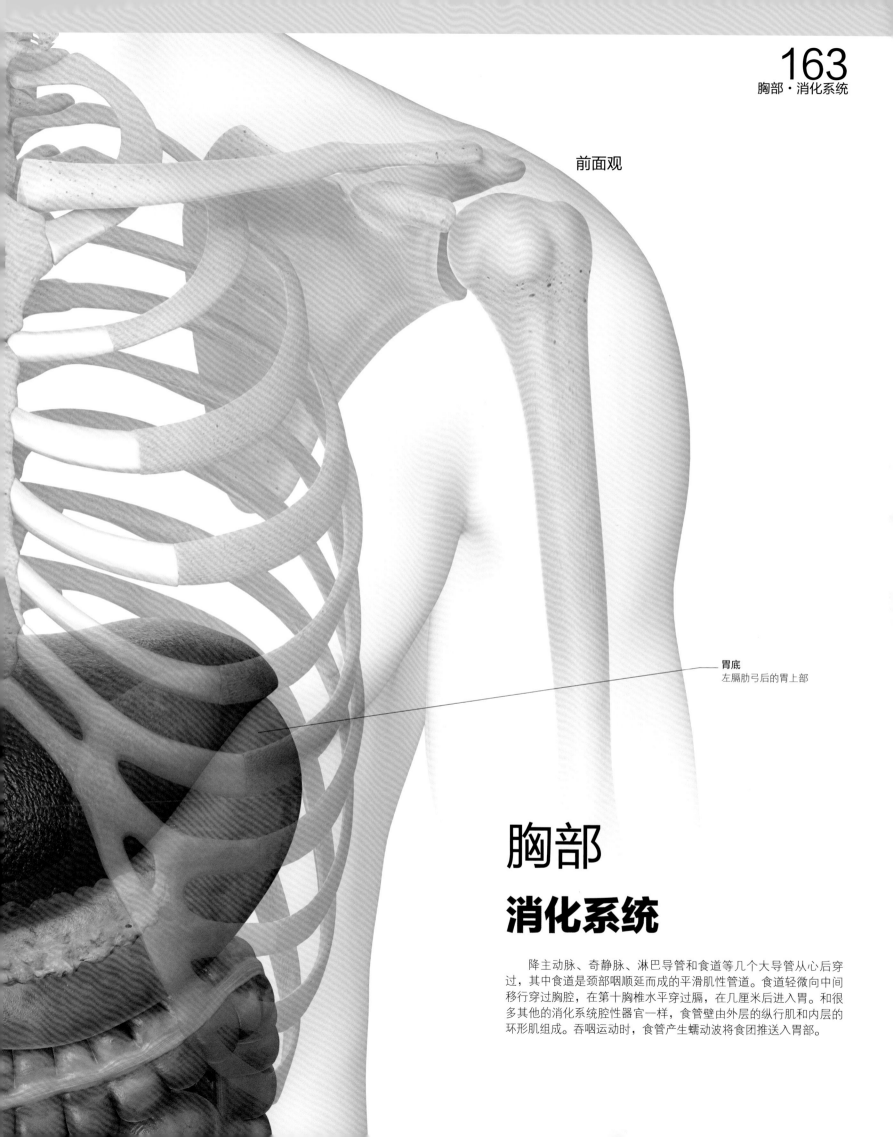

前面观

胃底
左膈肋弓后的胃上部

胸部

消化系统

　　降主动脉、奇静脉、淋巴导管和食道等几个大导管从心后穿过，其中食道是颈部咽顺延而成的平滑肌性管道。食道轻微向中间移行穿过胸腔，在第十胸椎水平穿过膈，在几厘米后进入胃。和很多其他的消化系统腔性器官一样，食管壁由外层的纵行肌和内层的环形肌组成。吞咽运动时，食管产生蠕动波将食团推送入胃部。

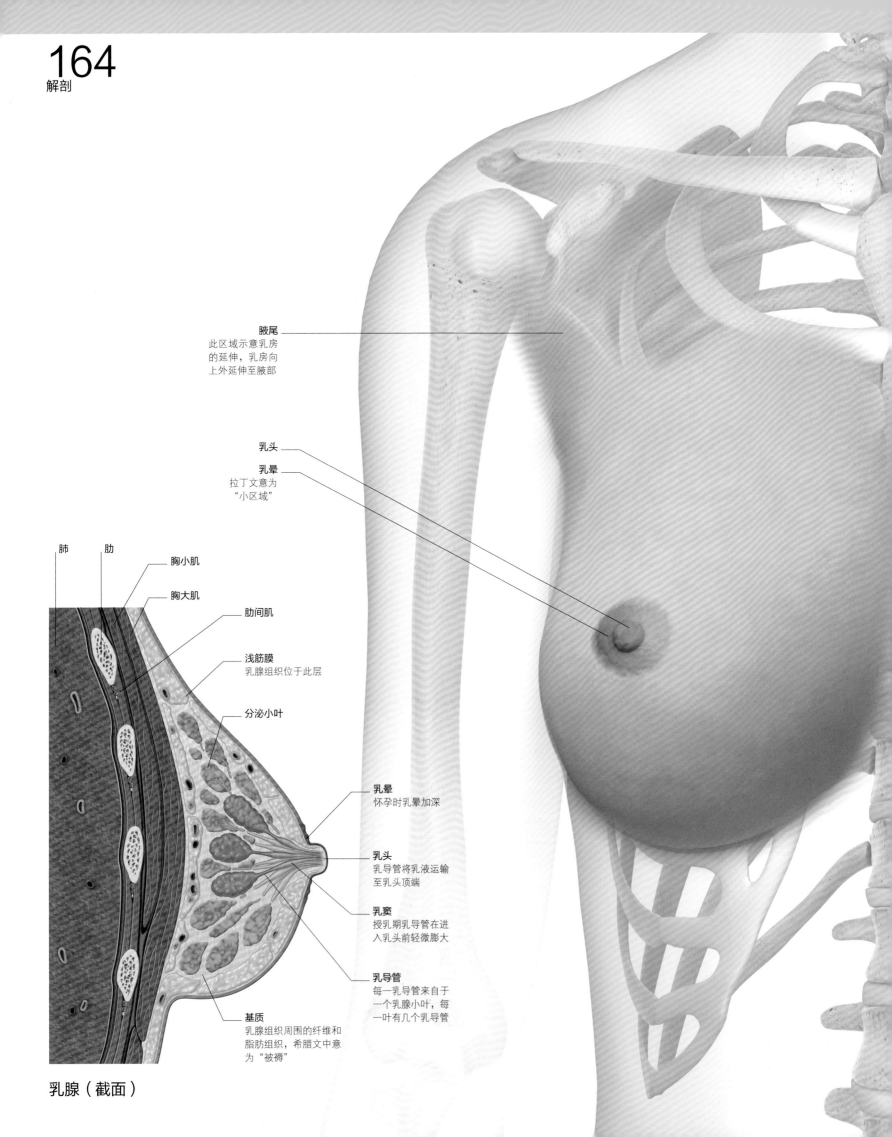

腋尾
此区域示意乳房
的延伸，乳房向
上外延伸至腋部

乳头

乳晕
拉丁文意为
"小区域"

肺　肋

胸小肌

胸大肌

肋间肌

浅筋膜
乳腺组织位于此层

分泌小叶

乳晕
怀孕时乳晕加深

乳头
乳导管将乳液运输
至乳头顶端

乳窦
授乳期乳导管在进
入乳头前轻微膨大

乳导管
每一乳导管来自于
一个乳腺小叶，每
一叶有几个乳导管

基质
乳腺组织周围的纤维和
脂肪组织，希腊文中意
为"被褥"

乳腺（截面）

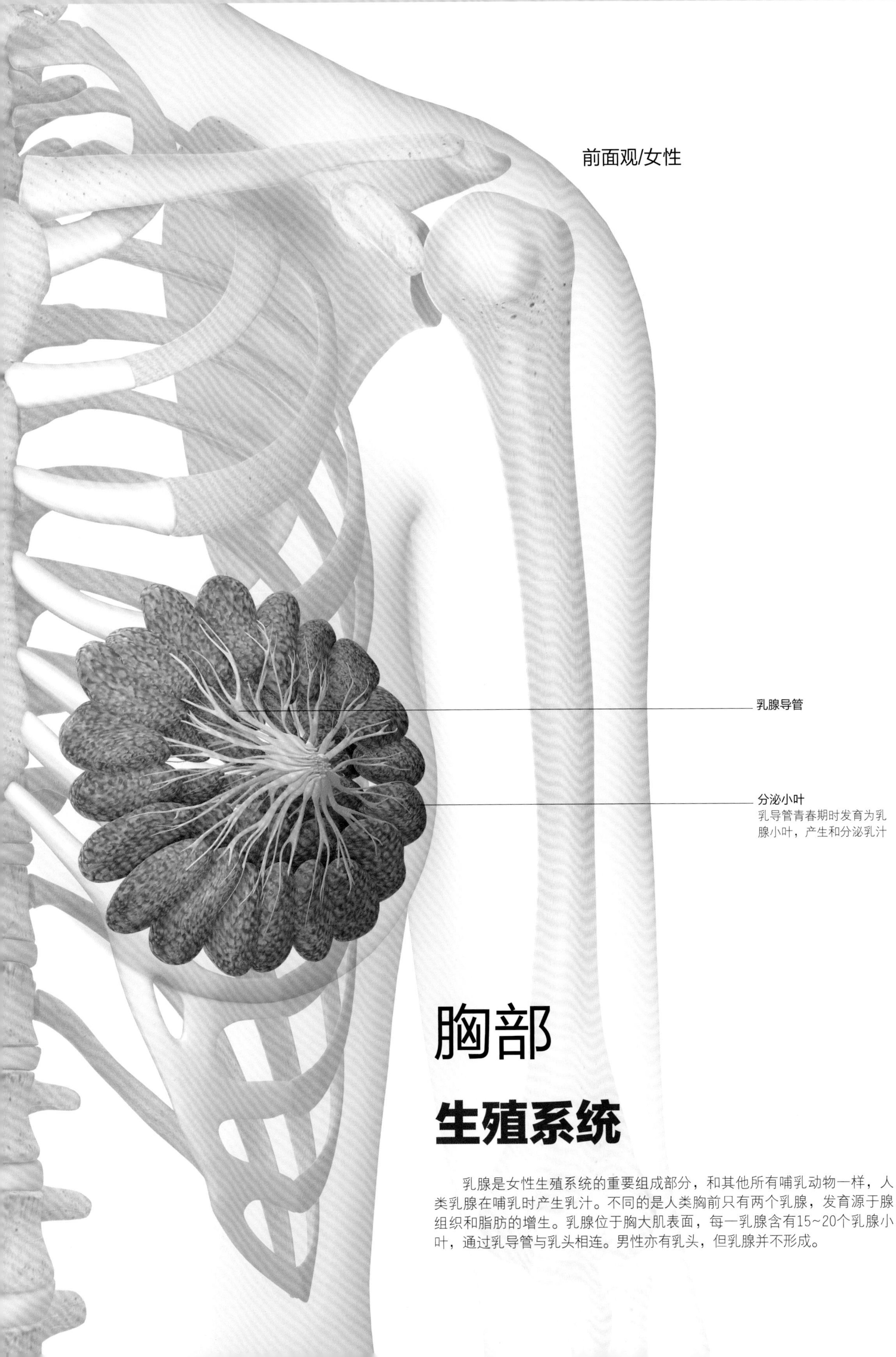

前面观/女性

乳腺导管

分泌小叶
乳导管青春期时发育为乳
腺小叶，产生和分泌乳汁

胸部

生殖系统

乳腺是女性生殖系统的重要组成部分，和其他所有哺乳动物一样，人类乳腺在哺乳时产生乳汁。不同的是人类胸前只有两个乳腺，发育源于腺组织和脂肪的增生。乳腺位于胸大肌表面，每一乳腺含有15~20个乳腺小叶，通过乳导管与乳头相连。男性亦有乳头，但乳腺并不形成。

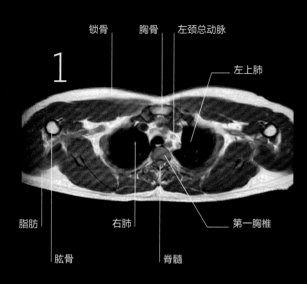

1

锁骨　胸骨　左颈总动脉

左上肺

脂肪　右肺　第一胸椎

肱骨　脊髓

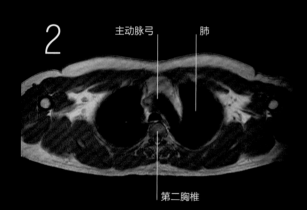

2

主动脉弓　肺

第二胸椎

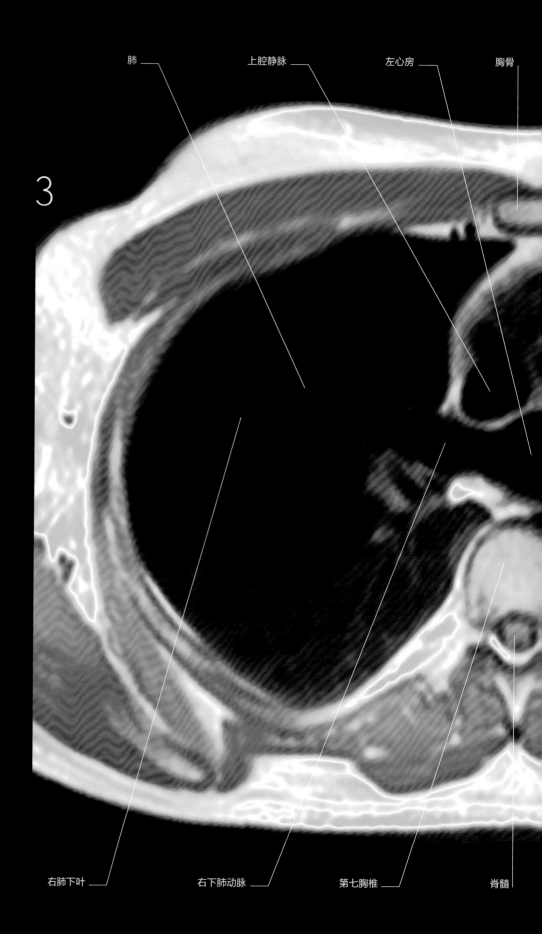

3

肺　上腔静脉　左心房　胸骨

右肺下叶　右下肺动脉　第七胸椎　脊髓

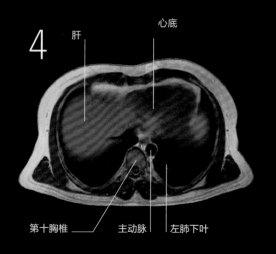

4

肝　心底

第十胸椎　主动脉　左肺下叶

胸廓内血管 — 右心室 — 左心室肌层

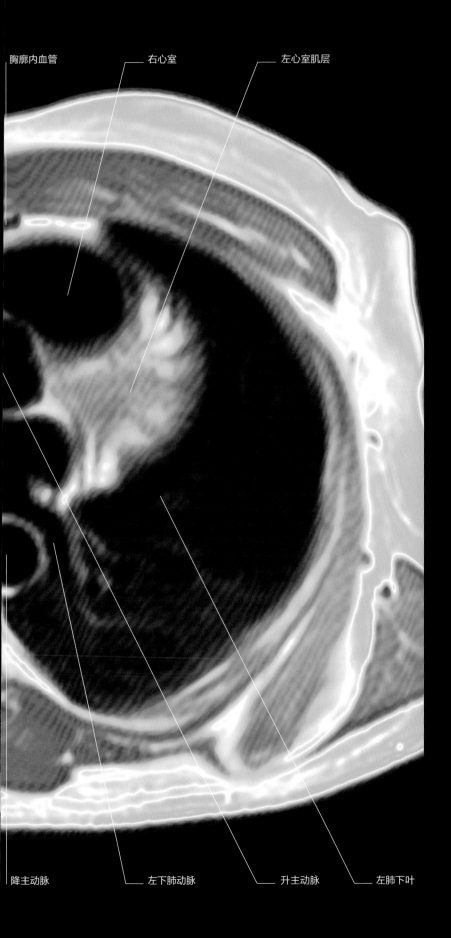

降主动脉 — 左下肺动脉 — 升主动脉 — 左肺下叶

平扫平面

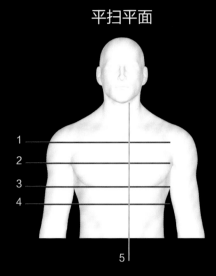

1
2
3
4

5

胸部

核磁共振扫描

　　胸部横切面（1–4切面）显示了被肺包裹的心和大血管，所有器官被胸廓保护。切面1显示锁骨与胸骨形成关节，还可见肺尖。切面2位于心上，切面3显示心腔，主动脉位于脊柱右前方，观察者位于病人脚侧才能很好地判断方位，即图像右侧为病人左侧。切面4显示心底和肺下叶。

声门下腔　　脊柱

5

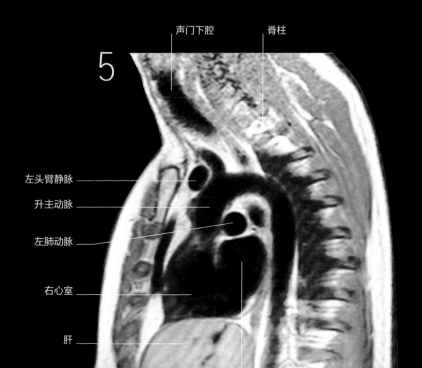

左头臂静脉

升主动脉

左肺动脉

右心室

肝

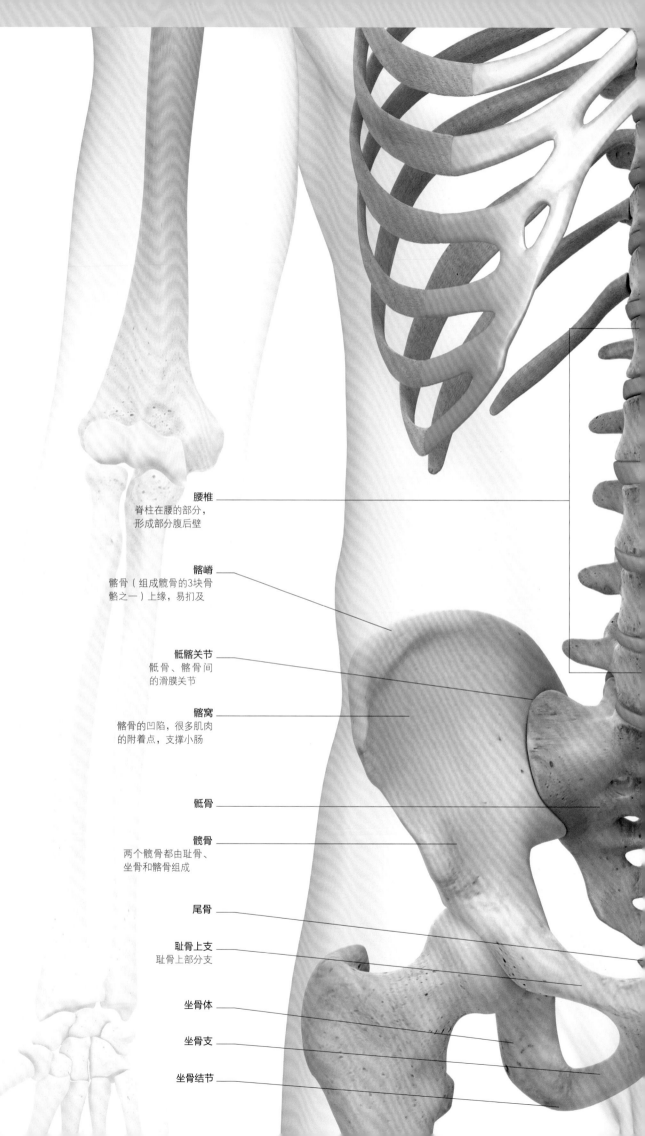

腰椎
脊柱在腰的部分，
形成部分腹后壁

髂嵴
髂骨（组成髋骨的3块骨
骼之一）上缘，易扪及

骶髂关节
骶骨、髂骨间
的滑膜关节

髂窝
髂骨的凹陷，很多肌肉
的附着点，支撑小肠

骶骨

髋骨
两个髋骨都由耻骨、
坐骨和髂骨组成

尾骨

耻骨上支
耻骨上部分支

坐骨体

坐骨支

坐骨结节

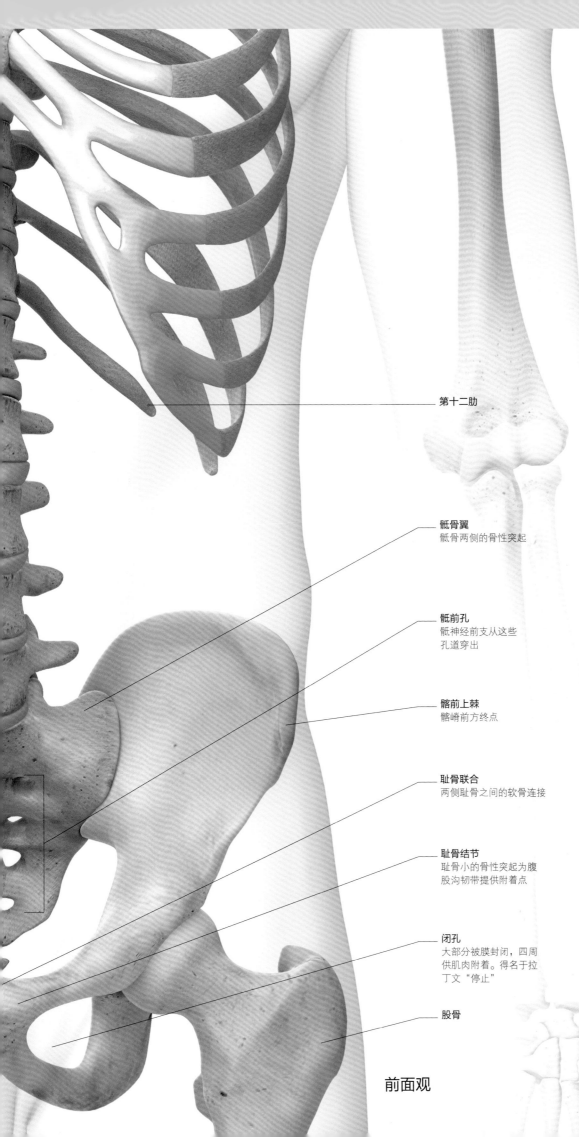

腹部和盆部
骨骼系统

　　腹部的骨性界限包括5个腰椎、肋弓下缘、耻骨和髂嵴。因为膈的穹窿形状，腹腔在肋弓后延伸至第五、六肋间，意味着一些腹腔器官例如肝、胃和脾等位于肋弓下。盆腔是一个盆的形状，被两个髋骨包围前方和侧面，后方是骶骨。每一个髋骨由3块骨骼融合而成：侧面的髂骨、前下方的坐骨和前方的耻骨。

第十二肋

骶骨翼
骶骨两侧的骨性突起

骶前孔
骶神经前支从这些
孔道穿出

髂前上棘
髂嵴前方终点

耻骨联合
两侧耻骨之间的软骨连接

耻骨结节
耻骨小的骨性突起为腹
股沟韧带提供附着点

闭孔
大部分被膜封闭，四周
供肌肉附着。得名于拉
丁文"停止"

股骨

前面观

腹部和盆部
骨骼系统

　　腰椎之间的平面关节限制了脊椎的旋转，但脊柱的前屈和后伸依旧灵活。即便如此，骨盆在走路时能保持轻微的摆动。骶髂关节是滑膜关节加上粗大的骶髂韧带附着于髂骨限制了活动。从骶骨和尾骨向髂骨连接的骶棘韧带和骶结节韧带提供额外的支持和固定。

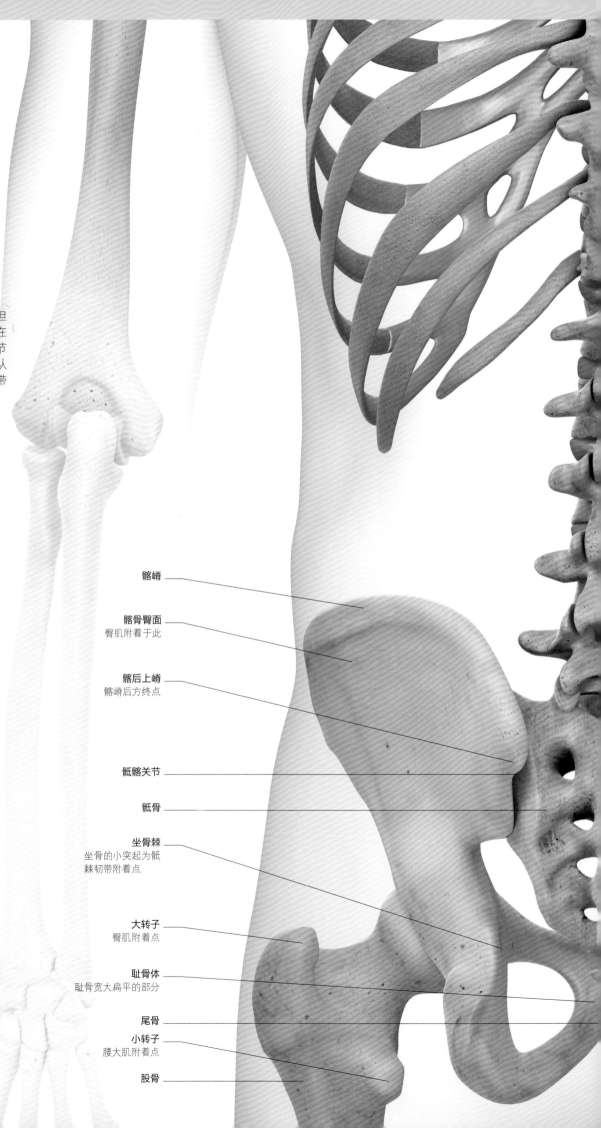

髂嵴

髂骨臀面
臀肌附着于此

髂后上嵴
髂嵴后方终点

骶髂关节

骶骨

坐骨棘
坐骨的小突起为骶棘韧带附着点

大转子
臀肌附着点

耻骨体
耻骨宽大扁平的部分

尾骨

小转子
腰大肌附着点

股骨

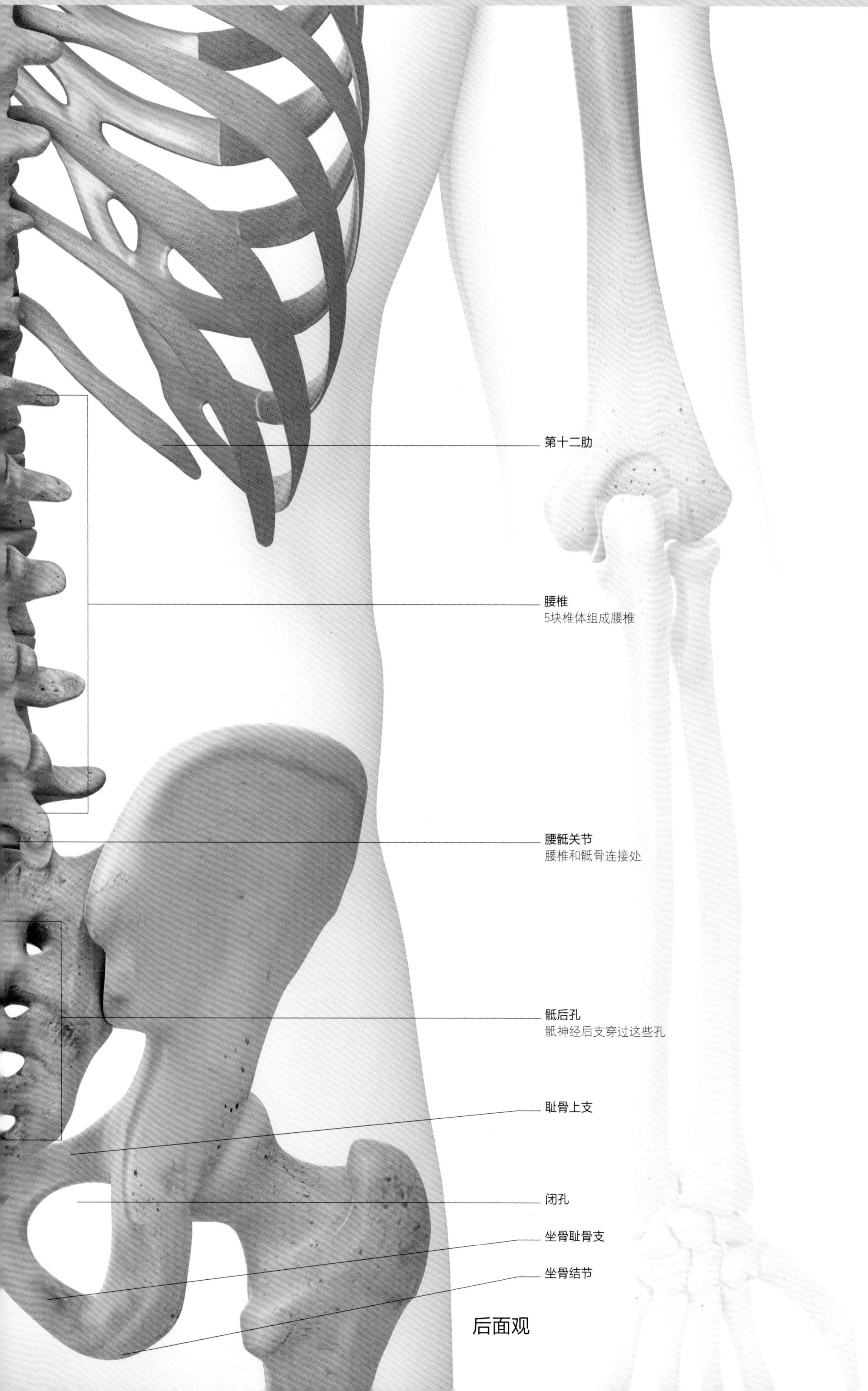

第十二肋

腰椎
5块椎体组成腰椎

腰骶关节
腰椎和骶骨连接处

骶后孔
骶神经后支穿过这些孔

耻骨上支

闭孔

坐骨耻骨支

坐骨结节

后面观

腹部和盆部

骨骼系统

　　因为女性骨盆组成产道，骨盆
的性别差异很大，例如，骶骨和髂
骨形成的骨盆缘，女性为椭圆形，
男性则窄很多，呈心形。两侧耻骨
下方的耻骨下角男性也要比女性窄
很多。其余骨骼男性比女性更粗
大，肌肉附着点更突出明显。

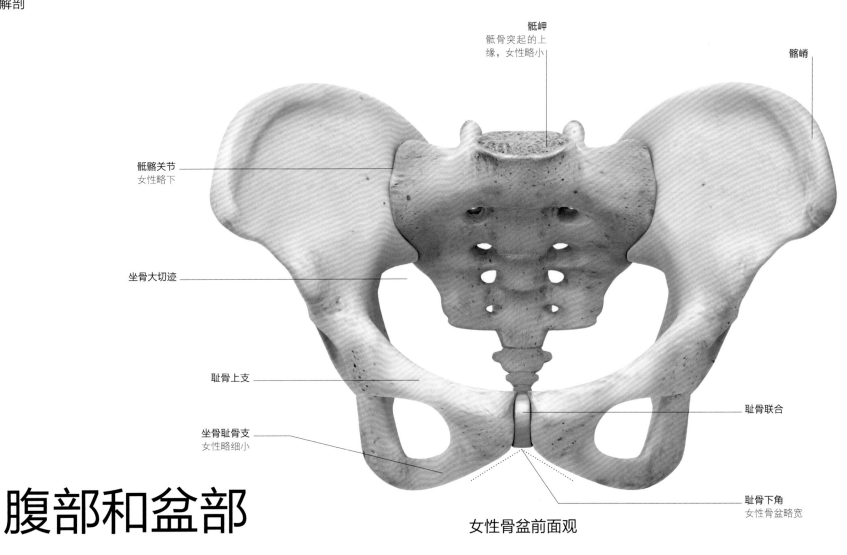

骶岬
骶骨突起的上
缘，女性略小

髂嵴

骶髂关节
女性略下

坐骨大切迹

耻骨上支

坐骨耻骨支
女性略细小

耻骨联合

耻骨下角
女性骨盆略宽

女性骨盆前面观

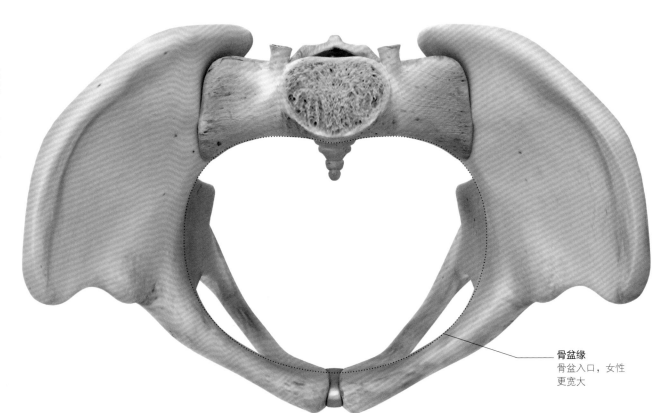

骨盆缘
骨盆入口，女性
更宽大

女性骨盆上面观

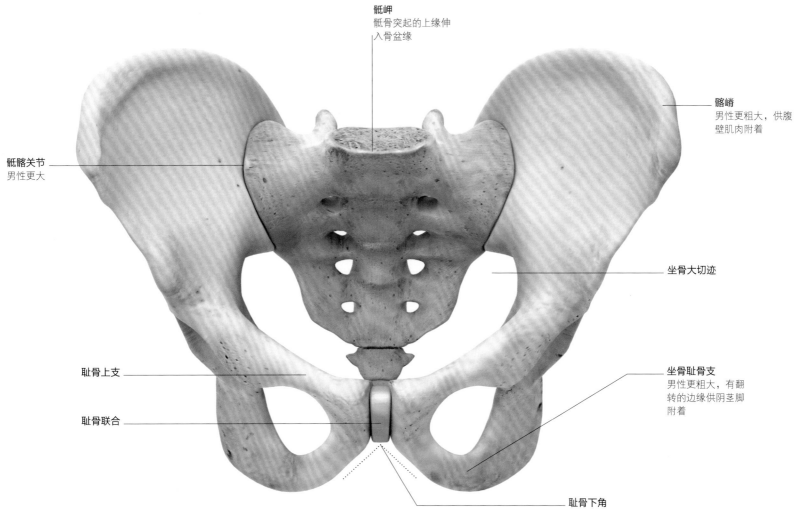

骶岬
骶骨突起的上缘伸
入骨盆缘

髂嵴
男性更粗大，供腹
壁肌肉附着

骶髂关节
男性更大

坐骨大切迹

耻骨上支

坐骨耻骨支
男性更粗大，有翻
转的边缘供阴茎脚
附着

耻骨联合

耻骨下角

男性骨盆前面观

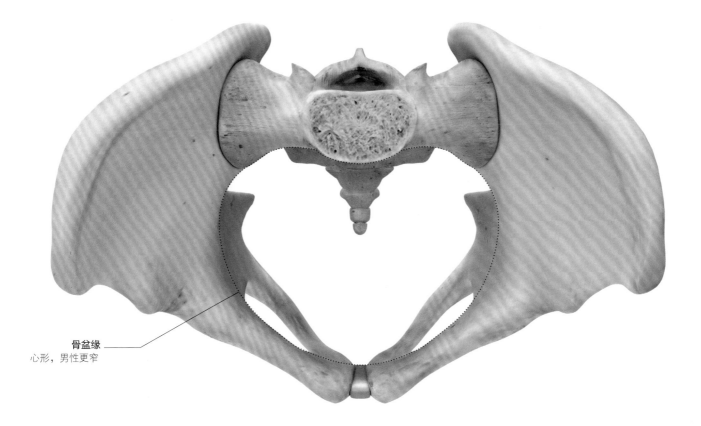

骨盆缘
心形，男性更窄

男性骨盆上面观

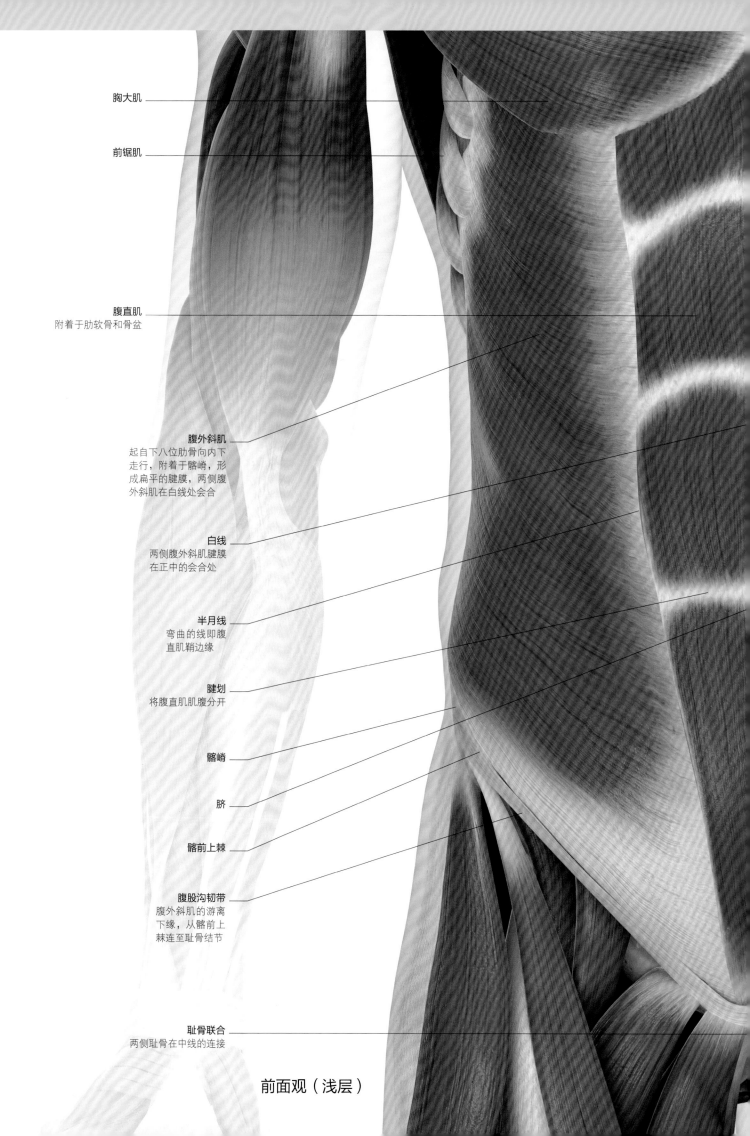

胸大肌

前锯肌

腹直肌
附着于肋软骨和骨盆

腹外斜肌
起自下八位肋骨向内下
走行，附着于髂嵴，形
成扁平的腱膜，两侧腹
外斜肌在白线处会合

白线
两侧腹外斜肌腱膜
在正中的会合处

半月线
弯曲的线即腹
直肌鞘边缘

腱划
将腹直肌肌腹分开

髂嵴

脐

髂前上棘

腹股沟韧带
腹外斜肌的游离
下缘，从髂前上
棘连至耻骨结节

耻骨联合
两侧耻骨在中线的连接

前面观（浅层）

腹部和盆部
肌肉系统

腹部肌肉使躯干前屈、侧屈和旋转，对姿势的形成和支撑脊柱及提起重物十分重要。因为腹壁肌肉收缩能使腹腔压力增加，所以其在排便、排尿和深呼吸时也起到辅助作用。腹壁正前方中线两侧有条索状的腹直肌，其被腱划分成"6块"，在消瘦或肌肉发达者身上容易看到。腹直肌两侧是3层扁平板状的肌肉。

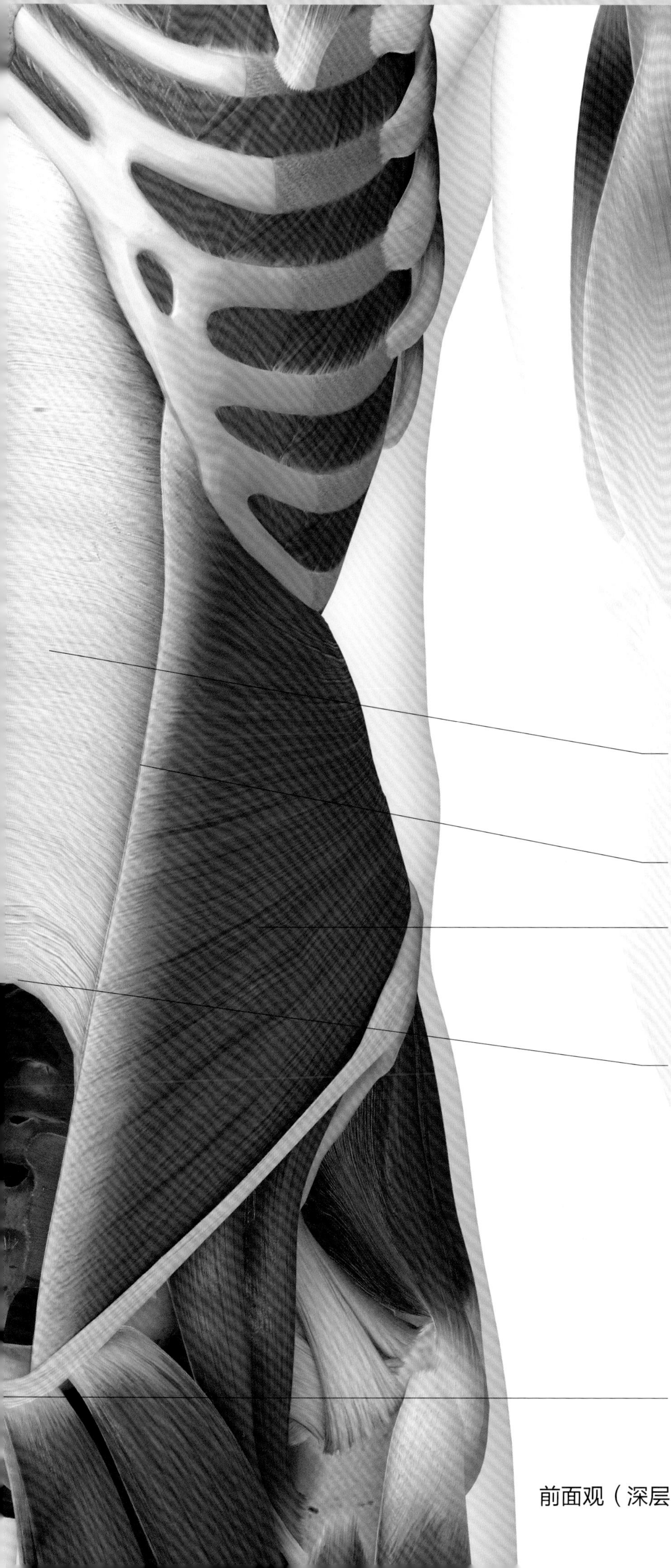

腹直肌鞘后层
腹直肌鞘由腹外斜肌、腹内斜肌和腹横肌的腱鞘组成

腹内斜肌腱膜

腹内斜肌
在腹外斜肌下面，纤维从髂嵴和腹股沟韧带发出向内上延伸，止于下位肋骨和白线

弓状线
这条线下腹直肌鞘后层的腱膜全部转向前层

耻骨结节

前面观（深层）

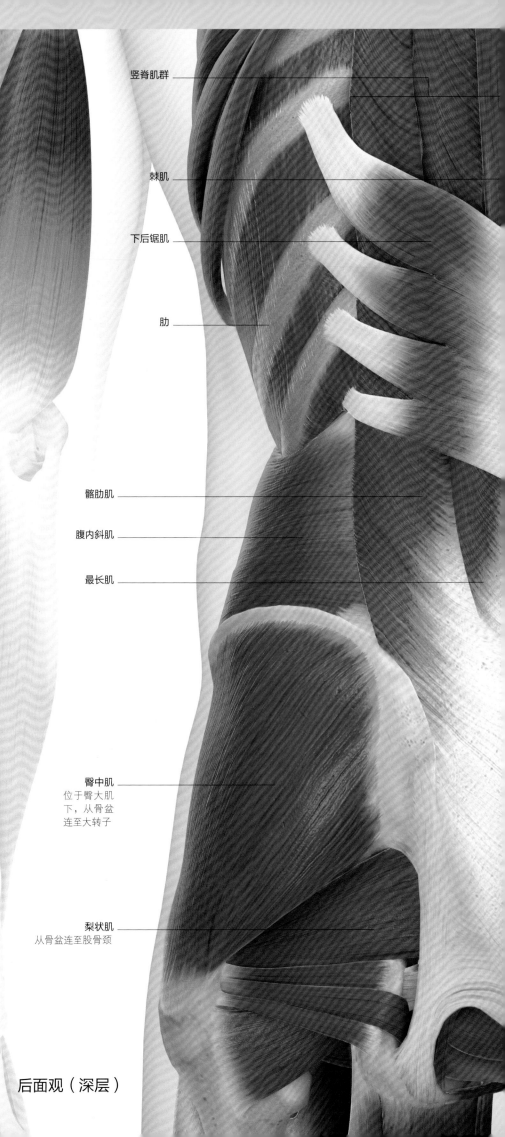

腹部和盆部
肌肉系统

腰部最表浅的肌肉是宽大的背阔肌。向下在脊柱两侧是粗大的竖脊肌，顾名思义其最主要作用是使脊柱保持竖直，当身体处于前倾位时竖脊肌收缩使身体恢复直立位甚至后仰。竖脊肌可以分成三部分：髂肋肌、最长肌和棘肌。臀部最明显的是臀大肌，连于髋关节，其下有很多细小肌肉可以移动髋关节。

竖脊肌群

棘肌

下后锯肌

肋

髂肋肌

腹内斜肌

最长肌

臀中肌
位于臀大肌
下，从骨盆
连至大转子

梨状肌
从骨盆连至股骨颈

后面观（深层）

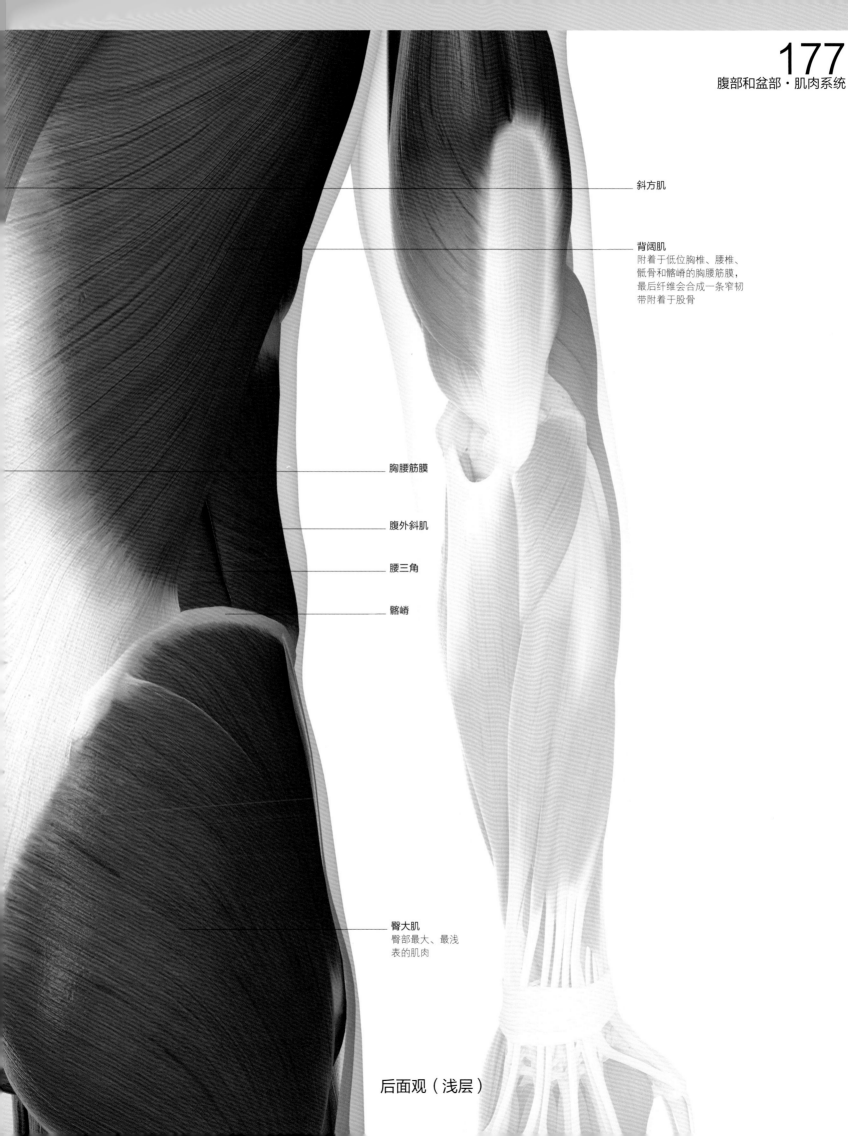

斜方肌

背阔肌
附着于低位胸椎、腰椎、骶骨和髂嵴的胸腰筋膜，最后纤维会合成一条窄韧带附着于股骨

胸腰筋膜

腹外斜肌

腰三角

髂嵴

臀大肌
臀部最大、最浅表的肌肉

后面观（浅层）

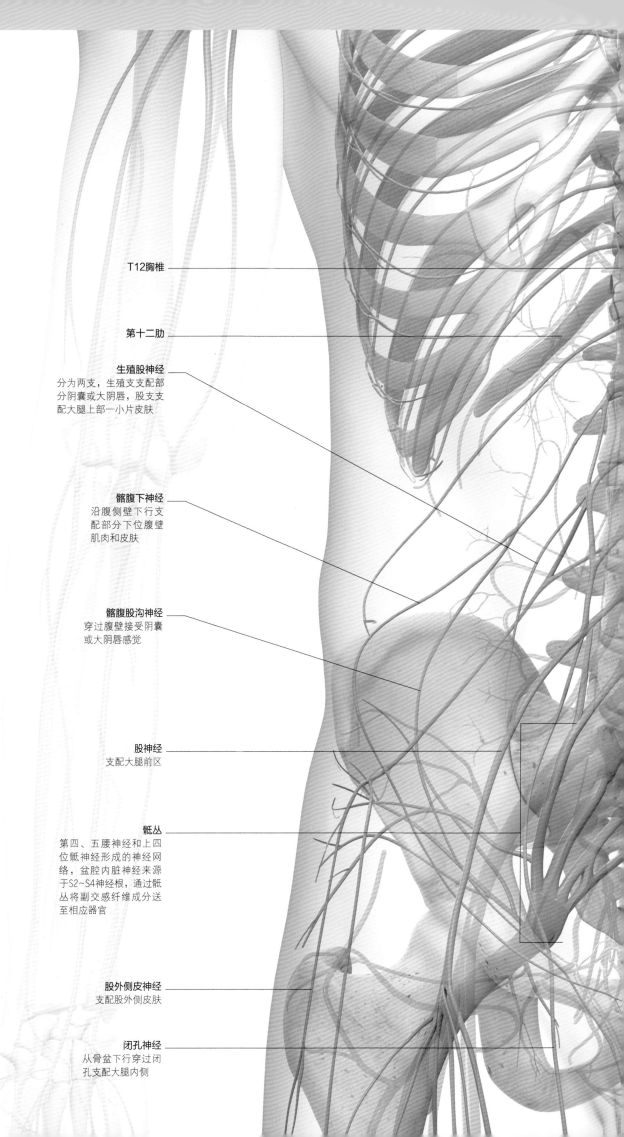

T12胸椎

第十二肋

生殖股神经
分为两支，生殖支支配部
分阴囊或大阴唇，股支支
配大腿上部一小片皮肤

髂腹下神经
沿腹侧壁下行支
配部分下位腹壁
肌肉和皮肤

髂腹股沟神经
穿过腹壁接受阴囊
或大阴唇感觉

股神经
支配大腿前区

骶丛
第四、五腰神经和上四
位骶神经形成的神经网
络，盆腔内脏神经来源
于S2~S4神经根，通过骶
丛将副交感纤维成分送
至相应器官

股外侧皮神经
支配股外侧皮肤

闭孔神经
从骨盆下行穿过闭
孔支配大腿内侧

腹部和盆部
神经系统

下位肋间神经越过肋弓下缘支配腹壁的肌肉和皮肤，腹壁下部的血管和神经被肋下神经和髂腹下神经支配。腹交感干接受来自胸和上两位腰神经的神经并和所有脊神经有往返联系。腰神经穿入腰大肌形成神经网络即腰丛。腰丛穿过腰大肌和盆腔进入大腿。骶丛的分支支配盆腔器官并进入臀部，其中坐骨神经是全身最长的神经，它支配大腿内侧、小腿及足。

肋间神经

肋下神经

腰丛

髂嵴

腰骶干
第四、五腰神经加
入骶丛

臀上神经
骶丛分支支配臀部
皮肤肌肉

骶前孔

坐骨神经

前面观

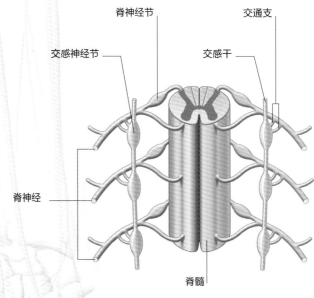

脊神经节

交通支

交感神经节

交感干

脊神经

脊髓

交感干和脊髓示意图

腹部和盆部

心血管系统

　　腹主动脉在第十二胸椎水平穿过膈，成对的动脉从腹主动脉发出滋养腹壁、肾、肾上腺和睾丸或卵巢；单个血管也从腹主动脉发出，例如腹腔干供应肝、胃、胰和脾，肠系膜动脉供应肠。腹主动脉后一分为二形成髂总动脉，髂总动脉再分支，形成髂内动脉（滋养盆腔器官）和髂外动脉（延伸至大腿成为股动脉）。腹主动脉右边是下腔静脉，为腹腔的主要静脉血管。

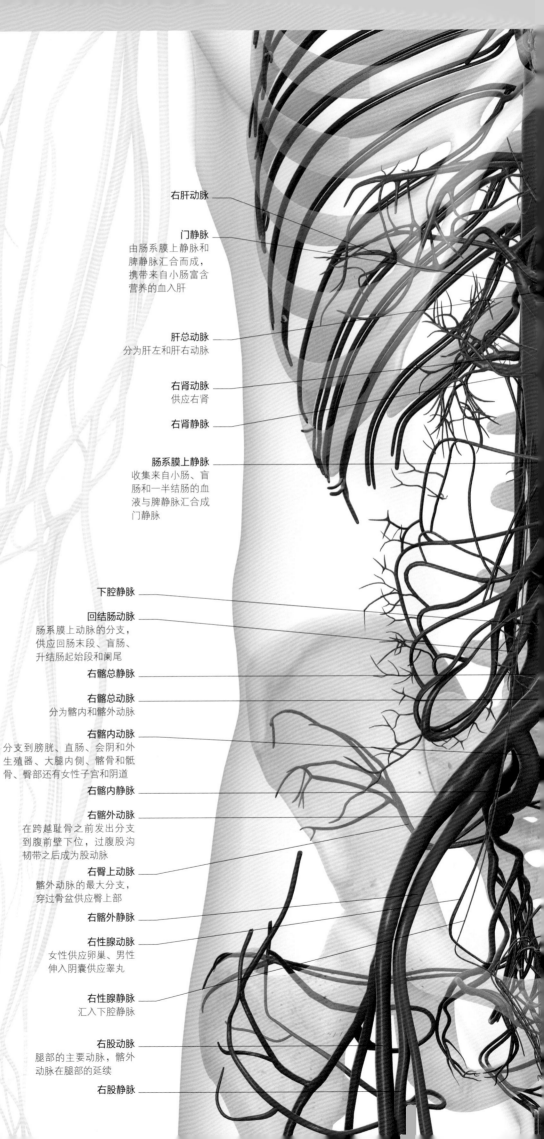

右肝动脉

门静脉
由肠系膜上静脉和脾静脉汇合而成，携带来自小肠富含营养的血入肝

肝总动脉
分为肝左和肝右动脉

右肾动脉
供应右肾

右肾静脉

肠系膜上静脉
收集来自小肠、盲肠和一半结肠的血液与脾静脉汇合成门静脉

下腔静脉

回结肠动脉
肠系膜上动脉的分支，供应回肠末段、盲肠、升结肠起始段和阑尾

右髂总静脉

右髂总动脉
分为髂内和髂外动脉

右髂内动脉
分支到膀胱、直肠、会阴和外生殖器、大腿内侧、髂骨和骶骨、臀部还有女性子宫和阴道

右髂内静脉

右髂外动脉
在跨越耻骨之前发出分支到腹前壁下位，过腹股沟韧带之后成为股动脉

右臀上动脉
髂外动脉的最大分支，穿过骨盆供应臀上部

右髂外静脉

右性腺动脉
女性供应卵巢、男性伸入阴囊供应睾丸

右性腺静脉
汇入下腔静脉

右股动脉
腿部的主要动脉，髂外动脉在腿部的延续

正面观

右股静脉

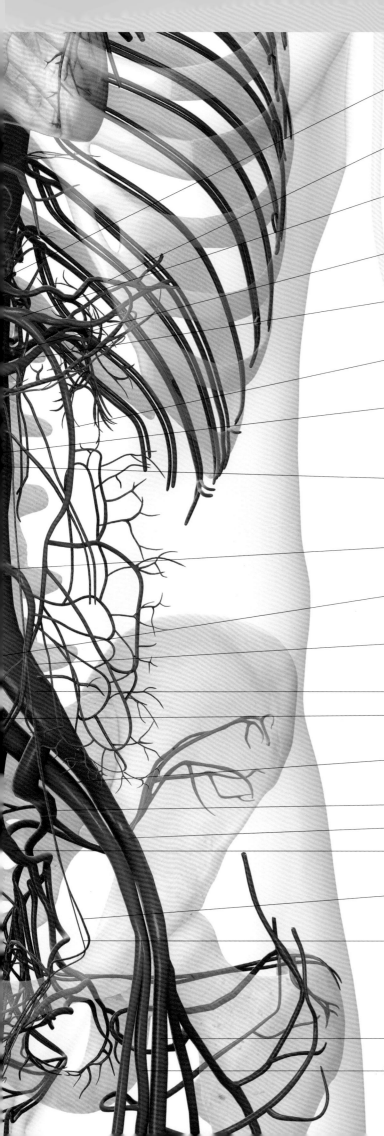

腹腔干
仅长1厘米，随即分出胃
左、脾和肝总动脉

脾动脉
供应脾、大部分胰腺
和胃上部

脾静脉
接受脾动脉供应器官
的回血

左肾动脉
供应左肾，比右肾动脉短

左肾静脉
比右肾静脉长，收集左肾
和左性腺静脉血液

肠系膜下静脉
收集结肠、直肠血液后
汇入脾静脉

肠系膜上动脉
分支入肠供应大部分
肠管，包括空肠、回
肠和一半结肠

腹主动脉
胸主动脉在腹腔的延续

肠系膜下动脉
供应后三分之一横结肠、降
结肠、乙状结肠和直肠

主动脉杈
主动脉在第四腰椎水
平分出两个分支

直肠上动脉
肠系膜下动脉的最下分
支，穿过盆腔供应直肠

左髂总动脉

左髂总静脉
由髂外和髂内静脉汇合而成

左髂外静脉
股静脉进入盆腔的延续

左髂内动脉

左髂外动脉

左髂内静脉
收集盆腔器官、会阴和
臀部血液

左性腺动脉
在肾动脉下从腹主动脉分出

左性腺静脉
汇入左肾静脉

左股动脉

左股静脉

腹部和盆部

淋巴和免疫系统

　　腹腔深淋巴结在动脉旁丛集，收集成对器官的淋巴液，例如腹壁肌肉、肾和肾上腺、睾丸或卵巢。髂淋巴结收集下肢和盆腔淋巴液。主动脉分支前的淋巴结收集肠和腹腔器官的淋巴液。最终上述淋巴液汇入膨大的淋巴管（称为乳糜池），向上变窄成为胸导管。大部分淋巴结大小像豆子，但腹腔当中有一个巨大的重要的免疫器官——脾。

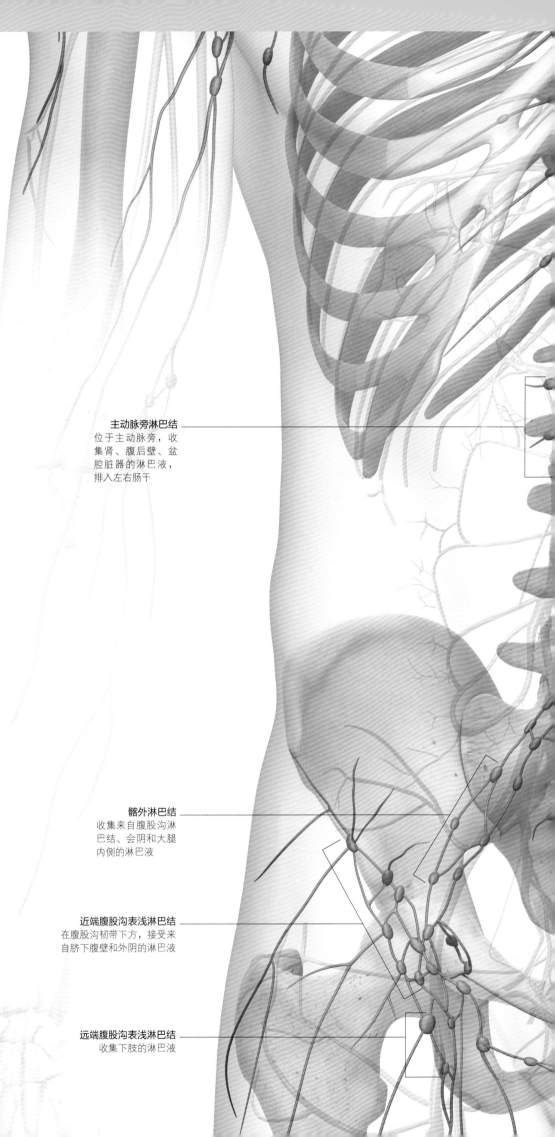

主动脉旁淋巴结
位于主动脉旁，收集肾、腹后壁、盆腔脏器的淋巴液，排入左右肠干

髂外淋巴结
收集来自腹股沟淋巴结、会阴和大腿内侧的淋巴液

近端腹股沟表浅淋巴结
在腹股沟韧带下方，接受来自脐下腹壁和外阴的淋巴液

远端腹股沟表浅淋巴结
收集下肢的淋巴液

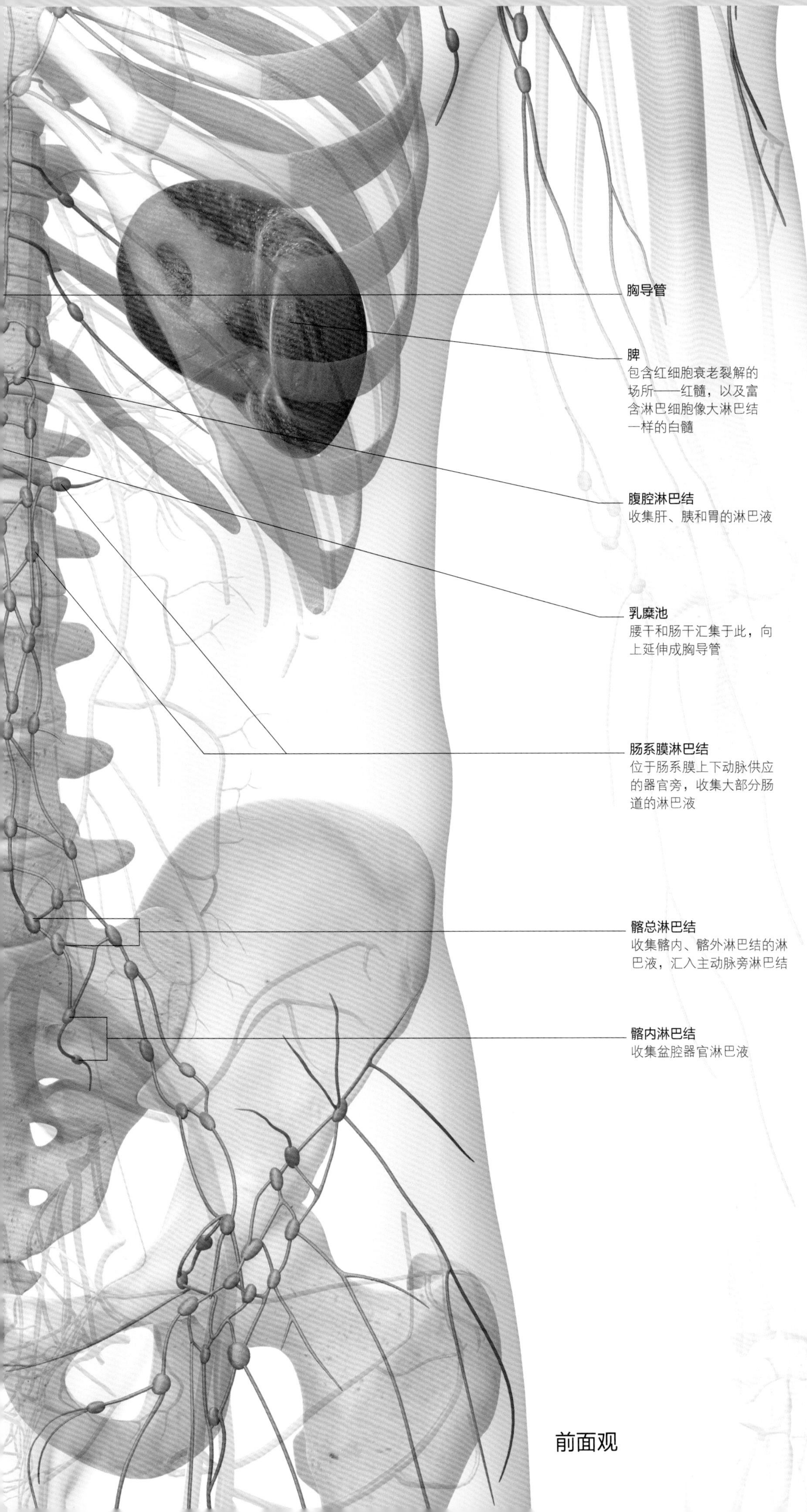

胸导管

脾
包含红细胞衰老裂解的
场所——红髓，以及富
含淋巴细胞像大淋巴结
一样的白髓

腹腔淋巴结
收集肝、胰和胃的淋巴液

乳糜池
腰干和肠干汇集于此，向
上延伸成胸导管

肠系膜淋巴结
位于肠系膜上下动脉供应
的器官旁，收集大部分肠
道的淋巴液

髂总淋巴结
收集髂内、髂外淋巴结的淋
巴液，汇入主动脉旁淋巴结

髂内淋巴结
收集盆腔器官淋巴液

前面观

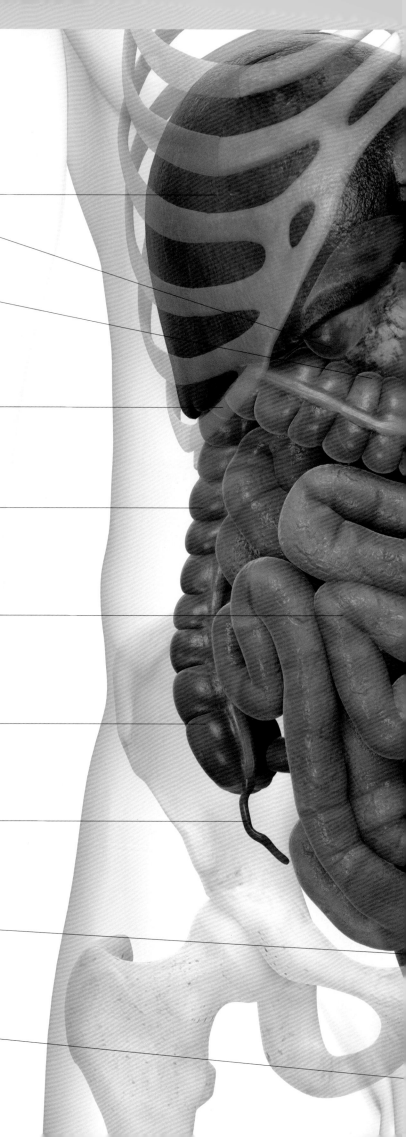

肝右叶

胆囊底
胆囊的底部,稍
突出于肝下缘

横结肠
位于肝和胃的下方,该部分
结肠有系膜(位于肠与腹后
壁间的双层腹膜结构),血
管和神经走行其中

结肠肝曲
升结肠与横结肠的移
行部,位于肝的下方

升结肠
该部分大肠紧贴腹
后壁,位置固定

回肠
主要位于腹部耻骨上区,
这部分小肠长约4米。"回
肠"一词在拉丁语中译为
内脏(尤指肠)

盲肠
大肠的第一段,位
于腹部的右髂窝内

阑尾
形似蠕虫;通常长约
数厘米;富含淋巴组
织,因此也是肠免疫
系统的组成部分

直肠
长约12厘米,这倒数第二
段肠段富有弹性,可通过
伸展储存粪便,直到适当
的时候将其中的粪便排空

肛管
肛门内和肛门周围的括约肌可以维持
其关闭状态;在排便时,通过膈肌和
腹壁肌的收缩可以提高腹内的压力从
而引起括约肌舒张将粪便排出

肝左叶

胰腺

结肠脾曲
横结肠与降结肠的移行
部,与脾相邻(脾在这
张图中未显示)

胃
该词来源于希腊语中的"食
道",后来用于指代消化系
统中横膈下的这一袋状结构

空肠
长约2米。这部分小肠比回肠血供
更丰富(因此颜色也更红些),且
主要位于腹部的脐区。该词源于拉
丁语中的"空",大概是因为食物
由此通过得很快

降结肠
同升结肠一样,该部分
大肠无系膜且紧贴腹后
壁,位置固定

乙状结肠
这段S形的结肠有系膜

腹部和盆部
消化系统

　　通过器官所在的位置可以很清楚地看到腹腔向上延续到了肋
弓下多大的位置。肝、胃、脾等上腹部器官大部分包裹于胸廓
内。这样一方面可以给予这些脏器以保护,但另一方面也意味着
当低位的肋骨骨折时,这些脏器更容易受到损伤。大肠在腹腔中
呈M形,以右下方的盲肠为起端,沿着右侧上升为升结肠直至肝
下。横结肠悬吊在肝、胃下方,降结肠位于腹腔的左侧。随后延
续为S形的乙状结肠,伸入到盆腔中续为直肠。卷曲的小肠则占
据了腹部的中间部分。

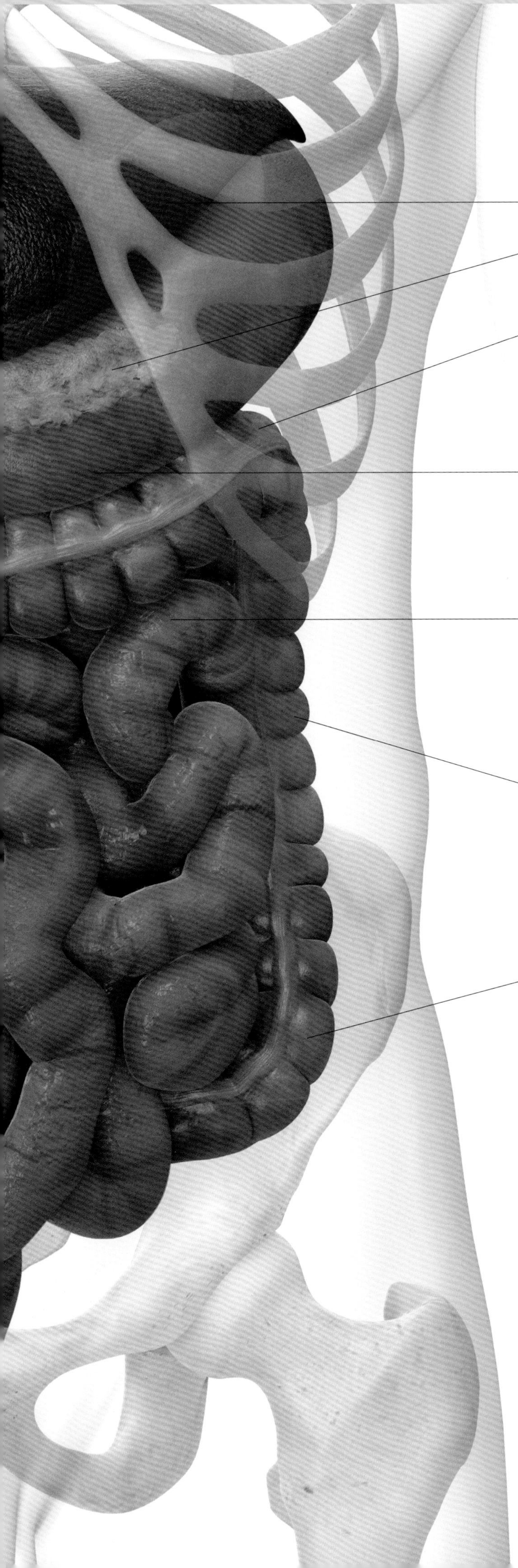

前面观

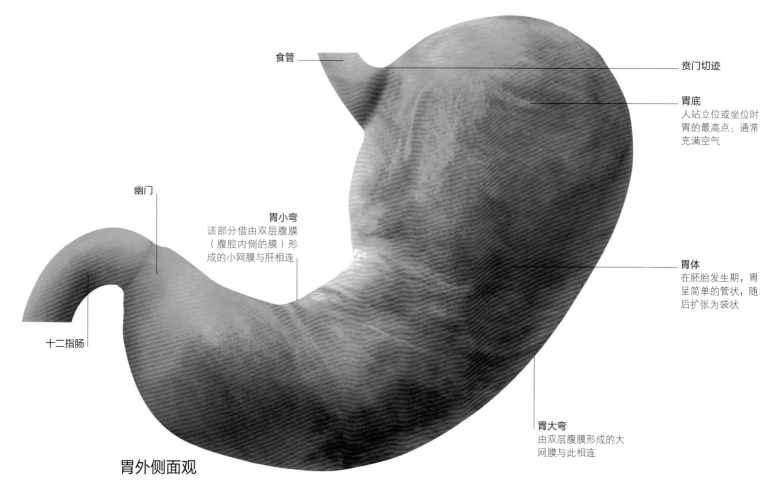

食管

贲门切迹

胃底
人站立位或坐位时
胃的最高点；通常
充满空气

幽门

胃小弯
该部分借由双层腹膜
（腹腔内侧的膜）形
成的小网膜与肝相连

胃体
在胚胎发生期，胃
呈简单的管状，随
后扩张为袋状

十二指肠

胃大弯
由双层腹膜形成的大
网膜与此相连

胃外侧面观

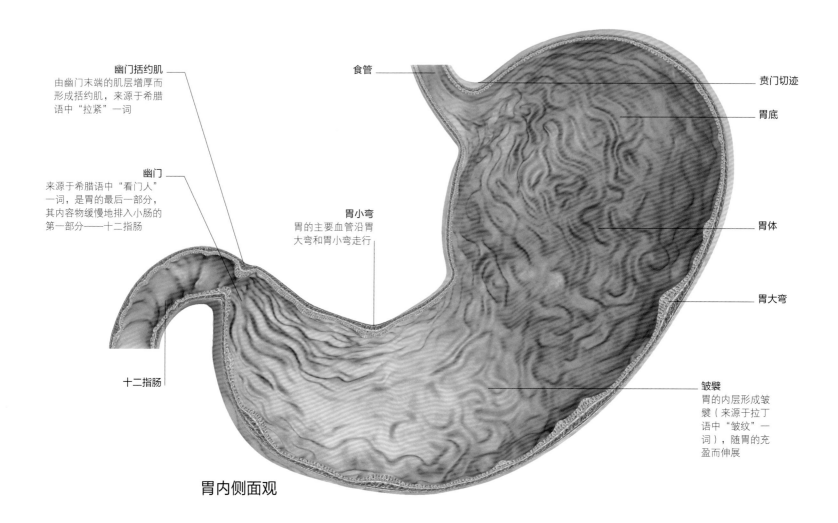

幽门括约肌
由幽门末端的肌层增厚而
形成括约肌，来源于希腊
语中"拉紧"一词

食管

贲门切迹

胃底

幽门
来源于希腊语中"看门人"
一词，是胃的最后一部分，
其内容物缓慢地排入小肠的
第一部分——十二指肠

胃小弯
胃的主要血管沿胃
大弯和胃小弯走行

胃体

胃大弯

十二指肠

皱襞
胃的内层形成皱
襞（来源于拉丁
语中"皱纹"一
词），随胃的充
盈而伸展

胃内侧面观

腹部和盆部
消化系统

胃是一个肌性囊袋，食物在排入小肠之前在此储存。在胃中食物暴露于含有盐酸和蛋白溶解酶的混合液体。其中盐酸可以杀灭细菌。胃壁的肌层通过收缩搅拌其内容物。半消化的食物由胃排进小肠的起始部十二指肠，此处有胆汁和胰液的汇入。随后，小肠壁通过收缩将流质食物推进空肠和回肠进一步进行消化。经过小肠的消化后的产物被排入大肠的起始部盲肠。在大肠的第二部分结肠中，肠内容物的水分逐渐被吸收而成形。肠内容物最终形成粪便贮存在直肠中直至其被排泄。

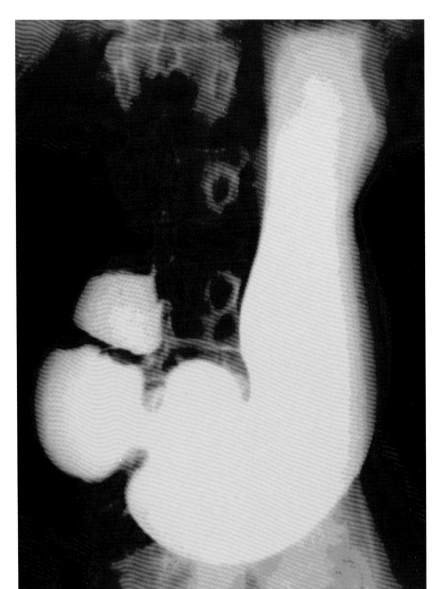

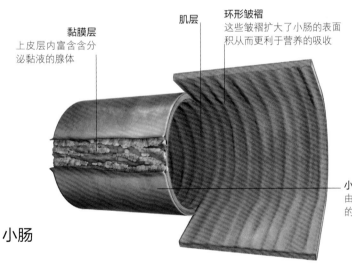

黏膜层
上皮层内富含含分泌黏液的腺体

肌层

环形皱褶
这些皱褶扩大了小肠的表面积从而更利于营养的吸收

小肠的浆膜层
由包绕在肠道外的肠系膜形成

小肠

钡餐
这张彩色X光片显示的是钡餐的结果，用来探测胃的结构及发现消化道的异常。

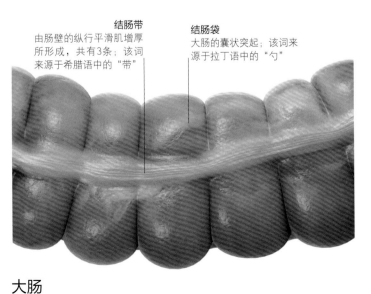

结肠带
由肠壁的纵行平滑肌增厚所形成，共有3条；该词来源于希腊语中的"带"

结肠袋
大肠的囊状突起；该词来源于拉丁语中的"勺"

大肠

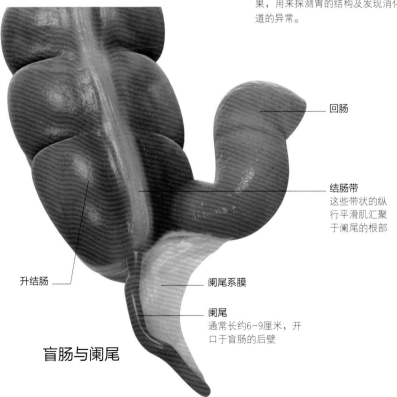

回肠

结肠带
这些带状的纵行平滑肌汇聚于阑尾的根部

升结肠

阑尾系膜

阑尾
通常长约6~9厘米，开口于盲肠的后壁

盲肠与阑尾

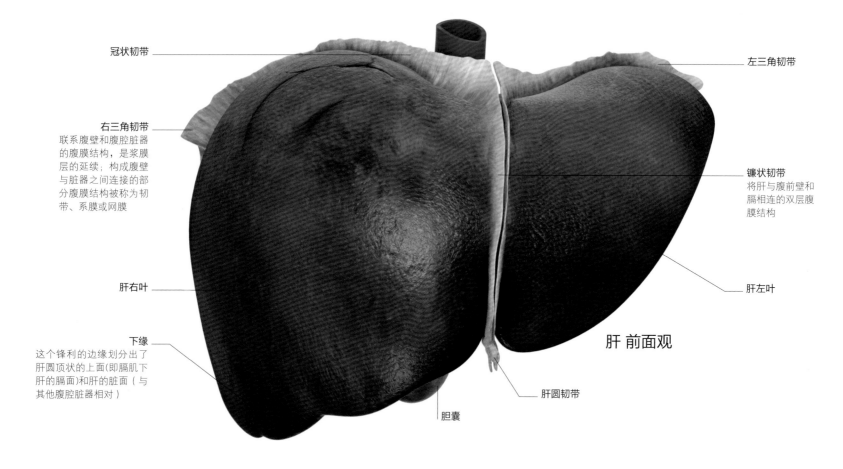

冠状韧带

左三角韧带

右三角韧带
联系腹壁和腹腔器官
的腹膜结构，是浆膜
层的延续；构成腹壁
与脏器之间连接的部
分腹膜结构被称为韧
带、系膜或网膜

镰状韧带
将肝与腹前壁和
膈相连的双层腹
膜结构

肝右叶

肝左叶

下缘
这个锋利的边缘划分出了
肝圆顶状的上面(即膈肌下
肝的膈面)和肝的脏面（与
其他腹腔脏器相对）

肝 前面观

肝圆韧带

胆囊

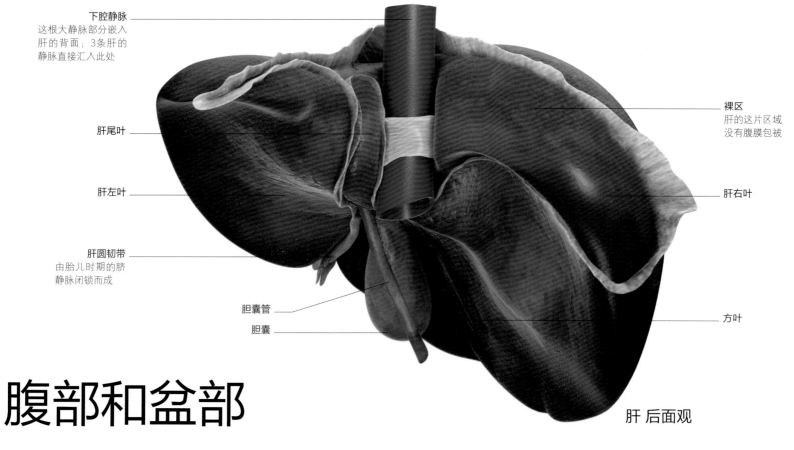

下腔静脉
这根大静脉部分嵌入
肝的背面；3条肝的
静脉直接汇入此处

裸区
肝的这片区域
没有腹膜包被

肝尾叶

肝左叶

肝右叶

肝圆韧带
由胎儿时期的脐
静脉闭锁而成

胆囊管

方叶

胆囊

肝 后面观

腹部和盆部

消化系统

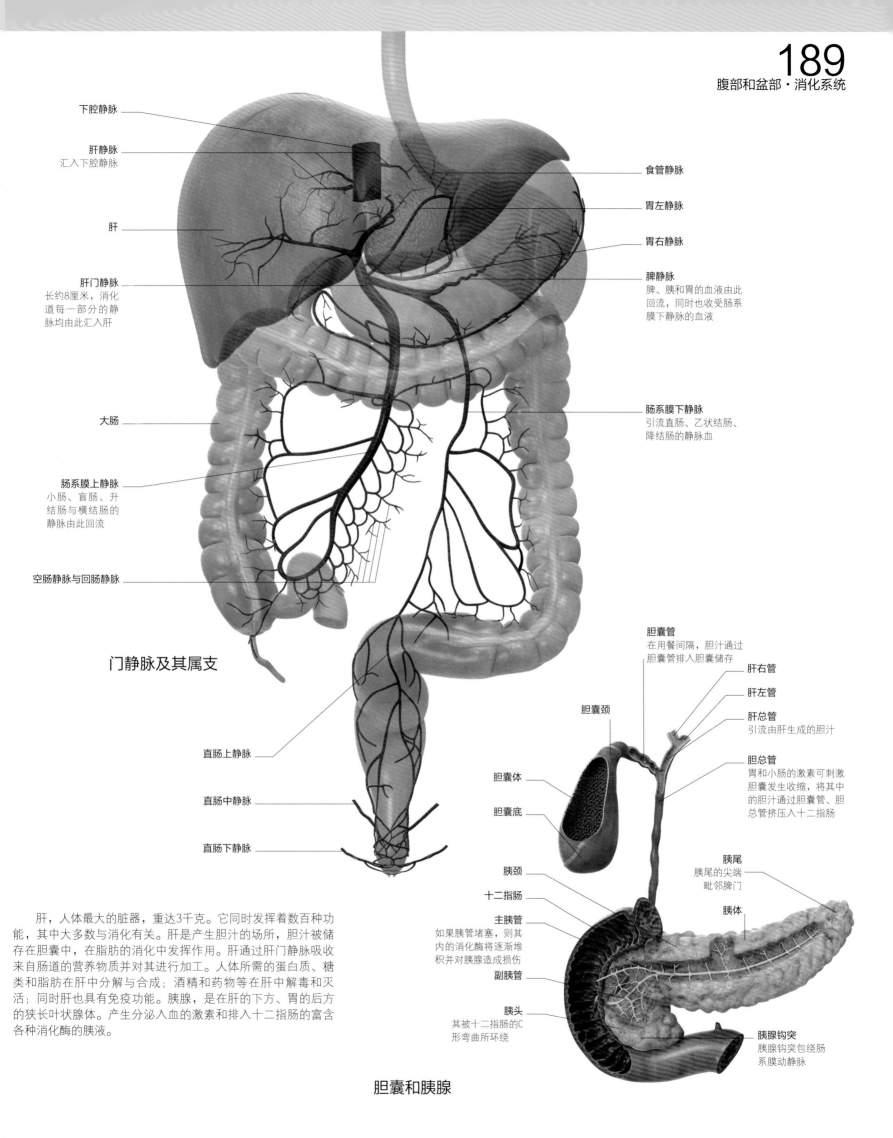

下腔静脉

肝静脉
汇入下腔静脉

肝

肝门静脉
长约8厘米，消化
道每一部分的静
脉均由此汇入肝

大肠

肠系膜上静脉
小肠、盲肠、升
结肠与横结肠的
静脉由此回流

空肠静脉与回肠静脉

食管静脉

胃左静脉

胃右静脉

脾静脉
脾、胰和胃的血液由此
回流，同时也收受肠系
膜下静脉的血液

肠系膜下静脉
引流直肠、乙状结肠、
降结肠的静脉血

直肠上静脉

直肠中静脉

直肠下静脉

门静脉及其属支

胆囊管
在用餐间隔，胆汁通过
胆囊管排入胆囊储存

肝右管

肝左管

肝总管
引流由肝生成的胆汁

胆总管
胃和小肠的激素可刺激
胆囊发生收缩，将其中
的胆汁通过胆囊管、胆
总管挤压入十二指肠

胆囊颈

胆囊体

胆囊底

胰颈

十二指肠

主胰管
如果胰管堵塞，则其
内的消化酶将逐渐堆
积并对胰腺造成损伤

副胰管

胰头
其被十二指肠的C
形弯曲所环绕

胰尾
胰尾的尖端
毗邻脾门

胰体

胰腺钩突
胰腺钩突包绕肠
系膜动静脉

肝，人体最大的脏器，重达3千克。它同时发挥着数百种功能，其中大多数与消化有关。肝是产生胆汁的场所，胆汁被储存在胆囊中，在脂肪的消化中发挥作用。肝通过肝门静脉吸收来自肠道的营养物质并对其进行加工。人体所需的蛋白质、糖类和脂肪在肝中分解与合成；酒精和药物等在肝中解毒和灭活；同时肝也具有免疫功能。胰腺，是在肝的下方、胃的后方的狭长叶状腺体。产生分泌入血的激素和排入十二指肠的富含各种消化酶的胰液。

胆囊和胰腺

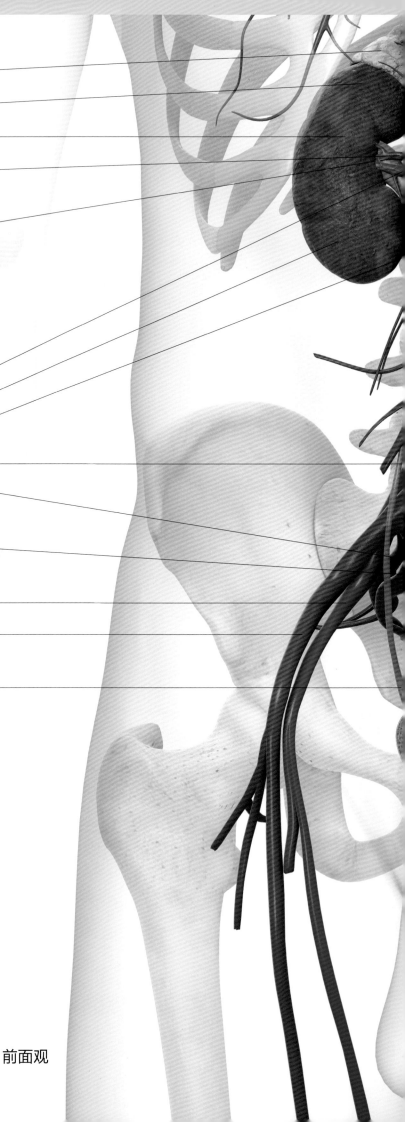

肾上腺

肾上极

右肾

右肾动脉
renal一词来自拉丁语中的"肾"

肾门
动脉进入肾以及静脉和输尿管离开肾的场所；这一词在拉丁语中仅指小的事物，但在植物学中指种子上种子与根茎相连的地方，如豆子发芽的地方

右肾静脉

肾下极

下腔静脉

右髂总静脉

右髂内静脉
来自膀胱的静脉最终汇入髂内静脉

右髂内动脉
髂内动脉的膀胱支供应膀胱

右髂外静脉

右髂外动脉

右输尿管
两侧输尿管为肌性管道：无论是否站立，尿液均以蠕动的形式由输尿管排入膀胱；每侧输尿管长约25厘米

腹部和盆部
泌尿系统

　　肾位于腹后壁的上部，第十二肋的下方。每侧肾均被较厚的肾周脂肪所包绕和保护。肾滤过来自肾动脉的血液。肾排出血液中的废物并对血容量和血中各种物质的浓度进行着精细地检测。由肾产生的尿液首先在形成肾盂的肾盏中收集。随后尿液由肾排出，通过狭长肌性的输尿管排入位于盆腔中的膀胱。膀胱是一种肌性囊状器官，可通过伸展容纳约0.5升的尿液，并在人体需要的时候将其排空。经由尿道排出体外是尿液的最后一段行程。

前面观

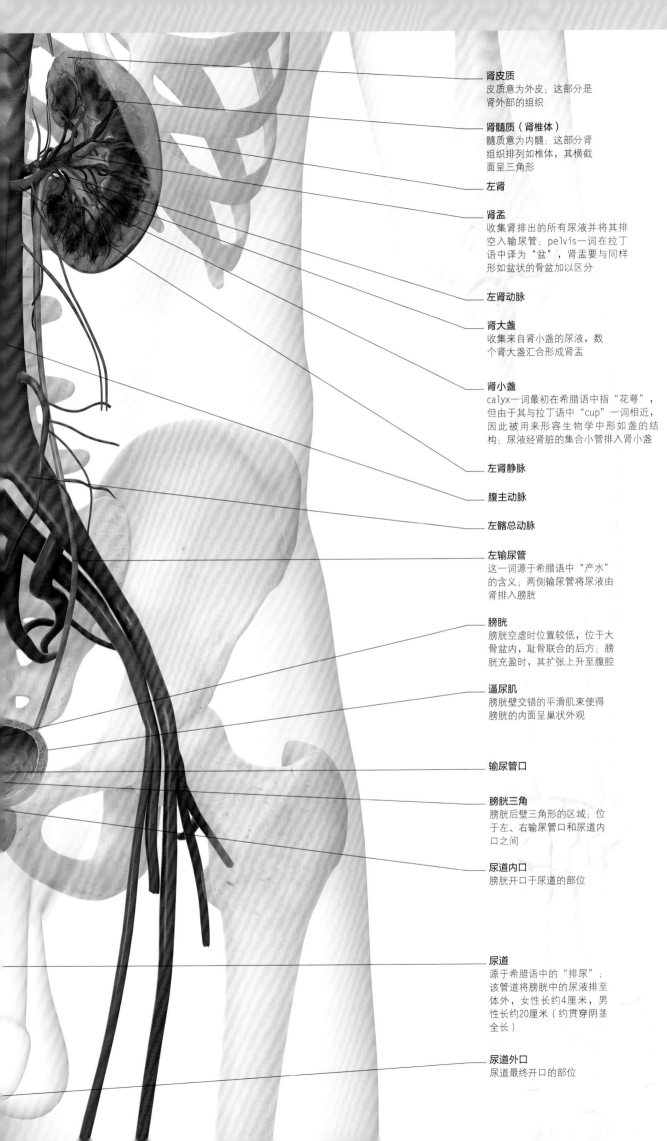

肾皮质
皮质意为外皮；这部分是
肾外部的组织

肾髓质（肾椎体）
髓质意为内髓；这部分肾
组织排列如椎体，其横截
面呈三角形

左肾

肾盂
收集肾排出的所有尿液并将其排
空入输尿管；pelvis一词在拉丁
语中译为"盆"，肾盂要与同样
形如盆状的骨盆加以区分

左肾动脉

肾大盏
收集来自肾小盏的尿液，数
个肾大盏汇合形成肾盂

肾小盏
calyx一词最初在希腊语中指"花萼"，
但由于其与拉丁语中"cup"一词相近，
因此被用来形容生物学中形如盏的结
构；尿液经肾脏的集合小管排入肾小盏

左肾静脉

腹主动脉

左髂总动脉

左输尿管
这一词源于希腊语中"产水"
的含义；两侧输尿管将尿液由
肾排入膀胱

膀胱
膀胱空虚时位置较低，位于大
骨盆内，耻骨联合的后方；膀
胱充盈时，其扩张上升至腹腔

逼尿肌
膀胱壁交错的平滑肌束使得
膀胱的内面呈巢状外观

输尿管口

膀胱三角
膀胱后壁三角形的区域；位
于左、右输尿管口和尿道内
口之间

尿道内口
膀胱开口于尿道的部位

尿道
源于希腊语中的"排尿"；
该管道将膀胱中的尿液排至
体外，女性长约4厘米，男
性长约20厘米（约贯穿阴茎
全长）

尿道外口
尿道最终开口的部位

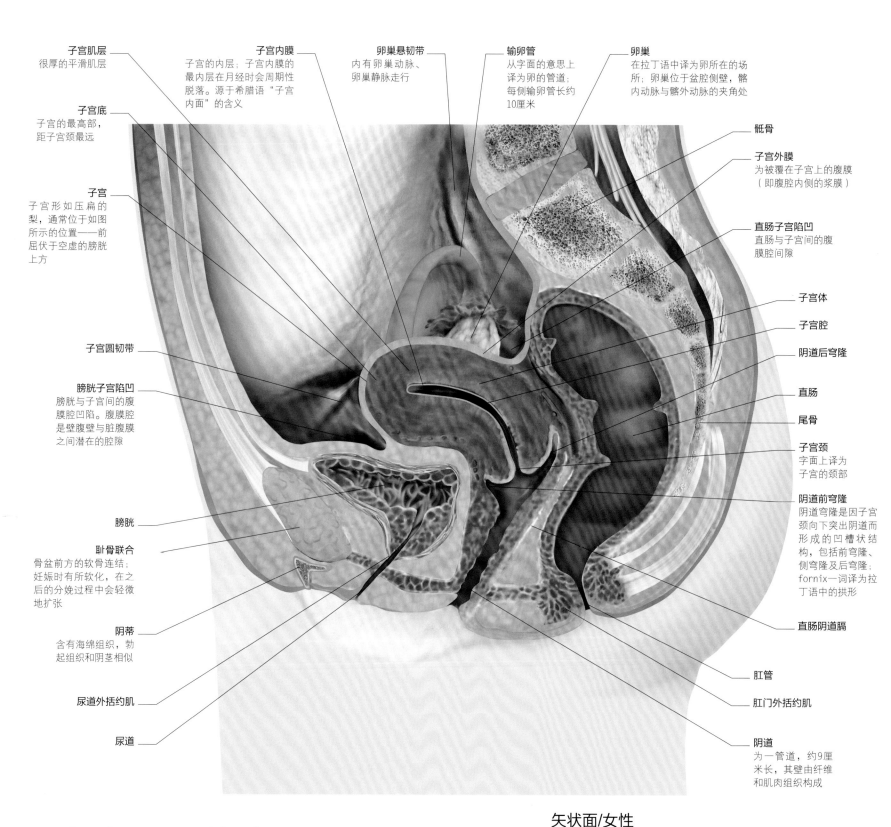

子宫肌层
很厚的平滑肌层

子宫内膜
子宫的内层；子宫内膜的最内层在月经时会周期性脱落。源于希腊语"子宫内面"的含义

卵巢悬韧带
内有卵巢动脉、卵巢静脉走行

输卵管
从字面的意思上译为卵的管道；每侧输卵管长约10厘米

卵巢
在拉丁语中译为卵所在的场所；卵巢位于盆腔侧壁，髂内动脉与髂外动脉的夹角处

子宫底
子宫的最高部，距子宫颈最远

子宫
子宫形如压扁的梨，通常位于如图所示的位置——前屈伏于空虚的膀胱上方

子宫圆韧带

膀胱子宫陷凹
膀胱与子宫间的腹膜腔凹陷。腹膜腔是壁腹壁与脏腹膜之间潜在的腔隙

膀胱

耻骨联合
骨盆前方的软骨连结；妊娠时有所软化，在之后的分娩过程中会轻微地扩张

阴蒂
含有海绵组织，勃起组织和阴茎相似

尿道外括约肌

尿道

骶骨

子宫外膜
为被覆在子宫上的腹膜（即腹腔内侧的浆膜）

直肠子宫陷凹
直肠与子宫间的腹膜腔间隙

子宫体

子宫腔

阴道后穹隆

直肠

尾骨

子宫颈
字面上译为子宫的颈部

阴道前穹隆
阴道穹隆是因子宫颈向下突出阴道而形成的凹槽状结构，包括前穹隆、侧穹隆及后穹隆；fornix一词译为拉丁语中的拱形

直肠阴道膈

肛管

肛门外括约肌

阴道
为一管道，约9厘米长，其壁由纤维和肌肉组织构成

矢状面/女性

腹部和盆部
生殖系统

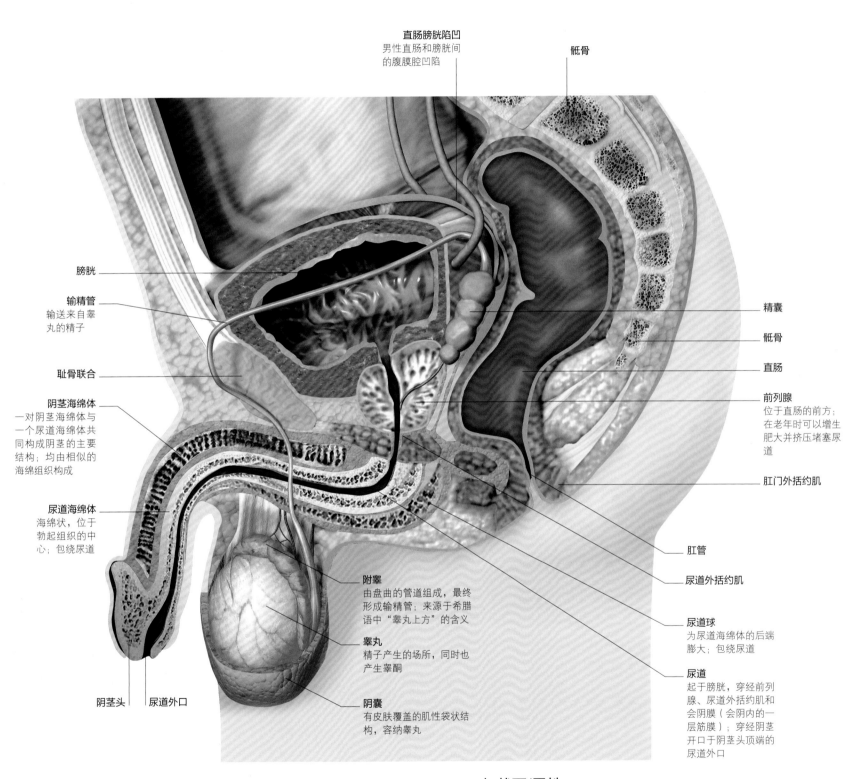

直肠膀胱陷凹
男性直肠和膀胱间
的腹膜腔凹陷

骶骨

膀胱

输精管
输送来自睾
丸的精子

耻骨联合

阴茎海绵体
一对阴茎海绵体与
一个尿道海绵体共
同构成阴茎的主要
结构；均由相似的
海绵组织构成

尿道海绵体
海绵状，位于
勃起组织的中
心；包绕尿道

阴茎头　尿道外口

精囊

骶骨

直肠

前列腺
位于直肠的前方；
在老年时可以增生
肥大并挤压堵塞尿
道

肛门外括约肌

肛管

尿道外括约肌

尿道球
为尿道海绵体的后端
膨大；包绕尿道

尿道
起于膀胱，穿经前列
腺、尿道外括约肌和
会阴膜（会阴内的一
层筋膜）；穿经阴茎
开口于阴茎头顶端的
尿道外口

附睾
由盘曲的管道组成，最终
形成输精管；来源于希腊
语中"睾丸上方"的含义

睾丸
精子产生的场所，同时也
产生睾酮

阴囊
有皮肤覆盖的肌性袋状结
构，容纳睾丸

矢状面/男性

男性和女性生殖系统均由一系列内、外生殖器组成，即使在结构上它们相差
很多，但是男性和女性的相似之处在于两者均有性腺（女性为卵巢，男性为睾
丸），以及一个或一套生殖管道。但当仔细观察男性和女性的盆腔解剖结构时会
发现，两者的不同确是显著的。男性的盆腔仅容纳生殖管道的一部分、消化道和
泌尿道的下端，以及直肠和膀胱。在膀胱的下方是前列腺，是输精管将精子由睾
丸排入尿道的部位。

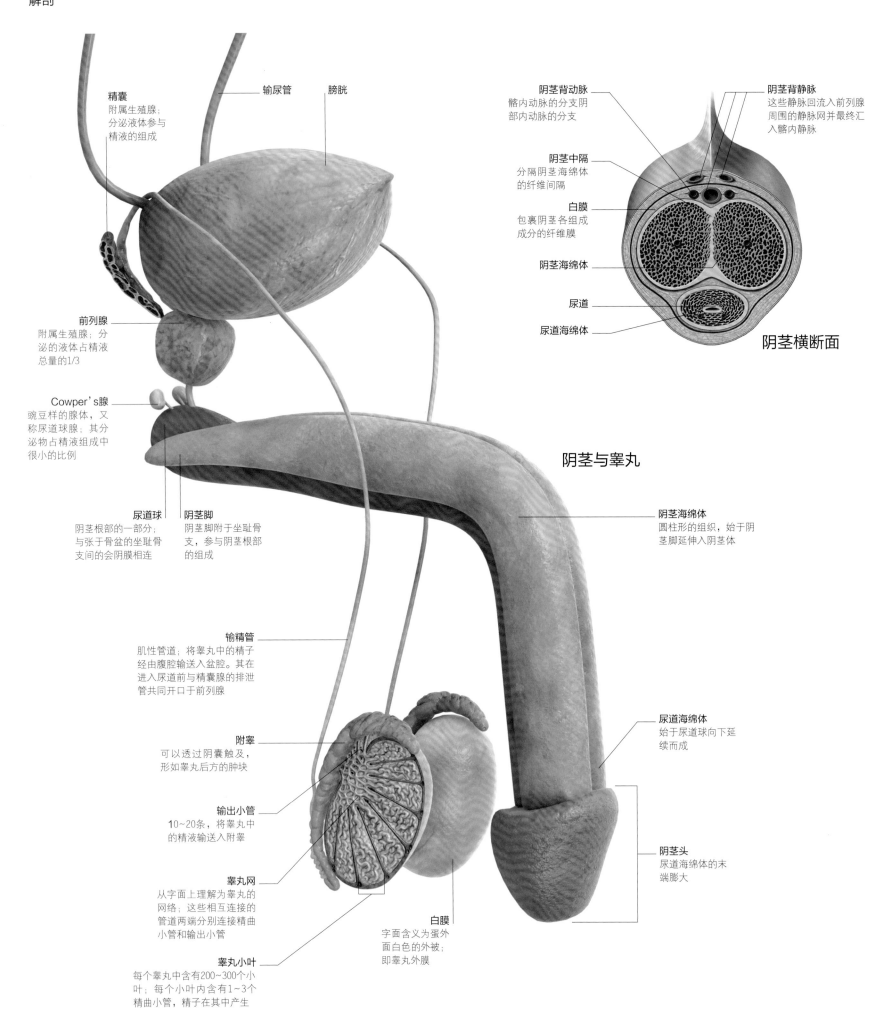

精囊
附属生殖腺；
分泌液体参与
精液的组成

输尿管

膀胱

阴茎背动脉
髂内动脉的分支阴
部内动脉的分支

阴茎背静脉
这些静脉回流入前列腺
周围的静脉网并最终汇
入髂内静脉

阴茎中隔
分隔阴茎海绵体
的纤维间隔

白膜
包裹阴茎各组成
成分的纤维膜

阴茎海绵体

尿道

尿道海绵体

阴茎横断面

前列腺
附属生殖腺；分
泌的液体占精液
总量的1/3

Cowper's腺
豌豆样的腺体，又
称尿道球腺；其分
泌物占精液组成中
很小的比例

阴茎与睾丸

尿道球
阴茎根部的一部分；
与张于骨盆的坐耻骨
支间的会阴膜相连

阴茎脚
阴茎脚附于坐耻骨
支，参与阴茎根部
的组成

阴茎海绵体
圆柱形的组织，始于阴
茎脚延伸入阴茎体

输精管
肌性管道；将睾丸中的精子
经由腹腔输送入盆腔。其在
进入尿道前与精囊腺的排泄
管共同开口于前列腺

尿道海绵体
始于尿道球向下延
续而成

附睾
可以透过阴囊触及，
形如睾丸后方的肿块

输出小管
10~20条，将睾丸中
的精液输送入附睾

阴茎头
尿道海绵体的末
端膨大

睾丸网
从字面上理解为睾丸的
网络；这些相互连接的
管道两端分别连接精曲
小管和输出小管

白膜
字面含义为蛋外
面白色的外被；
即睾丸外膜

睾丸小叶
每个睾丸中含有200~300个小
叶；每个小叶内含有1~3个
精曲小管，精子在其中产生

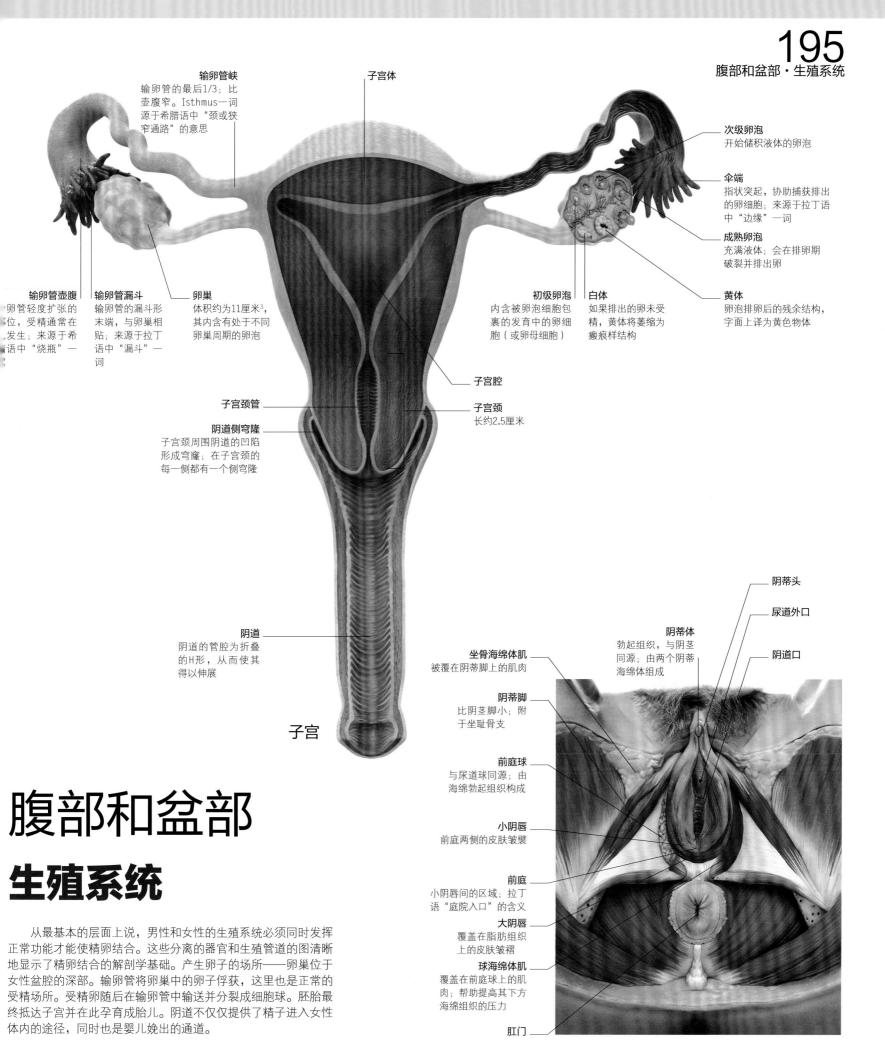

输卵管峡
输卵管的最后1/3；比壶腹窄。Isthmus一词源于希腊语中"颈或狭窄通路"的意思

子宫体

次级卵泡
开始储积液体的卵泡

伞端
指状突起，协助捕获排出的卵细胞；来源于拉丁语中"边缘"一词

成熟卵泡
充满液体；会在排卵期破裂并排出卵

输卵管壶腹
卵管轻度扩张的部位，受精通常在此发生；来源于希腊语中"烧瓶"一词

输卵管漏斗
输卵管的漏斗形末端，与卵巢相贴；来源于拉丁语中"漏斗"一词

卵巢
体积约为11厘米³，其内含有处于不同卵巢周期的卵泡

初级卵泡
内含被卵泡细胞包裹的发育中的卵细胞（或卵母细胞）

白体
如果排出的卵未受精，黄体将萎缩为瘢痕样结构

黄体
卵泡排卵后的残余结构，字面上译为黄色物体

子宫腔

子宫颈管

子宫颈
长约2.5厘米

阴道侧穹隆
子宫颈周围阴道的凹陷形成穹隆；在子宫颈的每一侧都有一个侧穹隆

阴道
阴道的管腔为折叠的H形，从而使其得以伸展

子宫

阴蒂头

尿道外口

阴蒂体
勃起组织，与阴茎同源；由两个阴蒂海绵体组成

阴道口

坐骨海绵体肌
被覆在阴蒂脚上的肌肉

阴蒂脚
比阴茎脚小；附于坐耻骨支

前庭球
与尿道球同源；由海绵勃起组织构成

小阴唇
前庭两侧的皮肤皱襞

前庭
小阴唇间的区域；拉丁语"庭院入口"的含义

大阴唇
覆盖在脂肪组织上的皮肤皱褶

球海绵体肌
覆盖在前庭球上的肌肉；帮助提高其下方海绵组织的压力

肛门

腹部和盆部
生殖系统

从最基本的层面上说，男性和女性的生殖系统必须同时发挥正常功能才能使精卵结合。这些分离的器官和生殖管道的图清晰地显示了精卵结合的解剖学基础。产生卵子的场所——卵巢位于女性盆腔的深部。输卵管将卵巢中的卵子俘获，这里也是正常的受精场所。受精卵随后在输卵管中输送并分裂成细胞球。胚胎最终抵达子宫并在此孕育成胎儿。阴道不仅仅提供了精子进入女性体内的途径，同时也是婴儿娩出的通道。

女性外生殖器

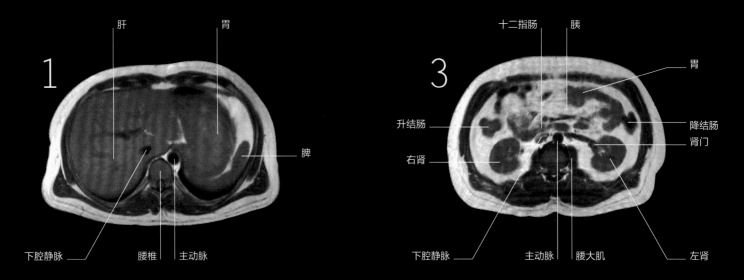

1

肝　胃

脾

下腔静脉　腰椎　主动脉

3

十二指肠　胰

胃

升结肠

降结肠

右肾

肾门

下腔静脉　主动脉　腰大肌

左肾

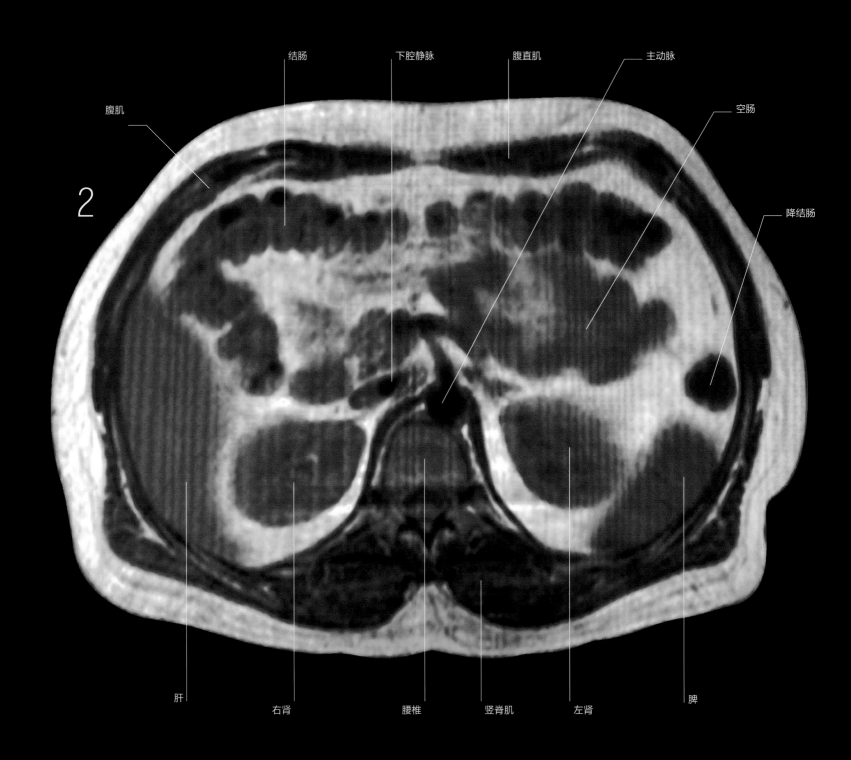

结肠　下腔静脉　腹直肌　主动脉

腹肌

空肠

2

降结肠

肝　右肾　腰椎　竖脊肌　左肾　脾

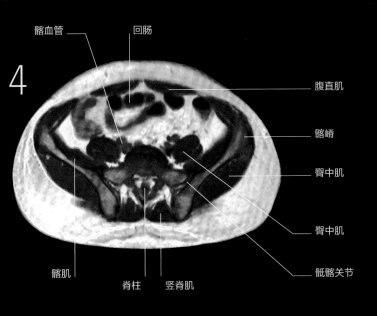

4
- 髂血管
- 回肠
- 腹直肌
- 髂嵴
- 臀中肌
- 臀中肌
- 骶髂关节
- 髂肌
- 脊柱
- 竖脊肌

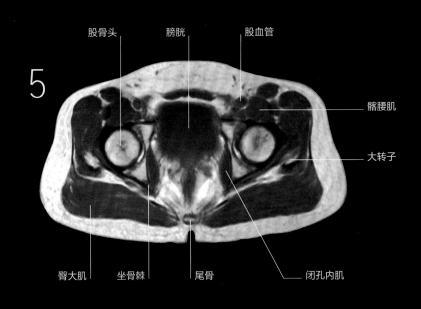

5
- 股骨头
- 膀胱
- 股血管
- 髂腰肌
- 大转子
- 臀大肌
- 坐骨棘
- 尾骨
- 闭孔内肌

腹部和盆部
核磁共振扫描

　　MRI是一种检测软组织尤其是在标准X光下仅呈阴影的腹盆部脏器的有效方式。在这一系列腹盆部的横断面中我们可以清晰地观察到：致密的肝组织和其内走行的血管（断面1）；紧贴肝的右肾和紧贴脾的左肾（断面2）；在肾动脉走行入肾的水平（断面3），肾脏的前面是胃和胰腺；在下腹部由髂骨承托的小肠盘曲以及回肠（断面4）；髋关节水平的盆腔脏器（断面5）。矢状面（断面6）显示了腰椎前方非常浅的腹腔影像，以至于对于一个偏瘦的人，用力按压下腹部时有可能感受到位于腹腔的右后方的降主动脉的搏动。

扫描层面

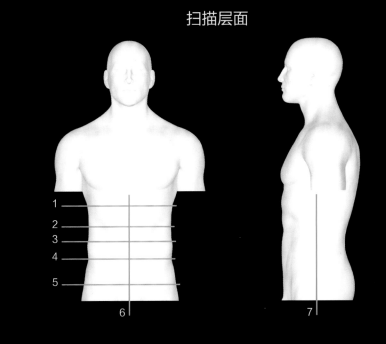

1
2
3
4
5
6
7

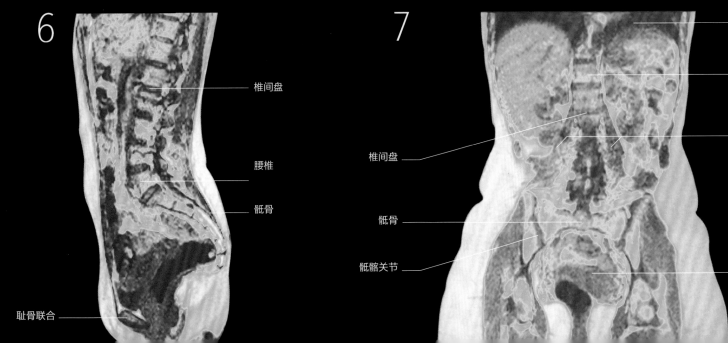

6
- 椎间盘
- 腰椎
- 骶骨
- 耻骨联合

7
- 横膈
- 椎骨
- 腰大肌
- 椎间盘
- 骶骨
- 骶髂关节
- 盆腔脏器

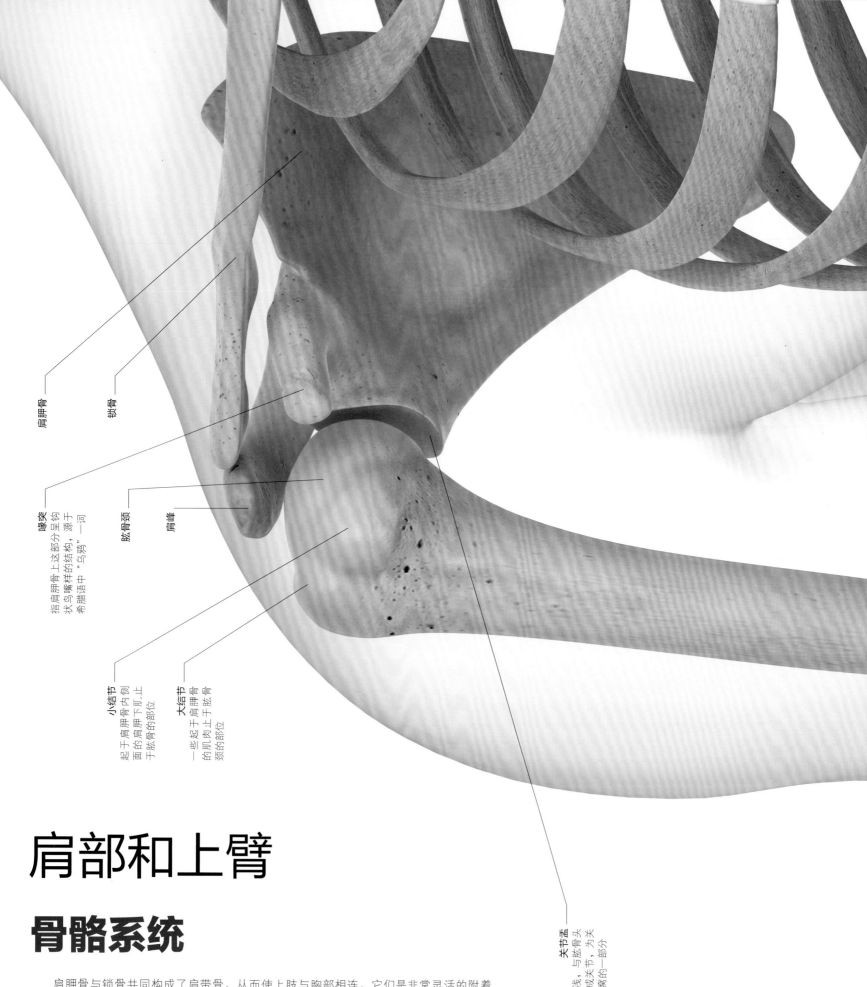

肩胛骨

锁骨

喙突

指肩胛骨上这部分呈钩
状鸟嘴样的结构，源于
希腊语中"乌鸦"一词

肱骨颈

肩峰

小结节
起于肩胛骨内侧
面的肩胛下肌止
于肱骨的部位

大结节
一些起于肩胛骨
的肌肉止于肱骨
颈的部位

关节盂
较浅，与肱骨头
形成关节，为关
节窝的一部分

肩部和上臂

骨骼系统

　　肩胛骨与锁骨共同构成了肩带骨，从而使上肢与胸部相连。它们是非常灵活的附着点，让肩胛骨"漂浮"在胸廓上，仅靠肌肉（而非真正的关节）与胸部相连，通过肌肉拉动肩胛骨绕肋骨周围移动从而改变肩关节的方位。锁骨在外侧与肩胛骨肩峰形成关节，在另一端与胸骨形成关节，从而在肩胛骨转动时帮助肩关节外展。肩关节是人体最为灵活的关节，它是一个球窝关节，但它的关节窝又小又浅，使得肱骨头可以自由地移动。

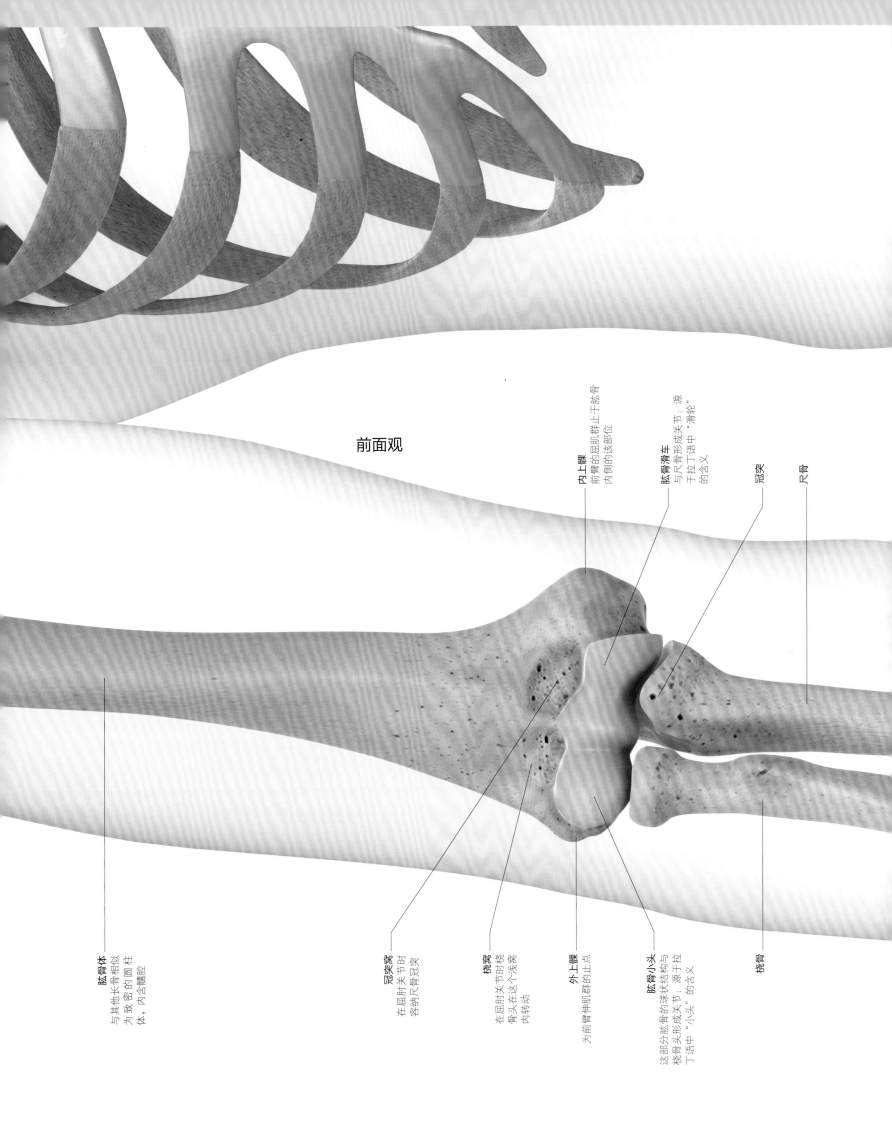

前面观

内上髁
前臂的屈肌群止于肱骨内侧的该部位

肱骨滑车
与尺骨形成关节；源于拉丁语中"滑车"的含义

冠突

尺骨

肱骨体
与其他长骨相似为致密的圆柱体，内含髓腔

冠突窝
在屈肘关节时容纳尺骨冠突

桡窝
在屈肘关节时桡骨头在这个浅窝内转动

外上髁
为前臂伸肌群的止点

肱骨小头
这部分肱骨的球状结构与桡骨头形成关节；源于拉丁语中"小头"的含义

桡骨

肩部和上臂

骨骼系统

　　肩胛骨的背侧被肩胛冈分为上下两部分。肩胛冈以上的肌肉称为冈上肌；肩胛冈以下的肌肉称为冈下肌。它们参与肌腱袖（肩袖）的构成，肩袖控制了肩关节的运动同时也增强了肩关节的稳定性。肩胛冈向外侧突出在肩关节之上形成在肩关节的顶部可以很容易触到的肩峰。图中所示的是上肢下垂在身体两侧时肩胛骨所处的位置。当上肢外展时，整块肩胛骨旋转使得关节盂升高，下角向外移动。

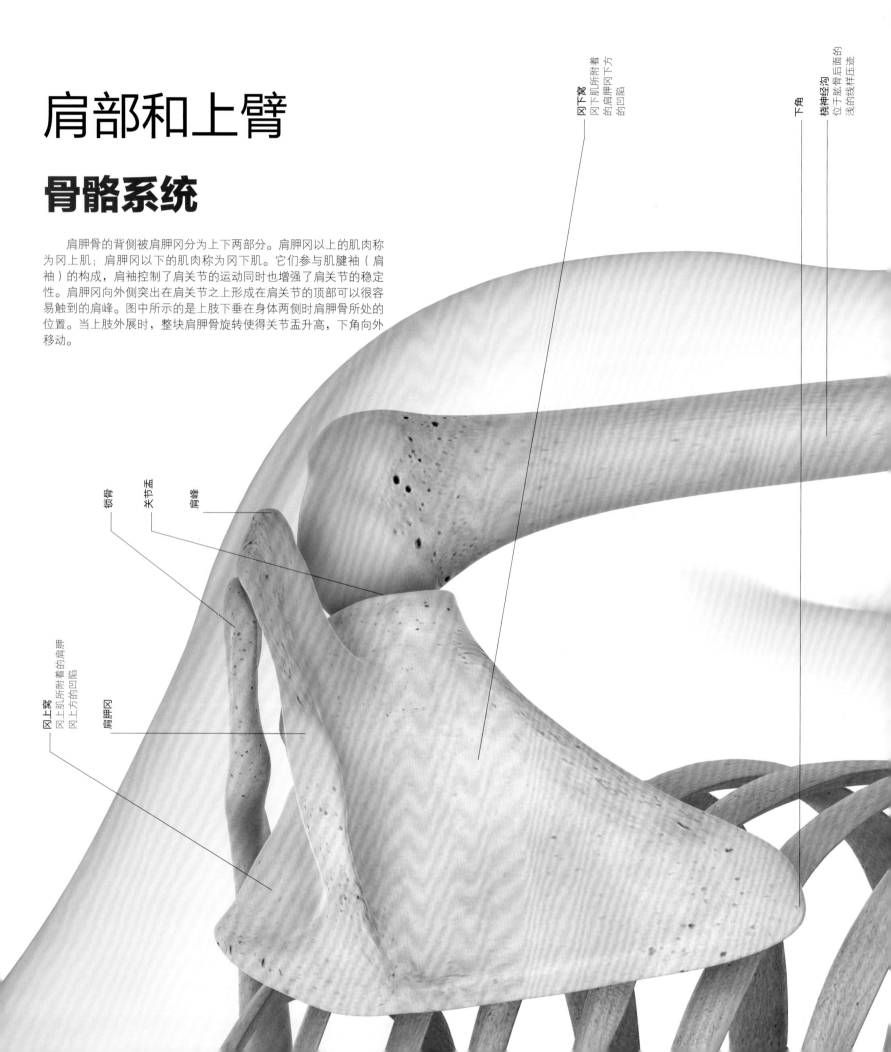

冈下窝
冈下肌所附着的肩胛冈下方的凹陷

下角

桡神经沟
位于肱骨后面的浅的线样压迹

锁骨

关节盂

肩峰

冈上窝
冈上肌所附着的肩胛冈上方的凹陷

肩胛冈

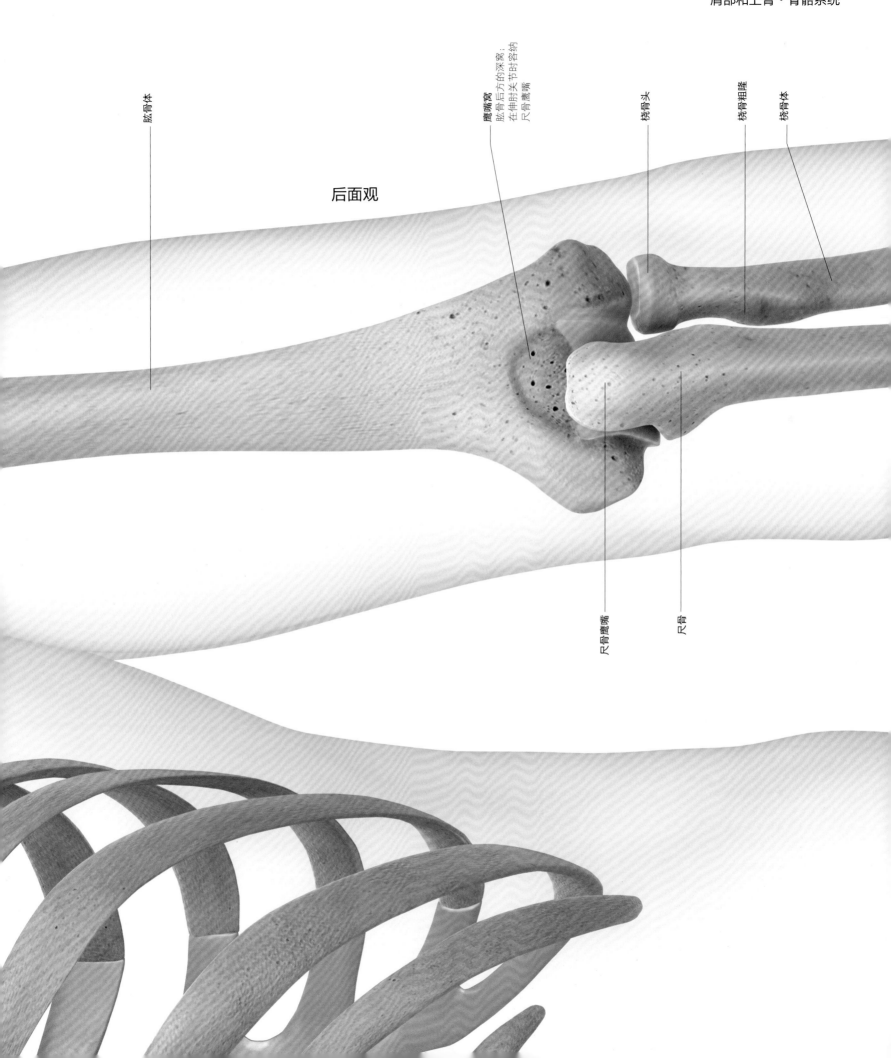

肱骨体

鹰嘴窝
肱骨后方的深窝；
在伸肘关节时容纳
尺骨鹰嘴

桡骨头

桡骨粗隆

桡骨体

后面观

尺骨鹰嘴

尺骨

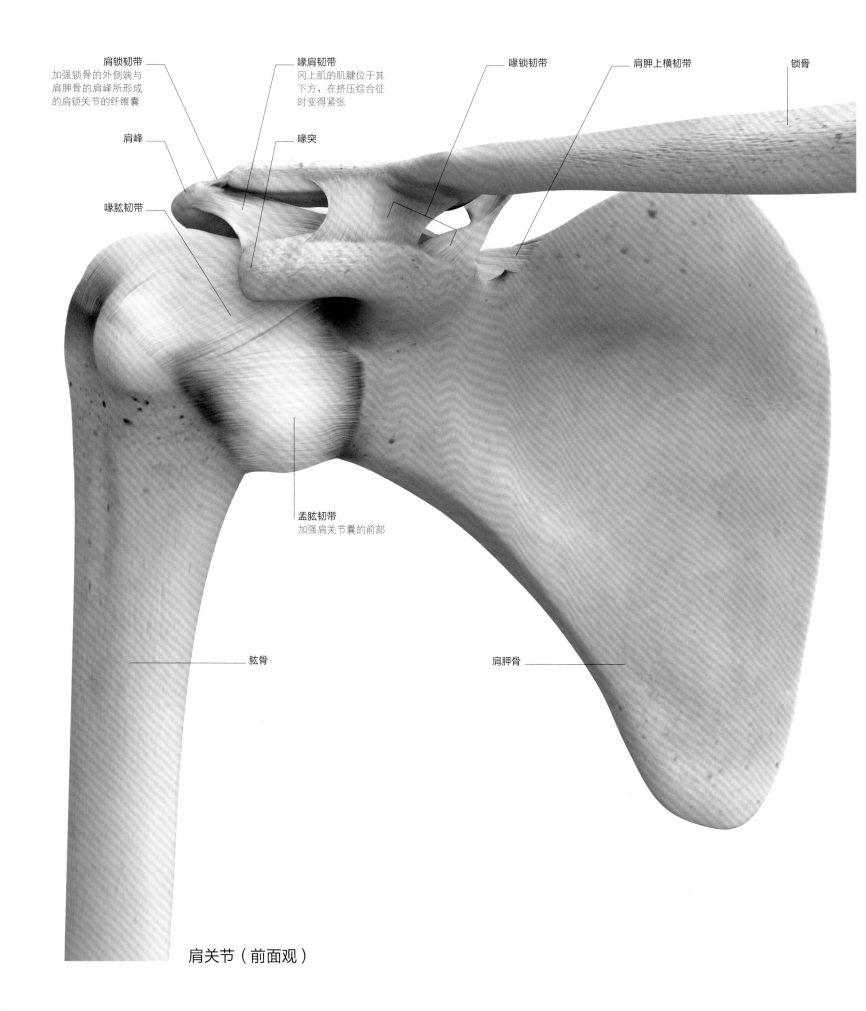

肩锁韧带
加强锁骨的外侧端与
肩胛骨的肩峰所形成
的肩锁关节的纤维囊

喙肩韧带
冈上肌的肌腱位于其
下方，在挤压综合征
时变得紧张

喙锁韧带

肩胛上横韧带

锁骨

肩峰

喙突

喙肱韧带

盂肱韧带
加强肩关节囊的前部

肱骨

肩胛骨

肩关节（前面观）

肩部和上臂

骨骼系统

对于每一个关节，都存在着灵活性与稳定性的拮抗。最灵活的关节同时也是最不稳定的关节，因此毫无疑问肩关节也是人体最易脱臼的关节。由肩峰、肩胛骨的喙突以及两者间的强大的喙肩韧带构成的喙肩弓防止了肩关节向上脱位。因此在肱骨头脱位时常常向下脱位。肘关节由肱骨及前臂骨形成的关节构成：肱骨滑车与尺骨、肱骨小头与桡骨头。肘关节为滑车关节，被两侧的附韧带所固定。

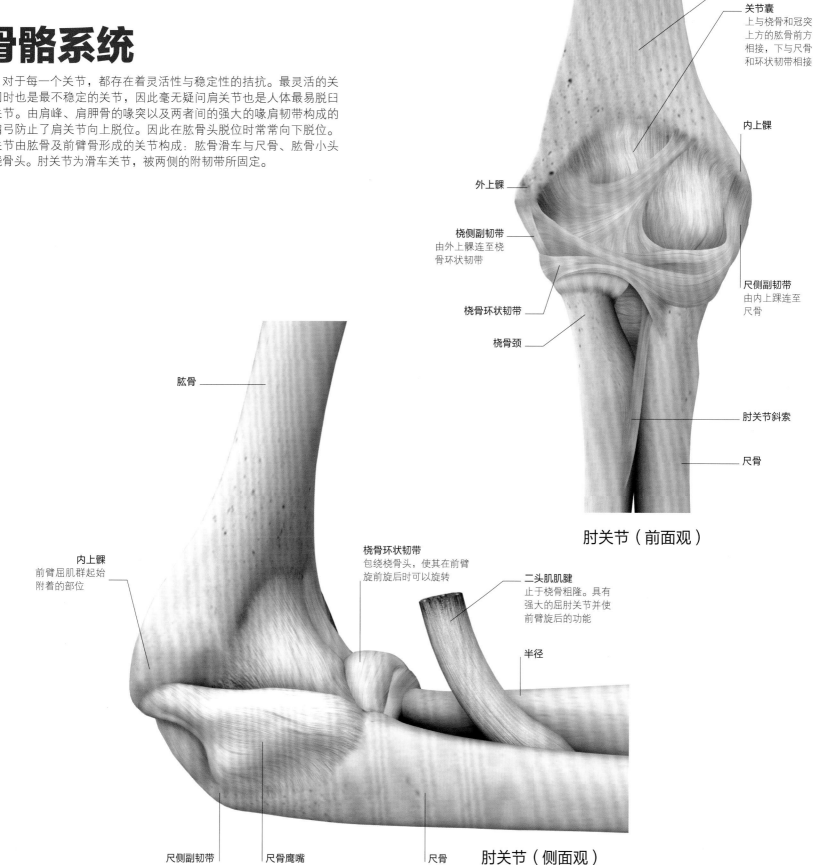

肱骨

关节囊
上与桡骨和冠突上方的肱骨前方相接，下与尺骨和环状韧带相接

内上髁

外上髁

桡侧副韧带
由外上髁连至桡骨环状韧带

尺侧副韧带
由内上髁连至尺骨

桡骨环状韧带

桡骨颈

肘关节斜索

尺骨

肘关节（前面观）

肱骨

内上髁
前臂屈肌群起始附着的部位

桡骨环状韧带
包绕桡骨头，使其在前臂旋前旋后时可以旋转

二头肌肌腱
止于桡骨粗隆。具有强大的屈肘关节并使前臂旋后的功能

半径

尺侧副韧带

尺骨鹰嘴

尺骨

肘关节（侧面观）

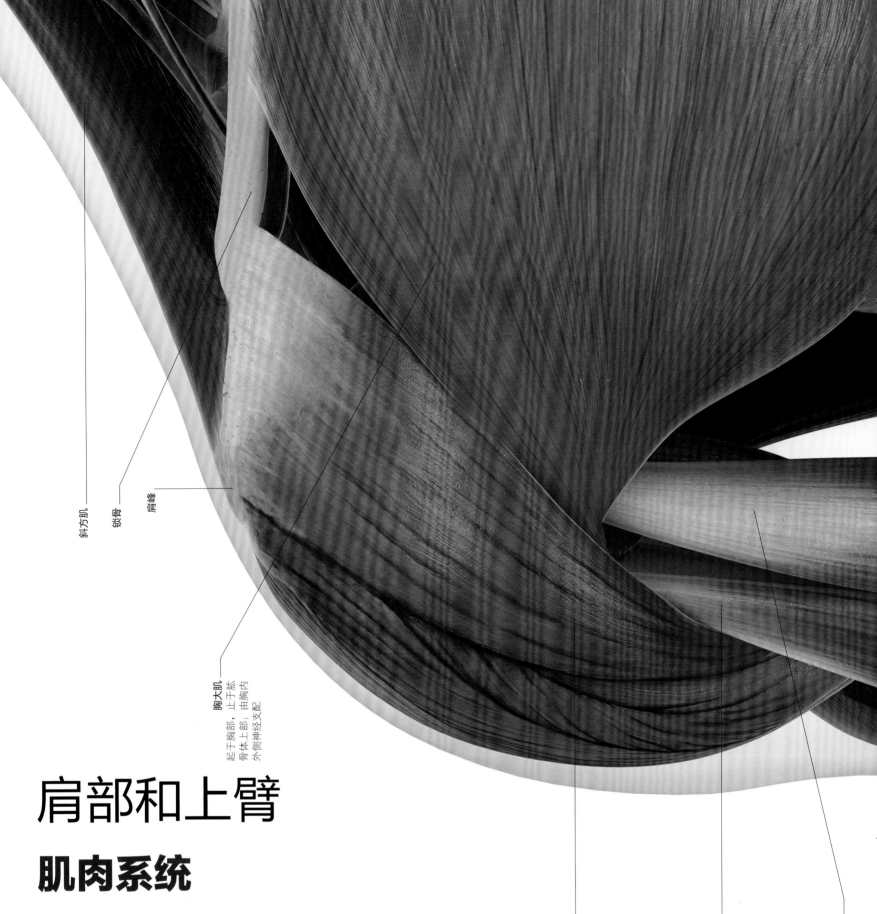

斜方肌

锁骨

肩峰

胸大肌
起于胸部，止于肱
骨体上部；由胸内
外侧神经支配

三角肌
起于锁骨、肩峰及
肩胛冈，止于肱骨
侧缘的三角肌粗隆

肱二头肌长头
由于肱二头肌长头早于短
头被三角肌所掩盖，因此
看上去肱二头肌的长头要
短于短头。但实际上肱二
头肌长头越过肱骨头起自
肩胛骨的盂上结节

肱二头肌短头
起自肩胛骨的喙突

肩部和上臂

肌肉系统

浅层肌

　　三角肌覆盖于肩部的外侧。作为一个整体，三角肌既可以使臂外展，
同时又可以通过连于锁骨前方的肌束使臂前移。胸大肌同样在肩关节的运
动中发挥作用，可以使得臂前移和内收。肱二头肌是臂前群肌中范围最大
的肌肉。肱二头肌的肌腱止于桡骨，而且还有一腱膜越过前臂肌群。肱二
头肌具有强有力的屈肘关节及使前臂旋后的功能。

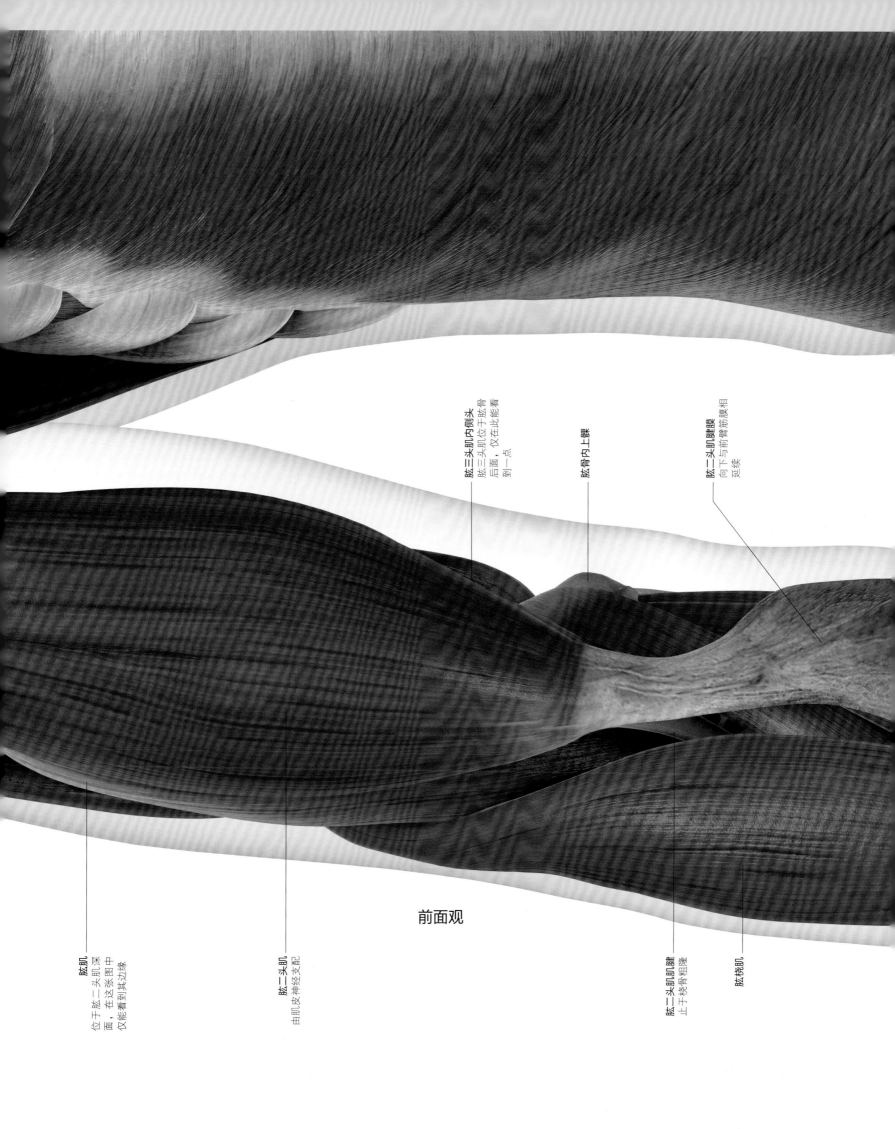

肱三头肌内侧头
肱三头肌位于肱骨
后面,仅在此处能看
到一点

肱骨内上髁

肱二头肌腱膜
向下与前臂筋膜相
延续

位于肱二头肌深
面,在这张图中
仅能看到其外边缘

肱肌

肱二头肌,
由肌皮神经支配

前面观

肱二头肌肌腱
止于桡骨粗隆

肱桡肌

肩部和上臂

肌肉系统

浅层肌

　　三角肌的后束起于肩胛冈，向下止于肱骨，这部分肌束可以伸展和内收臂。背阔肌（起于躯干后方，以窄腱的形式止于肱骨）同样可以伸展臂。肱三头肌是唯一伸肘关节的肌肉。从浅层观察只能看到肱三头肌三个头中的两个——长头和外侧头。肱三头肌肌腱止于肘关节后方的骨性突起——尺骨杆状的鹰嘴。

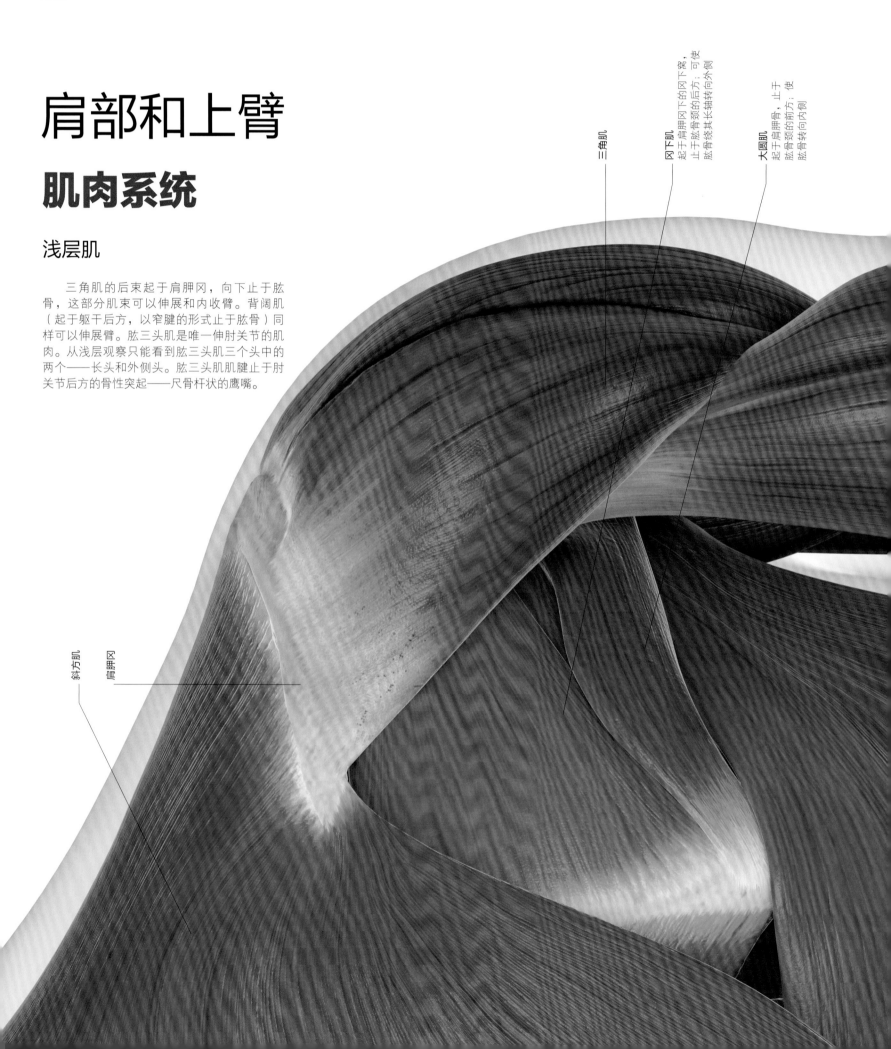

三角肌

冈下肌
起于肩胛冈下的冈下窝，止于肱骨颈的后方；可使肱骨绕其长轴转向外侧

大圆肌
起于肩胛骨，止于肱骨颈的前方；使肱骨转向内侧

斜方肌

肩胛冈

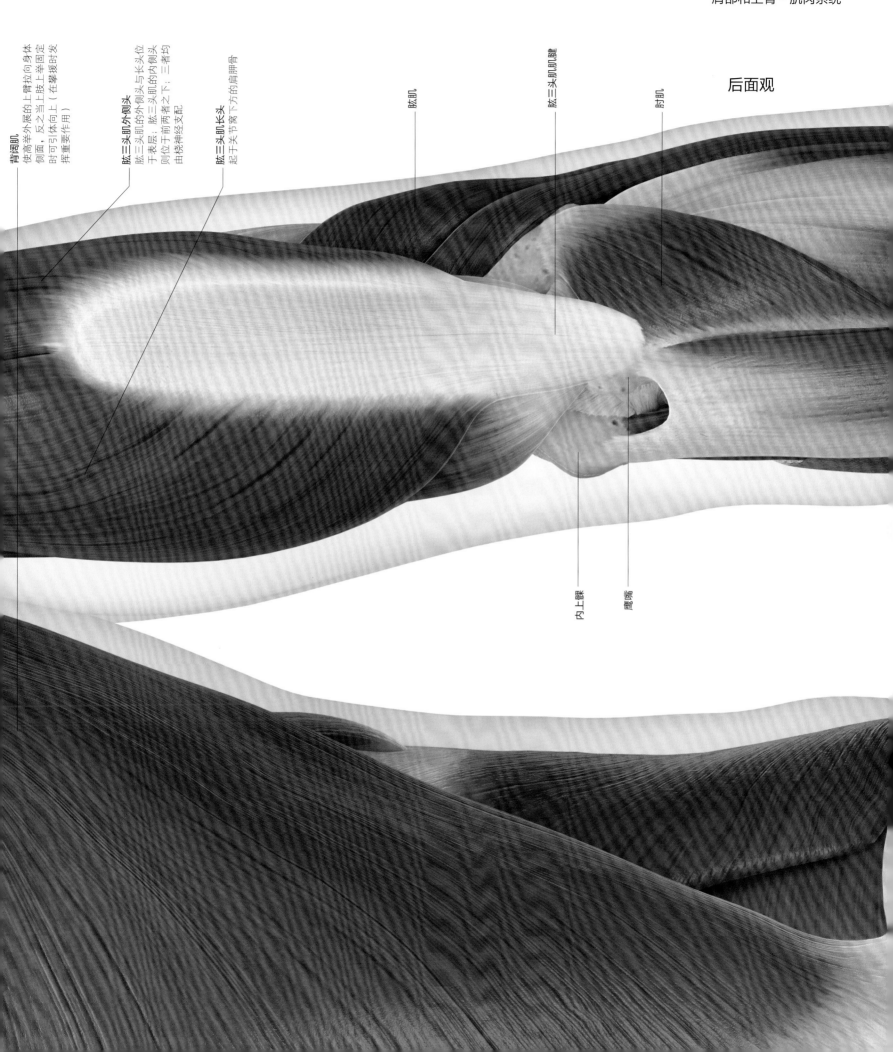

后面观

背阔肌
使高举外展的上臂拉向身体
侧面，反之当上肢上举固定
时可引体向上（在攀援时发
挥重要作用）

肱三头肌外侧头
肱三头肌的外侧头与长头位
于表层；肱三头肌的内侧头
则位于前两者之下；三者均
由桡神经支配

肱三头肌长头
起于关节窝下方的肩胛骨

肱肌

肱三头肌肌腱

肘肌

内上髁

鹰嘴

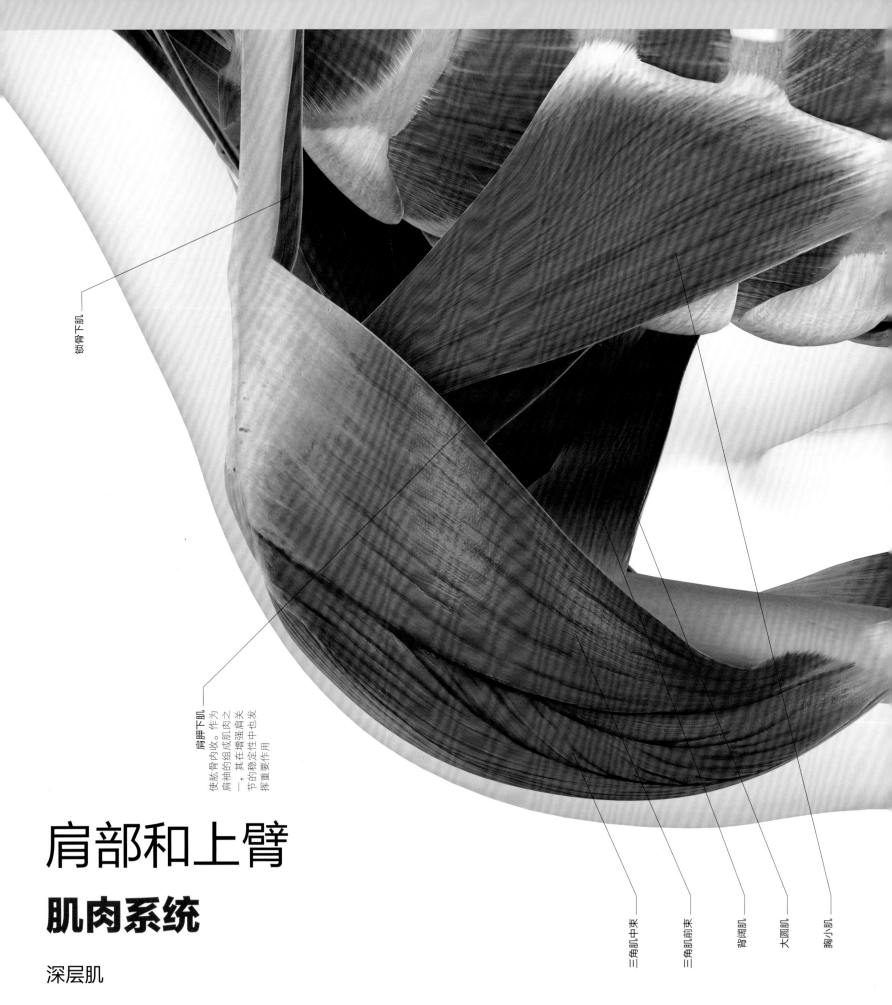

锁骨下肌

肩胛下肌

使肱骨内收。作为
肩袖的组成肌肉之
一，其在增强肩关
节的稳定性中也发
挥重要作用

三角肌中束

三角肌前束

背阔肌

大圆肌

胸小肌

肩部和上臂

肌肉系统

深层肌

　　肩部深层肌肉由所谓的肩袖各个肌肉构成。其中的两块肌肉在图中可见：肩胛下肌（起于肩胛骨的深面）和冈上肌（起于肩胛骨，越过肩关节，连于肱骨）。肩胛下肌的肌腱通过肱骨头和肩胛骨肩峰之间的间隙，因此易挤压和损伤从而发生肩峰撞击综合征。该图中肱骨前的肱二头肌（如205页图所示）被除去，从而显示出位于其下起于肱骨下部、止于尺骨的肱肌。与肱二头肌作用相同，肱肌也是屈肘关节的肌肉。

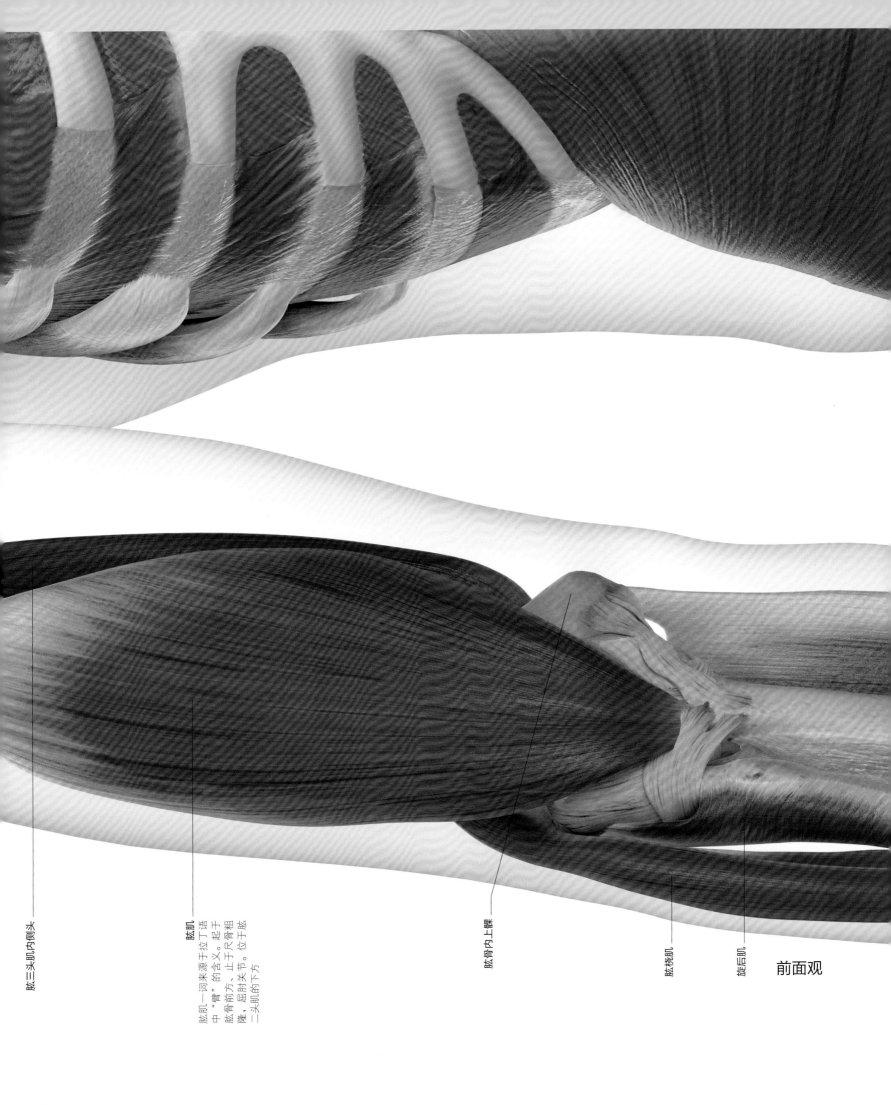

肱三头肌内侧头

肱肌

肱肌一词来源于拉丁语中"臂"的含义。起于肱骨前方,止于尺骨粗隆,屈肘关节,位于肱二头肌的下方

肱骨内上髁

肱桡肌

旋后肌

前面观

肩部和上臂

肌肉系统

深层肌

从后面可以观察到更多构成肩袖的肌肉——冈上肌、冈下肌和小圆肌。除了使肩关节做多方向的运动（包括旋转）外，这些肌肉将肱骨头牢牢地固定在肩关节囊内，在稳定肩关节方面具有重要作用。在臂的后部，从更深的视角可以观察到连于肱骨后部的肱三头肌的第三个头——内侧头。它与外侧头、长头共同形成肱三头肌肌腱连于鹰嘴。大部分前臂肌肉连于肘关节稍上方的肱骨上髁，但肱桡肌和桡侧腕长伸肌起于更高位置的肱骨边缘，如图所示。

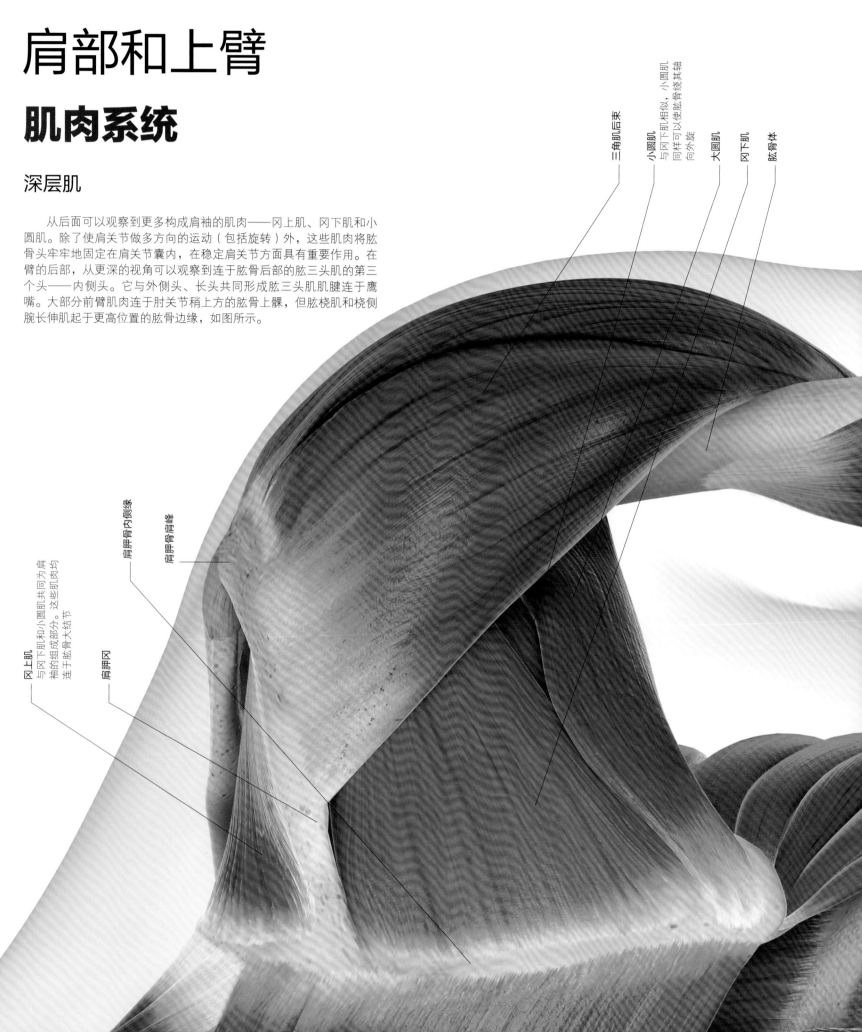

三角肌后束

小圆肌
与冈下肌相似，小圆肌同样可以使肱骨绕其轴向外旋

大圆肌

冈下肌

肱骨体

肩胛骨内侧缘

肩胛骨肩峰

冈上肌
与冈下肌和小圆肌共同为肩袖的组成部分。这些肌肉均连于肱骨大结节

肩胛冈

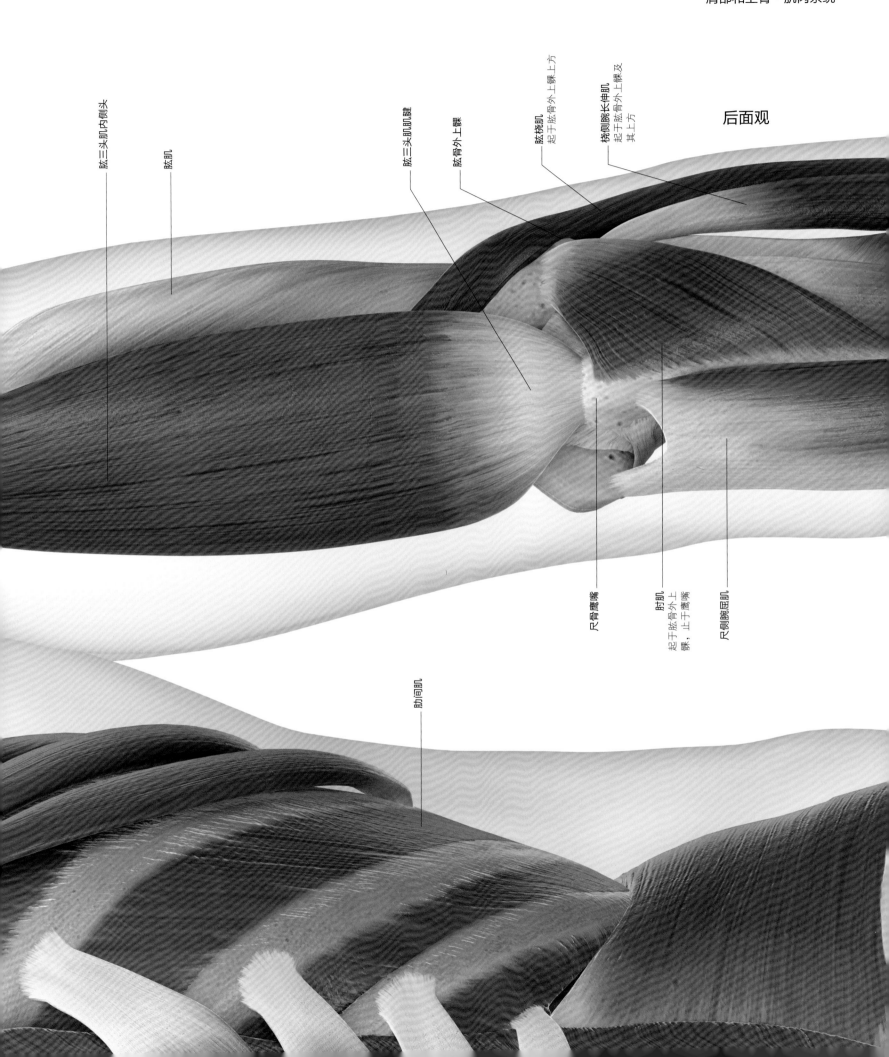

后面观

肱三头肌内侧头

肱肌

肱三头肌肌腱

肱骨外上髁

肱桡肌,
起于肱骨外上髁上方

桡侧腕长伸肌,
起于肱骨外上髁及
其上方

尺骨鹰嘴

肘肌,
起于肱骨外上
髁,止于鹰嘴

尺侧腕屈肌

肋间肌

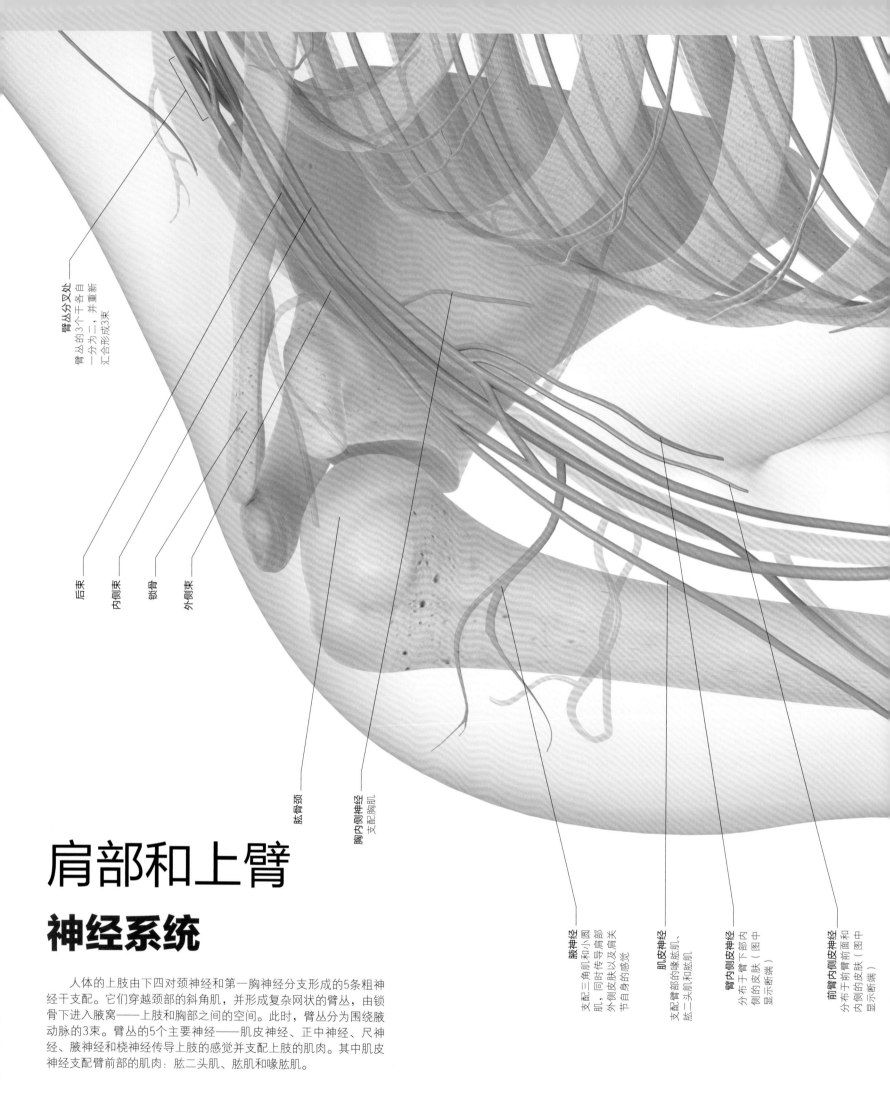

臂丛分叉处
臂丛的3个干各自
一分为二，并重新
汇合形成3束

后束

内侧束

锁骨

外侧束

肱骨颈

胸内侧神经
支配胸肌

腋神经
支配三角肌和小圆
肌，同时传导肩部
外侧皮肤以及肩关
节自身的感觉

肌皮神经
支配臂部的喙肱肌、
肱二头肌和肱肌

臂内侧皮神经
分布于臂下部内
侧的皮肤（图中
显示断端）

前臂内侧皮神经
分布于前臂前面和
内侧的皮肤（图中
显示断端）

肩部和上臂
神经系统

　　人体的上肢由下四对颈神经和第一胸神经分支形成的5条粗神经干支配。它们穿越颈部的斜角肌，并形成复杂网状的臂丛，由锁骨下进入腋窝——上肢和胸部之间的空间。此时，臂丛分为围绕腋动脉的3束。臂丛的5个主要神经——肌皮神经、正中神经、尺神经、腋神经和桡神经传导上肢的感觉并支配上肢的肌肉。其中肌皮神经支配臂前部的肌肉：肱二头肌、肱肌和喙肱肌。

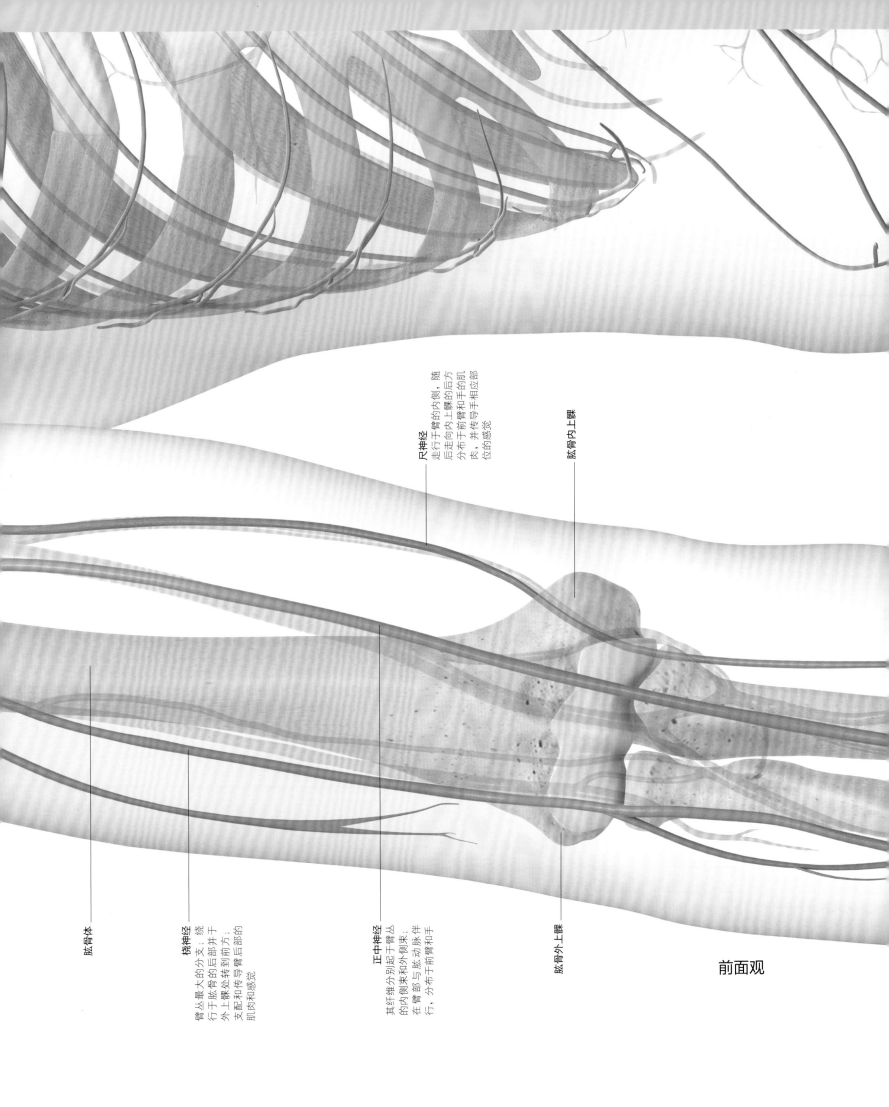

尺神经
走行于臂的内侧，随
后走向内上髁的后方
分布于前臂和手的肌
肉，并传导手相应部
位的感觉

肱骨内上髁

肱骨体

桡神经
臂丛最大的分支；绕
行于肱骨的后部并于
外上髁处转到前方；
支配和传导臂后部的
肌肉和感觉

正中神经
其纤维分别起于臂丛
的内侧束和外侧束；
在臂部与肱动脉伴
行，分布于前臂和手

肱骨外上髁

前面观

肩部和上臂
神经系统

腋神经和桡神经起于臂丛的后束，走行于肱骨的后方。腋神经环绕肩关节下方的肱骨颈，支配三角肌。桡神经——臂丛最大的分支——支配臂和前臂所有的伸肌。桡神经绕行于肱骨的后方，位于肱骨的右侧并发出分支分布于肱三头肌的3个头。随后桡神经在肘关节处转到肱骨内上髁的前方。

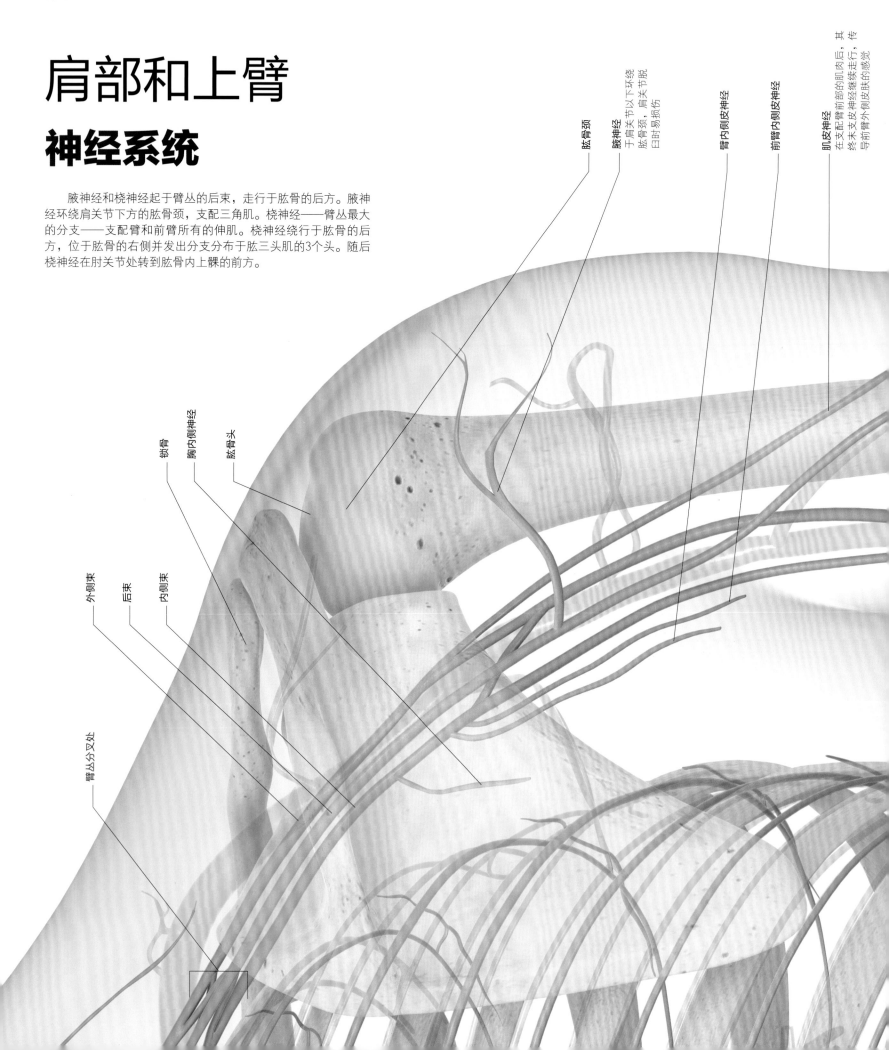

肱骨颈

腋神经
于肩关节以下环绕肱骨颈，肩关节脱臼时易损伤

臂内侧皮神经

前臂内侧皮神经

肌皮神经
在支配臂前部的肌肉后，其终末支支配前臂外侧皮肤的感觉，传

锁骨

胸内侧神经

肱骨头

外侧束

后束

内侧束

臂丛分叉处

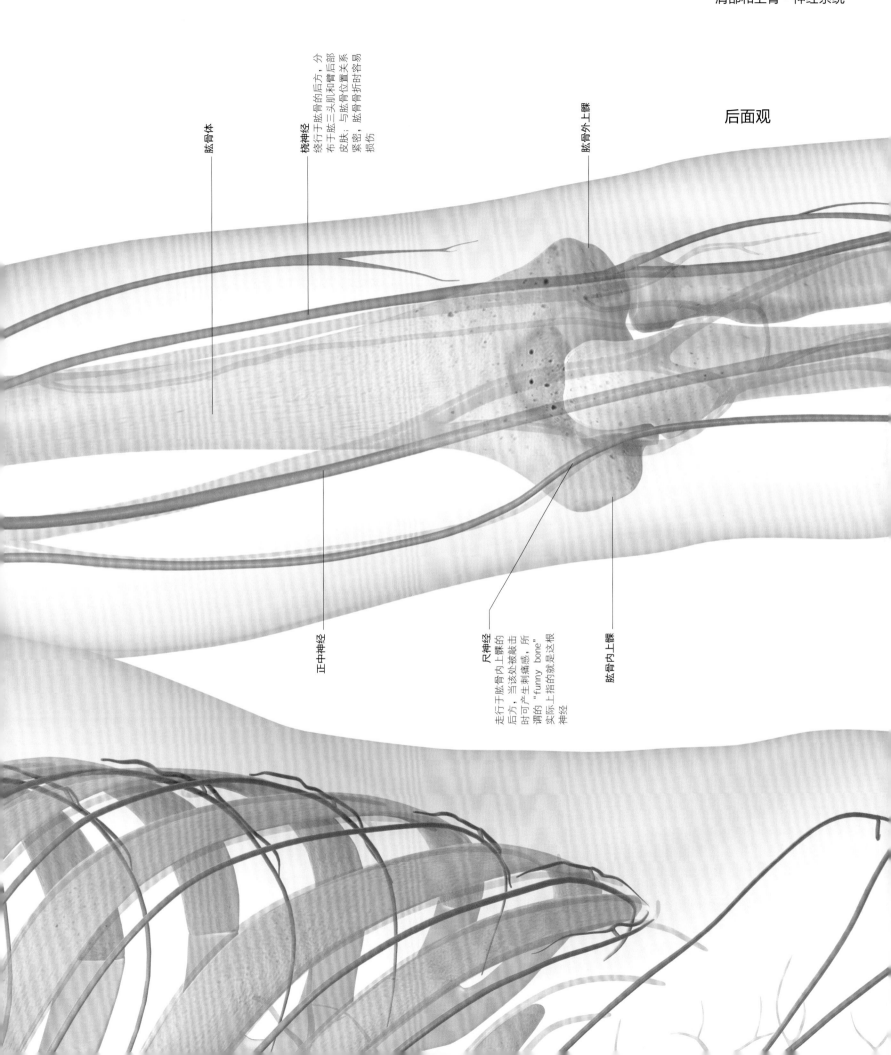

肱骨体

桡神经
绕行于肱骨的后方，分
布于肱三头肌和臂后部
皮肤；与肱骨位置关系
紧密；肱骨骨折时容易
损伤

肱骨外上髁

后面观

正中神经

尺神经
走行于肱骨内上髁的
后方，当该处处被敲击
时可可产生刺痛感，所
谓的"funny bone"
实际上指的就是这根
神经

肱骨内上髁

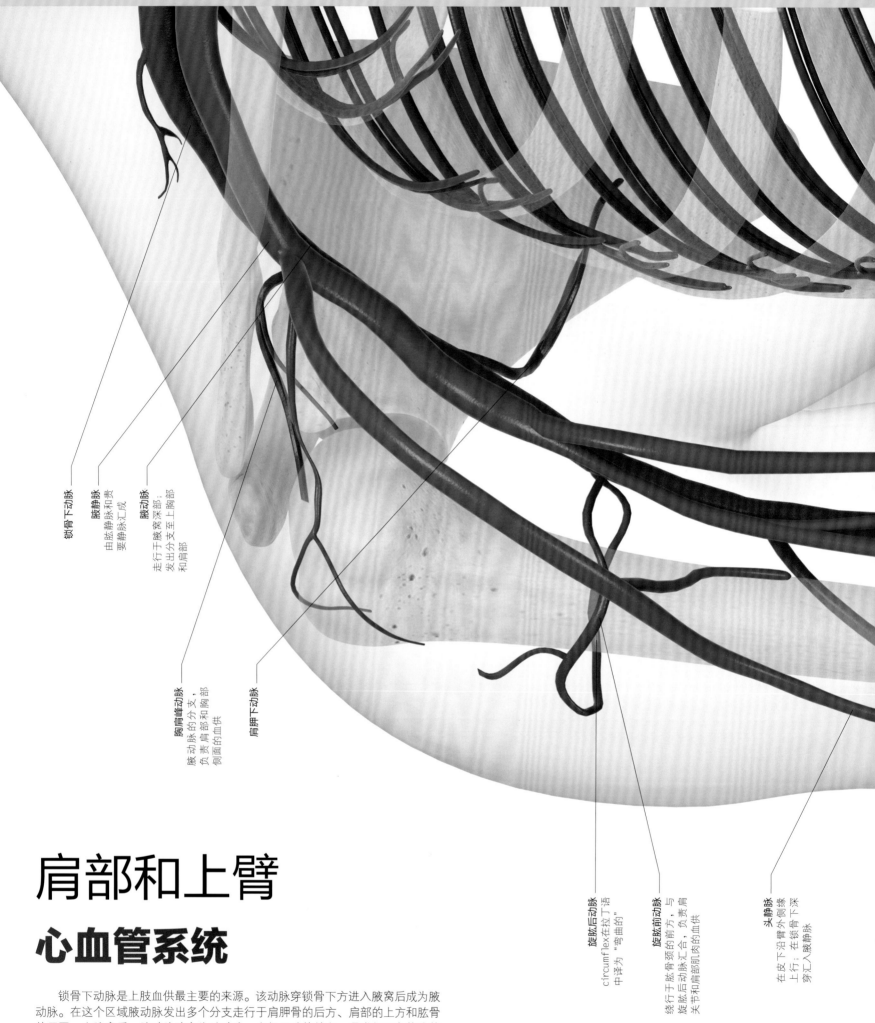

锁骨下动脉

腋静脉
由肱静脉和贵
要静脉汇成

腋动脉
走行于腋窝深部；
发出分支至上胸部
和肩部

胸肩峰动脉
腋动脉的分支，
负责肩部和胸部
侧面的血供

肩胛下动脉

旋肱后动脉
circumflex在拉丁语
中译为"弯曲的"

旋肱前动脉
绕行于肱骨颈的前方，与旋
旋肱后动脉汇合，负责肩
关节和肩部肌肉的血供

头静脉
在皮下沿臂外侧缘
上行；在锁骨下深
穿汇入腋静脉

肩部和上臂
心血管系统

　　锁骨下动脉是上肢血供最主要的来源。该动脉穿锁骨下方进入腋窝后成为腋
动脉。在这个区域腋动脉发出多个分支走行于肩胛骨的后方、肩部的上方和肱骨
的周围。出腋窝后，腋动脉改名为肱动脉，走行于臂的前方，通常与两条静脉伴
行。手背至臂的血液由两条浅静脉引流汇入深静脉：贵要静脉汇入肱静脉；头静
脉上行至肩部并于深部汇入腋静脉。

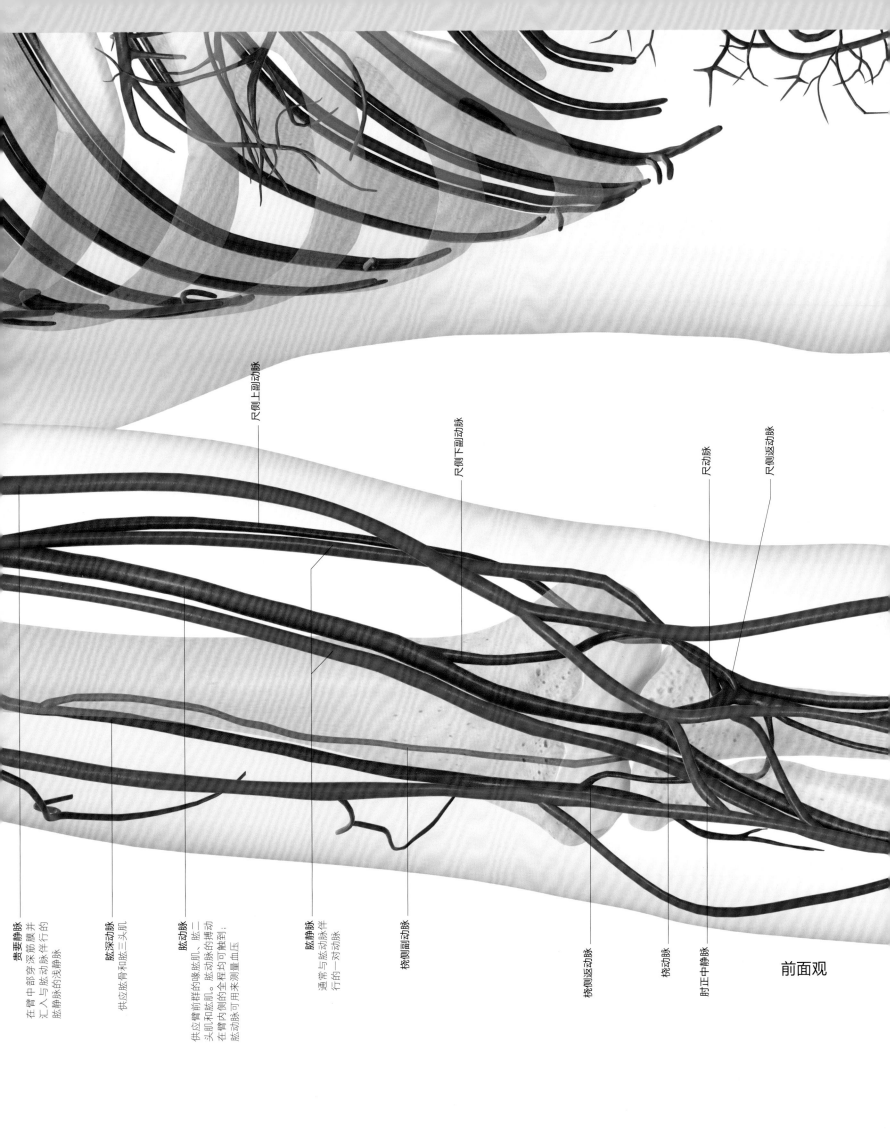

尺侧上副动脉

尺侧下副动脉

尺动脉

尺侧返动脉

重要静脉
在臂中部穿深筋膜并
汇入与肱动脉伴行的
肱静脉的浅静脉

肱深动脉
供应肱骨和肱三头肌

肱动脉
供应臂前群的喙肱肌、肱二
头肌和肱肌。肱动脉的搏动
在臂内侧的全程均可触到；
肱动脉可用来测量血压

肱静脉
通常与肱动脉伴
行的一对动脉

桡侧副动脉

桡侧返动脉

桡动脉

肘正中静脉

前面观

肩部和上臂
心血管系统

　　来自腋动脉和肱动脉的多个分支供应肩胛背区和上肢的血液。与腋神经伴行的旋肱后动脉绕行于肱骨的上端。与桡神经伴行的肱深动脉绕行于肱骨的后方。由肱深动脉和肱动脉本身发出的侧支下行与前臂的尺动脉和桡动脉发出的回返支相汇。肩部周围锁骨下动脉和腋动脉的分支亦有吻合。当主要的血管受到挤压或被堵塞时，这样的吻合就可以为血液循环提供其他的路径。

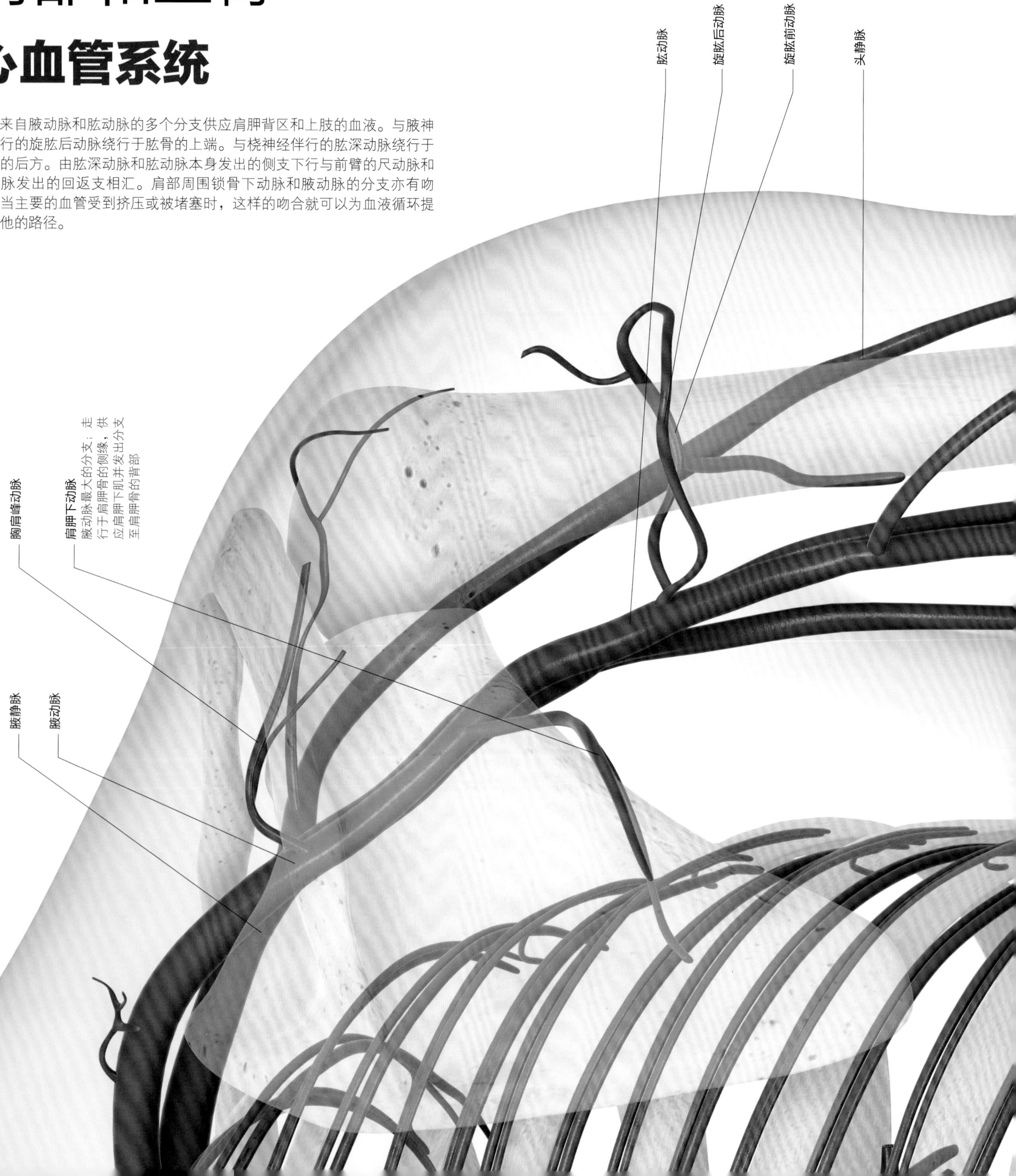

肱动脉

旋肱后动脉

旋肱前动脉

头静脉

胸肩峰动脉

肩胛下动脉

腋动脉最大的分支；走行于肩胛骨的侧缘，供应肩胛下肌并发出分支至肩胛骨的背部

腋静脉

腋动脉

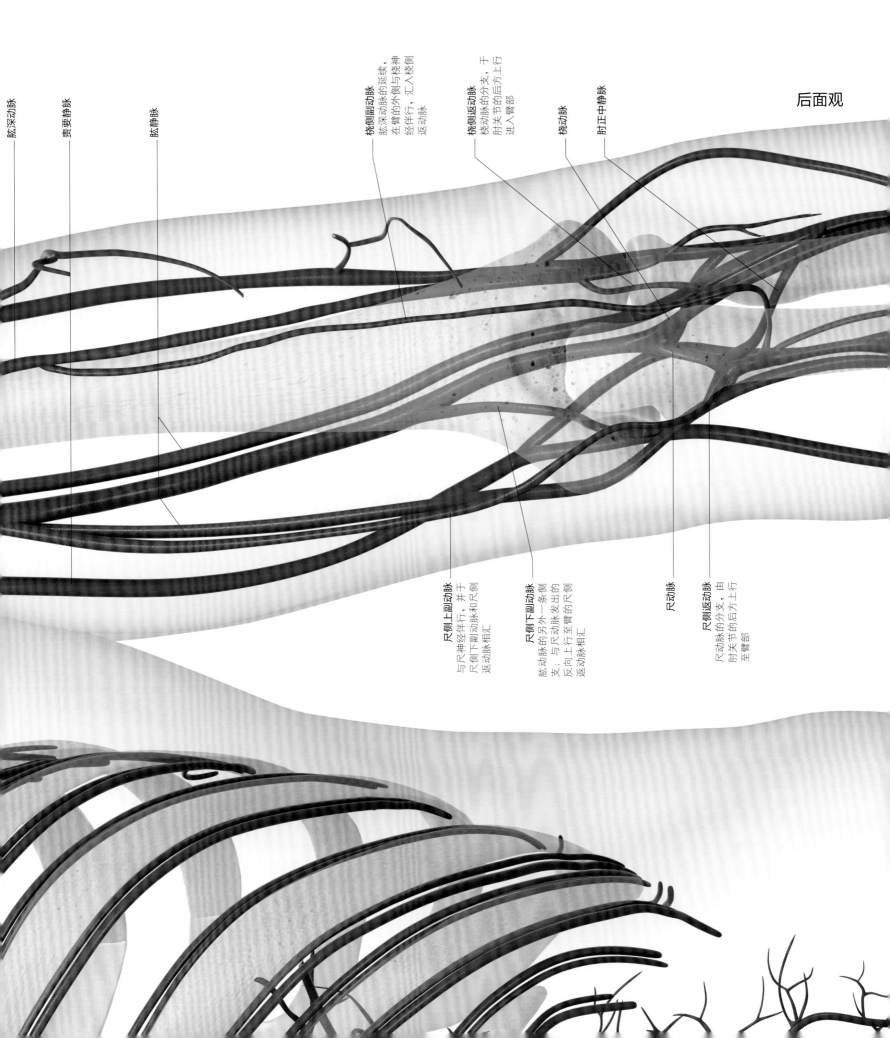

肱深动脉

贵要静脉

肱静脉

桡侧副动脉
肱深动脉的延续，
在臂的外侧与桡神
经伴行，汇入桡侧
返动脉

桡侧返动脉
桡动脉的分支，于
肘关节的后方上行
进入臂部

桡动脉

肘正中静脉

后面观

尺侧上副动脉
与尺神经伴行，并于
尺侧下副动脉和尺侧
返动脉相汇

尺侧下副动脉
肱动脉的另外一条分
支；与尺动脉发出的
反向上行至前臂的尺侧
返动脉相汇

尺动脉

尺侧返动脉
尺动脉的分支，由
肘关节的后方上行
至臂部

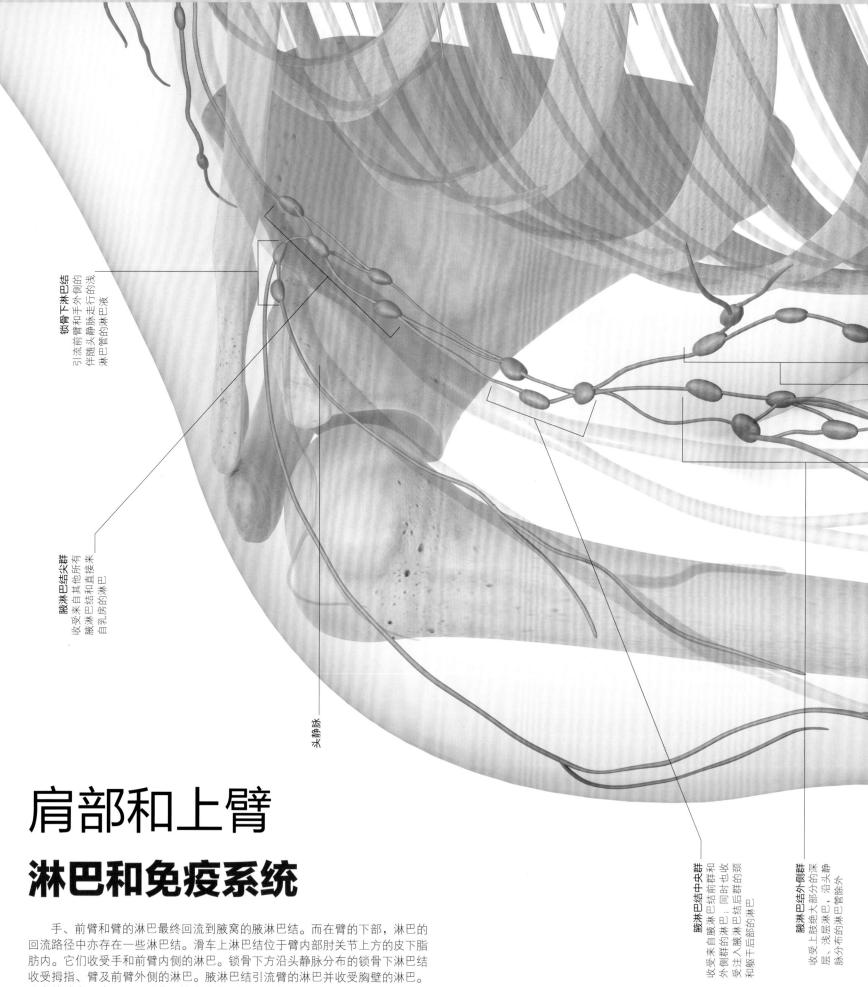

锁骨下淋巴结

引流前臂和手外侧的伴随头静脉走行的浅淋巴管的淋巴液

腋淋巴结尖群

收受来自其他所有腋淋巴结和直接来自乳房的淋巴

头静脉

腋淋巴结中央群

收受来自腋淋巴前群和外侧群的淋巴；同时也收受注入腋淋巴后群的颈和躯干后部的淋巴

腋淋巴结外侧群

收受上肢绝大部分的深层、浅层淋巴，沿头静脉分布的淋巴管除外

肩部和上臂

淋巴和免疫系统

　　手、前臂和臂的淋巴最终回流到腋窝的腋淋巴结。而在臂的下部，淋巴的回流路径中亦存在一些淋巴结。滑车上淋巴结位于臂内部肘关节上方的皮下脂肪内。它们收受手和前臂内侧的淋巴。锁骨下方沿头静脉分布的锁骨下淋巴结收受拇指、臂及前臂外侧的淋巴。腋淋巴结引流臂的淋巴并收受胸壁的淋巴。乳房的肿瘤细胞可以通过淋巴结滤过发生扩散转移。

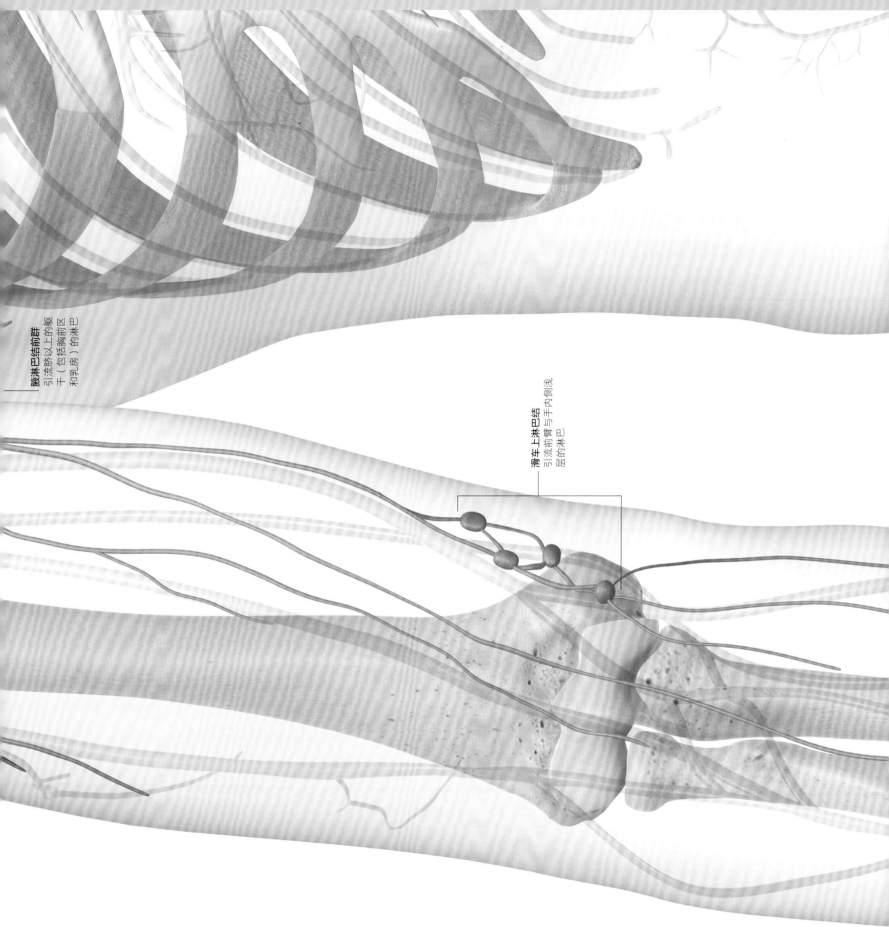

腋淋巴结前群
引流脐以上的躯干（包括胸前区和乳房）的淋巴

滑车上淋巴结
引流前臂与手内侧浅层的淋巴

前面观

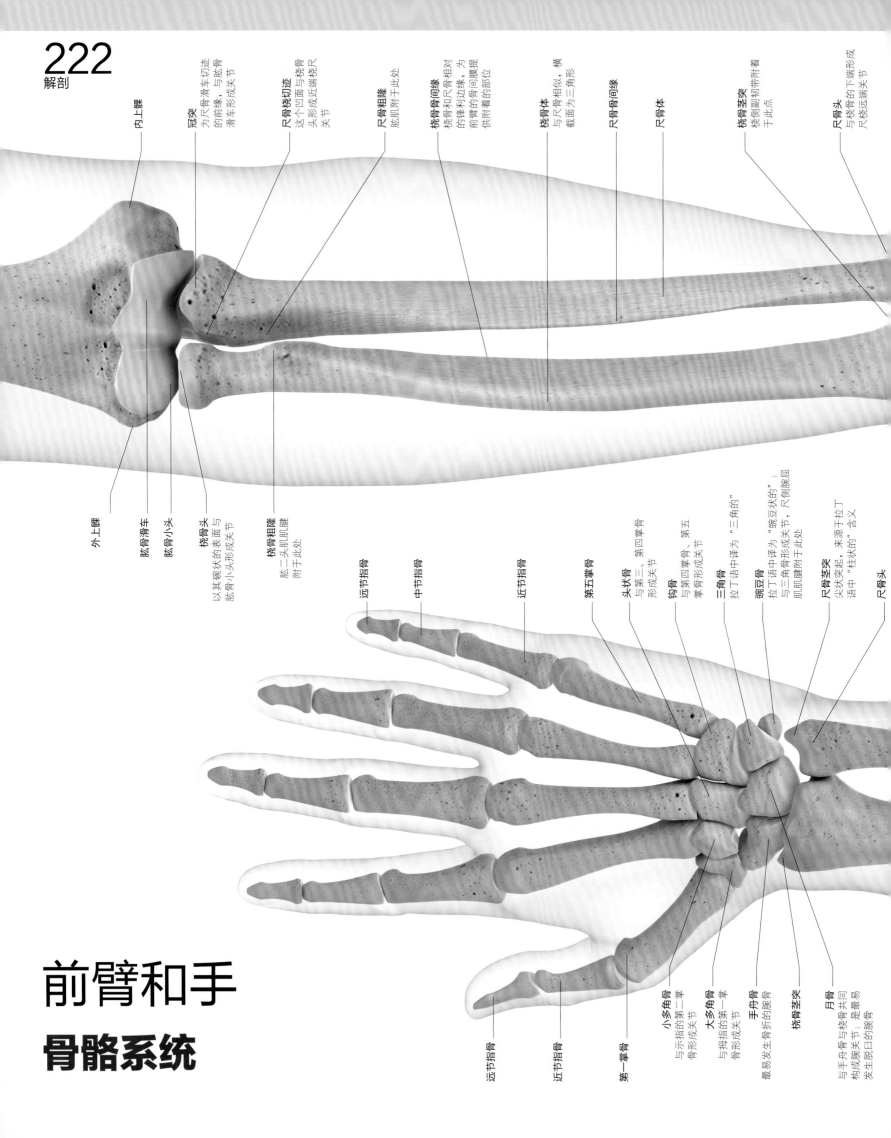

内上髁

冠突
为尺骨滑车切迹
的前缘，与肱骨
滑车形成关节

尺骨桡切迹
这个凹面与桡骨
头形成近端桡尺
关节

尺骨粗隆
肱肌附着于此处

桡骨间缘
桡骨和尺骨相对
的锋利边缘，为
前臂骨间膜提
供附着的部位

桡骨体
与尺骨形成桡尺
关节

尺骨间缘

尺骨体

桡骨茎突
桡侧副韧带附着
于此点

尺骨头
与桡骨的下端形成
尺桡远端关节

外上髁

肱骨滑车

肱骨小头

桡骨头
以其碗状的表面与
肱骨小头形成关节

桡骨粗隆
肱二头肌肌腱
附于此处

远节指骨

中节指骨

近节指骨

第五掌骨

头状骨
与第三、第四掌骨
形成关节

钩骨
与第四掌骨、第五
掌骨形成关节

三角骨
拉丁语中译为"三角的"

豌豆骨
拉丁语中译为"碗豆状的"；
与三角骨形成关节，尺侧腕屈
肌肌腱附着于此处

尺骨茎突
尖状突起，来源于拉丁
语中"柱状的"含义

尺骨头

远节指骨

近节指骨

第一掌骨

小多角骨
与示指的第二掌
骨形成关节

大多角骨
与拇指的第一掌
骨形成关节

手舟骨
最易发生骨折的腕骨

桡骨茎突
与手舟骨与月骨共同
构成腕关节；是最易
发生脱臼的腕骨

月骨

前臂和手
骨骼系统

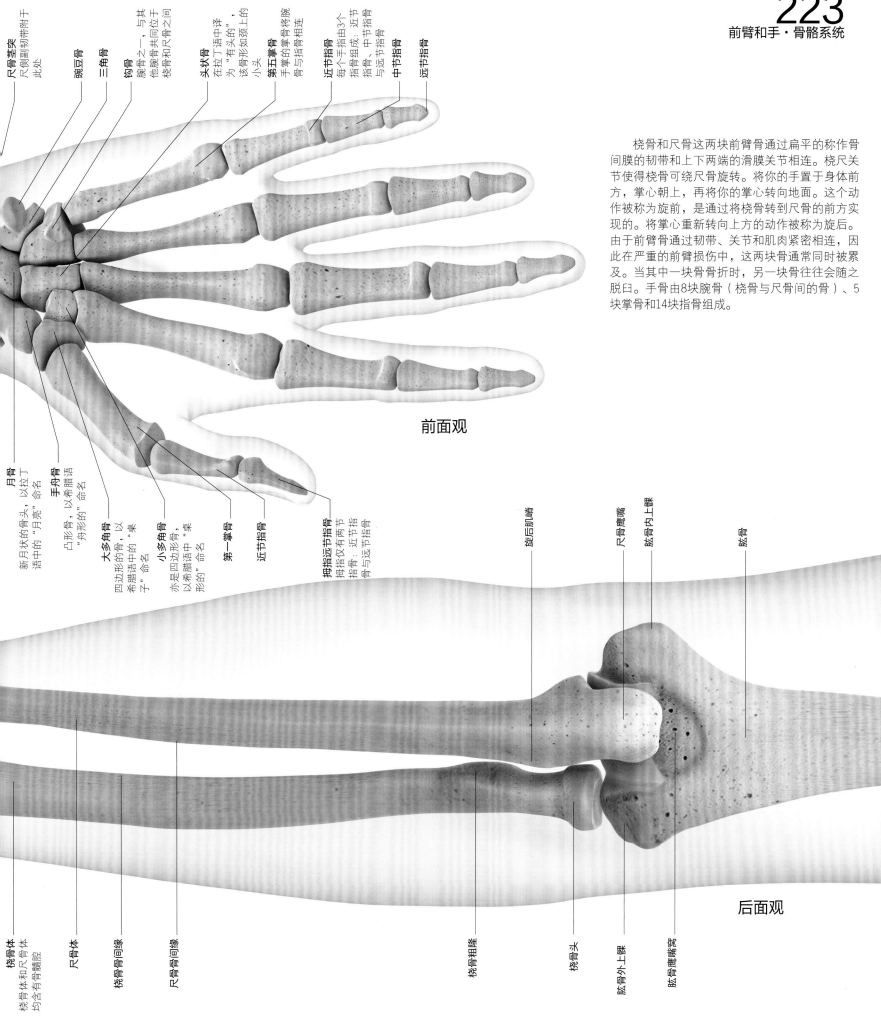

尺骨茎突
尺侧副韧带附于此处

豌豆骨

三角骨

钩骨

头状骨
腕骨之一，与其他腕骨共同位于桡腕腕和尺骨之间

头状骨
在拉丁语中译为"有头的"，该骨形如颈上的小头

第五掌骨
手掌的掌骨将腕骨与指骨相连

近节指骨
每个手指由3个指骨组成：近节指骨、中节指骨与远节指骨

中节指骨

远节指骨

桡骨和尺骨这两块前臂骨通过扁平的称作骨间膜的韧带和上下两端的滑膜关节相连。桡尺关节使得桡骨可绕尺骨旋转。将你的手置于身体前方，掌心朝上，再将你的掌心转向地面。这个动作被称为旋前，是通过将桡骨转到尺骨的前方实现的。将掌心重新转向上方的动作被称为旋后。由于前臂骨通过韧带、关节和肌肉紧密相连，因此在严重的前臂损伤中，这两块骨通常同时被累及。当其中一块骨骨折时，另一块骨往往会随之脱臼。手骨由8块腕骨（桡骨与尺骨间的骨）、5块掌骨和14块指骨组成。

前面观

月骨
新月状的骨头，以拉丁语中的"月亮"命名

手舟骨
凸形骨，以"舟形的"命名

大多角骨
四边形的骨，以希腊语中的"桌子"命名

小多角骨
亦是四边形骨，以希腊语的"桌形的"命名

第一掌骨

近节指骨

拇指近节指骨
拇指仅有两节指骨：近节指骨与远节指骨

旋后肌嵴

尺骨鹰嘴

肱骨内上髁

肱骨

后面观

桡骨体
桡骨体和尺骨体均含有骨髓腔

尺骨体

桡骨骨间缘

尺骨骨间缘

桡骨粗隆

桡骨头

肱骨外上髁

肱骨鹰嘴窝

前臂和手

骨骼系统

手和腕关节

　　桡骨在其远端加宽，从而与距其最近的两块腕骨——手舟骨与月骨共同构成腕关节。腕关节可屈、伸、内收、外展（如34页所示）。腕关节的腕骨之间同样存在滑膜关节（如49页所示），从而扩大了腕关节屈与伸的运动范围。掌骨与指骨间的滑膜关节使得我们可以收展与屈伸手指。指骨间的关节使得手指可以弯曲和伸直。与其他灵长类动物相同，人类也有独特的可对掌拇指。拇指根部关节的形状与其他手指不同。拇指掌骨与相应腕骨形成的关节是可以做特殊活动的，可以允许拇指穿过手掌，从而拇指指尖能够与其他手指指尖碰触。

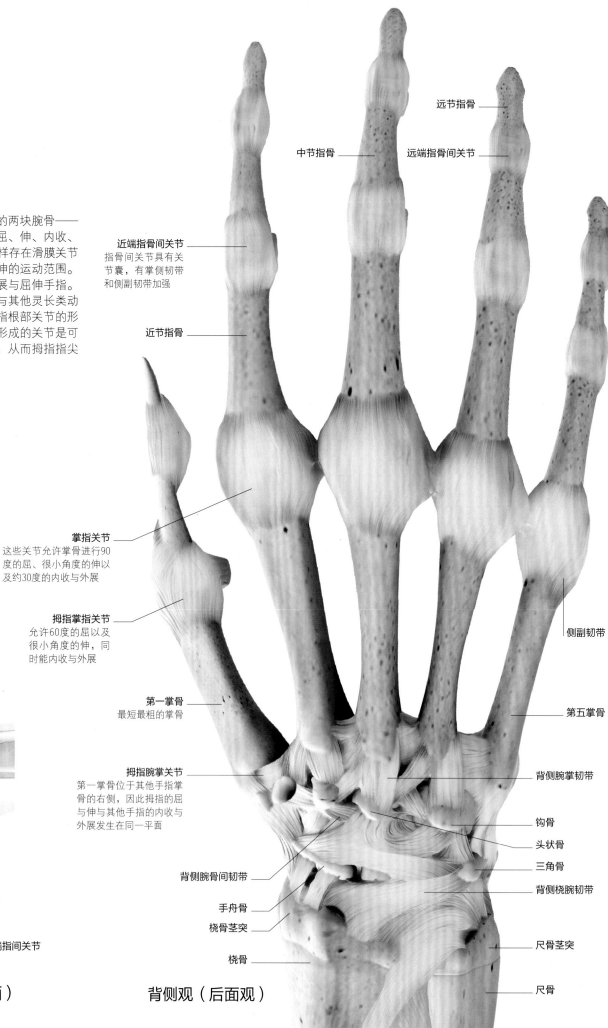

远节指骨

中节指骨　　远端指骨间关节

近端指骨间关节
指骨间关节具有关节囊，有掌侧韧带和侧副韧带加强

近节指骨

掌指关节
这些关节允许掌骨进行90度的屈、很小角度的伸以及约30度的内收与外展

拇指掌指关节
允许60度的屈以及很小角度的伸，同时能内收与外展

侧副韧带

第一掌骨
最短最粗的掌骨

第五掌骨

拇指腕掌关节
第一掌骨位于其他手指掌骨的右侧，因此拇指的屈与伸与其他手指的内收与外展发生在同一平面

背侧腕掌韧带

钩骨

头状骨

三角骨

背侧桡腕韧带

背侧腕骨间韧带

手舟骨

桡骨茎突

尺骨茎突

桡骨

尺骨

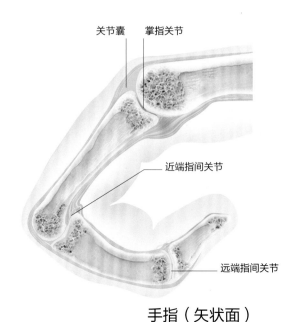

关节囊　　掌指关节

近端指间关节

远端指间关节

手指（矢状面）

背侧观（后面观）

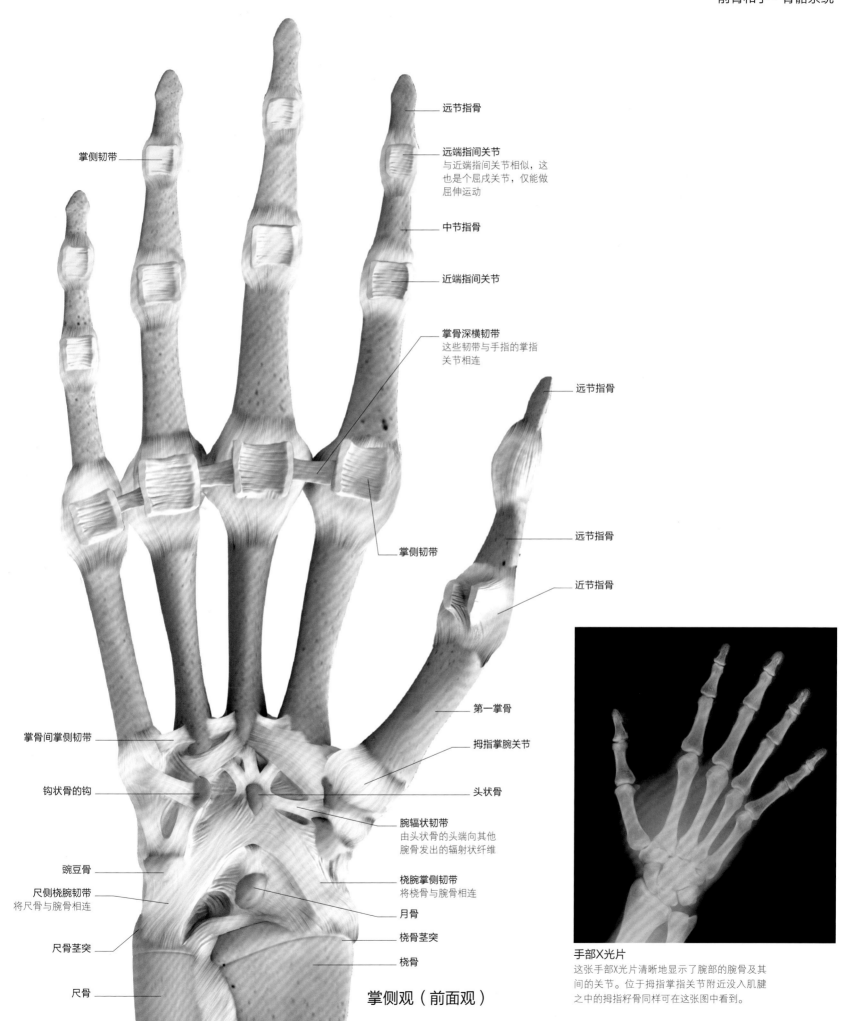

远节指骨

远端指间关节
与近端指间关节相似，这
也是个屈戌关节，仅能做
屈伸运动

中节指骨

近端指间关节

掌侧韧带

掌骨深横韧带
这些韧带与手指的掌指
关节相连

掌侧韧带

远节指骨

远节指骨

近节指骨

第一掌骨

拇指掌腕关节

头状骨

腕辐状韧带
由头状骨的头端向其他
腕骨发出的辐射状纤维

桡腕掌侧韧带
将桡骨与腕骨相连

月骨

桡骨茎突

桡骨

掌骨间掌侧韧带

钩状骨的钩

豌豆骨

尺侧桡腕韧带
将尺骨与腕骨相连

尺骨茎突

尺骨

掌侧观（前面观）

手部X光片
这张手部X光片清晰地显示了腕部的腕骨及其
间的关节。位于拇指掌指关节附近没入肌腱
之中的拇指籽骨同样可在这张图中看到。

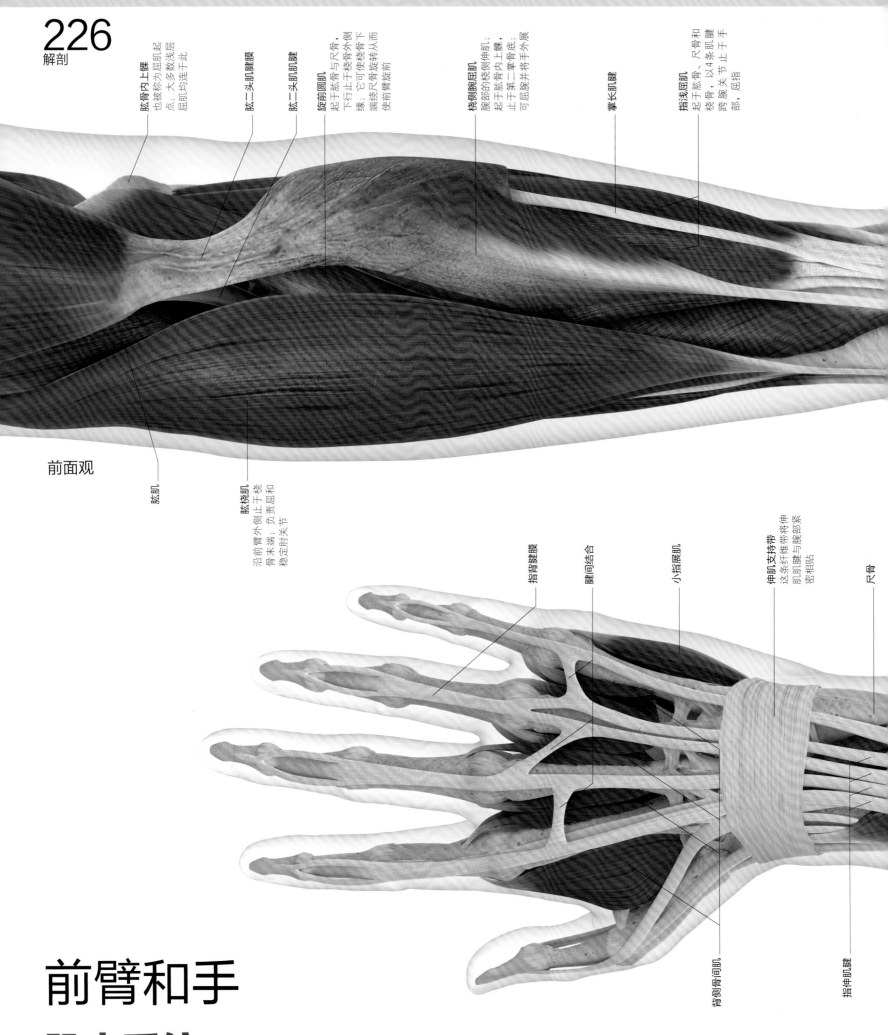

肱骨内上髁
也被称为屈肌起
点；大多数浅层
屈肌均连于此

肱二头肌腱膜

肱二头肌腱

旋前圆肌
起于肱骨与尺骨，
下行止于桡骨外侧
缘；它可使桡骨下
端绕尺骨旋转从而
使前臂旋前

桡侧腕屈肌
腕部的桡侧屈伸肌；
起于肱骨内上髁，
止于第二掌骨底；
可屈腕并将手外展

掌长肌腱

指浅屈肌
起于肱骨、尺骨和
桡骨，以4条肌腱
跨腕关节止于手
部，屈指

前面观

肱肌

肱桡肌
沿前臂外侧止于桡
骨末端，负责屈肘
稳定肘关节

指背腱膜

腱间结合

小指展肌

伸肌支持带
这条纤维带将伸
肌肌腱与腕部紧
密相贴

尺骨

背侧骨间肌

指伸肌腱

前臂和手

肌肉系统

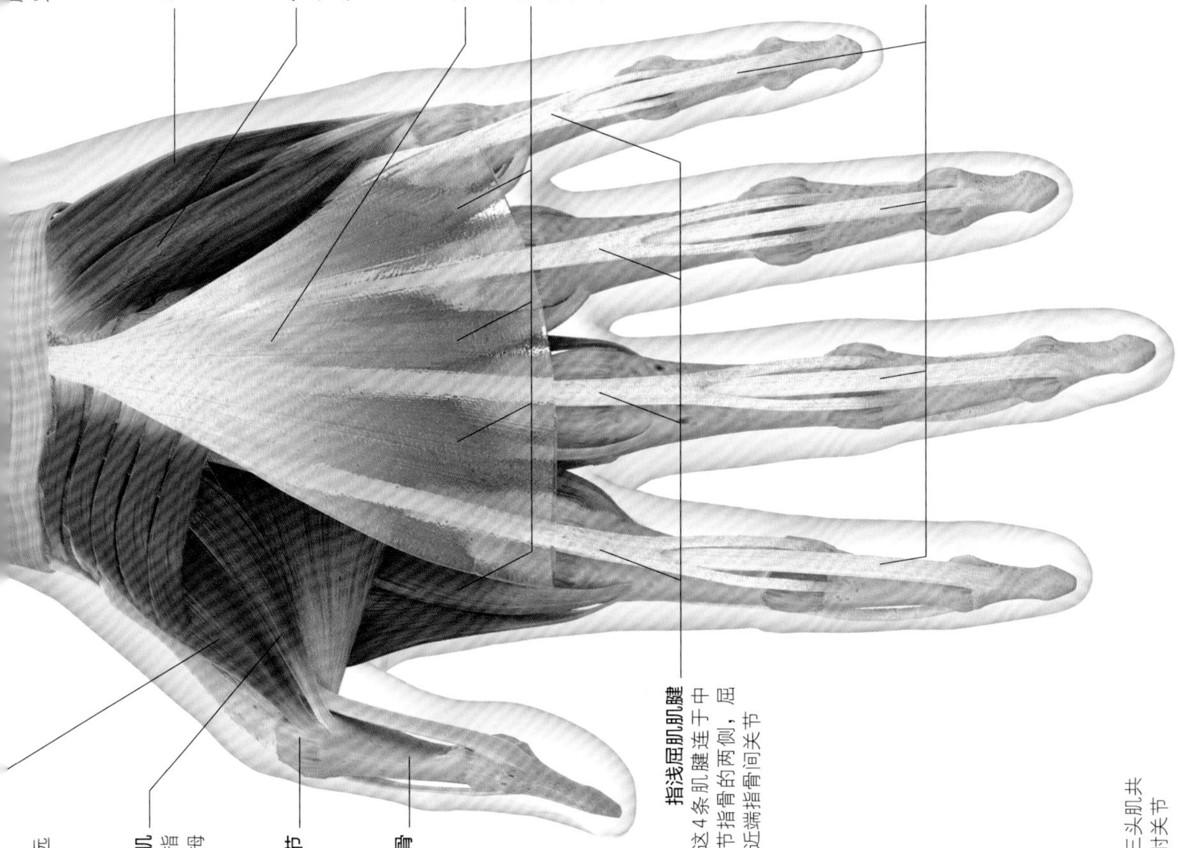

肌腱与腕部紧密固定并限制其外移

小指展肌

小指短屈肌

小指短屈肌，可屈小指掌形达指关节

掌腱膜

蚓状肌 这些小块肌肉以拉丁语中"蚯虫"一词命名

指深屈肌肌腱 这些肌腱经过指浅屈肌腱并继续走行，止于远节指骨；屈远端指骨间关节

指浅屈肌肌腱 这4条肌腱连于中节指骨的两侧，屈近端指骨间关节

浅层肌

前臂前方有5块浅层肌，均起于肱骨内上髁。旋前圆肌跨过桡骨与之相连，可拉动其旋前（使手掌翻向下）。其他肌肉在前臂继续下行，以细长的肌腱连于腕部周围或延续止于手部。指浅屈肌分裂为4个肌腱至相应的手指。前臂后面7块浅层伸肌均起自肱骨外上髁。这些肌腱的绝大多数均下行止于腕或手部。

连；当手掌向上时，它可上拉拇指使其远离手掌与其他手指

拇短屈肌 与拇指的近节指骨底相连；屈拇指的掌指关节

掌指关节

第一近节指骨

肘肌 与肱三头肌共同屈肘关节

鹰嘴

肱三头肌

后面观

小指伸肌 小指的伸肌；小指伸肌肌腱在小指的背面加入指伸肌腱

指伸肌 手指的伸肌；起于外上髁，形成4条肌腱到达指背，形成指背腱膜

尺侧腕伸肌 腕部的尺侧伸肌；起于肱骨外上髁，止于第五掌骨底

桡侧腕短伸肌 腕部的短伸肌，止于肱骨外上髁，止于第三掌骨

桡侧腕长伸肌 腕部的长伸肌，起于肱骨外上髁，止于第二掌骨底

肱骨外上髁 又被称为伸肌起点，许多前臂伸肌均连于此

肱桡肌

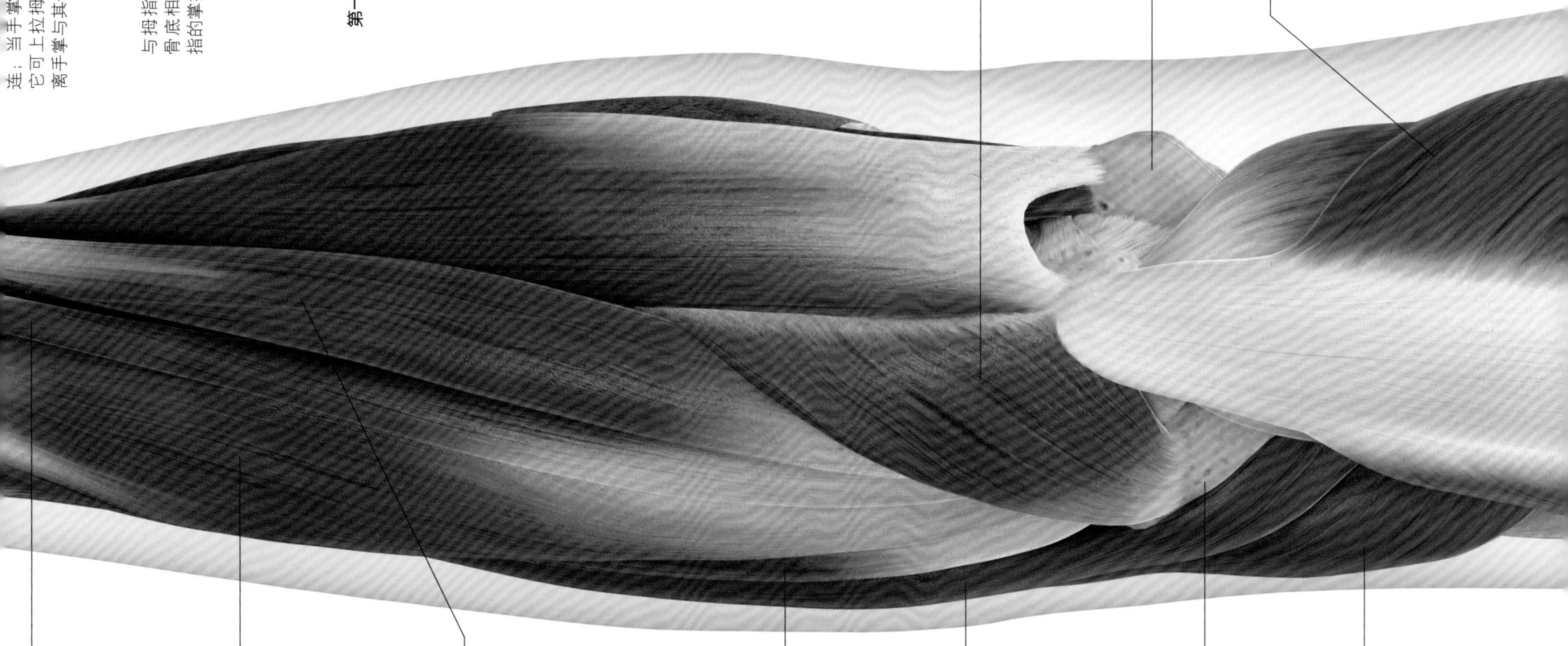

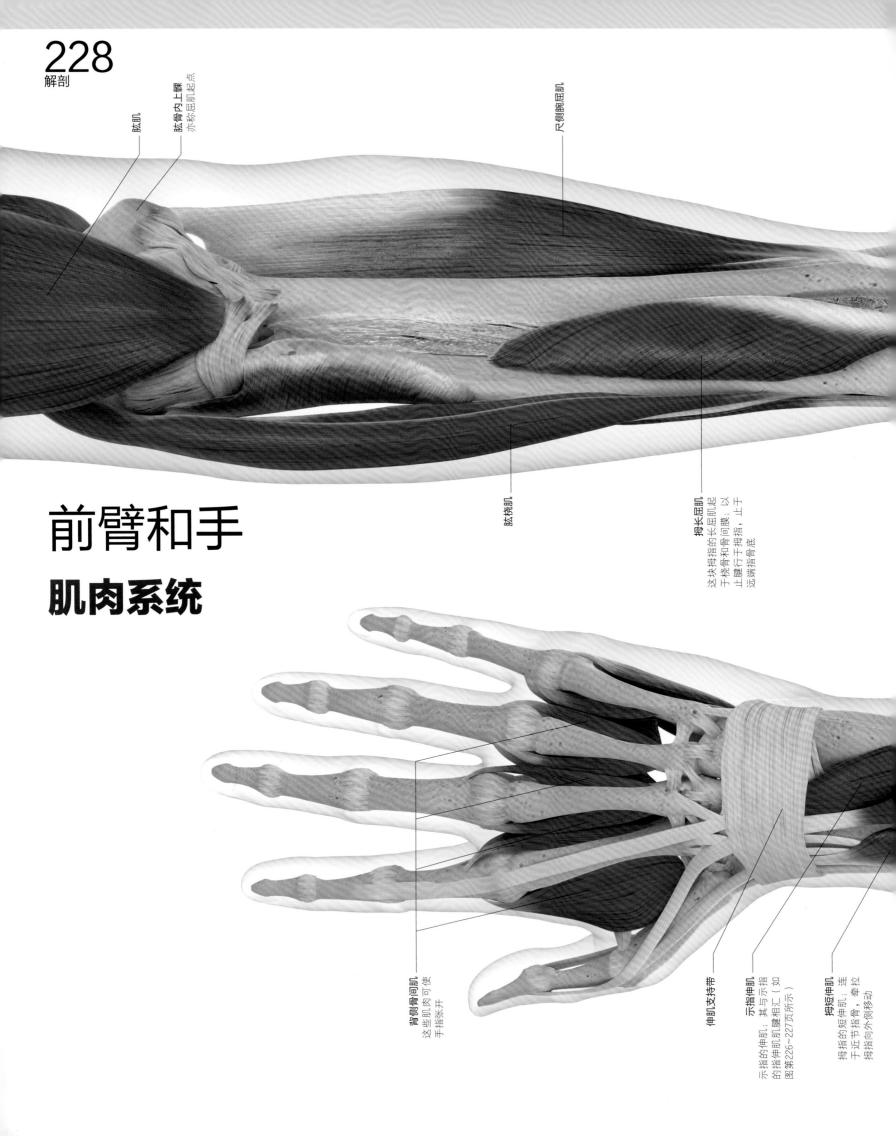

肱肌

肱骨内上髁
亦称屈肌起点

尺侧腕屈肌

肱桡肌

拇长屈肌
这块拇指的长屈肌起
于桡骨和骨间膜；以
止腱行于手拇指，止手
远端指骨底

前臂和手
肌肉系统

骨侧骨间肌
这些肌肉可使
手指张开

伸肌支持带

示指伸肌
示指的伸肌；其与示指
的指伸肌肌腱相汇（如
图第226～227页所示）

拇短伸肌
拇指的短伸肌；连
手近节指骨，牵拉
拇指向外侧移动

深层肌肉

去除前臂前面的浅层肌后，连于桡骨、尺骨及骨间膜的深层肌肉得以显示。细长的羽毛状的拇长屈肌清晰暴露。前臂后群深层肌由拇长伸肌、示指伸肌及旋后肌构成，它们可使前臂旋后。在手部，通过深层解剖可以显露骨间肌，在活动掌指关节时发挥作用，使手指分散或合拢。

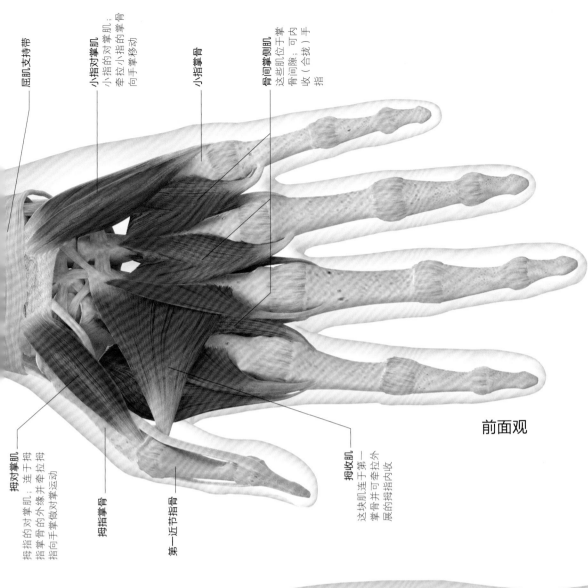

屈肌支持带

小指对掌肌
小指的对掌肌：牵拉小指的掌骨向手掌移动

小指展肌

骨间掌侧肌
这些肌位于掌骨间隙；可内收（合拢）手指

拇对掌肌
拇指的对掌肌；连于拇指掌骨的外缘并牵拉拇指向手掌做对掌运动

拇指掌骨

第一近节指骨

拇收肌
这块肌连于第一掌骨并可牵拉外展的拇指内收

前面观

后面观

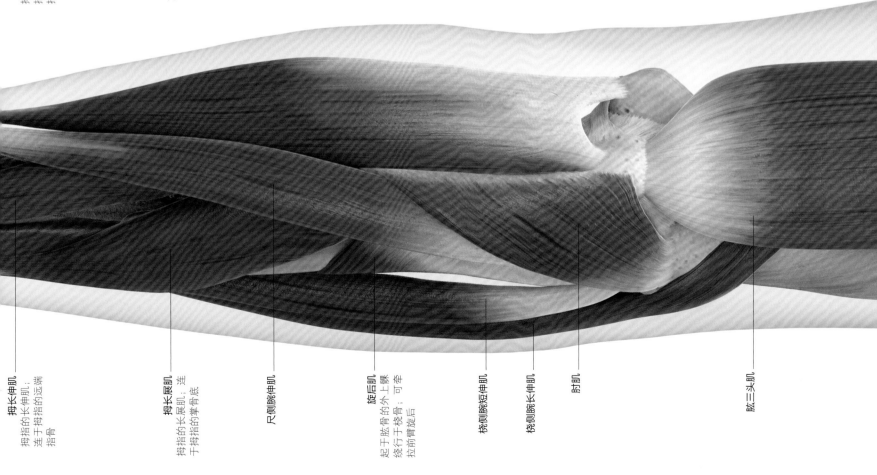

拇长伸肌
拇指的长伸肌；连于拇指的远端指骨

拇长展肌
拇指的长展肌；连于拇指的掌骨底

尺侧腕伸肌

旋后肌
起于肱骨的外上髁绕行于桡骨；可牵拉前臂旋后

桡侧腕短伸肌

桡侧腕长伸肌

肘肌

肱三头肌

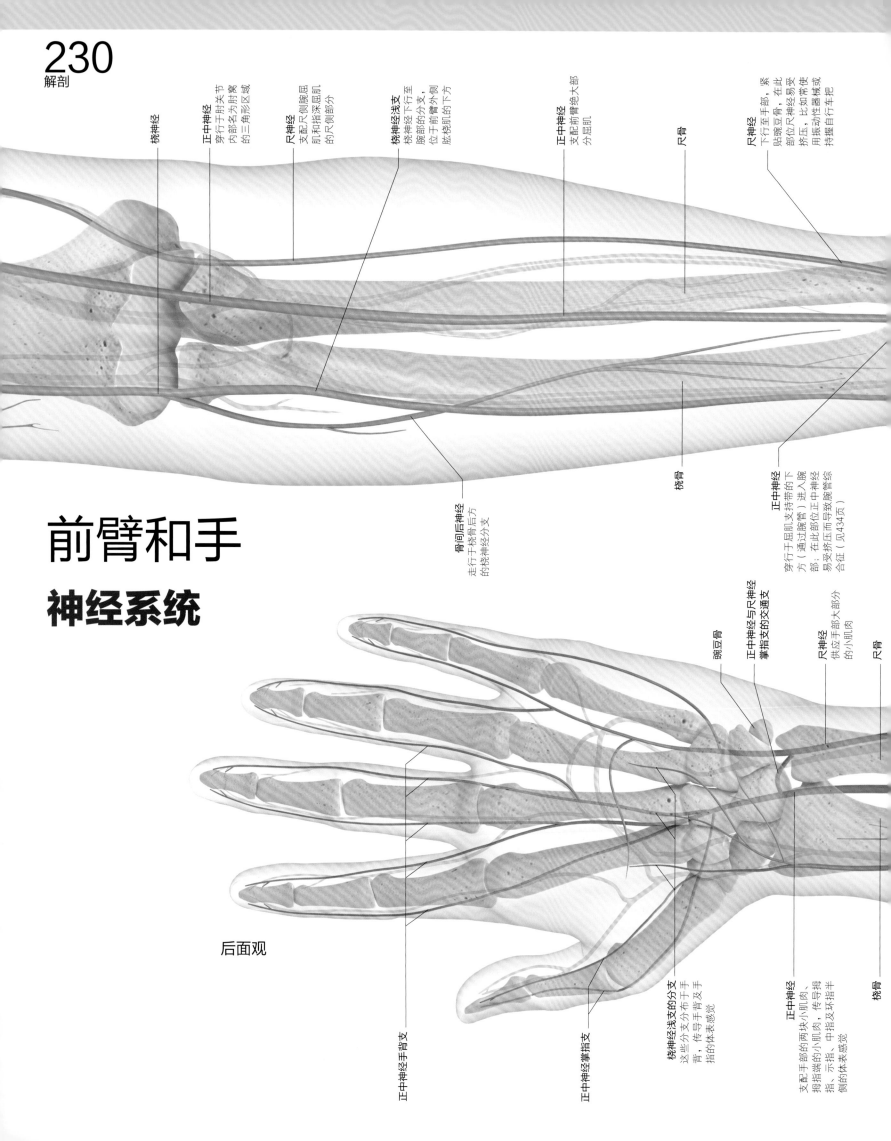

前臂前方由肌皮神经、正中神经和尺神经支配。肌皮神经支配前臂外侧皮肤的体表感觉。正中神经在前臂中线下行，支配绝大部分屈肌。随后正中神经穿行腕部至手支配一些拇指肌，传导手掌、拇指及一些手指的感觉。尺神经在前臂的内侧走行，沿途支配两块肌肉。随后尺神经下行支配绝大部分手部小块肌肉和传导环指内侧及小指的感觉。在前臂后方，桡神经及其分支支配全部的伸肌。桡神经的分支分布于手背传导感觉信息。

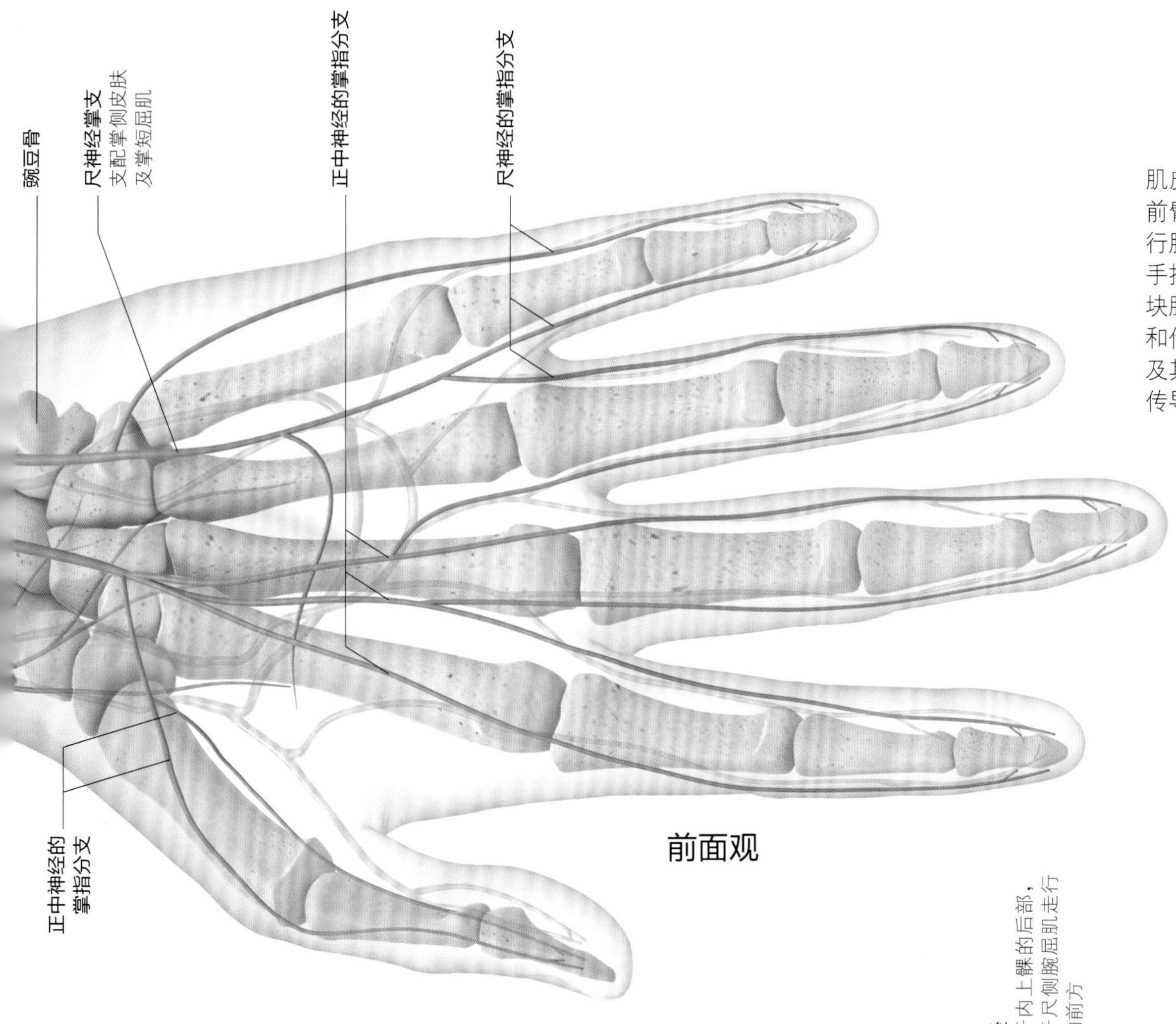

豌豆骨

尺神经掌支
支配掌侧皮肤
及掌短屈肌

正中神经的掌指分支

尺神经的掌指分支

正中神经的掌指分支

前面观

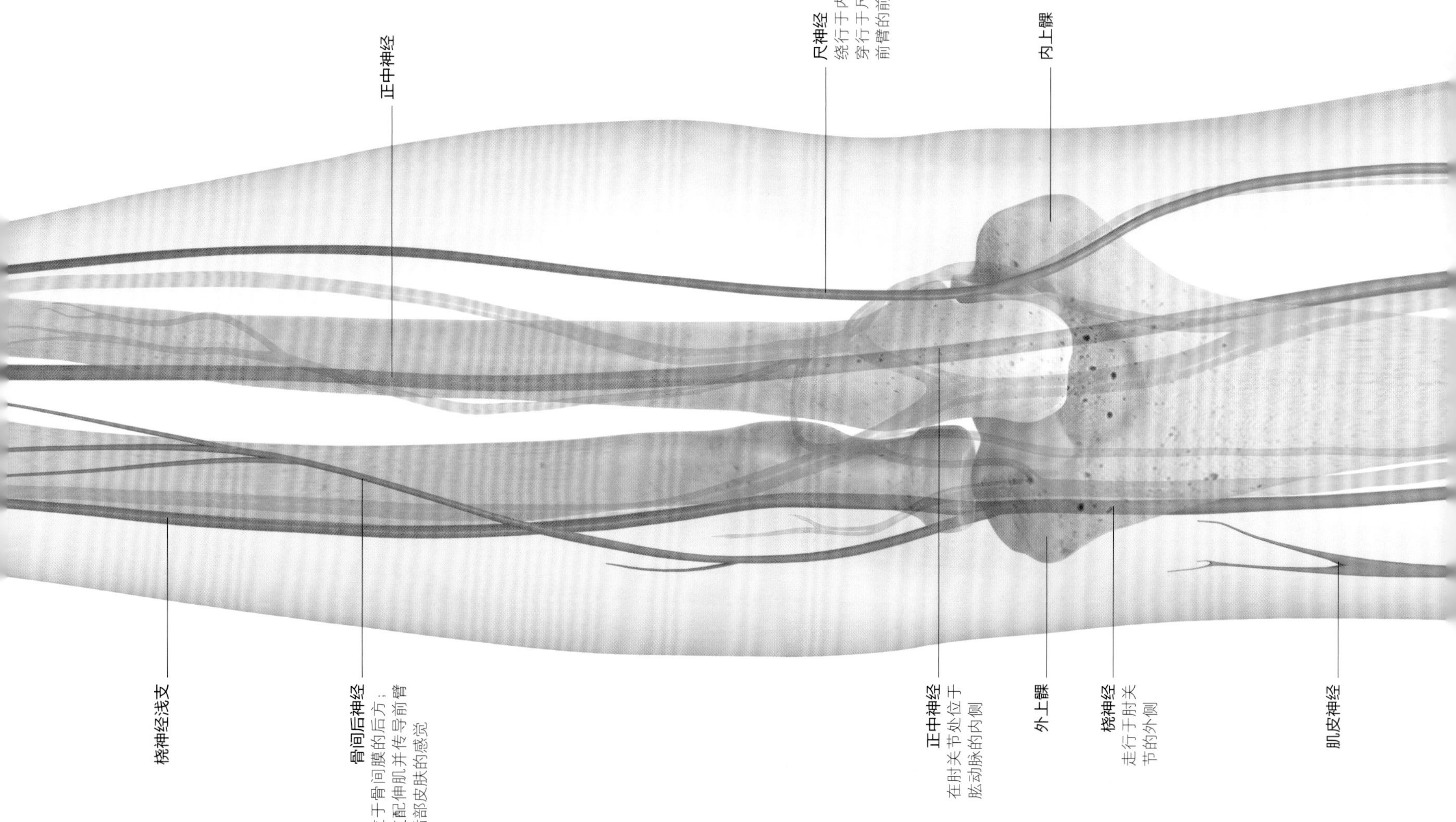

正中神经

尺神经

尺神经
绕行于内上髁的后部，
穿行于尺侧腕屈肌走行
前臂的前方

内上髁

桡神经浅支

骨间后神经：
位于骨间膜的后方，
支配伸肌并传导前臂
后部皮肤的感觉

正中神经

正中神经
在肘关节处位于
肱动脉的内侧

外上髁

桡神经
走行于肘关
节的外侧

肌皮神经

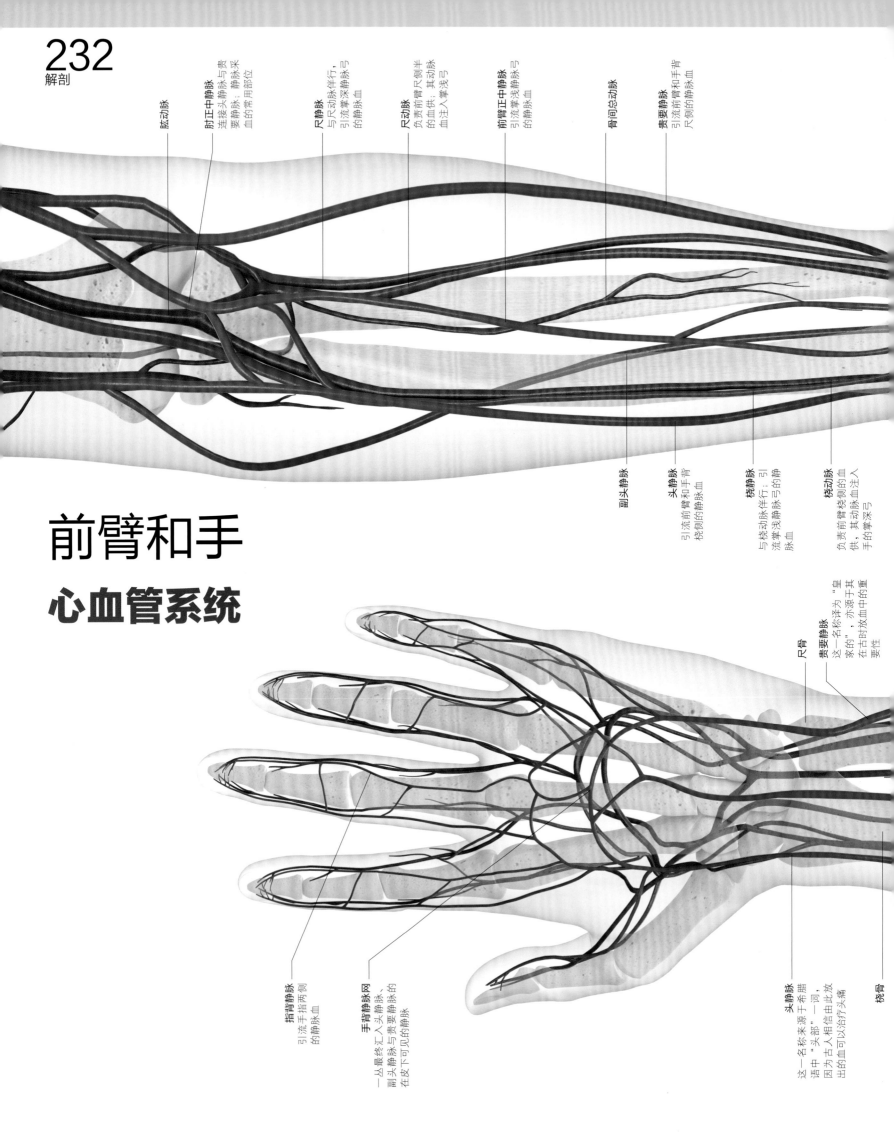

肱动脉

肘正中静脉
连接头静脉与贵
要静脉；静脉采
血的常用部位

尺静脉
与尺动脉伴行，
引流掌深静脉弓
的静脉血

尺动脉
负责前臂尺侧半
的血供，其动脉
血注入掌浅弓

前臂正中静脉
引流掌浅静脉弓
的静脉血

骨间总动脉

贵要静脉
引流前臂背和手背
尺侧的静脉血

副头静脉

头静脉
引流前臂和手背
桡侧的静脉血

桡静脉
与桡动脉伴行；引
流掌浅静脉弓的静
脉血

桡动脉
负责前臂桡侧的血
供，其动脉血注入
手的掌深弓

前臂和手
心血管系统

尺骨

贵要静脉
这一名称译为"皇
家的"，亦源于其
在古时放血中的重
要性

指背静脉
引流手指丙侧
的静脉血

手背静脉网
一丛最终汇入头静脉、
副头静脉与贵要静脉的
在皮下可见的静脉

头静脉
这一名称来源于希腊
语中"头部"一词，
因为古人相信由此放
出的血可以治疗头痛

桡骨

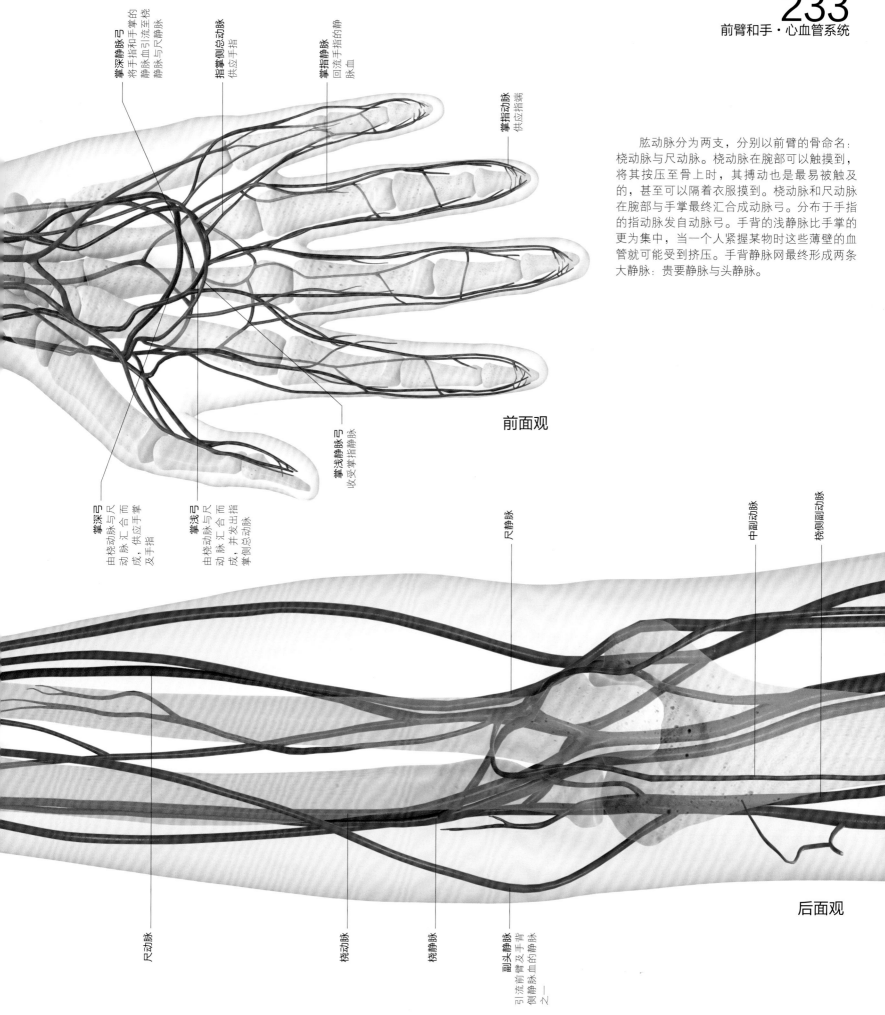

掌深静脉弓
将手指和手掌的
静脉血引流至桡
静脉与尺静脉

指掌侧总动脉
供应手指

掌指静脉
回流手指的静
脉血

掌指动脉
供应指端

掌浅静脉弓
收受掌指静脉

掌指动脉
供应指端

前面观

掌深弓
由桡动脉与尺
动脉汇合而
成，供应手掌
及手指

掌浅弓
由桡动脉与尺
动脉汇合而
成，并发出指
掌侧总动脉

肱动脉分为两支，分别以前臂的骨命名：
桡动脉与尺动脉。桡动脉在腕部可以触摸到，
将其按压至骨上时，其搏动也是最易被触及
的，甚至可以隔着衣服摸到。桡动脉和尺动脉
在腕部与手掌最终汇合成动脉弓。分布于手指
的指动脉发自动脉弓。手背的浅静脉比手掌的
更为集中，当一个人紧握某物时这些薄壁的血
管就可能受到挤压。手背静脉网最终形成两条
大静脉：贵要静脉与头静脉。

尺静脉

中副动脉

桡侧副动脉

后面观

尺动脉

桡动脉

桡静脉

副头静脉
引流前臂及手背
侧静脉血的静脉
之一

前臂和手
核磁共振扫描

　　臂、前臂及手的扫描层面显示了其结构的紧密连接。第一个断面显示了腕骨与掌骨，如拼图般紧密相接。腕关节是桡骨与舟状骨、月骨间形成的关节。第二个断面，肘关节的部分得以显示，桡骨碗状头承接着圆形的肱骨小头。前臂的肌肉可划分为两群，前面的屈肌群与前臂骨及骨间膜后方的伸肌群。将图3至8与腿部的扫描图（见272~273图）相比可以发现，人体的四肢均由上部一块骨（肱骨与股骨）、下部的两块骨（前臂的桡骨与尺骨；小腿的胫骨与腓骨）、腕关节与踝关节一系列的小骨（腕骨与跗骨），以及末端的5个指端组成。从进化的角度看，这些结构均起源于鱼鳍线。

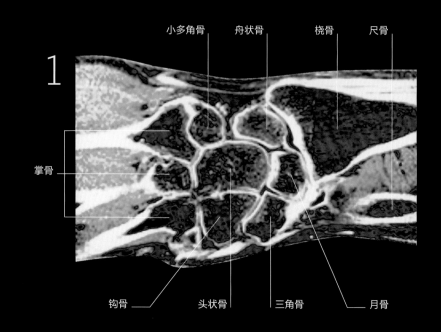

1
小多角骨　舟状骨　桡骨　尺骨
掌骨
钩骨　头状骨　三角骨　月骨

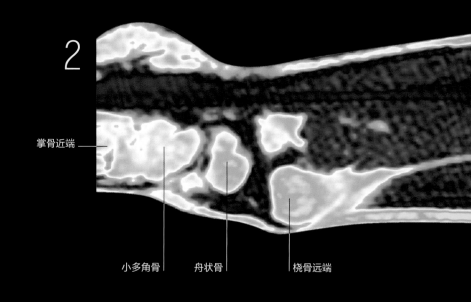

2
掌骨近端
小多角骨　舟状骨　桡骨远端

扫描平面

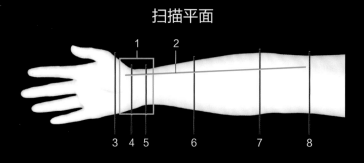

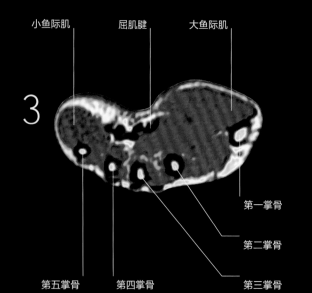

3
小鱼际肌　屈肌腱　大鱼际肌
第一掌骨
第二掌骨
第五掌骨　第四掌骨　第三掌骨

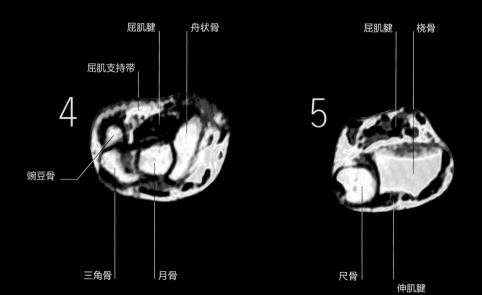

4
屈肌腱　舟状骨
屈肌支持带
豌豆骨
三角骨　月骨

5
屈肌腱　桡骨
尺骨　伸肌腱

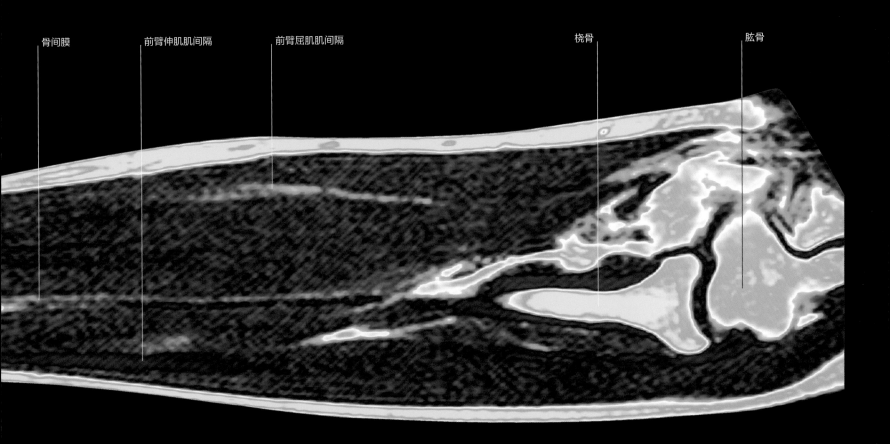

骨间膜　　前臂伸肌肌间隔　　前臂屈肌肌间隔　　桡骨　　肱骨

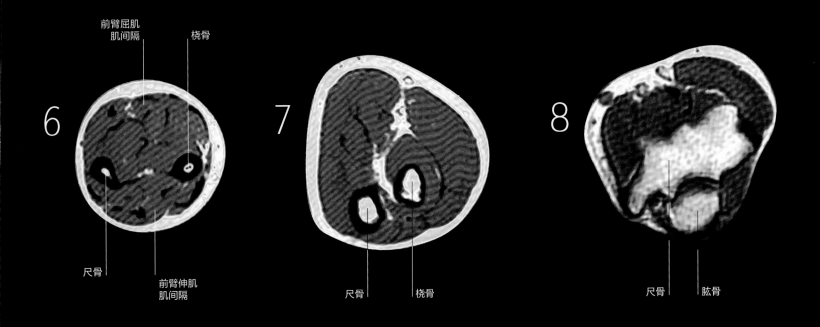

6

前臂屈肌肌间隔　　桡骨

尺骨　　前臂伸肌肌间隔

7

尺骨　　桡骨

8

尺骨　　肱骨

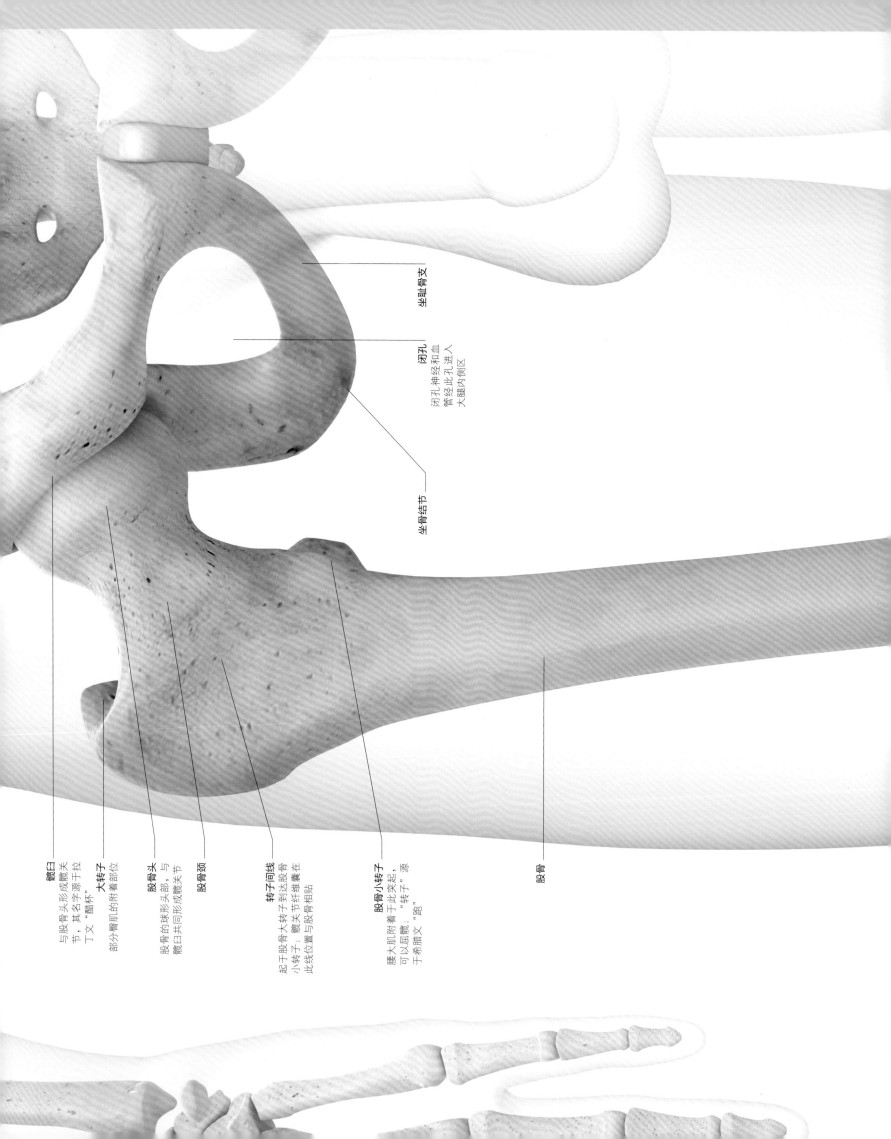

坐耻骨支

闭孔
闭孔神经和血
管经此孔进入
大腿内侧区

坐骨结节

髋臼
与股骨头形成髋关
节, 其名字源于拉
丁文 "醋杯"

大转子
部分臀肌的附着部位

股骨头
股骨的球形头部, 与
髋臼共同形成髋关节

股骨颈

转子间线
起于股骨大转子到达股骨
小转子; 髋关节纤维囊在
此线位置与股骨相贴

股骨小转子
腰大肌附着于此隆起,
可以屈髋; "转子" 源
于希腊文 "跑"

股骨

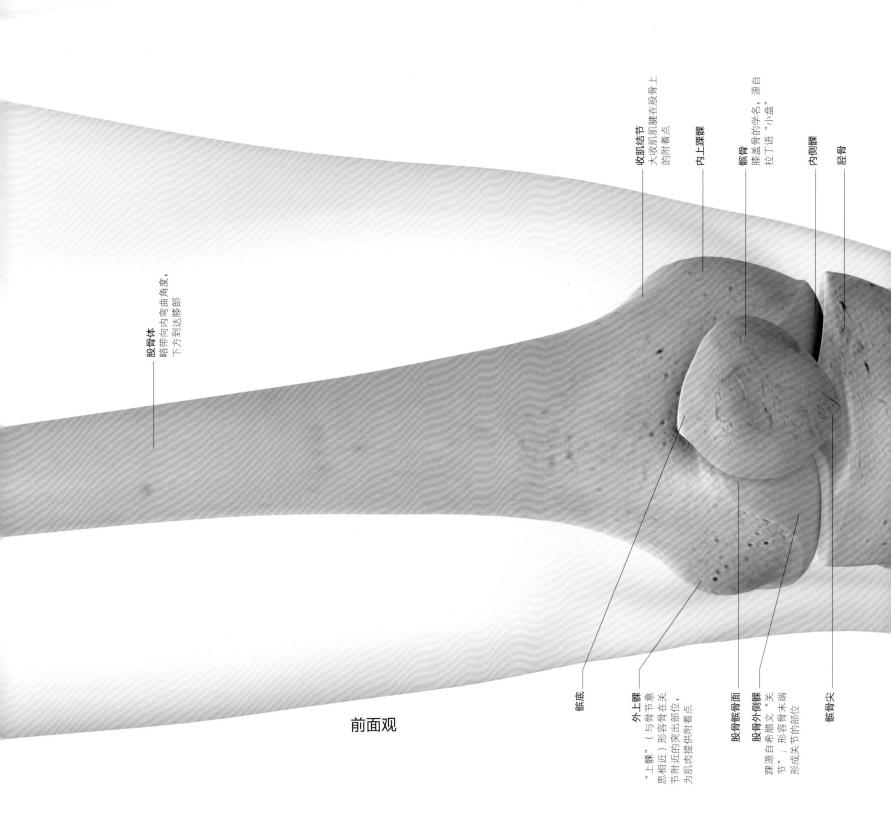

股骨体
略带向内弯曲角度，
下方到达膝部

收肌结节
大收肌肌腱在股骨上
的附着点

内上髁

髌骨
膝盖骨的学名，源自
拉丁语"小盘"

内侧髁

胫骨

髌底

外上髁
"上髁"（与骨容易意
思相近）形容骨在关
节附近的突出部位，
为肌肉提供附着点

股骨髌骨面

股骨外侧髁
髁源自希腊文"关
节"：形容骨末端
形成关节的部位

髌骨尖

前面观

臀部和大腿
骨骼系统

　　腿的解剖学名为"下肢"，通过骨盆与脊柱相连，由于骨盆与腿必须在人直立或移动时支持身体重量，因此远比上肢带骨与臂的结合更加坚固。骶髂关节为骶骨与髂骨提供坚固的附着，髋关节是比肩关节更深、更稳固的球窝关节。股骨颈前部的微隆起斜线（股骨粗线）显示了髋关节纤维囊在股骨上的附着部位。

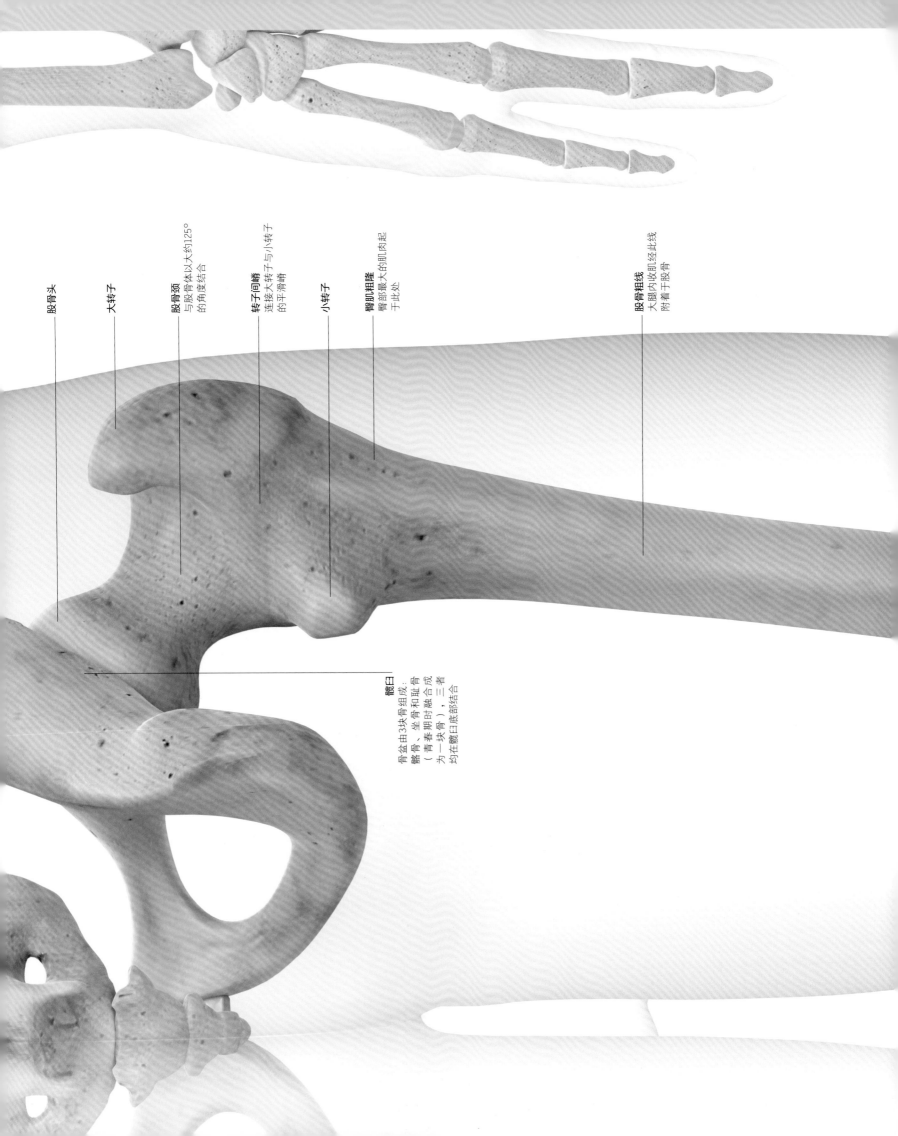

股骨头

大转子

股骨颈
与股骨体以大约125°
的角度结合

转子间嵴
连接大转子与小转子
的平滑嵴

小转子

臀肌粗隆
臀部最大的肌肉起
于此处

股骨粗线
大腿内收肌经此线
附着于股骨

髋臼
骨盆由3块骨组成：
髂骨、坐骨和耻骨
（青春期时融合成
为一块骨），三者
均在髋臼底部结合

臀部和大腿
骨骼系统

股骨（大腿骨）为圆柱状长骨，有骨髓腔。股骨粗线于股骨后方沿股骨干向下，为内收肌群在股骨上的附着部位。部分股四头肌也到达股骨后方附着于股骨粗线。股骨在底部（远端）到达膝盖处增宽并与髌骨和胫骨共同形成膝关节。从背面观察，股骨远端有两个明显髁状突起（圆形结构），可与胫骨形成关节。

后面观

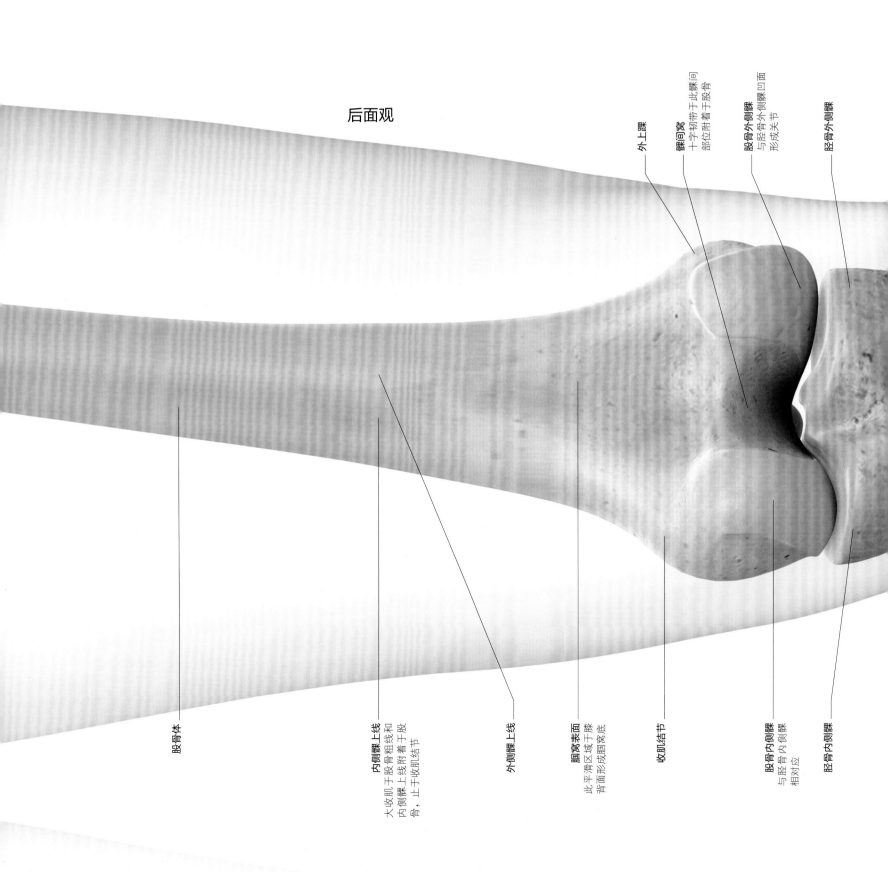

外上髁

髁间窝
十字韧带于此髁间部位附着于股骨

股骨外侧髁
与胫骨外侧髁形成关节

胫骨外侧髁

股骨体

内侧髁上线
大收肌于股骨粗线和内侧髁上线附着于股骨，止于收肌结节

外侧髁上线

腘窝表面
此平滑区域于膝背面形成腘窝底

收肌结节

股骨内侧髁
与胫骨内侧髁相对应

胫骨内侧髁

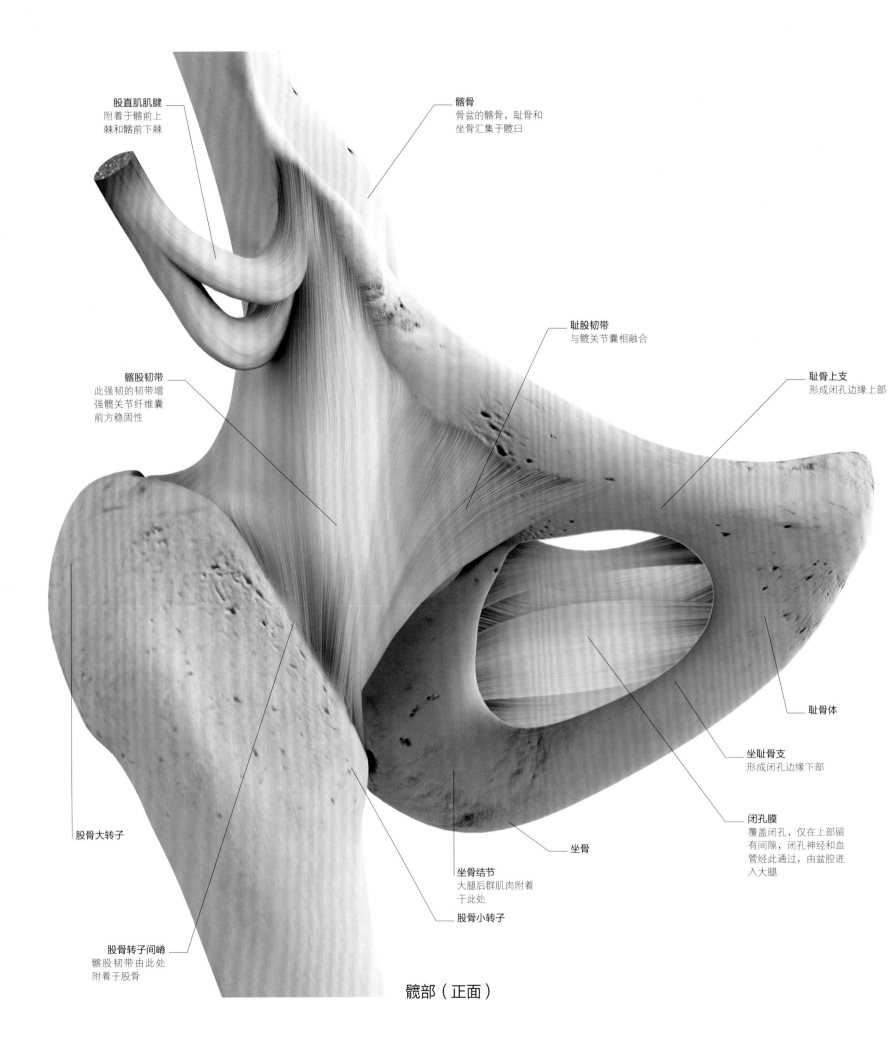

股直肌肌腱
附着于髂前上
棘和髂前下棘

髂骨
骨盆的髂骨，耻骨和
坐骨汇集于髋臼

耻股韧带
与髋关节囊相融合

耻骨上支
形成闭孔边缘上部

髂股韧带
此强韧的韧带增
强髋关节纤维囊
前方稳固性

股骨大转子

耻骨体

坐耻骨支
形成闭孔边缘下部

闭孔膜
覆盖闭孔，仅在上部留
有间隙，闭孔神经和血
管经此通过，由盆腔进
入大腿

坐骨

坐骨结节
大腿后群肌肉附着
于此处

股骨小转子

股骨转子间嵴
髂股韧带由此处
附着于股骨

髋部（正面）

臀部和膝部

骨骼系统

　　髋关节非常稳固，附着于股骨颈到盆骨的韧带可增强其纤维囊稳定性。图中为前方的髂股韧带和耻骨韧带，以及后方的坐骨韧带。关节囊内一个小韧带附着于股骨头和髋臼之间。膝关节由股骨下端、胫骨上端和髌骨形成，尽管是屈戌关节，膝部也可有一定旋转性。膝关节运动形式的复杂性从其复杂的结构即可反映出来：关节内有半月板、连接股骨和胫骨的强韧的交叉韧带，以及滑囊内大量滑液，对关节周围韧带起润滑作用。

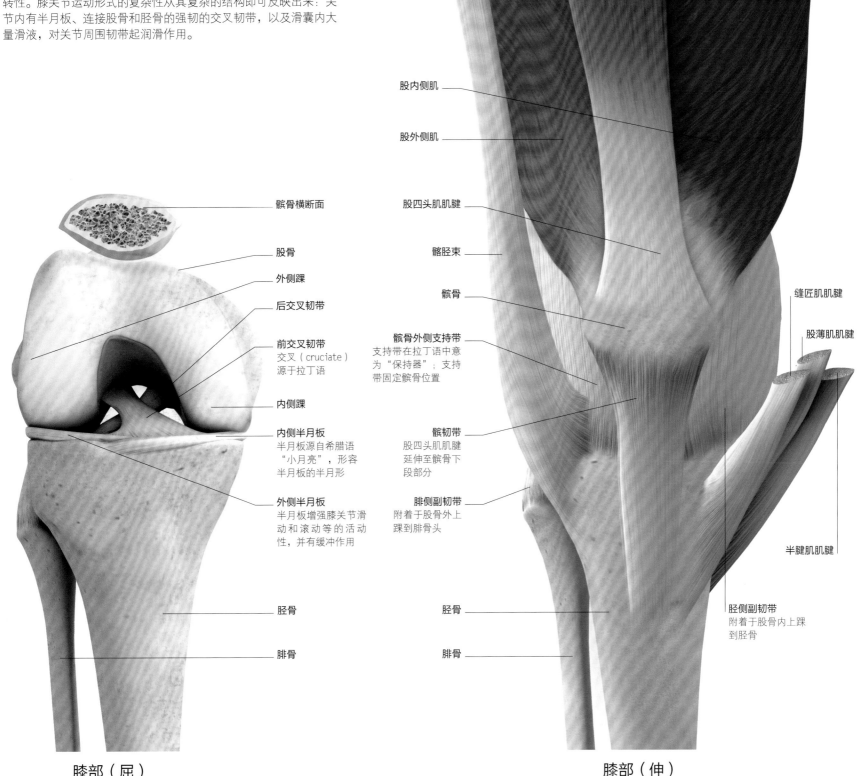

髌骨横断面

股骨

外侧踝

后交叉韧带

前交叉韧带
交叉（cruciate）源于拉丁语

内侧踝

内侧半月板
半月板源自希腊语"小月亮"，形容半月板的半月形

外侧半月板
半月板增强膝关节滑动和滚动等的活动性，并有缓冲作用

胫骨

腓骨

膝部（屈）

股直肌

股内侧肌

股外侧肌

股四头肌肌腱

髂胫束

髌骨

髌骨外侧支持带
支持带在拉丁语中意为"保持器"；支持带固定髌骨位置

髌韧带
股四头肌肌腱延伸至髌骨下段部分

腓侧副韧带
附着于股骨外上踝到腓骨头

缝匠肌肌腱

股薄肌肌腱

半腱肌肌腱

胫侧副韧带
附着于股骨内上踝到胫骨

胫骨

腓骨

膝部（伸）

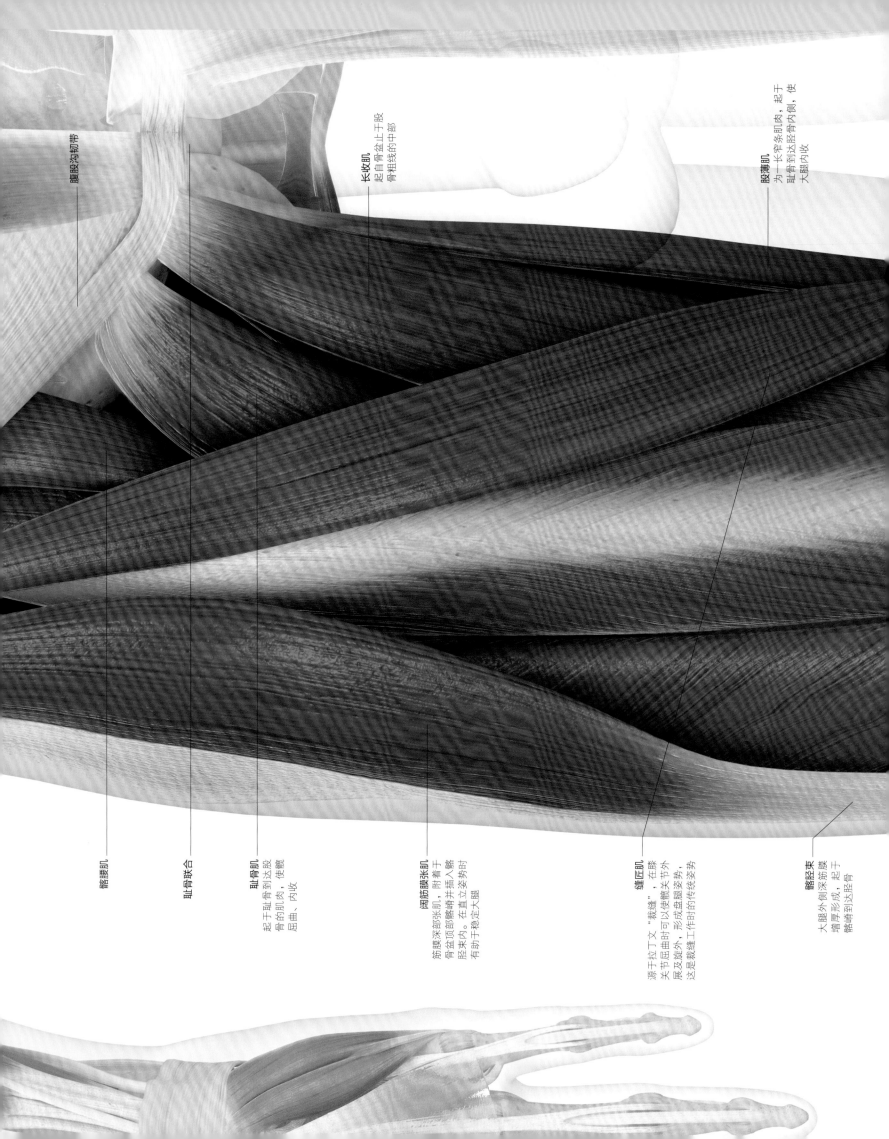

腹股沟韧带

长收肌
起自骨盆止于股
骨粗线的中部

股薄肌
为一长窄条肌肉，起于
耻骨到达胫骨内侧，使
大腿内收

髂腰肌

耻骨联合

耻骨肌
起于耻骨到达股
骨的肌肉，使髋
屈曲、内收

阔筋膜张肌
筋膜深部张肌，附着于
骨盆顶部髂嵴并插入髂
胫束内。在直立姿势时
有助于稳定大腿

缝匠肌
源于拉丁文"裁缝"，在膝
关节屈曲时可以使髋关节外
展及旋外，形成盘腿姿势，
这是裁缝工作时的传统姿势

髂胫束
大腿外侧深筋膜
增厚形成，起于
髂嵴到达胫骨

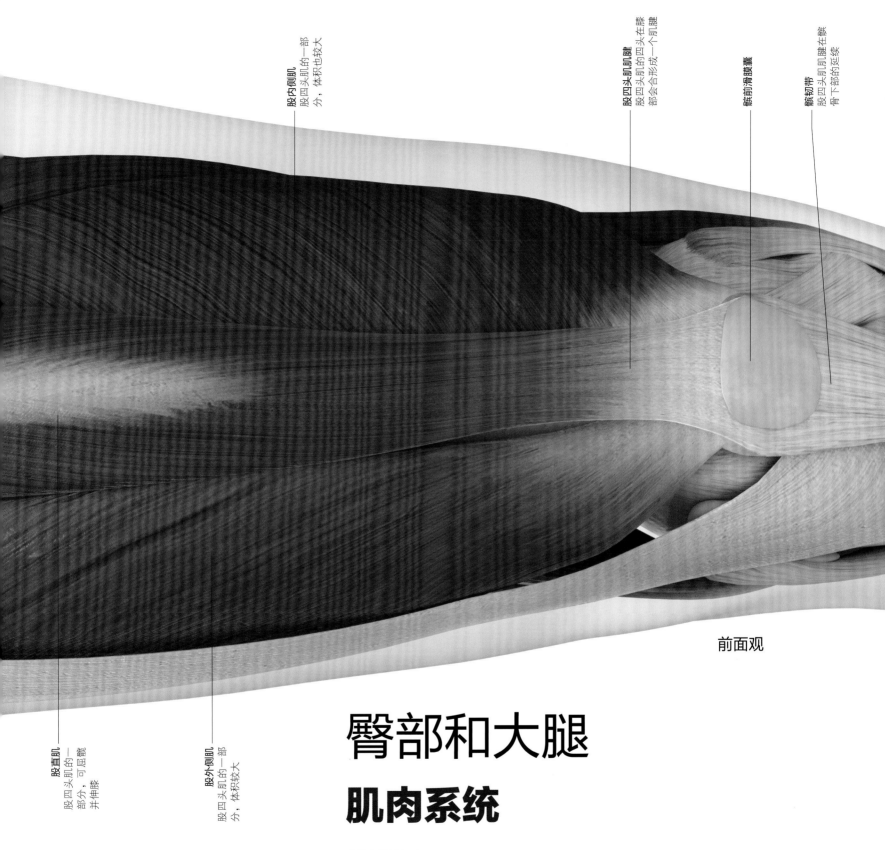

股内侧肌
股四头肌的一部分，体积也较大

股四头肌肌腱
股四头肌的四头在膝部会合形成一个肌腱

髌前滑膜囊

髌韧带
股四头肌肌腱在髌骨下部的延续

股直肌
股四头肌的一部分，可屈髋并伸膝

股外侧肌
股四头肌的一部分，体积较大

前面观

臀部和大腿
肌肉系统

浅层肌肉

大腿前部大部分肌肉为股四头肌，其中三头在浅表解剖可见：股直肌、股外侧肌和股内侧肌。股四头肌可以伸膝关节，同时也可以屈髋关节，因为股直肌起于髋关节上方骨盆。髌骨嵌于股四头肌肌腱内，可保护肌腱不被撕裂或磨损，并协助股四头肌伸膝。髌骨下方的肌腱常被称作髌韧带，使用肌腱反射锤敲击可引起股四头肌收缩反射，即"膝腱反射"。

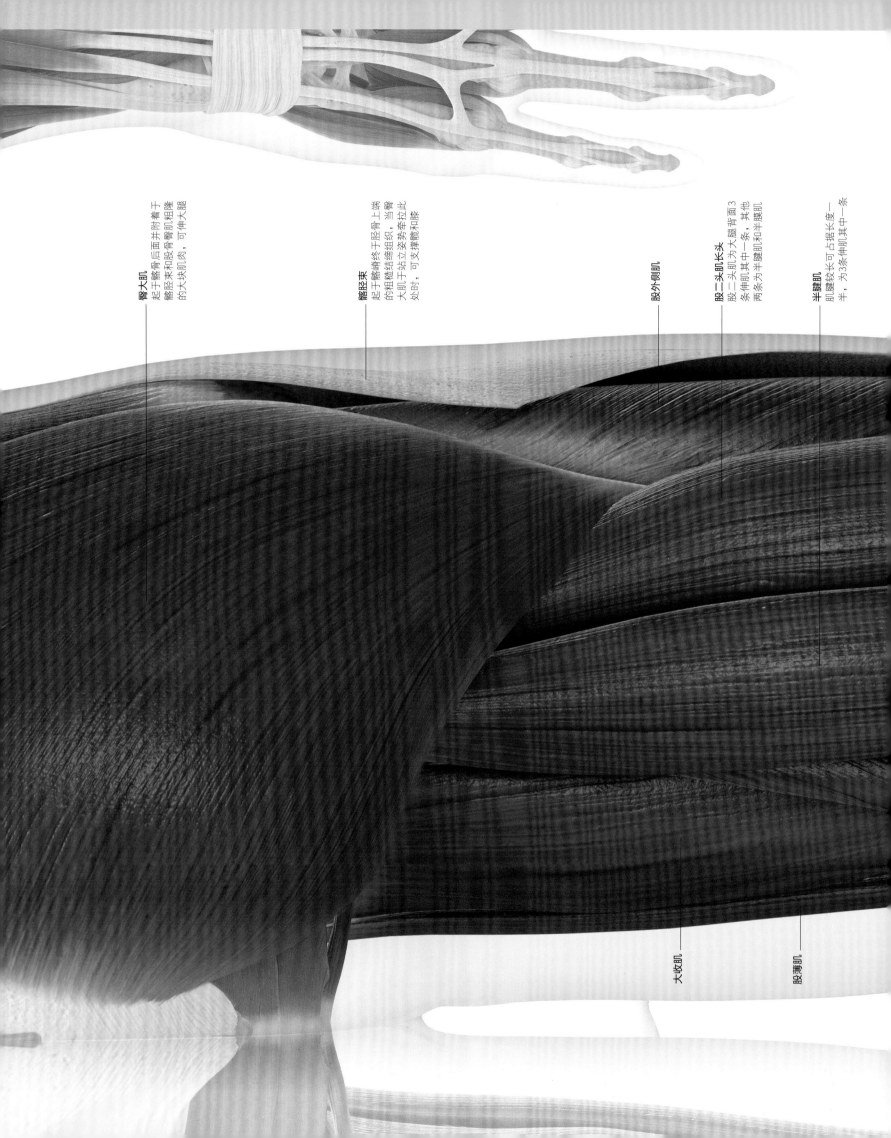

臀大肌
起于髂骨后面并附着于髂胫束和股骨粗隆的大块肌肉，可伸大腿

髂胫束
起于髂嵴终于胫骨上端的粗结缔组织，当臀大肌于站立姿势牵拉此处时，可支撑髋和膝

股二头肌长头
股二头肌为大腿背面3条伸肌中一条，其他两条为半腱肌和半膜肌

股外侧肌

半腱肌
肌腱纹长可占据长度一半，为3条伸肌其中一条

大收肌

股薄肌

臀部和大腿
肌肉系统

浅层肌肉

臀部及大腿后面的浅表解剖可见臀大肌和大腿后群肌肉。臀大肌可伸髋关节，使大腿向后摆，一般走动时不发挥作用，但对跑步及髋部由屈到伸的运动过程起重要作用，比如由坐位变为立位，或者爬楼梯的时候。大腿后群肌肉包括半腱肌、半膜肌和股二头肌，起于骨盆坐骨结节，经大腿后方向下到达胫骨和腓骨。主要起屈膝作用。

后面观

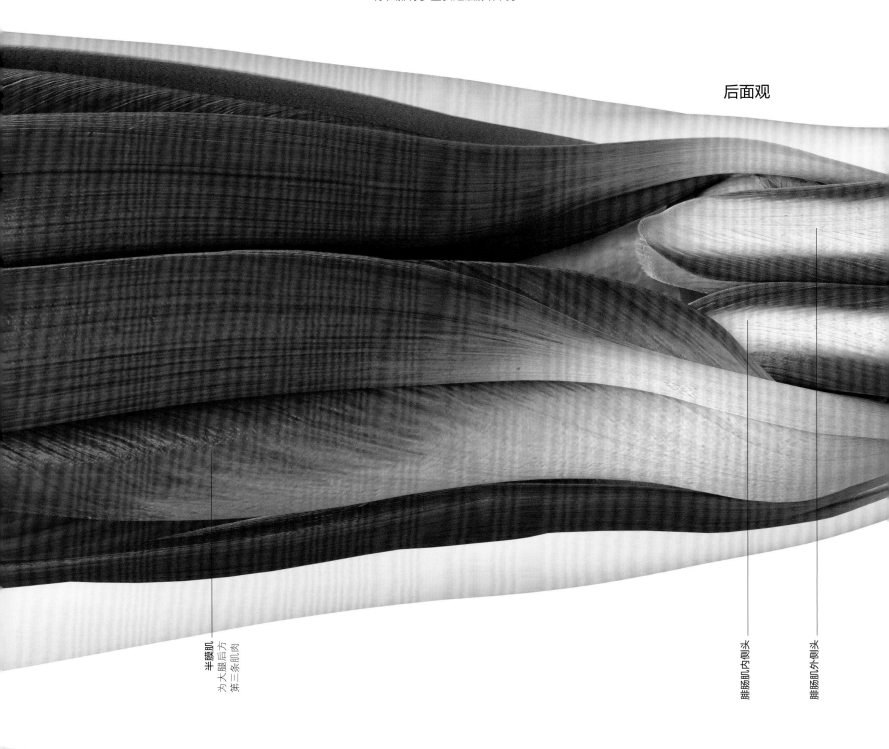

半膜肌
为大腿后方
第三条肌肉

腓肠肌内侧头

腓肠肌外侧头

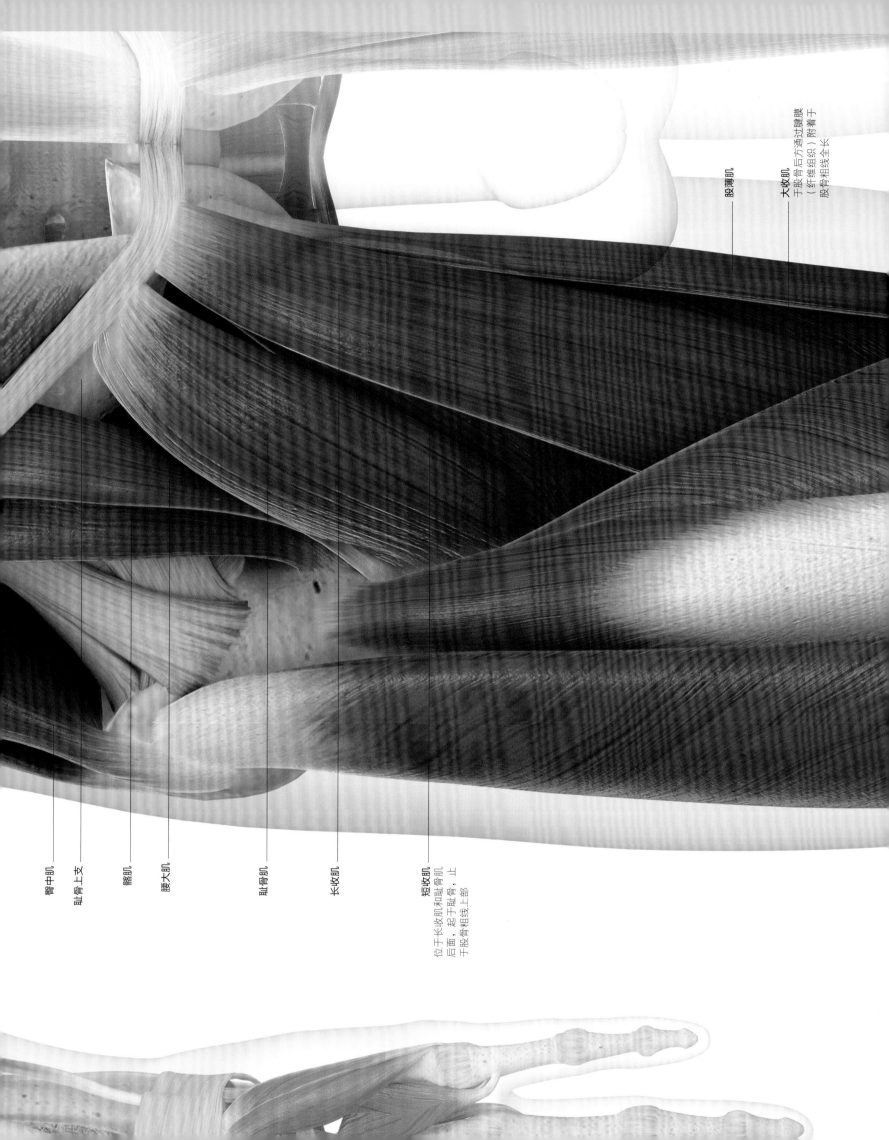

臀中肌

耻骨上支

髂肌

腰大肌

耻骨肌

长收肌

短收肌,
位于长收肌和耻骨肌
后面,起于耻骨,止
于股骨粗线上部

股薄肌

大收肌,
于股骨后方通过腱组织)附着于
(纤维组织)附着于
股骨粗线全长

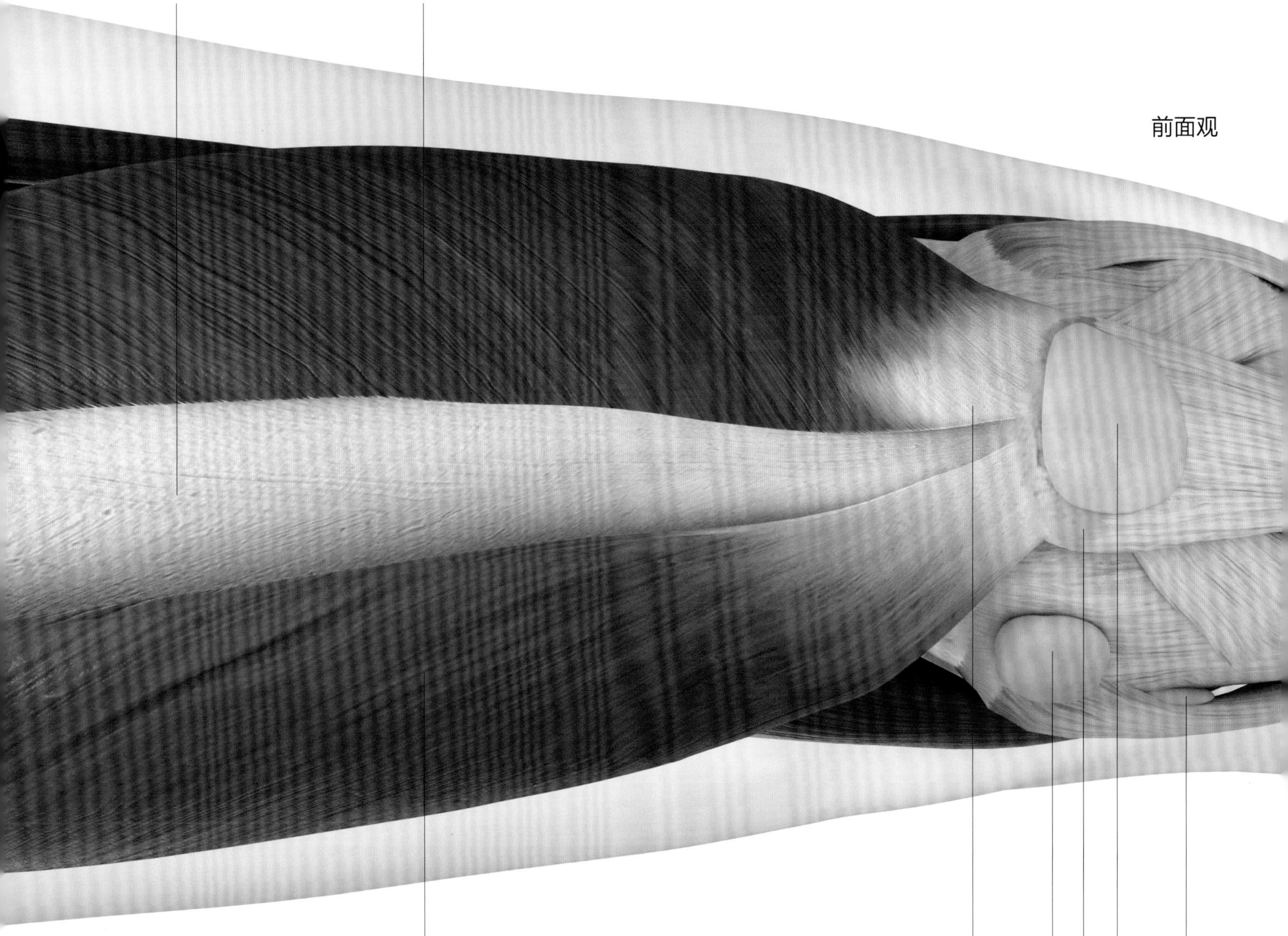

股中间肌
位于股直肌下方，起于
股骨上端，通过股四头
肌肌腱附着于髌骨

股内侧肌
移除股直肌后可见此肌
与股中间肌的分界

前面观

股外侧肌
此肌肉为股四头肌
肌最大的一块

股四头肌肌腱

滑膜囊

髌骨

髌前滑膜囊

滑膜囊

臀部和大腿
肌肉系统

深层肌肉

　　将股直肌和缝匠肌移除后，可见股四头肌深层肌肉股中间肌。同时可以清楚看见大腿内侧收肌群，比如形状细长的股薄肌。大收肌为大腿最大的收肌，其肌腱上有一孔，腿部的主要动脉（股动脉）经此穿过。收肌肌腱附着于骨盆耻骨和坐骨，运动时的"腹股沟拉伤"即指此处肌腱撕裂。

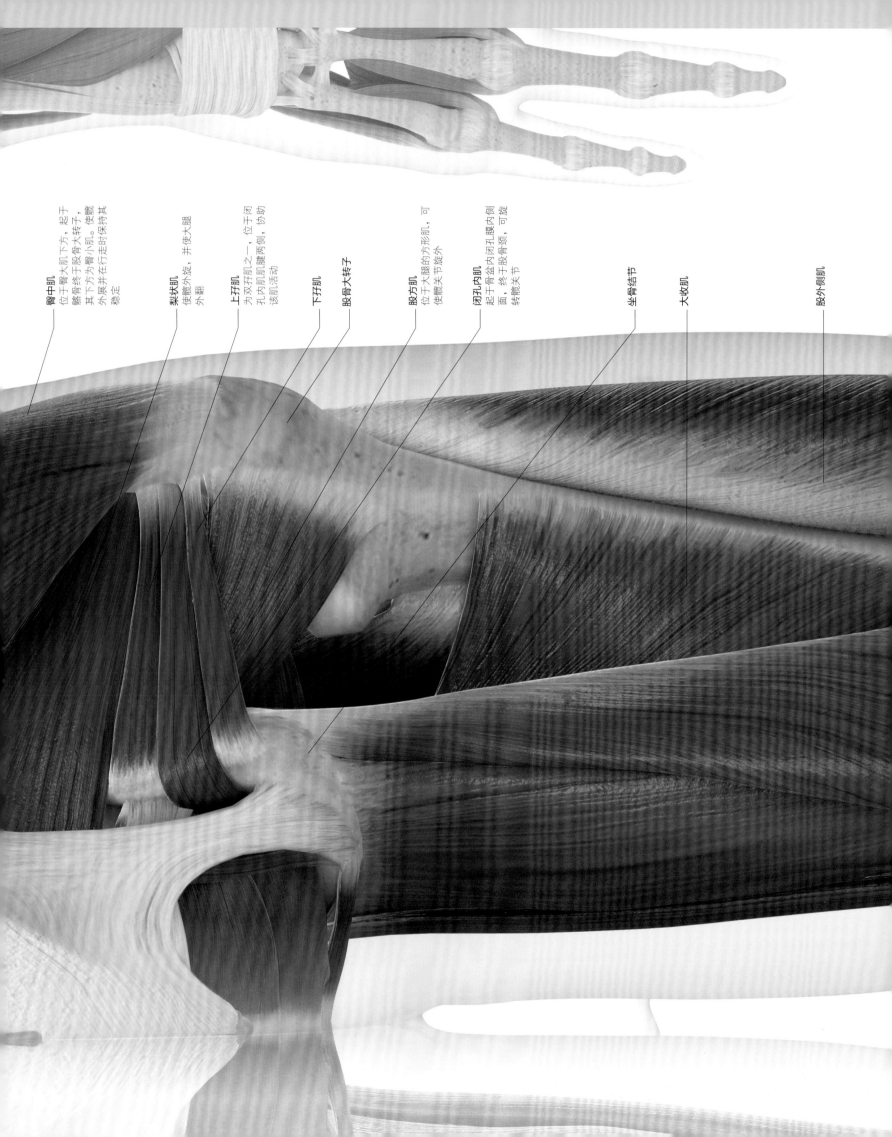

臀中肌
位于臀大肌下方，起于髂骨终于股骨大转子，使髋关节外展并在行走时保持其稳定

梨状肌
使髋外旋，并使大腿外翻

上孖肌
为双孖肌之一，位于闭孔内肌腱两侧，协助该肌活动

下孖肌

股骨大转子

股方肌
位于大腿的方形肌，可使髋关节旋外

闭孔内肌
起于骨盆内闭孔膜内侧面，终于股骨颈，可旋转髋关节

坐骨结节

大收肌

股外侧肌

臀部和大腿
肌肉系统

深层肌肉

在臀背面，臀大肌移除后可见旋髋的小块肌肉，包括梨状肌、闭孔内肌和股方肌。再移除股二头肌长头后，可见股骨背面附着于股骨粗线的深层的短头，半腱肌也被切除，显示出位于其下的半膜肌——上部具有扁平膜状肌腱。腘肌位于大量滑囊液填充的膝关节背面。

后面观

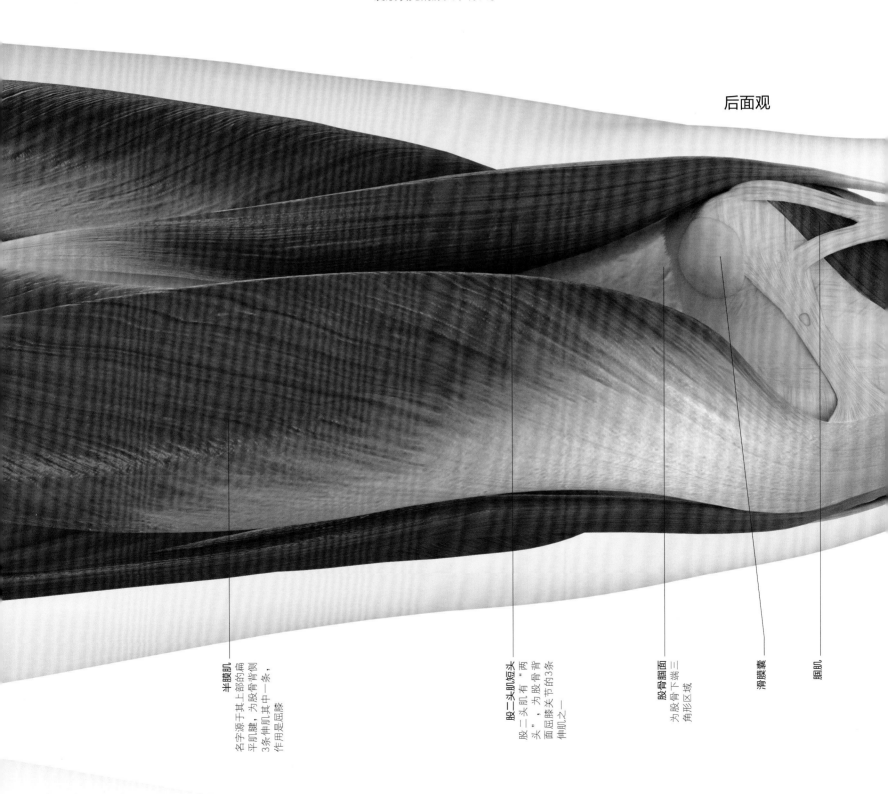

半膜肌
名字源于其上部的扁平肌腱，为股骨背侧3条伸肌其中一条，作用是屈膝

股二头肌短头
股二头肌有"两头"，为股骨背面屈膝关节的3条伸肌之一

股骨腘面
为股骨下端三角形区域

滑膜囊

腘肌

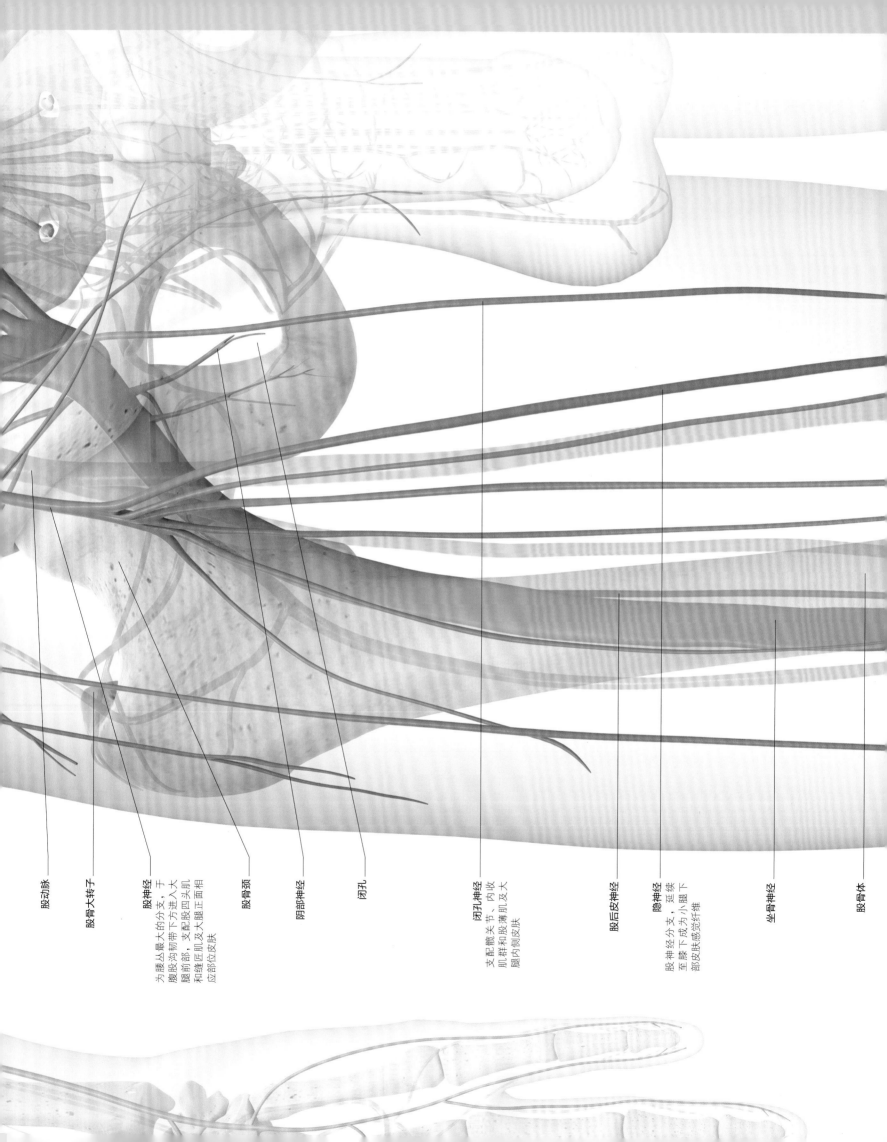

股动脉

股骨大转子

股神经
为腰丛最大的分支，于
腹股沟韧带下方进入大
腿前部，支配股四头肌
和缝匠肌及大腿正面相
应部位皮肤

股骨颈

阴部神经

闭孔

闭孔神经
支配髋关节、内收
肌群和股薄肌及大
腿内侧皮肤

股后皮神经

隐神经
股神经分支，延续
至膝下成为小腿下
部皮肤感觉纤维

坐骨神经

股骨体

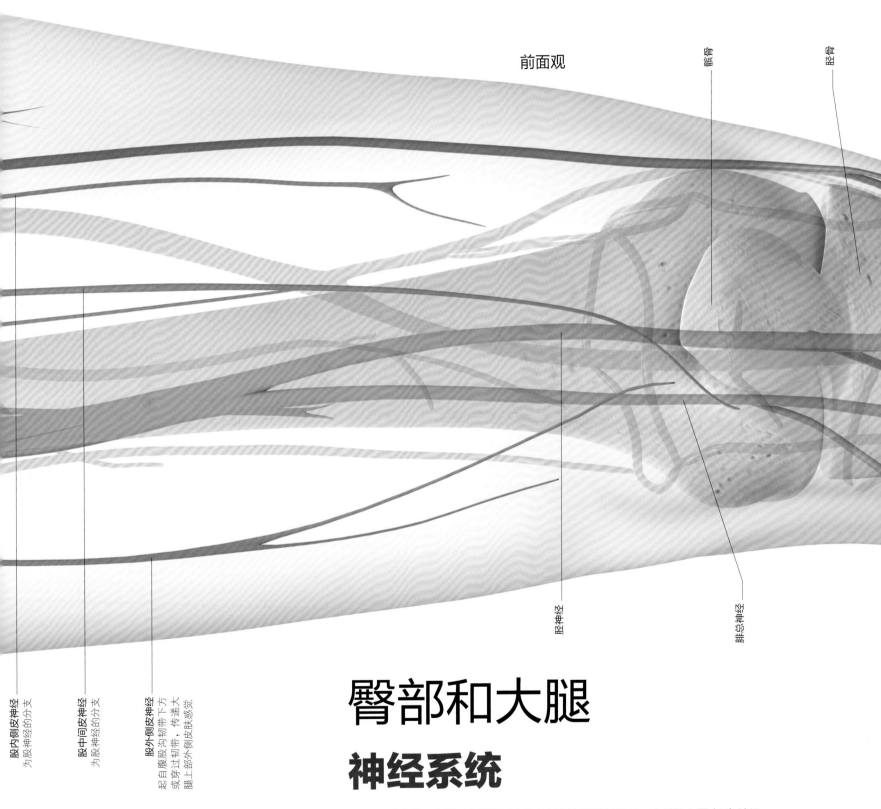

前面观

髌骨

胫骨

股内侧皮神经
为股神经的分支

股中间皮神经
为股神经的分支

股外侧皮神经
起自腹股沟韧带下方
或穿过韧带，传递大
腿上部外侧皮肤感觉

胫神经

腓总神经

臀部和大腿

神经系统

  下肢（臀、大腿、小腿和足）的神经起自腰骶神经丛。大腿肌主要由3条神经支配：股神经、闭孔神经和坐骨神经（背面最低脊神经）。股神经越过耻骨到达大腿前部，支配股四头肌和缝匠肌。股神经发出感觉神经分支隐神经，到达膝下小腿内侧和足内侧面皮肤。闭孔神经穿髋骨闭孔膜支配大腿内侧内收肌，并发出感觉神经纤维到达相应部位皮肤。其他较小神经分支仅到达皮肤，比如股内侧、外侧皮神经。

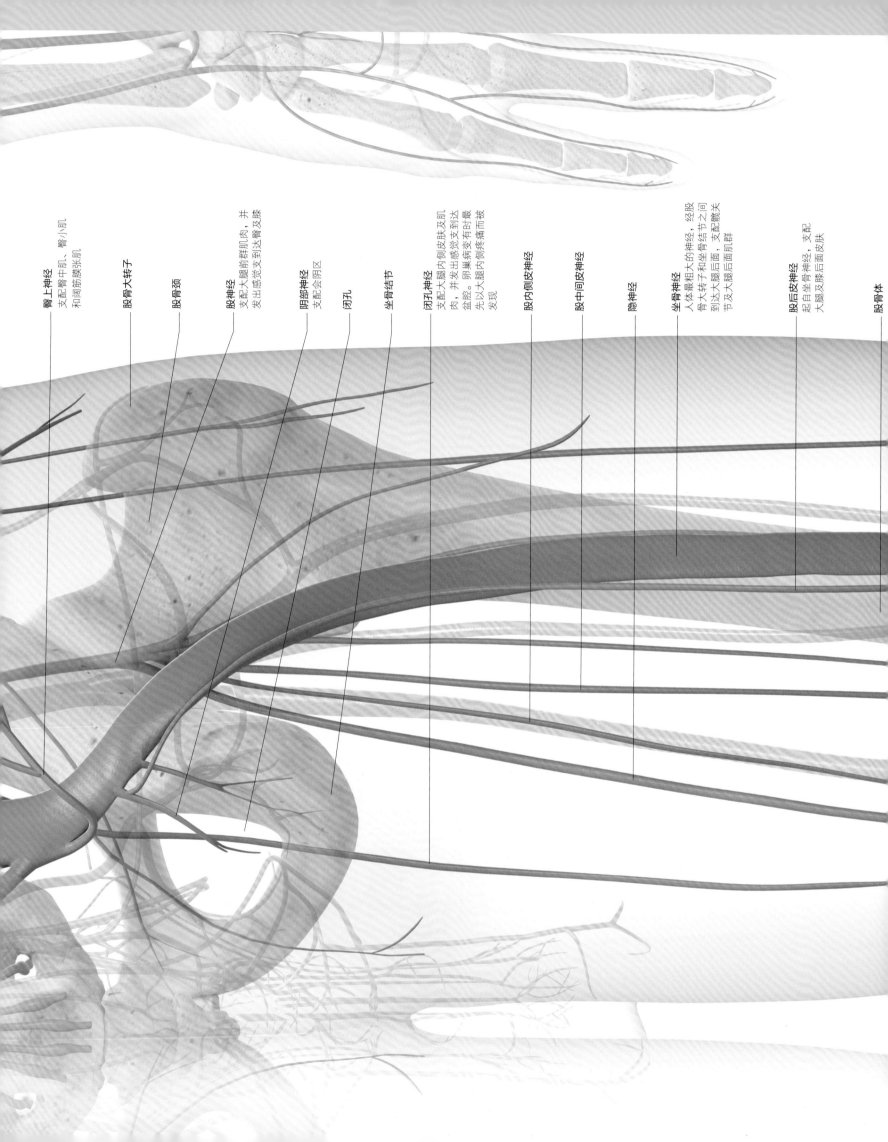

臀上神经
支配臀中肌、臀小肌
和阔筋膜张肌

股骨大转子

股骨颈

股神经
支配大腿前群肌肉，并
发出感觉支到达臀及膝

阴部神经
支配会阴区

闭孔

坐骨结节

闭孔神经
支配大腿内侧皮肤及肌
肉，并发出感觉支到达
盆腔。卵巢病变有时最
先以大腿内侧疼痛而被
发现

股内侧皮神经

股中间皮神经

隐神经

坐骨神经
人体最粗大的神经，经股
骨大转子和坐骨结节之间
到达大腿后面，支配膝关
节及大腿后面肌群

股后皮神经
起自坐骨神经，支配
大腿及膝后面皮肤

股骨体

臀部和大腿
神经系统

　　来自骶丛的臀神经穿骨盆背面坐骨大孔，支配臀部肌肉和皮肤。坐骨神经同样也穿坐骨大孔进入臀部。臀大肌注射时，应选取上外侧部位，以免损伤坐骨神经。坐骨神经于大腿后方下行，支配股后肌群。大部分人坐骨神经下行至一半时，形成两条分支：胫神经和腓总神经，进入腘窝到达小腿。

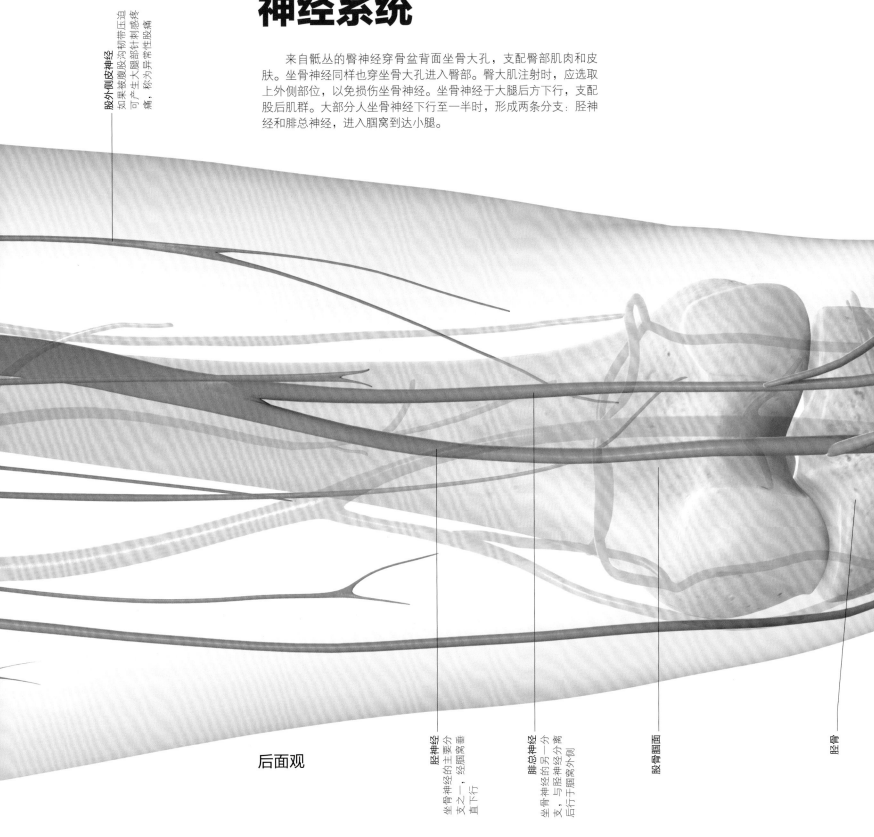

股外侧皮神经
如果被腹股沟韧带压迫可产生大腿部针刺感疼痛，称为异常性股痛

后面观

胫神经
坐骨神经的主要分支之一，经腘窝垂直下行

腓总神经
坐骨神经的另一分支，与胫神经分离后行于腘窝外侧

股骨腘面

胫骨

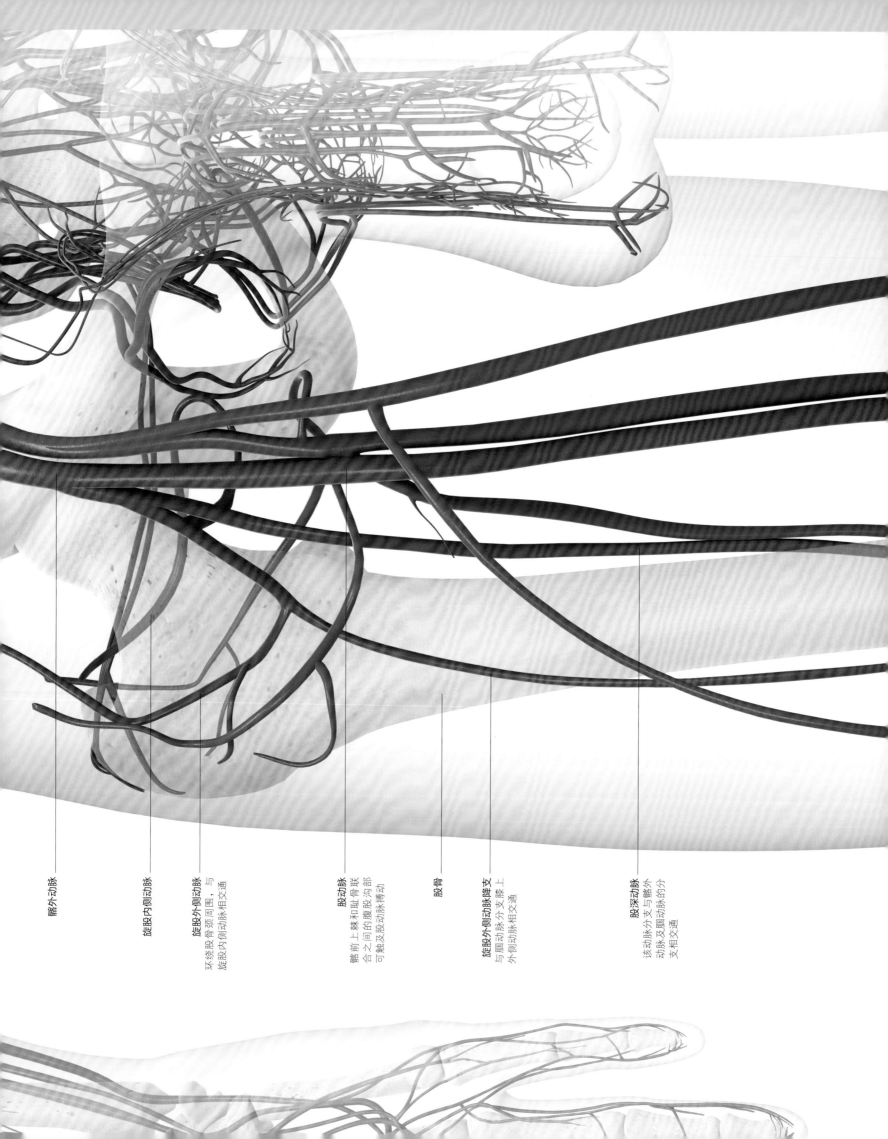

髂股外侧动脉

旋股内侧动脉

旋股外侧动脉
环绕股骨颈周围，与
旋股内侧动脉相交通

股动脉
髂前上棘和耻骨联
合之间的腹股沟部
可触及股动脉搏动

股骨

旋股外侧动脉降支
与腘动脉分支膝上
外侧动脉相交通

股深动脉
该动脉分支与髂外
动脉及围动脉的分
支相交通

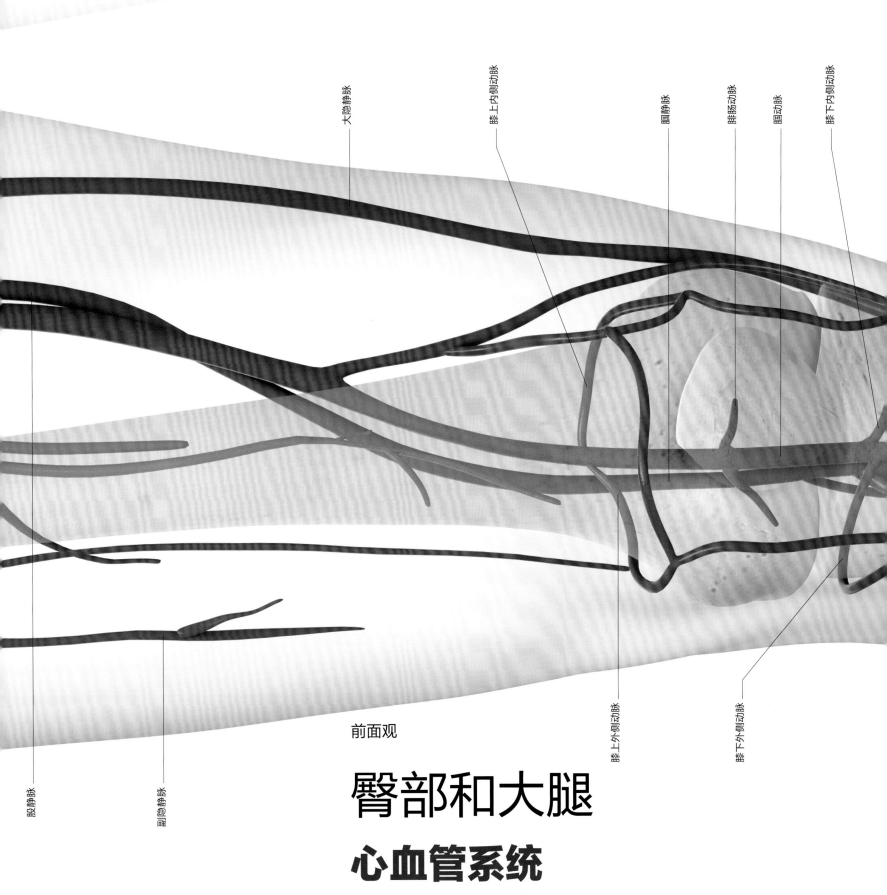

大隐静脉

膝上内侧动脉

腘静脉

腓肠动脉

腘动脉

膝下内侧动脉

股静脉

副隐静脉

前面观

膝上外侧动脉

膝下外侧动脉

臀部和大腿

心血管系统

　　髂外动脉穿过耻骨并经腹股沟韧带下方下行后，更名为股动脉，是下肢血供的主要来源。股动脉中途经过骨盆髂前上棘和耻骨联合之间的中点。下行中分出较大分支股深动脉，营养大腿肌肉群。股动脉继续下行于大腿内侧，穿收肌腱裂孔后更名为腘动脉。深静脉与动脉伴行，并且和上肢一样存在浅静脉。大隐静脉回收下肢内侧血液并在臀附近注入股静脉。

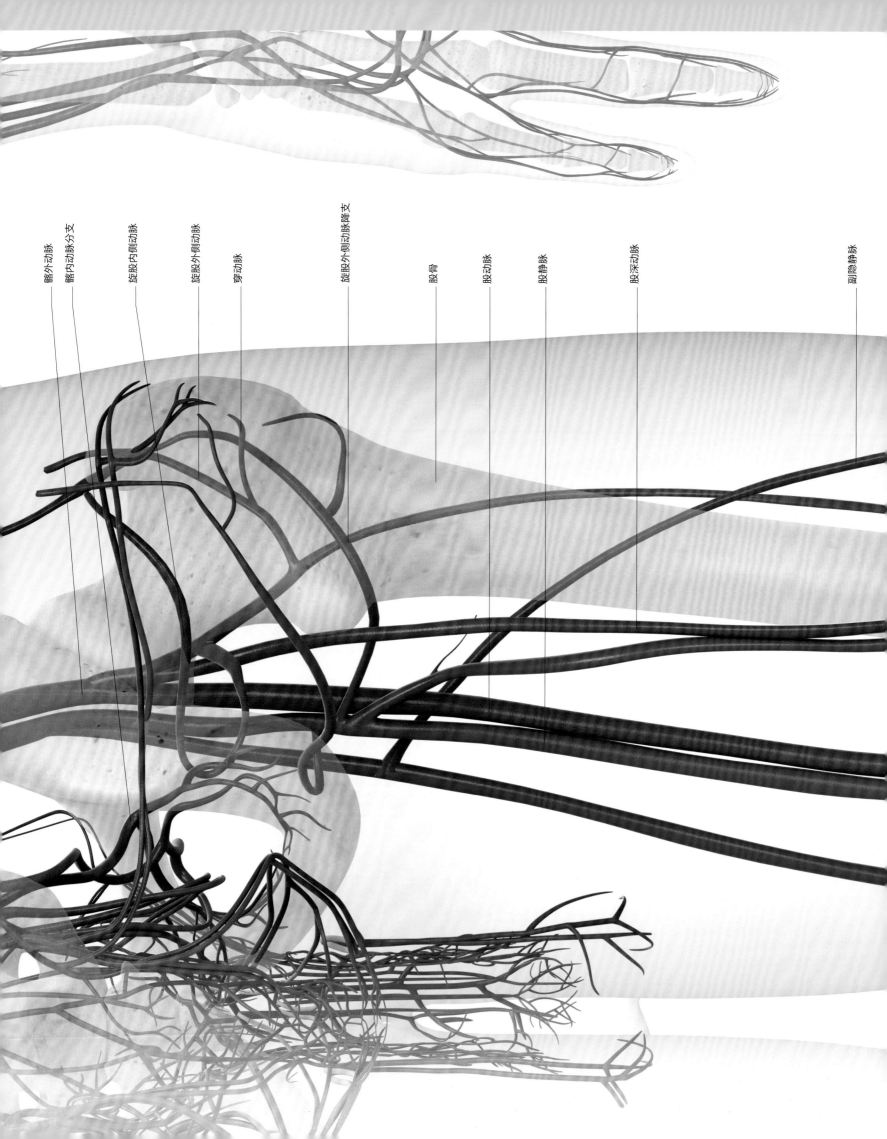

髂外动脉

髂内动脉分支

旋股内侧动脉

旋股外侧动脉

穿动脉

旋股外侧动脉降支

股骨

股动脉

股静脉

股深动脉

副隐静脉

臀部和大腿
心血管系统

背面观，髂内动脉臀部的分支清晰可见，经坐骨大孔营养臀部。大腿背内侧肌肉和皮肤由股深动脉分支供血，由于其穿大收肌因此被称为穿动脉。旋股动脉在上部围绕股骨，股动脉穿收肌腱裂孔后成为腘动脉，位于股骨背面，腘静脉深面。

后面观

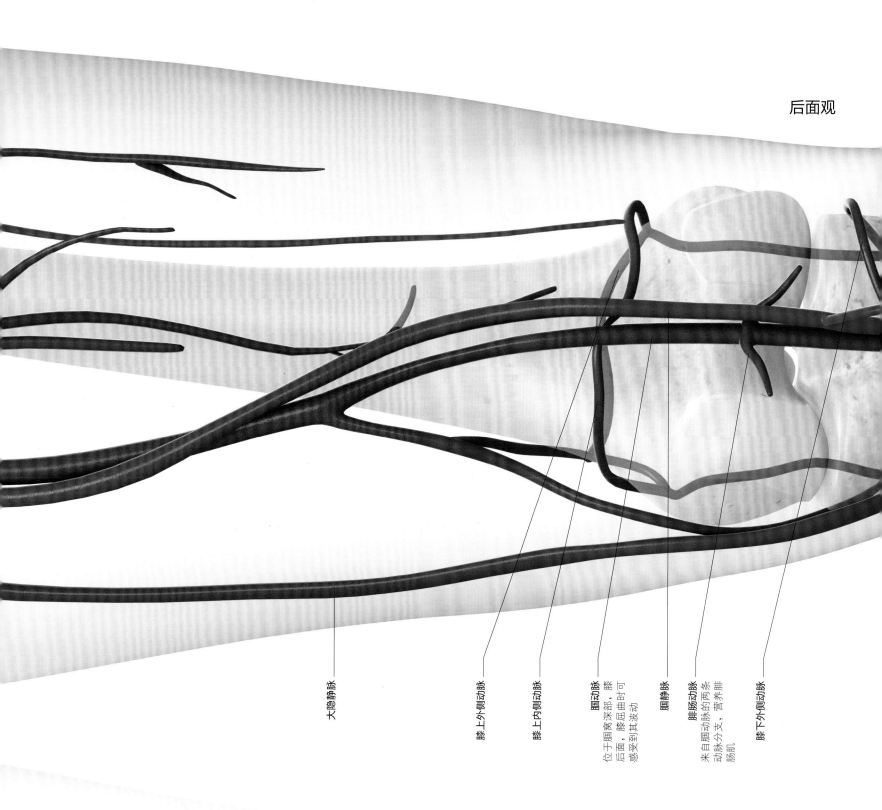

大隐静脉

膝上外侧动脉

膝上内侧动脉

腘动脉
位于腘窝深部，膝后面，膝屈曲时可感受到其波动

腘静脉

腓肠动脉
来自腘动脉的两条动脉分支，营养腓肠肌

膝下外侧动脉

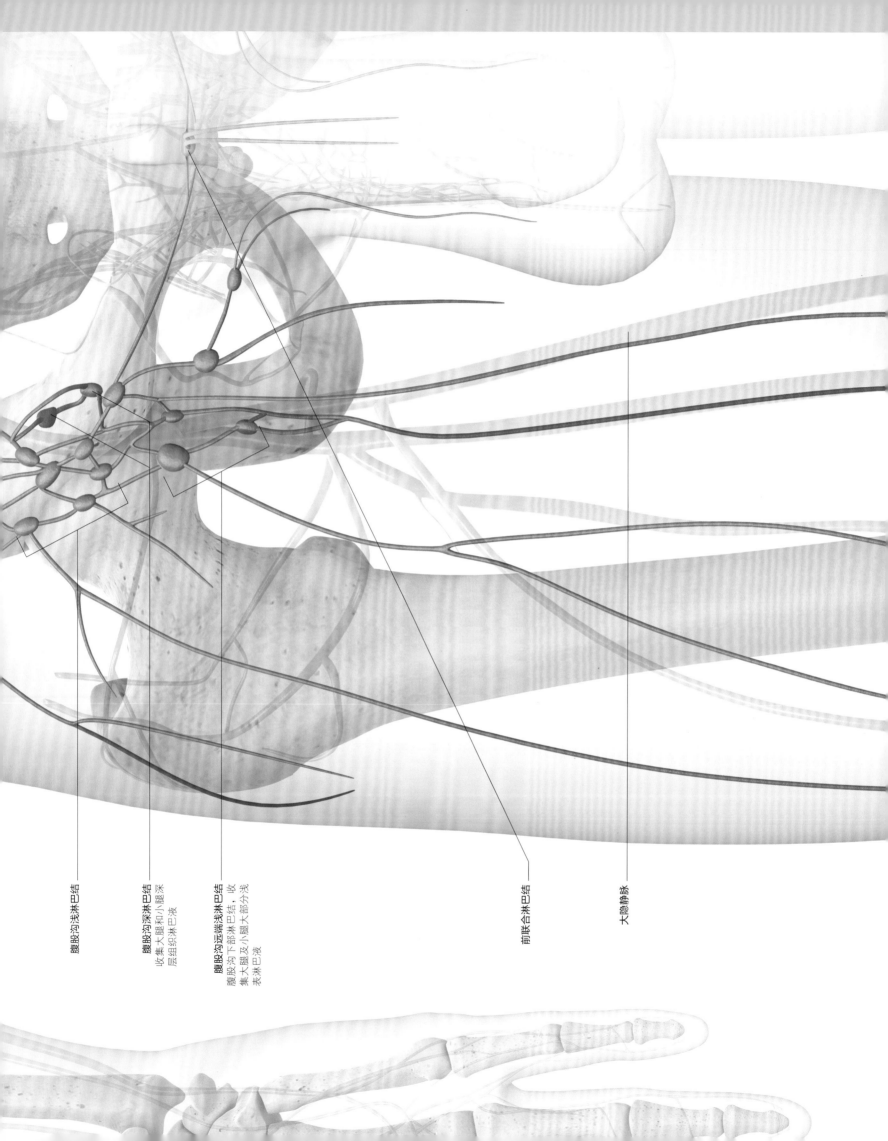

腹股沟浅淋巴结

腹股沟深淋巴结
收集大腿和小腿深
层组织淋巴液

腹股沟远端浅淋巴结
腹股沟下部淋巴结，收
集大腿及小腿大部分浅
表淋巴液

前联合淋巴结

大隐静脉

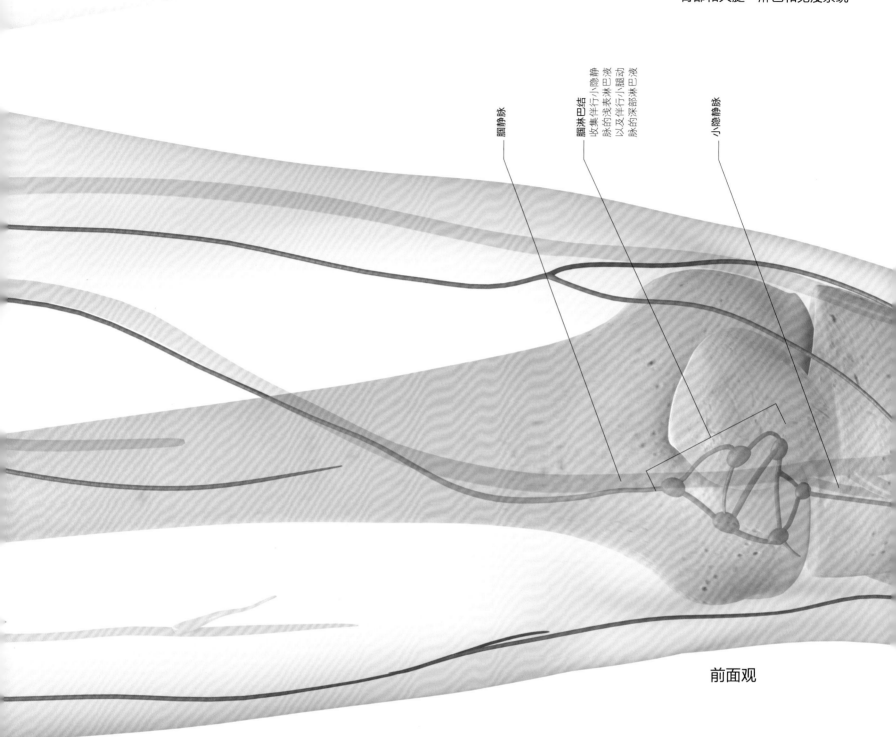

胫静脉

腘淋巴结
收集伴行小隐静脉的浅表淋巴液以及伴行小腿动脉的深部淋巴液

小隐静脉

前面观

臀部和大腿
淋巴和免疫系统

　　大腿、小腿和足的大部分淋巴液被腹股沟淋巴结群收集。但臀部深层组织淋巴液伴行髂内和髂总动脉直接汇入盆腔内淋巴结。下肢的全部淋巴液汇入腹腔后壁主动脉外侧淋巴结。与上肢相似，浅表静脉汇入深静脉的节点存在淋巴结群，腘淋巴结邻近小隐静脉汇入腘静脉的部位，而腹股沟浅淋巴结邻近大隐静脉汇入股静脉处。

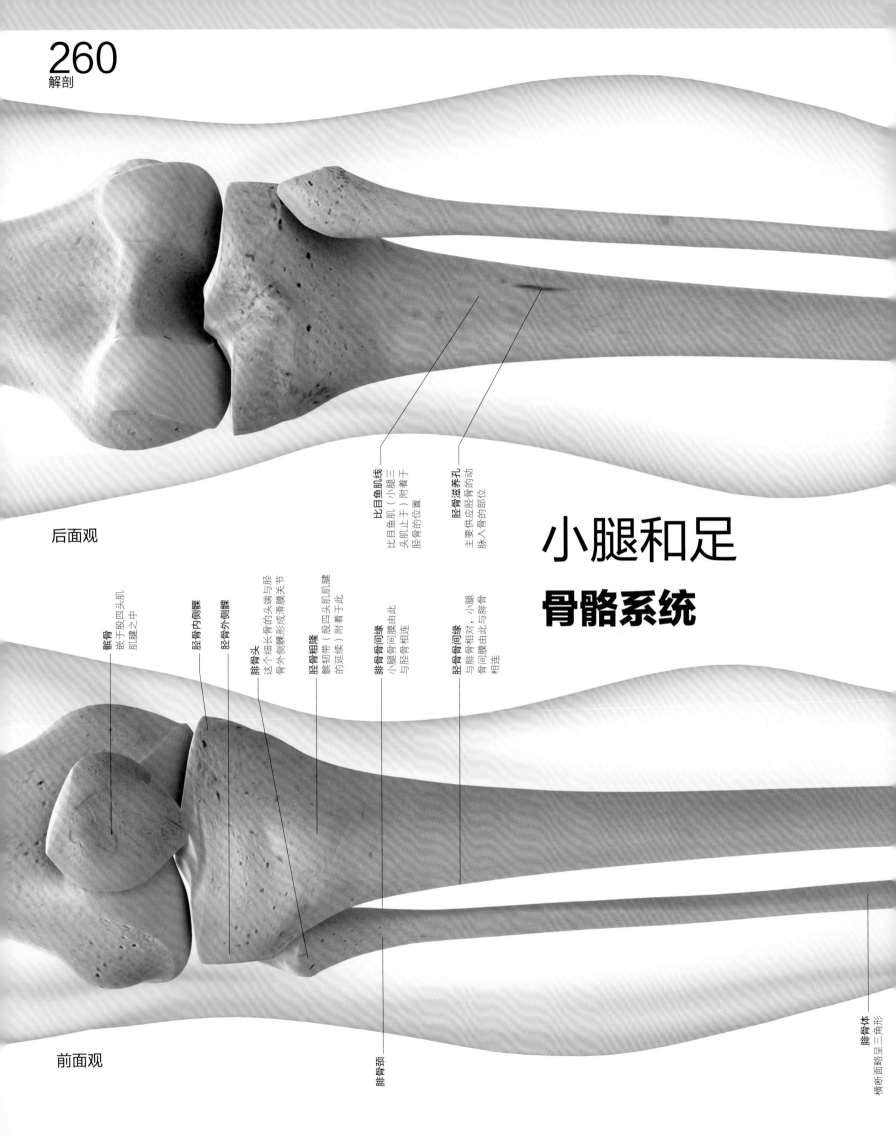

后面观

比目鱼肌线
比目鱼肌（小腿三
头肌止于）附着于
胫骨的位置

胫骨滋养孔
主要供应胫骨的动
脉入骨的部位

小腿和足

骨骼系统

髌骨
嵌于股四头肌
肌腱之中

胫骨内侧髁

胫骨外侧髁

腓骨头
这个细长骨的头端与胫
骨外侧髁形成滑膜关节

胫骨粗隆
髌韧带（股四头肌肌腱
的延续）附着于此

胫骨骨间缘
小腿骨间膜由此
与腓骨相连

腓骨骨间缘
与胫骨相对，小腿
骨间膜由此与胫骨
相连

腓骨颈

腓骨体

横断面略呈三角形

前面观

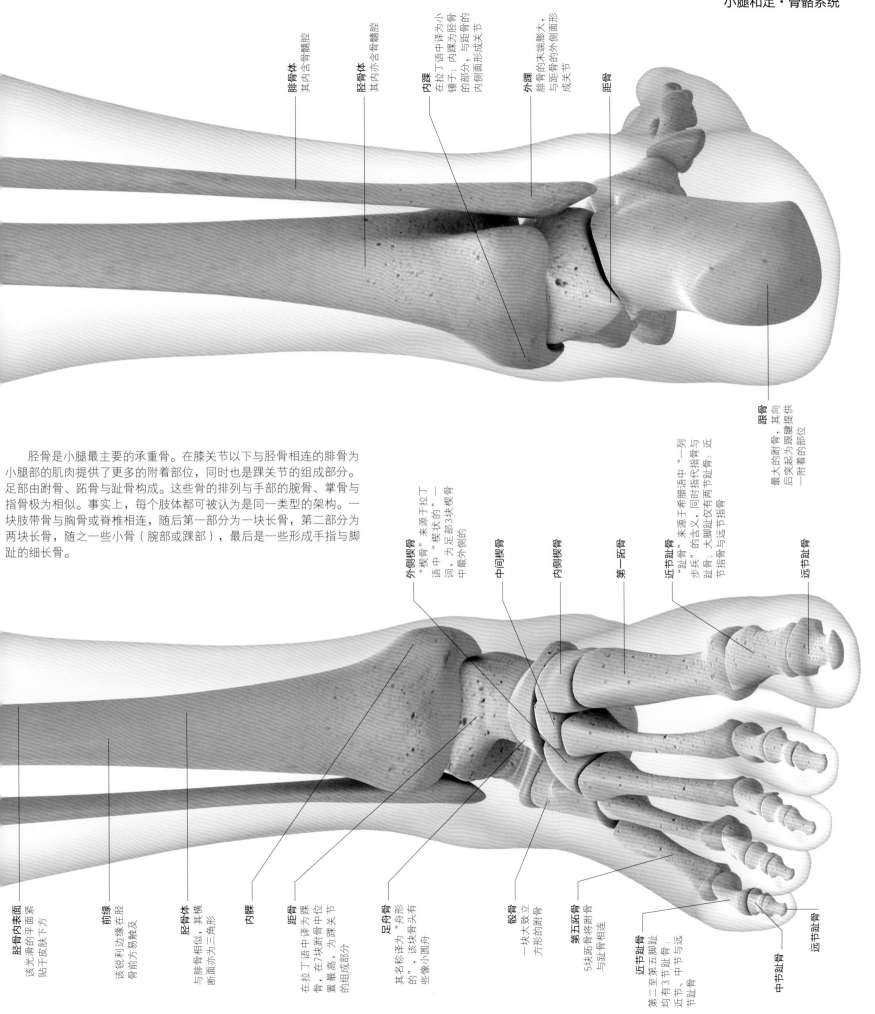

胫骨是小腿最主要的承重骨。在膝关节以下与胫骨相连的腓骨为小腿部的肌肉提供了更多的附着部位，同时也是踝关节的组成部分。足部由跗骨、跖骨与趾骨构成。这些骨的排列与手部的腕骨、掌骨与指骨极为相似。事实上，每个肢体都可被认为是同一类型的架构。一块肢带骨与胸骨或脊椎相连，随后第一部分为一块长骨，第二部分为两块长骨，随之一些小骨（腕部或踝部），最后是一些形成手指与脚趾的细长骨。

腓骨体
其内含骨髓腔

胫骨体
其内亦含骨髓腔

内踝
在拉丁语中译为小锤子；内踝为胫骨的部分，与距骨的内侧面形成关节

外踝
腓骨的末端膨大，与距骨的外侧面形成关节

距骨

跟骨
最大的跗骨，其向后突起为跟腱提供一附着的部位

外侧楔骨
"楔骨"来源于拉丁语中"楔状的"一词，为足部3块楔骨中最外侧的

中间楔骨

内侧楔骨

第一跖骨

近节趾骨
"趾骨"来源于希腊语中"一列步兵"的含义，同时指代指骨与趾骨；大脚趾仅有两节趾骨：近节指骨与远节趾骨

远节趾骨

胫骨内表面
该光滑的平面紧贴于皮肤下方

前缘
该锐利边缘在胫骨前方易触及

胫骨体
与腓骨相似，其横断面亦为三角形

内踝

距骨
在拉丁语中译为踝骨，在7块跗骨中位置最高，为踝关节的组成部分

足舟骨
其名称译为"舟形的"，该块骨头有些像小圆舟

骰骨
一块大致立方形的跗骨

第五跖骨
5块跖骨将跗骨与趾骨相连

近节第五脚趾
第二至第五脚趾均有3节趾骨：近节、中节骨与远节趾骨

中节趾骨

远节趾骨

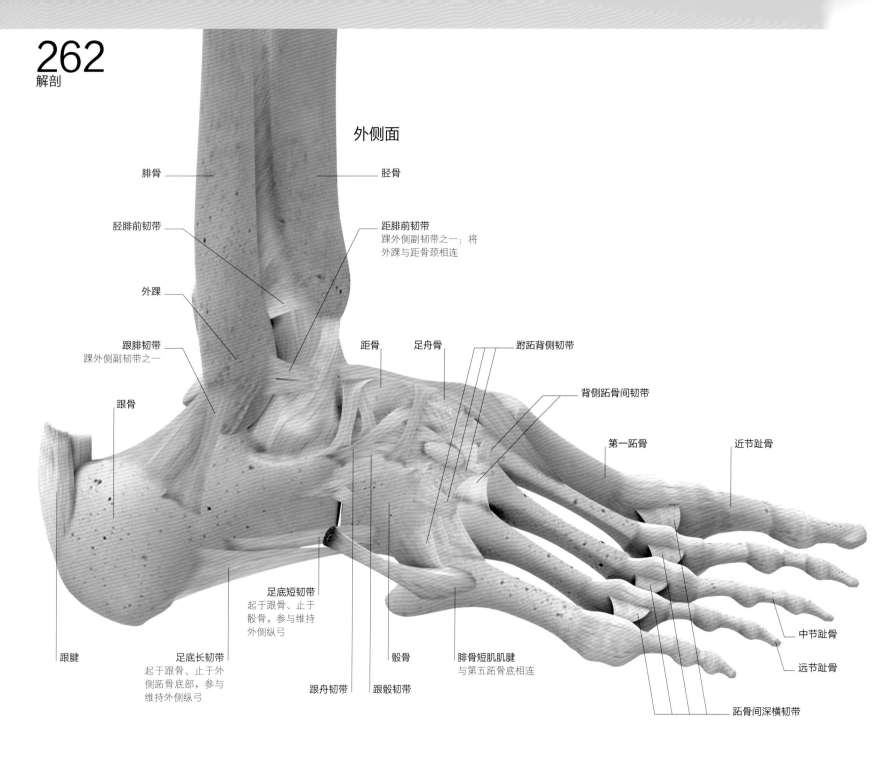

外侧面

腓骨

胫骨

胫腓前韧带

距腓前韧带
踝外侧副韧带之一；将
外踝与距骨颈相连

外踝

跗跖背侧韧带

背侧跖骨间韧带

距骨

足舟骨

跟腓韧带
踝外侧副韧带之一

第一跖骨

近节趾骨

跟骨

中节趾骨

足底短韧带
起于跟骨、止于
骰骨，参与维持
外侧纵弓

远节趾骨

跟腱

骰骨

腓骨短肌腱
与第五跖骨底相连

足底长韧带
起于跟骨、止于外
侧跖骨底部，参与
维持外侧纵弓

跟舟韧带

跟骰韧带

跖骨间深横韧带

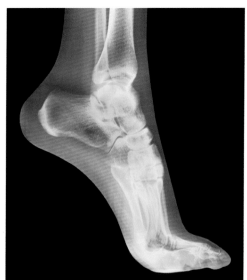

脚尖的X光片
这张X光片显示了活动中的足部。小腿肌通过提拉跟骨使
得踝关节屈曲，与此同时跖趾关节呈伸位。

小腿和足

骨骼系统

踝关节是一个简单的屈戌关节。胫骨与腓骨的末端被韧带紧密固定形成了强壮的关节，如同一个螺丝扳手一样灵活地转动于距骨这个螺母周围。该关节两侧均被强壮的副韧带所固定。距骨与其下方的跟骨形成滑膜关节（见49页），足舟骨位于其前方。在距骨与足舟骨形成的关节水平位置，有跟骨与骰骨形成的关节。这两个关节共同使得足内翻与外翻。足的骨骼形成一个弹性结构，其中骨形成弓，其周围被韧带与肌腱所固定和支撑。

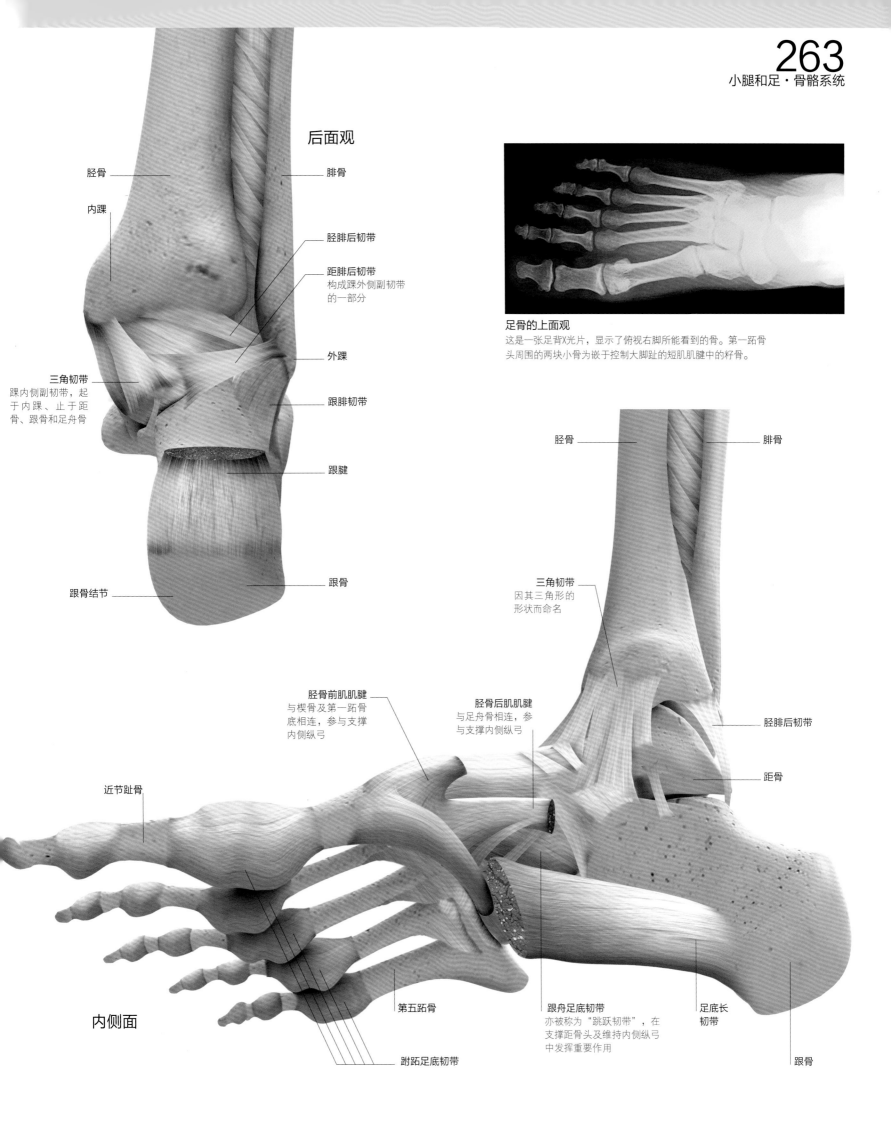

后面观

胫骨

腓骨

内踝

胫腓后韧带

距腓后韧带
构成踝外侧副韧带
的一部分

外踝

三角韧带
踝内侧副韧带，起
于内踝、止于距
骨、跟骨和足舟骨

跟腓韧带

跟腱

跟骨结节

跟骨

足骨的上面观

这是一张足背X光片，显示了俯视右脚所能看到的骨。第一跖骨
头周围的两块小骨为嵌于控制大脚趾的短肌肌腱中的籽骨。

胫骨

腓骨

三角韧带
因其三角形的
形状而命名

胫腓后韧带

距骨

胫骨前肌肌腱
与楔骨及第一跖骨
底相连，参与支撑
内侧纵弓

胫骨后肌肌腱
与足舟骨相连，参
与支撑内侧纵弓

近节趾骨

内侧面

第五跖骨

跟舟足底韧带
亦被称为"跳跃韧带"，在
支撑距骨头及维持内侧纵弓
中发挥重要作用

足底长
韧带

跟骨

跗跖足底韧带

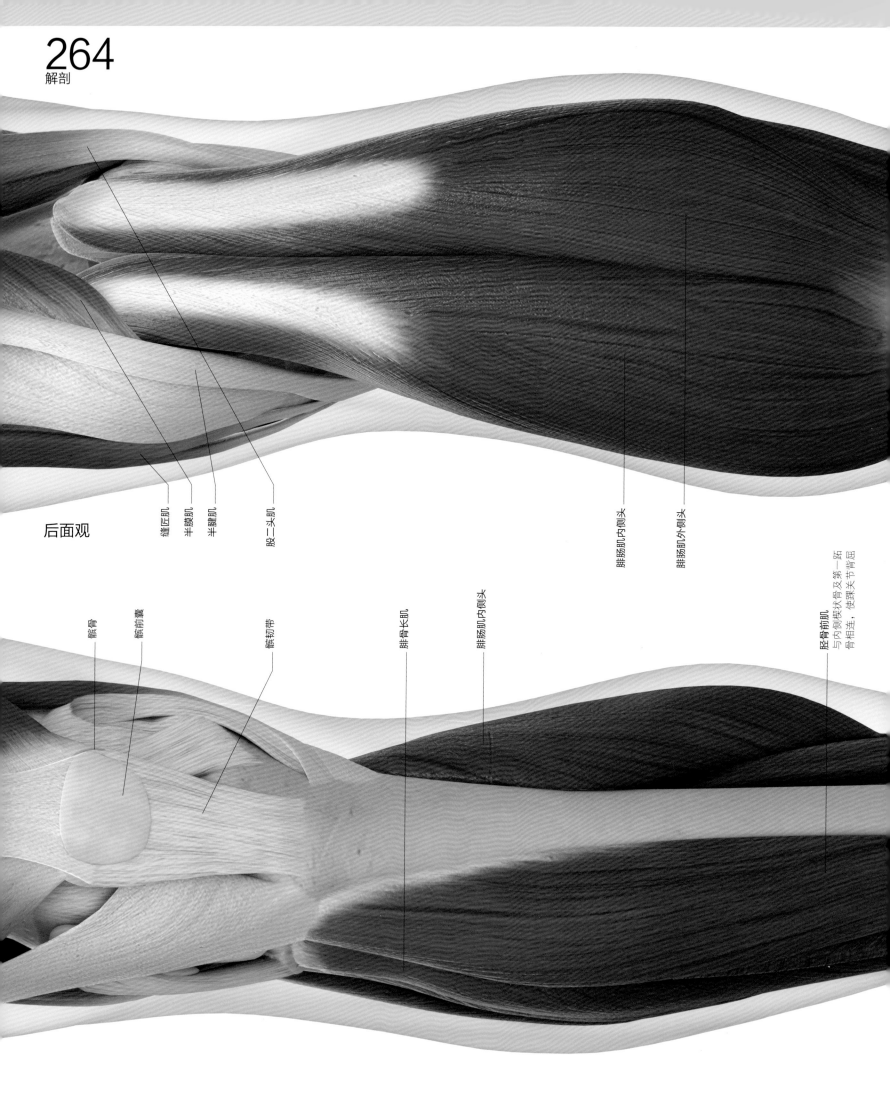

后面观

缝匠肌

半膜肌

半腱肌

股二头肌

腓肠肌内侧头

腓肠肌外侧头

髌骨

髌前囊

髌韧带

腓骨长肌

腓肠肌内侧头

胫骨前肌
与内侧楔状骨及第一跖
骨相连,使踝关节背屈

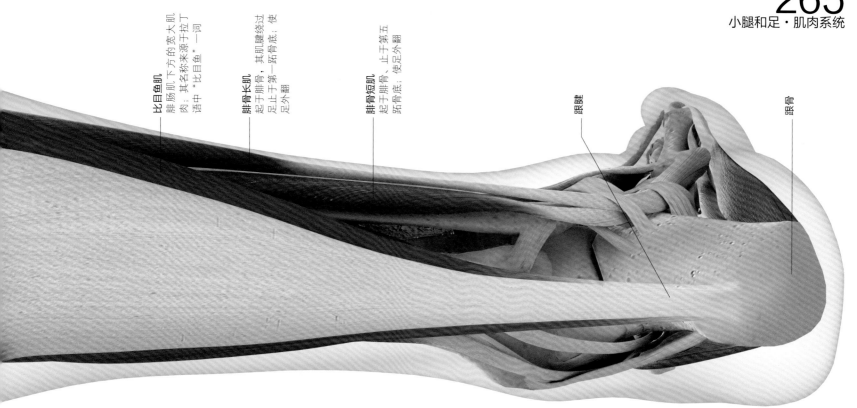

比目鱼肌 腓肠肌下方的宽大肌肉；其名称来源于拉丁语中"比目鱼"一词

腓骨长肌 起于腓骨，其肌腱绕过足止于第一跖骨底；使足外翻

腓骨短肌 起于腓骨，止于第五跖骨底；使足外翻

跟腱

跟骨

小腿和足
肌肉系统

浅层肌肉

在小腿前内侧的皮肤下方，可以轻易地扪及胫骨的内侧面。将手指向外侧移动，可以触及胫骨锋利的边缘及一系列在其周围的肌肉。这些肌肉的肌腱走行于足的下方。它们可以使得足背屈。一些伸肌肌腱下行于整个足底至脚趾。小腿的后方有许多粗大的肌肉，它们形成了小腿肌群。腓肠肌及其下方的比目鱼肌共同参与形成跟腱。它们通过提升根骨使脚尖向下使得足抬离地面从而人可以行走与奔跑。

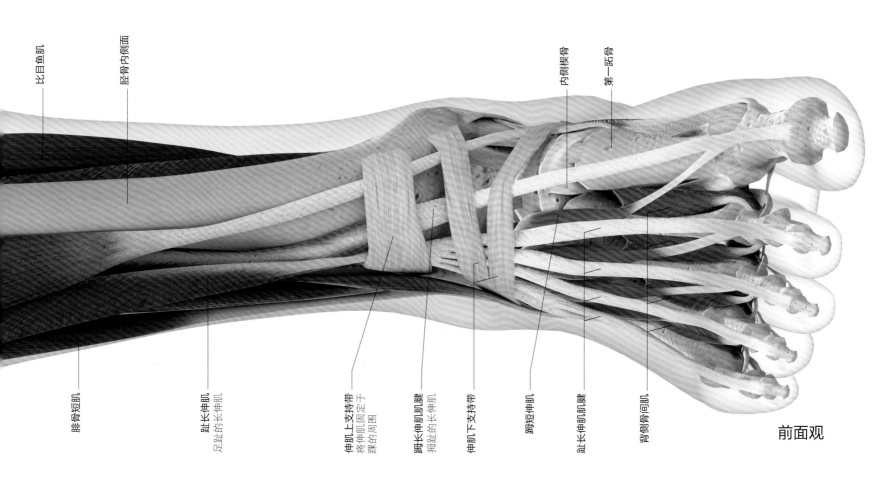

比目鱼肌

胫骨内侧面

腓骨短肌

趾长伸肌 足趾的长伸肌

伸肌上支持带 将伸肌固定于踝部的周围

踇长伸肌肌腱 踇趾的长伸肌

伸肌下支持带

踇短伸肌

趾长伸肌肌腱

背侧骨间肌

内侧楔骨

第一跖骨

前面观

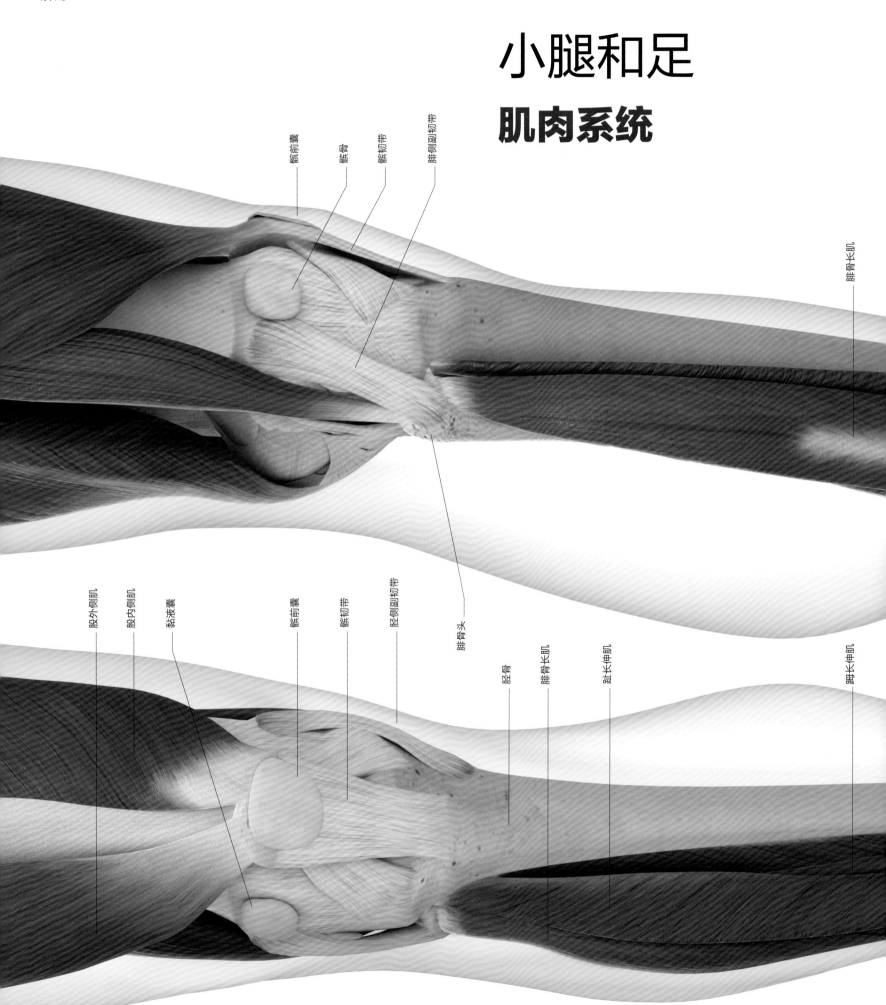

小腿和足
肌肉系统

髌前囊
髌骨
髌韧带
腓侧副韧带
腓骨长肌

股外侧肌
股内侧肌
黏液囊
髌前囊
髌韧带
胫侧副韧带
腓骨头
胫骨
腓骨长肌
趾长伸肌
踇长伸肌

深层肌肉

小腿的外侧有两块肌肉下行至足：腓骨长肌与腓骨短肌（见265页）。这些肌肉可使足外翻。腓骨长肌肌腱下行于足底的右侧，止于足内侧面，参与维持足横弓。蹞长屈肌起于腓骨与骨间膜，发出肌腱行于内踝的后方进入足底，并止于大脚趾的远节趾骨。

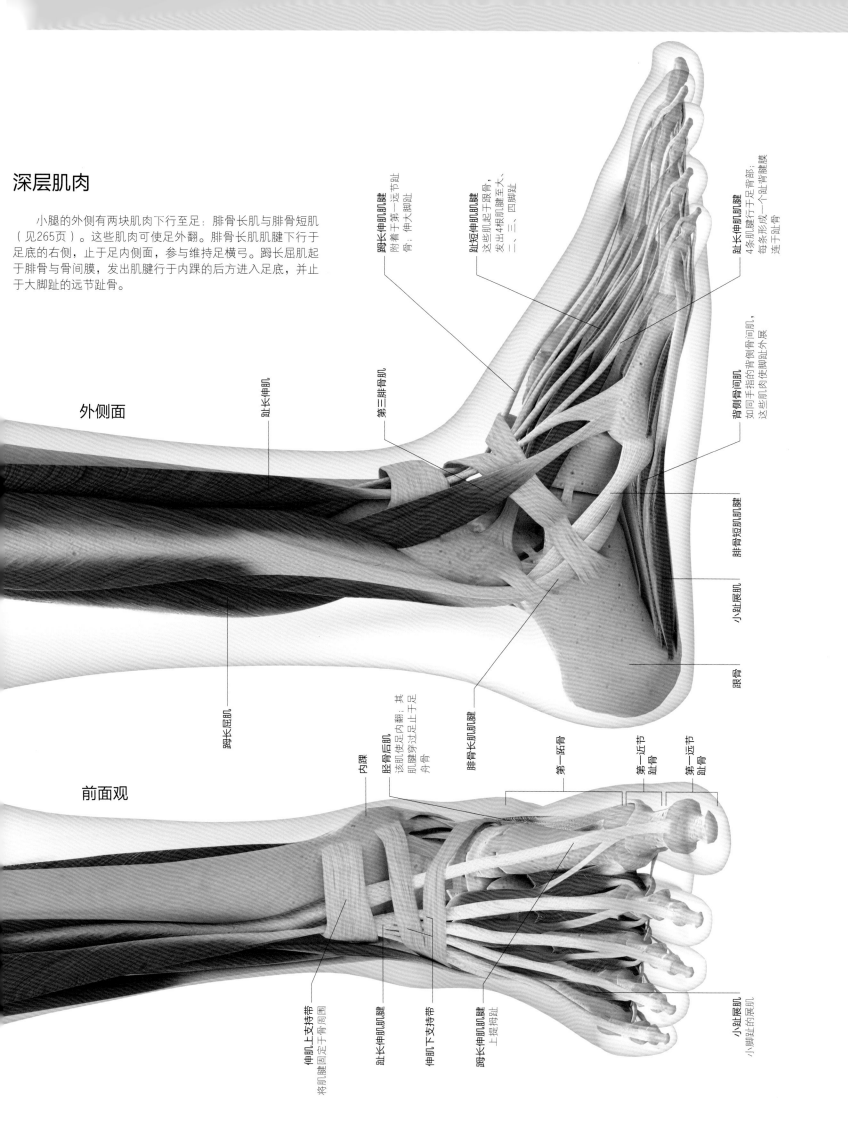

外侧面

前面观

蹞长伸肌肌腱
附着于第一远节趾骨；伸大脚趾

趾短伸肌肌腱
这些肌起于足跟骨，发出4根肌腱至一、二、三、四脚趾

趾长伸肌肌腱
4条肌腱行于足背部，每条形成一个趾背腱膜连于趾骨

骨侧骨间肌
如同手指的背侧骨间肌，这些肌肉使脚趾外展

腓骨短肌肌腱

小趾展肌

跟骨

跟长屈肌

趾长伸肌

第三腓骨肌

内踝

胫骨后肌
该肌使足内翻；其肌腱穿过足止于足舟骨

腓骨长肌肌腱

第一跖骨

第一近节趾骨

第一远节趾骨

伸肌上支持带
将肌腱固定于骨周围

趾长伸肌肌腱

伸肌下支持带

跟长伸肌肌腱
上提拇趾

小趾展肌
小脚趾的展肌

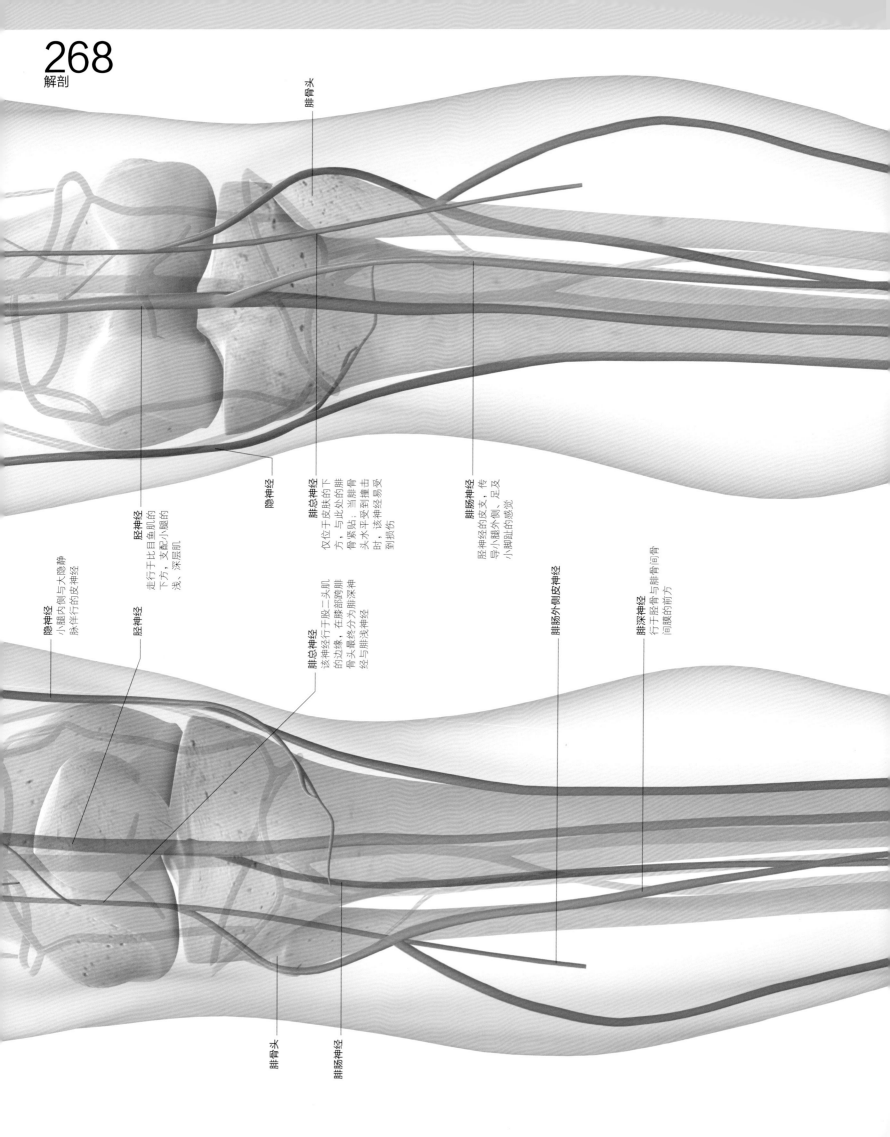

腓骨头

腓骨头

隐神经

胫神经
走行于比目鱼肌的
下方，支配小腿的
浅、深层肌

腓总神经
仅位于皮肤的下
方，与此处的腓
骨紧贴；当腓骨
头水平受到撞击
时，该神经易受
到损伤

腓肠神经
胫神经的皮支，传
导小腿外侧、足及
小脚趾的感觉

腓肠外侧皮神经

腓深神经
行于胫骨与腓骨间骨
间膜的前方

隐神经
小腿内侧与大隐静
脉伴行的皮神经

胫神经

腓总神经
该神经行于股二头肌
的边缘，在膝部跨腓
骨头最终分为腓深神
经与腓浅神经

腓骨头

腓肠神经

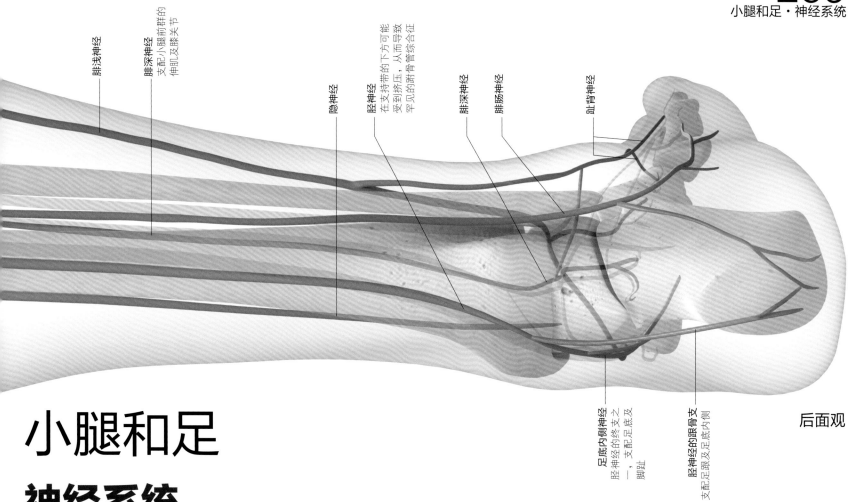

腓浅神经

腓深神经
支配小腿前群的
伸肌及膝关节

隐神经

胫神经
在支持带的下方可能
受到挤压，从而导致
罕见的跗骨管综合征

腓深神经

腓肠神经

趾背神经

足底内侧神经
胫神经的终支之
一，支配足底及
脚趾

胫神经的跟骨支
支配足跟及足底内侧

后面观

小腿和足

神经系统

　　腓总神经越过膝关节并绕行于腓骨颈。随后其分为腓深神经与腓浅神经。腓深神经支配胫骨的伸肌并传导足背皮肤的感觉。腓浅神经行于小腿的外侧支配腓骨肌。胫神经穿行于腘窝，在比目鱼肌的下方小腿浅层肌与深层肌之间走行并支配该群肌肉。随后胫神经走行于内踝的后方和足底，分为两支足底神经支配足底诸肌及脚趾的皮肤。

前面观

内踝

足底外侧神经
与足底内侧神经
共同支配足底及
脚趾底部的肌肉
与皮肤

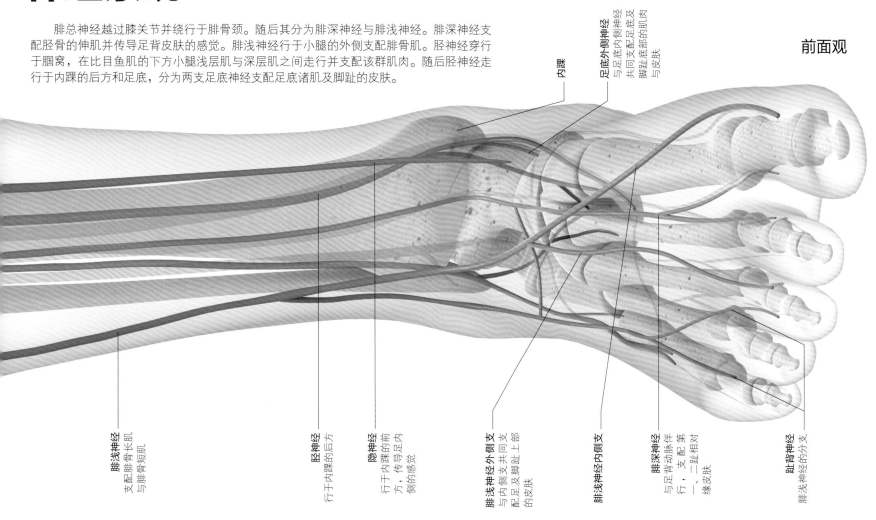

腓浅神经
支配腓骨长肌
与腓骨短肌

胫神经
行于内踝的后方

隐神经
行于内踝的前
方，传导足内
侧皮肤的感觉

腓浅神经外侧支
与内侧支共同支
配足及脚趾上部
的皮肤

腓深神经内侧支

腓深神经
与足背动脉伴
行，支配第
一、二趾相对
缘皮肤

趾背神经的分支

腓浅神经的分支

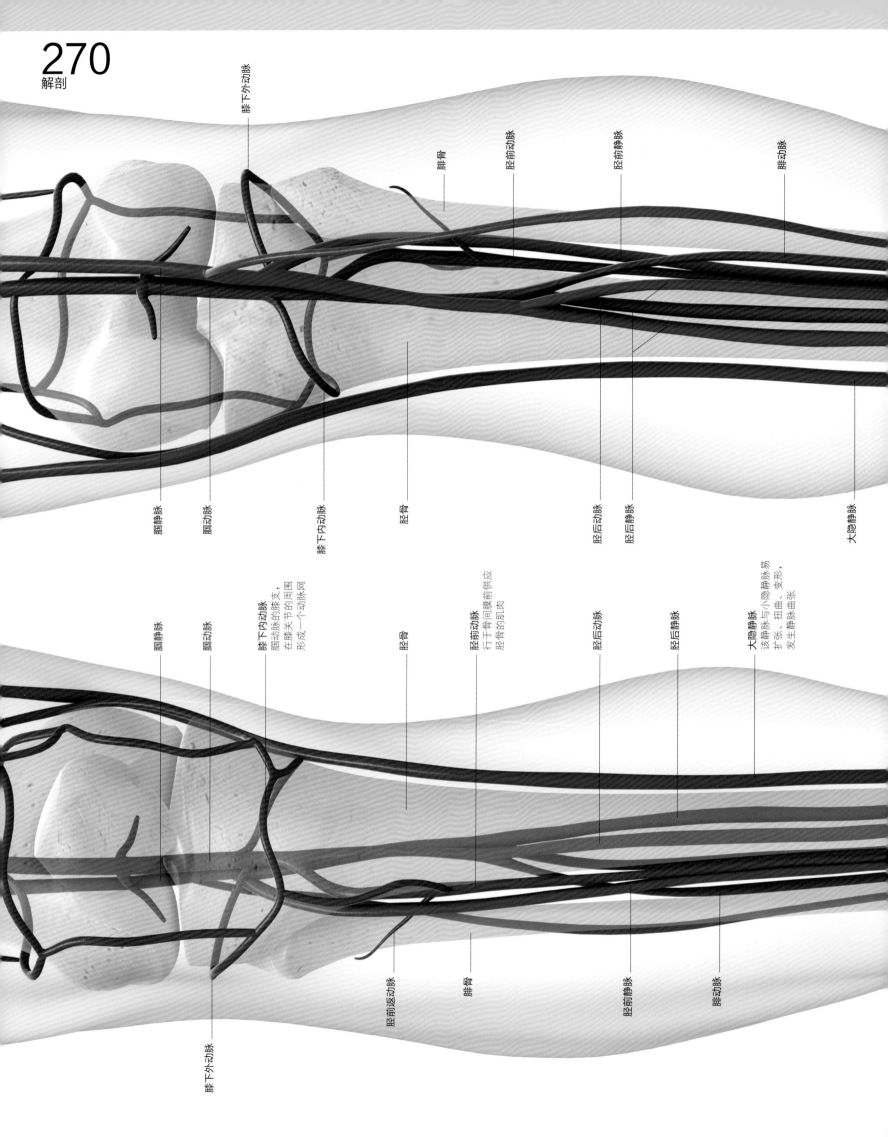

膝下外动脉

腘静脉

腘动脉

膝下内动脉

胫骨

胫后动脉

胫前静脉

大隐静脉

腓骨

胫前动脉

胫前静脉

腓动脉

膝下外动脉

膝下外动脉

腘静脉

腘动脉

膝下内动脉
腘动脉的膝支，
在膝关节的周围
形成一个动脉网

胫骨

胫前动脉
行于骨间膜前供应
胫骨前的肌肉

胫后动脉

胫后静脉

大隐静脉
该静脉与小隐静脉易
扩张、扭曲、变形，
发生静脉曲张

胫前返动脉

腓骨

胫前静脉

腓动脉

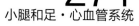

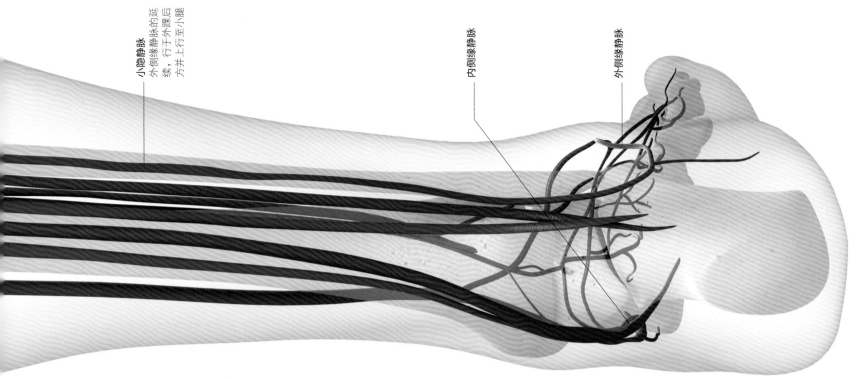

小隐静脉
外侧缘静脉的延
续，行于外踝后
方并上行至小腿

内侧缘静脉

外侧缘静脉

后面观

小腿和足
心血管系统

　　腘动脉行于膝后方深部并分为两支：胫前动脉与胫后动脉。前者穿行于胫骨与腓骨间的骨间膜，供应胫骨的伸肌群。下行于踝关节至足背续为足背动脉。后者发出腓动脉供应小腿外侧的肌肉与皮肤。胫后动脉主干在小腿与胫神经伴行，并与神经相似发出足底支支配足底。足背的浅静脉形成静脉网由大隐静脉引流。

前面观

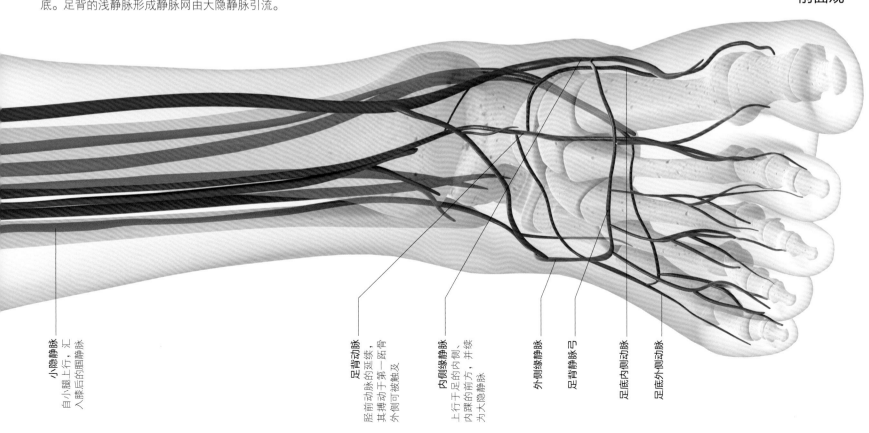

小隐静脉
自小腿上行，汇
入于膝后的腘静脉

足背动脉
胫前动脉的延续，
其搏动于第一跖骨
外侧可被触及

内侧缘静脉
上行于足的内侧、
内踝的前方，并续
为大隐静脉

外侧缘静脉

足背静脉弓

足底内侧动脉

足底外侧动脉

1

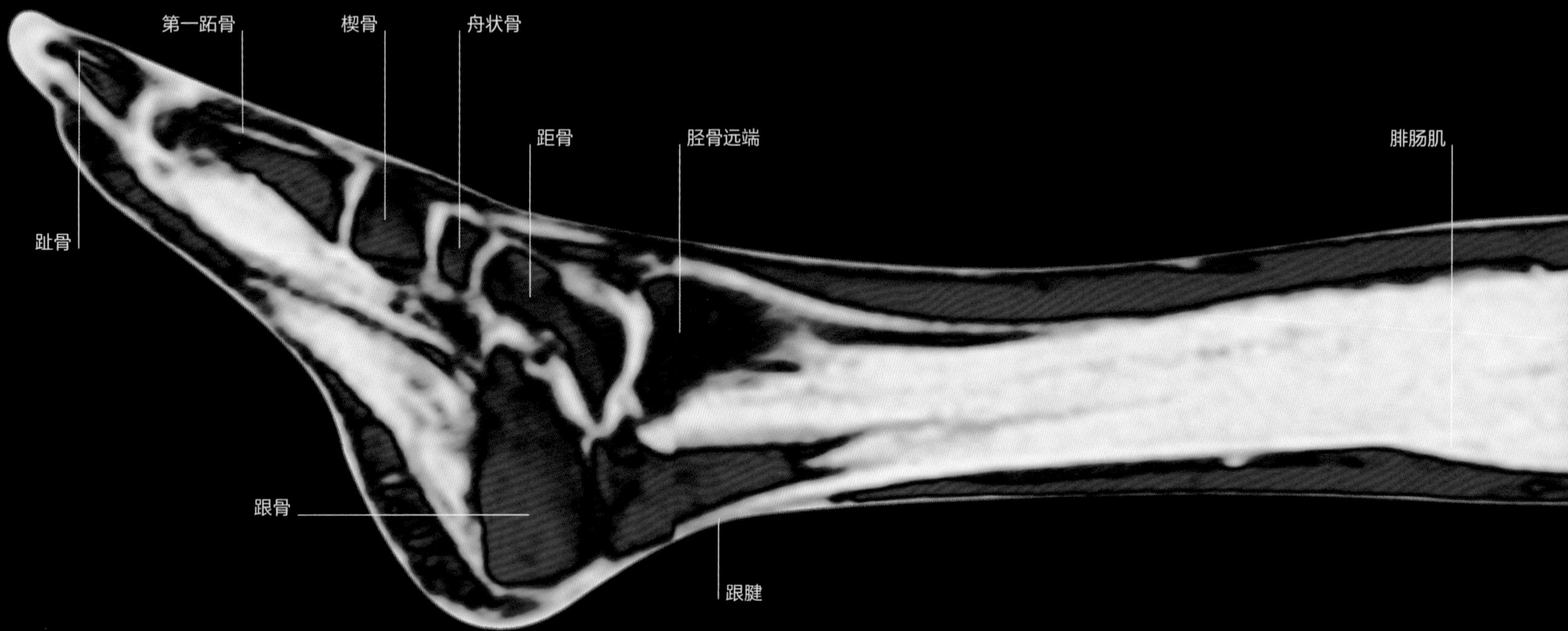

第一跖骨　楔骨　舟状骨

趾骨

距骨　胫骨远端　腓肠肌

跟骨

跟腱

2

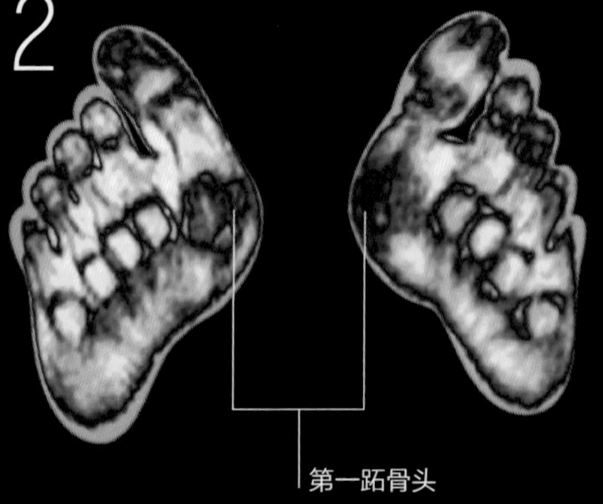

第一跖骨头

3

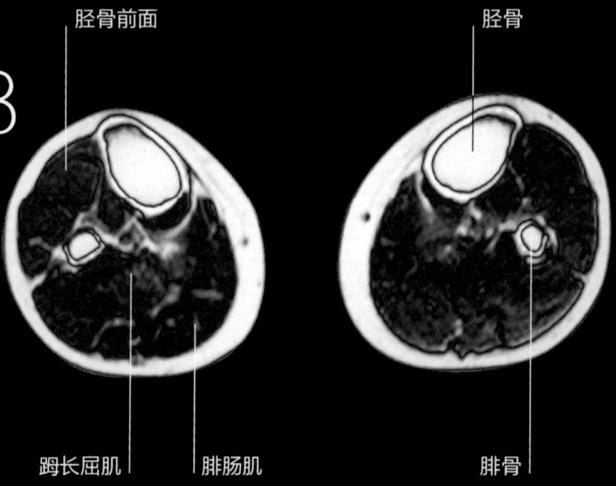

胫骨前面　胫骨

蹈长屈肌　腓肠肌　腓骨

4

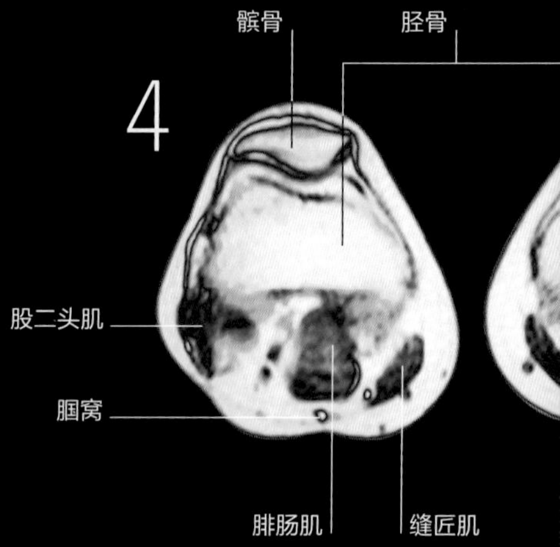

髌骨　胫骨

股二头肌

腘窝

腓肠肌　缝匠肌

下肢和足

核磁共振扫描

扫描层面

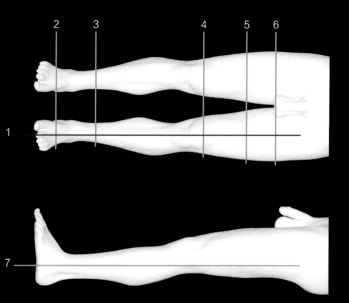

通过大腿和小腿的轴位断层扫描序列可以显示骨周围肌肉的排列，同一肌群被纤维样的筋膜包裹，所以在大腿和小腿内各形成了3个肌间隔：大腿内区分屈肌、伸肌和内收肌；小腿内区分屈肌、伸肌和腓骨肌。神经和深层血管也被包绕在筋膜鞘内形成血管神经束。断面2显示的是前脚掌的骨，下肢胫腓骨周围的肌肉在断面3上显示。断面4显示在膝关节层面，髌骨和股骨的髌面在外形上契合得非常巧妙。在膝关节的背面，血管神经束也可以清晰地显示在腘窝内，后群肌肉位于腘窝两侧。断面5和6经过大腿中部和上部，显示强有力的股四头肌和围绕在股骨周围的后群肌肉。

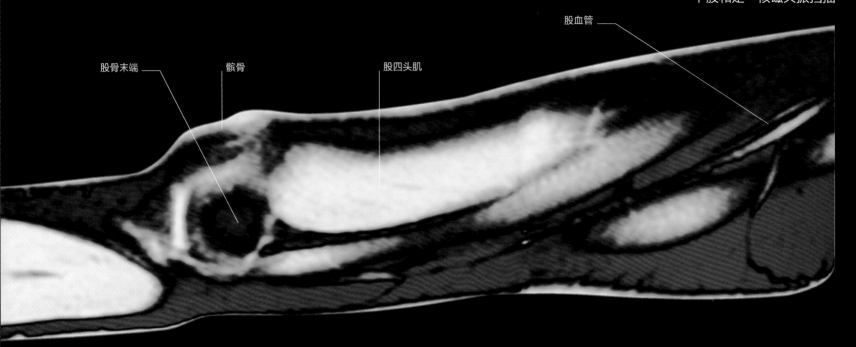

股骨末端　　髌骨　　　　　　股四头肌　　　　　　　　　　　股血管

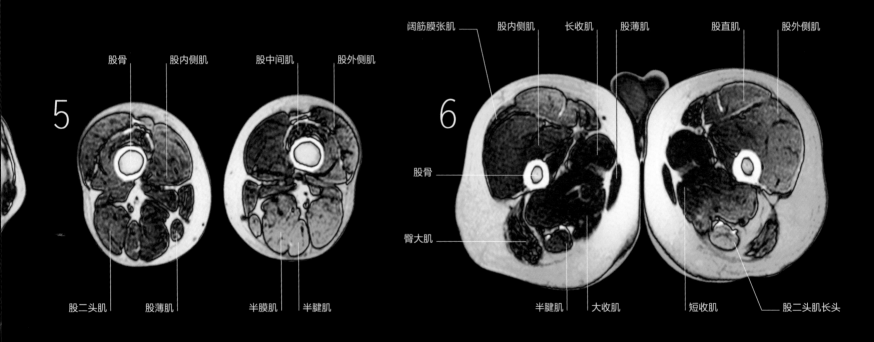

阔筋膜张肌　股内侧肌　长收肌　股薄肌　　　股直肌　股外侧肌

股骨　股内侧肌　　股中间肌　股外侧肌

5

6

股骨

臀大肌

股二头肌　股薄肌　　半膜肌　半腱肌　　　半腱肌　大收肌　　　短收肌　　股二头肌长头

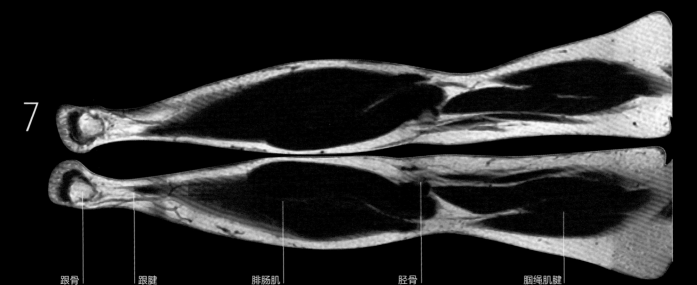

7

跟骨　　　　跟腱　　　　　腓肠肌　　　　　胫骨　　　腘绳肌腱

人体生理学

人体的生理机能起始于分子水平。即便是简单意识范围内的感觉也能追溯到细胞表面上的微小生化反应。从非意识性的生命基本活动到有意识的高级机体活动,人体无时无刻都在进行着大量的机能反应。

274
人体生理学

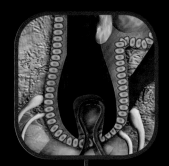

毛发

浓密的头发能够保持头部的温度，良好的体毛可以增强皮肤的感觉灵敏度。所有的可见毛发都是无生命的，只有那些处于发根处的毛发才具有生命。毛发并非一直处在生长中，它们具有生长—静止的周期性活动。

皮肤

表层皮肤每月都要自我更新一次。皮肤的纹理都是各人独有的，故每个人的指纹都互不相同。

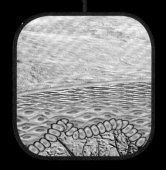

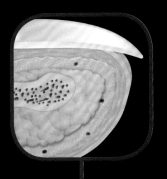

指（趾）甲

指（趾）甲一直在不停地生长和自我修复，不仅保护手指和脚趾，而且还能增强它们的感觉灵敏度。

皮肤、毛发和指甲

身体被表皮、毛发和指（趾）甲所保护。它们都有一定的韧性，这种韧性源于一种称为角蛋白的纤维蛋白。毛发和皮肤的光泽会反映出人的健康水平和生活方式，例如饮食。

皮肤、毛发和指甲

皮肤及其附属物：毛发和指甲，构成了人的体表，它们又称为皮肤系统。皮肤有许多功能，包括感觉、体温调节、合成维生素D和保护人体的内部组织等。

保护

皮肤作为一件"有生命的外套"覆盖着全身的器官。它有许多保护性功能。这些功能大部分由皮肤的最外层——表皮承担。表皮最上层由扁平、死亡的细胞构成，这些细胞内充满坚硬、不透水的角蛋白。表皮形成了一道可以自我更新的物理屏障，避免损伤波及身体内部组织，它的不透水性可以避免水分渗入或流出组织。此外，它还能过滤掉有害的太阳光。

皮肤的结构

从横断面来看，皮肤由两层构成。上层为上皮细胞构成的较薄的表皮；下层为由结缔组织构成的较厚的真皮。真皮下是一层具有保温功能的脂肪。

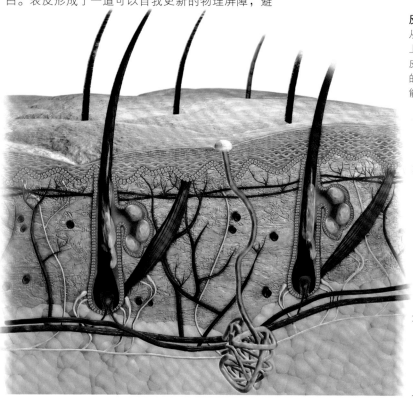

表皮
表皮是处在最上面的保护层，大部分由坚硬的扁平的细胞构成

真皮
真皮包含许多血管、汗腺和感受器

皮下脂肪
皮下脂肪是隔热的，而且具有缓冲震荡和储存能量的功能

皮肤修复

皮肤覆盖于身体的最外层，所以很容易受到损伤。然而小的切口会很快由皮肤的自我修复系统修复，从而避免污物和病原体侵入。当皮肤被刺穿后，损伤的细胞释放化学物质，吸引血小板促进血凝块形成；趋化中性粒细胞吞噬病原体和吸引成纤维细胞修复结缔组织。

损伤
皮肤上小的切口会引起出血。损伤的细胞释放化学物质吸引具有修复和防御功能的细胞。

损伤部位
表皮
基底层
真皮
破损的血管

凝血
血小板将纤维蛋白原转化为纤维蛋白，网罗红细胞形成血凝块从而止血。

血凝块
成纤维细胞

堵塞
血凝块收缩，堵塞伤口。成纤维细胞增殖并修复损伤组织。

血凝块收缩
新生组织

结痂
组织修复完成后，上面仍有干燥的血凝块或痂保护，它们最终会脱落。

痂
瘢痕

紫外线防护

太阳光由一系列形式的光辐射组成，包含可见光、红外线和紫外线。其中一种称为UVB的紫外辐射会损伤表皮基底层细胞的DNA，可能引起皮肤癌。皮肤通过合成一种黑褐色的色素——黑色素来吸收和过滤UVB辐射，从而保护自身免受紫外线的伤害。黑色素是由黑素细胞合成的。黑素细胞散在分布于普通上皮细胞或表皮基底层的角化细胞之间。

黑色素释放

黑色素是由膜包裹的被称为"黑素体"的小体合成的。这些小体沿黑素细胞的突起游走，到达相邻细胞的顶层，在那里释放黑色素颗粒。

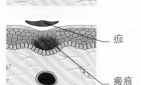

表层
死亡的扁平细胞

黑色素颗粒
散在分布于角质细胞之间

角质细胞
表皮细胞

突起
将黑素体散布到角质细胞上

黑素细胞
产生黑素体

厚度

在体表的不同部位，皮肤的厚度不同。最薄处为眼睑和嘴唇的薄弱皮肤，约为0.5毫米。最厚处为足底的皮肤（经常裸足行走的人多见），约为4毫米，这反映出足底皮肤会有相当程度的磨损。尽管真皮是决定皮肤厚度的主要部分，但是在最易受到摩擦的区域，坚硬、角化的表皮增厚的程度要超过真皮的变化。

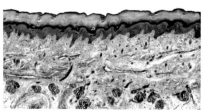

较薄皮肤
上图所示为眼睑区的皮肤，可以看出表皮要比真皮薄得多（分界为淡紫色区域下方锯齿状的线）。

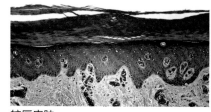

较厚皮肤
图示为足底皮肤。表皮层（紫色区域）很厚以提供足够的保护。

感觉

皮肤是一种感觉器官，它能够感受不同种类的触碰。它对外界刺激做出反应，向大脑的感觉区传递信息，从而使我们能够感知周边的环境(详见321页)。皮肤不是一个特殊的感觉器官，它与眼不同，眼的感觉感受器集中在一个特定的区域，而皮肤的感受器则分布于皮肤各处。在有些区域，例如指尖和嘴唇比腿背部感受器分布密度大，因此指尖和嘴唇的感觉要比腿部精细敏感得多。多数的感受器都是机械感受器：当受到牵拉或挤压时，它们将神经冲动传送到大脑。还有的是感受环境温度变化的温度感受器，其他的是伤害感受器或者疼痛感受器(详见311页)，当皮肤受到伤害的时候会释放一些化学物质。

皮肤感受器

真皮中每种感受器的位置都与其特定的功能相适应。处于真皮深部的较大感受器是感受压力的，而接近皮肤表面的较小感受器是感受轻触觉的。感受器由神经末梢组成，这些神经末梢有的有结缔组织囊包裹（有囊末梢），有的没有（游离末梢）。

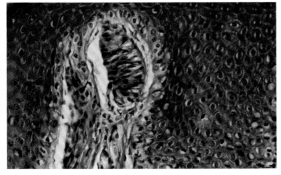

指尖感受器
上图为指尖皮肤横断面的显微照片，图中显示有触觉小体（Meissner's corpuscle）。触觉小体是皮肤诸多感受器中的一种，它处于表皮深部，被密集排列的表皮细胞包围。

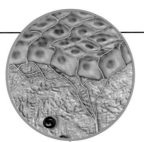
游离神经末梢
这些分支的游离端会穿入表皮。其中一些对冷、热刺激起反应，感受温度的变化；其他的是伤害感受器，会感受疼痛。

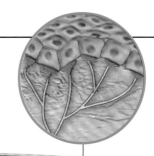
默克尔（Merkel）触盘
Merkel触盘是末端如圆盘一样连接着表皮细胞的神经末梢。它们分布于真皮与表皮交界处，感受很轻柔的触碰和轻微的压力。

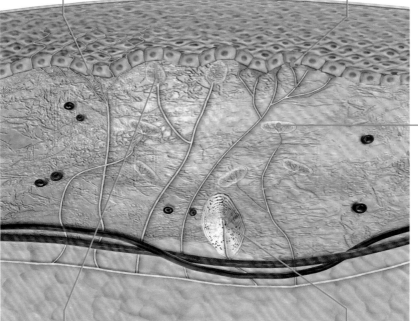

鲁菲尼氏（Ruffini）小体
Ruffini小体由小囊包裹的神经末梢构成。它们感受对皮肤的牵拉和皮肤深部连续的压力。在指尖，它们感受手指滑动运动，并辅助完成握持动作。

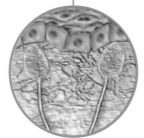
Meissner's触觉小体
触觉小体是一种有囊感受器。它在感觉较为敏感的无毛发区域分布较多，例如指尖、手掌、足底、眼睑、乳头和嘴唇。它对轻柔的触觉和轻微的压力敏感。

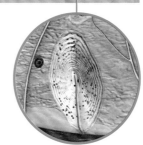
帕西尼氏（Pacinian）环层小体
环层小体是一种较大的、卵圆形的感受器，位于真皮深部。环层小体的神经末梢被多层环形结构包围，形似切开的洋葱。当受到外力挤压时，它感受较强的、持久的压力和振动。

温度调节

在自主神经系统的控制下（详见297页），皮肤在体温调节方面起着重要的作用。通过体温调节机制，人体的温度能够保持在37℃左右，这个温度能够使细胞保持最高的活性。皮肤主要通过两种方式调节体温：收缩或舒张真皮的血管和出汗。毛发的竖起与放平是哺乳动物的一个特征动作。但是对于人类，除了形成"鸡皮疙瘩"以外，立毛肌收缩已经没有什么特定的意义了。

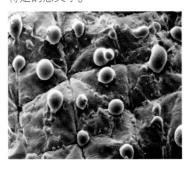

汗液
炎热的时候，汗腺分泌汗液，形成小液滴释放到皮肤表面并蒸发，从身体带走热量，使体温降低。

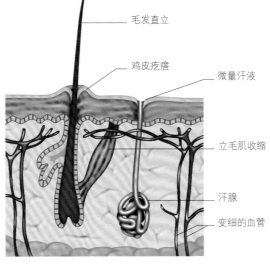

毛发直立 / 鸡皮疙瘩 / 微量汗液 / 立毛肌收缩 / 汗腺 / 变细的血管

寒冷
寒冷的时候，血管收缩（变细）减少血流，以减少皮肤散热。汗腺几乎不分泌汗液，从而保留身体的热量。

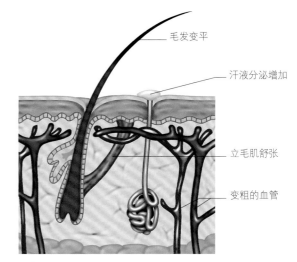

毛发变平 / 汗液分泌增加 / 立毛肌舒张 / 变粗的血管

炎热
炎热的时候，血管扩张（变粗），增加皮肤血流从而增加皮肤散热。大量汗液蒸发从而降低身体的温度。

握持

　　手和足的底面是唯一有平行的浅沟形成表皮嵴的皮肤区域。这些沟和嵴共同形成的曲线纹路对于每个人来说都是独特的。表皮的嵴增加了摩擦力，从而大大增强了手和足握持物体的能力。这些嵴富于汗腺，特别是在手指处尤为明显，因此手指留下的汗迹会形成指纹，可以用于鉴定身份。

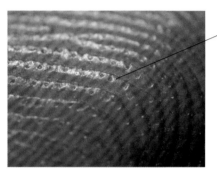

汗孔
表皮嵴的顶部有
大量汗孔

表皮嵴
左图放大显示了指尖底
面皮肤上紧密排列的表
皮嵴。

皮肤更新

　　随着皮肤的磨损，由死亡的扁平细胞构成的表皮上层不断脱落，每分钟有成千上万个细胞会脱落。丢失的皮屑由不断进行有丝分裂的表皮基底层细胞产生的新细胞替换（详见21页）。当这些细胞不断向皮肤表面靠近时，它们之间的连接更加紧密，逐渐充满坚硬的角蛋白，最终变成扁平状并死亡，形成一层鳞片状的、互相连接的屏障，整个过程大约持续一个月。

表皮的各层细胞
组成表皮的不同层面的细胞包括形似方盒的基底细胞、有尖状突起的棘细胞、较扁的颗粒细胞和死亡的表层细胞。

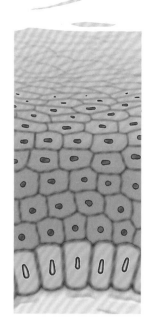

表面层细胞
是完全由角蛋白
填充的、死亡的
扁平细胞

颗粒细胞
内含角蛋白颗粒

棘细胞
是与临近的细胞
紧密相连的多边
形细胞

基细胞
是不断增生的干
细胞

皮肤的颜色

　　一个人皮肤的颜色是由皮肤黑色素的含量和分布所决定的。黑素细胞合成的黑色素储存于黑素小体中，每个黑素细胞有许多与临近的角化细胞相接触的分支突起，黑素小体就从这些突起的顶端释放出去。颜色较深皮肤的黑素细胞体积较大（而不是更多），因而能产生更多的黑素小体，并释放更多的黑色素。所以角化细胞中的黑色素更多。浅色皮肤的黑素细胞较少，其中包含的黑色素也少。不论皮肤是什么肤色，阳光中的紫外线都会刺激黑色素合成，使皮肤呈现古铜色。

从深色到浅色

下图中深色、中间色、浅色皮肤的图片清楚地显示出了不同颜色皮肤的黑素细胞体积、黑素小体和黑色素分布的不同。

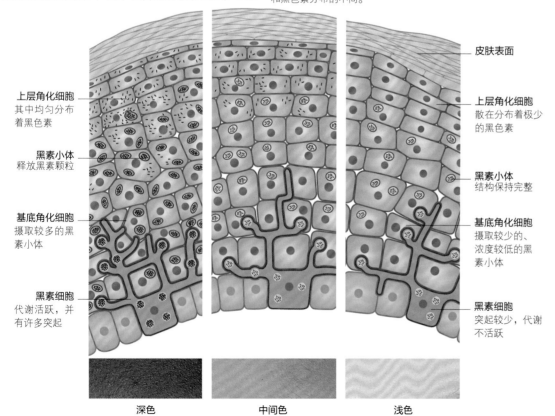

上层角化细胞
其中均匀分布
着黑色素

黑素小体
释放黑素颗粒

基底角化细胞
摄取较多的黑
素小体

黑素细胞
代谢活跃，并
有许多突起

皮肤表面

上层角化细胞
散在分布着极少
的黑色素

黑素小体
结构保持完整

基底角化细胞
摄取较少的、
浓度较低的黑
素小体

黑素细胞
突起较少，代谢
不活跃

深色　　　　中间色　　　　浅色

4千克

这是成人皮肤的平均**质量**，使之成为全身**质量最大**的器官。

维生素D的合成

　　除了从食物中摄取以外，皮肤还可以利用阳光合成维生素D。UVB射线透过表皮，将胆固醇转化为维生素D3。维生素D3是维生素D的无活性形式。维生素D3随血液运输到肾，在肾转化为骨化三醇，即维生素D3的活性形式。由于黑色素会过滤紫外线，所以深色皮肤的人需要更多的紫外线辐射才能合成等量的维生素D。紫外线辐射可以用紫外线指数衡量。

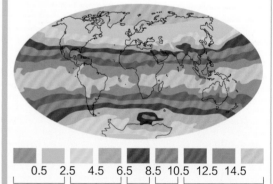

0.5	2.5	4.5	6.5	8.5	10.5	12.5	14.5
低		中		高	很高	极高	

紫外线辐射指数
这张地图说明了一天中地球各处接受的太阳紫外线辐射量是不同的。深色皮肤的人如果营养不良并生活在低紫外线辐射区域，可能会患维生素D缺乏症。

毛发的功能

人体有数百万根毛发，仅头皮上就有10万多根。没有毛发的地方只有嘴唇、乳头、手掌和足底，以及生殖器的部分区域。对于我们多毛的祖先来说，体毛提供了一种保护，而现在衣服替代了体毛的功能。毛发主要有两种：粗大的、较硬的毛发，例如头部和鼻孔、成人腋窝和阴部的毛发；多见于儿童和女性皮肤的短的、柔软的毫发。不同部位生长的毛发有不同的功能。

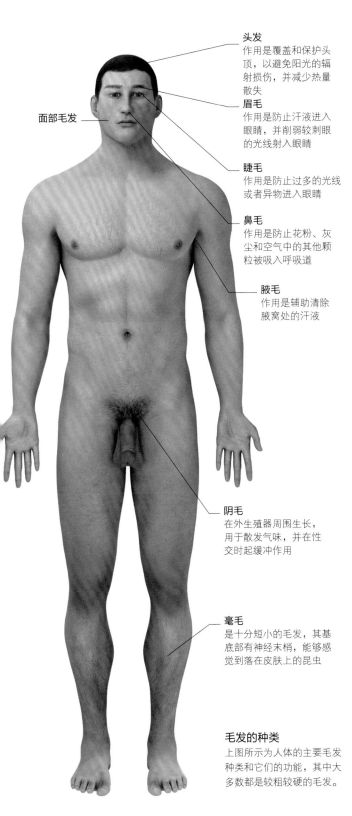

面部毛发

头发
作用是覆盖和保护头顶，以避免阳光的辐射损伤，并减少热量散失

眉毛
作用是防止汗液进入眼睛，并削弱较刺眼的光线射入眼睛

睫毛
作用是防止过多的光线或者异物进入眼睛

鼻毛
作用是防止花粉、灰尘和空气中的其他颗粒被空气吸入呼吸道

腋毛
作用是辅助清除腋窝处的汗液

阴毛
在外生殖器周围生长，用于散发气味，并在性交时起缓冲作用

毫毛
是十分短小的毛发，其基底部有神经末梢，能够感觉到落在皮肤上的昆虫

毛发的种类
上图所示为人体的主要毛发种类和它们的功能，其中大多数都是较粗较硬的毛发。

毛发的生长

毛发是从毛囊的真皮深孔中生长出的角化的、死亡的杆状细胞群。毛干会长出皮肤表面以外，而它的根部在皮肤下面。在毛发的基底处，发根膨大成毛球，其中包含许多增殖旺盛的细胞，随着新细胞的产生，老细胞向上推进，使得毛发的长度增加。毛发的生长周期包括生长期和静息期。在生长期，毛发每个月生长大约1厘米，并持续3~5年，直至其脱落。在静息期，毛发生长停止，并最终从基底部脱落。每天大约有100根头发脱落而被新生的头发取代。

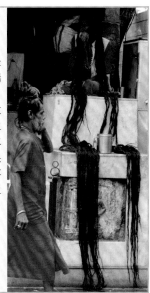
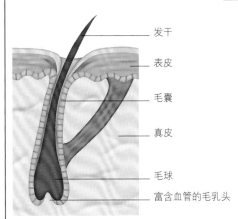

发干
表皮
毛囊
真皮
毛球
富含血管的毛乳头

静息期
当毛发的长度达到最大值时，毛发进入长达几个月的静息期。发根处的细胞停止分裂，发根萎缩，发干停止生长。

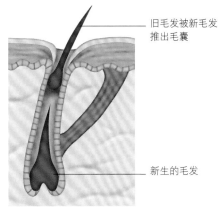

旧毛发被新毛发推出毛囊

新生的毛发

生长期
当静息期结束时，毛发基底部毛囊中的细胞开始分裂，并形成新芽。发干快速生长，并将旧的毛发推出毛囊。

指甲

指甲具有坚硬的片状结构，能够覆盖并保护易受伤害的手指尖和脚趾尖。指甲还能够辅助手指握持小物体和搔痒。每个指甲都有一个嵌入皮肤的指甲根，还有一个甲体和一个游离缘。基质中形成的指甲细胞不断向前推进，当指甲滑过甲床时逐渐充满角蛋白。手指甲是脚趾甲生长速度的3倍，而且在夏天比在冬天长得快。

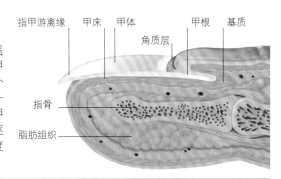

指甲游离缘　甲床　甲体　　　甲根　基质
角质层
指骨
脂肪组织

角蛋白

指甲是由死亡的扁平细胞形成的，其中充满了坚硬的、具有特定结构的角蛋白。右图的显微照片显示了扁平的指甲细胞是怎样形成纤薄、互相交错的片状结构的。这种结构使指甲不仅非常坚硬，而且呈现半透明的状态，因此透过指甲可以看到下面淡粉色的真皮。在发干和表皮细胞中也有角蛋白，而指甲和毛发也由它们构成。

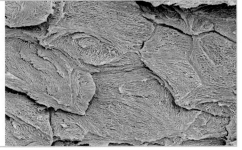

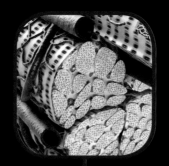

肌肉

骨骼肌含有粗肌丝和细肌丝，使得它能够有力地收缩，从而使人体能够自由运动。

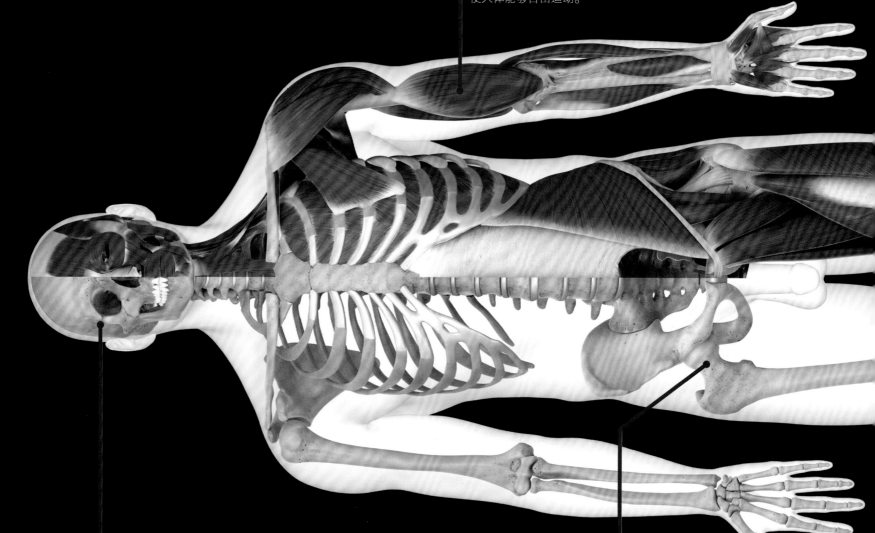

骨头

人体约有206块骨头。骨骼很坚硬，而且有些骨含有能产生红细胞的骨髓。

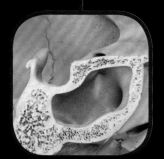

韧带

韧带连结两块骨，它有一定的弹性以便协调自由运动，同时也有一定的韧性维持关节稳定。

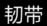

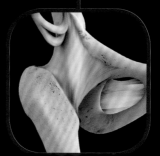

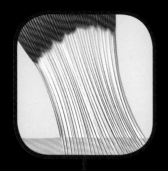

肌腱

坚韧且有弹性的肌腱将肌肉连结到骨。它们非常强劲，能够在肌肉的强力牵拉下仍然保持与骨的连结。

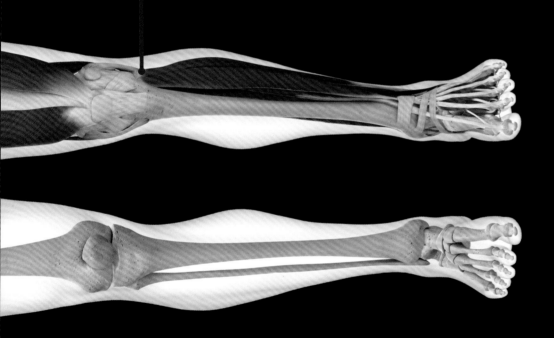

肌肉骨骼系统

骨、肌肉、肌腱和韧带形成的整体系统使人体能够自由运动。这些活动大到整个身体的运动，例如行走；小到比较精细的手指敲击动作，例如在键盘上打字。

骨的功能

骨不是一个无生命的结构，而是一个强壮、轻盈、灵活的框架。骨能够支持人体，保护脆弱的内部脏器，完成随意运动。此外，骨内储存着矿物质，红骨髓有造血功能。

骨的分类

为了方便描述骨的结构和功能，骨可以分为两类：中轴骨和附肢骨。中轴骨含有206块骨中的80块。中轴骨形成了贯穿人体中心的长轴，起保护和支持作用。中轴骨包括颅骨、脊柱、肋骨和胸骨。附肢骨包含126块骨，使我们能够在不同地点之间移动和操纵物体。附肢骨由上、下肢骨和与中轴骨连接的肢带骨组成。肩胛骨和锁骨构成的肩带骨将上肢骨连结到其余的骨上。由两块髋骨构成的强硬的盆带骨连结大腿骨。

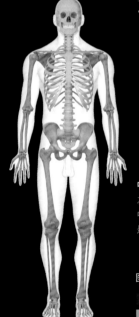

中轴骨及其连结
左图上色的骨架清晰地显示出了中轴骨构成的核心骨架，附肢骨悬挂或连结在上面。

图示

▨ 肢带骨
■ 中轴骨

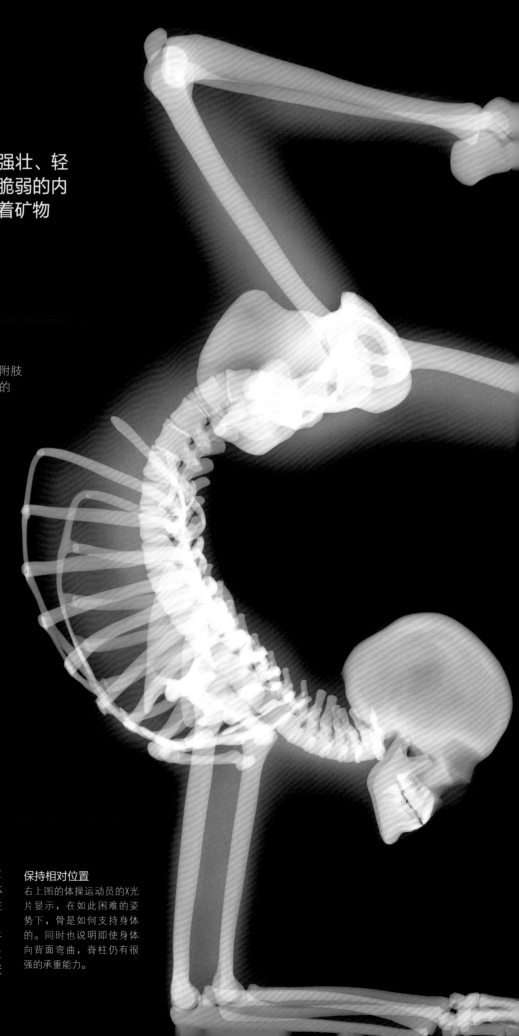

支持

如果没有骨的支持，人体会瘫软成一团。不论是坐下、站立还是处于其他的状态，骨都能够维持人体的基本形态并支撑人体（见右图）。对于骨本身来说，每块骨都有不同的支持功能。脊柱是人体的主轴，支撑着躯干，它最上端的颈部支持头部的重量。脊柱为肋骨提供附着点，从而形成胸壁。脊柱还决定了头和躯干的相对位置，并将它们的重量通过盆部传递到腿部——我们站立时承重的支柱。盆部本身则支持着下腹部的器官，例如膀胱和肠。

保持相对位置
右上图的体操运动员的X光片显示，在如此困难的姿势下，骨是如何支持身体的。同时也说明即使身体向背面弯曲，脊柱仍有很强的承重能力。

运动

人体的骨骼并不是一个僵硬的、不可弯曲的结构。在两块骨相接的地方形成关节，其中绝大多数可进行灵活的相对运动。关节活动的范围是由多种因素决定的，包括关节的构造、关节与韧带、骨骼肌连结的紧张程度。每块骨都有骨骼肌的肌腱附着的特定位点。肌肉通过收缩牵拉骨，从而完成一组运动，例如跑步、抓持物体和呼吸。

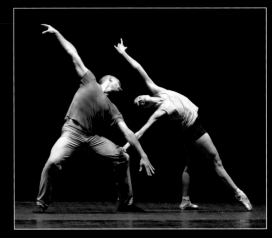

技巧性动作
舞蹈者通过多年的训练使得关节灵活、肌肉有力，从而完成如右图所示的精确掌控、平衡良好的优雅动作。

保护

如果没有骨骼，特别是颅骨和胸廓的保护，像脑和心这些器官很容易受损。颅骨由相互连接的骨组成，其中8块形成了像头盔一样的头盖骨——一个围绕着脑的强硬的、自我支撑的结构。头盖骨还容纳着耳的内部，与面骨一起形成了容纳和保护眼球的眼眶。胸廓是一个圆锥形的具有保护性的笼状框架，并使胸腔保持一定的形状，从而保护心和肺，以及包括主动脉、上腔静脉、下腔静脉在内的胸腔大血管，它还为肝、胃和其他上腹部器官提供一定的保护。

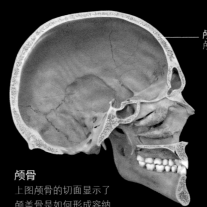

颅盖骨
颅顶包绕着脑

颅骨
上图颅骨的切面显示了颅盖骨是如何形成容纳脑的颅腔和起支撑面部作用的面骨的。

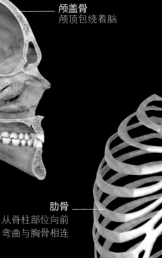

胸骨
通过弯曲的肋软骨连接肋骨

肋骨
从脊柱部位向前弯曲与胸骨相连

肋软骨
连接肋骨和胸骨

胸廓
胸廓由胸骨、肋软骨、12对肋和脊柱中间的12个胸椎构成（图中没有显示胸椎）。

血细胞的产生

骨中的红骨髓每天会产生数十亿个新的血细胞。在成年人中，红骨髓存在于中轴骨、肩带和盆带骨、肱骨和股骨的顶端。在红骨髓中，血细胞由未分化的被称为原始血细胞的造血干细胞形成。它们不断分裂，其后代通过不同的成熟途径成为红细胞或白细胞。在红细胞的成熟过程中，原始血细胞的后代逐渐失去细胞核，并充满血红蛋白，最终成为红细胞（详见327页）。

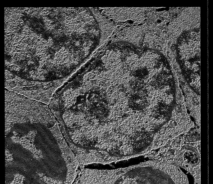

幼红细胞
在红细胞形成的早期，这些幼红细胞仍然具有一个巨大的细胞核（图中染成红色），并且迅速分裂。

矿物质的储存

骨中含有人体99%的钙，并且还储存着其他的矿物质，例如磷酸盐。钙离子和磷酸盐离子在需要的时候会释放入血或从血液中清除。以钙离子为例，钙离子对于肌肉收缩、神经冲动的传导和凝血来说是必需的。钙盐使牙齿和骨骼变得坚硬。在对压力与对相互拮抗的降钙素和甲状旁腺素的反应过程中，骨在不停地重塑，而这些过程又分别刺激了钙在骨骼中的储存和骨钙释放。从整体上来看，这些多种多样的过程保证了钙在有需要的时候从骨中释放或储存在骨中，从而维持血钙浓度的稳定。

骨

骨表面上看起来是无生命的器官，但它是由代谢活跃的细胞和组织构成的。在胎儿发育和儿童的成长过程中，这些组织和细胞使得骨能够不断生长。此外在整个生命过程中，这些组织还能够不断修饰成形的骨，从而保证它们足够强壮以适应每天承受的压力。

骨的生长

骨骼的生长和发育从胚胎早期就已经开始，并持续到青春期结束。胎儿的骨骼主要由有弹性的结缔组织构成：纤维膜或几块透明软骨。当胎儿8周大的时候，成骨过程启动，开始将这些结构替换为坚硬的骨组织。在接下来的几个月和几年中，骨不断地生长和发育，将原始结缔组织替换成骨基质的成骨过程有两种方式：膜内成骨将纤维膜替换为骨组织，从而形成颅骨（参见下图），软骨内成骨通过替换透明软骨来形成除颅骨以外的大多数。右图所示的过程为长骨的软骨内成骨过程——以胚胎时期的软骨为模板，最终形成6岁儿童拥有的更加坚硬、承重能力更强的骨。这样的骨还会在长度和宽度上有所增加，从而使幼儿的身体不断成长。

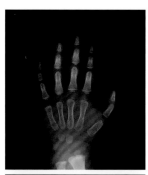

骨的发育
左上图放射成像照片所示是3岁儿童的指关节和腕部的大部分软骨，那里是骨化逐渐发生的地方。成人的手（左下图）腕部所有的骨都已经出现，关节也完全形成。

颅骨

颅部的扁骨在膜内成骨的整个过程中都在不断地生长和发育，这个过程从受精后胚胎发育两个月左右开始（详见第399页）。纤维结缔组织膜形成了骨的模型。骨化中心在膜内形成，并释放骨基质，最终形成由密质骨包围松质骨而成的网格结构。在出生时，骨化过程尚未完成，所以颅骨的囟门处仍然由纤维膜构成的非骨性结构连接（详见404页）。大约在2岁时，囟门闭合。这些柔软的、富含纤维的关节使得颅骨的形状可以变化，从而使婴儿易于从产道出生。

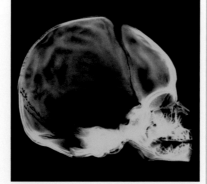

婴儿的颅骨
上图所示的X光片显示围绕脑的两块骨之间的前囟门（暗色区域）。囟门使婴儿的脑可以扩展和生长。

7周的胚胎
软骨细胞为未来的长骨提供模型。软骨有清楚可见的骨干，每端各有一个骨骺。通过不断的分裂和分泌更多的骨基质，软骨细胞使"骨"生长得更宽和更长。

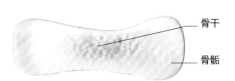

骨干
骨骺

10周的胎儿
骨干中部的软骨细胞使周围的骨基质钙化变硬，最终形成一个小腔隙，里面有运输营养物质的血管和成骨细胞。成骨细胞会制造松质骨，从而形成初级骨化中心。

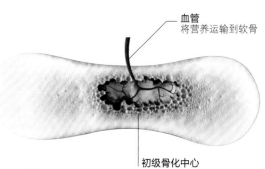

血管
将营养运输到软骨

初级骨化中心

12周的胎儿
初级骨化中心会占据变大的、骨化的骨干中央的大部分空间。在骨干的中央，破骨细胞降解新生成的松质骨从而形成骨髓腔。骨骺处的软骨细胞分裂使骨继续伸长。同时，每个骨骺基部的软骨也在不断地被骨取代。

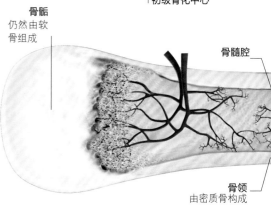

骨骺
仍然由软骨组成

骨髓腔

骨领
由密质骨构成

出生时的婴儿
初级骨化中心仍然在不断工作，使骨继续伸长。在每个骨骺的中心，具有独立血供的次级骨化中心形成。在次级骨化中心，软骨被松质骨取代，但是骨骺不会形成骨髓腔。骨干的骨髓腔充满了可以造血的红骨髓。

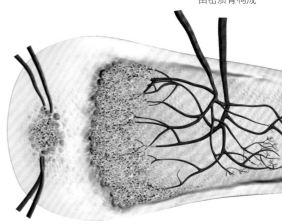

儿童发育过程中
透明软骨只存在于两处：作为关节软骨包裹骨骺，以及位于骨干和骨骺之间的骺生长板。骺板处的软骨细胞不断分裂，使骨骺远离骨干，从而使骨伸长。同时，临近骨干处的骨骺软骨也被骨取代。这个过程会持续到青春期，这时骨骺板消失，骨骺和骨干融合，骨的生长发育完成。

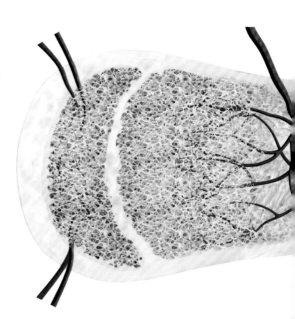

骨的重塑

在整个生命过程中，骨的重塑过程一直在进行。在这个过程中，旧的骨组织被清除，新的骨组织添加进来。重塑可以使骨的强度最大化，从而适应不断改变的机械应力的需求。成人每年有近10%的骨骼被替换。重塑有两个阶段——骨吸收和骨沉积，这两个阶段是由破骨细胞和成骨细胞完成的。成骨细胞和破骨细胞的功能相反。破骨细胞降解并清除旧的骨基质，而后一组成骨细胞集中过来释放新的骨基质。重塑由两种机制调控。

首先，破骨细胞和成骨细胞会感受重力和肌肉紧张产生的机械应力。其次，甲状旁腺素（PTH）和降钙素两种激素分别刺激和抑制破骨细胞的活性，从而调控骨基质的钙离子释放。这种机制会维持血液的钙稳态，这对肌肉收缩和许多其他的生命活动来说都是十分必要的。

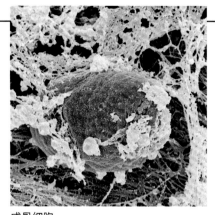

成骨细胞
成骨细胞（图中为红色）分泌骨基质的有机成分，并被骨基质环绕。然后骨基质会被钙盐矿化，从而形成坚硬的基质。

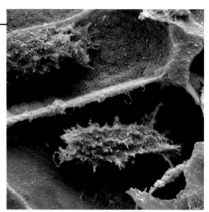

破骨细胞
破骨细胞（图中为紫色）沿着骨表面移动，并释放酶和酸性物质降解骨基质的有机成分和矿物成分形成空腔。

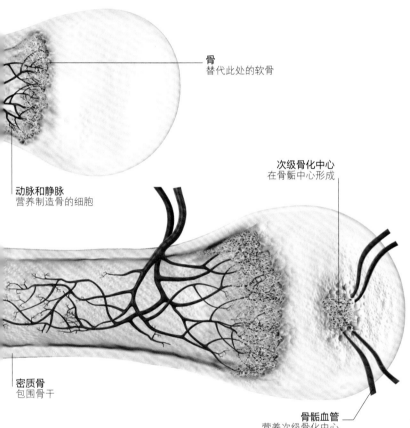

骨
替代此处的软骨

动脉和静脉
营养制造骨的细胞

密质骨
包围骨干

次级骨化中心
在骨骺中心形成

骨骺血管
营养次级骨化中心

锻炼

骨主要受两种主要的机械应力：由重力造成的向下的压力和肌肉活动骨时施加的张力。这些力在进行负重运动，如走路、跑步、跳舞或打网球时会增加。每周多次活动后，这些运动会刺激骨细胞重塑骨，使得它们的强度和质量明显比不活动的人大。

骨的质量在20多岁或30多岁时达到顶峰。在这个期间，有规律的锻炼和健康饮食会有许多好处。40岁以后，骨的强度和质量逐渐减少，但是如果在年轻时通过常规锻炼，其强度和质量有一定的提高，年龄造成的骨损失会减慢。对老年人来说，负重锻炼会逆转骨的强度和质量的衰减，从而减少骨质疏松症的发生风险（详见427页）。

特殊的人
太空中的锻炼

在太空轨道中的宇宙飞船上的宇航员在划船运动练习器上进行运动来抵消失重的负效应。在地球上，通过抵抗重力向下牵拉作用（即体重），骨一直维持着一定的强度和质量。在太空，骨几乎不需要抵抗重力，结果会使骨的强度变弱，并且每个月丢失最多1%的质量。尽管太空中的锻炼能够减少骨质量的丢失，但是这个过程是无法避免的。

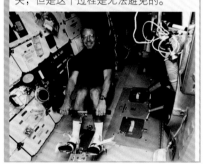

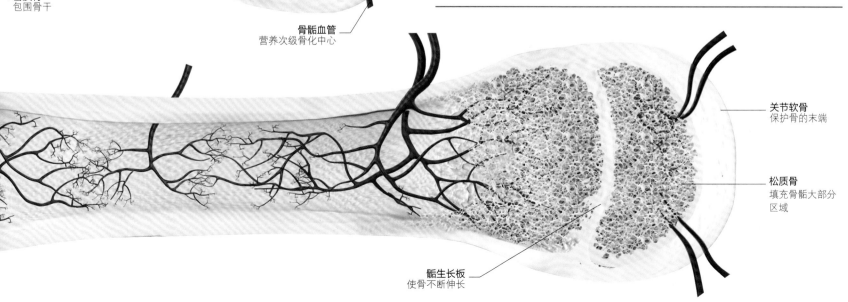

关节软骨
保护骨的末端

松质骨
填充骨骺大部分区域

骺生长板
使骨不断伸长

关节

在骨骼中，当两块或两块以上的骨相互连接时，会形成关节。这使得骨骼具有一定的灵活性，而且当骨被肌肉牵拉而经过关节时，骨仍保持有一定的活动性。关节是依据它们的结构特点和允许的运动种类进行分类的。

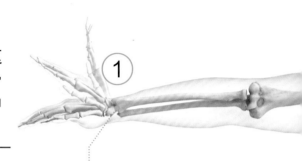

关节的工作机制

人体主要有320个关节，包括膝部和肩部的关节，都是可以自由移动的滑膜关节。它们使得人体可以进行很多运动，包括走路、咀嚼和写字。对于一个滑膜关节，骨的末端由像玻璃一样的、光滑的透明软骨保护，透明软骨是人体内最常见的软骨，它很强壮，但是仍然可以压缩。关节软骨可减少骨相对运动时的摩擦，并且在运动时可以缓冲冲击力，从而避免

抖动。关节周围的关节囊包含纤维组织，并由韧带辅助来维持关节的结构完整性。关节囊的最内层是滑膜。滑膜向关节腔内分泌油质的滑膜液，从而使关节更加顺滑，并且使关节相对运动时的摩擦比两个冰块相互滑动时的摩擦还要小。滑膜关节主要有6种，根据关节表面的不同形状，每一种都能完成不同种类的运动。

椭圆关节

这种关节见于一块骨的卵圆形末端与另一块骨的椭圆形陷窝相连接。椭圆关节见于桡骨和腕骨相接处，它可以进行屈、伸和收、展运动。

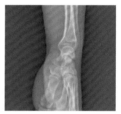

腕部

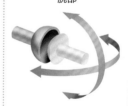

平面关节

组成这些关节的骨关节面几乎是平坦的。这些关节辅助短程的滑动运动，其运动受强有力的韧带限制。平面关节见于足跟部的跗骨之间（如下图所示）和腕部的腕骨之间。

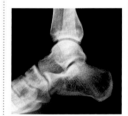

足部

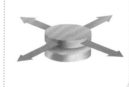

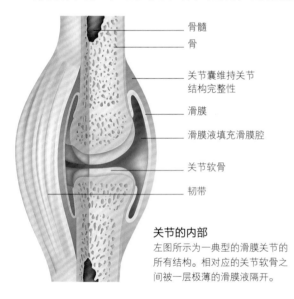

骨髓

骨

关节囊维持关节结构完整性

滑膜

滑膜液填充滑膜腔

关节软骨

韧带

关节的内部
左图所示为一典型的滑膜关节的所有结构。相对应的关节软骨之间被一层极薄的滑膜液隔开。

基质
包含胶原纤维

软骨细胞
分泌软骨基质

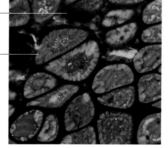

透明软骨
在右图的显微照片中，软骨细胞被没有生命活性的基质（紫色）分隔开。

半动关节和固定关节

有一些关节是固定的或者具有有限的活动性。与滑膜关节相比，它们的灵活性较差，而强度和稳定性较高。在盆带骨中的耻骨联合等半动关节中，骨由纤维软骨形成的关节盘隔开。关节盘有一定的弹性并且可以压缩，这种特点提供了有限的运动。在固定关节，特别是在颅骨的骨缝处，纤维结缔组织充满在临近骨之间的波浪状的边缘，这样它们就能牢固地结合在一起。对于年轻人，这种构架仍然可以允许颅骨的边缘继续生长。

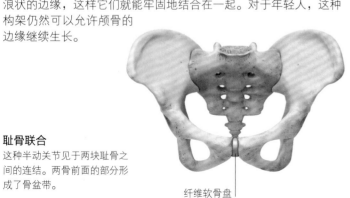

耻骨联合
这种半动关节见于两块耻骨之间的连结。两骨前面的部分形成了骨盆带。

纤维软骨盘

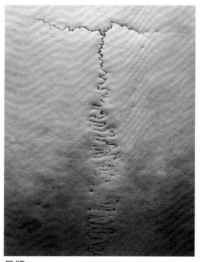

骨缝
上图成人颅骨的图片显示了骨之间的骨缝。到中年时，骨缝之间的纤维组织骨化，临近的骨融合在一起。

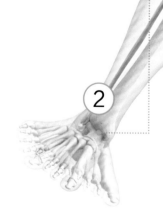

活动的关节
上面是几种主要的滑膜关节。身体不同部位的关节运动的范围和方式也各不相同。

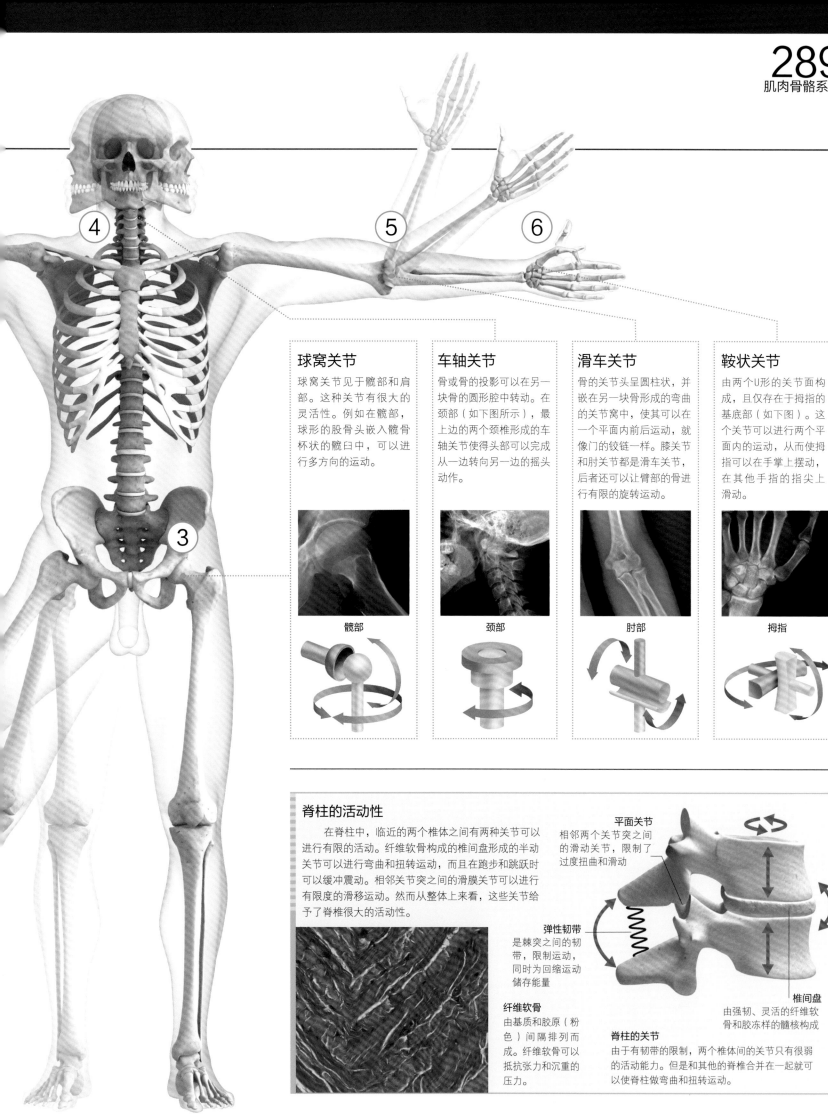

球窝关节

球窝关节见于髋部和肩部。这种关节有很大的灵活性。例如在髋部，球形的股骨头嵌入髋骨杯状的髋臼中，可以进行多方向的运动。

髋部

车轴关节

骨或骨的投影可以在另一块骨的圆形腔中转动。在颈部（如下图所示），最上边的两个颈椎形成的车轴关节使得头部可以完成从一边转向另一边的摇头动作。

颈部

滑车关节

骨的关节头呈圆柱状，并嵌在另一块骨形成的弯曲的关节窝中，使其可以在一个平面内前后运动，就像门的铰链一样。膝关节和肘关节都是滑车关节，后者还可以让臂部的骨进行有限的旋转运动。

肘部

鞍状关节

由两个U形的关节面构成，且仅存在于拇指的基底部（如下图）。这个关节可以进行两个平面内的运动，从而使拇指可以在手掌上摆动，在其他手指的指尖上滑动。

拇指

脊柱的活动性

　　在脊柱中，临近的两个椎体之间有两种关节可以进行有限的活动。纤维软骨构成的椎间盘形成的半动关节可以进行弯曲和扭转运动，而且在跑步和跳跃时可以缓冲震动。相邻关节突之间的滑膜关节可以进行有限度的滑移运动。然而从整体上来看，这些关节给予了脊椎很大的活动性。

纤维软骨
由基质和胶原（粉色）间隔排列而成。纤维软骨可以抵抗张力和沉重的压力。

平面关节
相邻两个关节突之间的滑动关节，限制了过度扭曲和滑动

弹性韧带
是棘突之间的韧带，限制运动，同时为回缩运动储存能量

脊柱的关节
由于有韧带的限制，两个椎体间的关节只有很弱的活动能力。但是和其他的脊椎合并在一起就可以使脊柱做弯曲和扭转运动。

椎间盘
由强韧、灵活的纤维软骨和胶冻样的髓核构成

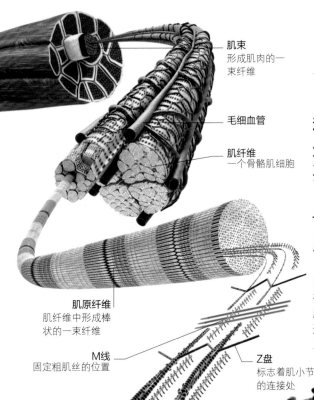

肌束
形成肌肉的一束纤维

毛细血管

肌纤维
一个骨骼肌细胞

肌原纤维
肌纤维中形成棒状的一束纤维

M线
固定粗肌丝的位置

细肌丝
主要由排列成双股螺旋状的肌动蛋白组成

粗肌丝
由肌球蛋白构成

Z盘
标志着肌小节的连接处

原肌球蛋白

肌球蛋白头部
在收缩时，与肌动蛋白形成横桥

肌肉的功能基础

肌肉有独特的收缩和施加拉力的能力。为了产生运动，肌肉需要利用从食物中获得并储存的化学能来驱动肌肉细胞内的蛋白纤维丝发生相互作用。在骨骼肌中，肌肉收缩是由神经冲动触发的。当我们想要运动时，脑会产生神经冲动到达肌肉。

肌肉的收缩

对骨骼肌结构的探讨是理解骨骼肌收缩原理的关键。骨骼肌由长的、圆柱形的肌纤维细胞组成。肌纤维平行纵向排列，并且互相联合在一起，形成肌束。每条肌纤维由杆状的肌原纤维组成，而肌原纤维包含两种蛋白丝：肌球蛋白和肌动蛋白。这些蛋白丝不会形成整条肌原纤维，但是会形成重复的节段性结构，称为肌小节。正是这些肌小节使得肌原纤维和肌纤维呈现条纹状的外观。细肌丝向内扩展形成"Z盘"，将两个肌小节分隔开，并且在肌小节的中央环绕粗肌丝，与之部分重叠。当肌肉接收到收缩指令的神经冲动时，肌球蛋白的头端与肌动蛋白丝相互作用，从而使肌纤维缩短。

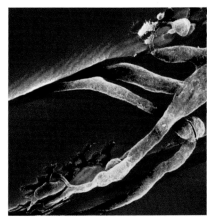

神经-肌肉接头
运动神经元（绿色）将神经冲动传递到肌纤维（红色），从而指导肌肉收缩。神经元终止于轴突末梢，轴突末梢与肌纤维形成神经-肌肉接头

收缩周期

神经冲动会触发包括肌纤维收缩在内的一系列反应。肌动蛋白丝与肌球蛋白的结合区域暴露，从而使已经被能量分子ATP激活的肌球蛋白头部与肌动蛋白重复地结合、弯曲、分离、重结合。这一过程将细肌丝拉向肌小节的中央，使肌纤维收缩。

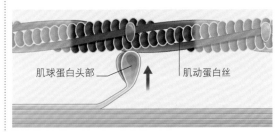

肌球蛋白头部   肌动蛋白丝

1 横桥形成（结合）
在高能量的构型下，激活的肌球蛋白头部结合到肌动蛋白丝暴露的结合位点上，从而在肌丝之间形成横桥。

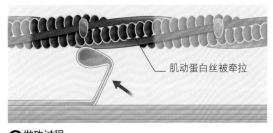

肌动蛋白丝被牵拉

2 做功过程
在这个过程中，肌球蛋白头部转动并弯曲，将肌动蛋白丝拉向肌小节中央。

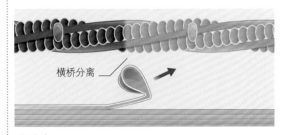

横桥分离

3 分离
一个ATP分子结合到肌球蛋白头部，使其与肌动蛋白丝的结合区域脱离，横桥分离。

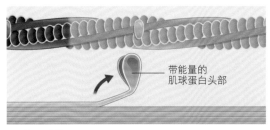

带能量的肌球蛋白头部

4 能量释放
ATP释放能量，使肌球蛋白头部由弯曲的低能量构象转化为高能量构象，为下一个收缩周期做好准备。

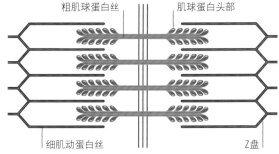

粗肌球蛋白丝   肌球蛋白头部

细肌动蛋白丝   Z盘

松弛的肌肉
上图为经过一个肌小节（Z盘之间的部分）松弛肌肉的纵断面。粗肌丝与细肌丝仅有少部分重叠。肌球蛋白头部已经有了能量储存并准备运动，但是它们暂时无法与肌动蛋白丝相互作用。

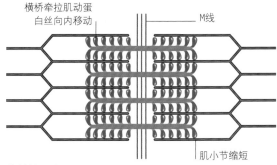

横桥牵拉肌动蛋白丝向内移动   M线

肌小节缩短

收缩的肌肉
在肌肉收缩的过程中，横桥周期性地形成和分离，从而牵拉肌动蛋白丝向内移动，滑过粗肌丝，缩短肌小节，并增加粗细肌丝的重叠部分，最终肌肉比松弛时显著缩短。

收缩的类型

当肌肉活动时，它会对人想要移动或者支持的物体施加张力。如果肌张力平衡了负荷而肌肉不需要缩短长度，则称为"等长收缩"，例如读书时将书本举起并保持稳定。颈部、背部、腿部肌肉的等长收缩可以使身体维持一定的姿势，或身体保持直立。如果肌张力超过负荷，就会发生运动。恒定速度的运动需要稳定的力来维持，这一过程称为等张收缩。日常的活动，例如捡起一本书，包括了加速收缩、等张收缩和等长收缩在内的复杂运动。

等张收缩
通过弯曲双臂举起哑铃的动作涉及上臂肌肉的等张收缩。这些肌肉的缩短会产生并维持足够的、稳定的张力，从而抵抗哑铃施加的向下的力，并完成牵拉过程。

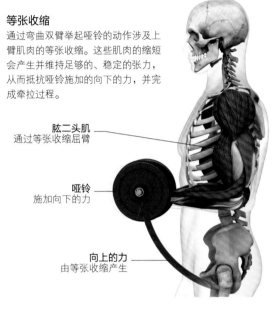

肱二头肌
通过等张收缩屈臂

哑铃
施加向下的力

向上的力
由等张收缩产生

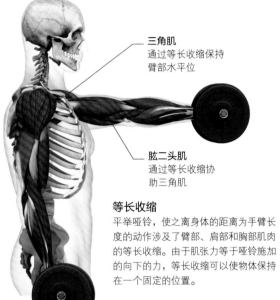

三角肌
通过等长收缩保持臂部水平位

肱二头肌
通过等长收缩协助三角肌

等长收缩
平举哑铃，使之离身体的距离为手臂长度的动作涉及了臂部、肩部和胸部肌肉的等长收缩。由于肌张力等于哑铃施加的向下的力，等长收缩可以使物体保持在一个固定的位置。

健美运动员

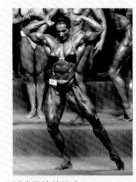

举重运动员通过锻炼肌肉来增加肌纤维中肌原纤维的数量，从而增加肌肉的体积和力量。然而健美运动员还要增加肌纤维中肌浆的数量，从而使肌肉的体积更大。通过进行高蛋白饮食和减低脂肪的有氧运动，这使得健美运动员有独特的体形。

过度发达的肌肉
一位健美运动员屈曲肌肉来展示她清晰的肌肉轮廓。

肌肉的生长和修复

骨骼肌纤维不会通过细胞分裂增加数量，但是在儿童时期会保留生长的能力，并在成人期变得肥大。肌纤维可以通过力量锻炼而肥大。肌肉肥大不是数量上的增加，而是体积的增大，肥大的原因之一是轻伤。肌肉紧张性的锻炼会产生微小的肌肉撕裂，肌肉周围的卫星细胞修复撕裂的组织并最终使得肌纤维和肌肉体积增大。

肌肉代谢

葡萄糖这类高能的"燃料"不能直接用于肌肉收缩，它们必须首先转化成ATP（三磷酸腺苷）。ATP是一种能够储存、转运并释放能量的物质。在收缩过程中，ATP促使肌球蛋白和肌动蛋白相互作用。肌纤维中有两种细胞呼吸方式——有氧呼吸和无氧呼吸都可以产生ATP。肌纤维贮存的ATP量足以驱动几秒钟的收缩，其后ATP的浓度必须维持在一个稳定的水平。

长跑运动员
在长时间的有氧运动中，例如长跑，血流会运输充足的氧气到达肌肉，分解葡萄糖特别是脂肪酸来产生ATP。

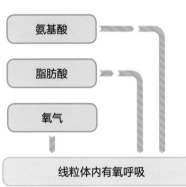

| 氨基酸 |
| 脂肪酸 |
| 氧气 |

| 葡萄糖 | → | 糖酵解 | → | 丙酮酸 | → | 线粒体内有氧呼吸 | → | 36个ATP分子 |

有氧呼吸
当一个人在休息时，或进行轻中度锻炼时，主要是有氧呼吸为肌肉收缩提供ATP。在有氧呼吸过程中，葡萄糖或其他能量物质（脂肪酸、氨基酸）通过线粒体内的一系列生物化学反应彻底氧化分解为水和二氧化碳。这一过程需要氧气摄入。

产生2个ATP
糖酵解是有氧呼吸的第一阶段，发生在胞浆中。葡萄糖被分解为丙酮酸，并产生少量ATP。ATP进入线粒体参与有氧呼吸的下一个阶段。

| 二氧化碳 | | 水 |

废物
线粒体内的有氧呼吸反应会释放废气二氧化碳，之后经肺排出。

36个ATP分子
丙酮酸进入线粒体后，会经过一个循环化学反应进行处理，这一过程会产生氢和后来被清除的二氧化碳。1个葡萄糖分子分解产生的氢经过电子传递链后，其中储存的能量释放出来，产生36个ATP分子。在这个过程的终末，氢与氧结合生成水。

| 葡萄糖 | → | 糖酵解 | → | 丙酮酸 | → | 发酵 | → | 乳酸 |

无氧呼吸
在爆发性运动中，当肌肉收缩到最大限度时，运送氧气的血管被挤压，使得氧气供应不足。在这种情况下，肌纤维会切换为无氧呼吸以满足能量需求，而这一过程是不需要氧气的。无氧呼吸提供的能量远小于有氧呼吸，但是会进行得更迅速。

产生2个ATP
无氧呼吸的糖酵解过程与有氧呼吸完全相同，都是1个葡萄糖分子分解产生2个ATP，这就是无氧呼吸过程产生的全部能量。

肌肉疲劳
发酵过程将丙酮酸转化为乳酸，这会导致肌肉酸痛。而且如果乳酸不断累积，会引起肌肉痉挛。因此乳酸会被转化回丙酮酸再循环利用。

短跑运动员
短跑运动在几秒钟内就会完成。在这个短暂的爆发运动过程中，无氧呼吸过程无需氧气就消耗大量的葡萄糖来产生肌肉收缩所需的ATP。

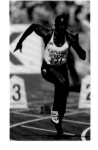

肌肉动力学

　　为了更有效地行使功能，肌肉都有各自独特的组织方式。它们以强健、结实的肌腱附着于骨，利用杠杆系统从而更有效率地运动身体的各个部分。同时肌肉之间相互拮抗的运动方式扩展了随意运动的范围。

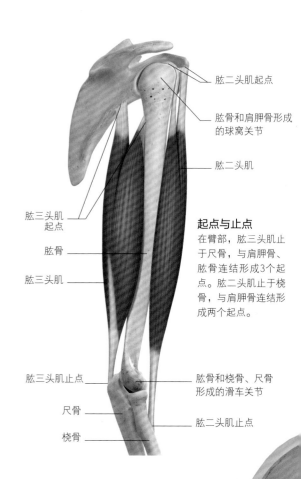

肱二头肌起点

肱骨和肩胛骨形成的球窝关节

肱二头肌

肱三头肌起点

肱骨

肱三头肌

肱三头肌止点

尺骨

桡骨

起点与止点
在臂部，肱三头肌止于尺骨，与肩胛骨、肱骨连结形成3个起点。肱二头肌止于桡骨，与肩胛骨连结形成两个起点。

肱骨和桡骨、尺骨形成的滑车关节

肱二头肌止点

肌肉的连结

　　肌肉通过强韧的条索——肌腱连结到骨，并传递收缩力。肌腱具有强大的牵张力，这一特性缘于它包含相互平行成束的强韧的胶原纤维。这些纤维深入骨膜，即骨的外膜，从而使其牢牢地固定在骨的外层上。肌肉通过肌腱将其一端连结到骨，另一端则跨过关节连结到另一块骨。当肌肉收缩时，肌肉附着的一块骨活动，而另一块则固定。肌肉连结到固定骨的一端称为起点，连结到可移动骨的一端称为止点（详见第56~57页）。

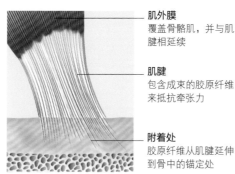

肌外膜
覆盖骨骼肌，并与肌腱相延续

肌腱
包含成束的胶原纤维来抵抗牵张力

附着处
胶原纤维从肌腱延伸到骨中的锚定处

肌肉附着处
肌腱很结实，而且与肌肉不同，肌腱在移经骨的突起时会抵抗牵张力，从而在骨与肌肉之间提供牢固的连结。

拮抗肌

　　由于肌肉的运动方式是收缩变短，所以肌肉只能产生拉力而无法产生推力。肌肉的伸长和舒张是一个被动的过程。每一块主动肌（为特定运动提供主要动力的肌肉）必须有对应的拮抗肌进行相反的运动。上臂肌肉的典型例子是肱二头肌和肱三头肌。主动肌和拮抗肌协调运动，通过它们的相反的作用保证运动精准协调，例如举起一个物体。

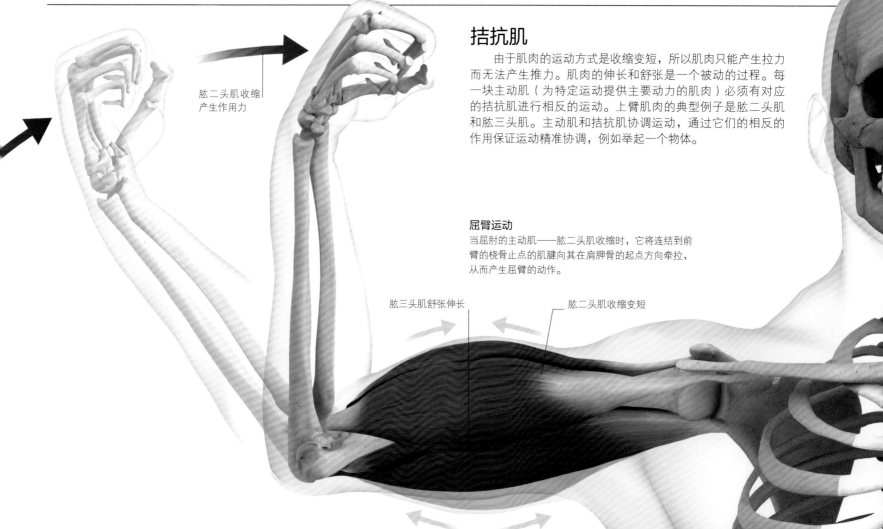

肱二头肌收缩产生作用力

屈臂运动
当屈肘的主动肌——肱二头肌收缩时，它将连结到前臂的桡骨止点的肌腱向其在肩胛骨的起点方向牵拉，从而产生屈臂的动作。

肱三头肌舒张伸长

肱二头肌收缩变短

人体杠杆

杠杆是最简单的机械，由支点和在支点上倾斜的杆状物组成。将力施加到杆上某点时，杆绕支点摆动，使另一端的物体移动而做功。杠杆在生活中的应用很常见，例如剪刀剪东西、用撬棍撬开物体。在骨、关节和肌肉的运动中，也有同样的杠杆原理存在。骨是横杆，关节是支点，肌肉则通过收缩施加使身体各部分或负荷移动的力。人体各种各样的杠杆系统可以进行包括举起物体、搬运物体在内的很多种运动。正如所有的杠杆一样，人体杠杆根据力、支点和负荷的位置分为3类。每类杠杆在右图中都有例子，其中红色箭头代表施力方向，蓝色箭头代表负荷移动方向。

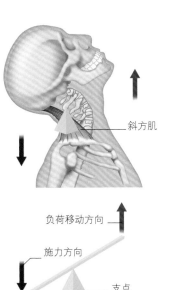

斜方肌

负荷移动方向

施力方向

支点

第一类杠杆

第一类杠杆形似跷跷板，支点位于施力点与负荷之间。例如颈部和肩部后面的肌肉通过牵拉颅部后方，以颈椎为支点，使面部上仰。

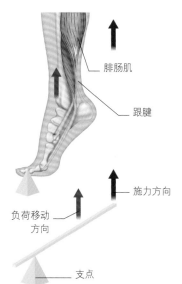

腓肠肌

跟腱

施力方向

负荷移动方向

支点

第二类杠杆

就像手推车一样，第二类杠杆的负荷位于支点和施力点之间。例如以脚趾为支点，小腿肌肉收缩抬起脚跟使身体上举。

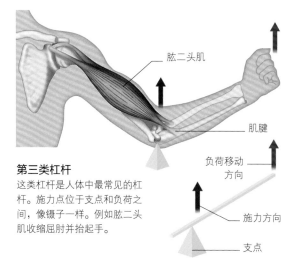

肱二头肌

肌腱

第三类杠杆

这类杠杆是人体中最常见的杠杆。施力点位于支点和负荷之间，像镊子一样。例如肱二头肌收缩屈肘并抬起手。

负荷移动方向

施力方向

支点

屈、伸关节的**拮抗肌**
分别称为**屈肌**和**伸肌**。

肱三头肌收缩产生的力

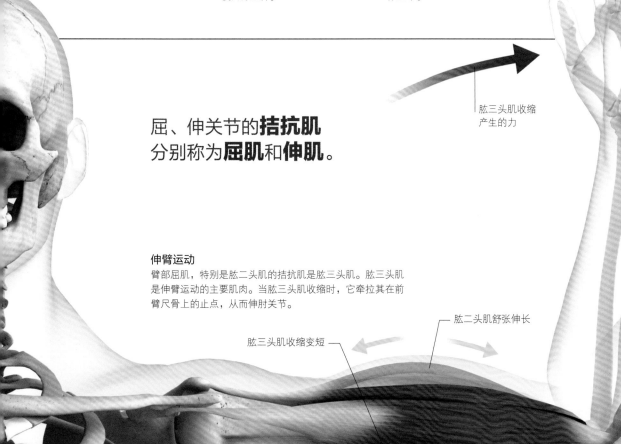

伸臂运动

臂部屈肌，特别是肱二头肌的拮抗肌是肱三头肌。肱三头肌是伸臂运动的主要肌肉。当肱三头肌收缩时，它牵拉其在前臂尺骨上的止点，从而伸肘关节。

肱二头肌舒张伸长

肱三头肌收缩变短

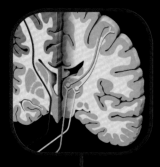

脑

脑中约有1000亿个神经元。
脑和脊髓共同调控我们的感
觉和运动。

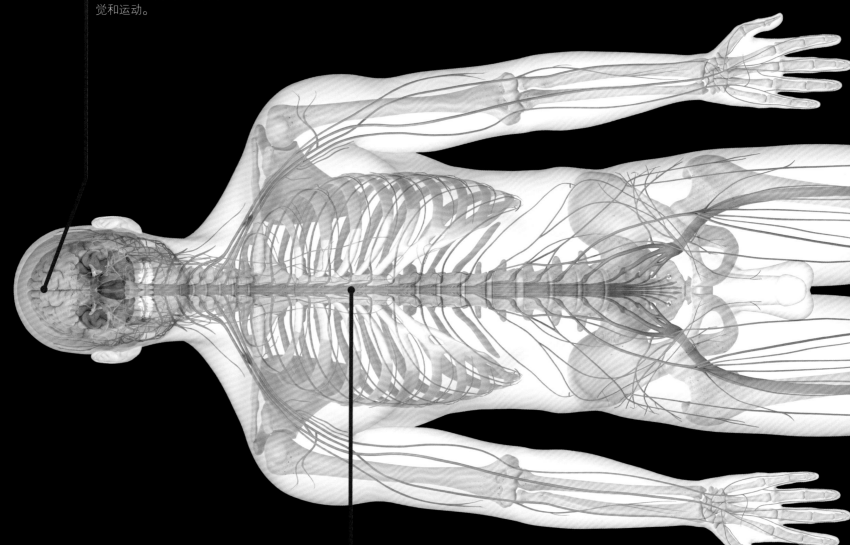

脊髓

脊髓是高度组织化的神经
束，它将信息进行初步整
合并传递到脑。

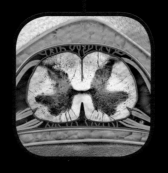

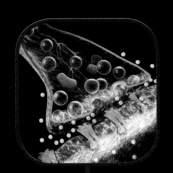

神经

信息以电脉冲的形式在脑、脊髓和外周神经之间传递。

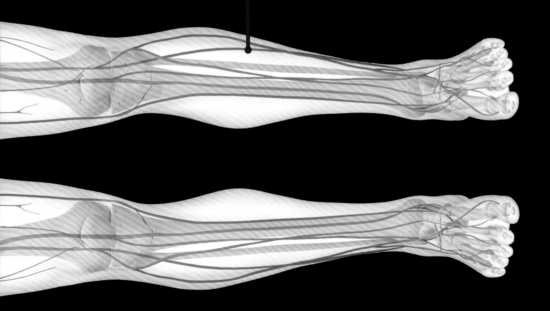

神经系统向身体发出指令，控制和调节生理机能，是整个身体的核心。它使我们能够适应周围环境，感知世界并进行各种相应的活动。

神经系统

人体的神经网络

人体神经系统由3个主要部分组成：中枢神经系统、外周神经系统和自主神经系统。它们是按照解剖学和功能特点区分的。有些神经是受我们的意识控制的，而其他的是自主性的，用来维持我们生理机能的稳态。

神经系统详细分类

中枢神经系统包括颅腔内的脑和它发出的主要神经——在脊柱内延伸的脊髓。外周神经系统包括中枢神经系统发出的所有神经——来源于脑的12对脑神经和来源于脊髓的31对脊神经。第三个主要类型是自主神经系统，它与中枢神经系统、外周神经系统有许多相似的结构，也有其独有的特点。

躯体神经部分

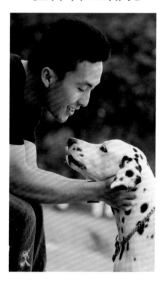

外周神经系统的躯体神经部分与自主运动（即自主意愿指导下有意识的运动）有关。脑发送指令（运动信息）到达骨骼肌，从而精确地支配它们的收缩和舒张运动。同时，这一部分神经也接受和处理来自皮肤和其他感觉器官的感觉信息。

触摸的力度
外周神经系统的躯体神经调控亲密的抚摸动作和协调手指的精细运动。

肠神经部分

外周神经系统的肠神经部分控制大多数腹腔脏器，主要是胃肠道和一部分泌尿系统。腹腔脏器的活动大多数受自主神经控制，而不需要脑的监控和刺激。消化道的平滑肌收缩必须能够协调地进行，这样才能使得消化过的食物适时有序地通过消化道。肠神经部分有自己的感觉和运动神经细胞，也有对信息进行整合的中间神经元。一部分肠神经与自主神经系统（见下页）共同工作。

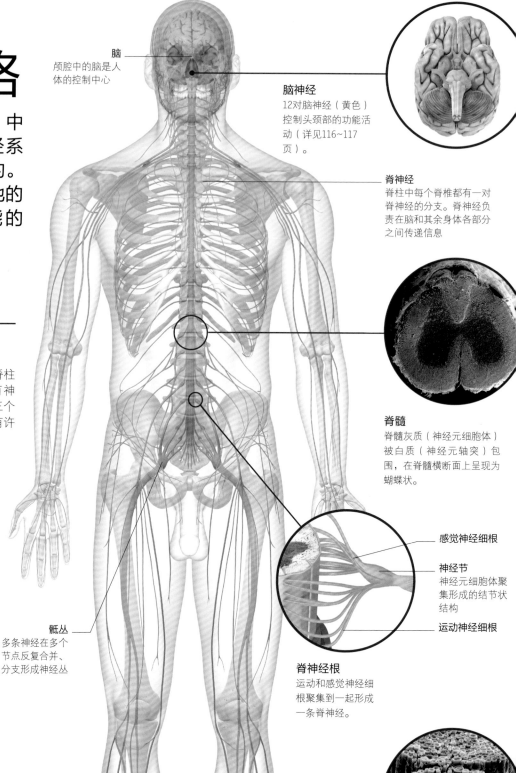

脑
颅腔中的脑是人体的控制中心

脑神经
12对脑神经（黄色）控制头颈部的功能活动（详见116~117页）。

脊神经
脊柱中每个脊椎都有一对脊神经的分支。脊神经负责在脑和其余身体各部分之间传递信息

脊髓
脊髓灰质（神经元细胞体）被白质（神经元轴突）包围，在脊髓横断面上呈现为蝴蝶状。

骶丛
多条神经在多个节点反复合并、分支形成神经丛

脊神经根
运动和感觉神经细根聚集到一起形成一条脊神经。

感觉神经细根

神经节
神经元细胞体聚集形成的结节状结构

运动神经细根

神经内部
一条神经中包含许多由髓鞘包裹的成束的轴突（神经纤维）。

遍布全身的系统
神经系统似乎集中在脑和脊髓，或者说中枢神经系统。然而从神经系统的基本单位——神经元的角度看，周围神经系统形成的神经网络中的神经元要远远多于中枢神经系统的神经元。神经有的比一根头发还要细，有的和手指一样粗。它分布于从头皮到脚趾尖的几乎每个组织和器官。

科学突破

约翰·纽波特·朗利

在1921年，具有很大影响力的书籍《自主神经系统》第1卷出版。其作者约翰·纽波特·朗利（John Newport Langley）在英国剑桥大学工作。他利用“自主神经系统”来描述之前所称的“植物神经系统”。在书中，他详述了相互拮抗的两个子系统，并阐明自主神经系统具有中枢和外周成分，并提到了控制腺体和平滑肌的突触连接。

自主神经系统

在我们大脑的意识之外，神经系统也进行着大量我们察觉不到的神经活动。这些活动主要由自主神经系统完成（部分与肠神经系统协同完成）。我们可以认为自主神经系统是“自动操作装置”：它监视着我们的内环境状态，例如体温和化学物质的浓度，并保持它们在很小的范围内波动。它还通过刺激肌肉收缩、促进腺体释放其产物来调控我们很少意识到的生理活动，例如心率、呼吸、消化和排泄。自主神经系统由两部分构成——交感神经系统和副交感神经系统，二者互补的功能特点如下图所示。

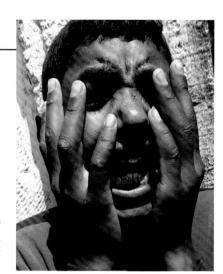

失控

“突如其来的悲痛席卷全身”这种无法控制的情感的发生往往是自主神经系统活动的结果。脑需要很长时间和精力来恢复对意识的控制。

交感神经部分

自主神经系统的交感成分大多数是兴奋性的，换句话说，它能够增强靶器官或组织的活动。交感兴奋引起心率加速、呼吸加快和多种激素的水平升高，使身体做好应激的准备（打斗或者逃跑时的反应）。交感神经兴奋时，信息从脑传递到脊髓再到两条椎旁交感神经干，最终到达肌肉（例如胃部消化食物的平滑肌）或腺体（如释放肾上腺素的肾上腺）。

副交感神经部分

在副交感神经部分，信息沿主要的神经从脑和脊髓传递而后直接到达靶器官或组织，再由节状的神经元簇整合活动信息。副交感神经通过减弱靶器官组织的活动而对抗交感神经的效应，从而产生使心身平静（经常指休息或消化食物）的效应。例如在引起心跳加快的赛跑结束后，在副交感神经作用下，心率会逐渐恢复到正常水平。交感和副交感神经通过相互拮抗的效应对身体器官组织的功能进行细致的调控。

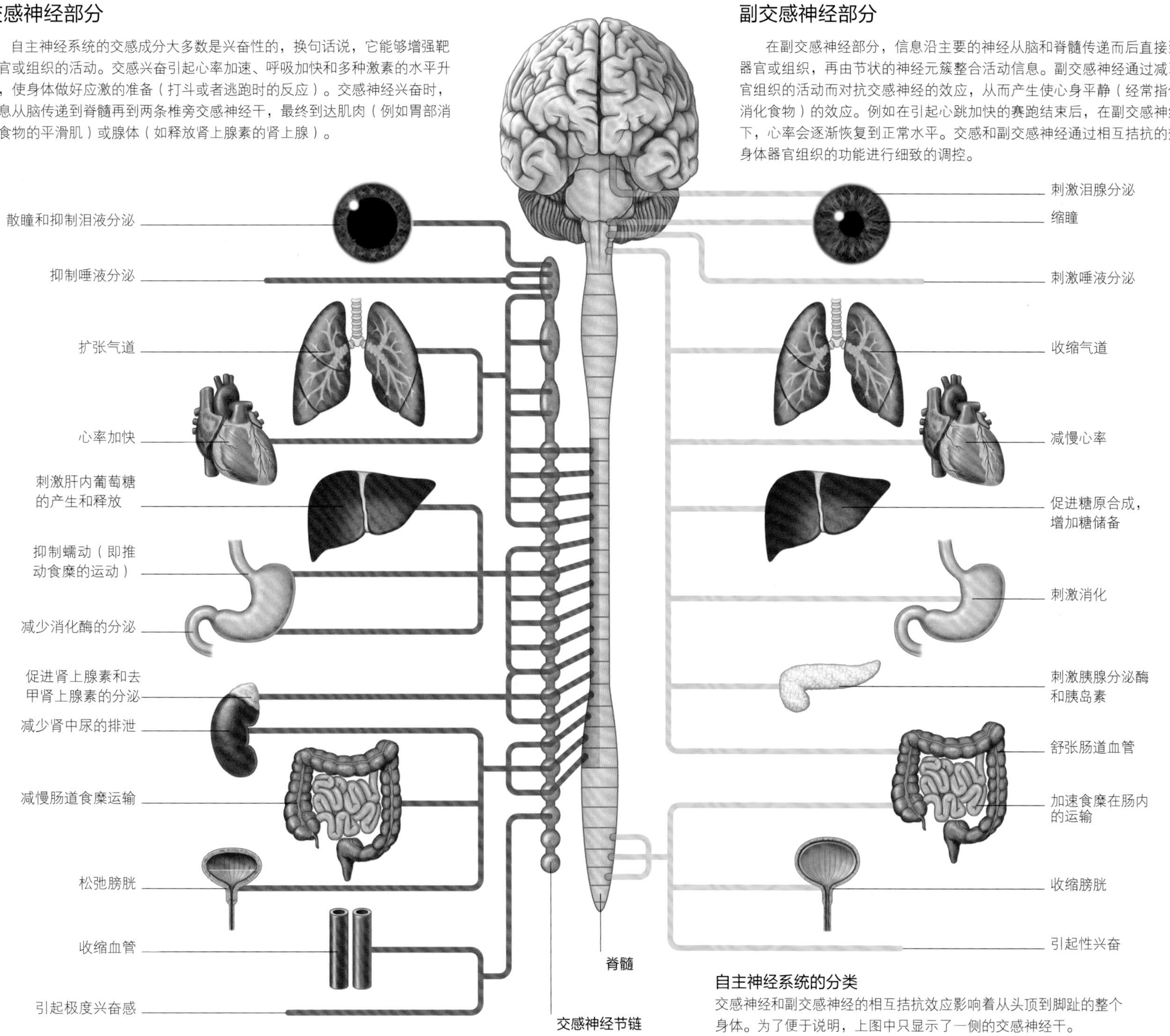
散瞳和抑制泪液分泌
抑制唾液分泌
扩张气道
心率加快
刺激肝内葡萄糖的产生和释放
抑制蠕动（即推动食糜的运动）
减少消化酶的分泌
促进肾上腺素和去甲肾上腺素的分泌
减少肾中尿的排泄
减慢肠道食糜运输
松弛膀胱
收缩血管
引起极度兴奋感
脊髓
交感神经节链
刺激泪腺分泌
缩瞳
刺激唾液分泌
收缩气道
减慢心率
促进糖原合成，增加糖储备
刺激消化
刺激胰腺分泌酶和胰岛素
舒张肠道血管
加速食糜在肠内的运输
收缩膀胱
引起性兴奋

自主神经系统的分类

交感神经和副交感神经的相互拮抗效应影响着从头顶到脚趾的整个身体。为了便于说明，上图中只显示了一侧的交感神经干。

神经细胞

　　人体所有的部分都由细胞构成。神经系统的主要细胞称为神经元。脑中有至少1000亿个神经元，它们用微小的电脉冲（又称神经冲动）传递信息。

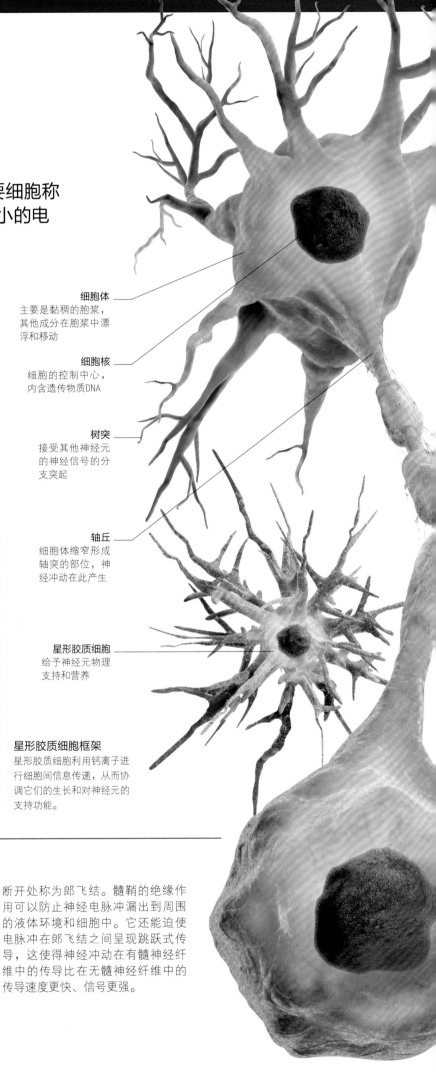

细胞体
主要是黏稠的胞浆，
其他成分在胞浆中漂
浮和移动

细胞核
细胞的控制中心，
内含遗传物质DNA

树突
接受其他神经元
的神经信号的分
支突起

轴丘
细胞体缩窄形成
轴突的部位，神
经冲动在此产生

星形胶质细胞
给予神经元物理
支持和营养

神经元的功能

　　神经元的内部基本结构与其他细胞相似（详见20~21页）。神经元与其他细胞的精妙与不同之处在于它们的形态和细胞膜承载或传导神经冲动的独特方式。在细胞膜上，神经冲动以电脉冲或峰电位形式传递，这种电信号由带电粒子（即离子）的跨膜运动产生。每个神经元都有其独特的形态，其中许多短小的突起称为树突，一个较长较细、形如电线的突起称为轴突（详见64~65页）。树突收集其他神经元的神经冲动，由细胞体整合后从轴突传出，进而传入到其他的神经元、肌肉或腺体。

支持作用

　　脑中只有不到半数的细胞是神经元，其余大部分细胞是各种神经胶质细胞。这些细胞具有保护、支持、营养和修复受损神经元的作用。星形胶质细胞构成了树突和轴突生长及形成新的突起时穿梭的框架。在短暂缺血、毒素或感染性微生物造成的损伤中，星形胶质细胞也起到了重要的修复作用。少突胶质细胞形成中枢神经系统轴突的髓鞘。在外周神经系统，髓鞘由施万细胞形成。室管膜胶质细胞形成神经的被膜和里衬，并产生脑脊液（详见302~303页）。

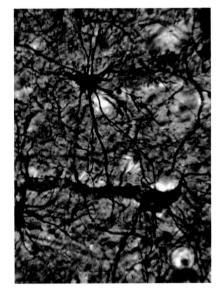

星形胶质细胞框架
星形胶质细胞利用钙离子进
行细胞间信息传递，从而协
调它们的生长和对神经元的
支持功能。

特化的绝缘功能

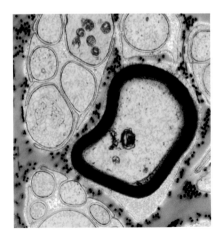

　　由脂质构成的髓鞘形成了电流屏障和化学屏障。在脑和脊髓，该屏障由少突胶质细胞形成。少突胶质细胞扩展它们的细胞膜，呈螺旋形包裹神经元的轴突，形成多层的髓磷脂，称为髓鞘。髓鞘并不是连续的，每段大约1毫米长，它们之间的断开处称为郎飞结。髓鞘的绝缘作用可以防止神经电脉冲漏出到周围的液体环境和细胞中。它还能迫使电脉冲在郎飞结之间呈现跳跃式传导，这使得神经冲动在有髓神经纤维中的传导比在无髓神经纤维中的传导速度更快、信号更强。

飞速信号传导
具有髓鞘形成的绝缘层（褐色）的轴突相比其
他的无髓鞘的轴突（绿色），神经冲动传导速
度要快得多。

神经冲动的电生理特点

神经冲动是大量离子的流动形成的。带电状态是物质的基本属性。钾、钠等矿物元素在体液中以离子形式存在，并且都带有一个正电荷。离子越多的地方电荷量越大。细胞内液和细胞外液都是电中性的，但是细胞膜内外的电荷量不同，从而形成了静息电位。当离子跨膜流动时，相应的电荷运动形成了一个电脉冲，即动作电位。动作电位峰谷电压差约为100毫伏（mV），并且只持续1/250秒。

30
0
-65
膜电位（mV）
静息
电位
去极化
峰电位
1
2
3
时间
超极化
复极化

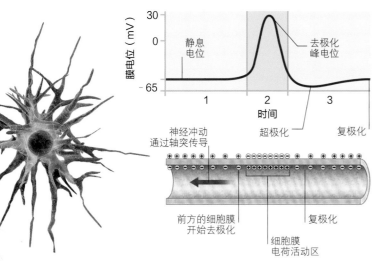

动作电位
离子经由轴突膜上的小范围电荷活动区流动，通过改变细胞跨膜电压产生动作电位。

神经冲动
通过轴突传导
前方的细胞膜
开始去极化
细胞膜
电荷活动区
复极化

信号传导
电荷逆转的区域如同点燃的火种一般波及轴突全长，直到将信息传递到突触（详见第300页）。在去极化之前和之后，跨膜电位被终止。

钾通道
钠通道
钠-钾泵
神经细胞膜
细胞膜内负电位

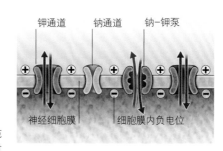

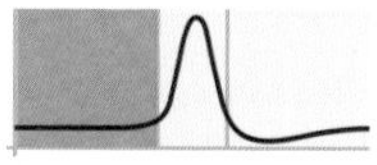

1 静息电位
所有神经细胞的钠-钾泵都会改变细胞膜内外钠离子和钾离子的分布，从而使它们的浓度不同，进而引起细胞膜处的电荷极化。极化电荷形成了静息电位，即细胞膜内部带负电。

钠离子流入神经元
钠通道开放
钾通道关闭
细胞膜内带正电

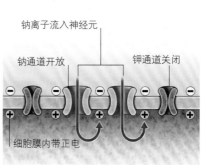

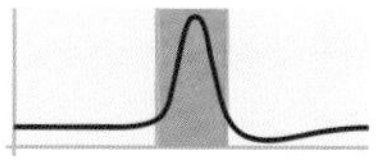

2 去极化
神经冲动到达时，电压门控钠通道开放，钠离子大量流入神经元，即正电荷流入。如果去极化（细胞膜极化状态逆转）达到一个特定的水平（称为阈值），细胞膜就会产生动作电位。

钾离子流出神经元
钾通道开放
钠通道关闭
细胞膜内部还原为负电

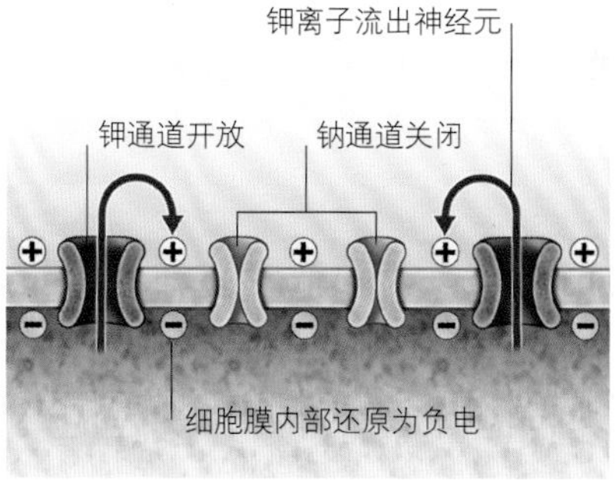

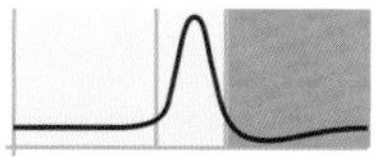

3 复极化
去极化引起的电压变化导致钠通道关闭，同时电压门控钾通道开放。这时钾离子流出神经元，从而移出钠离子内流带入的正电荷。事实上，在细胞恢复静息电位之前，往往有一个短暂的超极化（细胞内电位负值大于静息电位）的过程。

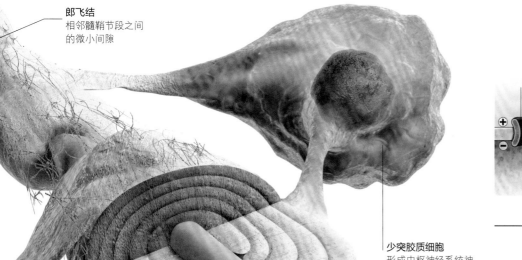

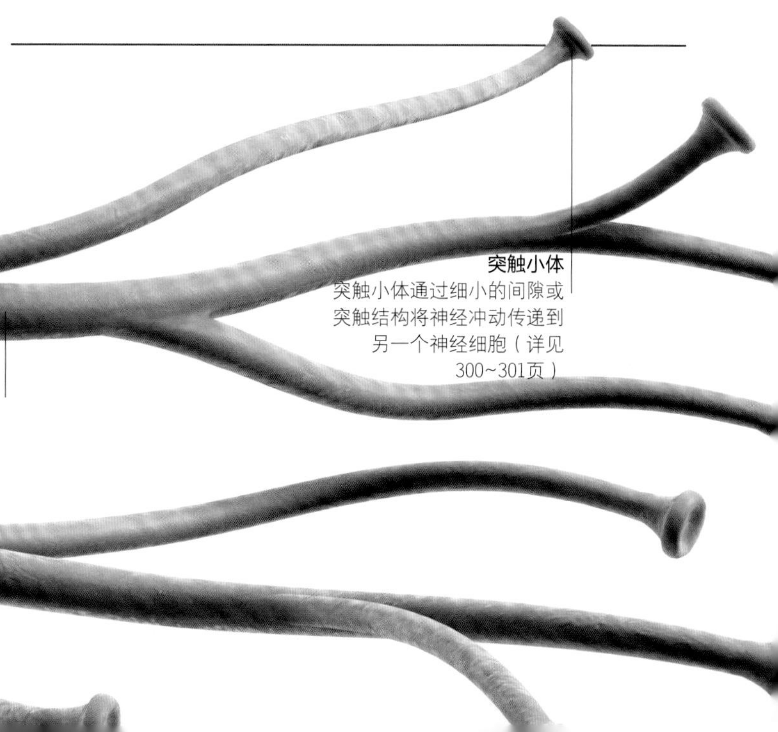

郎飞结
相邻髓鞘节段之间的微小间隙
少突胶质细胞
形成中枢神经系统神经元轴突的髓鞘；它可以包裹30个以上的神经元
突触小体
突触小体通过细小的间隙或突触结构将神经冲动传递到另一个神经细胞（详见300~301页）
轴突末梢
轴突的末端，可能是单个的或分支的
髓鞘
髓鞘通过包裹轴突使之绝缘并加速神经冲动传导
轴突
轴突是神经元最长、最细的突起；神经冲动从神经元细胞体出发，通过轴突传导到突触
神经元
神经系统各处的神经元的基本组成部分是相似的：一个圆形的细胞体，内含细胞核和线粒体，并伸出许多树突和一个较长的轴突。上图所示的神经元由于页面所限比例缩小，实际上神经元的长度可达1米。

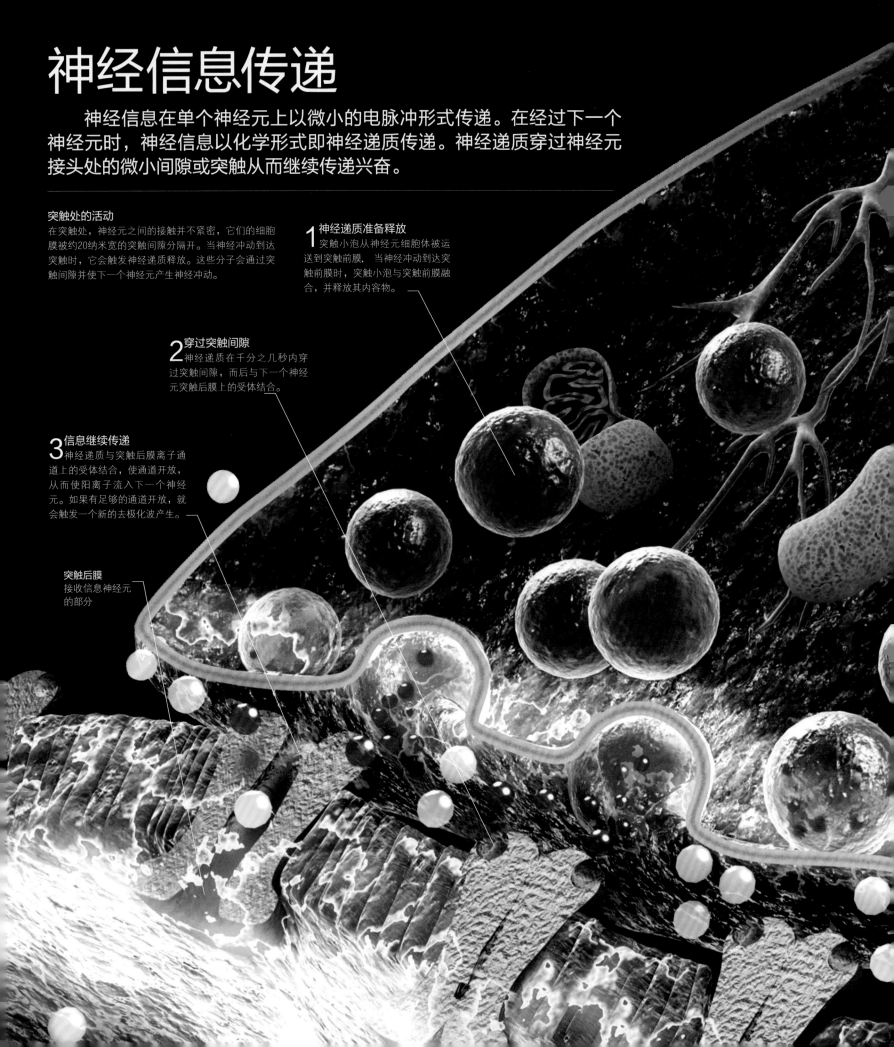

神经信息传递

神经信息在单个神经元上以微小的电脉冲形式传递。在经过下一个神经元时，神经信息以化学形式即神经递质传递。神经递质穿过神经元接头处的微小间隙或突触从而继续传递兴奋。

突触处的活动

在突触处，神经元之间的接触并不紧密，它们的细胞膜被约20纳米宽的突触间隙分隔开。当神经冲动到达突触时，它会触发神经递质释放。这些分子会通过突触间隙并使下一个神经元产生神经冲动。

1 神经递质准备释放
突触小泡从神经元细胞体被运送到突触前膜，当神经冲动到达突触前膜时，突触小泡与突触前膜融合，并释放其内容物。

2 穿过突触间隙
神经递质在千分之几秒内穿过突触间隙，而后与下一个神经元突触后膜上的受体结合。

3 信息继续传递
神经递质与突触后膜离子通道上的受体结合，使通道开放，从而使阳离子流入下一个神经元。如果有足够的通道开放，就会触发一个新的去极化波产生。

突触后膜
接收信息神经元的部分

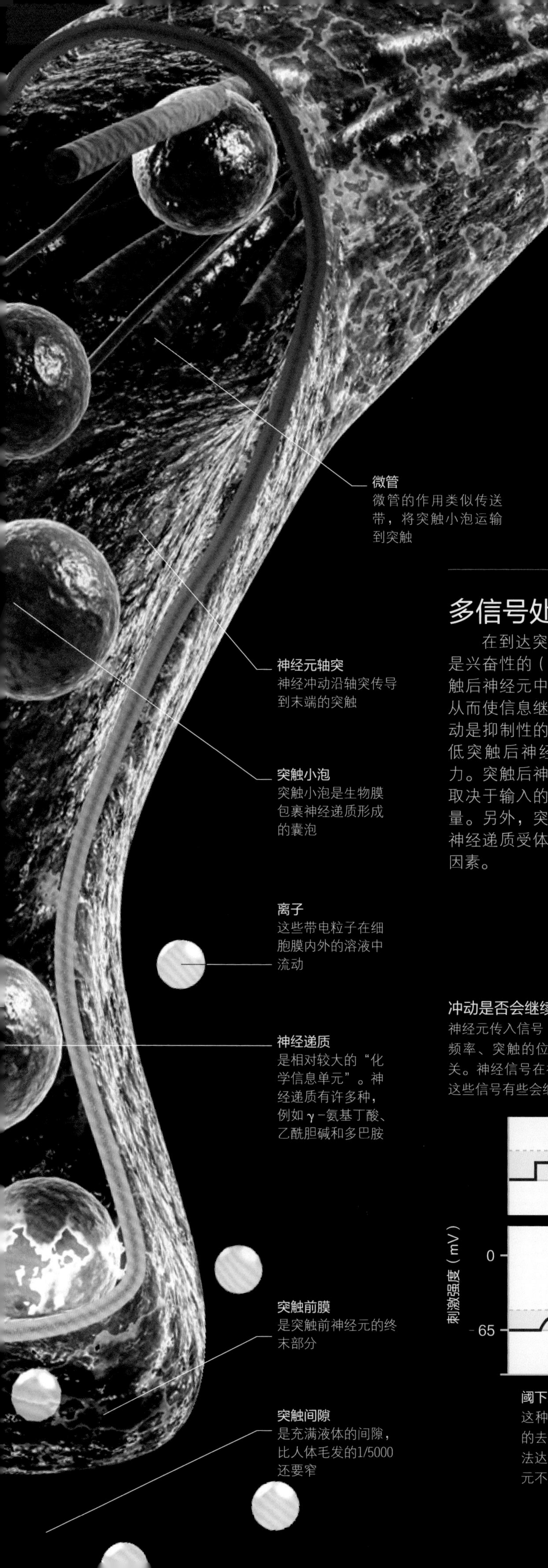

神经细胞间的信息传递

神经系统的最基本"语言"是神经信号或神经冲动。这种"语言"是以脉冲频率为基础的，也就是说神经信号是数字信号而不是模拟信号。神经冲动中具体包含了怎样的信息取决于神经冲动的数量、神经元之间衔接的紧密程度、神经信号的来源和去路。

例如，静息状态的神经元每一秒或两秒只发送一个神经冲动，而一个高度兴奋的神经元，例如突然受压皮肤上的神经元，每秒可能发送50个神经冲动。这些神经信号在经过突触连接时传递给下一个神经元。神经元之间的连接方式随着时间的推移会有所变化，其变化的原因可以是人体的自然发育或学习活动（详见307页）。

在大脑皮层，一个神经元可能会与20万个其他的神经元建立神经突触。所以仅仅纸上"0"字母大小的一块大脑皮质就包含了超过1000亿个突触。下图阐明了突触处理传入的信号并将其继续传递的方式。

左侧标注

微管
微管的作用类似传送带，将突触小泡运输到突触

神经元轴突
神经冲动沿轴突传导到末端的突触

突触小泡
突触小泡是生物膜包裹神经递质形成的囊泡

离子
这些带电粒子在细胞膜内外的溶液中流动

神经递质
是相对较大的"化学信息单元"。神经递质有许多种，例如 γ-氨基丁酸、乙酰胆碱和多巴胺

突触前膜
是突触前神经元的终末部分

突触间隙
是充满液体的间隙，比人体毛发的1/5000还要窄

多信号处理

在到达突触的神经冲动中，有些是兴奋性的（引起去极化），会在突触后神经元中引起相似的神经冲动，从而使信息继续传递下去。而有些冲动是抑制性的（引起超极化），会降低突触后神经元形成神经冲动的能力。突触后神经元能否形成动作电位取决于输入的兴奋性或抑制性冲动的量。另外，突触处神经递质的种类和神经递质受体的结构也是重要的影响因素。

信号整合

在任意时刻，神经元的兴奋性都受到它接收到的神经信号的类型、数目总和及信号在树突或胞体（有些神经元可能在轴突）投射的位置的影响。

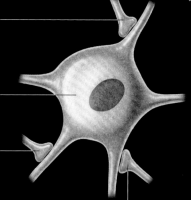

兴奋性冲动传入（A）
这种传入兴奋从临近的神经元短程传入

神经元细胞体
神经元细胞体和树突接收传入的信息

兴奋性冲动传入（B）
此轴突末梢来源于几厘米外的神经元

抑制性冲动传入（C）
此处传入的信息抑制兴奋性冲动的传入

冲动是否会继续传递

神经元传入信号（A，B，C）变化多样，主要与传入信号的频率、突触的位置和信号的性质（兴奋性或抑制性）有关。神经信号在神经元细胞膜周围形成复杂的电波网络，这些信号有些会继续传递，有些会终止。

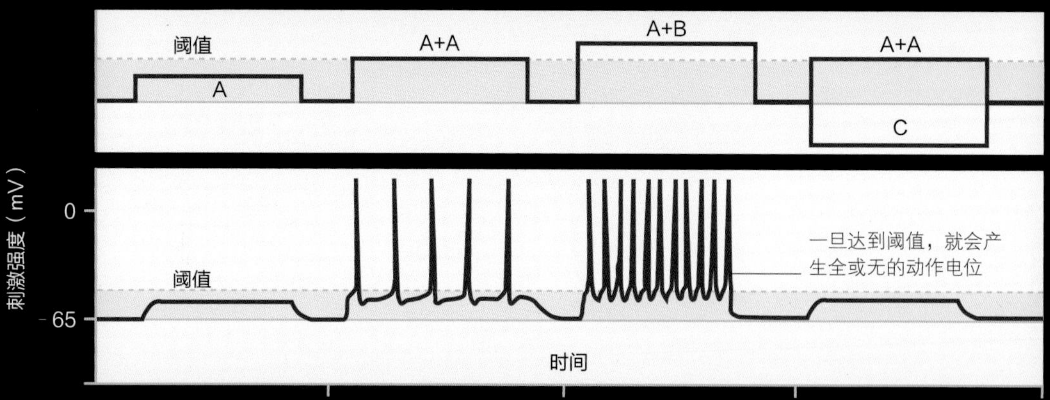

下方图表

阈值	A+A	A+B	A+A
A			C

刺激强度（mV）
0
阈值
65
时间

一旦达到阈值，就会产生全或无的动作电位

阈下刺激
这种兴奋性传入（A）的去极化程度太小，无法达到阈值，所以神经元不产生动作电位。

阈刺激
兴奋性冲动传入越强烈（A+A），超过阈值的几率越大。在图示中的刺激区间内产生一系列的动作电位。

过度刺激
当更强烈的远超过阈值的刺激性冲动传入时（A+B），则会产生更高频率的输出信号。

抑制
抑制性冲动传入（C）会抵消本能达到阈值的去极化兴奋性冲动（A+A），所以在此处没有信号产生。

脑和脊髓

中枢神经系统——脑和脊髓能够接收身体各部分的信息，而后向对应的器官和组织发出指令。这些神经控制中心由一个精密的系统保护着，这个系统主要由生物膜和包括血液在内的液体环境组成。

信息处理

脊髓收集躯干和四肢传入的信息，而后中继并传入到脑。但是脊髓并不只是被动地进行信号传递，它还实施着身体的"管家工作"（即一些基本生理功能），而这些信息的接收和发送不需要脑的参与。一般来说，信息传送到的位置越"高"，即越接近大脑皮层，信息与我们的意识与知觉的关系越密切。在脊髓与脑的联系方面，其与脑干的联系尤为重要。脑干监测并调节着一些重要的生理功能，例如心跳和呼吸，而且一般不需要高级中枢参与。比脑干更高级的中枢是丘脑，它的功能类似"守门人"，决定着哪些信息可以进入最高级中枢——大脑皮层。许多最高级的精神活动都在大脑皮层进行，例如思考、想象、学习和有意识的决策。

脑的保护

脑大部分被坚硬的颅骨的弯曲部分——颅盖包绕。骨与脑之间隔以3层薄膜样的结构——脑膜，脑膜间有两层液体。最外层是坚硬的硬脑膜，衬在颅骨的内侧。下一层是海绵状的、富含血液的蛛网膜。蛛网膜与硬脑膜之间的部分称为静脉窦，其中含有具有外缓冲作用的液体——从脑离开后缓慢流动着的回心静脉血。蛛网膜内为脑脊液形成的内缓冲层。内缓冲层的下一层是最内层，也是最薄的脑膜——软脑膜。软脑膜随着脑的轮廓走行并紧贴其表面。

脑和颅骨之间

脑脊液在一个很狭窄的间隙——蛛网膜下隙中循环。蛛网膜下隙位于蛛网膜和软脑膜之间。脑膜及其间的液体共同吸收和分散过强的机械压力，从而使脑免于受伤。

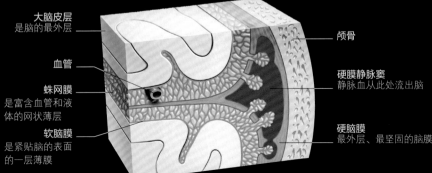

大脑皮层
是脑的最外层

血管

蛛网膜
是富含血管和液体的网状薄层

软脑膜
是紧贴脑的表面的一层薄膜

颅骨

硬膜静脉窦
静脉血从此处流出脑

硬脑膜
最外层、最坚固的脑膜

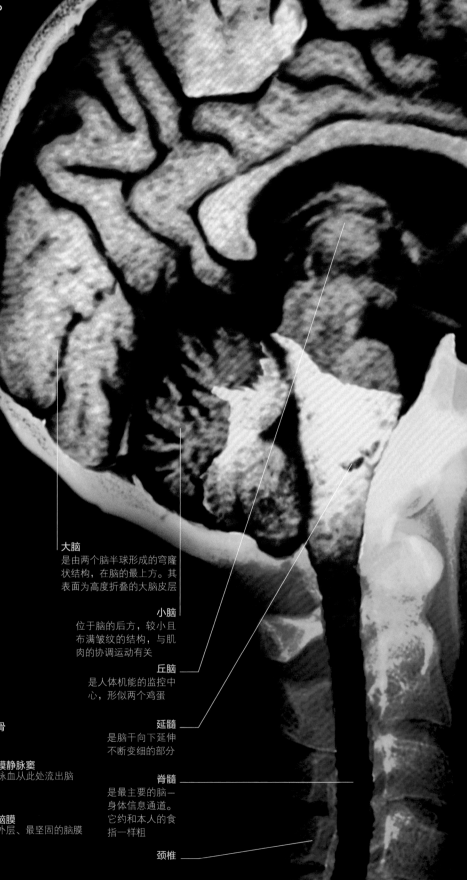

大脑
是由两个脑半球形成的穹窿状结构，在脑的最上方。其表面为高度折叠的大脑皮层

小脑
位于脑的后方，较小且布满皱纹的结构，与肌肉的协调运动有关

丘脑
是人体机能的监控中心，形似两个鸡蛋

延髓
是脑干向下延伸不断变细的部分

脊髓
是最主要的脑—身体信息通道。它约和本人的食指一样粗

颈椎

脑的营养

脑具有两套主要的营养和代谢废物处理系统。其一是血液，由颈部的颈内动脉和椎动脉将血液带到脑基底部的大脑Willis环。第二套系统是由脑脊液构成的。脑脊液来源于血液，这种液体沿两侧脑半球的侧脑室内侧缓缓流动，并流经整个脑。每天约有0.5升的脑脊液产生于侧脑室，并时刻有150毫升的脑脊液循环流动。脑脊液的功能是运输葡萄糖、蛋白质和其他营养物质到脑组织，并运走代谢废物，此外，还能运送起抗感染免疫作用的各类白细胞。除代谢功能外，脑脊液也为脑和脊髓提供缓冲，因为它们都"漂浮"在脑脊液中。

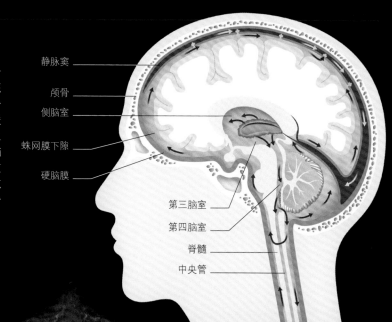

静脉窦
颅骨
侧脑室
蛛网膜下隙
硬脑膜
第三脑室
第四脑室
脊髓
中央管

大脑前动脉
大脑中动脉
颈内动脉

脑脊液的流动

从侧脑室开始，脑脊液流经两个中央小室——第三脑室和第四脑室，而后进入围绕脑和脊髓的蛛网膜下隙（脑和脊髓也都被脑膜包裹）。在蛛网膜下隙，脑脊液被蘑菇状的蛛网膜细小突起（即蛛网膜颗粒）吸收并回流入静脉。

Willis环

Willis环汇集了为脑供血的各个动脉，并使它们相互连接或形成交通动脉。当某一条动脉发生狭窄性病变或受损时，这个环路可以建立侧枝循环，使得血液仍然可以通过环内其他动脉入脑。

脊髓内部结构

脊髓许多特点都与脑相似。脊髓由椎骨保护，椎骨相互连接形成脊柱，脊柱中央的椎管容纳脊髓。脊髓由3层脊膜包绕，脊柱内的脊膜具有缓冲作用。在脊髓周围（蛛网膜下隙）和脊髓内（沿着细小的中央管）都有具有营养作用的脑脊液循环流动。脊膜和脑脊液确保脊柱在扭转和弯曲时不会碰击或扭结脊髓。如果疑似有脊髓感染，例如脑（脊）膜炎（详见441页），在采集脑脊液标本时可以通过腰部穿刺（或"脊椎穿刺"），即用中空的穿刺针在低位脊髓进行穿刺，而不需要在脑的附近穿刺。

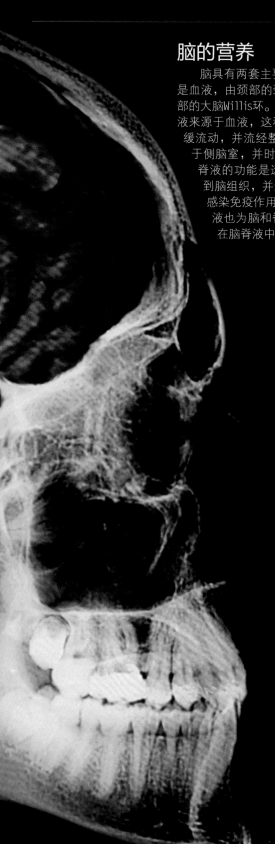

脑的切面

上图所示为经过脑和脊髓中部（自前向后）的MRI照片，显示其主要结构特点。脑中深色区域为充满液体的部分和脑室。脑周围蓝色的结构是头部的保护性骨骼，脊髓的两侧为颈椎。

硬膜外隙
蛛网膜下隙
硬脊膜
脑脊液
椎骨

蛛网膜
软脊膜
中央管

脊髓上面观

脊髓横断面

脊椎中央的椎管容纳脊髓。脊髓的神经根（黄色）从相邻脊椎之间的椎间孔穿出。

中枢神经系统的活动

脑和脊髓的活动非常活跃，它们不停地相互交换或与身体的其他部位交换信息。信息从外周神经系统传入，传导到中枢神经系统，经过中枢神经系统整合处理后发送指令信息到效应器。

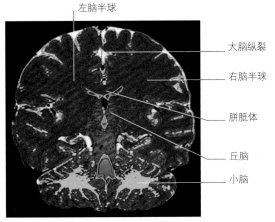

两侧大脑的联系

上图为脑的冠状切面，显示左右大脑半球之间的深沟——大脑纵裂。大脑纵裂的基底部为胼胝体。胼胝体由超过2亿神经元构成的起桥梁作用的结构组成，它连接了两侧大脑半球。

两侧大脑的信息沟通

从解剖学角度上来说，神经系统是左右对称的（详见60~63页）。但是从功能的角度看，它并不是简单对称的，脑部布满沟回的大脑几乎完全被贯穿前后的大脑纵裂分为两个脑半球：左侧和右侧。尽管它们在外表上看是非常相似的，然而两侧半球都实行着各自特定的神经功能（见右表）。两侧半球通过一个束带样的神经纤维束——胼胝体相互联系。一侧身体的信息在向脑的传导过程中会改换到另一侧。神经信号在束状的神经纤维（又称为纤维束）中传导，而纤维束在特定的位置会左右交叉。所以身体左侧的感觉信息会传导到大脑右半球，而发自大脑左半球的运动指令控制着身体右侧的肌肉。

左侧大脑	右侧大脑
将事物拆分为各个部分	依靠直觉将事物各部分组合为一个整体
有序地进行分析性活动	倾向于跳跃性思维和建立联系
倾向于客观、公正、独立地看待事物	有些主观和个人主义
对语言和数字较为敏感	对音乐、视觉和空间物体较为敏感
处理逻辑关系和内在联系	处理新想法和创新思维
理性解决问题	通过深刻地洞察提出其他可能的解决方案
讲话和语言的中枢所在	很少参与话语和语言活动
储存词语和语法的字面含义	分析语言的情境和重点
对名字较为敏感	对面部的识别更敏感
控制身体右半侧	控制身体左半侧

两侧大脑的分工

对损伤或患有疾病的脑的扫描图像和研究显示，尽管两侧大脑一般会协同处理事物，但是倾向于"拆分事物"的左脑主要负责逻辑推理，而倾向于"组合事物"的右脑更注重直觉和事物整体。

脑信息的传入和传出

外界信息通过感觉器官传入脑（详见310页）。在这个过程中，外界信息被特定的感觉细胞转化为神经冲动，神经冲动在外周神经系统的感觉神经中传导，到达脑内较高级的中枢。在传到大脑皮层的过程中，可能会经过多达10个突触连接的神经元进行换元（详见300页）。在每一个换元处，信息会另沿其他通路传导，就像从树干上分出树枝一样。在大脑皮层，我们对刺激产生感觉并作出反应。最后，大量传出信息或运动信息沿着相反的方向传导，到达相应的肌肉和腺体。

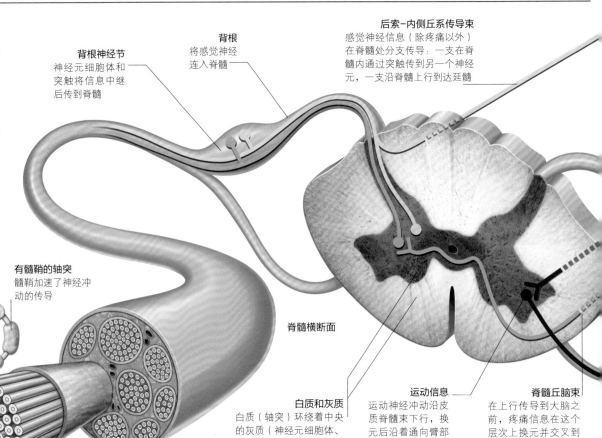

背根神经节
神经元细胞体和突触将信息中继后传到脊髓

背根
将感觉神经连入脊髓

后索-内侧丘系传导束
感觉神经信息（除疼痛以外）在脊髓处分支传导：一支在脊髓内通过突触传到另一个神经元，一支沿脊髓上行到达延髓

有髓鞘的轴突
髓鞘加速了神经冲动的传导

脊髓横断面

感受器
受到刺激后沿其轴突发放神经冲动

白质和灰质
白质（轴突）环绕着中央的灰质（神经元细胞体、相互连接的树突和突触）

运动信息
运动神经冲动沿皮质脊髓束下行，换元后沿着通向臀部和手部肌肉的轴突传导

脊髓丘脑束
在上行传导到大脑之前，疼痛信息在这个层次上换元并交叉到对侧

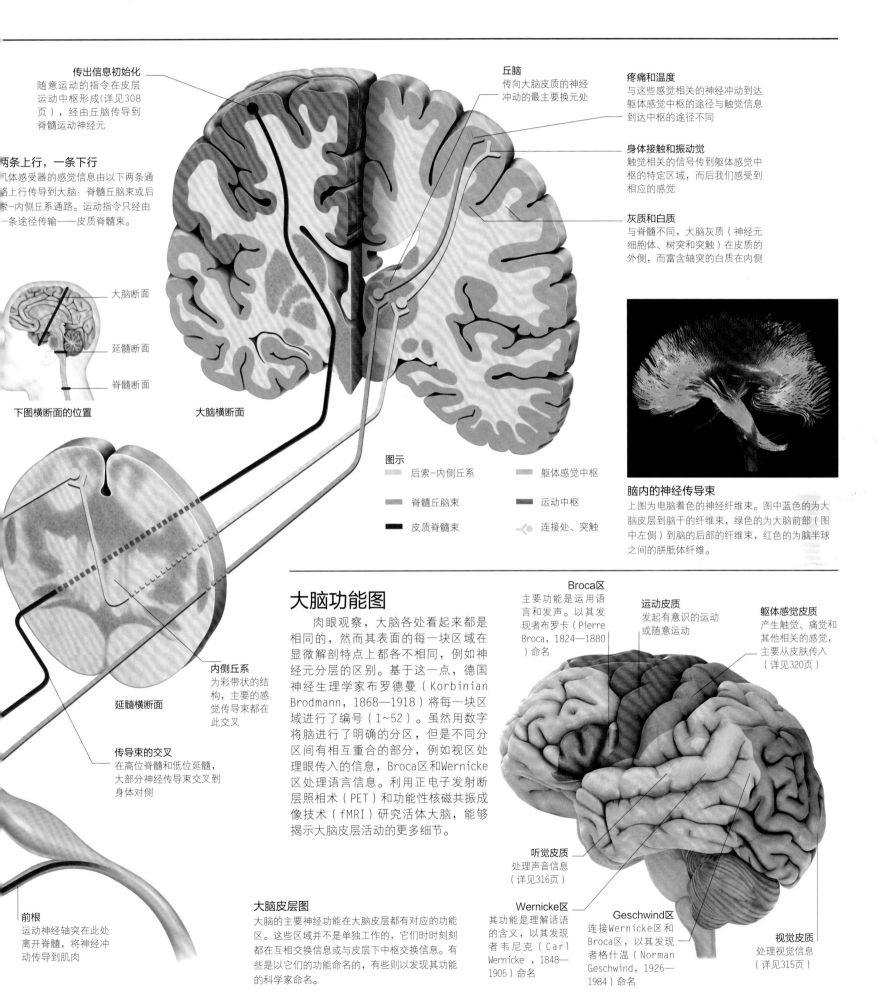

传出信息初始化
随意运动的指令在皮层运动中枢形成（详见308页），经由丘脑传导到脊髓运动神经元

两条上行，一条下行
几体感受器的感觉信息由以下两条通路上行传导到大脑：脊髓丘脑束或后索－内侧丘系通路。运动指令只经由一条途径传输——皮质脊髓束。

大脑断面

延髓断面

脊髓断面

下图横断面的位置

大脑横断面

丘脑
传向大脑皮质的神经冲动的最主要换元处

疼痛和温度
与这些感觉相关的神经冲动到达躯体感觉中枢的途径与触觉信息到达中枢的途径不同

身体接触和振动觉
触觉相关的信号传到躯体感觉中枢的特定区域，而后我们感受到相应的感觉

灰质和白质
与脊髓不同，大脑灰质（神经元细胞体、树突和突触）在皮质的外侧，而富含轴突的白质在内侧

图示

后索－内侧丘系		躯体感觉中枢	
脊髓丘脑束		运动中枢	
皮质脊髓束		连接处、突触	

脑内的神经传导束
上图为电脑着色的神经纤维束。图中蓝色的为大脑皮层到脑干的纤维束，绿色的为大脑前部（图中左侧）到脑的后部的纤维束，红色的为脑半球之间的胼胝体纤维。

内侧丘系
为彩带状的结构，主要的感觉传导束都在此交叉

延髓横断面

传导束的交叉
在高位脊髓和低位延髓，大部分神经传导束交叉到身体对侧

前根
运动神经轴突在此处离开脊髓，将神经冲动传导到肌肉

大脑功能图

　　肉眼观察，大脑各处看起来都是相同的，然而其表面的每一块区域在显微解剖特点上都各不相同，例如神经元分层的区别。基于这一点，德国神经生理学家布罗德曼（Korbinian Brodmann，1868—1918）将每一块区域进行了编号（1~52）。虽然用数字将脑进行了明确的分区，但是不同分区间有相互重合的部分，例如视区处理眼传入的信息，Broca区和Wernicke区处理语言信息。利用正电子发射断层照相术（PET）和功能性核磁共振成像技术（fMRI）研究活体大脑，能够揭示大脑皮层活动的更多细节。

大脑皮层图
大脑的主要神经功能在大脑皮层都有对应的功能区。这些区域并不是单独工作的，它们时时刻刻都在互相交换信息或与皮层下中枢交换信息。有些是以它们的功能命名的，有些则以发现其功能的科学家命名。

Broca区
主要功能是运用语言和发声。以其发现者布罗卡（Pierre Broca，1824—1880）命名

运动皮质
发起有意识的运动或随意运动

躯体感觉皮质
产生触觉、痛觉和其他相关的感觉，主要从皮肤传入（详见320页）

听觉皮质
处理声音信息（详见316页）

Wernicke区
其功能是理解话语的含义，以其发现者韦尼克（Carl Wernicke，1848—1905）命名

Geschwind区
连接Wernicke区和Broca区，以其发现者格什温（Norman Geschwind，1926—1984）命名

视觉皮质
处理视觉信息（详见315页）

记忆和情感

记忆并不只是储存和再现事件信息，它包含了各种各样的信息：事件、经历、语境，从名字到颜面和地点，有的时候还涉及我们的情感状态。

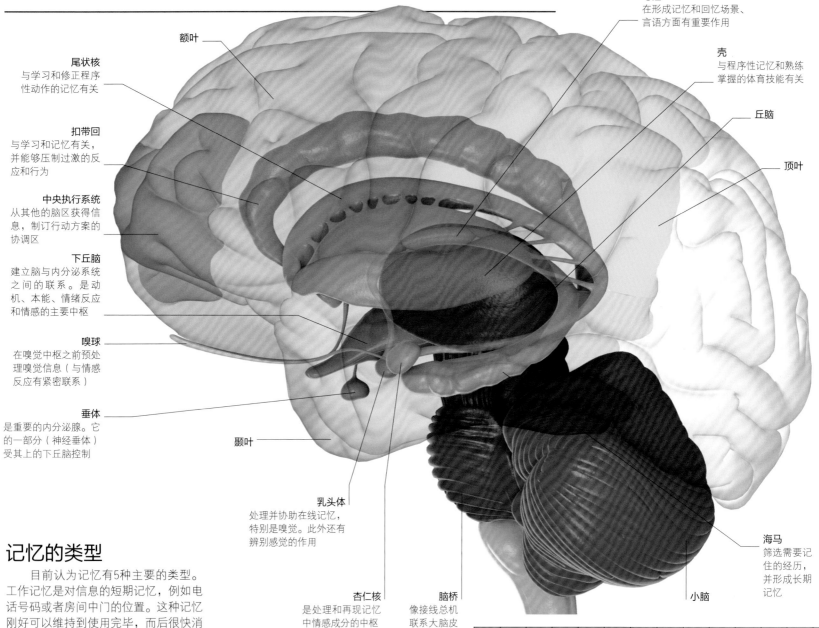

参与记忆的脑区
脑中没有单独的"记忆中枢"，信息的处理、筛选和储存都在不同的脑区进行。例如对过山车的记忆：我们看到的景象储存在视区，听到的声音储存在听觉区，等等。这些合在一起形成对整个经历的记忆。

穹窿
在形成记忆和回忆场景、言语方面有重要作用

壳
与程序性记忆和熟练掌握的体育技能有关

丘脑

顶叶

额叶

尾状核
与学习和修正程序性动作的记忆有关

扣带回
与学习和记忆有关，并能够压制过激的反应和行为

中央执行系统
从其他的脑区获得信息，制订行动方案的协调区

下丘脑
建立脑与内分泌系统之间的联系。是动机、本能、情绪反应和情感的主要中枢

嗅球
在嗅觉中枢之前预处理嗅觉信息（与情感反应有紧密联系）

垂体
是重要的内分泌腺。它的一部分（神经垂体）受其上的下丘脑控制

颞叶

乳头体
处理并协助在线记忆，特别是嗅觉。此外还有辨别感觉的作用

杏仁核
是处理和再现记忆中情感成分的中枢

脑桥
像接线总机联系大脑皮质和小脑

海马
筛选需要记住的经历，并形成长期记忆

小脑

记忆的类型

目前认为记忆有5种主要的类型。工作记忆是对信息的短期记忆，例如电话号码或者房间中门的位置。这种记忆刚好可以维持到使用完毕，而后很快消失。语义记忆是对零散的信息的记忆，它独立于个人存在之外，例如对著名历史事件日期的记忆。事件记忆是对个人经历的事件的记忆，其中包括了我们的感觉和情感，例如一次欢乐的生日聚会。程序性记忆是对学习得到的、良好训练过的躯体动作的记忆，例如行走、骑车和系鞋带。潜在记忆在意识之外产生影响，例如如果我们以往听说过某些事物，再次谈及时我们更相信它是真的。

处理记忆的脑区

对前述的4种明确的记忆类型来说，涉及的许多脑区以相互协作的方式行使功能。丘脑负责决定哪些信息需要记忆，前额叶皮质在学习和再现多种类型的记忆方面起主要作用。

	丘脑	顶叶	尾状核	乳头体	额叶	壳	杏仁核	颞叶	海马	小脑	扣带回	嗅球	穹窿	中央执行系统
工作记忆	■	■	■		■				■					■
语义记忆	■				■			■	■					■
事件记忆	■		■	■	■				■					
程序性记忆	■		■			■			■	■	■			

情绪对记忆的影响

"情绪脑区"通常指的是边缘系统，它位于脑干的上方，大脑皮质形成的拱形穹窿的下方。边缘系统包括杏仁核、丘脑、下丘脑、穹窿和乳头体（见上页图），此外还有大脑皮层向内侧的部分（中间部分）和扣带回，这两部分呈衣领状包围边缘系统的其他结构。

当强烈的情感充满我们的头脑的时候，边缘系统主导了深层次的情感和本能反应的产生，而这些情感反应往往是大脑难以控制的。值得一提的是，处于脑的解剖学中央位置，只有指尖大小的下丘脑在产生生理需求反应（例如饥饿、渴感、性冲动）及伴随的强烈情感冲动方面起着重要的作用，例如暴怒或大喜。下丘脑向许多脑区发送神经冲动，然后再将冲动发送到对应的肌肉，这个过程经常会涉及到自主神经系统（详见297页）。举例来说，在对突然受到的惊吓的反应

中，下丘脑兴奋，使心跳加快，骨骼肌紧张，肾上腺释放肾上腺素，为迅速发生的行动做好准备：打斗或逃跑。下丘脑还通过一条细的分支与其下方的垂体（详见386页）相连。垂体通过释放多种激素和其他物质来影响其他的内分泌腺，从而补充或加强神经系统的调控效应。

边缘系统的许多结构也与记忆的形成密切相关，特别是事件记忆（见对页）。这就解释了为什么情绪高涨的时候有时会形成牢固的记忆，而当我们回忆那些经历的时候也会产生相同的情感。

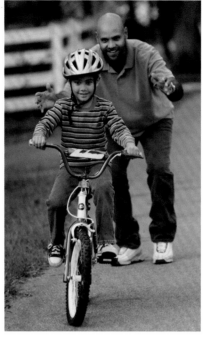

工作记忆平均能够记住5个单词、6个无规律的字母或7个无联系的数字。通过**记忆训练**，例如将它们重新组合并赋予一定的含义，可以使工作记忆容量**加倍**。

持久的记忆
具有强烈情感成分参与的记忆，例如入学第一天、第一次骑自行车、结婚或带有一定成就感的焦虑经历都会持续很久，记忆犹新。

记忆的形成

每个记忆都是由不同脑区的数十亿个神经元以独特的方式构成突触连接而形成的，特别是大脑皮层。对事件的记忆，例如读一串数字或者会见一位名人，其过程最初表现为一组特定的神经元相互发送神经冲动。在回忆这件事情的时候，这些神经信息被再次激活，而且它们之间连接的方式得到优化加强，以便它们能够共同发生兴奋，这个过程称为增强。多次激活后，它们之间的连接成为半永久性连接，以后只要其中少数神经元受到刺激而发生兴奋，例如一个新的想法或者其他的经历的触动，整个神经网络都会被激活，从而再现记忆。

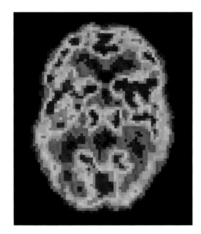

睡眠与记忆
电学追踪和扫描图像显示，在睡眠时大脑的活动仍然是非常活跃的。由于没有有意识的思考使我们分心，睡眠时脑中的记忆环路会扫描最近发生的事件，将一些记忆放入长期记忆中储存，并且巩固已有的记忆。

图示
脑的活动水平，以葡萄糖摄取量为参考指标

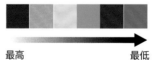

最高 ← → 最低

奇人轶事
失去遗忘能力的人

完全记忆，或超强记忆综合征，描述的是一群能够记住海量的信息数十年之久的人，不论是有重大意义的事件还是无关紧要的琐事，他们都能记住。即便他们努力去忘记也无济于事。但是那些记忆并不是"全面"的。当问及一个过去发生的事件时，他们能够回忆起来时间、地点和人们所说的话，但是记不得他们的着装穿戴。类似地，他们的记忆大部分与他们的个人生活和经历有关，而世界上发生的事情却记得很少。超强记忆综合征的人有一些强迫性行为和性格，例如收集纪念品和记日记。

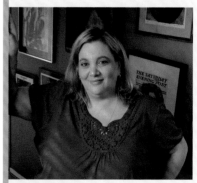

超强记忆综合征
Jill Price是美国第一个被科学家研究的患有超强记忆综合征的人，她能够回忆起从她14岁开始每一天发生的事情。

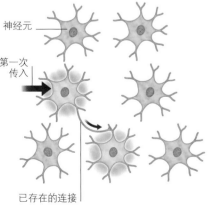

神经元

第一次传入

已存在的连接

1 初次经历
一次刺激引起一个神经元发放冲动到下一个神经元，这是思考，认识事实、经验或习得的技能的过程的一部分。

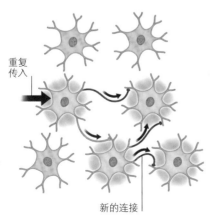

重复传入

新的连接

2 进一步修饰
重复刺激加强了初次刺激中神经元之间的连接，或者突触通信，并且募集其他神经元参与到这个网络中来。事实上，这个过程会有成千上万个神经元参与。

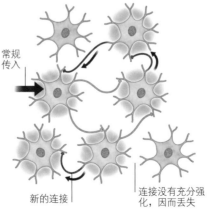

常规传入

新的连接

连接没有充分强化，因而丢失

3 强化与否
经常强化神经元之间的连接不仅能够保持它们之间的结构上的联系，还可以加强突触信号的传递。没有定期强化的连接将削弱并丢失。

运动

　　每一个瞬间，从全速奔跑到快速眨眼，大脑都在精确地调控着全身600多块肌肉的紧张与收缩活动。如果每一块肌肉都由意识来控制，这样巨大的工作量身体是不可能完成的，所以大脑具有不同层次的核团来完成不同层面上的工作。

随意运动

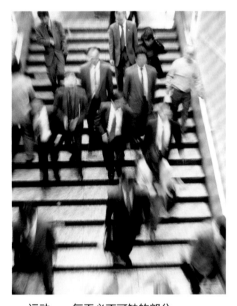

运动——每天必不可缺的部分
运动皮质与脑内其他参与运动的结构密切合作，例如小脑（见下页）。因此我们无需思考就可以四处走动。

　　随意运动是我们有意识地计划并有目的地做出的运动。或许我们将注意力集中在某本书的内容上时意识不到翻动书页，但是这两个动作都是有目的的。随意运动的中枢是运动皮质——在脑的外表面从一侧的耳跨越到另一侧耳的一条灰质（详见305页）。它每秒钟发送和接收上百万个神经冲动。即使我们不运动，由于需要保持体位，肌肉仍然处于紧张状态，否则我们会摔倒。

　　运动皮质的不同区块控制身体的不同部位。与躯体感觉皮质相似（详见321页），区域的大小与运动的精细度有关。需要复杂的肌肉控制的部位，例如嘴唇和手指，在运动皮质对应区域的面积较大；而无需精确调控的部位，例如大腿，其对应区域面积较小。

完成一个运动
下图用箭头标明了在完成一组简单的运动"各就各位，预备，跑"的过程中，大脑中相关结构的信息传递过程。

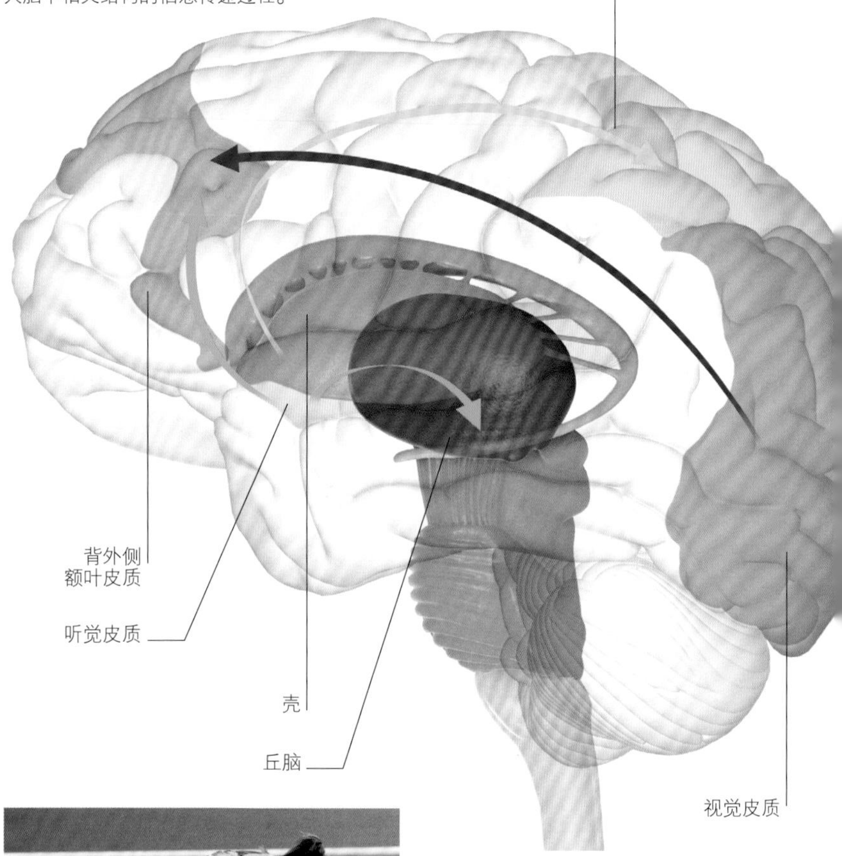

后顶叶皮质

背外侧
额叶皮质

听觉皮质

壳

丘脑

视觉皮质

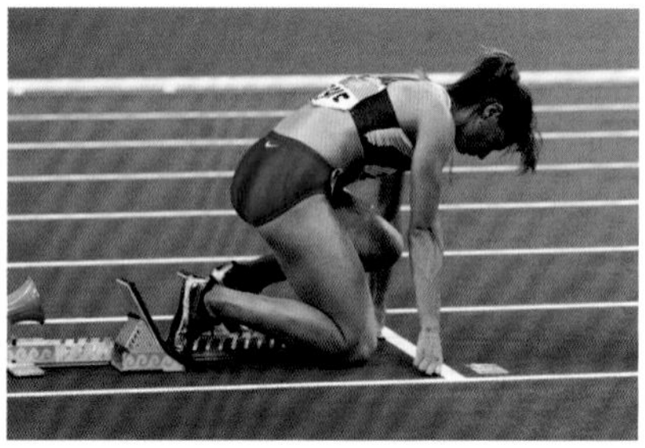

各就各位——
视觉和听觉中枢将感觉信息传入背外侧额叶皮质，后者不停地估测起跑的时间。壳将良好训练的运动方式和准备技巧等记忆信息传入背外侧额叶皮质，而壳的活动大部分是在意识层面之下的。

不随意运动——反射

　　对于不随意运动来说，尽管开始时我们能够意识到这些运动并加以修饰，但是大多数不随意运动是不受意识控制而自主完成的。许多不随意运动是一种神经反射——在特定条件下或对一定刺激的一组反应性运动。例如当脚踩在尖锐的物体上时，我们会立即抬起脚，这些反射具有重要的生存意义。不随意运动通过对危险进行快速反应而保护身体，即使我们可能并没有注意到那些危险。在神经反射过程中，感受器接受刺激发送感觉神经信息，通过脊髓或脑内意识下中枢"走捷径"，然后发出运动信息使肌肉运动，而不需要意识的"允许"。尽管这些在神经通路内部有快速的冲动发放，它们也同时向脑内高级中枢发放冲动。几秒钟后，它们会在意识中呈现，而后再进行随意运动。

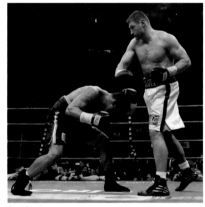

闪避
保护性反射，例如躲开快速接近的物体，已在我们的进化过程中根深蒂固。闪避是4个反射的瀑布式发生，学习后成为一组连贯的动作。运动的顺序反映了运动信息从低位中枢到脊髓再到肢体的传导过程。

感觉到危险
长时间的训练经验和实时的视觉信息警告有朝向头部的打击。

意识以下的信息处理
感觉信息激活意识下中枢，特别是丘脑。

运动信息传出
在意识参与进来之前的瞬间，运动区域组织运动的所有方面。

眨眼
反射1：眨眼并闭眼从而保护眼睛。

旋转头部
反射2：颈部肌肉收缩，将头转向一侧。

头部向后拉动
反射3：上身肌肉收缩，将头拉向后方。

举起手
反射4：臂部肌肉收缩，抬起手提供额外的保护。

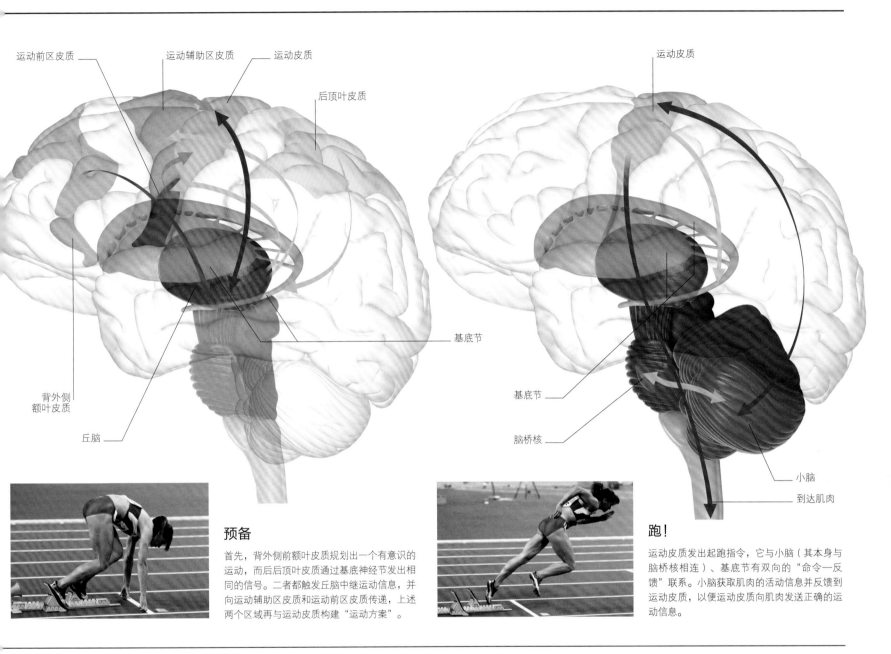

运动前区皮质　　运动辅助区皮质　　运动皮质

后顶叶皮质

运动皮质

基底节

背外侧
额叶皮质

基底节

丘脑

脑桥核

小脑

到达肌肉

预备

首先，背外侧前额叶皮质规划出一个有意识的运动，而后后顶叶皮质通过基底神经节发出相同的信号。二者都触发丘脑中继运动信息，并向运动辅助区皮质和运动前区皮质传递，上述两个区域再与运动皮质构建"运动方案"。

跑！

运动皮质发出起跑指令，它与小脑（其本身与脑桥核相连）、基底节有双向的"命令—反馈"联系。小脑获取肌肉的活动信息并反馈到运动皮质，以便运动皮质向肌肉发送正确的运动信息。

小脑

　　从某种程度上说，位于脑的后下方的圆形的、布满沟回的小脑是位于其上方起决定性作用的大脑的写照。就像大脑一样，它的外层（皮质）是由神经元细胞体、树突和突触组成的灰质，内层为以轴突（神经纤维）为主的髓质。这些神经纤维排列成神经束，连接到脑的其他部分。小脑皮质比大脑皮质的折叠程度还要高。

　　它的解剖位置意味着它可以得到所有去往大脑的感觉信息和从大脑到脊髓、身体各部分的运动信息。小脑也与其他控制运动的脑区有密切联系，例如基底神经节。小脑的主要功能是获取运动皮质的运动指令，将其细节化后传递回运动皮质，再将细节化的运动信息输出到肌肉。同时小脑将肌肉运动信息反馈到运动皮质，以保证运动的流畅、熟练和协调。

　　最近的研究显示，小脑也参与集中精力到某件事情、说话和理解语言的活动中。

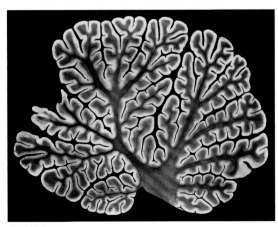

小脑横断面
小脑皮质（图中淡黄色的部分）在神经纤维束（红色）构成的树枝状系统周围形成复杂的折叠外形。其中最粗大的"树干"是成簇的神经元（即灰质），又称小脑核。小脑核是进出小脑的大量运动神经信息的协调中心。

小脑的体积仅为脑的**十分之一**，
而它包含的神经元数量是脑的
其余部分神经元**数量总和的两倍多**。

对世界的感知

脑本身对感觉是很迟钝的，它本身几乎没有任何感觉神经受体。当脑被触摸或受伤时，它是没有感觉的。然而脑对身体其他部分和外界世界的感觉却是十分灵敏的。这个功能是借助不断对各种刺激作出反应的感觉器官完成的。

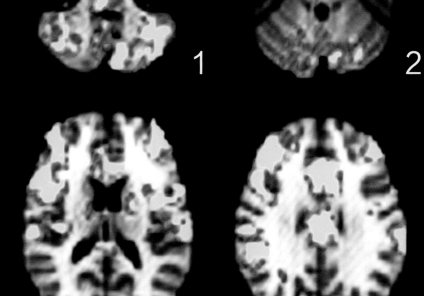

主要的感觉

将感觉划分为5种有些过于简单。其中4种和它们感受的刺激都是十分明确的：感受光线的视觉（详见312页）、感受声波的听觉（详见316页）、感受空气中气味分子的嗅觉（详见318页）、感受水溶性味道分子的味觉（详见318页）。

其他形式的感觉要更复杂些。平衡觉（详见316页）并非一种不连续的感觉，而是一种不断进行着的、由多种感觉和肌肉系统共同参与的过程。触觉以皮肤为基础，但是触觉并不是一种单一的触碰感，它不仅感受身体的接触，还包括了振动觉和温度觉（详见320页）。参与痛觉传导的

神经系统成分与其他感觉不同（见下页）。在肌肉、关节等部位，身体还有深感受器（见下页深感觉部分）。但是从最简单的角度说，所有的感觉器官的功能都是相同的。它们都是一种换能器，即把它们感受的各类刺激的能量形式转换为神经系统的通用"语言"——神经冲动。

充满感觉的世界
我们能够想象主要感觉信号传入的情况（左上起顺时针：耳，平衡觉，舌，鼻，皮肤，眼），然而这里主要的刺激只有产生视觉的光刺激。

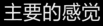

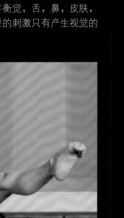

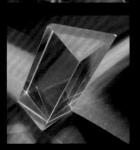

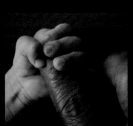

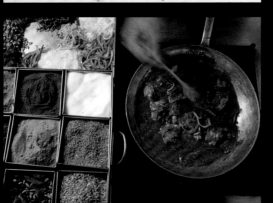

联觉

在正常的感觉通路中，信息从感觉器官传入到脑内的特定区域，特别是到大脑皮质进而进入意识范围。举例来说，进入眼的信号最终会到达视觉中枢。极少的情况下，这些通路分叉并到达脑内其他感觉区域。在这种情况下，单一刺激会引起多种情感体验。例如看见蓝颜色也会产生品尝奶酪的感觉，而欣赏某些乐器演奏时会有吃沙丁鱼的感觉。

这种感觉称为联觉，约25人中会有1人经历这种感觉，但程度有所不同。联觉也可以由某些化学物质诱发，特别是影响意识的药物和致幻药。

利用音乐绘画
英国艺术家、音乐联觉者David Hockney说，当他设计洛杉矶大剧院的时候，他听着音乐的同时，那些色彩和图形就自然而然地产生了。

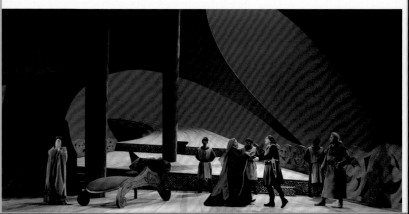

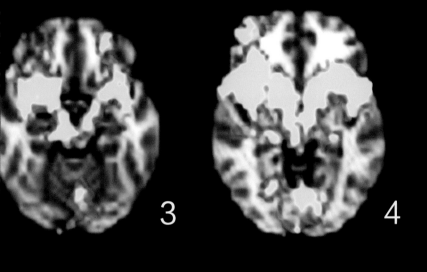

3

4

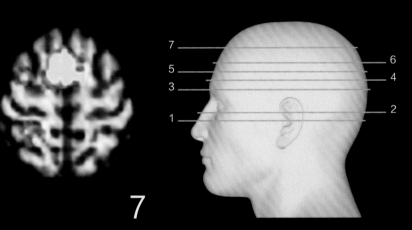

7

7
6
5
4
3
2
1

痛觉的产生

痛觉是一种很难客观衡量的感觉。我们可以用一组词语描述痛觉：疼痛、刺痛、灼痛和压痛。痛觉起始于特化的神经末梢——存在于体表和体内的疼痛感受器。当疼痛感受器或组织被损伤时，它释放致痛物质，例如前列腺素、ATP和缓激肽。这些致痛物质激活疼痛感受器，产生痛觉信号。痛觉信号与触觉等其他感觉的传导通路不同（详见304页），特别是在脊髓内的传导。大多数信号终止于大脑皮质，我们可以感知与身体某部分相关的疼痛感。

全脑痛觉感受区的分布

左图：这些功能性核磁共振照片显示了受到疼痛刺激后，健康人不同横断面上脑的活动情况。黄色区域为脑活动较强的区域，这反映了疼痛感觉的产生涉及到大脑的许多部分。

疼痛传导通路

右图：在所有的感觉中，神经信号从感受器传入到大脑再进入意识范围需要一段时间。在这短短的一秒或几秒内，损伤很有可能已经扩大。

痛觉的开始

损伤导致局部致痛物质释放，例如前列腺素和缓激肽。这些物质促进痛觉感受器产生痛觉信号。

脊髓

神经信号在痛觉相关神经纤维中传导，从脊髓后角进入脊髓，并继续上行。

脑干

信号经过延髓，并激活自主神经系统的交感神经（详见297页）。

中脑

中脑的疼痛感受区检测到疼痛信号，并刺激脑干和脊髓内自身合成的镇痛物质的释放。

大脑皮层

疼痛信号最终到达大脑皮层的诸多区域。此时我们可以意识到疼痛，而且疼痛局限在躯体的某一部分。

深感觉

无需察看或者触摸，我们就知道我们的手臂和腿的位置、站位还是卧位、身体的姿势和我们通过一个空间的方式。这种身体感觉称为本体感觉，它使得我们可以意识到我们的位置和运动。

本体感觉的产生依赖于身体内部的感受器，许多都是在显微镜下才能看到的本体感受器。全身有成千上万个本体感受器分布，其中肌肉、肌腱、韧带和关节囊中的感受器数量最多。这些感受器可以感受特定区域的张力、长度和压力变化，例如松弛的肌肉被牵拉的情况。这些信息会与方向和位置变化的信息整合在一起。位置信息可从前庭的毛细胞和内耳的半规管获得（详见316页）。

当本体感觉产生后，神经信息流沿外周神经系统传入脑。举例来说，上臂肱二头肌的本体感受器告知大脑它正在被压缩和缩短，这意味着人正在做屈肘动作。

阻断痛觉和其他感觉

尽管痛觉使人非常难受，但是它有很重要的生命意义。痛觉提示了身体某处正在受损，因此必须尽快找到疼痛的原因并且去除致痛因素，此外还要让受损的区域得到保护和休息以便尽快以恢复。人体有其自己的镇痛物质，主要为下丘脑和腺垂体释放的内啡肽。这些物质会进入血液循环和神经系统，它们可以抑制神经递质的释放或封闭其受体，从而在突触水平阻断痛觉信息的传导（详见300页）。这样就阻断了神经冲动在突触后神经元中的传导。

脑内的镇痛水平

痛觉信息需要经过一系列的神经元及其突触才能传导到脑内的高级中枢。因此在这条通路上有许多可以阻断痛觉信息传导的位点，从而减轻疼痛感。

止痛药	镇痛物质
阿片类（例如吗啡）	与内啡肽相似，阿片类药物多数在中枢神经系统内起作用。它主要抑制脑对疼痛的感知能力。
对乙酰氨基酚	这类药物的镇痛效果和弱阿片类药物相似。它阻断前列腺素和神经递质花生四烯酸乙醇胺的合成，主要作用于中枢神经系统。
非甾体类抗炎药	布洛芬等非甾体类抗炎药抑制致痛物质前列腺素的合成，主要在周围神经系统起作用。

麻醉剂	麻醉机制
全身麻醉剂	全身麻醉剂主要作用于脑，同时也会影响脊髓，会引起肌肉松弛，意识丧失。具体的作用机制不明。
局部麻醉剂	局部麻醉剂阻断神经冲动在特定位点的传导，例如阻断神经元细胞膜上的钠通道从而阻滞所有的感觉信息的传导（详见299页）。
硬膜外麻醉剂	硬膜外麻醉剂通过注射进入硬脊膜（围绕脊髓最外层的脊膜）周围的脑脊液，可以阻断注射平面以下所有的感觉。

视觉

对于大多数人来说，视觉是最重要的感觉。利用眼睛收集的光线，大脑清晰地成像，使我们得以了解周围的环境。

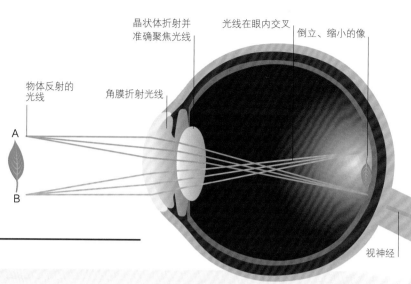

物体反射的光线

晶状体折射并准确聚焦光线　光线在眼内交叉　倒立、缩小的像

角膜折射光线

视神经

视觉系统

颅骨内的眼窝容纳眼。眼泪能够清洁眼，而眼睑可借助眨眼运动擦拭眼球。眼不断地扫描环境，收集视野范围内物体发出的或反射的光线。这些光线通过一个透明的、突出的视窗——角膜进入眼内。借助后面可以自动调节的晶状体的帮助，角膜将光线聚焦在视网膜上。视网膜是一薄层对光敏感的、衬于眼球后部的光敏感受器。

就像当今的照相机一样，对焦过程是自动进行的。虹膜的大小决定进入眼的光量。当光线到达视网膜的光感受器上时，数十亿个神经冲动被触发并沿视神经到达脑后部的视觉区。在那里，信号经过分析后在脑内形成影像。其信息包括了我们看到的是什么物体、它的位置和移动的情况。

成像

经过角膜和晶状体的折射，光线交叉并在视网膜上形成清晰对焦的、倒立的、自后向前的物像。

折光

光线在物体之间通常沿直线传播。当光线通过角膜和透明的晶状体时，它们会发生弯曲或者折射。经过折射后，外部世界的清晰、倒立的像投射在视网膜

上。角膜对光的折射程度是最大的，然而它的形状是固定的，所以其折光能力无法改变。具有弹性的晶状体才是精确对焦光线的主要结构（见后页）。

角膜

覆盖在眼的前方的透明半球状薄膜，有折射光线的功能

光的折射

当光线从一个透明的介质进入另一个介质时，它们会发生弯曲，或者称为折射。光线进入或离开双凸状的晶状体表面时都会发生折射。光入射晶状体的角度越大，折射的程度也越大。

凸透镜

经过凸透镜折射的光线会聚焦在一个焦点上。镜片越厚，光线偏折的程度越大。

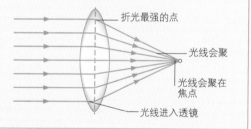

折光最强的点

光线会聚

光线会聚在焦点

光线进入透镜

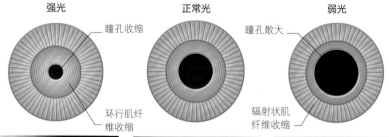

强光

瞳孔收缩

环行肌纤维收缩

正常光

弱光

瞳孔散大

辐射状肌纤维收缩

光线控制

虹膜无需意识辅助就能够自主调节进入瞳孔的光量。借助这个光线控制系统，眼能够适应大多数的光条件。虹膜是眼睛带色的部分，它有两层肌纤维：同心圆肌纤维和形似辐条的辐射状纤维。这些肌肉接收自主神经系统（详见297页）的信号调节收缩。自主神经系统相互拮抗的交感和副交感成分保证了瞳孔在强光下收缩，以避免强光眩目，而在暗光下散大，使足够的光线进入眼睛保证成像质量。

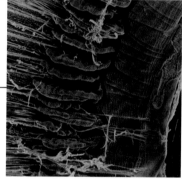

虹膜内部

这张彩色渲染的电镜照片显示了虹膜的内表面（粉色）。右侧（深蓝色）是瞳孔的边缘，而中央褶皱的结构（红色）是睫状突。

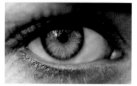

缩小的瞳孔
副交感神经兴奋，虹膜的环行平滑肌收缩，瞳孔缩小，进入眼的光线减少。

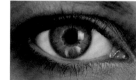

正常瞳孔
正常光线下，环行和辐射状肌纤维都部分收缩。瞳孔既不过大也不过小。

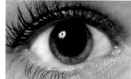

散大瞳孔
交感神经兴奋，虹膜辐射状肌纤维收缩，瞳孔散大，进入眼的光线增加。

正常情况下，不论**哪只眼睛**受到光刺激，两眼瞳孔都**同时做出反应**。

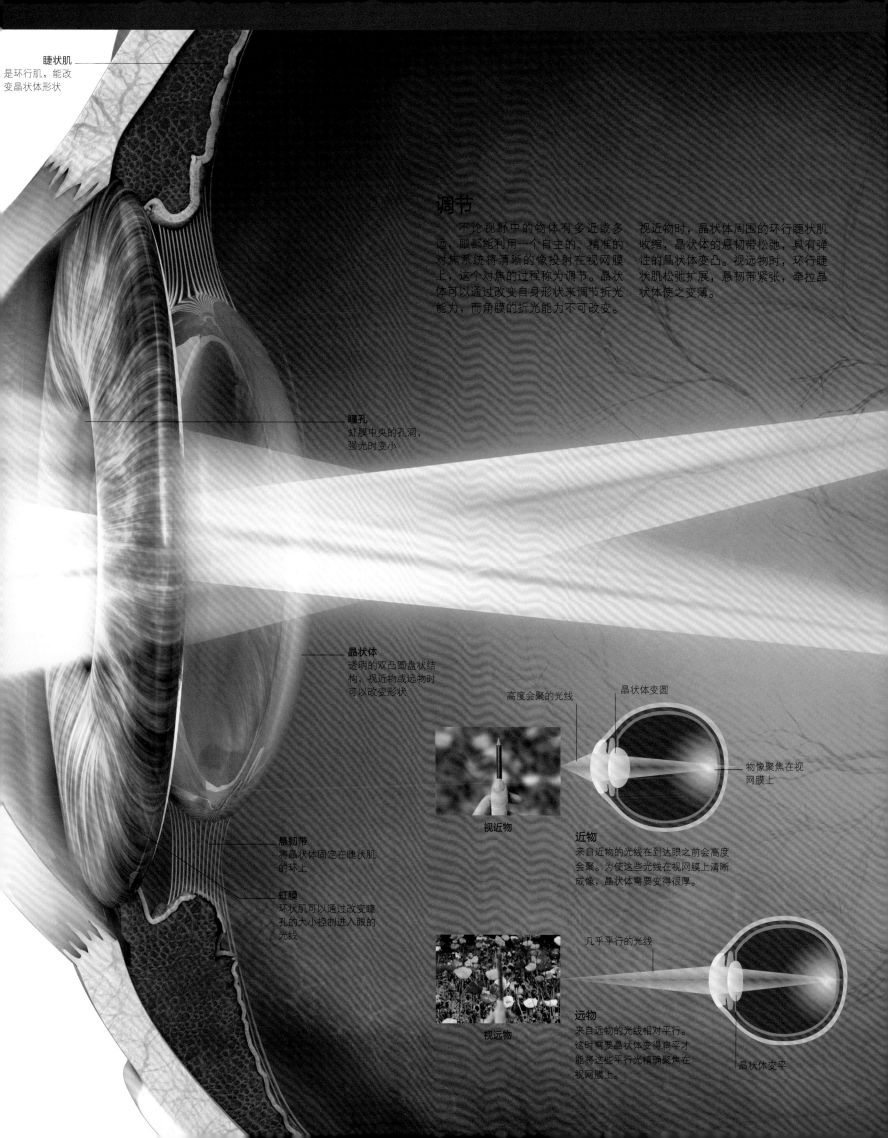

睫状肌
是环行肌，能改变晶状体形状

调节

　　不论视野中的物体有多近或多远，眼都能利用一个自主的、精准的对焦系统将清晰的像投射在视网膜上，这个对焦的过程称为调节。晶状体可以通过改变自身形状来调节折光能力，而角膜的折光能力不可改变。

　　视近物时，晶状体周围的环行睫状肌收缩，晶状体的悬韧带松弛，具有弹性的晶状体变凸。视远物时，环行睫状肌松弛扩展，悬韧带紧张，牵拉晶状体使之变薄。

瞳孔
虹膜中央的孔洞，强光时变小

晶状体
透明的双凸圆盘状结构，视近物或远物时可以改变形状

悬韧带
将晶状体固定在睫状肌的环上

虹膜
环状肌可以通过改变瞳孔的大小控制进入眼的光线

高度会聚的光线

晶状体变圆

物像聚焦在视网膜上

视近物

近物
来自近物的光线在到达眼之前会高度会聚。为使这些光线在视网膜上清晰成像，晶状体需要变得很厚。

几乎平行的光线

视远物

远物
来自远物的光线相对平行。这时需要晶状体变得扁平才能将这些平行光精确聚焦在视网膜上。

晶状体变平

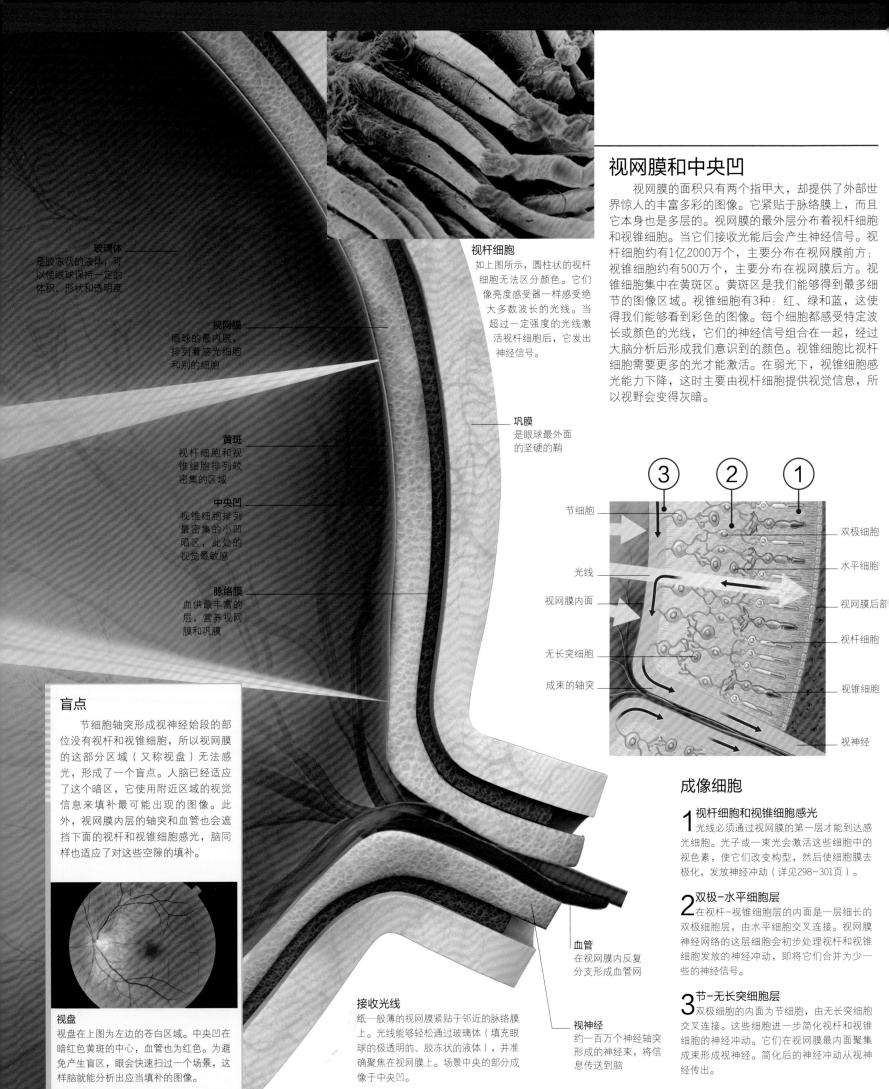

视网膜和中央凹

　　视网膜的面积只有两个指甲大，却提供了外部世界惊人的丰富多彩的图像。它紧贴于脉络膜上，而且它本身也是多层的。视网膜的最外层分布着视杆细胞和视锥细胞。当它们接收光能后会产生神经信号。视杆细胞约有1亿2000万个，主要分布在视网膜前方；视锥细胞约有500万个，主要分布在视网膜后方。视锥细胞集中在黄斑区。黄斑区是我们能够得到最多细节的图像区域。视锥细胞有3种：红、绿和蓝，这使得我们能够看到彩色的图像。每个细胞都感受特定波长或颜色的光线，它们的神经信号组合在一起，经过大脑分析后形成我们意识到的颜色。视锥细胞比视杆细胞需要更多的光才能激活。在弱光下，视锥细胞感光能力下降，这时主要由视杆细胞提供视觉信息，所以视野会变得灰暗。

玻璃体
是胶冻状的液体，可以使眼球保持一定的体积、形状和透明度

视网膜
眼球的最内层，排列着感光细胞和别的细胞

黄斑
视杆细胞和视锥细胞排列较密集的区域

中央凹
视锥细胞排列最密集的小凹陷区，此处的视觉最敏感

脉络膜
血供最丰富的层，营养视网膜和巩膜

视杆细胞
如上图所示，圆柱状的视杆细胞无法区分颜色。它们像亮度感受器一样感受绝大多数波长的光线。当超过一定强度的光线激活视杆细胞后，它发出神经信号。

巩膜
是眼球最外面的坚硬的鞘

盲点

　　节细胞轴突形成视神经始段的部位没有视杆和视锥细胞，所以视网膜的这部分区域（又称视盘）无法感光，形成了一个盲点。人脑已经适应了这个暗区，它使用附近区域的视觉信息来填补最可能出现的图像。此外，视网膜内层的轴突和血管也会遮挡下面的视杆和视锥细胞感光，脑同样也适应了对这些空隙的填补。

视盘
视盘在上图为左边的苍白区域。中央凹在暗红色黄斑的中心，血管也为红色。为避免产生盲点，眼会快速扫过一个场景，这样脑就能分析出应当填补的图像。

接收光线
纸一般薄的视网膜紧贴于邻近的脉络膜上。光线能够轻松通过玻璃体（填充眼球的极透明的、胶冻状的液体），并准确聚焦在视网膜上。场景中央的部分成像于中央凹。

血管
在视网膜内反复分支形成血管网

视神经
约一百万个神经轴突形成的神经束，将信息传送到脑

节细胞

光线

视网膜内面

无长突细胞

成束的轴突

双极细胞

水平细胞

视网膜后部

视杆细胞

视锥细胞

视神经

成像细胞

1 视杆细胞和视锥细胞感光
光线必须通过视网膜的第一层才能到达感光细胞。光子或一束光会激活这些细胞中的视色素，使它们改变构型，然后使细胞膜去极化，发放神经冲动（详见298~301页）。

2 双极−水平细胞层
在视杆−视锥细胞层的内面是一层细长的双极细胞层，由水平细胞交叉连接。视网膜神经网络的这层细胞会初步处理视杆和视锥细胞发放的神经冲动，即将它们合并为少一些的神经信号。

3 节−无长突细胞层
双极细胞的内面为节细胞，由无长突细胞交叉连接。这些细胞进一步简化视杆和视锥细胞的神经冲动。它们在视网膜最内面聚集成束形成视神经。简化后的神经冲动从视神经传出。

视觉传导通路

尽管眼位于脑的前方，处理视觉信息的脑区却在后方。眼部发出的神经冲动通过每条视神经的百万条神经纤维入脑。这两条神经在脑下方的视交叉部位汇合，各有一半的纤维交叉到对侧。然后每束纤维经过丘脑的外侧膝状体（详见302页）。外侧膝状体根据与大脑意识的相关性和与其他感觉的联系对信息进行筛选，而后两侧核团发出的视辐射将信息投射到位于大脑后下方的初级视觉皮质。在这里信息经过初步加工、分类，再分发到脑内的其他区域。其中包括了初级视觉皮质周围的次级视觉皮质。次级视觉皮质可以区分线条、角度、颜色、形状和运动等物体特征。大脑侧面的颞叶负责辨认熟悉的物体。

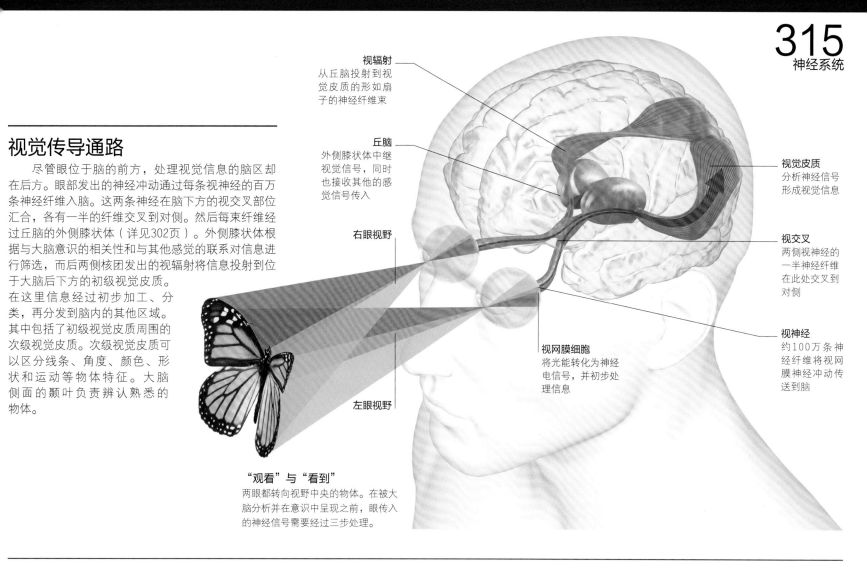

视辐射
从丘脑投射到视觉皮质的形如扇子的神经纤维束

丘脑
外侧膝状体中继视觉信号，同时也接收其他的感觉信号传入

右眼视野

左眼视野

视觉皮质
分析神经信号形成视觉信息

视交叉
两侧视神经的一半神经纤维在此处交叉到对侧

视神经
约100万条神经纤维将视网膜神经冲动传送到脑

视网膜细胞
将光能转化为神经电信号，并初步处理信息

"观看"与"看到"
两眼都转向视野中央的物体。在被大脑分析并在意识中呈现之前，眼传入的神经信号需要经过三步处理。

深度和维度

我们的视野都是有深度的三维视野，也就是说我们能够判断视野中两个物体距离的远近。脑通过组合不同来源的信息来完成三维成像。

记忆是重要的一方面。我们知道与大象相比，老鼠要小得多。在视野中，我们知道如果看到的老鼠与大象一样大，那么老鼠与我们的距离要比大象近得多。眼球在看物体时的运动也提供了物体的距离信息。借助眼肌内的感受器，两眼向内转的程度越大，晶状体越凸（取决于睫状肌收缩的程度），物体的距离越近。

两眼视觉传导通路中信息的左右交换也起着重要的作用。每个眼睛都有其各自的视野，靠近中部的视野重叠形成双眼视野。在视交叉处，视神经相互交叉，所以两眼视野的左侧半最终在左侧视觉皮质成像，而右侧半在右侧视觉皮质成像。脑会进一步比较两眼视野的差别，形成双眼视差。

17 000
这是一个人**每天眨眼**的平均次数，意味着**每5秒**就会**眨眼一次**。

3D成像
处于双眼视野中的物体，两眼观看的角度有细微的差别。因此两眼视野在视觉皮质中的成像是有差别的。通过组合和比较两个视野中的影像，大脑就能够判断其深度。

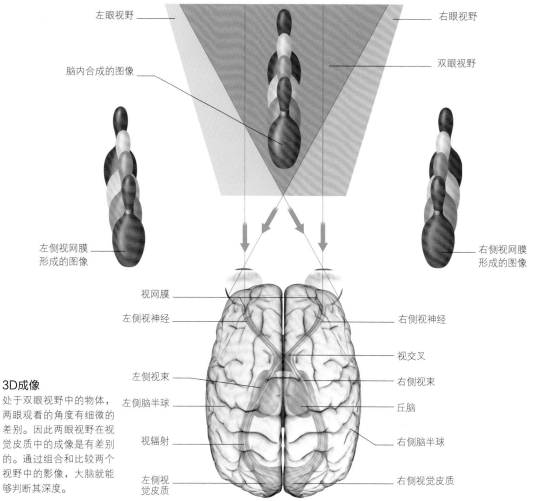

左眼视野

右眼视野

脑内合成的图像

双眼视野

左侧视网膜形成的图像

右侧视网膜形成的图像

视网膜

左侧视神经

右侧视神经

视交叉

左侧视束

右侧视束

左侧脑半球

丘脑

视辐射

右侧脑半球

左侧视觉皮质

右侧视觉皮质

听觉和平衡觉

在获取外界信息方面，耳对眼是重要的补充。我们经常能听到我们看不见的事物。平衡觉与听觉感受器在解剖结构上相近，并且有相似的生理学特点，但是它们之间没有直接的联系。

听觉的产生

声音由在空气中传播的压强高低变化的声波组成。听觉感觉通过一系列转化使我们能够听懂对话。声波在传入时首先会撞击一个像皮肤一样的薄膜——鼓膜。这些压力波通过鼓膜传到中耳，引起全身最小的3块听小骨构成的听骨链振动。最后一块听小骨撞击另一个弹性膜——卵圆窗，将振动传入内耳的一个充满液体的腔。在此振动能量转化为耳蜗内液体流动的压力波形式。耳蜗内有Corti器，其膜的表面嵌有许多听毛细胞。振动会扰动这些细胞，使它们发出神经冲动。这些信号沿蜗神经传导，成为听神经的一部分，最后到达脑的听觉皮质。听觉皮质就在颅骨下方，几乎沿着耳本身分布。在这里，神经信号经过分析可以反映出声源的频率和响度，也就是我们听到的声音。

声波传入
声波由耳廓收集进入S形微弯曲的外耳道。声波会弹动小指甲大的鼓膜，使之振动。

中耳振动
鼓膜连接着第一块听小骨——锤骨。在这里，振动将经过充满空气的中耳鼓室，继续沿着砧骨、镫骨传导。镫骨的基部挤压卵圆窗的膜，镫骨的振动会推挤卵圆窗。

耳蜗
3个充满液体的管道在耳蜗内呈螺旋状，携带着声音振动信息。外层的前庭阶和鼓阶在螺旋顶点处相连，它们之间为蜗管。蜗管与鼓阶之间隔以基底膜，上面有螺旋器，又称Corti器，是听觉感受器。

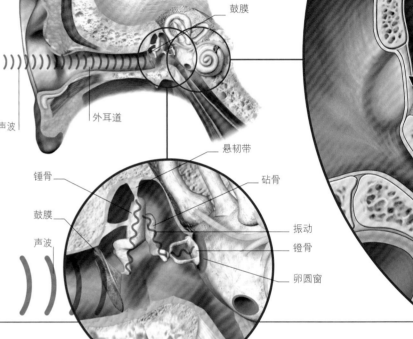

声波

外耳道

振动

鼓膜

悬韧带

锤骨

砧骨

鼓膜

振动

镫骨

声波

卵圆窗

平衡觉

平衡觉是一种不断进行着的感觉，它需要许多感觉信息进行调节。平衡大部分是在非意识层面发挥功能的，并将信息输出到全身的肌肉，使我们能够保持平衡和调整姿势。例如，视觉可以感受头部相对于水平线（比如地面）的角度，皮肤感受我们倚靠在物体上时的压力，肌肉和关节感受张力（详见311页本体感觉）。平衡信息来自内耳充满液体的一系列感受器，由前庭神经传入。

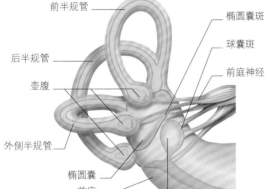

前半规管

后半规管

壶腹

外侧半规管

椭圆囊

前庭

椭圆囊斑

球囊斑

前庭神经

球囊

平衡器官
3个互成直角的半规管感受头部的运动。两个相邻的小室——椭圆囊和球囊专门感受头部的静态位置。

对运动的反应
椭圆囊和球囊都有一簇纤毛细胞，即囊斑。纤毛的顶部插入承载有耳石的位砂膜中。重力对位砂膜的牵拉依赖于头部的位置。每个半规管的一段膨大形成壶腹。纤毛细胞插入壶腹帽中。

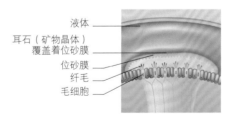

液体

耳石（矿物晶体）

覆盖着位砂膜

位砂膜

纤毛

毛细胞

纤毛倾斜

囊斑旋转

重力牵拉位砂膜

壶腹

壶腹帽

纤毛

壶腹帽弯曲

液体旋转

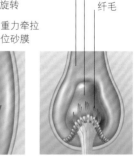
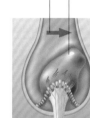

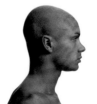
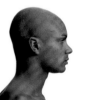

椭圆囊和球囊
头部水平时，重力对膜两侧的牵拉力度相等。头低下时，重力牵拉位砂膜，扰动纤毛。纤毛细胞发出神经冲动。

半规管
头部的运动会使半规管中的液体旋转。这会使壶腹帽中的液体偏移并使纤毛细胞弯曲，产生神经冲动。

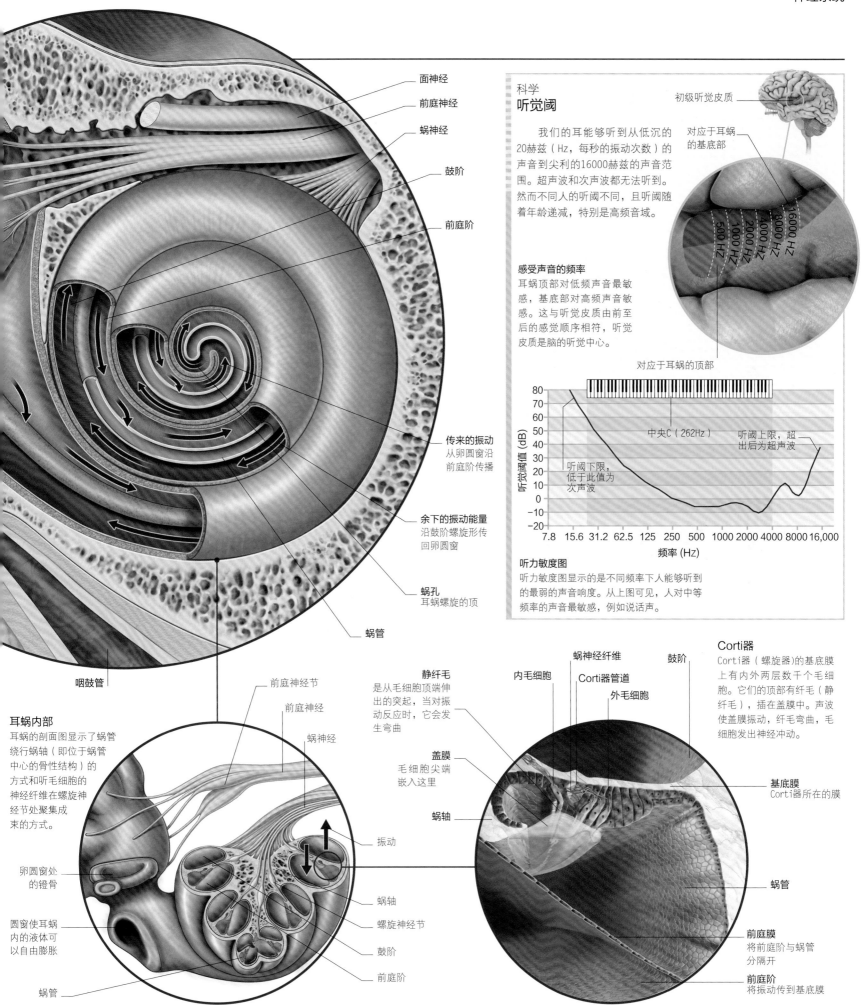

面神经

前庭神经

蜗神经

鼓阶

前庭阶

传来的振动
从卵圆窗沿前庭阶传播

余下的振动能量
沿鼓阶螺旋形传回卵圆窗

蜗孔
耳蜗螺旋的顶

蜗管

咽鼓管

科学
听觉阈

我们的耳能够听到从低沉的20赫兹（Hz，每秒的振动次数）的声音到尖利的16000赫兹的声音范围。超声波和次声波都无法听到。然而不同人的听阈不同，且听阈随着年龄递减，特别是高频音域。

初级听觉皮质

对应于耳蜗的基底部

16000 Hz
8000 Hz
4000 Hz
2000 Hz
1000 Hz
500 ZH

感受声音的频率
耳蜗顶部对低频声音最敏感，基底部对高频声音敏感。这与听觉皮质由前至后的感觉顺序相符，听觉皮质是脑的听觉中心。

对应于耳蜗的顶部

中央C（262Hz）

听阈上限，超出后为超声波

听阈下限，低于此值为次声波

（纵轴）听觉阈值（dB）：80 70 60 50 40 30 20 10 0 -10 -20

（横轴）频率（Hz）：7.8 15.6 31.2 62.5 125 250 500 1000 2000 4000 8000 16,000

听力敏度图
听力敏度图显示的是不同频率下人能够听到的最弱的声音响度。从上图可见，人对中等频率的声音最敏感，例如说话声。

耳蜗内部
耳蜗的剖面图显示了蜗管绕行蜗轴（即位于蜗管中心的骨性结构）的方式和听毛细胞的神经纤维在螺旋神经节处聚集成束的方式。

前庭神经节

前庭神经

蜗神经

静纤毛
是从毛细胞顶端伸出的突起，当对振动反应时，它会发生弯曲

盖膜
毛细胞尖端嵌入这里

蜗轴

振动

蜗轴

螺旋神经节

鼓阶

前庭阶

卵圆窗处的镫骨

圆窗使耳蜗内的液体可以自由膨胀

蜗管

蜗神经纤维

内毛细胞

Corti器管道

外毛细胞

鼓阶

Corti器
Corti器（螺旋器）的基底膜上有内外两层数千个毛细胞。它们的顶部有纤毛（静纤毛），插在盖膜中。声波使盖膜振动，纤毛弯曲，毛细胞发出神经冲动。

基底膜
Corti器所在的膜

蜗管

前庭膜
将前庭阶与蜗管分隔开

前庭阶
将振动传到基底膜

味觉和嗅觉

味觉和嗅觉都是感受化学物质的感觉。它们的感觉器官相邻，工作方式相似，特别是在我们吃东西时二者是一同工作的，它们的特性都很好地适应了我们的生存需要。然而当感觉传入大脑之前，它们之间并没有直接的联系。

嗅觉的产生

嗅上皮能够探测到气味分子（或称为芳香分子）。嗅上皮有两块，每一块都有拇指指印大小，分别位于左右两个鼻腔的顶部。这些上皮包含数百万个特化的嗅觉感受细胞，它们的末端穿过衬于鼻腔表面的黏液，上面有毛发样的突起，称为纤毛，还有许多气味分子受体。当合适的气味分子溶解在黏液中并刺激感受器后，细胞发出神经冲动。气味分子与受体特异性结合，就像一把钥匙开一把锁，但是也有一种模糊编码的识别方式，即同样的气味可以产生不同形式或特征的神经冲动，其机制尚未清楚。气味信息由大脑的嗅觉皮质分析，嗅觉皮质与边缘系统也有紧密的联系，这就是为什么嗅觉可以形成牢固的记忆和强烈的情感体验（详见307页）。

上皮细胞
嗅细胞位于支持细胞之间，其纤毛密集成丛，悬挂在嗅上皮的表面上。

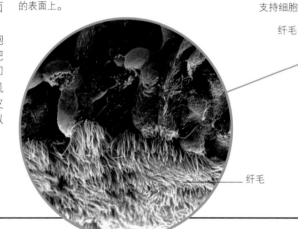

纤毛

硬脑膜 **小球** **黏液分泌腺** **嗅球**

筛骨
神经纤维（轴突）
基底细胞
嗅细胞
支持细胞
纤毛

气流 黏液
气味分子

嗅上皮
嗅觉感受细胞发出神经冲动，沿其轴突传导，穿过筛骨的孔洞到达嗅球。在此处，信号由球状的神经末梢丛进行处理，再沿嗅束传导。

味觉的产生

与嗅觉相似，味觉也是化学感受。刺激味觉产生的是溶解在舌表面、口腔内的食物汁液和唾液中的化学分子。味觉的主要感觉器官是舌。舌上有数千个细小的细胞簇，称为味蕾。味蕾主要分布在舌尖、侧面和后面。味蕾主要感受5种不同的味道：甜、咸、鲜、酸、苦。在分布有味蕾的部位，其对这些味道的感觉敏感度是相同的。味蕾上味觉感受细胞的纤毛状突起上有不同味觉分子的受体结合位点，这与嗅觉的"钥匙与锁"的原理相似。

我们认为的味道中，约有**四分之三**是**嗅觉与味觉同时产生**的感觉。如果堵住鼻子，食物的味道会变得很平淡。

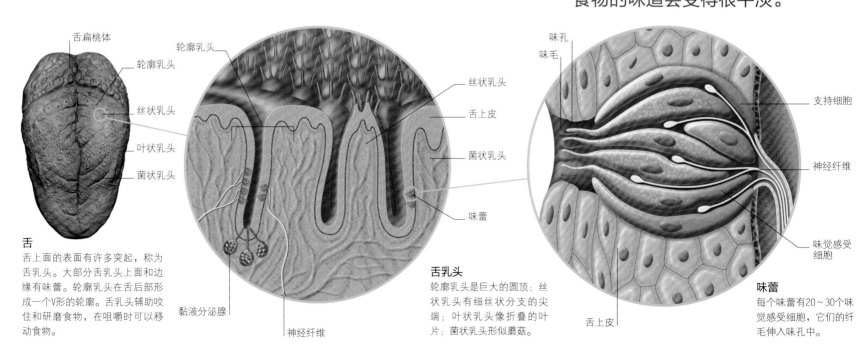

舌扁桃体
轮廓乳头
丝状乳头
叶状乳头
菌状乳头

舌
舌上面的表面有许多突起，称为舌乳头。大部分舌乳头上面和边缘有味蕾。轮廓乳头在舌后部形成一个V形的轮廓。舌乳头辅助咬住和研磨食物，在咀嚼时可以移动食物。

轮廓乳头
丝状乳头
舌上皮
菌状乳头
味蕾

黏液分泌腺
神经纤维

舌乳头
轮廓乳头是巨大的圆顶；丝状乳头有细丝状分支的尖端；叶状乳头像折叠的叶片；菌状乳头形似蘑菇。

舌上皮

味孔
味毛

支持细胞
神经纤维
味觉感受细胞

味蕾
每个味蕾有20～30个味觉感受细胞，它们的纤毛伸入味孔中。

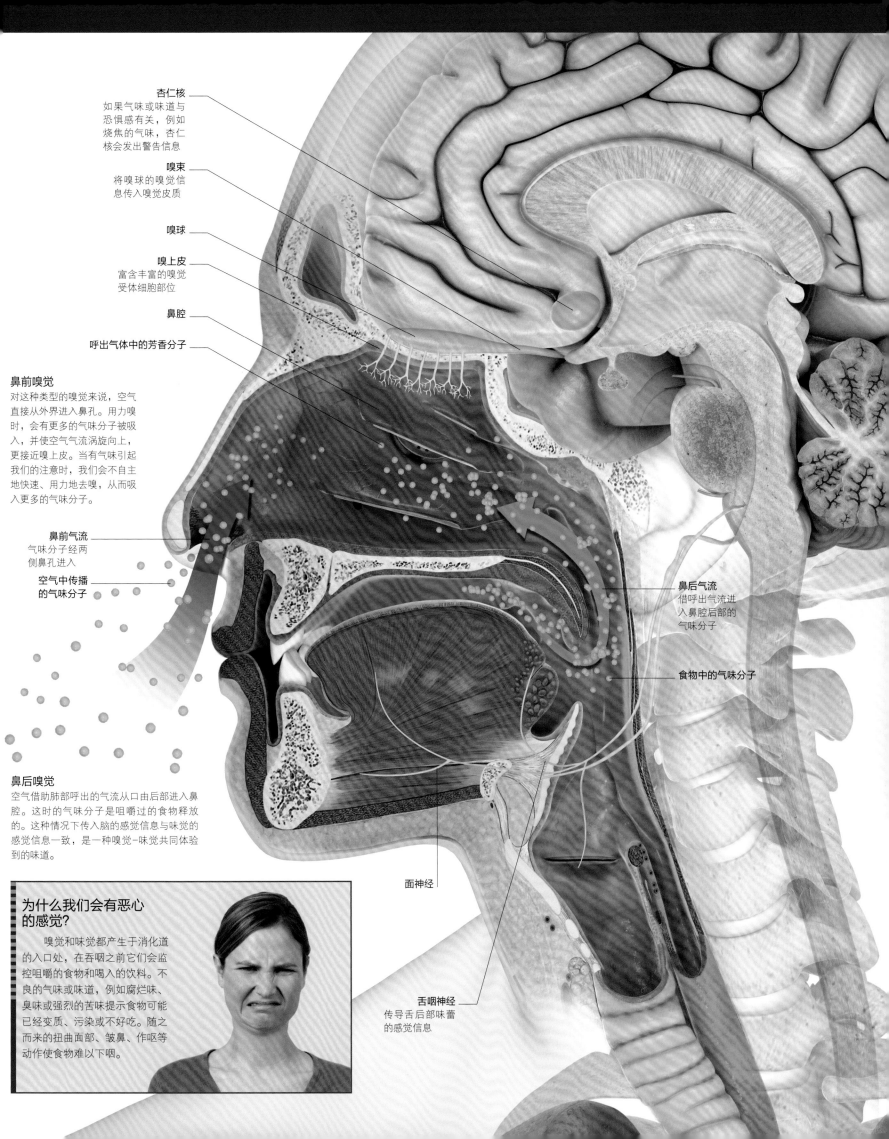

杏仁核
如果气味或味道与恐惧感有关,例如烧焦的气味,杏仁核会发出警告信息

嗅束
将嗅球的嗅觉信息传入嗅觉皮质

嗅球

嗅上皮
富含丰富的嗅觉受体细胞部位

鼻腔

呼出气体中的芳香分子

鼻前嗅觉
对这种类型的嗅觉来说,空气直接从外界进入鼻孔。用力嗅时,会有更多的气味分子被吸入,并使空气气流涡旋向上,更接近嗅上皮。当有气味引起我们的注意时,我们会不自主地快速、用力地去嗅,从而吸入更多的气味分子。

鼻前气流
气味分子经两侧鼻孔进入

空气中传播的气味分子

鼻后气流
借呼出气流进入鼻腔后部的气味分子

食物中的气味分子

鼻后嗅觉
空气借助肺部呼出的气流从口由后部进入鼻腔。这时的气味分子是咀嚼过的食物释放的。这种情况下传入脑的感觉信息与味觉的感觉信息一致,是一种嗅觉-味觉共同体验到的味道。

面神经

舌咽神经
传导舌后部味蕾的感觉信息

为什么我们会有恶心的感觉?

嗅觉和味觉都产生于消化道的入口处,在吞咽之前它们会监控咀嚼的食物和喝入的饮料。不良的气味或味道,例如腐烂味、臭味或强烈的苦味提示食物可能已经变质、污染或不好吃。随之而来的扭曲面部、皱鼻、作呕等动作使食物难以下咽。

触觉

触觉绝不仅仅感觉身体接触，它还感觉温度、压力、纹理、运动和身体的方位。痛觉看似触觉的一部分，但它有自己的感受器和神经传导通路。

触觉传导通路

皮肤包含数百万个不同种类的触觉感受器，例如Merkel触盘、触觉小体和环层小体，以及游离的神经末梢（详见279页）。尽管大多数的感受器对各类触碰都会做出一定的反应，但每一种感受器都已特化为对特定类型的触碰做出反应。例如触觉小体对轻触的反应最敏感。对感受器的刺激越强，它发出神经冲动的频率越快。神经冲动沿外周神经进入脊髓内的中枢神经系统，再沿内侧丘系（详见304页）入脑。脑根据神经冲动的特征判断触碰的类型。

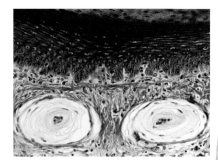

压力作用
最大的皮肤感受器是环层小体，长度大约1毫米。它对压力变化和快速振动最敏感。

脊神经

源于脊髓的31对脊神经（详见148~149、178~179页）从相邻椎骨狭窄的椎间孔中穿出。它们分散为包括皮肤在内的遍布各个器官和组织的细小的外周神经。这些神经中多数是混合性的，既能将皮肤的触觉信息传入脊髓，又能将脊髓的运动信息传出到肌肉。

皮区
每条脊神经都将特定皮肤区域（或称为皮区）的感觉神经信息经由其背根传入脊髓。面部皮肤（V1~V3）由脑神经负责（详见114页）。

颈部
8对颈神经负责处理头背部、颈部、肩部、臂部和手部的皮肤感觉

胸部
12对胸神经分布于胸部、背部和腋下皮肤

腰部
5对腰神经负责处理下腹部、股部和腿前部的皮肤感觉

骶部
6对骶神经分布于腿背部、足部、肛门和会阴区皮肤

脊神经分布
每对脊神经都分布于自颈上部到背下部的身体4个特定区域中的一部分。

前面观

后面观

V1
V2
V3
C2
C3
C4
T2~12
C5
C6
T1
C7
C8
L1
L2
S2
S3
L3
L4
L5
S1

C2
C3
C4
C5
C6
T1~12
C7
C8
L1
L2
L3
L4
L5
S1
S2
S4
S5
L1
L2
L3
L4
S1
S2
L5

躯体感觉皮质
左侧躯体感觉皮质接收来自身体右侧的触觉信息

内侧丘系
神经纤维在此处交叉到对侧

脊髓
将神经信息上行传导至脑干

足部信息到脑
足部的触碰产生的神经信号沿腿部的外周神经纤维传导到脊髓，然后上行传导至脑干。在脑干内侧丘系纤维左右交叉，然后继续传导至丘脑和大脑躯体感觉皮质（详见对页）。

神经节
功能相同的神经元细胞体集合而成的结节状结构

骶丛
进行信息交换和重组的神经连接处

胫神经侧支
将神经冲动沿腿部向上传导

刺激
轻触脚后跟外侧部皮肤

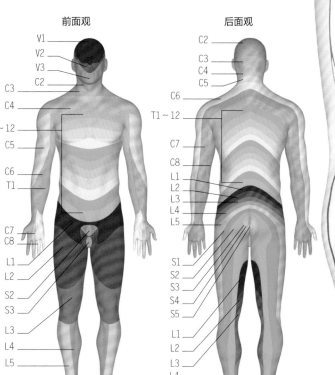

大脑感觉区

大脑主要的"触觉中枢"是第一躯体感觉区。它跨过顶叶的表面，在运动皮质的后方。它由左右两部分组成。由于神经纤维在脑干处交叉（见前页），左侧躯体感觉皮质接收的是来自身体右侧皮肤和眼部的触觉信息，反之亦然。触觉信息起始于躯体特定区域发出的神经信号，例如手指，终止于躯体感觉皮质中对应的那一部分区域。触觉感受器分布密集的皮肤，其感觉更敏感，例如手指对应的感觉皮质面积相对更大。

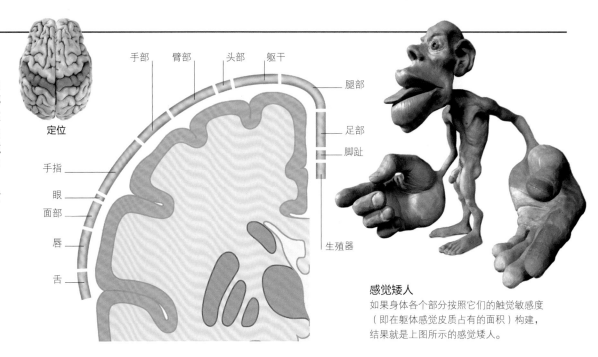

定位

手部　臂部　头部　躯干
腿部
足部
脚趾
生殖器

手指
眼
面部
唇
舌

触觉图

躯体感觉皮质的表面与皮肤表面相对应。顺序上，从外下方到上方再到内侧，对应的是身体从头部到脚趾的皮肤。

感觉矮人

如果身体各个部分按照它们的触觉敏感度（即在躯体感觉皮质占有的面积）构建，结果就是上图所示的感觉矮人。

体验痛觉

痛觉信息来源于伤害感受器。伤害感受器不仅分布于皮肤，而是分布在整个身体的各个部位。然而皮肤的感受器数量最多，所以定位更准确，例如我们可以准确感觉到指尖的疼痛。然而器官和组织的疼痛定位非常不准确。伤害感受器对多种伤害刺激都很敏感，例如过高温或过低温、压力、痉挛和特定化学物质刺激，特别是物理伤害或微生物感染

（详见311页）时细胞释放的化学物质。伤害感受器通过两种特化的神经纤维将冲动传入脊髓——Aδ和C纤维。触觉传导纤维在脑干处交叉（见前页），而痛觉纤维在刚进入脊髓不久就完成了交叉（详见304～305页）。而后神经冲动上行传导至延髓和丘脑，进而触发自主性保护反应，例如反射。

炎症介质

对身体的损害会破坏组织和损伤细胞。细胞将释放多种物质到细胞外液引起炎症反应和开始组织修复。其中许多物质会刺激伤害感受器，例如缓激肽、前列腺素和ATP。

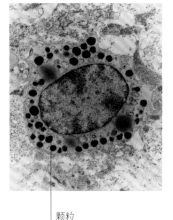

释放组胺的肥大细胞

肥大细胞散在分布于组织之间，在损伤后炎症反应和过敏反应中发挥重要作用。当组织受损或肥大细胞参与抵抗微生物过程时，它会释放颗粒（显微照片中为深紫色），内含组胺和肝素。肝素具有抗凝作用，组胺会使血管扩张，加快血流速度。

颗粒

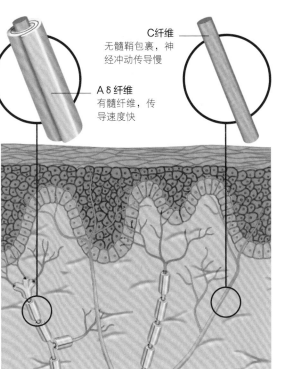

C纤维
无髓鞘包裹，神经冲动传导慢

Aδ纤维
有髓纤维，传导速度快

疼痛传导纤维

专门的感觉神经纤维将疼痛信息传导至脑。Aδ纤维有髓鞘，传导速度快，经常负责传导一小块皮肤（约1毫米²）的痛觉传导。C纤维是广泛弥散性分布，但传导速度较慢。

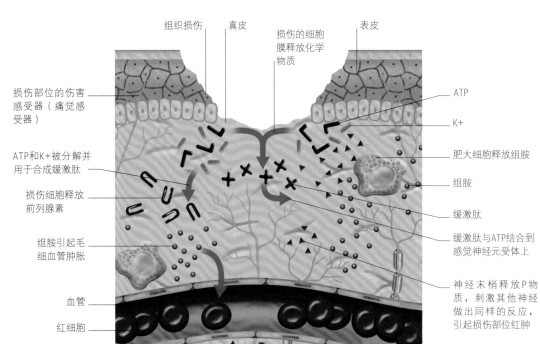

组织损伤　真皮　损伤的细胞膜释放化学物质　表皮

损伤部位的伤害感受器（痛觉感受器）

ATP
K+

ATP和K+被分解并用于合成缓激肽

损伤细胞释放前列腺素

肥大细胞释放组胺
组胺

缓激肽

组胺引起毛细血管肿胀

缓激肽与ATP结合到感觉神经元受体上

神经末梢释放P物质，刺激其他神经做出同样的反应，引起损伤部位红肿

血管
红细胞

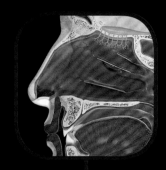

鼻

空气通常从鼻孔进入人体。鼻孔为鼻腔的开口。二者的黏膜都能够过滤灰尘颗粒。

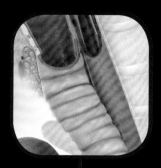

气管

气管是主要的气道。它将空气从鼻和喉导入深部的肺。

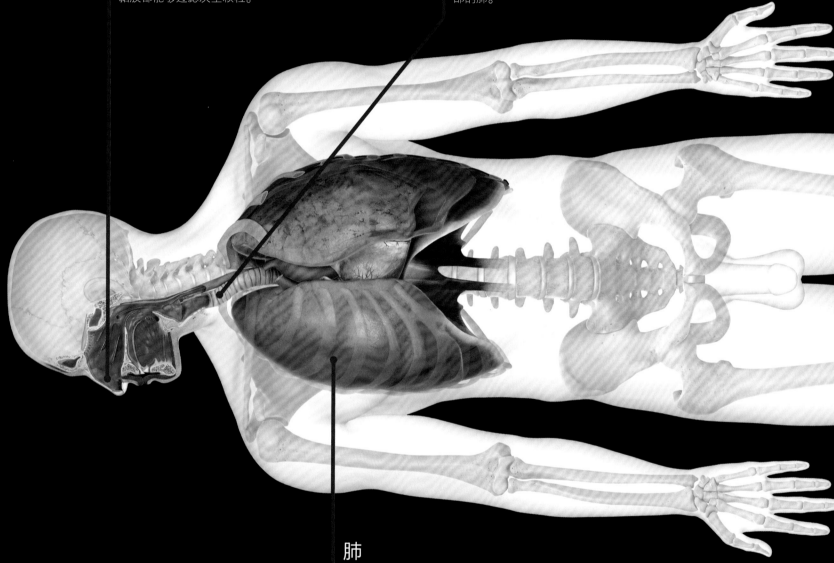

肺

气管在肺内反复分支，终止于数百万个像气球一样的肺泡。肺泡是气体交换的场所。

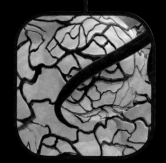

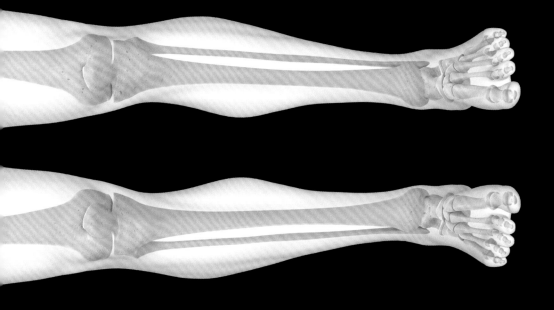

呼吸系统

人体内所有的活细胞都需要持续地吸入氧气和排出二氧化碳。呼吸系统将大气中的氧气带入人体，完成重要的气体交换功能。

空气的"旅程"

呼吸道负责将气体运入或运出肺，完成肺内血液与空气中氧气和二氧化碳的交换。呼吸道还为身体提供了一道防线，避免吸入的有害颗粒物对身体造成损害。

气流

每次呼吸时，空气都从呼吸道吸入肺泡。空气从鼻或口进入咽，通过喉进入气管。气管分为两支，分别进入两肺，称为主支气管。主支气管随后分支为更小的支气管，最后成为连接到肺泡的细支气管。在这个漫长的过程中，气体被加热到与体温相当，而且大部分颗粒物已经被过滤掉。废气排出的过程正好相反，但是废气经过喉时可用于发声。

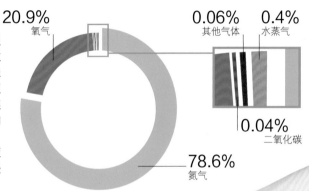

20.9%
氧气

0.06%
其他气体

0.4%
水蒸气

0.04%
二氧化碳

78.6%
氮气

可呼吸的空气
氮气在空气中的比例最大，但在海平面的气压下，氮气几乎不溶于血液，所以它能够无害地进出身体。

鼻甲

鼻腔中3个架子一样的鼻甲对吸入的空气造成了阻碍，空气在通过其表面时被分散开。鼻甲有许多重要的功能，潮湿的、布满黏液的鼻甲润湿空气，并吸附吸入的颗粒物。空气进入肺之前，会被鼻甲密集的毛细血管网加热到体温。鼻甲内的神经会感受吸入的气体的性质。如果空气非常寒冷，鼻甲会扩张以增大接触面积来加热空气，这会使人有鼻塞的感觉。

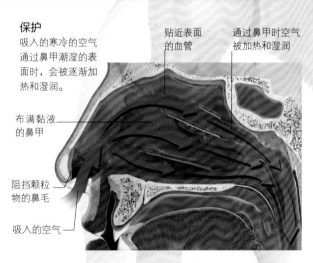

保护
吸入的寒冷的空气通过鼻甲潮湿的表面时，会被逐渐加热和湿润。

贴近表面的血管

通过鼻甲时空气被加热和湿润

布满黏液的鼻甲

阻挡颗粒物的鼻毛

吸入的空气

鼻旁窦

面颅骨内有4个充满空气的腔隙，称为鼻旁窦。它们的表面衬有合成黏液的细胞。黏液会通过细小的开口流入鼻道。鼻旁窦可以减轻颅骨的重量，还可以作为回音壁增强话音共鸣，共鸣的效果在感冒时最明显。当通向鼻的细小开口被堵塞时，声音会有鼻音感。

额窦

筛窦

上颌窦

蝶窦

互通的腔隙
鼻旁窦充满了经由鼻道进出的空气。

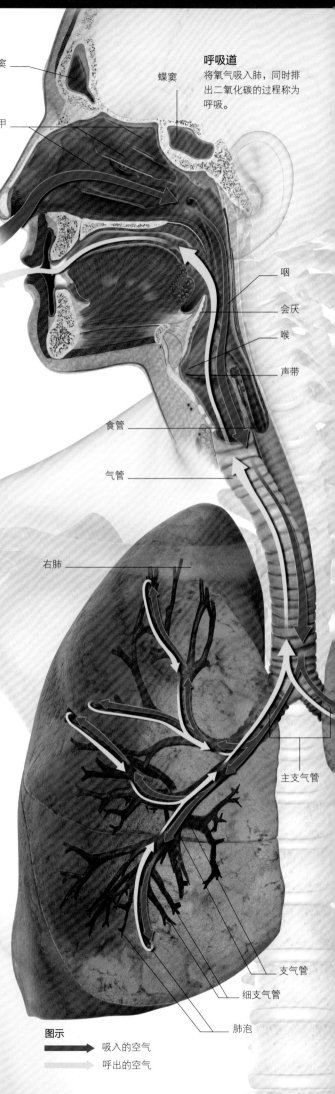

额窦

蝶窦

呼吸道
将氧气吸入肺，同时排出二氧化碳的过程称为呼吸。

鼻甲

咽

会厌

喉

声带

食管

气管

右肺

主支气管

支气管

细支气管

肺泡

图示
→ 吸入的空气
→ 呼出的空气

气管

气管是空气从喉到肺的导管。气管依靠按一定间隔排列的C形软骨环保持开放。软骨环的两端由平滑肌连接。当咳嗽时，平滑肌收缩，加快排出气流的速度。吞咽时，气管顶在会厌（一个盖状软骨）上，声门紧闭。气管上的细胞有的生成黏液，有的具有纤毛，可以将黏液推送到口。

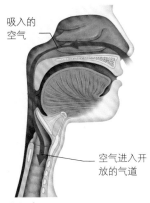
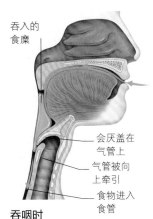

呼吸时
气管保持开放，允许气体进出肺。

吞咽时
气管被向上牵拉，由会厌封闭，食物进入食管。

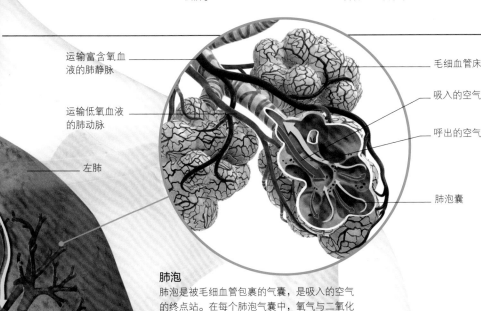

肺泡
肺泡是被毛细血管包裹的气囊，是吸入的空气的终点站。在每个肺泡气囊中，氧气与二氧化碳进行交换，这个过程称为气体交换（详见第326页）。

吸入的灰尘

吸入的空气中，各种大小的灰尘颗粒会在气道的不同位置被捕获。为避免这些颗粒损伤气道表面，或者造成感染，黏液和纤毛构成了第一道防线。对于细小的颗粒，血液中的巨噬细胞会游出到肺泡进行巡逻并摧毁异物。

颗粒大小图示
大颗粒: 6微米(μm)或更大
小颗粒: 1~5微米(μm)
微颗粒: 小于1微米(μm)

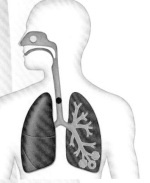

最终的防线
左图为一个正在检查肺部细胞有无异物的巨噬细胞（绿色）。一旦异物被摧毁，巨噬细胞会游出到细支气管，随黏液从气道排出。

灰尘滤器
大的颗粒，例如灰尘，会留在鼻腔。小一些的颗粒，如煤渣，会留在气管。最小的颗粒，如烟草中的颗粒，会到达肺泡。

打鼾

超过三分之一的人会打鼾。肥胖的人和高龄的人打鼾较多。打鼾的声音是气体进出气道时软组织的振动产生的。当人清醒的时候，口后部的软组织被周围的肌肉拉离气道。而睡眠的时候，这些肌肉会松弛，软组织将落入气道并随气流振动，发出鼾声。

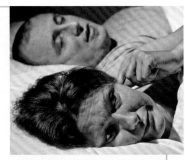

无眠之夜
严重的打鼾会引起阻塞性睡眠呼吸暂停，即睡眠时打鼾引起呼吸停止的现象。

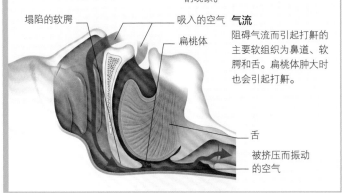

气流
阻碍气流而引起打鼾的主要软组织为鼻道、软腭和舌。扁桃体肿大时也会引起打鼾。

纤毛

从鼻到支气管的气道壁上有两种细胞：上皮细胞和杯状细胞。数量更多的上皮细胞表面有细小的毛发一样的突起，称为纤毛。纤毛不停地向上呼吸道的方向摆动。杯状细胞合成并向呼吸道表面分泌黏液。黏液能够吸附吸入的颗粒，例如灰尘。然后纤毛会起到传送带的作用，将吸附了灰尘的黏液从肺转移到气道上部，最后将其咳出、喷出或吞咽下。

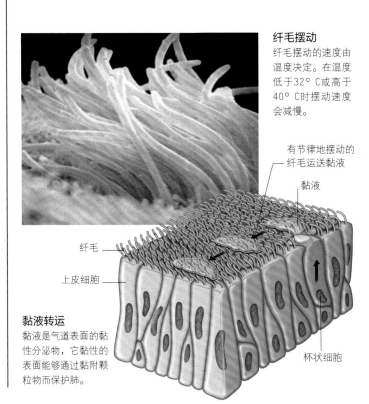

纤毛摆动
纤毛摆动的速度由温度决定。在温度低于32°C或高于40°C时摆动速度会减慢。

黏液转运
黏液是气道表面的黏性分泌物，它黏性的表面能够通过黏附颗粒物而保护肺。

气体交换

细胞需要持续的氧供应来氧化葡萄糖产生能量。在这个过程中，废气二氧化碳持续产生，在肺部交换为有用的氧气。

数亿个肺泡提供了 70平方米的**表面积**，用于气体交换。

气体交换的过程

呼吸道是一个气体转运系统，它将空气带到肺内数百万个肺泡中。在肺泡氧气和血液中的二氧化碳进行交换，气体交换仅在肺泡进行。然而在平静呼吸时，空气只能进出到细支气管部位。这意味着肺泡并不总是充满了新鲜的空气，高浓度的二氧化碳废气会存留在里面。氧气和二氧化碳会顺浓度梯度流动，即氧气、二氧化碳分别流向各自浓度较低的位置。通过自由扩散，氧气进入肺泡并溶解在血液中，二氧化碳移出肺泡进入细支气管，而后被呼出。

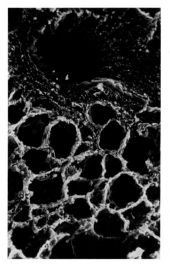

肺组织
左图是人体肺一部分的伪色显微图。图中清晰地显示了大量的肺泡，构成了气体交换的场所。

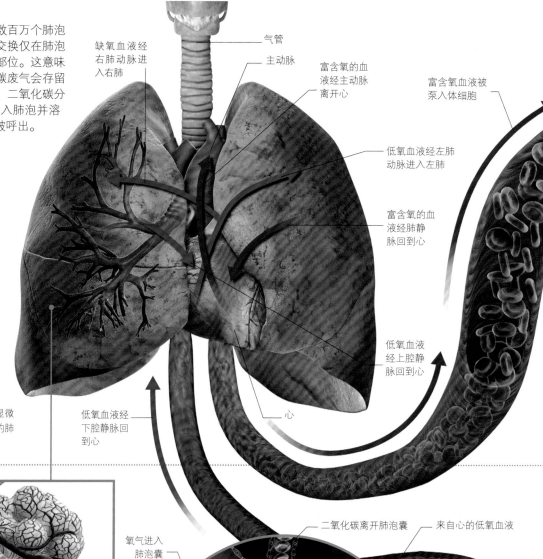

缺氧血液经右肺动脉进入右肺

气管

主动脉

富含氧的血液经主动脉离开心

富含氧血液被泵入体细胞

低氧血液经左肺动脉进入左肺

富含氧的血液经肺静脉回到心

低氧血液经上腔静脉回到心

心

低氧血液经下腔静脉回到心

肺泡处的气体扩散

人肺有近5亿个肺泡，每个直径约0.2毫米。所有的肺泡形成了广阔的表面积用于气体交换。氧气和二氧化碳在空气和血液中运动时，需要穿过由肺泡壁和周围的毛细血管构成的呼吸膜。二者都由一层细胞构成，所以氧气和二氧化碳仅需通过一段很小的距离进行扩散。扩散是被动的过程，气体都向低浓度方向运动。氧气先溶解在肺泡的表面活性物质层（详见329页）和水层中，而后入血；二氧化碳的运动方向则相反，是从血液到达肺泡。

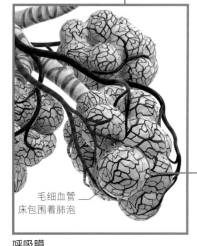

毛细血管床包围着肺泡

呼吸膜
肺泡周围数量巨大的毛细血管能在一定时间内，允许多达900毫升血液完成气体交换。

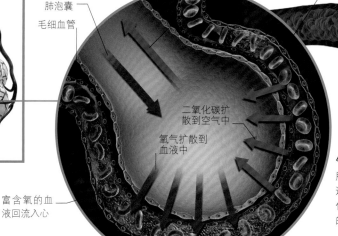

二氧化碳离开肺泡囊

来自心的低氧血液

氧气进入肺泡囊

毛细血管

二氧化碳扩散到空气中

氧气扩散到血液中

富含氧的血液回流入心

气体交换
肺泡周围的毛细血管通过呼吸膜排出二氧化碳废气，摄取重要的氧气。

血红蛋白

血红蛋白是红细胞内专门转运氧气的分子，它由4个彩带状的蛋白亚单位构成，每个亚单位都含有一个血红素分子。血红素含有铁，可以使氧分子结合在血红蛋白上（血液氧化）。在氧浓度高的地方，例如在肺内，氧气会牢固结合在血红蛋白上；而在氧浓度低的地方，例如在运动的肌肉中，氧气从血红蛋白上解离，自由扩散到人体细胞中。

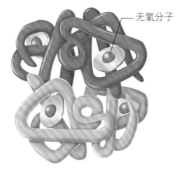

无氧分子

脱氧血红蛋白
脱氧血红蛋白是未结合氧气的血红蛋白。血红蛋白一旦失去一个氧分子，血红蛋白的构型就会发生改变，使之易于释放剩余的氧分子。

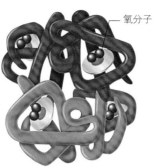

氧分子

氧合血红蛋白
在肺内，氧气结合脱氧血红蛋白形成氧合血红蛋白。一旦摄取到一个氧分子，其构型会发生改变以快速摄取更多的氧分子。

扩散到组织和细胞中

人体的细胞不停地从血红蛋白中摄取氧气并将废气排入血流，使毛细血管中的氧气浓度降低，代谢废物的浓度上升。这种状况有助于血红蛋白释放出携带的氧气。游离的氧气扩散到细胞中，参与有氧呼吸供能。二氧化碳则扩散出细胞进入血液。血红蛋白结合血液中约20%的二氧化碳，其余的大部分回到肺部并溶解在血浆中。

富含氧的红细胞进入毛细血管

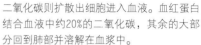

富含氧的红细胞

关键的氧供
肺吸收的氧气经血液进入左心。左心将富含氧的血液泵出，流向全身，到达毛细血管时氧气与二氧化碳进行交换，富含二氧化碳的血液流回右心，被泵入肺后将二氧化碳排出。

二氧化碳通过毛细血管壁从组织细胞扩散到血浆

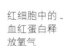

体细胞

毛细血管床

红细胞中的血红蛋白释放氧气

毛细血管气体交换
血液流过毛细血管时，血红蛋白释放出氧气，二氧化碳则溶解在血浆中被带回肺部。

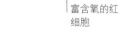

吸烟
吸入的烟尘颗粒会进入肺内。烟尘会损伤肺泡壁，导致它们变薄和扩张，使肺泡发生融合，气体交换有效面积减小，最终可能会引起呼吸困难。

减压病
潜水员吸入的是加压的空气，这使得血液中溶解的氮气比正常多（详见324页）。如果他们上升过快，血液中的氮气形成气泡，堵塞血管而形成广泛的损伤，称为"减压病"。治疗方法是在高压舱中使气泡重新溶解再缓慢减压，直到氮气水平恢复正常。

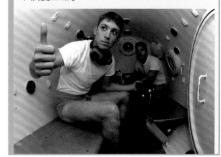

去氧血红细胞

低氧血液被运回到心

呼吸的机制

呼吸过程，即气体进出肺的过程，是通过颈部、胸部和腹部的肌肉的协同运动来改变胸腔容积实现的。在吸气过程中，新鲜空气吸入肺部；在呼气过程中，废气被排到大气中。

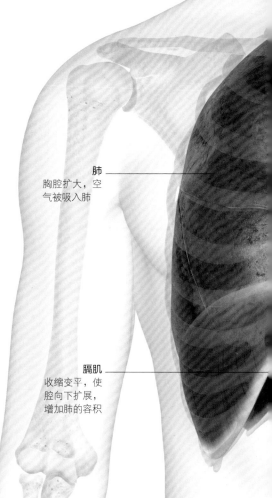

吸气
用力吸气时，膈肌与3个关键的辅助呼吸肌收缩（肋间外肌、斜角肌和胸锁乳突肌），这会显著增加胸腔的容积。

肺
胸腔扩大，空气被吸入肺

膈肌
收缩变平，使腔向下扩展，增加肺的容积

呼吸肌

膈肌是最主要的呼吸肌，它是一个穹窿状的片状肌肉，分隔胸腔与腹腔。膈肌在胸部前接胸骨，后接椎骨，并与下六肋相连。只在用力呼吸时，位于肋间、颈部和腹部的多种辅助呼吸肌才参与呼吸。正常平静吸气时，膈肌收缩变平，增大胸腔的深度（即扩大胸腔容积），将空气吸入肺部。正常平静呼气是被动的过程，通过膈肌松弛和肺的弹性回缩完成。当需要更大的呼吸动力时，例如在锻炼身体的过程中，细胞需要更多的氧气来更有效地发挥功能，辅助呼吸肌收缩从而增大膈的运动幅度，允许更深的呼吸。呼气和吸气时需要的辅助呼吸肌有所不同。

胸膜腔

胸膜腔是胸壁与肺之间狭小的腔隙。胸膜腔内含少量的滑液（胸膜液），以减小肺在胸腔内膨胀和缩小时的摩擦。胸膜液处于轻度的负压下，这个负压使肺与胸壁间产生了吸引力，能使肺组织保持一定程度的扩张，从而避免肺泡在呼气末塌陷。如果肺泡过度缩小，在吸气过程中，则需要很大的能量才能使它们再度膨胀起来。

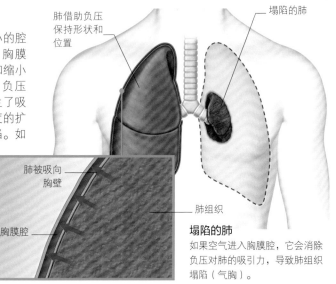

肺借助负压保持形状和位置

塌陷的肺

肺被吸向胸壁

胸膜腔

肺组织

塌陷的肺
如果空气进入胸膜腔，它会消除负压对肺的吸引力，导致肺组织塌陷（气胸）。

循环换气是在呼出存留在**两颊**内的空气时，同时通过鼻吸气，从而**连续呼气**。最长的呼气纪录超过**一小时**。

正压和负压

肺内气体流动的原动力是气压梯度。当吸气肌收缩时，胸腔容积增大。借助胸膜液的作用力，肺被吸在胸壁上而膨胀。此时相对大气压，肺内气压较小，因此空气顺浓度梯度进入肺内。呼气时，肺的弹性回缩力挤压肺内的空气，迫使它们离开肺进入大气中。

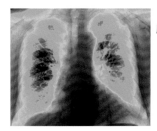
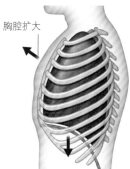

吸气
胸腔容积扩大，使肺内产生负压，空气被吸入肺。

胸腔扩大

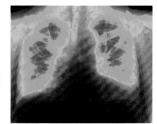
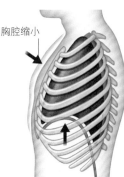

呼气
胸腔变小时肺内为正压，将空气排出肺组织。

胸腔缩小

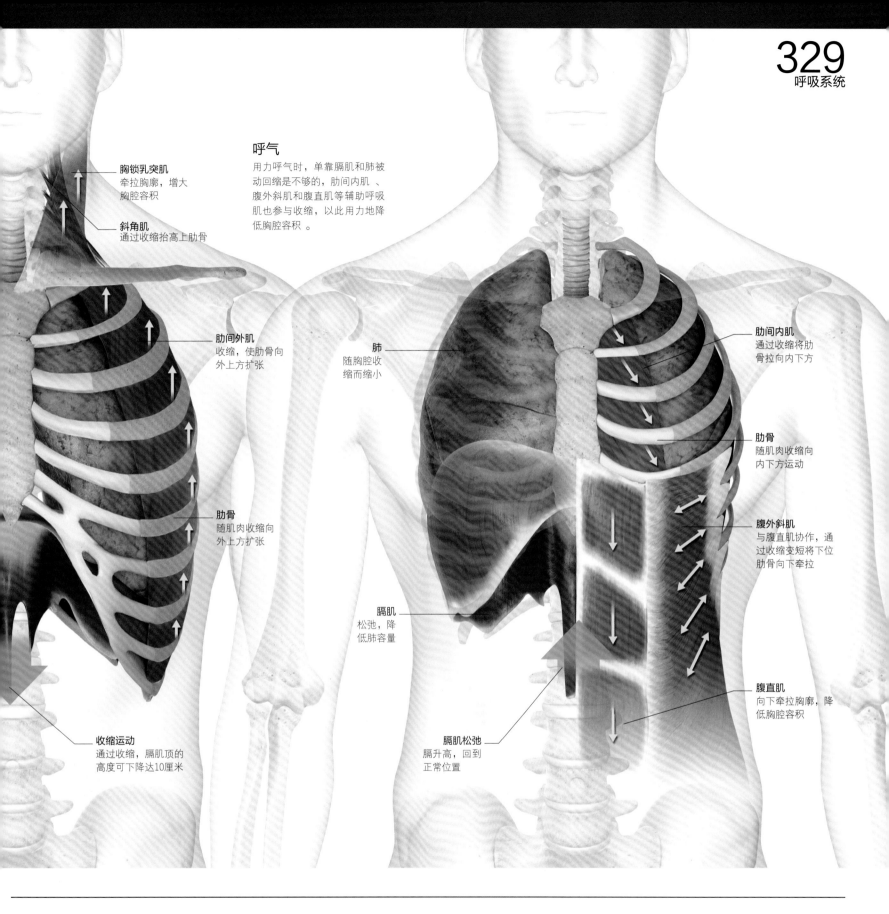

胸锁乳突肌
牵拉胸廓，增大
胸腔容积

斜角肌
通过收缩抬高上肋骨

呼气
用力呼气时，单靠膈肌和肺被
动回缩是不够的，肋间内肌、
腹外斜肌和腹直肌等辅助呼吸
肌也参与收缩，以此用力地降
低胸腔容积。

肋间外肌
收缩，使肋骨向
外上方扩张

肺
随胸腔收
缩而缩小

肋间内肌
通过收缩将肋
骨拉向内下方

肋骨
随肌肉收缩向
外上方扩张

肋骨
随肌肉收缩向
内下方运动

腹外斜肌
与腹直肌协作，通
过收缩变短将下位
肋骨向下牵拉

膈肌
松弛，降
低肺容量

腹直肌
向下牵拉胸廓，降
低胸腔容积

收缩运动
通过收缩，膈肌顶的
高度可下降达10厘米

膈肌松弛
膈升高，回到
正常位置

表面活性物质

　　肺泡细胞表面覆盖有一层水分子，水分子之间有很强的亲和力
（即表面张力），通过收缩将肺泡细胞牵拉到一起，就像拉链一
样。为了避免肺泡在表面张力作用下闭锁，水层上面还有一层表面
活性物质。表面活性物质是油性的，它们之间
亲和力非常微弱，因而能够抵抗水分子形成的
表面张力，使肺泡保持开放。肺泡由两种细胞
组成：构成肺泡壁的肺泡Ⅰ型上皮细胞和分泌
表面活性物质的肺泡Ⅱ型上皮细胞。

油性层
表面活性分子的亲水
端溶解在水中，亲油
端形成了与空气的分
界线。

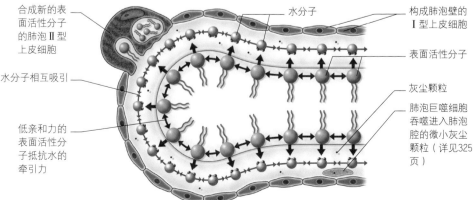

合成新的表
面活性分子
的肺泡Ⅱ型
上皮细胞

水分子

构成肺泡壁的
Ⅰ型上皮细胞

水分子相互吸引

表面活性分子

低亲和力的
表面活性分
子抵抗水的
牵引力

灰尘颗粒

肺泡巨噬细胞
吞噬进入肺泡
腔的微小灰尘
颗粒（详见325
页）

自主呼吸

呼吸的目的是维持血液中氧气和二氧化碳的稳态，从而保证人体有一定的活力。触发呼吸的因素和呼吸运动本身都是不受意识控制的，但是呼吸的频率和力度是可以通过意识控制的。

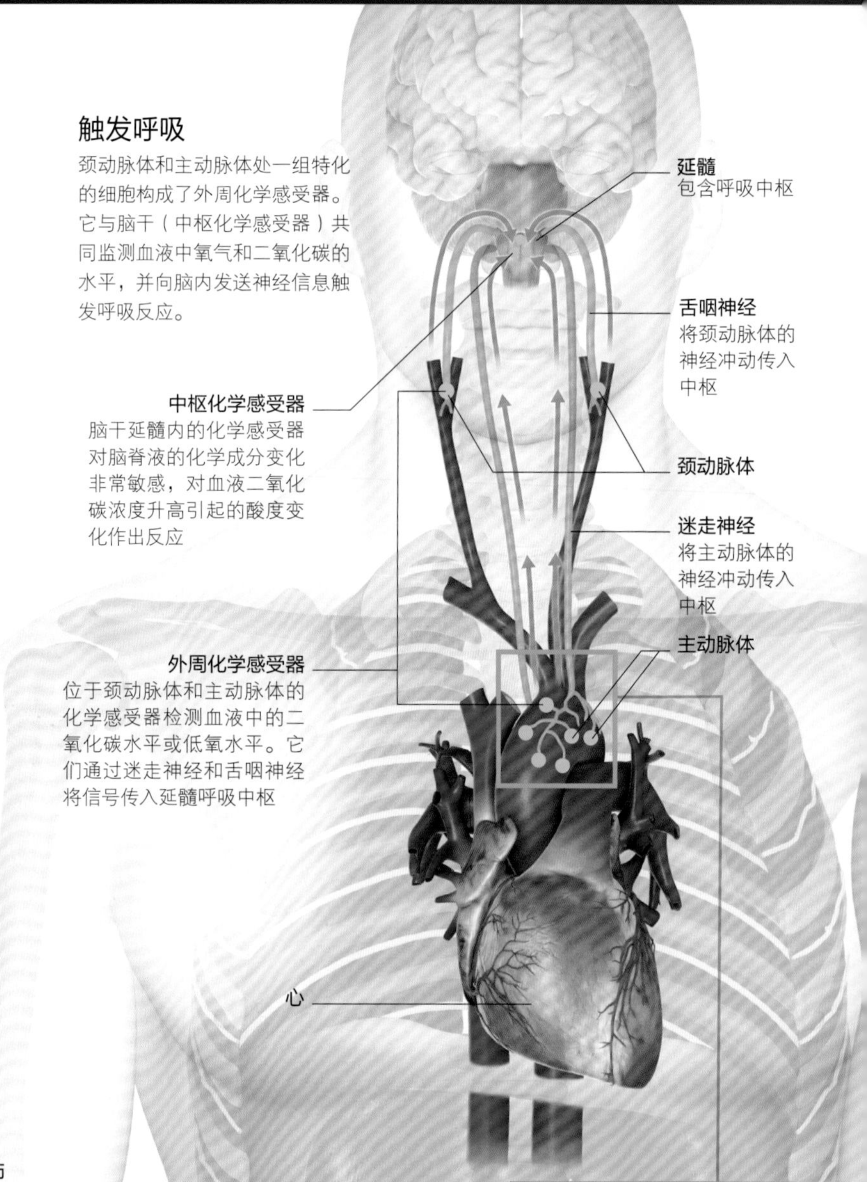

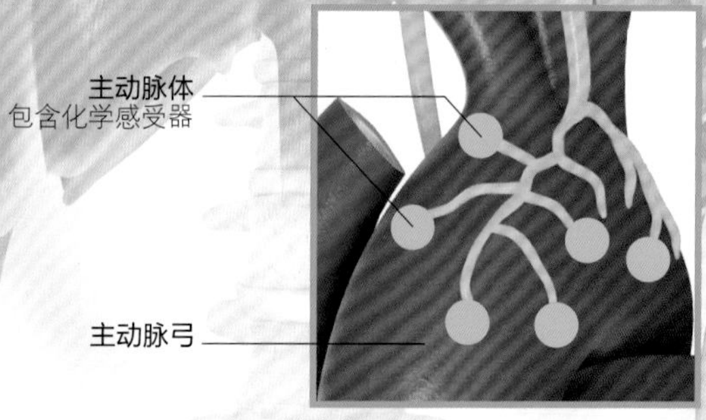

呼吸运动的驱动因素

氧气对于细胞活动来说是至关重要的，然而驱动呼吸的主要因素是血液中二氧化碳的浓度。携带氧气的血红蛋白分子（详见327页）自身有储氧能力，即使在低氧水平也能够持续为细胞供氧。然而二氧化碳会稳定地溶解在血浆中并转化为碳酸，这会迅速损伤细胞的功能。因此呼吸是由升高的二氧化碳或酸的浓度触发的，而

氧气浓度极低时才能刺激呼吸。化学感受器是一类特化的细胞，它们能够检测血液中的化学物质水平，并向脑干延髓的呼吸中枢发放神经冲动。脑传出的相关的信息会调节呼吸肌的活动。

呼吸的方式

正常呼吸时，仅有500毫升的空气进出肺部，这个气量称为潮气量。然而肺有额外的气量储备（肺活量），以便在锻炼时增加吸入和呼出的气量。

肺能够保持的最大气量约为5800毫升，但是每次呼吸时约有1000毫升的空气留在气道中，这个量称为残气量，是无法自主排出的气量。

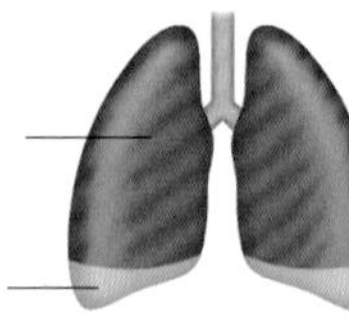

90%
剩余空间

10%
已用空间

功能过剩的肺
平静呼吸仅需肺总容量的10%，巨大的肺储备量可以使人仅靠一个肺也能生存。

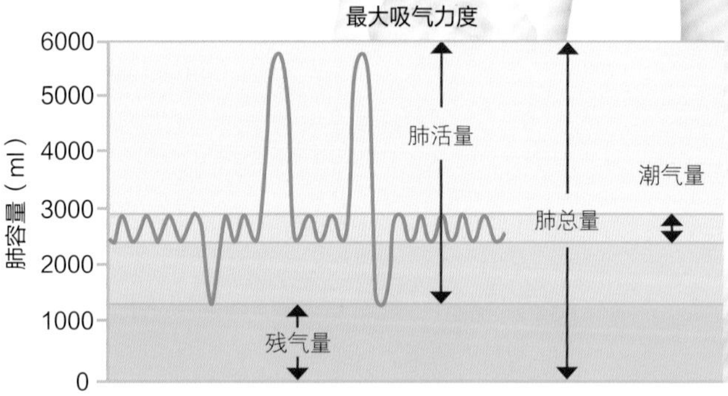

最大吸气力度

肺活量

潮气量

肺总量

肺容量（ml）

6000
5500
5000
4500
4000
3500
3000
2500
2000
1500
1000
500
0

残气量

肺活量计读数
肺能够保留的气量可以通过将气体吹入肺活量计测量，其数据一般用图表记录（如左图所示）。

触发呼吸
颈动脉体和主动脉体处一组特化的细胞构成了外周化学感受器。它与脑干（中枢化学感受器）共同监测血液中氧气和二氧化碳的水平，并向脑内发送神经信息触发呼吸反应。

延髓
包含呼吸中枢

舌咽神经
将颈动脉体的神经冲动传入中枢

中枢化学感受器
脑干延髓内的化学感受器对脑脊液的化学成分变化非常敏感，对血液二氧化碳浓度升高引起的酸度变化作出反应

颈动脉体

迷走神经
将主动脉体的神经冲动传入中枢

外周化学感受器
位于颈动脉体和主动脉体的化学感受器检测血液中的二氧化碳水平或低氧水平。它们通过迷走神经和舌咽神经将信号传入延髓呼吸中枢

主动脉体

心

主动脉体
包含化学感受器

主动脉弓

血样采集
主动脉体沿主动脉弓分布，它像颈动脉体一样，都有自己的血供，可从中采集血样，以检测其中的气体和酸的浓度。

潜水员经常潜入**超过100米**的深度，这要求他们一次**屏气**几分钟。

奇人轶事
自由潜水

有些形式的自由潜水比赛要求潜水员无需呼吸器械就潜入尽可能深的水底。他们在地面上练习屏气，使他们的肌肉能够在无氧条件下工作。在入水之前，有些潜水员会过度呼吸以尽可能多地排出血中的二氧化碳。高水平的二氧化碳会触发大脑刺激呼吸，这会使他们长时间潜水却感觉不需要呼吸。然而这是非常危险的，在大

脑意识到需要呼吸之前，细胞可能早已用尽了氧气，他们有在水下失去意识而溺水的危险。

潜入深处
蛙鞋或者脚蹼（如右图所示）潜水可以提供更大的推动力，使潜水员可以超越他们平常的能力而潜水更深。

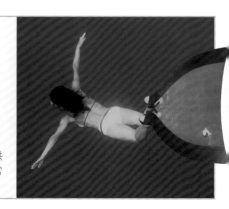

反应

如果血液二氧化碳浓度升高或氧气浓度降低，呼吸中枢通过神经向呼吸肌发出信号，触发呼吸，包括增加呼吸的频率和深度。这些信号会持续不断地发送，所以呼吸总是能适应身体的需要。

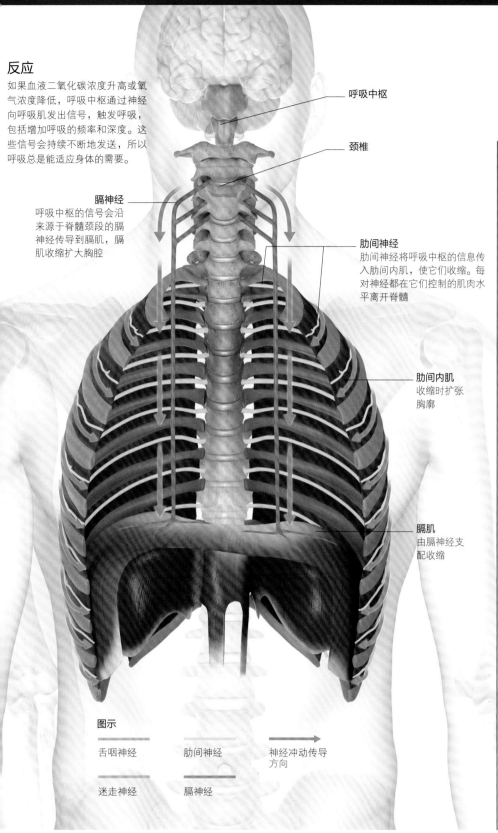

呼吸中枢

颈椎

膈神经
呼吸中枢的信号会沿来源于脊髓颈段的膈神经传导到膈肌，膈肌收缩扩大胸腔

肋间神经
肋间神经将呼吸中枢的信息传入肋间内肌，使它们收缩。每对神经都在它们控制的肌肉水平离开脊髓

肋间内肌
收缩时扩张胸廓

膈肌
由膈神经支配收缩

图示

── 舌咽神经	── 肋间神经	➜ 神经冲动传导方向
── 迷走神经	── 膈神经	

反射

吸入的空气中经常含有粉尘颗粒和腐蚀性的化学物质，这会损害肺表面，影响其呼吸功能。咳嗽和喷嚏反射能够检测到这些刺激物并在它们进入肺泡之前排出。呼吸道的神经末梢对触碰和化学刺激特别敏感，如果它们被刺激，则会向脑发出神经冲动而引起一系列的反射性动作，将刺激物咳出或喷出。

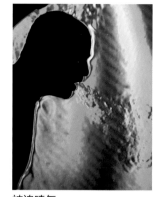

被迫喷气
针对密度改变的条纹成像图显示咳嗽时对空气的扰动。

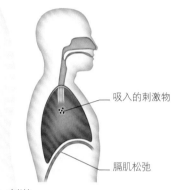

吸入的刺激物

膈肌松弛

1. 刺激
吸入的颗粒物或化学物质刺激感觉神经末梢并发送信息到脑，提醒脑要进行干预。

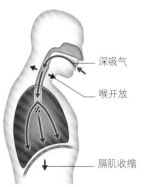

深吸气

喉开放

膈肌收缩

2. 吸气
脑发送信息使呼吸肌收缩，使人急速吸入2 500毫升空气。

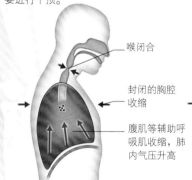

喉闭合

封闭的胸腔收缩

腹肌等辅助呼吸肌收缩，肺内气压升高

3. 压缩
声带和会厌紧闭，腹肌收缩，提高肺内气压。

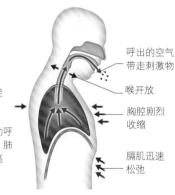

呼出的空气带走刺激物

喉开放

胸腔剧烈收缩

膈肌迅速松弛

4. 喷气
会厌和声带突然打开，将吸入的气体高速排出，同时带出吸入的刺激物。

发声

讲话涉及到脑、声带、软腭、舌和唇的复杂相互作用。当空气通过声带时，会振动而产生声音。连接喉与声带的肌肉可以在呼吸时将声带移开，在发声时将其拉拢到一起，或牵拉声带提高音调。通过软腭、唇和舌的共同作用，振动被转化为话语。声带下的气压较高时可增加音量。语音在鼻旁窦可发生共鸣（详见324页）。

声带振动的速度取决于它们被牵拉的程度，快速振动可产生高频音。例如低音歌手的声带振动频率约为每秒60次，而女高音歌手的声带振动频率可达每秒2 000次。

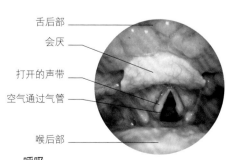

舌后部

会厌

打开的声带

空气通过气管

喉后部

呼吸
呼吸时声带完全打开。空气能够轻易通过声带而不会引起振动，因此不会发声。

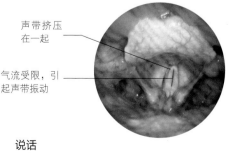

声带挤压在一起

气流受限，引起声带振动

说话
正常说话时，喉部肌肉将声带拉近，因此经过声带的空气很容易引起声带振动。

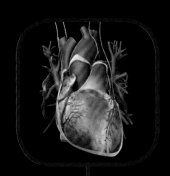

心脏

位于循环系统中心，肌性的心脏源源不断地将血液泵向全身各处 。

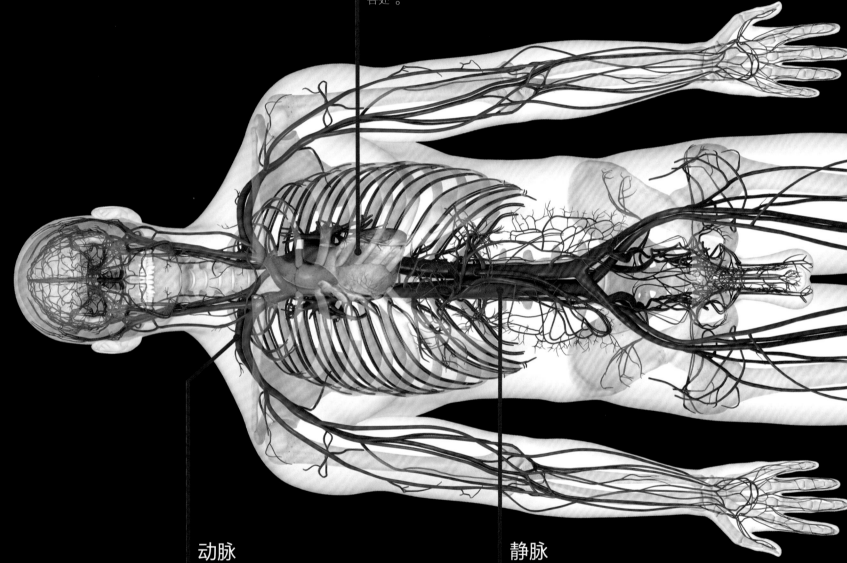

动脉

从心脏中向外运送血液的血管，拥有有弹力的较厚的肌性血管壁，从而应对心脏搏动产生的较大的血管压力。

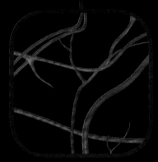

静脉

将血液带回心脏的血管，血管壁相对较薄并且可扩张，同时单向的瓣膜可阻止血液逆流。

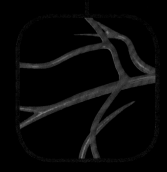

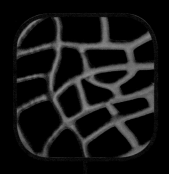

毛细血管
氧气扩散到这些微小薄壁的血管中，供应机体细胞营养，同时 CO_2 和代谢产物进入此血管中。

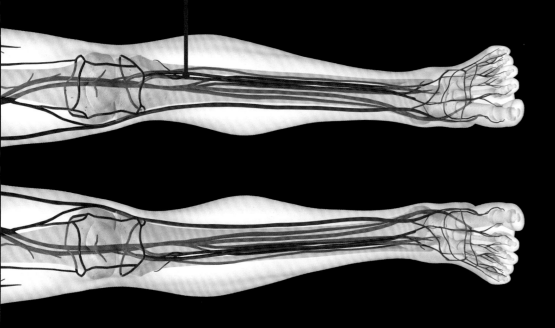

心血管系统

心脏是血泵，为全身血液循环提供动力。血流通过动脉携带氧气、营养物质和免疫细胞到全身各处，同时通过静脉带走代谢产物。

血液

成人约有5升血液，特殊的细胞悬浮在血浆中构成血液的主要成分。它供给细胞营养物质和氧气并带走其代谢产物，同时，血液也运载着激素、抗体以及抗感染细胞。

血液的运输功能

血液是机体主要的运输系统，一个静息状态的成人每分钟心脏泵出约5千克的血液到全身。血液中的成分携带从肠道获取的营养成分和从肺获取的氧气，运送到全身细胞中。同时，血液也将细胞的代谢产物，如尿素、乳酸，运送到肝脏和肾脏中降解排出，并带走细胞代谢产生的CO_2。

血液也会转运激素（详见384页），将激素从分泌的腺体运送到其作用的靶细胞。与损伤修复和抗感染有关的细胞和物质也在血液中循环，并在需要的时候活化。

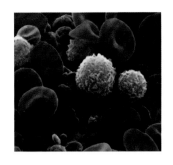

血流
这张放大图显示了血液中的细胞和血小板。

稳定的供应
血液流经人体的每一个细胞。遍及全身各处的细胞持续释放化学物质，确保其得到足够的血液来提供营养物质并带走各种代谢产物。

血管

血液的组成成分

血液的液体成分（血浆）中92%是水，其中包含糖、矿物质、酶、激素和代谢产物，包括CO_2、尿素和乳酸。部分物质，如CO_2，直接溶解在血浆中。其他物质，如矿物质铁和铜，则结合特异的血浆运输蛋白。血浆中还含有抗体成分来抵御感染。

主要成分：水
血液由54%的液体血浆和分散在其中占约46%的固体成分（细胞）组成。

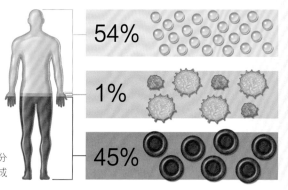

54%

1%

45%

血浆
血浆是一种淡黄色液体，构成血液最主要的成分。

白细胞和血小板
这些细胞在血液凝固和免疫中发挥重要作用。

红细胞
每毫升血液中包含50亿红细胞。

毛细血管网

血液凝固

一旦血管发生损伤，血小板快速进入损伤部位堵住缺口。当血小板黏附在损伤部位时，它们释放化学物质，这些物质可激发血液凝固或凝结级联反应。从而引发纤维蛋白原激活，纤维蛋白交联形成稳定的栓子，并在其中包裹血小板和红细胞。

血小板栓子
血管壁损伤后，暴露的胶原纤维吸引血小板聚集并形成栓子。

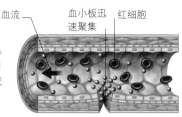

血流 / 血小板迅速聚集 / 红细胞

血液凝固
化学物质激发并促进纤维蛋白交联。交联的纤维蛋白网罗血小板和红细胞形成血栓。

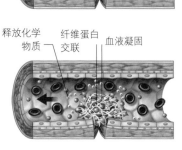

释放化学物质 / 纤维蛋白交联 / 血液凝固

红细胞的产生

红细胞、白细胞以及血小板都在骨髓产生，并从骨髓腔进入血液循环。参与免疫反应的白细胞也可以进入淋巴系统（详见344~349页）。无核的红细胞始终存留在血液循环中，存活期120天左右。

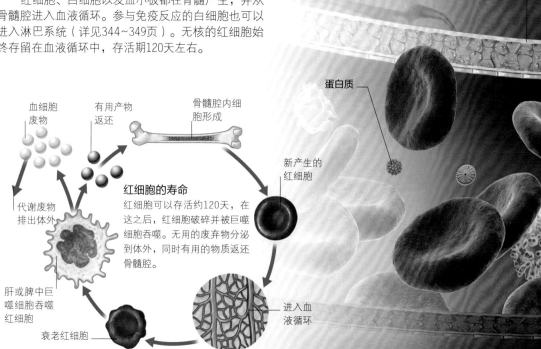

血细胞废物 / 有用产物返还 / 骨髓腔内细胞形成

代谢废物排出体外

红细胞的寿命
红细胞可以存活约120天，在这之后，红细胞破碎并被巨噬细胞吞噬。无用的废弃物分泌到体外，同时有用的物质返还骨髓腔。

新产生的红细胞

肝或脾中巨噬细胞吞噬红细胞

衰老红细胞

进入血液循环

血管壁

蛋白质

血型

　　血型是遗传的。它取决于红细胞表面抗原蛋白。主要的两种抗原分别是A抗原和B抗原。细胞可以表达A抗原（A型血）、B抗原（B型血）、都表达（AB血）及都不表达（O型血）。抗原可以激活免疫系统。个体的免疫系统对其自身红细胞表面抗原不产生免疫应答，但是会产生抗体识别和攻击表达新抗原的外源细胞。因此，在A型血的人群中，细胞表达A抗原，免疫系统不会产生应答。但是，会产生抗B抗原的抗体，并损伤带有B抗原的外源细胞。

抗原

红细胞可以表达30多种不同的抗原。其中在这里展示的ABO抗原是最为人们熟知的。

	A型血	B型血	AB型血	O型血
血型				
抗原	A抗原	B抗原	A和B抗原	无抗原
抗体	抗B	抗A	无抗体	抗A和抗B

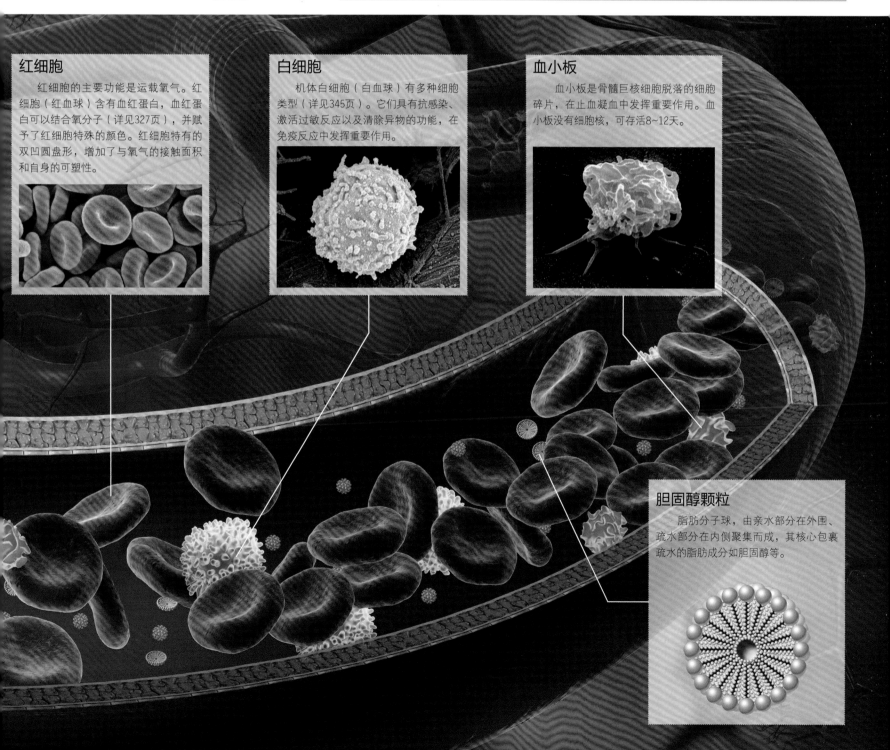

红细胞

　　红细胞的主要功能是运载氧气。红细胞（红血球）含有血红蛋白，血红蛋白可以结合氧分子（详见327页），并赋予了红细胞特殊的颜色。红细胞特有的双凹圆盘形，增加了与氧气的接触面积和自身的可塑性。

白细胞

　　机体白细胞（白血球）有多种细胞类型（详见345页）。它们具有抗感染、激活过敏反应以及清除异物的功能，在免疫反应中发挥重要作用。

血小板

　　血小板是骨髓巨核细胞脱落的细胞碎片，在止血凝血中发挥重要作用。血小板没有细胞核，可存活8~12天。

胆固醇颗粒

　　脂肪分子球，由亲水部分在外围、疏水部分在内侧聚集而成，其核心包裹疏水的脂肪成分如胆固醇等。

心动周期

心脏是一个肌性泵，它分为两侧。右侧心脏回收机体低氧的血液，然后将血液泵向肺，血液在肺中摄取氧气。左侧心脏接收来自肺的富含氧气的血液，然后将它泵向全身各处。

肺静脉运输来自肺的血液

心动周期
心脏电信号传导系统（详见338页）传导电活动使心肌收缩，正常情况下，这种电活动严格遵循一定的规律进行，从而使心肌协调收缩。除此之外，心脏还可以迅速根据身体需要调整其节律和收缩力。

心脏泵血功能

心脏有两个心室和两个心房，左心室和左心房负责富含氧血液的泵出，右心室和右心房负责低氧血液的泵出。当人体平静休息时，心脏平均每天搏动超过100 000次。心脏的收缩和舒张是心脏4个腔室协作的结果。心肌有序地收缩推动心房中的血液通过瓣膜脉冲式地射向心室。之后，心室将血液泵向主动脉和肺动脉，这一过程称为心动周期，这一过程包括5个关键阶段，详见下页。

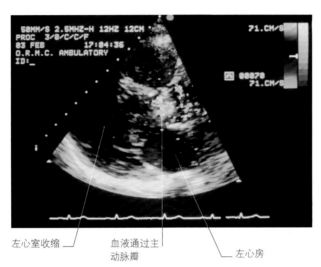

超声心动检查
超声心动图通过超声辐射心脏产生反射，直观展示实时的心脏4个腔室的血液流动情况。超声心动可以展示心脏瓣膜是否异常以及心脏泵血功能是否完好。

左心室收缩　　血液通过主动脉瓣　　左心房

心肌

心肌的形态和活动均与骨骼肌、平滑肌有很大不同。从外形上讲，心肌纤维除了有分叉的特性外，其余与骨骼肌非常类似。但是，从其生理活动上讲，它们有很

大不同。这种不同表现在心肌细胞具有很好的通透性，使得电信号（动作电位）可以迅速地在心肌细胞间传递。因此，在同一区域的心肌细胞可以同步收缩。心肌细胞同时还含有大量的线粒体，为其生理活动提供能量，充足的能量供应确保其不会像骨骼肌一样产生疲惫。

横纹肌
假染色的显微照片显示了粉红色的心肌纤维和椭圆形的线粒体。

随着左心房血液充盈，房内压升高

主动脉瓣关闭

随着右心房血液充盈，房内压升高

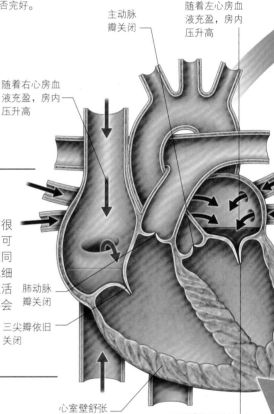

肺动脉瓣关闭

三尖瓣依旧关闭

心室壁舒张

二尖瓣依旧关闭

心脏瓣膜

心脏有4个瓣膜，两个位于心房出口，两个位于心室流出道，它们具有防止血液倒流入心腔的作用。瓣膜的开闭取决于其两侧的血液压力。若瓣膜上游的血液压力大于其下游，瓣膜将会开启；反之，若瓣膜下游的血液压力大于上游，则瓣膜关闭。瓣膜的关闭会产生"怦—咚"样心脏搏动的声音。位于心房和心室间的二尖瓣和三尖瓣由乳头肌和腱索链接并锚定在心室中，以保证在心室内血液压力升高时，瓣膜不会反向开放入心房。

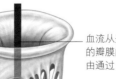
心脏

瓣膜打开

血流从开启的瓣膜间自由通过

瓣膜关闭

血液无法返流到心房

腱索被拉紧

乳头肌收缩

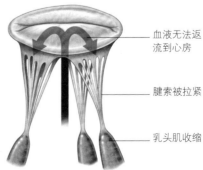

支持结构
乳头肌和心室同步收缩，紧紧地拉动腱索。腱索链接在瓣膜上，从而保证瓣膜关闭。

5 等容舒张期
等容舒张期标志着心脏舒张的开始。心室开始舒张，心室内血液压力降低，低于主动脉和肺动脉内血液压力，因此，主动脉瓣和肺动脉瓣关闭。但是，心室内压依旧高于房内压，因此二尖瓣和三尖瓣依旧保持关闭状态。

瓣膜和房室内压力
心室内压力降低，肺动脉瓣和主动脉瓣关闭，但不足以开启二尖瓣和三尖瓣。

上腔静脉接收机体
回流的血液

左心房充满富
含氧的血液

肺静脉运输来
自肺的血液

右心房收缩

左心房收缩

1 全心舒张期

在这一阶段，心室舒张。心脏
舒张期早期，二尖瓣和三尖瓣开
启，储存在心房中的血液迅速流
入心室，而后体循环回流的血液
直接通过心房进入心室。在这一
阶段的末期，心室可以达到约75%
的充盈度。

二尖瓣开启，血液
流入左心室

2 心房收缩期

左右心房同时收缩，将心房内
剩余的血液通过二尖瓣和三尖瓣射
入心室，而心室仍处于舒张状态。
心房收缩期后，心室充盈，心房收
缩仅提供心室容积25%的血液量。

瓣膜和房室内压力
收缩的心房提供更高的压力保持二
尖瓣和三尖瓣的开放，但主动脉瓣
和肺动脉瓣仍保持关闭状态。

左心房内剩余的
血液射入左心室

瓣膜和房室内压力
心房内压力升高，开启二尖瓣和三
尖瓣，心室内压力降低，使得主动
脉瓣和肺动脉瓣仍保持关闭。

下腔静脉接
收机体回流
的血液

来自机体低氧血液
在右心房充盈

三尖瓣开启，血
液流入右心室

右心房内剩余
的血液射入右
心室

每天，成年人的心脏
要泵出平均**7200升血液**
送往全身各处。

肺动脉瓣关闭

左心房开始
充盈

右心房开
始充盈

三尖瓣关闭

二尖瓣
关闭

3 等容收缩期

这一阶段是收缩期的早
期，心室肌开始收缩，心室
内血液压力迅速增加，增加
的室内压将二尖瓣和三尖瓣
关闭，但不足以开启主动脉
瓣和肺动脉瓣，因此，在这
一阶段心室作为一个封闭的
腔室收缩。

主动脉分支将
血液送往全身
各处

血液从右心室
射入肺动脉

血液从左心室
射入主动脉

肺动脉将血液
运送到肺组织

瓣膜和房室内压力
心室内压力增加，使得二尖瓣和三
尖瓣关闭，但不足以开启主动脉瓣
和肺动脉瓣。

主动脉
瓣关闭

右心室开始收缩

左心室开始收缩

4 心脏射血期

最终，当心室收缩使得心室
内压力超过肺动脉和主动脉血管
内压力，主动脉瓣和肺动脉瓣开
启，血液由心室迅速射出。与此
同时，乳头肌保证二尖瓣和三尖
瓣处于关闭状态。

肺动脉将血
液运送到肺
组织

左心房血液
持续灌注

瓣膜和房室内压力
收缩的心室产生足够的压力开启主
动脉瓣和肺动脉瓣。二尖瓣和三尖
瓣处于关闭状态。

右心房血液
持续灌注

肺动脉瓣
开启

主动脉瓣
开启

右心室完
全收缩

胸主动脉

左心室完
全收缩

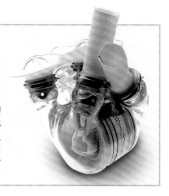

科学杂志
人工心脏

由于可移植的心脏供不应求，
很多人在等待心脏移植期间死亡，因
此，人工心脏应运而生，它可以帮助
患者存活直到有合适的心脏可以移
植。也许在未来，人工心脏可以完全
取代移植的心脏，让更多的患者可以
过上正常人的生活。

心脏的调控

心脏每分钟约搏动70次。一天之中，心脏的搏动频率可以有很大差异，心率受到神经体液的调节，保证它可以根据机体的需要，即使改变射血速率，也为机体细胞提供适宜的供血量。

心脏传导系统

组成心脏传导系统的特殊细胞可以在心肌间传导电冲动，并激发心肌收缩。每一次心脏搏动的电冲动都由位于右心房的窦房结（SA）发出。窦房结发出的动作电位迅速通过心房，并让心房肌收缩。电流不能直接通过心房到达心室，需要通过激活房室结（AV），在房室结处，电流略停顿，从而确保了心室开始收缩前，心房收缩已经完成。通过房室结之后，电冲动迅速通过心室壁的传导纤维His束和浦肯野纤维束，将电冲动传到心室肌各处，刺激心室收缩。

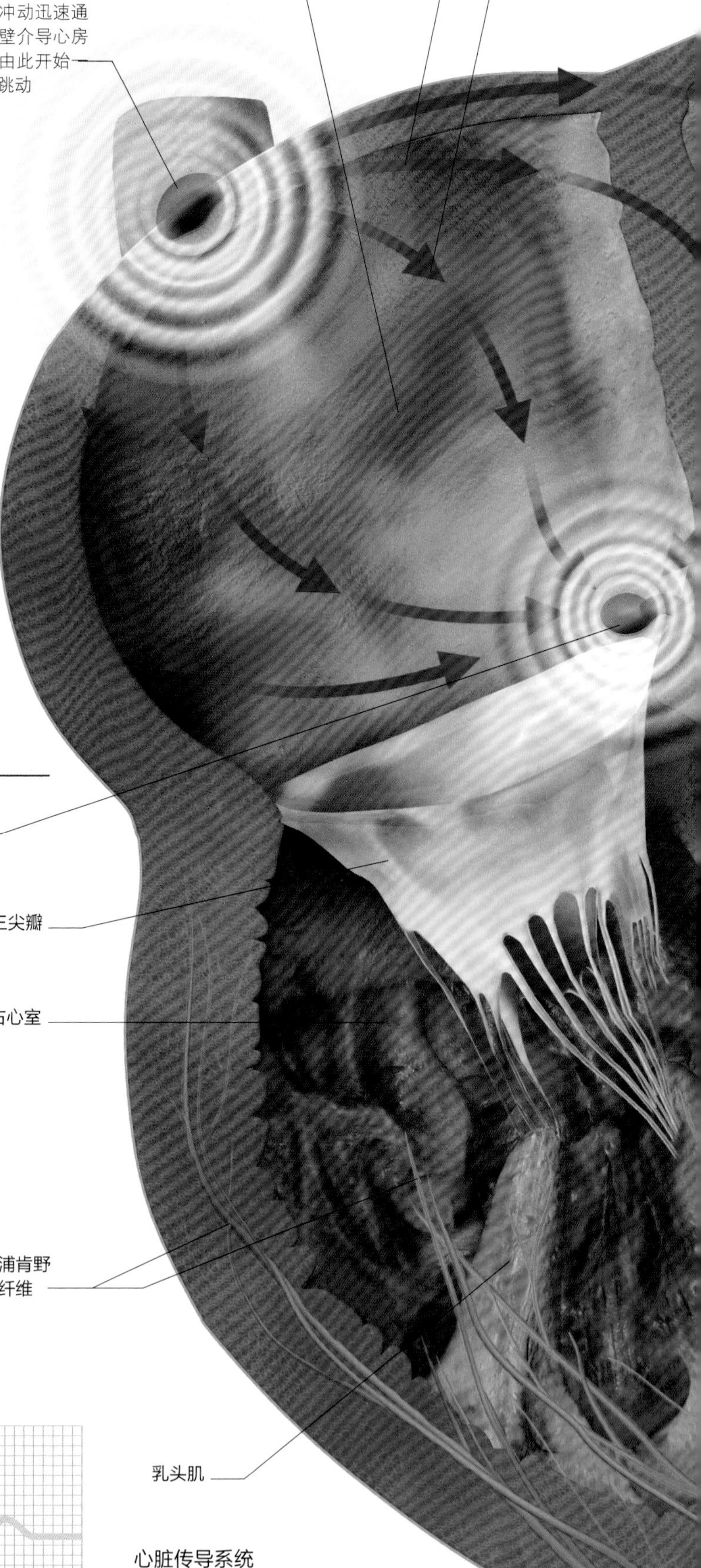

心脏电活动

心脏电活动可以用体表心电图（ECG）记录。将测量电极放置在胸壁和四肢的特定部位，即可记录心脏各个区域的兴奋传导过程中的电变化。心电图记录每两个电极之间电压的变化。一个典型的心电图中，心脏每次搏动会产生3个孤立的波形（P波、QRS波群、T波）。体表心电图不仅可以显示心率，还可以通过异常的波形，精确地定位阻碍电流传导的任何损伤部位。

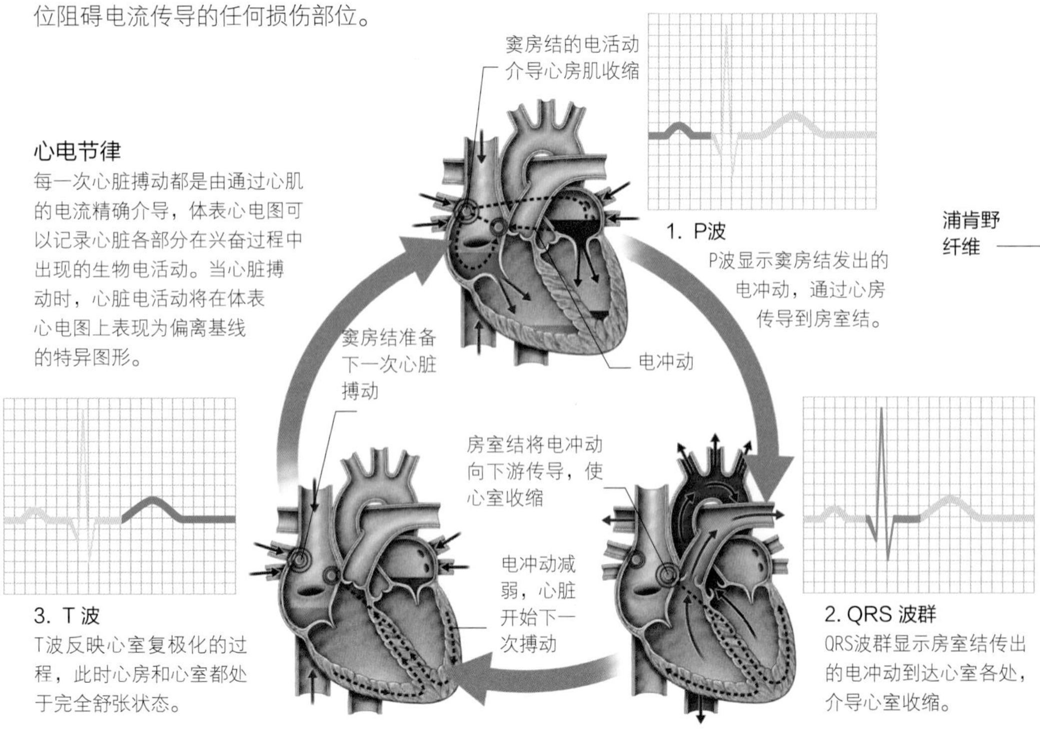

窦房结
窦房结也被称为心脏起搏器，窦房结发出电冲动迅速通过心房壁介导心房收缩，由此开始一次心脏跳动

电流
电冲动迅速通过心房壁

右心房

房室结
电冲动不能通过心房和心室分界处的纤维组织。因而，电冲动传导在房室结处延迟约0.13秒，而后继续向心室传导

三尖瓣

右心室

浦肯野纤维

乳头肌

心脏传导系统
窦房结和房室结都是自律细胞，可以自动去极化达到兴奋电位，产生电冲动。因此心脏可以自主收缩而不借助神经系统的控制和干扰。窦房结决定心脏搏动的节律，但如果心房电信号传导阻滞，房室结就可以自主介导心室肌收缩。

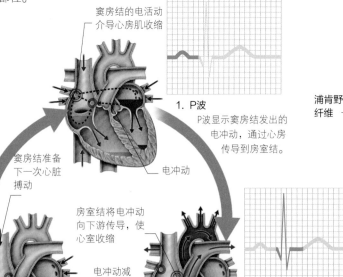

心电节律
每一次心脏搏动都是由通过心肌的电流精确介导，体表心电图可以记录心脏各部分在兴奋过程中出现的生物电活动。当心脏搏动时，心脏电活动将在体表心电图上表现为偏离基线的特异图形。

窦房结的电活动介导心房肌收缩

1. P波
P波显示窦房结发出的电冲动，通过心房传导到房室结。

电冲动

窦房结准备下一次心脏搏动

房室结将电冲动向下游传导，使心室收缩

电冲动减弱，心脏开始下一次搏动

2. QRS 波群
QRS波群显示房室结传出的电冲动到达心室各处，介导心室收缩。

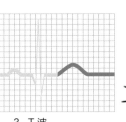

3. T波
T波反映心室复极化的过程，此时心房和心室都处于完全舒张状态。

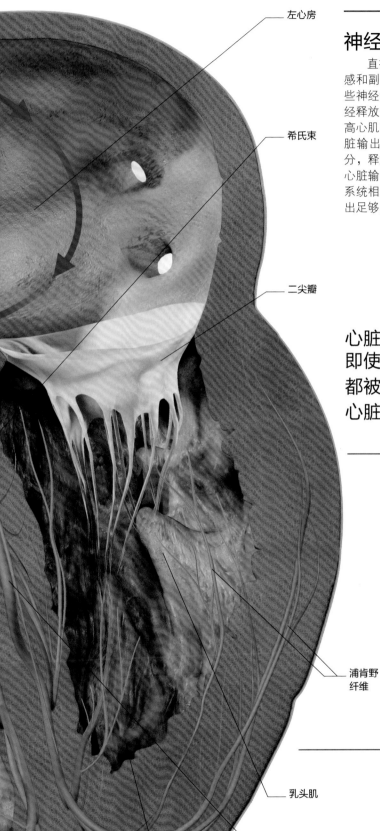

左心房

希氏束

二尖瓣

浦肯野
纤维

乳头肌

希氏束和浦肯野纤维束
这些特异的传导束在向心室
壁传导电冲动时尤为迅速，
因此保证全部心室肌细胞几
乎同步收缩

左心室

神经和脑的调控

　　直接调控心脏传导系统的神经来自交感和副交感神经系统（详见297页），这些神经纤维广泛地分布在心肌中。交感神经释放去甲肾上腺素，可以加快心率并提高心肌收缩力，从而增加心脏射血率（心脏输出量）。迷走神经的副交感神经部分，释放乙酰胆碱，减慢心率，从而降低心脏输出量。这两种功能相反的神经调控系统相互协同调节心肌活动，确保心脏泵出足够的血液满足机体需求。

心脏具有**自律性**，
即使连接心脏的全部神经
都被**阻断**，
心脏也可以**继续跳动**。

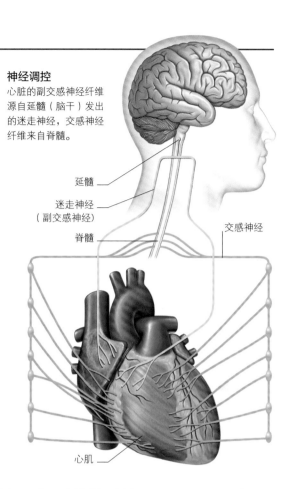

神经调控
心脏的副交感神经纤维源自延髓（脑干）发出的迷走神经，交感神经纤维来自脊髓。

延髓

迷走神经
（副交感神经）

脊髓

交感神经

心肌

血液供应

　　心脏是机体耗氧量最大的器官之一，其活跃的心肌收缩活动需要持续大量的血液供应氧气和所需的营养物质，并带走其代谢产物。尽管心腔内总是充满血液，充盈的血液不足以供应其心壁的所有细胞，因此心肌有自身的血管供应：冠状循环。冠状动脉对心肌的血液供应受到心脏收缩的影响，它们在心肌收缩时关闭，在心脏舒张期充盈。

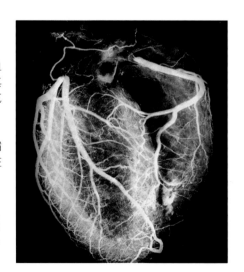

重要血供
着色的血管造影图显示，冠状动脉分支形成小血管网供应整个心脏。

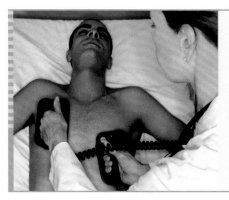

科学杂志
除颤仪

　　除颤仪可以在心脏异常搏动时，通过电击强力启动心脏搏动。它们也可用于治疗异常心律（心肌细胞随意收缩）。外源性电刺激使得所有心肌细胞同时收缩，重启心脏搏动，心肌细胞以协调的方式继续工作。这种仪器可以在体外使用（如图所示），也可以植入心率异常的患者体内。

血管

血管是血液运输的管道，分支的血管形成一个封闭的网络，构成循环系统重要的组成部分。血管可以通过收缩和舒张调节血流量，维持组织器官供血，并参与体温调节。

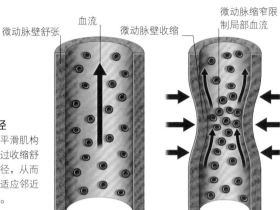

微动脉直径
微动脉壁由平滑肌构成，可以通过收缩舒张改变其直径，从而调节血流量适应邻近细胞的需求。

血管

不同组织器官的血管管径和结构有很大差异，这保证了它们可以发挥特殊的功能。动脉（大动脉）从心脏向外周运输富含氧的血液。动脉通过扩大管径促进血液充盈，当其回缩到正常管径时推动管腔内的血液向前流动。相较而言，静脉含有静脉瓣和较少的平滑肌，其功能主要是将外周的低氧血液运输回心脏。毛细血管是机体最小的血管，它是进行气体交换的主要部位（详见326~327页）。它们的管壁仅有单层细胞的厚度，有利于气体的自由扩散。最小的毛细血管管径只有7微米，而主动脉血管管径2.5厘米，因此主动脉自身也需要血液供应。

两个循环

血液循环系统主要包括两个部分：体循环和肺循环。肺循环将血液从右心运输到肺，在肺中血液进行气体交换，吸收氧气释放二氧化碳，然后返回左心。体循环是将富含氧的血液运输到体细胞，并带走细胞产生的代谢产物和二氧化碳，而后返回右心。

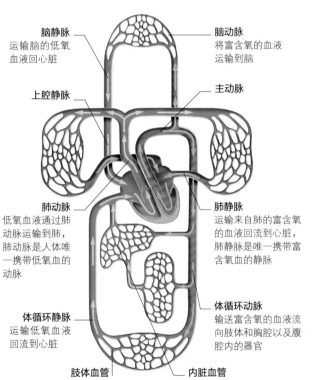

脑静脉
运输脑的低氧血液回心脏

脑动脉
将富含氧的血液运输到脑

上腔静脉

主动脉

肺动脉
低氧血液通过肺动脉运输到肺，肺动脉是人体唯一携带低氧血的动脉

肺静脉
运输来自肺的富含氧的血液回流到心脏，肺静脉是唯一一携带富含氧血的静脉

体循环静脉
运输低氧血液回流到心脏

体循环动脉
输送富含氧的血液流向肢体和胸腔以及腹腔内的器官

肢体血管

内脏血管

多重血供
肺循环和体循环确保肺和机体有足够的血液供应。同时还有第三套血液供应系统——冠状循环系统，直接向心脏本身供应血液（详见339页）。

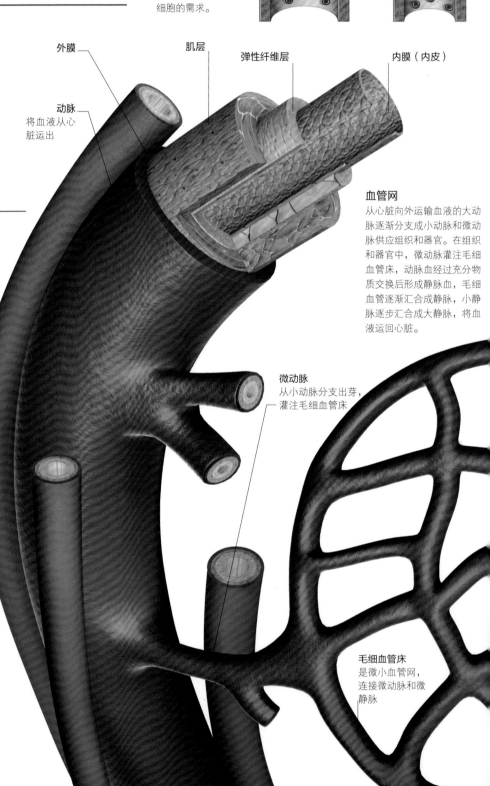

外膜

动脉
将血液从心脏运出

肌层

弹性纤维层

内膜（内皮）

血管网
从心脏向外运输血液的大动脉逐渐分支成小动脉和微动脉供应组织和器官。在组织和器官中，微动脉灌注毛细血管床，动脉血经过充分物质交换后形成静脉血，毛细血管逐渐汇合成静脉，小静脉逐步汇合成大静脉，将血液运送回心脏。

微动脉
从小动脉分支出芽，灌注毛细血管床

毛细血管床
是微小血管网，连接微动脉和微静脉

温度调节

当周围环境温度升高时，机体释放化学物质刺激皮肤血管扩张，温暖的血液流向皮肤，促进机体向周围组织散热，以此冷却身体。当温度降低时，皮肤血管收缩减少散热，保证机体储存更多的热量，维持生命活动相关的重要器官周围的温度。通过这种机制，人体始终将体温维持在37°C左右。

热成像

较远的右图显示的是一只温暖的手的热成像图。温暖的血液流经手部，手部远端显示较高的温度（红色）。左图显示的是一只冰冷的手的成像图，手部血流量降低，手部远端呈现较低温度（蓝色）。

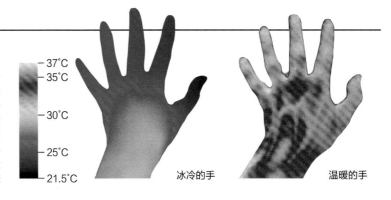

冰冷的手　　　　温暖的手

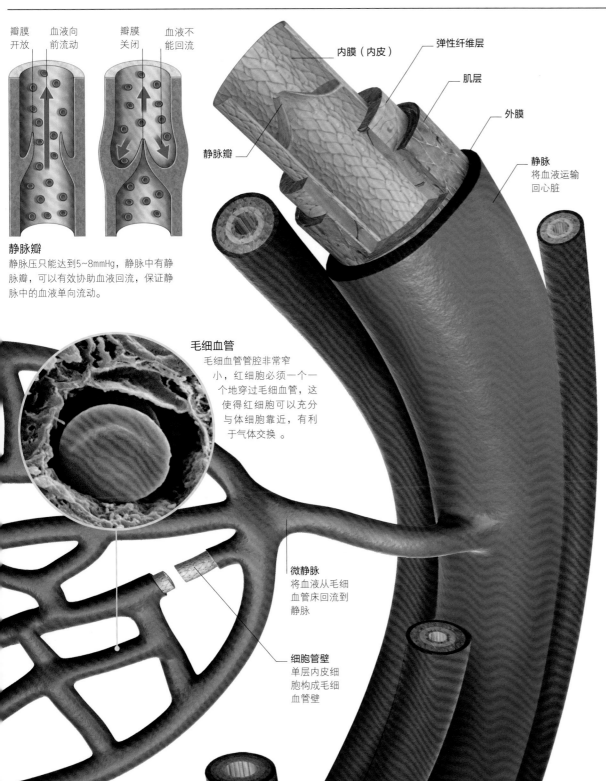

瓣膜开放　血液向前流动　瓣膜关闭　血液不能回流

静脉瓣
静脉压只能达到5~8mmHg，静脉中有静脉瓣，可以有效协助血液回流，保证静脉中的血液单向流动。

内膜（内皮）
弹性纤维层
肌层
外膜
静脉瓣
静脉
将血液运输回心脏

毛细血管
毛细血管管腔非常窄小，红细胞必须一个一个地穿过毛细血管，这使得红细胞可以充分与体细胞靠近，有利于气体交换。

微静脉
将血液从毛细血管床回流到静脉

细胞管壁
单层内皮细胞构成毛细血管壁

骨骼肌"泵血"作用

静脉的血压很低，其血压水平不足以克服重力将血液泵回心脏。因此，静脉必须借助其周围组织的压力，挤压血管，将血液推送回心脏。在胸腔和腹腔中，内脏器官如肝脏可以发挥这样的作用。在四肢，肌肉运动时骨骼肌的收缩和舒张可以有效地将血液泵回心脏。

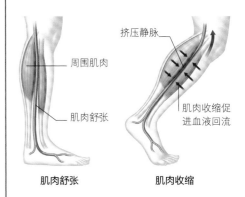

挤压静脉
周围肌肉
肌肉舒张
肌肉收缩促进血液回流

肌肉舒张　　　　肌肉收缩

肌肉泵
当骨骼肌收缩时，静脉中的血液向上流动。当骨骼肌舒张时，单向的静脉瓣阻止血液向下回流。

血压

血压指的是动脉内血液的压力，以毫米汞柱（mmHg）为单位测量。当血液泵入动脉时可以记录到血压的波峰称为收缩压，当心脏舒张时，血管内压力下降，但是动脉壁使得血流量不能下降为零，因此血液继续在血管中流动产生血压，这时标记到的最低血压称为舒张压。

波峰和波谷
一次心脏搏动会产生一个收缩压（波峰）和一个舒张压（波谷）。

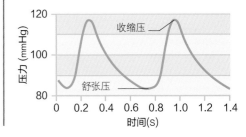

收缩压
舒张压

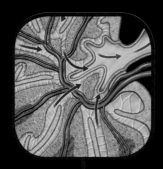

淋巴结

淋巴液缓慢流经淋巴结并滤出。发生感染时，淋巴结产生大量抗体。

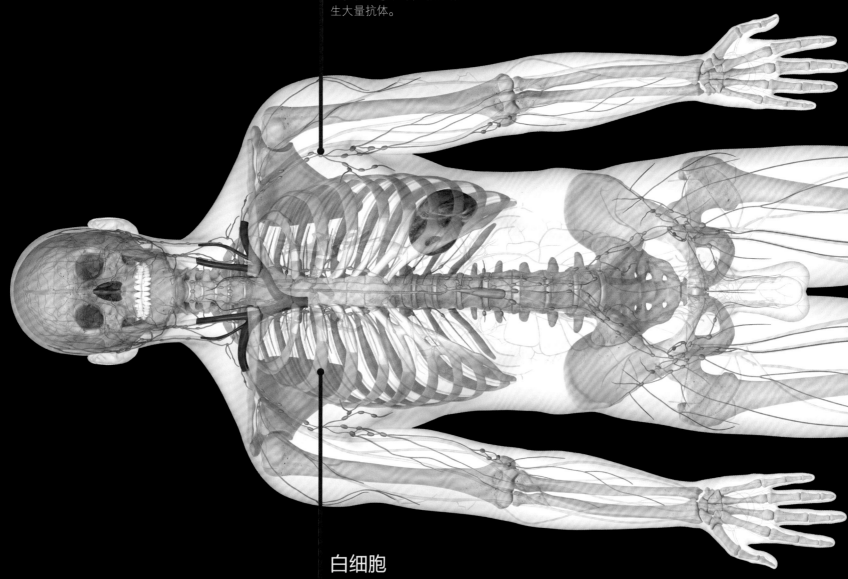

白细胞

白细胞在骨髓中产生。作为免疫系统的主要细胞，淋巴细胞储存于淋巴结和脾中。

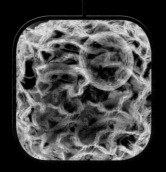

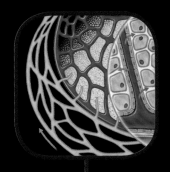

淋巴管
淋巴管管壁薄，并有瓣膜，
工作原理和静脉血管相似，
负责把淋巴液运送到全身。

淋巴和免疫系统

在血液循环的同时，淋巴系统从机体回收多余的
组织液（通过淋巴结和淋巴管网络），并将其运
送回血液，它发挥着非常重要的免疫功能。

淋巴系统

淋巴系统是由淋巴管道、淋巴组织和淋巴器官组成的一个网络系统，负责收集全身的组织液。它在调节体液平衡、脂质吸收和维持免疫系统的功能中起重要作用。

淋巴循环

淋巴循环和血液循环是相通的，对于组织液的引流起重要作用。人体并不是通过血液直接向机体细胞运送营养和带走废物，而是通过组织液来完成的。组织液来自血浆（见右图下侧）并充满组织间隙。全身的淋巴管道将组织液进行收集并引流入血液，从而防止组织液的潴留。这些液体一旦进入淋巴循环，就称为淋巴液。淋巴液经过淋巴管进入左右侧的锁骨下静脉，重新回到血液中。

淋巴系统还可以为机体免疫细胞（白细胞）提供一个高效的监视网络，用来警示感染的发生。这些细胞随着淋巴液在全身的淋巴结间移动（见对页）。

右淋巴导管
淋巴液在右颈内静脉和右锁骨下静脉汇合处回流入血

胸导管
淋巴液在左颈内静脉和左锁骨下静脉汇合处回流入血

人体淋巴回流
右淋巴导管回收右侧头颈部、右臂和右侧胸部的淋巴液。身体其他淋巴液均由胸导管或左淋巴导管收集。

淋巴液的流动

血浆中含有养分、激素和氨基酸的液体从毛细血管壁渗出进入组织间隙形成组织液。组织液的分泌比吸收快，未从血液系统回流的多余组织液通过单向的瓣膜进入初始淋巴管，形成淋巴液进入淋巴系统。白细胞也通过此途径进入淋巴系统。

初始淋巴管汇入主淋巴管，主淋巴管收集全身的淋巴液。淋巴管壁有收缩性，可以帮助淋巴液向前流动。淋巴管内有双瓣的瓣膜，防止淋巴液反向流动。

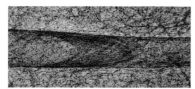

淋巴管瓣膜
双瓣的瓣膜（左）只允许淋巴液单向流动，反向流动会使瓣膜关闭。

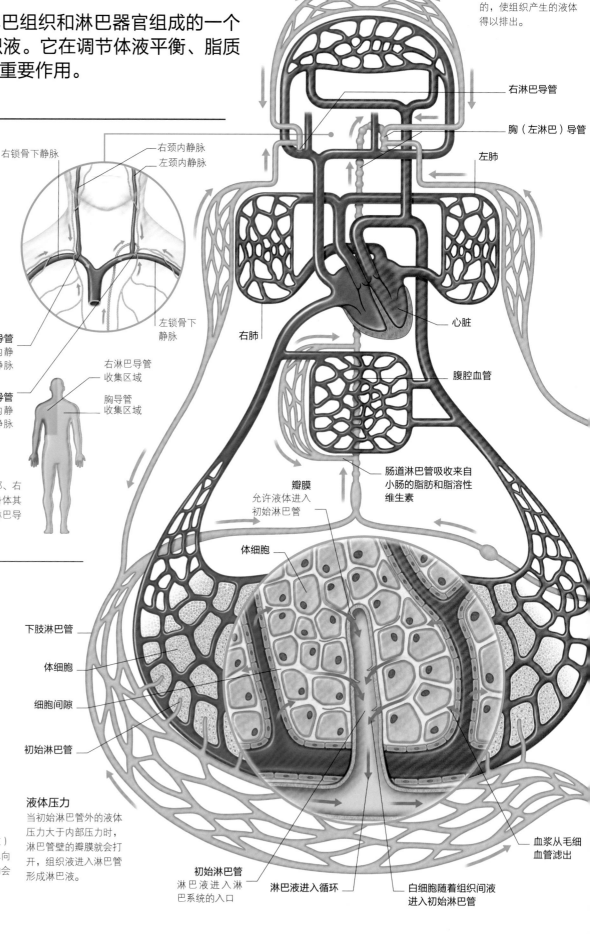

血液和淋巴液
这张示意图显示了人体血管和淋巴管是连通的，使组织产生的液体得以排出。

头部和上身淋巴管

右淋巴导管

胸（左淋巴）导管

左肺

右锁骨下静脉

右颈内静脉

左颈内静脉

左锁骨下静脉

右肺

心脏

腹腔血管

肠道淋巴管吸收来自小肠的脂肪和脂溶性维生素

瓣膜
允许液体进入初始淋巴管

体细胞

下肢淋巴管

体细胞

细胞间隙

初始淋巴管

液体压力
当初始淋巴管外的液体压力大于内部压力时，淋巴管壁的瓣膜就会打开，组织液进入淋巴管形成淋巴液。

初始淋巴管
淋巴液进入淋巴系统的入口

淋巴液进入循环

白细胞随着组织间液进入初始淋巴管

血浆从毛细血管滤出

淋巴组织和器官

初级淋巴组织包括胸腺和骨髓，均与免疫细胞的生长和成熟有关。次级淋巴组织包括淋巴结、脾、扁桃体、腺样体和肠道淋巴组织，是免疫应答开始的地方（详见348~349页）。

腺样体淋巴结和淋巴管道组成一个整体。脾相当于血液系统的淋巴结。扁桃体和肠道淋巴组织在黏膜表面起重要的免疫作用。

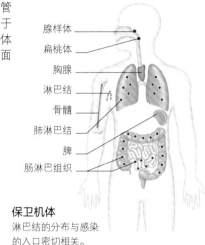

腺样体
扁桃体
胸腺
淋巴结
骨髓
肺淋巴结
脾
肠淋巴组织

图例
- 初级淋巴组织
- 淋巴结和脾
- 黏膜相关的淋巴结

保卫机体
淋巴结的分布与感染的入口密切相关。

免疫细胞的产生

免疫细胞（见右下）均来自于骨髓。参与固有免疫的免疫细胞（详见46~47页）成熟后迁移至血液和组织中。参与代偿性免疫的细胞包括T细胞和B细胞。T细胞在胸腺成熟，而B细胞在骨髓中成熟。成熟的淋巴细胞可以识别大量的特异病原体（详见348~349页）。成熟的淋巴细胞迁移至次级淋巴组织，在循环中寻找感染源。

血细胞的产生
大多数骨在早期都具有造血功能。但到青春期后，血细胞主要在胸骨、肋骨、椎骨和盆骨中产生。

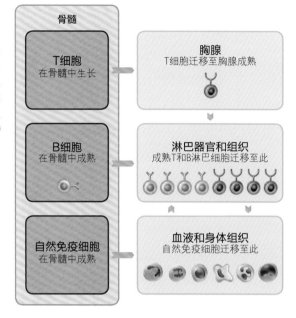

骨髓
T细胞
在骨髓中生长
B细胞
在骨髓中成熟
自然免疫细胞
在骨髓中成熟

胸腺
T细胞迁移至胸腺成熟

淋巴器官和组织
成熟T和B淋巴细胞迁移至此

血液和身体组织
自然免疫细胞迁移至此

淋巴的过滤作用

淋巴结是小的囊性结构，有淋巴过滤作用。它们是免疫细胞的生发地，这些免疫细胞包括原始T淋巴细胞、B淋巴细胞和其他细胞如巨噬细胞。B细胞在外皮质区富集，T细胞在副皮质区富集。淋巴液从传入淋巴管流入淋巴结，从传出淋巴管流出。

淋巴液流经淋巴结时，免疫细胞对其扫描寻找发生感染的信号。病原体可以随着淋巴液进入淋巴结，也可以被免疫细胞捕捉并报告给附近的淋巴结。对感染的识别可以激活免疫应答反应（详见384~349页）。血管周围伴行淋巴结使得其可监视机体各个部位。

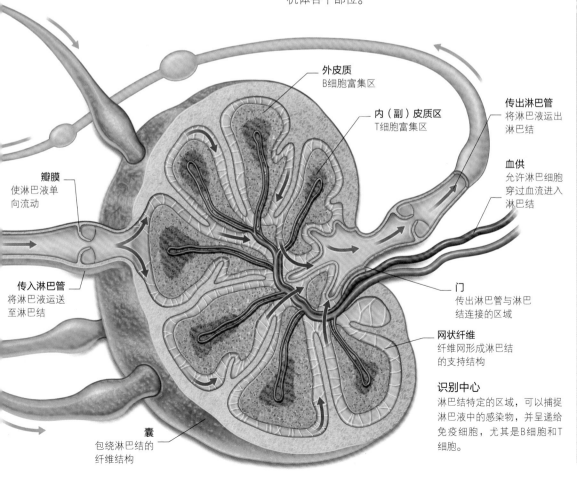

外皮质
B细胞富集区

内（副）皮质区
T细胞富集区

传出淋巴管
将淋巴液运出淋巴结

血供
允许淋巴细胞穿过血流进入淋巴结

门
传出淋巴管与淋巴结连接的区域

网状纤维
纤维网形成淋巴结的支持结构

识别中心
淋巴结特定的区域，可以捕捉淋巴液中的感染物，并呈递给免疫细胞，尤其是B细胞和T细胞。

瓣膜
使淋巴液单向流动

传入淋巴管
将淋巴液运送至淋巴结

囊
包绕淋巴结的纤维结构

免疫细胞

白细胞介导免疫应答反应，不同反应类型在抵抗病原体中发挥不同的作用。免疫细胞大致分为两类：固有免疫细胞对所有感染有相似的免疫反应；适应性免疫细胞对不同的病原体表现出特异性免疫反应。

单核细胞（固有免疫）
血液中的前体免疫细胞，迁移至组织并分化成巨噬细胞和抗原呈递细胞。

中性粒细胞（固有免疫）
吞噬细胞，通常最先出现在感染发生的地方，它们寿命较短，通过吞噬作用吞噬微生物（详见347页）。

巨噬细胞（固有免疫）
吞噬细胞，寿命较长，组织中常见，可以介导淋巴细胞的特异免疫反应。

自然杀伤细胞（固有免疫）
胞毒细胞，可以靶向消灭细胞内的病原体和恶性肿瘤细胞。

肥大细胞/嗜碱性粒细胞（固有免疫）
炎症细胞，激活后释放炎症因子促进免疫应答。导致过敏反应。

嗜酸性粒细胞（固有免疫）
炎症细胞，靶向杀死大型病原体，如寄生虫。导致过敏反应。

树突状细胞（固有免疫）
初级抗原呈递细胞（详见348页），它们将抗原呈递给淋巴细胞，促进适应性免疫。

T和B淋巴细胞（适应性免疫）
适应性免疫系统的关键细胞，T细胞靶向杀死被特异病原体感染的细胞。B细胞分泌抗体杀死体液中的病原体。

固有免疫

固有免疫系统中特殊分化的细胞和分子，在免疫屏障的协助下，能够对进入机体的病原体产生快速免疫应答。虽然固有免疫系统效率很高，但它只能识别一般的病原学特征，因此该免疫系统并非对每种感染都有效。

免疫屏障

阻止病原体进入体内是保护机体免受感染的一个主要方式。免疫屏障或被动免疫是抵御病原体的第一道防线。位于机体表面的物理和化学屏障，包括皮肤以及体内黏膜，如呼吸道和消化道黏膜，可以给机体提供这样的屏障保护。

免疫屏障的第一层是机体表面形成的物理屏障，这层结构同时分泌多种能抑制微生物的物质，如酶等，这些物质可以杀灭细菌。其他的一些机制，如咳嗽、出汗、排尿等，也可以帮助机体清除微生物。

眼泪
冲洗眼球及其相关的膜性组织，含有能降解细菌壁的溶菌酶。

唾液
清洗口腔，捕捉微生物。含有溶菌酶和乳铁蛋白（抗菌剂）。

黏膜
分泌黏液来捕获微生物。呼吸道的纤毛（详见325页）把这些微生物排至口腔。

皮肤
以物理性方式阻断病原体。皮脂腺分泌脂肪酸破坏微生物的细胞膜。

胃酸
胃酸pH值很低，可以杀死食物中含有的大多数微生物（但不是全部）。

尿液
冲刷泌尿生殖系统的血管使其免受感染。

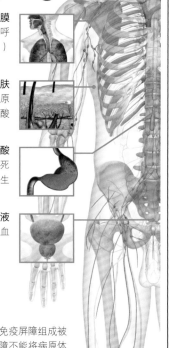

第一道防御
机体的物理、化学和机械免疫屏障组成被动免疫体系。如果这些屏障不能将病原体阻挡在外，机体就会启动主动免疫。

主动免疫

如果免疫屏障被破坏，如皮肤有伤口，病原体便会进入体内，固有免疫系统就会被激活。炎症反应的激活和免疫细胞的大量增殖是固有免疫系统激活的关键步骤（详见345页）。

组织损伤会引起炎症，而炎症的产生可以使微生物局限在炎症区域，从而避免微生物在体内扩散。在感染区域，毛细血管通透性增大，免疫细胞进入组织液到达受感染的组织。受损的细胞释放化学因子，吸引从血管迁移来的免疫细胞。首先到达的通常是吞噬细胞（以中性粒细胞为主），其他的包括自然杀伤细胞（见下文）和补体系统（见对页）也会参与。如果固有免疫系统不能消除感染，适应性免疫系统便会被激活（详见348~349页）。

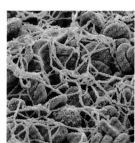

显微镜下的血凝块
血凝块（详见334页）封闭受损的组织，避免侵袭力强的微生物进入。

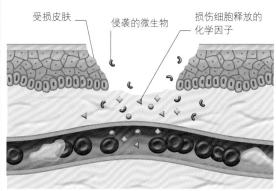

突破屏障
损伤的机体表面使细菌得以进入机体内部组织。损伤的细胞会释放化学因子来吸引吞噬细胞从而激活炎症反应，这样能使细菌造成的损伤降到最低。机体组织的炎症反应有4个典型的表现：红、肿、热、痛。

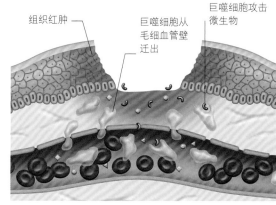

炎症反应
局部血管扩张使更多的血液通过。组织对血浆的通透性增加，吞噬细胞进入组织液。损伤组织释放的化学信息引导巨噬细胞到达感染区域从而消灭入侵的微生物。

细胞内感染

NK（Natural killer）细胞能靶向消灭受感染的体细胞。体细胞表面有一种称为抗原免疫复合物（MHC）的受体，该受体的表达水平可以反映细胞内环境以及该细胞是否被微生物感染。NK细胞严密地监视着体细胞表面该受体的表达。NK细胞一旦检测到体细胞表面的MHC减少，就会立即被激活，靶向杀死受损伤的细胞。

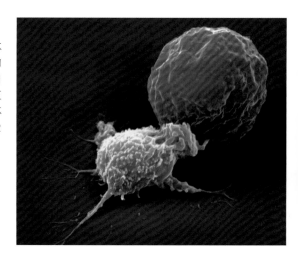

恶性目标
在电镜下看到，NK细胞还可以识别和攻击恶性肿瘤细胞，NK细胞（白色）伸出长的突起包绕癌细胞（粉色）。

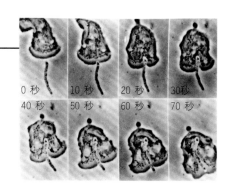

细胞外感染

固有免疫反应的基础是吞噬细胞（巨噬细胞和中性粒细胞）吞噬感染组织的微生物，此过程被称为吞噬作用。细胞表面的物质和人类细胞有很大不同，这就使得它们一旦侵入机体就可被识别。一旦被识别，侵入机体的细菌便会被吞噬细胞包裹、吸收和消化。

吞噬作用
这一系列电镜照片反映了吞噬作用的过程。通过表面接触，细菌（绿色）被吞噬细胞（红色）在70秒内消化干净。

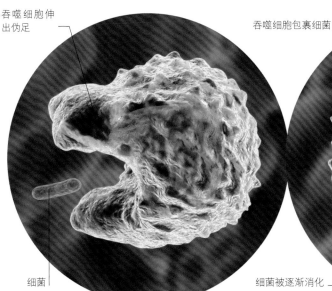
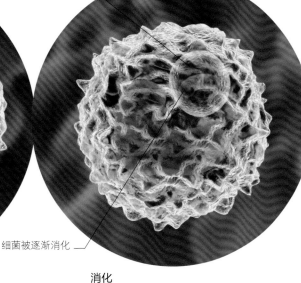
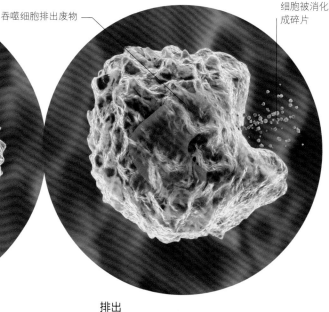

识别
通过细胞表面间的接触，吞噬细胞靶向识别出细菌，然后伸出伪足捕获并吸收细菌。

消化
细菌在吞噬细胞中被包裹在一个特殊的泡——吞噬溶酶体里，然后被释放出的化学分子中和并分解。

排出
强效的化学反应确保细菌被迅速杀死。不能继续被消化的细胞碎片被吞噬细胞排出。

补体系统

补体系统是一些特异的蛋白质，它们在血浆中自由移动并靶定微生物。它们通常是彼此分离的分子，一旦激活后便会一起发挥作用，介导一个补体链条反应来攻击病原微生物。补体系统和吞噬细胞一样可以被细菌表面物质激活，因此身体任何部位的感染都能被它轻易地识别，然后通过炎症反应（见对页）到达感染区域。它们还可以对已经和抗体（详见349页）结合的病原体产生应答。

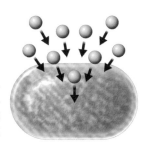
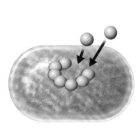
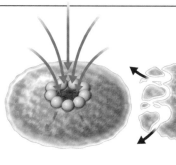
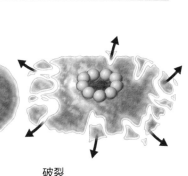

接近
细菌表面蛋白质激活补体系统，引起组成补体系统的蛋白质聚集到细胞表面。

细胞膜攻击
蛋白质结合形成膜攻击复合体——这个结构在细菌表面形成一个孔。

穿孔
细胞外液可以通过形成的孔进入细菌。此过程在细胞表面反复进行。

破裂
这些液体不断进入细胞导致细胞肿胀并最终破裂。

传染性病原体

引起感染和疾病的病原体通常是微观的，可以大致分为5类。细菌和病毒是其中最小的也是最常见的，可以导致很多常见疾病。真菌可以在机体免疫系统受损的情况下感染皮肤和黏膜。原生生物（有核单细胞动物）可以导致严重的疾病如疟疾。寄生虫可以侵犯肠道，使机体变得衰弱，甚至死亡。

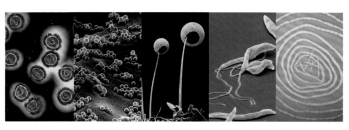

病毒　　细菌　　真菌　　原生生物　　寄生虫

有益的细菌

人体肠道有着巨大的表面积，很容易受到感染。一大群无害的细菌聚集在肠道从而形成另一个屏障，防止感染。这些有益菌可以阻止有害菌在肠道驻足以及侵入人体。

适应性免疫

适应性免疫为机体提供对病原体产生的特异性免疫，重要的是，当病原体再次侵袭时，这样的免疫应答可以快速发挥作用。

特异性免疫成分

T淋巴细胞和B淋巴细胞是适应性免疫的重要部分，和固有免疫不同的是，它们可以靶向特异识别进入机体的病原体，并且产生记忆，一旦它们再次袭来，就可以迅速应答。T细胞和B细胞可以通过识别病原体上的特异分子——抗原，而对病原体发起攻击。淋巴细胞表面有特异性受体，可以识别不同的抗原。

两种T细胞——杀伤细胞或胞毒细胞和辅助细胞会对细胞免疫产生应答，而B细胞介导体液免疫（见对页）。这些细胞通过二级淋巴组织器官在全身循环，寻找它们的靶定病原体。

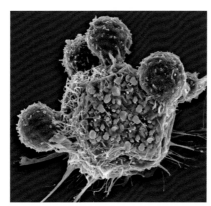

多重攻击
T细胞可以靶定发生恶变的体细胞，如图中所示，4个T细胞（红色）正在攻击一个肿瘤细胞（灰色）。

 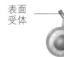

辅助T细胞　　杀伤T细胞　　B细胞

T细胞和B细胞的成熟
T和B淋巴细胞在成熟过程中逐渐产生不同的表面受体，这些受体的数量足以识别巨大量的特异性抗原。在成熟过程中，任何能识别和攻击自身组织的细胞都会被清除。这样保证了只有来自体外的抗原能被识别。

抗原呈递

T细胞只能识别那些其他免疫细胞——通常是树突细胞，也可以是巨噬细胞呈递的抗原。这些细胞又叫抗原呈递细胞（APC），广泛分布在机体内。感染时，抗原呈递细胞吸收抗原片段并通过淋巴管迁移至淋巴结，然后将抗原片段呈递给具有相应受体的T细胞，然后T细胞发动攻击（见对页）。B细胞可以不通过抗原呈递细胞的呈递，直接识别被带入淋巴结的病原体。这样，淋巴系统为适应性免疫提供了一个贯穿全身的网络。

相互作用
电镜下捕捉到一个T细胞（粉色）和一个树突状细胞（绿色）在抗原呈递时的相互作用。

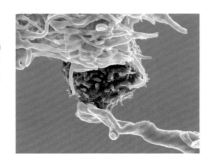

抗原摄取
一个病毒感染的体细胞破裂，释放抗原。抗原呈递细胞吸收抗原并呈递给淋巴结中的T细胞。

破裂的体细胞

释放的微生物抗原

抗原呈递细胞（树突状细胞）

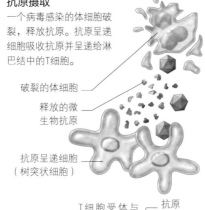

T细胞受体与抗原相互作用　抗原

APC呈递抗原　　T细胞受体

MHC　　T细胞

抗原呈递
APC通过主要组织相容性复合物（MHC）将抗原呈递给T细胞。一旦抗原被识别，T细胞便被激活（见对页）。

细胞介导的免疫

免疫应答能靶向清除侵入机体的病原体，如病毒等。免疫应答的产生开始于感染的细胞破裂后释放大量抗原，APC捕捉抗原片段并通过淋巴管将其呈递给淋巴结内相应的T细胞，T细胞识别抗原。识别后T细胞被激活，从而引发T细胞对病原体快速、协调的攻击。杀伤T细胞靶向攻击被感染的体细胞，辅助T细胞产生关键信号分子介导免疫反应。虽然机体内每种特异T细胞数量不多，但它们在体内快速的循环使得它们能最大限度地与特异性抗原相遇。

T细胞识别
APC在淋巴结中的呈递作用导致杀伤T细胞对抗原的识别，这种识别被附近激活的辅助T细胞产生的信号确认后，杀伤T细胞也被激活。

克隆选择
一旦被激活，杀伤T细胞会进行一系列被称为"克隆选择"的分化过程。这个过程包括多效应细胞和记忆细胞的产生。效应细胞在淋巴结聚集并攻击病原体——APC将感染部位等信息传递给原始杀伤T细胞，含有这些信息的杀伤T细胞克隆成为效应细胞。记忆细胞在淋巴结中，等待再次感染时迅速产生应答。

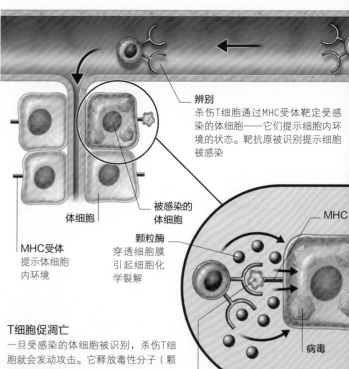

APC
将抗原呈递给杀伤T细胞

抗原片段

杀伤T细胞
识别抗原

活化的杀伤T细胞
克隆并产生大量克隆T细胞

记忆细胞
留在淋巴结中以备识别未来的感染

辨别
杀伤T细胞通过MHC受体靶定受感染的体细胞——它们提示细胞内环境的状态。靶抗原被识别提示细胞被感染

MHC受体
提示体细胞内环境

体细胞

被感染的体细胞

颗粒酶
穿透细胞膜引起细胞化学裂解

MHC

病毒

T细胞促凋亡
一旦受感染的体细胞被识别，杀伤T细胞就会发动攻击。它释放毒性分子（颗粒酶）来降解细胞膜并导致细胞直接死亡，这种死亡被称作"凋亡"。这种方式使得细胞内容物降解并不被释放到细胞外，这样限制了病毒颗粒向周围细胞的扩散。

微生物抗原
通过MHC显示在细胞表面，提示细胞被感染

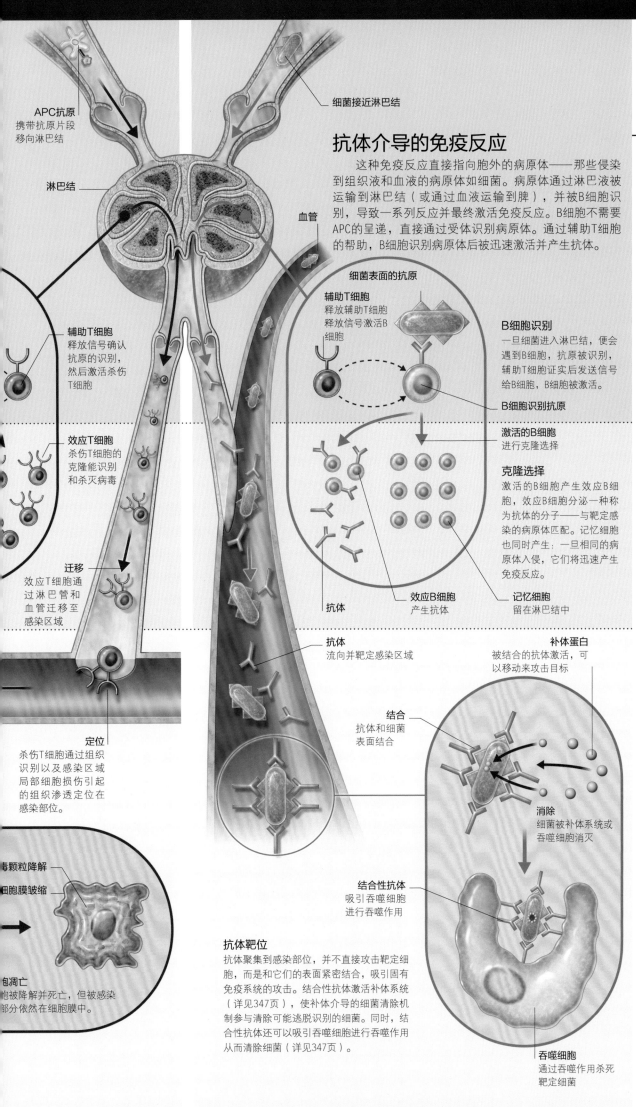

APC抗原
携带抗原片段移向淋巴结

淋巴结

细菌接近淋巴结

血管

抗体介导的免疫反应

这种免疫反应直接指向胞外的病原体——那些侵染到组织液和血液的病原体如细菌。病原体通过淋巴液被运输到淋巴结（或通过血液运输到脾），并被B细胞识别，导致一系列反应并最终激活免疫反应。B细胞不需要APC的呈递，直接通过受体识别病原体。通过辅助T细胞的帮助，B细胞识别病原体后被迅速激活并产生抗体。

辅助T细胞
释放信号确认抗原的识别，然后激活杀伤T细胞

效应T细胞
杀伤T细胞的克隆能识别和杀灭病毒

迁移
效应T细胞通过淋巴管和血管迁移至感染区域

细菌表面的抗原

辅助T细胞
释放辅助T细胞释放信号激活B细胞

B细胞识别
一旦细菌进入淋巴结，便会遇到B细胞，抗原被识别，辅助T细胞证实后发送信号给B细胞，B细胞被激活。

B细胞识别抗原

激活的B细胞
进行克隆选择

克隆选择
激活的B细胞产生效应B细胞，效应B细胞分泌一种称为抗体的分子——与靶定感染的病原体匹配。记忆细胞也同时产生：一旦相同的病原体入侵，它们将迅速产生免疫反应。

抗体

效应B细胞
产生抗体

记忆细胞
留在淋巴结中

定位
杀伤T细胞通过组织识别以及感染区域局部细胞损伤引起的组织渗透定位在感染部位。

抗体
流向并靶定感染区域

补体蛋白
被结合的抗体激活，可以移动来攻击目标

结合
抗体和细菌表面结合

消除
细菌被补体系统或吞噬细胞消灭

结合性抗体
吸引吞噬细胞进行吞噬作用

毒颗粒降解
细胞膜皱缩

胞凋亡
胞被降解并死亡，但被感染部分依然在细胞膜中。

抗体靶位

抗体聚集到感染部位，并不直接攻击靶定细胞，而是和它们的表面紧密结合，吸引固有免疫系统的攻击。结合性抗体激活补体系统（详见347页），使补体介导的细菌清除机制参与清除可能逃脱识别的细胞。同时，结合性抗体还可以吸引吞噬细胞进行吞噬作用从而清除细菌（详见347页）。

吞噬细胞
通过吞噬作用杀死靶定细菌

免疫记忆

适应性免疫中记忆细胞的产生是T细胞和B细胞免疫记忆发展完善的核心。这些淋巴细胞介导的最初免疫反应的缺点是整个过程比较缓慢，它们需要比较长的时间增殖并分化为效应细胞和记忆细胞。因此在初始感染中，固有免疫尤为重要。但当相同病原体再次侵入机体时，它将激活体内大量的记忆细胞，从而引起快速的次级应答。

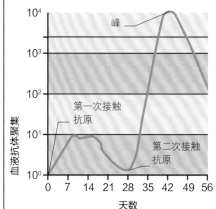

峰
10^4
10^3
10^2
第一次接触抗原
10^1
第二次接触抗原
10^0
0 7 14 21 28 35 42 49 56
天数
血液抗体聚集

初级和次级免疫反应
这个图示说明初次接触抗原和再次接触抗原的差异，次级免疫反应比初级反应更加快速高效。

免疫

疫苗为还没有接触过特定病原体的机体提供自身的免疫力。它的作用原理跟感染类似，但更安全。这样可以使机体产生特定的记忆细胞。疫苗通常包括减毒活疫苗或是病原体的抗原，还可以添加佐剂来使免疫应答更加强烈。这确保了初次免疫应答的产生但又不会有自然感染时引起的其他副作用。一旦再次接触特定病原体，就会产生等同于次级免疫应答的记忆免疫应答，在感染症状发生前迅速将感染清除。

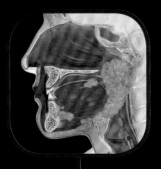

口腔

口腔内含有的3对唾液腺平均每天分泌1.5升唾液，唾液的主要功能是润湿食物使其更容易吞咽。

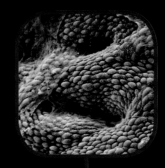

胃

胃中含有大量胃酸和酶，这种环境不利于细菌的生长，但却极有利于食物的化学和物理分解。

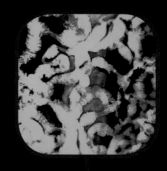

小肠

小肠肠壁内肠黏膜高度折叠，肠黏膜内表面积达到290米³，是营养吸收的理想场所。

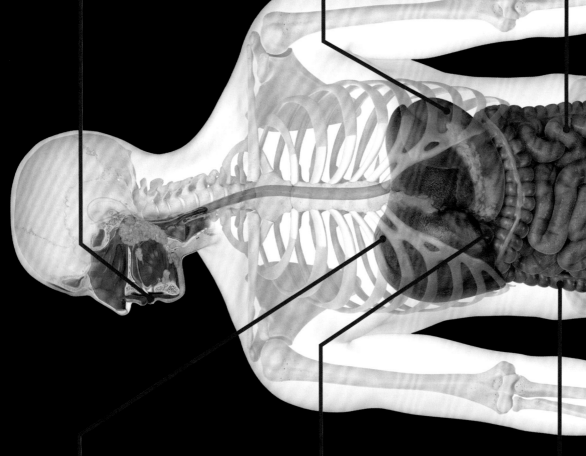

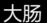

肝

楔形的肝脏储存特定的养分，同时调节血液中各种养分的水平，确保机体细胞能源源不断地获得需要的营养物质。

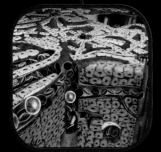

胆囊和胰

胆囊和胰分泌胆汁和胰液到小肠，在消化的早期促进分解食物。

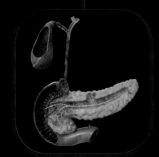

大肠

结肠接收小肠消化后不能分解的废物，重吸收其中的水分和盐，而后将食糜转化成粪便并运送到直肠，等待排便。

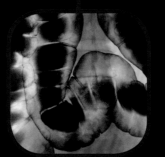

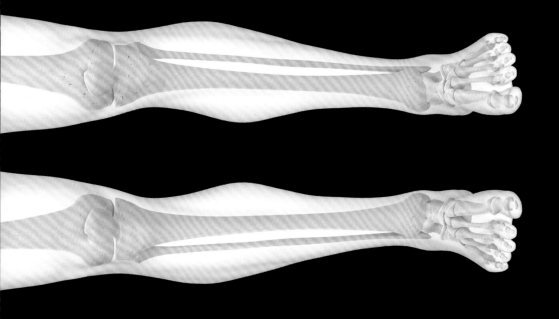

消化系统

饥饿和口渴促使我们进食和饮水，在此之后，我们的消化系统开始对我们摄入的食物和水进行分解和吸收。食物将在消化系统中停留两天左右，在这期间，食物被分解成基本的营养成分。

口腔和咽喉

　　人类不能像其他动物一样直接吞咽大块的食物。食物必须在口腔中先被咀嚼成小块，在唾液的参与下形成润滑的食团，然后食团被推送到咽部，经过吞咽进入食管和胃。

撕咬和咀嚼

　　口腔上下颌稳固锚定的4种类型的牙齿通过咀嚼和撕咬将较大的食物嚼碎，形成较小的食物碎片以便吞咽。其中，凿形的切牙主要负责咬和撕扯，尖锐的尖牙负责固定和刺穿食物，牙冠宽大的前磨牙将食物咀嚼和研碎，而有4个尖端的磨牙则能更有力地将食物研碎。人体有非常强壮的咀嚼肌，有力地上提下颌骨使得咀嚼和撕咬非常有力度。

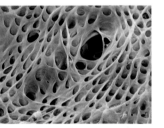

牙本质
牙本质是骨样组织，构成牙齿的内部框架和根部，其外层包裹牙釉质。

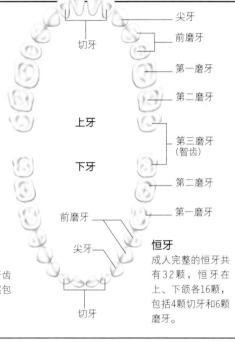

尖牙
前磨牙
切牙
第一磨牙
第二磨牙

上牙

下牙

第三磨牙（智齿）

第二磨牙
第一磨牙
前磨牙
尖牙
切牙

恒牙
成人完整的恒牙共有32颗，恒牙在上、下颌各16颗，包括4颗切牙和6颗磨牙。

搅动食物

　　舌是非常灵活柔软的肌性器官，位于口腔底部。舌可以改变其形状，并完成前伸、回缩以及左右运动等运动形式。在咀嚼的过程中，舌在牙齿间推送食物，将食物和唾液充分混匀，而自身不会被咬到（多数情况下）。舌的上表面分布着针状突起，称为乳头。乳头协助舌推送食物，同时，其表面分布的特殊受体可以感受食物的味道、温度和口感。当食物被充分咀嚼，舌向上抬起将食物挤压团块，或称食团。在此之后，舌将食团推送至咽部，进而吞咽到管和胃部。

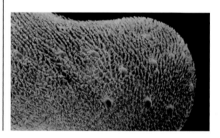

舌表面
舌表面的针状乳头可以黏附食物，圆形的乳头含有味蕾，可以感受酸、甜、苦、辣、咸、鲜等味觉刺激。

10秒

这是食物从**口腔**到达**胃**所需的时间。

奇人
吞剑

　　这种表演艺术是将一把至少38厘米长的剑放入上消化道，这种表演需要多年的训练。虽然剑和食物一样沿着相同的路径从口腔进入胃，但二者又有很大不同。表演者需要练习如何抑制正常的咽反射（阻止一切除食物以外的物质进入咽部），以及如何伸展脖子，使得口腔、咽、食管和胃入口处于一条直线。

吞剑艺术
右图身体上部的X光片显示，吞剑行为是可以真实发生的，并非欺骗。头部后倾，剑可通过喉和食管下行。

唾液腺

　　人体含有3对唾液腺：腮腺、下颌下腺和舌下腺，三者通过导管与口腔相连，并分泌唾液到口腔。口腔内侧微小的腺体也可以分泌少量唾液。唾液中99.5%的成分是水，除此之外，还含有黏液、唾液淀粉酶以及有杀伤细菌作用的溶菌酶。持续分泌的唾液既满足了吞咽食物的需要，同时对口腔和牙齿有清洁保护作用。饥饿状态下，当品尝到、闻到、看到甚至想到食物的时候都会激发唾液的分泌。唾液中的水分和黏液起到湿润和润滑食物的作用，促进食物的咀嚼和吞咽。同时，唾液中的淀粉酶将食物中的淀粉转化成麦芽糖，进入胃肠道进一步消化吸收。

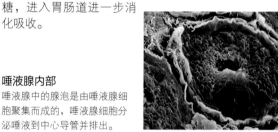

唾液腺内部
唾液腺中的腺泡是由唾液腺细胞聚集而成的，唾液腺细胞分泌唾液到中心导管并排出。

食团蠕动

　　在吞咽的最终阶段，食物在食管中通过食管壁肌肉递进式的收缩，被迅速从咽部沿着食管送往胃部，这种典型运动称为蠕动。蠕动是消化道主要的运动方式，提供了食物向前运动的动力。食管壁的平滑肌是不随意肌，其运动不受主观因素控制。在食物蠕动的过程中，管壁平滑肌交替地收缩和舒张，如波浪样将食物向食管下端传递，挤压并推动食团向下游运动。这种蠕动非常有力，以至于即使人体在倒立状态下进食也能将食物运送到胃。在食管底端，食管括约肌开放，食物进入胃肠道。在其他时候，食管括约肌处于关闭状态，防止食物从胃部反流。

食团运动
食管管壁的平滑肌在食团后方压缩，推动食团向下移动。同时，食团周围和前方的平滑肌舒张，有利于食团通过。

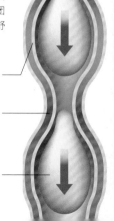

舒张的平滑肌

收缩的平滑肌

运动中的食团

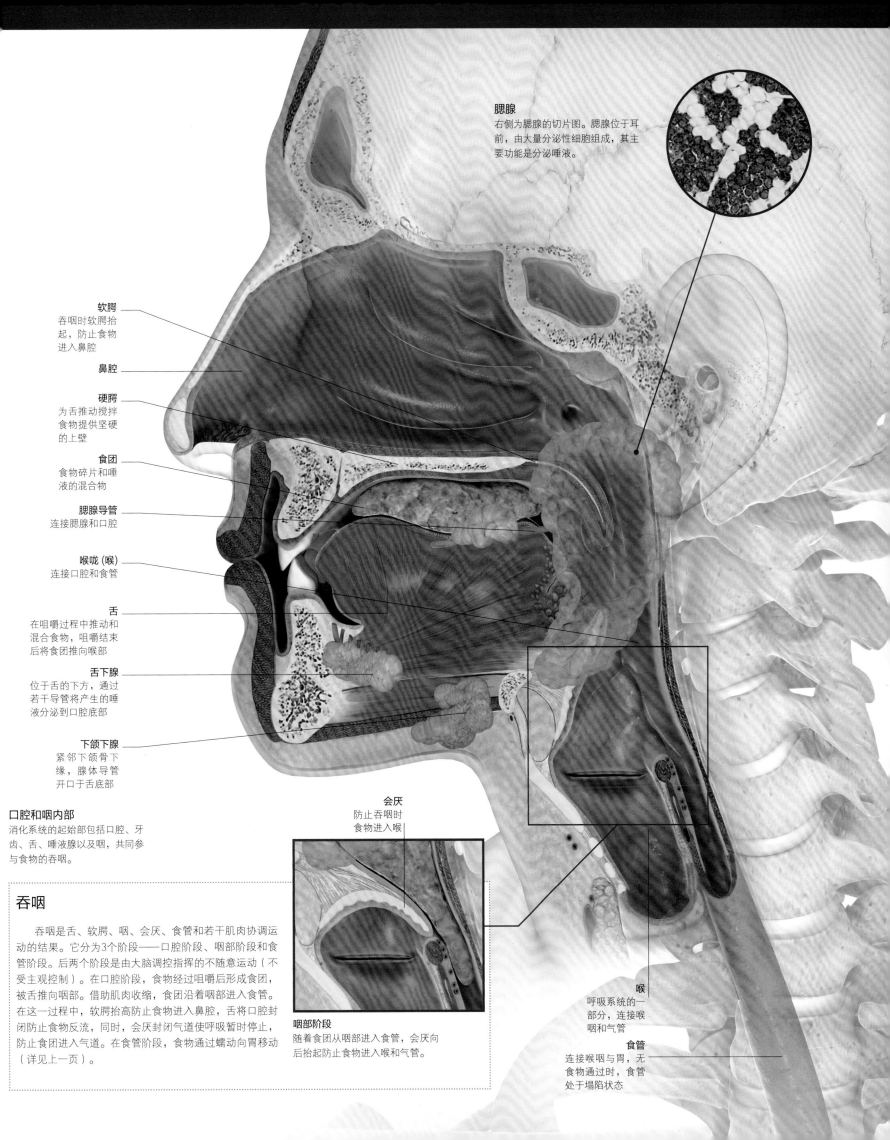

腮腺
右侧为腮腺的切片图。腮腺位于耳前，由大量分泌性细胞组成，其主要功能是分泌唾液。

软腭
吞咽时软腭抬起，防止食物进入鼻腔

鼻腔

硬腭
为舌推动搅拌食物提供坚硬的上壁

食团
食物碎片和唾液的混合物

腮腺导管
连接腮腺和口腔

喉咙（喉）
连接口腔和食管

舌
在咀嚼过程中推动和混合食物，咀嚼结束后将食团推向喉部

舌下腺
位于舌的下方，通过若干导管将产生的唾液分泌到口腔底部

下颌下腺
紧邻下颌骨下缘，腺体导管开口于舌底部

口腔和咽内部
消化系统的起始部包括口腔、牙齿、舌、唾液腺以及咽，共同参与食物的吞咽。

会厌
防止吞咽时食物进入喉

吞咽

　　吞咽是舌、软腭、咽、会厌、食管和若干肌肉协调运动的结果。它分为3个阶段——口腔阶段、咽部阶段和食管阶段。后两个阶段是由大脑调控指挥的不随意运动（不受主观控制）。在口腔阶段，食物经过咀嚼后形成食团，被舌推向咽部。借助肌肉收缩，食团沿着咽部进入食管。在这一过程中，软腭抬高防止食物进入鼻腔，舌将口腔封闭防止食物反流，同时，会厌封闭气道使呼吸暂时停止，防止食团进入气道。在食管阶段，食物通过蠕动向胃移动（详见上一页）。

咽部阶段
随着食团从咽部进入食管，会厌向后抬起防止食物进入喉和气管。

喉
呼吸系统的一部分，连接喉咽和气管

食管
连接喉咽与胃，无食物通过时，食管处于塌陷状态

胃

胃是消化道最宽阔的部分，它呈J形袋状结构，连接食道和小肠的起始部。在胃中，食物的消化进程开始，食物得到了充分的搅拌，并在富含蛋白分解酶的胃中充分浸润消化。

胃的功能

随着食物进入胃，胃容积可以有相当大程度的扩张。在胃中两种类型的消化方式同时进行，产生糊状的部分消化食物混合物，称为食糜。化学消化主要依赖酸性胃液中的胃蛋白酶，启动蛋白质的裂解。机械消化主要依赖胃壁的3层平滑肌，平滑肌收缩产生蠕动波，促进食物和胃液的充分混合，将食物搅动成液态，然后将

其运送至胃流出道的幽门括约肌（肌性开口）。幽门括约肌开放调控食糜逐步少量地进入小肠，确保食物在小肠均匀地充分消化吸收（详见356~357页）。

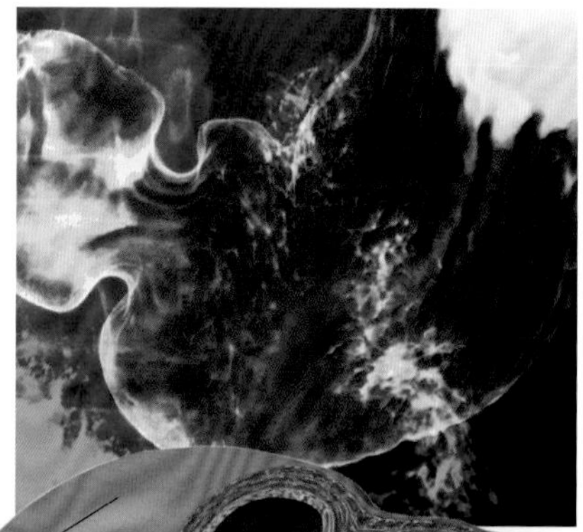

胃液

胃黏膜表面分布着成千上亿的胃小凹，胃小凹是胃腺的开口。在胃腺中，不同的分泌细胞分泌胃液中各种各样的成分。胃腺颈部的黏液细胞释放黏液。壁细胞释放盐酸，使胃液呈强酸性，活化胃蛋白酶并杀死存在于食物中的细菌。主细胞分泌胃蛋白酶原——未活化的胃蛋白酶。肠内分泌细胞释放激素调节胃的分泌和收缩功能。

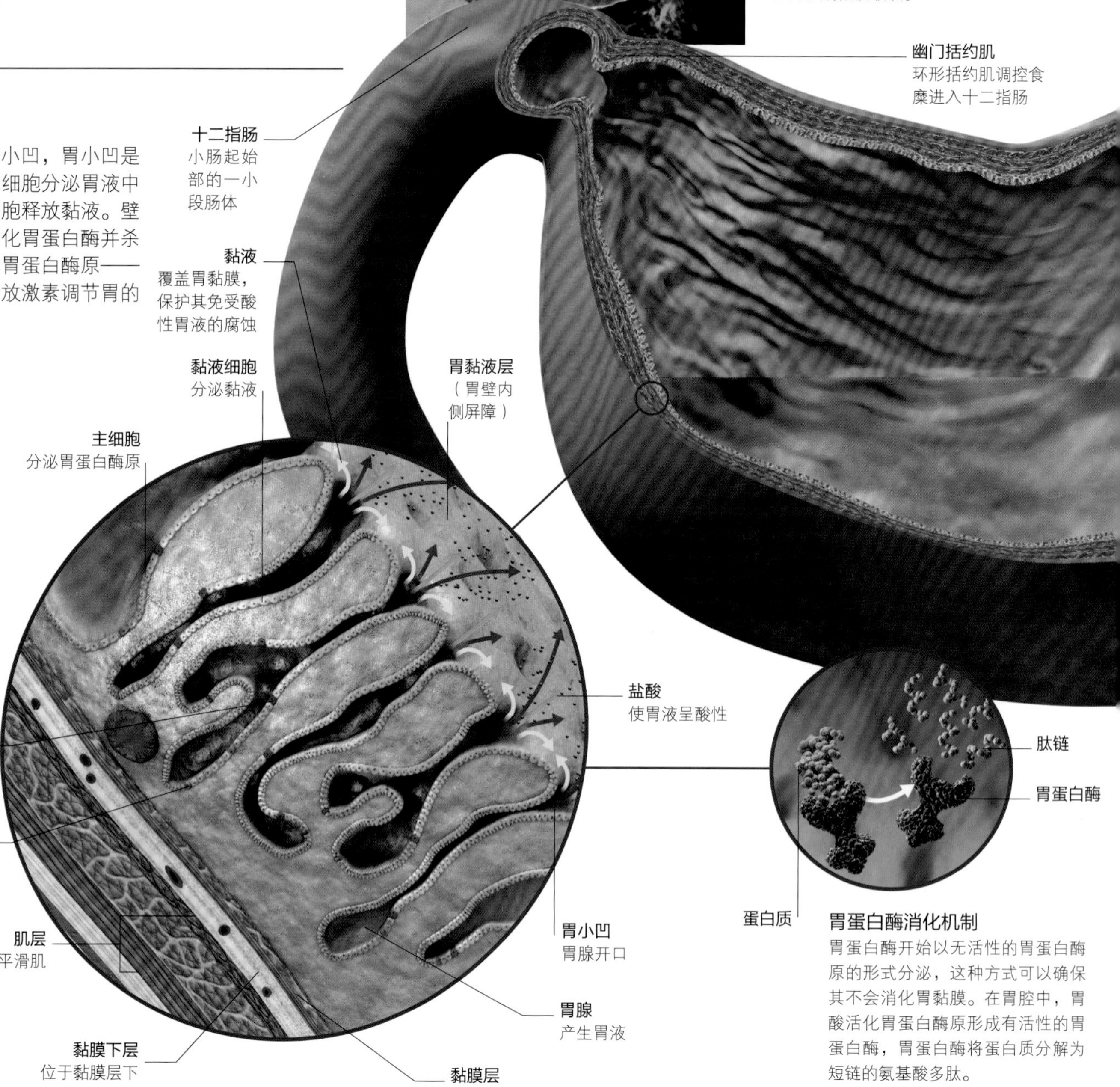

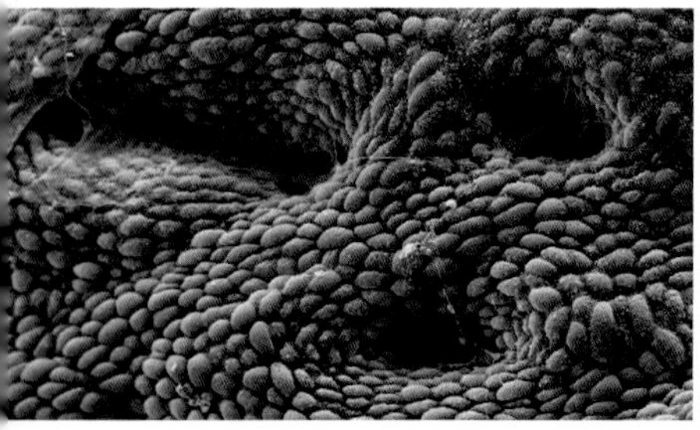

一个健康的胃
这张胃部对比着色的X光片显示了胃大弯、胃小弯及十二指肠（左上）。

胃内部结构（见下图）
弹性极好的胃壁含有3层平滑肌并彼此互成角度。当胃收缩和排空时，胃壁表面形成黏膜皱襞。

幽门括约肌
环形括约肌调控食糜进入十二指肠

十二指肠
小肠起始部的一小段肠体

黏液
覆盖胃黏膜，保护其免受酸性胃液的腐蚀

黏液细胞
分泌黏液

主细胞
分泌胃蛋白酶原

胃黏液层
（胃壁内侧屏障）

胃黏膜表面
胃黏膜表面的放大图片显示了胃黏膜表面紧密排列的上皮细胞和胃小凹（深色的洞），胃小凹是胃腺的开口。

壁细胞
分泌盐酸

肠内分泌细胞
分泌激素

胃腺
胃壁的截面图显示了位于胃黏膜深层的胃腺和这些腺体中的分泌细胞。黏膜下层连接其下的3层平滑肌层和其上的黏膜层。

肌层
含有3层平滑肌

黏膜下层
位于黏膜层下

盐酸
使胃液呈酸性

胃小凹
胃腺开口

胃腺
产生胃液

黏膜层

肽链

胃蛋白酶

蛋白质

胃蛋白酶消化机制
胃蛋白酶开始以无活性的胃蛋白酶原的形式分泌，这种方式可以确保其不会消化胃黏膜。在胃腔中，胃酸活化胃蛋白酶原形成有活性的胃蛋白酶，胃蛋白酶将蛋白质分解为短链的氨基酸多肽。

贲门括约肌
阻止胃液反流入食管

外纵行平滑肌层
沿胃壁长轴走行

充盈与排空

　　随着新近咀嚼过的食物通过食管到达胃，胃容量扩张。胃壁3层平滑肌收缩产生蠕动波，将食物和胃液充分混合。当食物被推向幽门括约肌时，3个方向的蠕动波聚集在一起，产生足够大的能量，将食物搅拌为滑腻的食糜。一旦食糜成为没有团块的液态物质，胃便将其逐步地通过舒张的幽门括约肌释放到十二指肠中。

中环行平滑肌层
环绕胃壁走行

内斜行平滑肌层
沿胃壁斜向走行

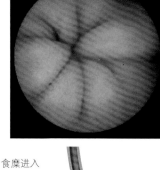

关闭的幽门括约肌
内窥镜检查图片显示，食物在胃中消化时，幽门括约肌紧紧关闭，防止食物进入十二指肠。

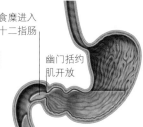

食物与胃液混合

平滑肌收缩

幽门括约肌关闭

食糜进入十二指肠

幽门括约肌开放

1 进食期间
随着胃的充盈，胃壁平滑肌有序收缩，产生胃蠕动，将胃腺分泌的胃液和食物充分混合。

2 进食后1~2小时
强力的平滑肌收缩将食物充分搅拌，同时胃液将食物部分消化形成食糜。

3 进食后3~4小时
幽门括约肌间断略微地开放，使少量食糜进入十二指肠。

褶皱
当胃中充满食物时褶皱消失

食糜
胃中消化的食物形成的滑腻液体

3小时

这是食物在进入**小肠**前在**胃**中停留的时间。

胃功能调节

　　胃液的分泌和胃壁的收缩受到自主神经和消化道分泌的激素双重调节。胃功能的调节分为3个相互交叠的时相：头期、胃期和肠期。进食之前和咀嚼期间为头期调节，胃提前收到即将进食的信号。看到、想到、闻到、品尝到食物都会刺激胃腺释放胃液并促进胃蠕动。当食物进入胃，标志着胃期的开始。胃液分泌迅速增加，胃蠕动波加强。当半消化的食物进入十二指肠后，肠期开始，胃液的分泌和胃壁平滑肌的收缩都受到抑制。

为什么我们会呕吐？

　　呕吐可以由多种因素诱发，其中最常见的原因是细菌毒素对胃的刺激。胃黏膜表面分布的受体感受各种刺激，将信息传递到位于延髓的大脑呕吐中枢，激活呕吐反射，强行移除刺激物。呕吐过程中，膈肌、腹肌收缩，挤压胃部，迫使半消化的食物进入食道、咽部而后从口腔吐出。

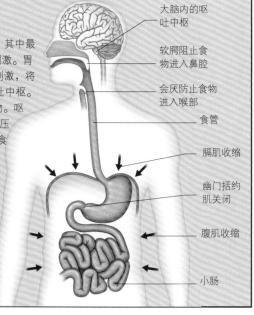

大脑内的呕吐中枢

软腭阻止食物进入鼻腔

会厌防止食物进入喉部

食管

膈肌收缩

幽门括约肌关闭

腹肌收缩

小肠

呕吐反射
关闭的幽门括约肌、软腭、会厌确保呕吐的食物只能通过口排出而不能进入呼吸道或小肠。

小肠

小肠是消化系统中最长也是最重要的一部分，小肠盘绕卷曲，占据了腹腔大部。在胰和胆囊的帮助下，食物在小肠内被完全地消化分解成营养物质。同时，一些简单的营养物质被小肠黏膜吸收，进入血液循环。

小肠工作机理

上接胃、下连大肠的小肠分为3个部分。起始部的十二指肠接收来自胃的食物。空肠和回肠构成小肠最长的一部分，是食物消化的最终场所，也是食物开始被吸收的部位。在小肠内，食物的消化分为两个阶段。第一阶段，随着小肠肠壁平滑肌收缩蠕动，缓慢地推动食物前进，肠腔内的胰酶将食物充分分解为可吸收的营养物质。而后胰酶附着于微绒毛（肠黏膜内表面成千上亿的指状突起）表面，完成食物消化，同时微绒毛吸收消化后的营养物质。

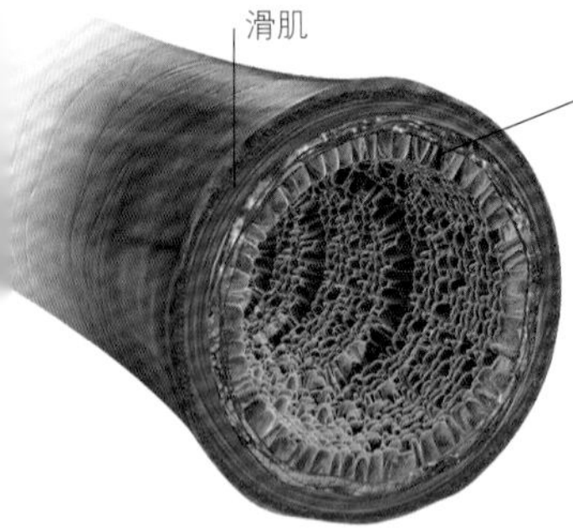

小肠壁

小肠壁的基层包含两层平滑肌，平滑肌收缩混合并推动食物沿肠腔运动。小肠内侧壁有很多纤细指状突起称为小肠微绒毛。

肌层
包含两层平滑肌

黏膜层
小肠内侧壁

7米

这是小肠的**长度**。

胆囊和胰

胆囊和胰在消化过程中发挥关键作用。当来自胃的半消化的食糜进入小肠的起始部——十二指肠时，胆囊和胰分泌胆汁和胰液参与食物的消化分解。胆囊是一个很小的肌性袋状组织，大部分被包裹于肝脏下部，其主要功能是接收、存储并浓缩肝脏分泌的胆汁，并将其沿胆管释放入十二指肠，参与脂肪的分解。胰产生含有多种消化酶的胰液，胰液通过胰管分泌，胰管与胆管在肠腔外汇合后，将胰酶释放入十二指肠。

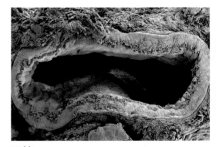

胆管
这张显微照片显示了胆道的一个切面。胆道将胆囊内储存的胆汁运送到十二指肠，同时吸收胆汁中的水分。

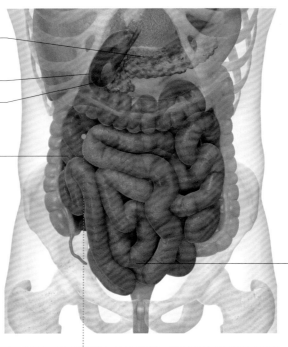

胰
分泌胰液并将其释放入十二指肠

十二指肠

胆囊
储存胆汁，并在食物从胃中流出时将胆汁释放入十二指肠

空肠
位于小肠中段，连接十二指肠和回肠

消化道中段
小肠连同胰和胆囊共同构成消化道中段。

回肠
小肠中最长的肠段

消化和吸收

随着食物沿着空肠回肠向前运动，肠表面微绒毛上结合的酶持续地分解消化食物。肠黏膜表面这些微小突起将小肠内表面积扩大数千倍，有利于食物充分地消化和吸收。微绒毛表面结合的酶，如麦芽糖酶和肽酶分别将麦芽糖和多肽分解成其最简单位——葡萄糖和氨基酸。微绒毛内的毛细血管将这些营养物质吸收并运送至肝脏。与此同时，胰酶分解的产物——脂肪酸和单甘油酯被吸收进入乳糜管或淋巴管，通过淋巴管和淋巴循环进入肝脏。

胰酶

酸性半消化的液态食物，也就是所谓的食糜进入十二指肠，刺激小肠壁释放激素，促使胰液和胆汁释放入十二指肠。碱性的胰液中包含超过15种酶，包括脂肪酶、淀粉酶和蛋白酶。这些酶可催化分解一系列食物分子。胆汁包含胆盐，可将大块的脂肪和油脂乳化为细小的脂滴，为脂肪酶的进一步分解提供了更大的接触面积。经过胰酶的消化，营养物质进入微绒毛表面，被进一步消化和吸收。

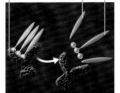

脂肪分解
经过胆盐的"处理"后，脂肪（甘油三酯）被胰液进一步分解为游离脂肪酸和单甘油酯（一个脂肪酸和甘油结合的产物）。

脂肪酶
脂肪酸
单甘油酯

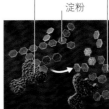

糖类分解
胰淀粉酶将复杂的长链碳水化合物，如淀粉，分解为双糖，如麦芽糖（两个结合的葡萄糖分子）。

淀粉酶
淀粉
麦芽糖

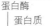

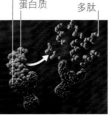

蛋白质分解
胰蛋白酶将蛋白质分解为短链氨基酸，又被称为多肽。肽酶将多肽分解为单个氨基酸。

蛋白酶
蛋白质
多肽

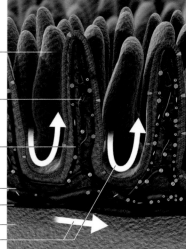

微绒毛从肠壁伸向肠腔

乳糜管（毛细淋巴管）

毛细血管网

动脉

静脉

肠壁

血流方向

微绒毛的吸收
小肠表面微绒毛向肠腔内突起，扩大了接触面积，有利于消化产物的吸收。图示中血流从左向右，血液中营养物质浓度逐渐增加。

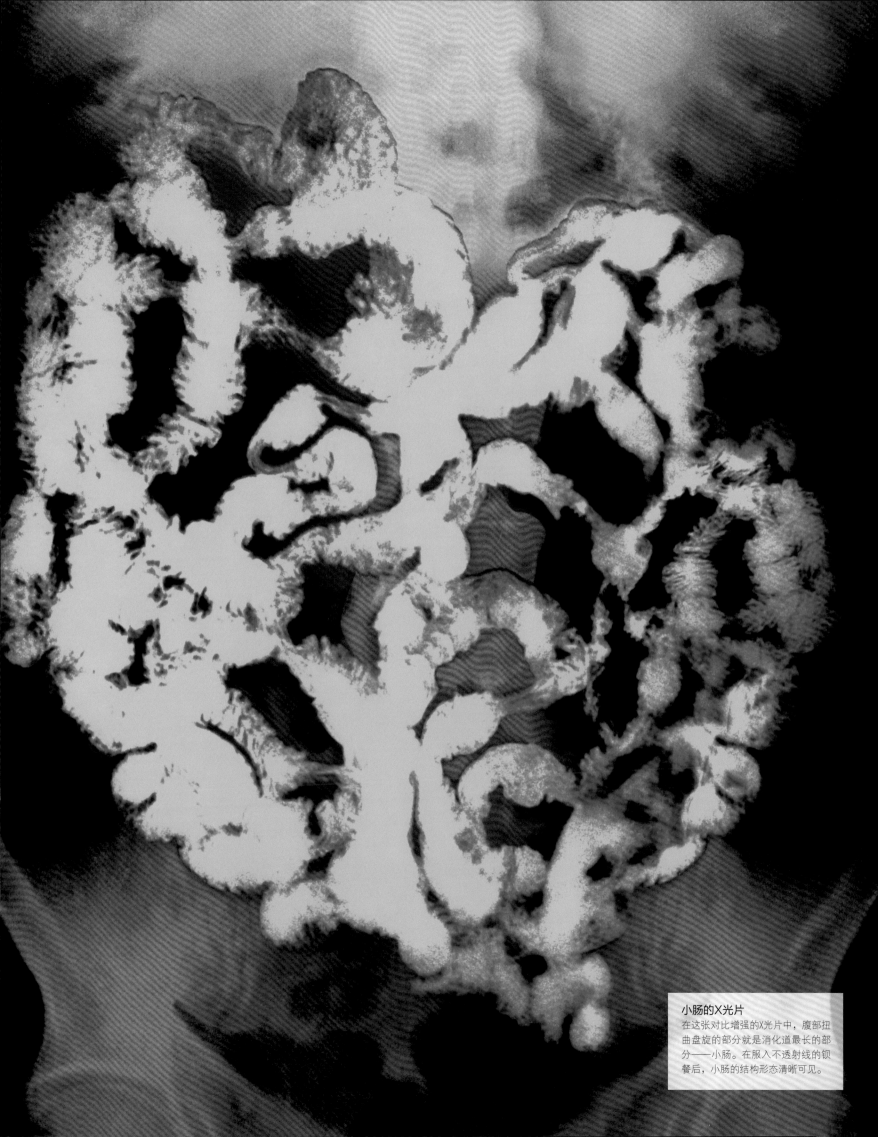

小肠的X光片
在这张对比增强的X光片中，腹部扭曲盘旋的部分就是消化道最长的部分——小肠。在服入不透射线的钡餐后，小肠的结构形态清晰可见。

肝

肝是人体最大的内脏器官，它在维持人体内环境稳定中发挥重要作用。通过肝的调节作用和代谢功能，确保血液成分的稳定，从而维持体内平衡。

肝的生理意义

肝特征性的深红色提示了它的生理功能——加工处理血液、调控血液中的化学成分。成千上亿的多功能的肝细胞共同参与，承担了肝脏大部分的生理功能，同时，肝中存在一种特殊的细胞——Kupffer细胞，主要用于清除流经肝脏的血液中的碎片。随着血流流经肝细胞，肝细胞摄取血液中的营养成分以及其他物质，用于代谢或清除。与此同时，肝脏也会从其自身储备中释放分泌物和营养物质进入血液。肝脏在消化过程中最直接的功能就是分泌胆汁，胆汁由肝细胞产生后，在胆囊中贮存而后进入十二指肠。然而，一旦消化过程结束，肝就"拦截"从小肠中获取的营养成分，并进行加工处理。

肝的主要功能简介

肝脏具有多种生理功能，包括分泌胆汁，调节糖、脂肪、蛋白质的代谢，储存维生素和矿物质等。除此之外，血浆中许多蛋白质也是在肝脏中产生的。肝脏还在药物以及毒性物质的代谢、解毒中扮演关键角色。肝脏还具有清除血中衰老的红细胞，重吸收红细胞中的铁离子（详见334页），以及吞噬血液中的碎片和病原体等方面的作用。

分泌胆汁

肝细胞每天可产生1升这种绿色的液体。胆汁是胆盐以及一些代谢废物，如胆红素（血红蛋白分解产物）共同构成的混合物。胆盐在十二指肠内协助分解脂肪，而后胆盐可经肝肠循环回到肝脏，再次分泌入胆汁。胆红素则经粪便排出体外。

合成蛋白质

血浆中大部分蛋白质是由肝细胞自身产生以及肝脏利用食物中的氨基酸合成和分泌的。这些蛋白质包括维持血液水平衡的白蛋白，运输脂质和脂溶性维生素的转运蛋白，以及与血液凝固密切相关的纤维蛋白原。

灭活激素

激素是人体重要的化学信号分子，通过和靶细胞的特异性结合调节靶器官的生理活动。一旦激素发挥其生理功能，激素会被迅速灭活。否则，激素会持续不可控地发挥作用，使机体功能紊乱。很多激素都是由肝细胞灭活的，其分解产物经肾脏随尿液排出体外。

产生热量

肝细胞中进行大量的代谢活动，与此同时释放大量热量。肝脏和肌肉产生的热量随着血液分布到全身各处，保持机体温暖，并参与维持体温稳定。

肝的结构和血供

肝脏由肝细胞构成，肝细胞有序地排列形成功能单位称为肝小叶。单个肝小叶约芝麻大小，在肝小叶中，肝细胞以中心静脉为轴心呈放射状排列成板状。与其他脏器不同，肝脏有两套血管供应。肝动脉运输富含氧气的血液，供应肝脏约20％的血液，其余部分由肝门静脉供应。经肝门静脉运输的血液低氧但是富含营养成分和其他消化吸收而来的物质，如药物等。在每个肝小叶中，双重供应的血液混合在一起，在流经肝细胞的过程中，肝细胞对血液的成分进行加工和调节。

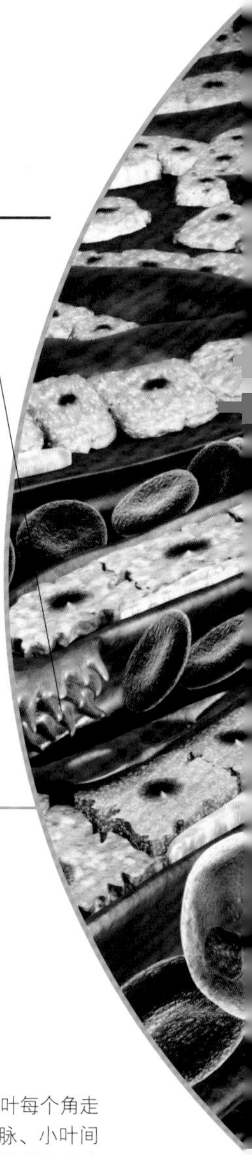

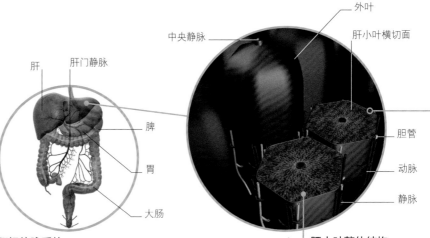

Kupffer细胞
吞噬细菌、细胞碎片和血液中衰老的红细胞

外叶

中央静脉

肝小叶横切面

肝

肝门静脉

脾

胃

大肠

胆管

动脉

静脉

肝门静脉系统

肝门静脉系统的两端都是毛细血管网。消化器官，包括胃和小肠的静脉汇合形成肝门静脉进入肝脏。

肝小叶内部结构

血流沿肝血窦流经肝细胞汇入中央静脉。胆汁则向相反的方向流动。

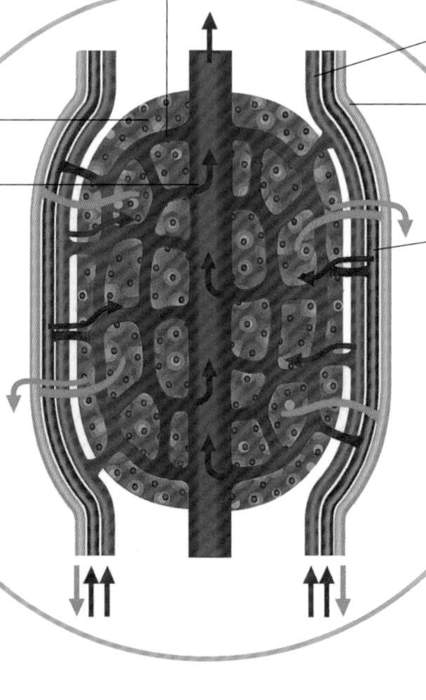

肝小叶整体结构

肝小叶切面呈六边形。沿肝小叶每个角走行3种管道，分别是小叶间静脉、小叶间动脉和小叶间胆管，将血液运输到肝小叶并将胆汁从肝小叶中运走。

肝血窦
接受肝门静脉和肝动脉的混和血液

肝细胞
加工处理血液、产生胆汁

中央静脉
携带加工后的血液回流到心脏

门静脉分支
供应富含营养的血液

胆管分支
将胆汁从肝细胞处运走

肝动脉分支
携带富含氧气的血液到肝小叶

图示

→ 含营养物质丰富的血液流动

→ 含氧丰富的血液流动

→ 胆汁流动

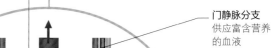

500
这个数字代表**肝脏****不同**的生化功能。

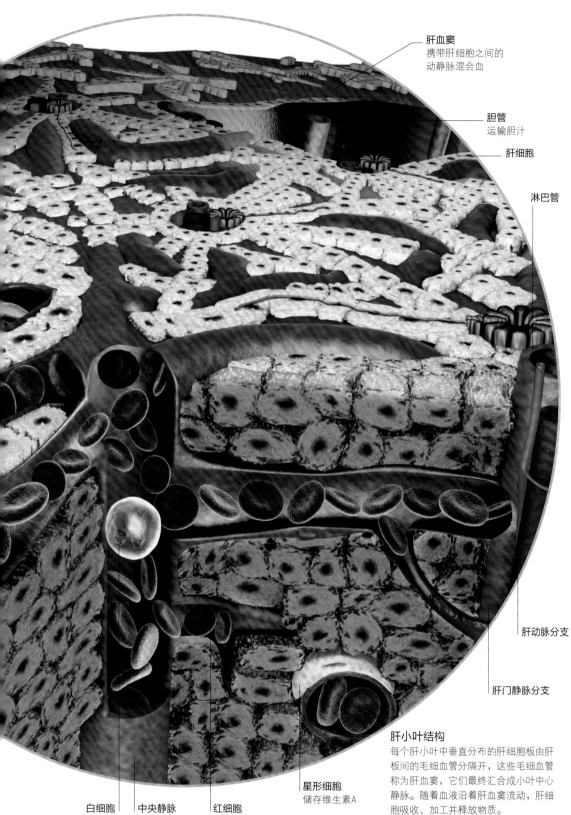

肝血窦
携带肝细胞之间的
动静脉混合血

胆管
运输胆汁

肝细胞

淋巴管

肝动脉分支

肝门静脉分支

肝小叶结构
每个肝小叶中垂直分布的肝细胞板由肝
板间的毛细血管分隔开,这些毛细血管
称为肝血窦,它们最终汇合成小叶中心
静脉。随着血液沿着肝血窦流动,肝细
胞吸收、加工并释放物质。

白细胞
杀灭病原体

中央静脉
汇集肝血窦
的血液

红细胞
携带氧

星形细胞
储存维生素A

解毒作用
口服或者注射药物在短时间内对机体有利,但若持
续存留在血液循环中,将对机体造成损害。肝脏在解毒
中发挥重要作用,它可以降解药物、细菌毒素、人工毒
物以及污染物。肝脏将这些有毒物质转化为毒性较低的
成分然后被排泄到体外。但是长时间过度摄入毒物,如
长期饮酒,会使纤维组织增生,阻碍肝脏正常工作。

肝硬化
此图片显示的是酒精性肝硬化患者肝脏的一
部分,肝小叶(白色)周围包绕着纤维瘢痕
组织(红色)。这是过度饮酒,进而肝脏负
荷过重导致的。

处理加工营养物质

当营养物质,尤其是葡萄糖、脂肪酸和氨基
酸,经过消化进入血流后,肝脏将对其进行一系列的
加工。葡萄糖是人体主要能量物质,血液中葡萄糖含
量必须保持相对稳定从而满足人体的生理需求。肝细
胞摄取葡萄糖,当血中葡萄糖浓度升高,肝脏通过合
成糖原储存葡萄糖;而当血糖浓度降低时,肝糖原分
解释放葡萄糖,提高血糖浓度。同时肝细胞还可将过
量的葡萄糖转化为脂肪。肝脏分解脂肪酸释放能量或
以脂肪的形式储存脂肪酸。肝细胞还可产生脂蛋白,
脂蛋白负责在肝和体细胞间运输脂质。多余的氨基酸
在肝脏分解释放能量,其中的氮被转化为尿素通过尿
液排出体外。

储存维生素和矿物质

多种维生素尤其是维生素B12和脂溶性维生素
A、D、E、K均储存在肝中,在机体需要时从肝中释
放。肝可以储存满足机体消耗所需的两年量的维生素
A、4个月量的维生素D和维生素B12。当维生素储存
在肝脏后,过量的维生素也不能被排出,而过多的脂
溶性维生素会对肝细胞产生损害,因此在服用维生素
时不能过量。肝脏储存铁离子和铜离子,分别在血红
蛋白的形成和一些代谢反应中发挥重要作用。

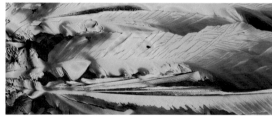

维生素D结晶
维生素D是肝细胞储存的多种维生素中的一种。其
主要功能是协助钙离子在小肠内的吸收。钙离子
在骨骼形成等方面发挥重要作用。

红细胞的清除

肝血窦两侧肝板存在一种巨噬细胞,称为
Kupffer细胞,其主要功能是清除衰老的红细胞(红
细胞还可以在脾中被清除)。红细胞血红蛋白中的
铁离子回收储存在肝细胞中,在需要时重新被利
用。另一部分血红蛋白分子分解成胆色素——胆红
素,随胆汁排泄(见对页)。库普弗(Kupffer)细
胞还可清除细菌以及其他来自血液的碎片,降解某
些毒性物质。

Kupffer 细胞
显微图像显示血液(蓝色)流
经肝细胞(棕色)时,Kupffer
细胞(黄色)捕获和吞噬衰老
的红细胞(红色)时的情景。

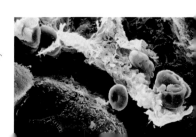

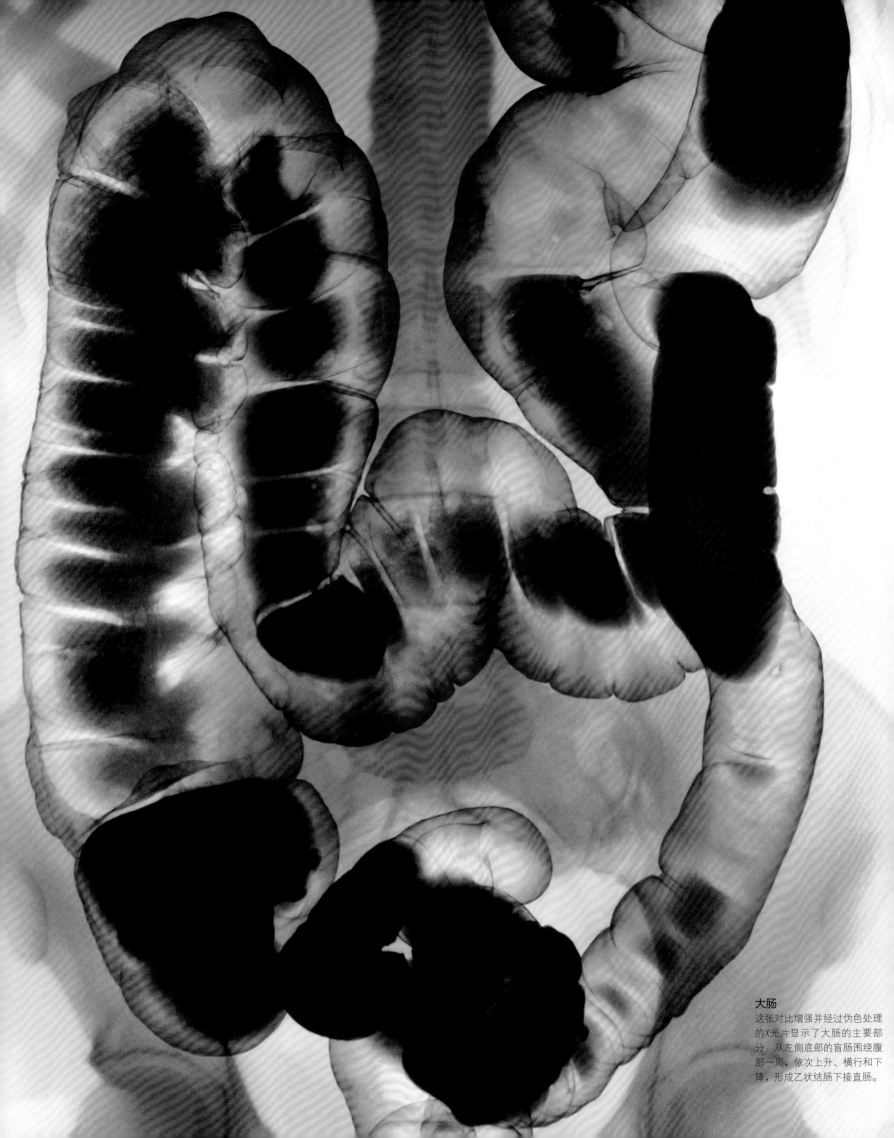

大肠

　　大肠是消化系统的终部，其管径是小肠的两倍，但是其长度只有小肠的四分之一。大肠包括盲肠、结肠和直肠。大肠将不可消化的代谢废物形成粪便排泄到体外。

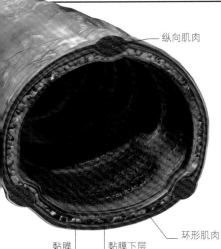

纵向肌肉

黏膜　黏膜下层　环形肌肉

结肠和直肠的生理功能

　　结肠有1.5米长，是大肠中最长的一部分。结肠每天从小肠接受约1.5升富含水的未消化的代谢废物。结肠的主要功能是运送代谢废物，同时吸收其中大部分的水和电解质，主要是钠和氯。结肠重吸收的水分进入血流，协助机体维持正常的水含量，避免脱水，同时将富含水的代谢废物转化为固态粪便，便于运动和排出。粪便中主要成分是食物代谢废物，除此之外还有肠腔脱落的死细胞和细菌，后者占粪便一半的重量。在结肠末端，直肠储存粪便，在排便时，直肠收缩将粪便排出体外。

结肠壁
这张图展示了产生运动的纵向肌肉和环形肌肉。黏膜释放黏液润滑粪便通路。

为什么我们会有阑尾？

　　蚯蚓状的阑尾从盲肠伸出，形成袋状的盲端位于小肠和盲肠的交界处。很多年来，人们认为阑尾是个残留的器官，它在我们祖先身体中有功能作用。但随着生物的进化，除了在阑尾炎中感染发炎外，其生物功能逐渐退化成为残留的没有功能的器官。最近越来越多的研究发现，阑尾中含有淋巴组织，是免疫系统的一部分，同时它可以储备"好"的细菌，在肠道菌群被冲刷或者损失时及时补充。

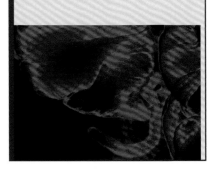

结肠运动

　　结肠有3种运动形式——分节运动、蠕动和集团运动。从小肠接收的未消化的代谢废物通过结肠运动经过12～36小时到达直肠。结肠运动依赖于肠壁环形平滑肌以及3条纵行平滑肌的收缩。与消化系统的其他部位相比较，结肠运动更为迟缓，有足够的时间让水分充分地被重吸收。当食物中含有较多纤维素和粗纤维时，结肠的运动强度和效率会显著增加。

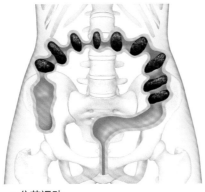

1 分节运动
当带状纵行的平滑肌收缩时，结肠成一节一节的囊袋状。粪便成分在囊袋内被搅拌和混合，但是粪便不向前推进。分节运动约每30分钟发生一次。

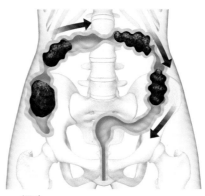

2 蠕动
这种收缩运动与消化道其他部位的蠕动相似。平滑肌收缩和舒张产生的微小蠕动波沿结肠传导，推动粪便向直肠方向运动。

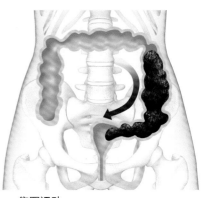

3 集团运动
集团运动每天3次左右，主要通过胃中食物的刺激产生。这种缓慢但有力的蠕动波推动横结肠和降结肠的粪便进入直肠。

肠道细菌的功能

　　结肠中寄生有很多微生物，主要是细菌，被称为肠道菌群。肠道菌寄生在肠腔内，如不扩散到机体的其他部位，它们是无害的。细菌消化不能被人体内的酶分解的营养物质，如植物纤维中的纤维素。细菌分解释放脂肪酸、B族维生素和维生素K，这些物质通过结肠壁吸收并被机体利用。细菌同时也会产生废气，包括无臭的氢气、甲烷和二氧化碳，以及有臭味的二氧化硫。肠道菌群还可控制外来的病原菌，抑制其增殖。通过刺激特异性抗体的产生，协助免疫系统抑制病原菌，同时还可促进肠壁淋巴组织的形成。

排便

　　通常情况下，直肠处于空虚状态。受非自主神经调控的肛门内括约肌和受自主神经调控的肛门外括约肌收缩，保持肛门关闭。当集团运动将粪便推入直肠时，直肠壁受到牵拉，刺激位于肠壁内的牵拉感受器，产生神经冲动。感觉神经纤维将神经冲动传入到脊髓，刺激排便反射。脊髓传出的运动神经信号使肛门内括约肌舒张、直肠收缩，产生直肠内压力。脑内的感觉信号使人产生便意，当方便排便时，脑传出信号使肛门外括约肌舒张，粪便从肛门排出。

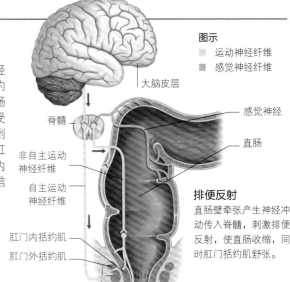

图示
■ 运动神经纤维
■ 感觉神经纤维

大脑皮层

脊髓

非自主运动神经纤维

自主运动神经纤维

感觉神经

直肠

肛门内括约肌
肛门外括约肌

排便反射
直肠壁牵张产生神经冲动传入脊髓，刺激排便反射，使直肠收缩，同时肛门括约肌舒张。

营养和代谢

　　食物的消化吸收产生一系列的基本营养物质，为新陈代谢提供了原始材料。新陈代谢是维持细胞生理活动的基础，通过一系列的化学反应共同支持生命活动。在营养物质被利用之前，大部分营养物质都需要肝脏的再加工。

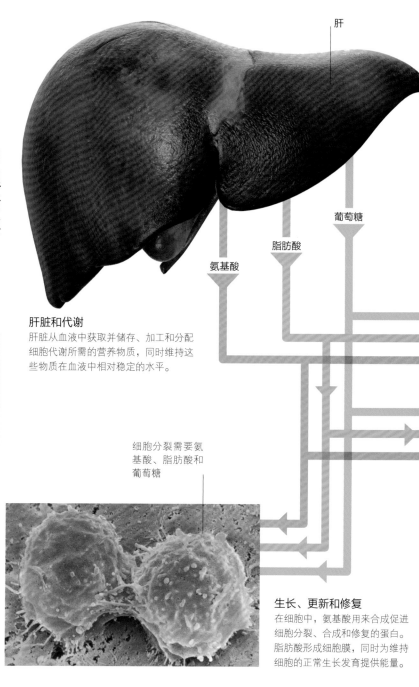

肝

葡萄糖

脂肪酸

氨基酸

肝脏和代谢
肝脏从血液中获取并储存、加工和分配细胞代谢所需的营养物质，同时维持这些物质在血液中相对稳定的水平。

细胞分裂需要氨基酸、脂肪酸和葡萄糖

营养物质的命运

　　复杂的碳水化合物、脂肪和蛋白质，分别被消化酶分解为葡萄糖、脂肪酸和氨基酸。这些单分子和维生素、矿物质一起统称为营养物质——为人体提供基本的能量、原料或用于维持代谢活动有效进行的食物成分。

　　营养物质从小肠吸收，大部分通过肝门静脉运送到肝脏，脂肪酸主要通过淋巴系统然后通过血流运送到肝脏。肝脏根据机体实时的需要储存部分营养物质，分解多余营养物质，或直接将其运送到体细胞吸收利用，以此维持血液中营养物质含量的稳定。

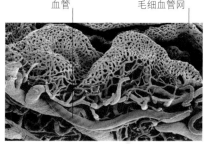

血管　　　　毛细血管网

小肠的血管
这张图片显示了进入小肠壁的毛细血管网，其主要功能是及时收集新吸收的营养物质。

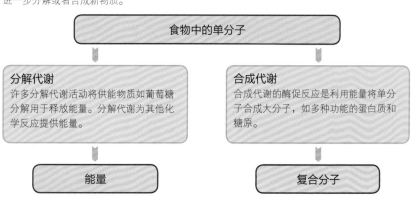

生长、更新和修复
在细胞中，氨基酸用来合成促进细胞分裂、合成和修复的蛋白。脂肪酸形成细胞膜，同时为维持细胞的正常生长发育提供能量。

分解代谢和合成代谢

　　每个机体细胞每秒钟都在进行成千上万的化学反应，大部分化学反应都是酶催化的，它们共同构成了机体的新陈代谢。机体新陈代谢反应主要分为两个紧密关联的部分：合成代谢和分解代谢。分解代谢主要是将复杂的分子分解为简单的分子，同时释放能量。在消化道，分解代谢反应将食物分解。合成代谢和分解代谢恰好相反，它主要利用小分子合成大分子，如将氨基酸连接在一起合成蛋白质。

分解和合成
代谢过程中，从食物中吸收的营养物质，如葡萄糖、氨基酸和脂肪酸，被进一步分解或者合成新物质。

```
食物中的单分子
```

分解代谢
许多分解代谢活动将供能物质如葡萄糖分解用于释放能量。分解代谢为其他化学反应提供能量。

合成代谢
合成代谢的酶促反应是利用能量将单分子合成大分子，如多种功能的蛋白质和糖原。

```
能量          复合分子
```

能量平衡

　　下面的图表反映了不同年龄、性别和活动度下的人的能量需求。每人需要的能量和年龄、性别和活动度有关。比如一个青少年会需要大量能量来满足身体快速发育的需求。能量的摄入和消耗应维持在一个平衡状态，因为过多摄入的能量会被转换为脂肪储存。

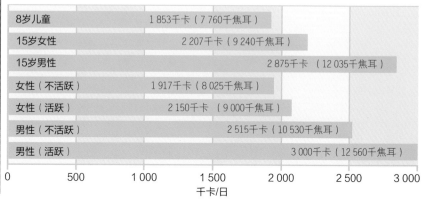

每日能量平均需求量

8岁儿童	1 853千卡（7 760千焦耳）
15岁女性	2 207千卡（9 240千焦耳）
15岁男性	2 875千卡（12 035千焦耳）
女性（不活跃）	1 917千卡（8 025千焦耳）
女性（活跃）	2 150千卡（9 000千焦耳）
男性（不活跃）	2 515千卡（10 530千焦耳）
男性（活跃）	3 000千卡（12 560千焦耳）

0　　500　　1 000　　1 500　　2 000　　2 500　　3 000

千卡/日

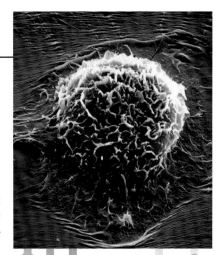

机体如何利用食物

在肝内（详见358~359页），葡萄糖不仅可以被肝细胞摄取并以碳水化合物聚合体的形式储存，还可以留在血液中为体细胞提供能量。脂肪酸存储在肝脏中，为肝细胞或骨骼肌细胞提供能量，或用来修建细胞内、外膜。

然而大多数脂肪酸都被储存起来成为脂肪，以便需要时供能。一些氨基酸被肝脏分解，其他被肝脏利用来合成蛋白质，如用来凝血的胶原蛋白。大多数氨基酸在血液中被全身细胞摄取以合成生长发育需要的蛋白质。多余的氨基酸不能被储存起来，而是被转化为葡萄糖或脂肪酸。

能量释放

和其他细胞一样，表皮细胞也需要能量供应来维持其正常功能。机体的初级能源是葡萄糖。骨骼肌细胞和肝细胞也利用脂肪酸来提供能量。在饥饿状态下，氨基酸也会被用来提供能量。

图示

- ▬ 离开肝脏即将被利用的葡萄糖
- ●●● 释放的葡萄糖
- ▬ 离开肝脏即将被利用的脂肪酸
- ●●● 释放的脂肪酸
- ▬ 离开肝脏即将被利用的氨基酸

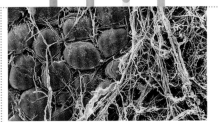

脂肪细胞
富含能量的脂肪酸以脂肪的形式储存在脂肪细胞中，需要时释放入血并供应能量。多余的葡萄糖会转变为脂肪。

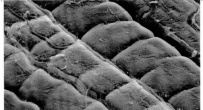

骨骼肌细胞
与肝细胞类似，骨骼肌细胞可以将葡萄糖以糖原的形式储存。葡萄糖在骨骼肌收缩或血糖下降时便会释放为骨骼肌提供能量或进入血液维持正常的血糖水平。

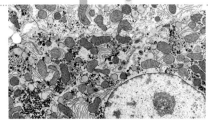

肝细胞
肝细胞中，过剩的葡萄糖以糖原颗粒（棕色）的形式储存，需要时释放。线粒体（绿色）分解葡萄糖并为细胞提供能量。

维生素和矿物质

大多数维生素和全部矿物质都来源于食物，为机体正常功能所必需。维生素是有机物（含碳），作为辅酶，可以帮助酶类调控代谢过程。维生素分为水溶性（B和C）和脂溶性（A、D、E和K）两大类。矿物质是无机物，有很多功能，如调节骨的形成。一些矿物质，如钙和镁，机体需要量很大；而有些矿物质，如铜和锌，需求量就很小，称微量元素。

维生素和矿物质在机体的作用
右图显示维生素和矿物质在机体内的一些重要功能。如果长期缺乏某种维生素或矿物质，机体功能会严重受损，从而引起相应的疾病。

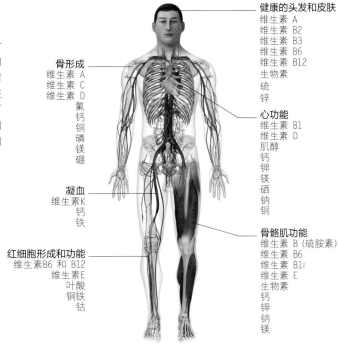

骨形成
维生素 A
维生素 C
维生素 D
氟
钙
铜
磷
镁
硼

凝血
维生素K
钙
铁

红细胞形成和功能
维生素B6 和 B12
维生素E
叶酸
铜铁
钴

健康的头发和皮肤
维生素 A
维生素 B2
维生素 B3
维生素 B6
维生素 B12
生物素
硫
锌

心功能
维生素 B1
维生素 D
肌醇
钙
钾
镁
硒
钠
铜

骨骼肌功能
维生素 B（硫胺素）
维生素 B6
维生素 B12
维生素 E
生物素
钙
钾
钠
镁

我们为什么会感到饥饿？

饥饿感可以促使我们去进食，它是由下丘脑释放的一系列激素调控完成的。比如，胃饥饿素，是由空的胃释放，并刺激下丘脑使人产生饥饿感。比如瘦素，进食后由脂肪细胞释放，可以刺激下丘脑抑制饥饿感，产生饱胀感。

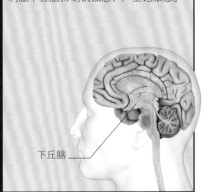

下丘脑

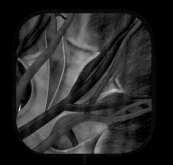

肾

这个蚕豆样的器官每25分钟清洗和过滤一次我们全身的血液。滤除的全部代谢废物从尿液中排出。

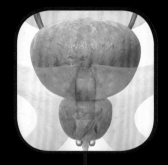

膀胱

一旦膀胱充满尿液，这个可变形的肌性囊状器官便伸展扩张。在排尿时膀胱壁肌肉收缩促进排尿。

输尿管

输尿管起始于肾脏，运送尿液到膀胱暂时储存。

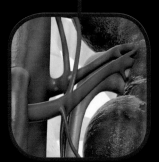

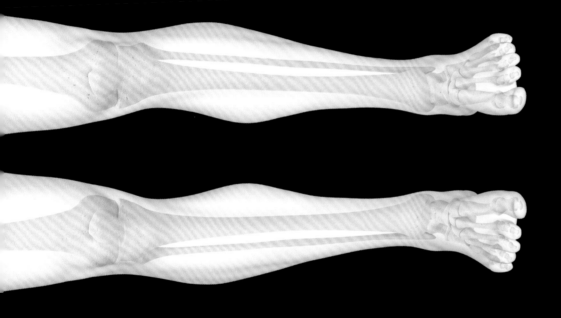

泌尿系统

泌尿系统负责排除血液中体细胞的代谢废物并维持机体化学平衡。血液在肾脏中过滤，毒性物质和多余的物质从血液中滤除并从尿液中排出。

肾脏的功能

泌尿系统在净化血液、维持机体体液和化学成分平衡中发挥至关重要的作用。肾脏调节机体体液平衡，通过排出代谢废物和毒素净化血液，并调节血液的pH值。

肾脏的内部结构

肾皮质内有大约一百万个肾单位。这些肾单位是肾脏滤过的基本功能单位，包括肾小球和肾小管。肾小球包括一个被肾小球囊包裹的毛细血管球。肾小管是连接肾小球的反复折返的管道。肾脏内的肾单位每天滤过180升血液，吸收其中大部分的水和有用物质，产生1~2升尿液。肾单位髓袢环深入肾髓质（肾脏内侧部分），在这里盐分和水分的吸收受到严格的调控。大概85%的肾单位是浅表肾单位（短髓袢），其余的是近髓肾单位（长髓袢）。集合管接收多个肾单位的滤出液汇入肾盂，尿液从肾盂流入输尿管和膀胱，最后排出体外。除了滤过血液产生尿液以外，肾脏还具有重要的内分泌功能。

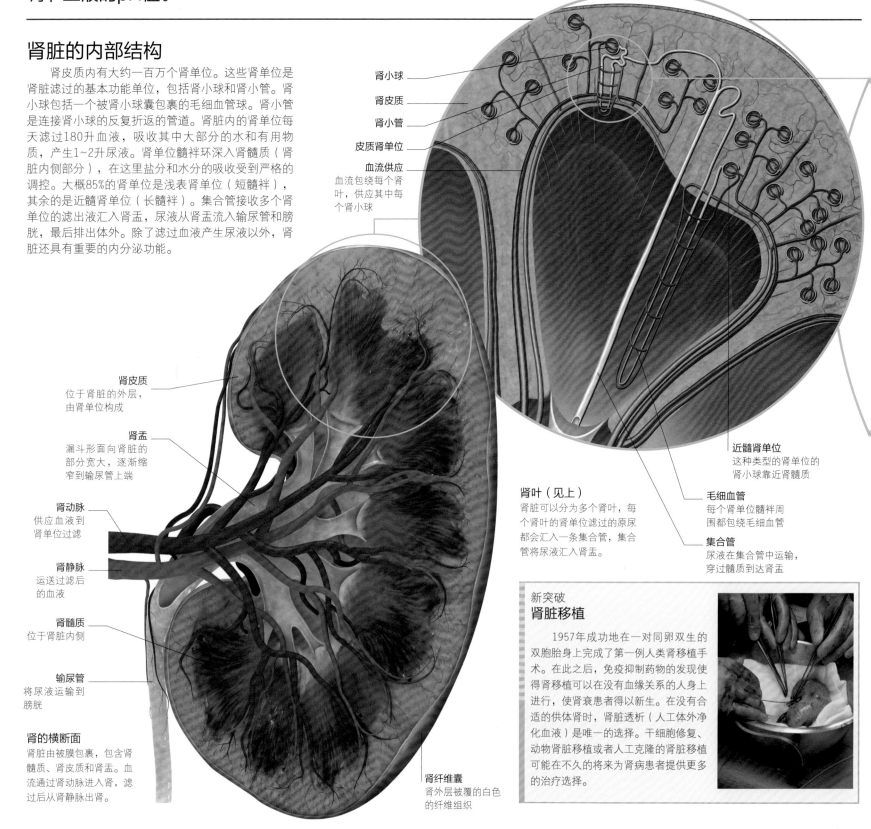

肾小球
肾皮质
肾小管
皮质肾单位
血流供应
血流包绕每个肾叶，供应其中每个肾小球

肾叶（见上）
肾脏可以分为多个肾叶，每个肾叶的肾单位滤过的原尿都会汇入一条集合管，集合管将尿液汇入肾盂。

近髓肾单位
这种类型的肾单位的肾小球靠近肾髓质

毛细血管
每个肾单位髓袢周围都包绕毛细血管

集合管
尿液在集合管中运输，穿过髓质到达肾盂

肾皮质
位于肾脏的外层，由肾单位构成

肾盂
漏斗形面向肾脏的部分宽大，逐渐缩窄到输尿管上端

肾动脉
供应血液到肾单位过滤

肾静脉
运送过滤后的血液

肾髓质
位于肾脏内侧

输尿管
将尿液运输到膀胱

肾的横断面
肾脏由被膜包裹，包含肾髓质、肾皮质和肾盂。血流通过肾动脉进入肾，滤过后从肾静脉出肾。

肾纤维囊
肾外层被覆的白色的纤维组织

新突破
肾脏移植

1957年成功地在一对同卵双生的双胞胎身上完成了第一例人类肾移植手术。在此之后，免疫抑制药物的发现使得肾移植可以在没有血缘关系的人身上进行，使肾衰患者得以新生。在没有合适的供体肾时，肾脏透析（人工体外净化血液）是唯一的选择。干细胞修复、动物肾脏移植或者人工克隆的肾脏移植可能在不久的将来为肾病患者提供更多的治疗选择。

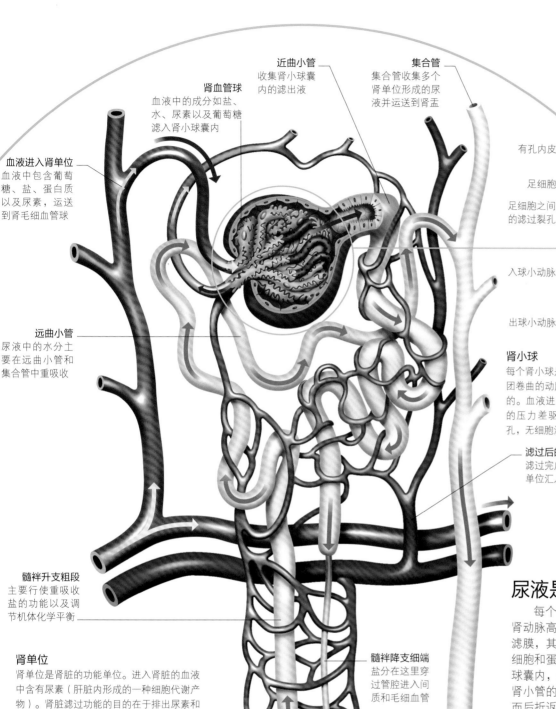

近曲小管

肾小球囊

肾小球毛细血管

有孔内皮

足细胞

足细胞之间的滤过裂孔

入球小动脉

出球小动脉

近曲小管
收集肾小球囊内的滤出液

肾血管球
血液中的成分如盐、水、尿素以及葡萄糖滤入肾小球囊内

集合管
集合管收集多个肾单位形成的尿液并运送到肾盂

血液进入肾单位
血液中包含葡萄糖、盐、蛋白质以及尿素，运送到肾毛细血管球

远曲小管
尿液中的水分主要在远曲小管和集合管中重吸收

髓袢升支粗段
主要行使重吸收盐的功能以及调节机体化学平衡

肾单位
肾单位是肾脏的功能单位。进入肾脏的血液中含有尿素（肝脏内形成的一种细胞代谢产物）。肾脏滤过功能的目的在于排出尿素和其他毒性物质以及多余的盐和水分，保留血液中的血细胞、重要蛋白质和化学成分。

髓袢降支细端
盐分在这里穿过管腔进入间质和毛细血管

髓袢升支细段
水分在这里重吸收，从管腔滤除，尿液浓缩

肾小球
每个肾小球是由肾小囊包裹的一团卷曲的动脉性毛细血管网组成的。血液进入肾小球，滤过屏障两侧的压力差驱动血液中的液体穿过滤过裂孔，无细胞液体进入肾小管。

滤过后的血液离开肾小球
滤过完成后，血液离开肾单位汇入肾静脉。

足突

足细胞

肾小球横切面
足细胞有很多突起称为足突。足突包绕肾小球毛细血管。足细胞足突之间的裂隙形成过滤间隙。

尿液是怎样形成的

　　每个肾单位的肾小球都是一团卷曲的毛细血管网，接收来自肾动脉高压力的血流。血流压力迫使血液中的成分通过筛状的过滤膜，其中血液中的水分和小分子物质可以透过，而体积较大的细胞和蛋白质则留在血液中。每个毛细血管球周围都包裹在肾小球囊内，运送过滤的血浆到最近的近曲小管。近曲小管是弯曲的肾小管的起始部。滤出液随后顺着髓袢（亨利氏套）进入肾髓质而后折返进入远曲小管。多个肾单位中的滤出液汇入集合管。葡萄糖在近曲小管处重吸收入血流，大部分水分在髓袢处重吸收入血流，而盐分主要在远曲小管处重吸收。最后留下含有尿素和其他代谢产物的浓缩尿液。

1700升

这是肾脏每24小时滤过的血液总量。

尿液成分
水、尿素以及其他代谢废物是尿液的主要成分。尿液中的精确成分和含量取决于水分、盐分的摄入以及环境条件和健康状况。

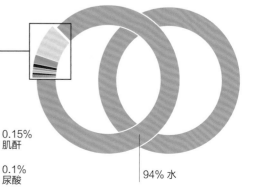

3.5% 尿素
1% 钠离子
0.5% 氯离子
0.25% 钾离子
0.25% 磷酸根
0.25% 硫酸根
0.15% 肌酐
0.1% 尿酸
94% 水

膀胱控制排尿

膀胱是个肌性袋状结构，它可以通过扩张来储存尿液，并通过收缩排出尿液。在幼儿早期通过训练膀胱可以形成自主排尿的能力。当骨盆受损或者控制膀胱的神经损伤时，膀胱自主排尿能力可能丧失。

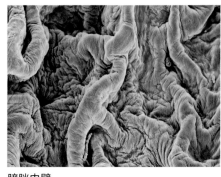

膀胱内壁
这张彩色的显微图像展示了膀胱空虚时膀胱壁内表面的褶皱。随着膀胱充盈和排空，膀胱壁扩张或收缩。

尿液排出

输尿管壁的肌肉收缩推动来自肾脏的尿液进入膀胱。一旦尿液进入膀胱，输尿管口的瓣膜会阻止尿液回流到输尿管中，这对于阻止微生物沿输尿管逆流而上感染肾脏至关重要。膀胱的出口有内、外尿道括约肌，阻止尿液进入尿道。尿道内括约肌位于膀胱颈，它的开放和关闭不受意识控制，而尿道外括约肌是随意肌，受意识调控。当膀胱内没有尿液时，膀胱壁的逼尿肌舒张，内、外括约肌关闭。随着膀胱充盈，膀胱壁变薄扩张，促使膀胱逼尿肌轻微反射性收缩产生强烈的尿意。通过控制尿道外括约肌可以抑制这种自主排尿的行为。当方便排尿时，尿道外括约肌和盆底肌肉有意识地舒张，同时膀胱逼尿肌收缩，促使尿液排出膀胱。

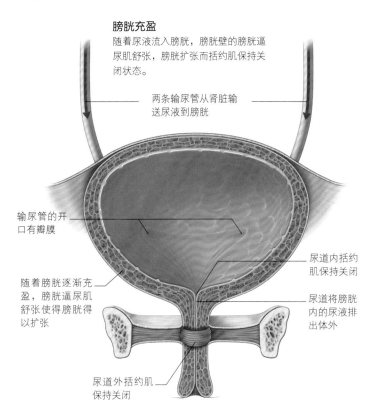

膀胱充盈
随着尿液流入膀胱，膀胱壁的膀胱逼尿肌舒张，膀胱扩张而括约肌保持关闭状态。

两条输尿管从肾脏输送尿液到膀胱

输尿管的开口有瓣膜

随着膀胱逐渐充盈，膀胱逼尿肌舒张使得膀胱得以扩张

尿道内括约肌保持关闭

尿道将膀胱内的尿液排出体外

尿道外括约肌保持关闭

膀胱排空
尿道括约肌舒张，打开尿液排出通道，同时膀胱逼尿肌收缩，挤压尿液通过尿道。

尿道内、外括约肌都舒张，允许尿液排出

膀胱壁的膀胱逼尿肌收缩，膀胱排空

膀胱体积

膀胱的体积和形状会随着它所储存的尿量多少而改变。当膀胱排空时，膀胱扁平而呈三角形。随着膀胱充盈，膀胱壁变薄，膀胱膨胀扩张呈现近似球形，并从盆腔扩展到腹腔。其长度可能从5厘米增加到12厘米或者更多。

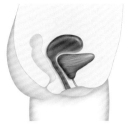

女性

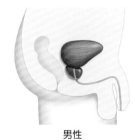

男性

不同的膀胱体积
女性膀胱体积通常小于男性，因此在充盈时可扩张的空间较小。

图示
- 膀胱
- 尿道
- 前列腺
- 子宫

神经信号

脑和脊髓的神经中枢与分布在膀胱、括约肌和盆底肌的周围神经共同参与排尿的调控。随着膀胱充盈，膀胱内的压力增加，膀胱壁的牵张感受器感受张力变化并转化为神经信号传送到位于脊髓S2~S4水平的排尿中枢，排尿中枢发出神经冲动引起逼尿肌收缩。与此同时，神经信号传入脑内的排尿中枢，机体感受到尿意但是骶神经反射被抑制。当方便排尿时，膀胱壁的逼尿肌收缩，尿道内括约肌舒张，而受到意识调控的尿道外括约肌也舒张。一旦排尿开始，尿道产生的神经冲动进一步促使逼尿肌收缩和括约肌舒张。

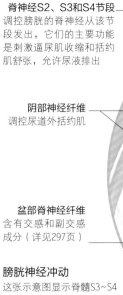
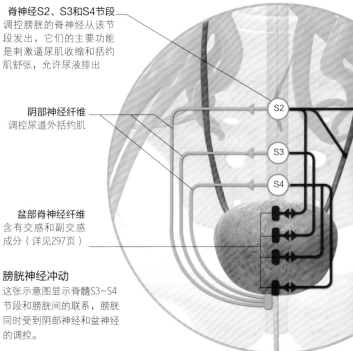

脊神经S2、S3和S4节段
调控膀胱的脊神经从该节段发出，它们的主要功能是刺激逼尿肌收缩和括约肌舒张，允许尿液排出

阴部神经纤维
调控尿道外括约肌

盆部脊神经纤维
含有交感和副交感成分（详见297页）

膀胱神经冲动
这张示意图显示脊髓S3~S4节段和膀胱间的联系，膀胱同时受到阴部神经和盆神经的调控。

大脑调控
大脑排尿中枢抑制骶部排尿中枢的神经冲动，直到有意识的排尿启动。同时位于脑桥的排尿中枢使得尿道内括约肌舒张。

500毫升
这是成年男性膀胱的**平均容量**。

体液平衡

人体体液成分的维持主要依靠摄入和排出的平衡。脑可以通过渗透压感受器感受体液渗透压的变化。如果渗透压升高，产生脱水信号，脑垂体分泌抗利尿激素（ADH），抗利尿激素作用于肾脏，促进水分重吸收，减少尿液排出。如果水分摄入增加，渗透压降低，ADH分泌受到抑制，肾脏水分重吸收减少，尿液排出增多。当体液含量充足，尿液呈现浅小麦色，而当尿液颜色变深提示应该增加水分摄入。

渴感的产生
尽管肾脏可以协助储水但是不能取代饮水。渴感主要由于血浆渗透压增加或者血流量减少引发，使人产生一系列症状，如口干等，促进人主动饮水。

水分流失致体液平衡失调
排尿、呼吸、出汗、呕吐、腹泻、烧伤或者出血等都可使机体流失水分。体液失衡引发机体一系列改变。

下丘脑渗透压感受器激活

体液浓缩
随着机体体液流失，血浆渗透压（体液浓度）升高，产生渴感并刺激渗透压感受器

产生渴感

ADH 释放

水分重吸收

体液稀释
随着体内液体水平增加，血浆渗透压（体液浓度）降低

增加水分摄入

抑制ADH释放

渴感消失

水分排出，体液恢复平衡

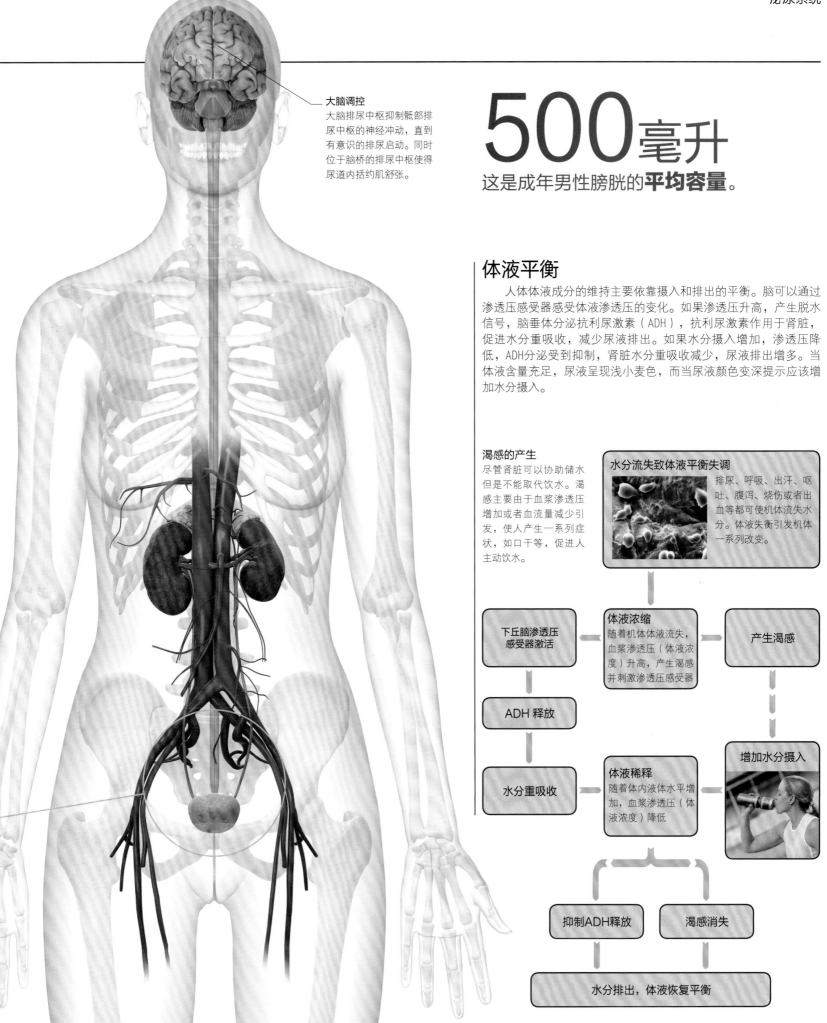

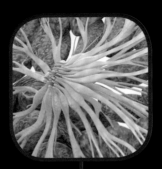

乳房

男性和女性都有乳房，乳房内含乳腺。女性乳房更大，并在分娩后产生乳汁。

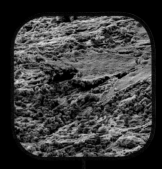

子宫

肌性囊状结构，女性月经时，其内膜周期性脱落。受精卵可以在子宫内发育成胚胎。

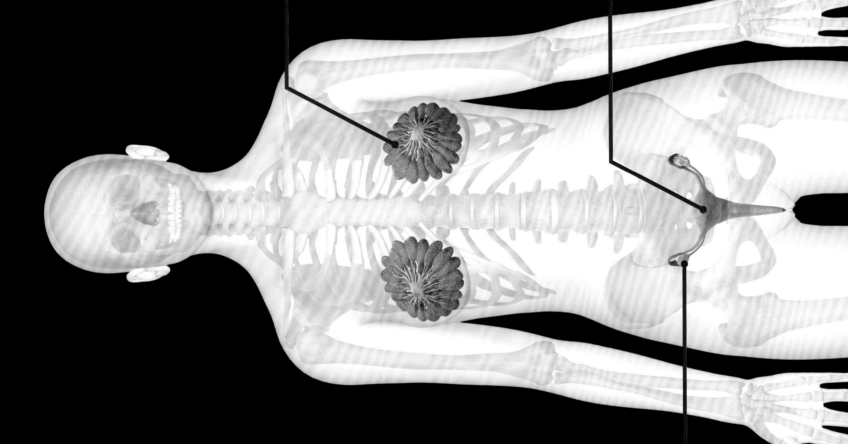

卵巢

女性有两个卵巢，分别位于子宫两侧，卵子在卵巢内孕育成熟。每个月排卵时，会有一个卵子从卵巢释放。

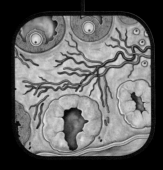

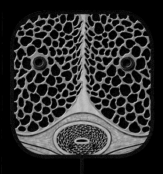

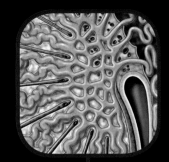

阴茎

阴茎的结构和血供使其在性交时保持足够的饱满坚挺以输送精子。

睾丸

精子在男性两个睾丸内的精曲小管中增殖、分化、成熟，并在射精时通过阴茎排出体外。

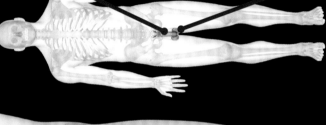

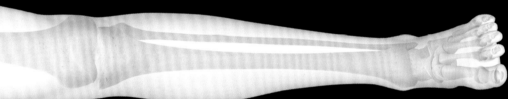

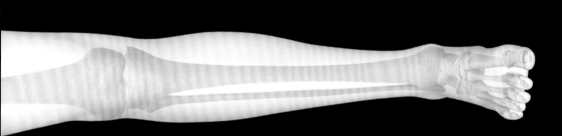

生殖系统

生殖系统是男性和女性之间唯一一个有重大不同的系统，其主要功能是完成人和所有生命体共同的生物学最终目标——繁衍后代。

男性生殖系统

成年男性生殖器官主要功能是产生和供应精子，同时多种腺体的分泌物构成精液的主要成分，并协助完成射精过程。睾丸除了是精子主要的产生和储存部位外，同时还产生男性性腺激素——睾酮。

精子发生

睾丸中产生精子的细胞被称为精原细胞。每个睾丸中包含大约500个高度曲折的管道称为精曲小管。精曲小管内有着未成熟的男性生殖细胞（精原细胞）。每个精原细胞最初都和体细胞一样通过有丝分裂的方式增殖（详见21页），产生初级精母细胞。之后，初级精母细胞发生减数分裂（详见396页），减数分裂中，每个细胞内的染色体从46减半为23。这些用于产生新生命的细胞携带人类一半的遗传物质称为单倍体细胞（其他体细胞都为二倍体）。进一步分裂产生精子的前体（精细胞），精细胞进一步成熟形成精子，完成精子产生的过程。从青春期到老年期，平均每天男性可以产生几亿精子。

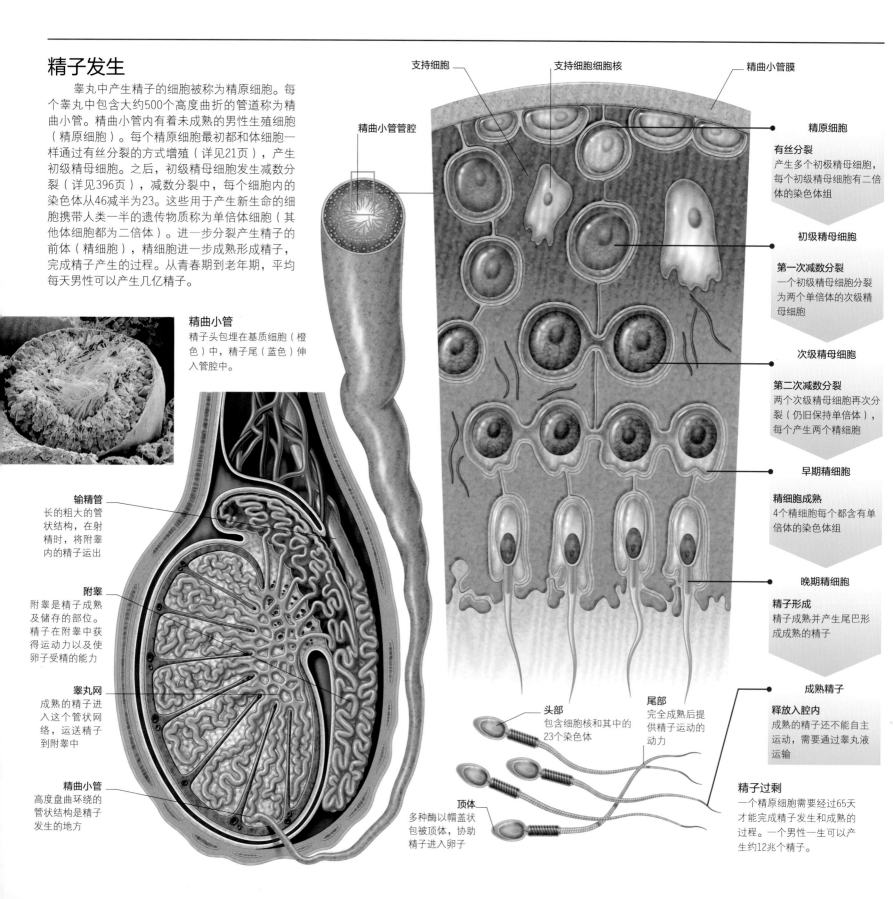

精曲小管
精子头包埋在基质细胞（橙色）中，精子尾（蓝色）伸入管腔中。

输精管
长的粗大的管状结构，在射精时，将附睾内的精子运出

附睾
附睾是精子成熟及储存的部位。精子在附睾中获得运动力以及使卵子受精的能力

睾丸网
成熟的精子进入这个管状网络，运送精子到附睾中

精曲小管
高度盘曲环绕的管状结构是精子发生的地方

支持细胞

支持细胞细胞核

精曲小管膜

精曲小管管腔

精原细胞

有丝分裂
产生多个初级精母细胞，每个初级精母细胞有二倍体的染色体组

初级精母细胞

第一次减数分裂
一个初级精母细胞分裂为两个单倍体的次级精母细胞

次级精母细胞

第二次减数分裂
两个次级精母细胞再次分裂（仍旧保持单倍体），每个产生两个精细胞

早期精细胞

精细胞成熟
4个精细胞每个都含有单倍体的染色体组

晚期精细胞

精子形成
精子成熟并产生尾巴形成成熟的精子

头部
包含细胞核和其中的23个染色体

尾部
完全成熟后提供精子运动的动力

成熟精子

释放入腔内
成熟的精子还不能自主运动，需要通过睾丸液运输

顶体
多种酶以帽盖状包被顶体，协助精子进入卵子

精子过剩
一个精原细胞需要经过65天才能完成精子发生和成熟的过程。一个男性一生可以产生约12兆个精子。

睾丸和阴囊

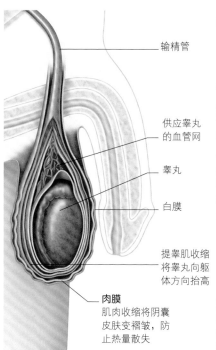

输精管

供应睾丸的血管网

睾丸

白膜

提睾肌收缩将睾丸向躯体方向抬高

肉膜
肌肉收缩将阴囊皮肤变褶皱，防止热量散失

精曲小管占据睾丸体积的95%。精曲小管内含有产生男性精子的生殖细胞以及为精子发育提供养分的支持细胞。精曲小管间的纤维组织包含睾丸间质细胞，主要功能是产生睾酮。每个睾丸都有很厚的包膜，称为白膜，白膜外包裹着阴囊。阴囊呈袋状，由肌肉和皮肤构成。阴囊肌肉对于精子温度的调节具有关键作用。精子只有在低于体温2~3°C的条件下才能存活。阴囊可以根据空气温度的变化来调节睾丸与身体的距离从而提高生育能力。

温度调节
当环境温度降低，阴囊肌肉收缩使皮肤褶皱并且抬高睾丸，发挥保温作用。当环境温度升高，阴囊肌肉舒张，阴囊皮肤松弛降低睾丸，使其不会温度过高。

激素调控

下丘脑（脑内的分泌腺）分泌促性腺激素释放激素（GnRH）。刺激垂体分泌促黄体激素（LH）以及卵泡刺激素（FSH），二者都作用于睾丸。LH促进睾丸间质细胞产生睾酮，睾酮主要促进精子的发生和男性第二性征的形成。FSH作用于支持细胞促进精子的发生。同时睾酮的水平增高负反馈抑制GnRH分泌。

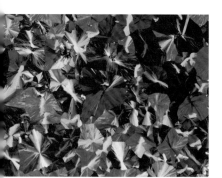

睾酮的显微图片
睾丸中的睾酮促进精子发生，维持男性低沉的声音、面容和体毛等第二性征。

精子保护

精曲小管内支持细胞间的紧密连接构成"血睾屏障"。这层屏障将血液和精曲小管分隔开，防止血液中的有害物质损伤精子。如果屏障被破坏，精子可以进入血液，可能被人体免疫系统识别为外来抗原，引起免疫反应而被破坏。抗体进一步可以进入精曲小管损伤发育中的精子，从而损害生育功能。

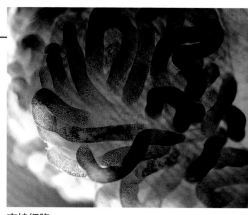

支持细胞
精曲小管内的支持细胞（蓝色）营养和促进精子的发生，并且构成血睾屏障，保护精子。

精子运输途径

精囊腺　膀胱　输精管

尿道球腺

前列腺　精子离开附睾　尿道

精子仅占据精液不到5%的体积，随着精子从曲细精管进入称为附睾的较长管道，在进入输精管之前，它们进一步成熟。肌性的输精管汇入膀胱后壁的精囊中，形成射精管。精囊内丰富的果糖为精子提供能量和营养，精囊液占精液体积约三分之二。精液是高度碱性的，用来中和阴道的酸性物质，同时精液中还包含前列腺素，抑制阴道对精液的免疫反应。随着精液进入尿道，前列腺产生少量碱性液体，构成约四分之一的精液。最后尿道球腺分泌少量液体，滋润尿道同时在射精前将剩余尿液冲出。

射精
精子通过输精管，然后再进入射精管。在射精管中与腺体的分泌物混合形成精液。在前列腺肌肉的帮助下，精液被推动进入尿道。

勃起功能

阴茎是泌尿和生殖系统中的共同器官，具有排泄尿液和精液的双重作用。尿道包裹在尿道海绵体内，穿过阴茎长轴。阴茎两侧有更大的阴茎海绵体。阴茎海绵体中央有一个较大的中心动脉，周围包裹着可扩张的疏松的组织。在勃起时，神经冲动导致血管扩张使阴茎海绵体内充满血液。勃起通常是由于性刺激引起的，但有时没有刺激时阴茎也能勃起。射精前，管道系统收缩，精液进入尿道。男性高潮时，会阴肌有节律地收缩将精液射出体外。

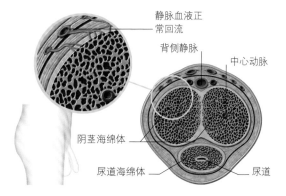

静脉血液正常回流

背侧静脉

中心动脉

阴茎海绵体

尿道海绵体　尿道

非勃起阴茎
非勃起状态的阴茎，阴茎海绵体血流较少，阴茎静脉粗大充盈，阴茎自然下垂，柔软并且易弯曲。

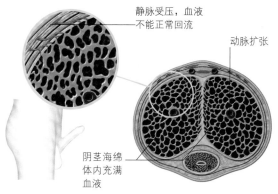

静脉受压，血液不能正常回流

动脉扩张

阴茎海绵体内充满血液

勃起阴茎
在勃起过程中，阴茎海绵体内充满血液，进而导致阴茎静脉受到压迫，血液流出受阻，充血肿胀的阴茎增粗增长。

女性生殖系统

女性生殖器官每个月都会释放一个储存的卵子（卵细胞），释放的
卵细胞引起子宫两种不同的变化形式：在月经时内膜脱落，或者
卵子完成受精，在子宫内种植并且进一步形成胚胎。

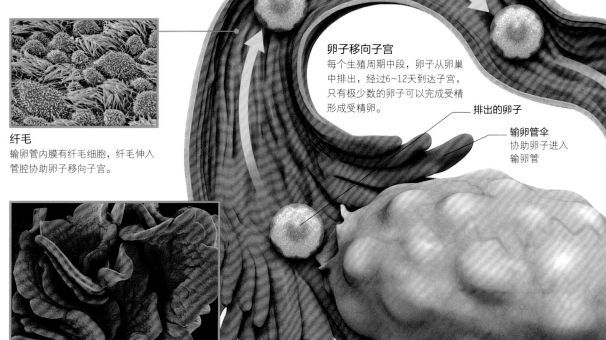

卵子沿输
卵管运动

输卵管
长约10厘米

卵子移向子宫
每个生殖周期中段，卵子从卵巢
中排出，经过6~12天到达子宫，
只有极少数的卵子可以完成受精
形成受精卵。

排出的卵子

输卵管伞
协助卵子进入
输卵管

排卵

女性有一对卵圆形的卵巢，每个大
概有杏仁大小，位于输卵管两端。女性
生殖细胞（卵子，或称卵细胞）在卵巢
中成熟并通过排卵有规律地释放。每个
卵子周围都存在一圈保护性的成分被称
为卵泡，每月10个或者更多卵泡开始
成熟，但是通常两侧卵巢中只有一个卵
泡可以释放卵子，右侧卵巢释放卵子的
几率较大，约60%。卵子沿着输卵管进
入子宫，在女性下一个月经周期时随子
宫内膜一同从阴道排出。如果卵子在输
卵管内受精，受精卵分裂出的细胞团可
以种植在子宫内膜里。

纤毛
输卵管内膜有纤毛细胞，纤毛伸入
管腔协助卵子移向子宫。

排卵后，**未受精的**卵子
会在生殖道内停留
12~24小时。

输卵管伞
输卵管末端与卵巢连接的部分纤薄边缘褶皱成伞
状，被称为输卵管伞。卵巢排卵后，输卵管伞摄
取卵子并引导其进入输卵管。

卵泡的发育

未成熟的卵细胞周围存在多层细胞称为
卵泡。最小的初级卵泡只有一层细胞，每个
月部分卵泡发育为成熟卵泡。在排卵之前，
一个成熟卵泡移动到卵巢表面，破裂释放其
中的卵子。排卵后剩余的部分形成黄体，如
果卵子没有受精，黄体萎缩变成小的白色的
组织称为白体。出生后，女孩每个卵巢有近
一百万个卵泡，青春期退化至约350 000个卵
泡，而绝经期只剩
约1 500个卵泡。

排卵周期
每个月一些原始卵泡增殖
形成初级卵泡，进一步形
成次级卵泡，并逐渐发育
成熟。每个卵巢中卵泡
持续发育。

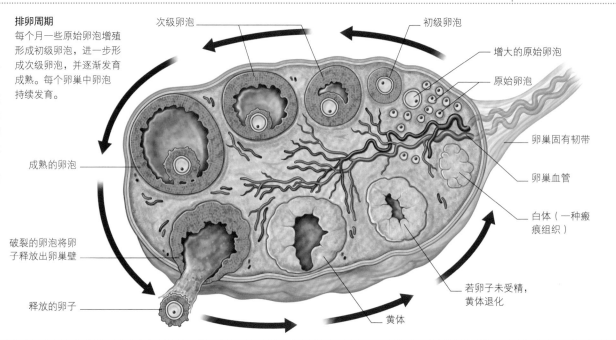

次级卵泡

初级卵泡

增大的原始卵泡

原始卵泡

卵巢固有韧带

卵巢血管

白体（一种瘢
痕组织）

成熟的卵泡

破裂的卵泡将卵
子释放出卵巢壁

释放的卵子

黄体

若卵子未受精，
黄体退化

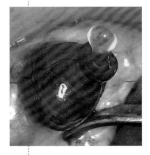

排卵
这张放大图
示一个卵子从卵
泡中释放的情
况，卵子实际约
为句号大小。

子宫和月经

月经周期的计算通常是从月经的第一天开始计数，通常持续28~32天。排卵通常发生在第14天。排卵前子宫内膜增厚，为可能的怀孕做准备。如果卵子未受精，子宫内膜外层也就是功能层脱落形成经血。内膜内层也就是基层保留并增殖再生，形成新的功能层开始新的循环。如果卵子完成受精，整个子宫内膜都保留下来保护胚胎。

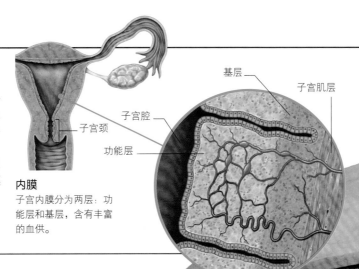

内膜
子宫内膜分为两层：功能层和基层，含有丰富的血供。

基层
子宫肌层
子宫腔
功能层
子宫颈

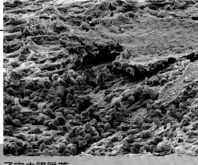

子宫内膜脱落
这张电子显微图像显示月经的过程：子宫内膜（红色）从子宫壁脱落，形成经血排出体外。

卵子到达子宫开口

卵巢固有韧带

子宫肌层
子宫的肌肉壁

子宫内膜
月经期间，部分子宫内膜脱落崩解

卵子运行途径
未受精的卵子在月经期随着脱落的子宫内膜从阴道排出

激素调节

生殖周期主要受到下丘脑产生的两种激素的调节（详见386页）。促卵泡激素（FSH）促进卵巢排卵和雌激素的产生。当雌激素水平达到阈值，下丘脑释放促黄体生成素（LH）促进卵子的成熟并排卵。排卵后，随着雌激素水平的降低，FSH产生增加，并重复这一循环。

月经周期激素和子宫内膜的改变
经期　排卵前期　排卵期　排卵后期
激素　FSH　雌激素　LH　孕激素
子宫内膜　月经　增厚　月经
0 2 4 6 8 10 12 14 16 18 20 22 24 26 28
月经周期

内膜对激素的反应
雌激素促进子宫内膜增厚。排卵后黄体分泌的孕激素可以暂时维持增厚的子宫内膜。当孕激素水平降低时，子宫内膜脱落。

子宫颈的功能

子宫颈连接子宫和阴道，形成子宫与外界隔绝的重要屏障。子宫颈分泌黏液，黏液的形态和功能因生殖周期阶段的不同而不同。在生殖周期的大部分时间和怀孕期间，子宫颈黏液多而黏稠，从而避免子宫内感染和精子的进入。在女性受孕期，雌激素的水平增高，使黏液减少并变清透（如同蛋清状），使得精子能够通过子宫颈与排出的卵子相遇。

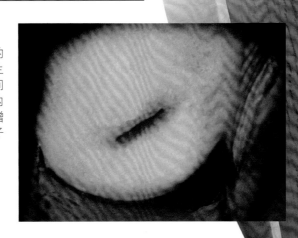

健康的宫颈
图片上清晰可见子宫颈入口紧紧关闭，子宫颈的黏液保护精子不受到阴道内酸性物质的伤害。

新生命的产生

人类的繁殖起始于男女生殖细胞（精子和卵子）的融合。精子和卵子结合后发育为胚胎。胚胎的遗传信息一半来自卵子，一半来自精子。胚胎进一步发育，最后形成一个新的生命。

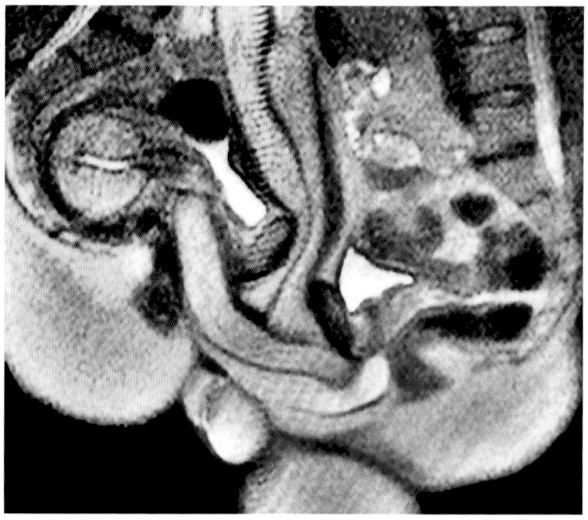

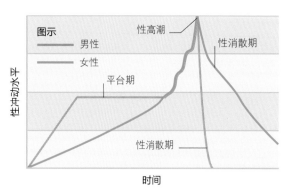

性交
这张MRI照片清晰地显示了一对夫妻在性交时的状态。阴茎（蓝色）像回旋镖一样弯曲。黄色为子宫。

性

男性和女性的性冲动引起性器官的充血肿胀，同时伴随性器官血流增加、肌肉变硬、心率加快和血压增高。随后男性阴茎勃起，女性阴瓣和阴唇开口增大，阴道变长，同时阴道壁分泌润滑黏液，便于阴茎进入。精液在阴道靠近子宫颈开口的地方射出。

性冲动
性冲动有多个时相。男性和女性在时间上各不相同。

（图示）
- 男性
- 女性
- 性高潮
- 性消散期
- 平台期
- 性消散期
- 纵轴：性冲动水平
- 横轴：时间

性交后，男性存在性**消散期**，在这个阶段，男性不能再产生性高潮，而女性则可以产生**多次性高潮**。

精子比赛

男性生育后代需要产生过量的精子竞争结合一个卵子形成受精卵。平均每次射出的精液中，每2~5毫升精液包含2.8亿个精子。只有处于排卵期时，精子才能在阴道酸性物质中存活并通过子宫颈屏障参与竞争结合卵子。

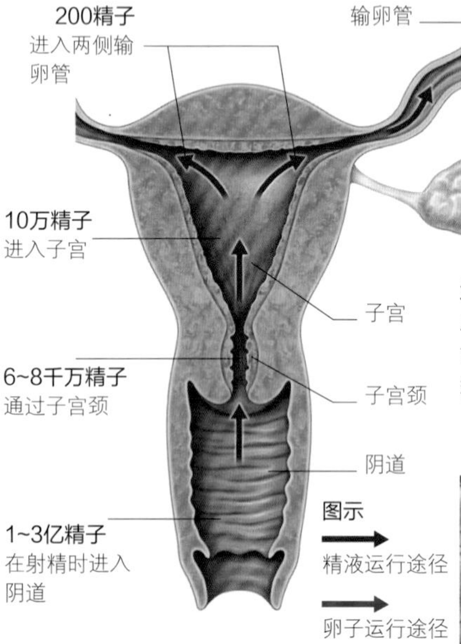

- 200精子 进入两侧输卵管
- 输卵管
- 精子和卵子相遇
- 卵子排出
- 卵巢
- 10万精子 进入子宫
- 子宫
- 子宫颈
- 6~8千万精子 通过子宫颈
- 阴道
- 1~3亿精子 在射精时进入阴道

增加受孕几率
尽管在女性排卵期有3亿精子可以进入阴道，但是仅有200精子能进入输卵管。

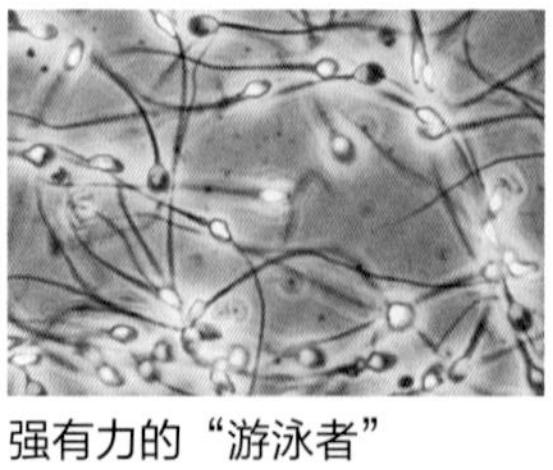

（图示）
- 精液运行途径
- 卵子运行途径

强有力的"游泳者"
精子以3毫米/时的速度游过10厘米长的输卵管去和卵子相遇。

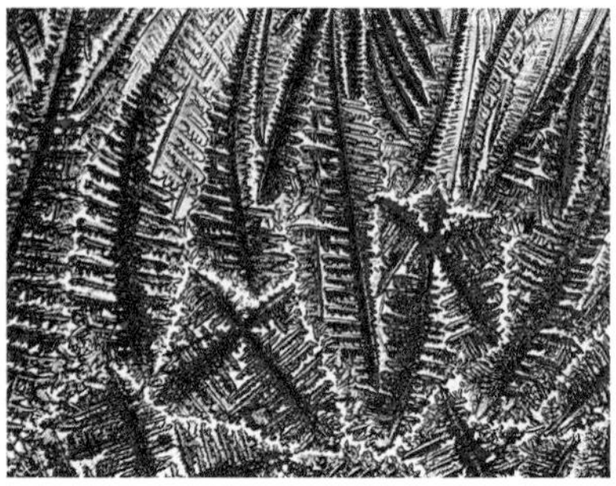

宫颈黏液
排卵期宫颈黏液变得稀释润滑有弹性，便于精子通过。这些黏液干透后呈现"藤叶"状。

受精和着床

在输卵管内，第一个遇到卵子的精子与卵子表面相结合，精子头部的顶体释放顶体酶（详见372页），帮助精子穿过卵子周围的保护层。同时卵子释放多种酶阻止其他精子进入。成功与卵子结合的精子进入卵子，精子尾部脱落。卵子核和精子融合，二者遗传物质汇合，受精完成。新生成的受精卵进一步沿着输卵管向子宫移动，同时进行一系列的分裂过程形成的细胞团称为囊胚。囊胚在子宫内着床。

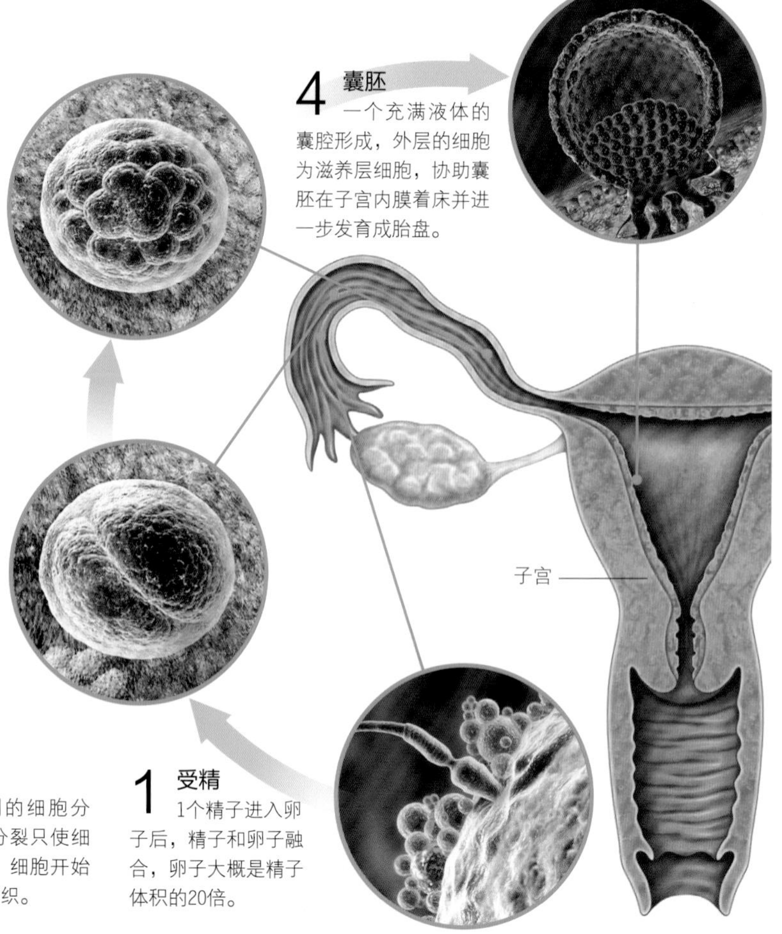

3 桑椹胚
细胞持续分裂，分裂的细胞包裹在原始卵细胞的卵黄膜中，因此细胞体积减小。大概4天左右，受精卵分裂成约30个细胞的细胞团块，称为桑椹胚。

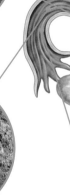

4 囊胚
一个充满液体的囊腔形成，外层的细胞为滋养层细胞，协助囊胚在子宫内膜着床并进一步发育成胎盘。

2 受精卵
融合后单个细胞含有人类完整的DNA，称为合子。受精后的24小时，细胞一分为二。

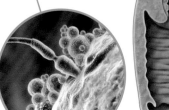

受精卵的"旅程"
受精卵要经历一系列的细胞分裂。最初阶段的细胞分裂只使细胞数量增加。着床后，细胞开始分化形成胚胎的不同组织。

1 受精
1个精子进入卵子后，精子和卵子融合，卵子大概是精子体积的20倍。

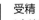

- 子宫

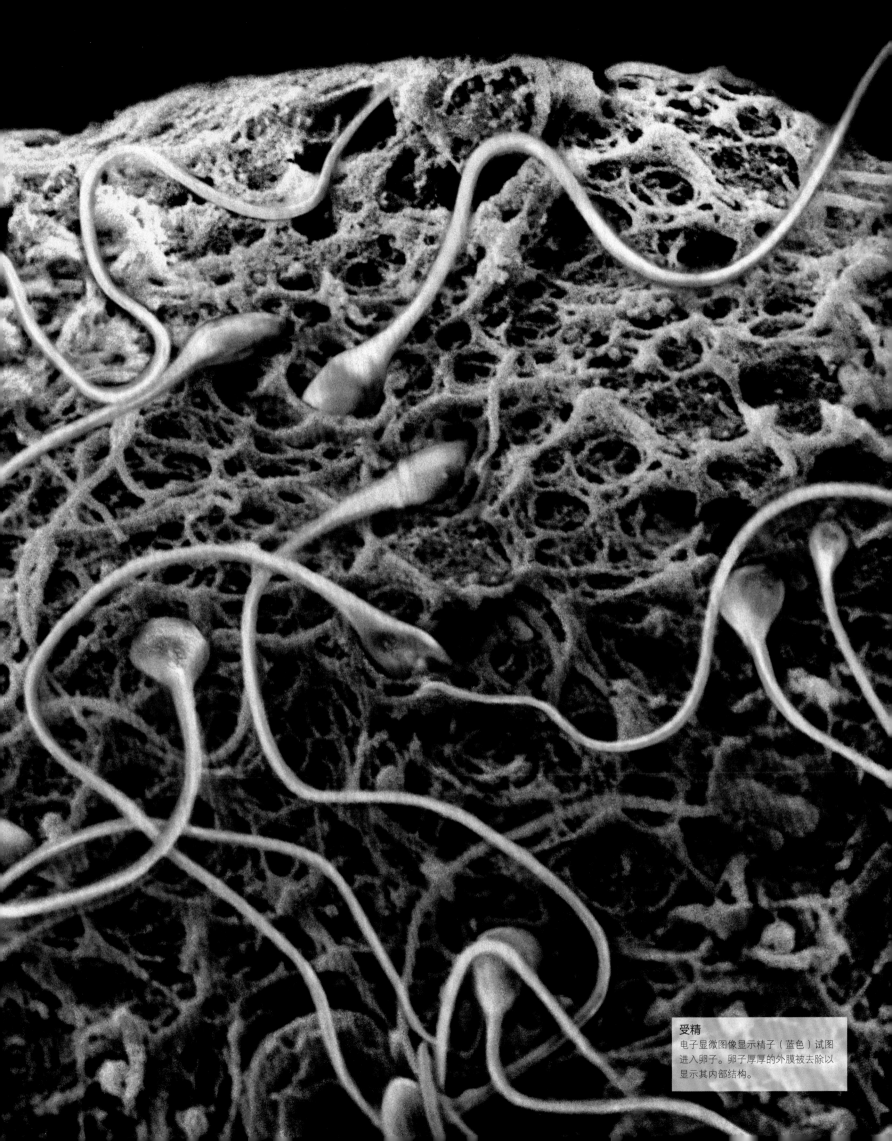

受精
电子显微图像显示精子（蓝色）试图
进入卵子。卵子厚厚的外膜被去除以
显示其内部结构。

妊娠

妊娠引起机体激素水平和代谢需求急剧增加。同时身体各个组织和器官都会发生一系列显著的变化。除子宫外，血液、心血管系统、呼吸系统、胃肠器官以及肾脏都会参与妊娠这一过程。

孕期的计算

因为确切的受孕时间难于确定，孕期的计算一般是从女性最后一次月经的第一天开始的。整个孕期通常需要40周。这40周又人为分每14周一期，共3期。怀孕前期的主要表现是月经停止，有时也可有一些间断性的出血。同时还伴随着其他症状，如恶心、呕吐、乳房增生、尿频以及疲劳。随着胎儿的发育，子宫逐渐上升出盆腔，子宫顶部到达的水平（最高处）是衡量胎儿生长发育的重要指标。

体重增加
一个健康的女性怀孕期间体重会增加11~16千克，而胎儿的体重仅占增加体重的四分之一。

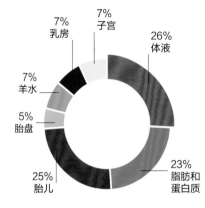

- 7% 乳房
- 7% 子宫
- 26% 体液
- 7% 羊水
- 5% 胎盘
- 25% 胎儿
- 23% 脂肪和蛋白质

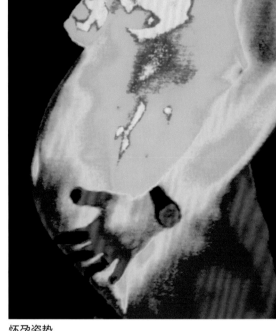

怀孕姿势
怀孕时增大的子宫使孕妇重心前移，后倾弓背。因此孕妇经常会出现背痛。

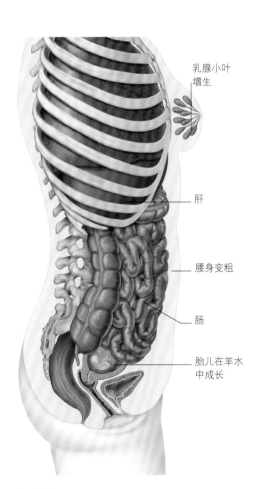

- 乳腺小叶增生
- 肝
- 腰身变粗
- 肠
- 胎儿在羊水中成长

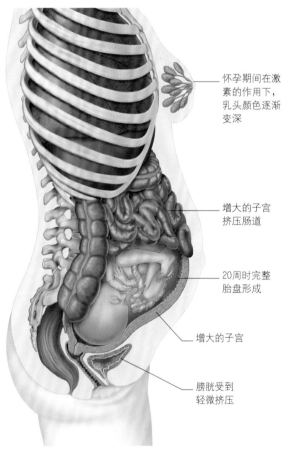

- 怀孕期间在激素的作用下，乳头颜色逐渐变深
- 增大的子宫挤压肠道
- 20周时完整胎盘形成
- 增大的子宫
- 膀胱受到轻微挤压

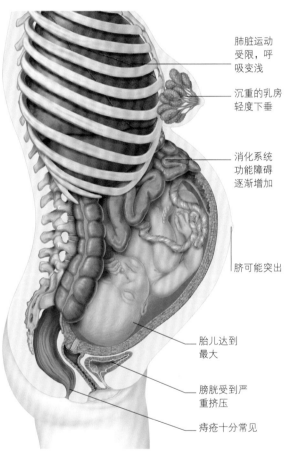

- 肺脏运动受限，呼吸变浅
- 沉重的乳房轻度下垂
- 消化系统功能障碍逐渐增加
- 脐可能突出
- 胎儿达到最大
- 膀胱受到严重挤压
- 痔疮十分常见

怀孕前期
恶心十分常见，乳房增大、触感柔软，尿意频繁，心率增快，孕妇经常会感到疲劳。食物在胃肠道运动缓慢，常会出现烧心和便秘。

怀孕中期
呕吐减轻而食量增加。孕妇体重迅速增加。常会出现背痛和腹部的妊娠纹。血液循环快可能会引起鼻出血和牙龈出血。

怀孕后期
腹部达到最大膨出，脐可能突出。可能会出现腿抽筋和手脚肿胀。不规则的宫缩（希克斯氏征，临产先兆）常在临产前几周出现。

胎儿营养支持系统

胎盘由囊胚的滋养层细胞发育而成。随着胎儿的成长，胎盘不断地从子宫内膜获得血液供应胎儿，同时带走胎儿的代谢废物，保护胎儿不受到微生物的感染。胎儿周边充满清澈的羊水。羊水在为胎儿提供保护的同时，有利于胎儿的运动和肺脏的发育。随着胎儿成长，子宫血流增加，子宫悬韧带紧绷。孕妇整个身体血液、体液容量和脂肪储备增加，为分娩和哺乳做好准备。怀孕期间的健康饮食非常重要，尤其需要摄入足够量的钙、铁、维生素以及矿物质。

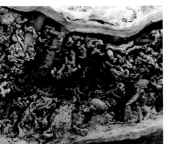

胎儿支持系统
胎盘含有丰富的血管，为胎儿提供充足的氧气和养分。

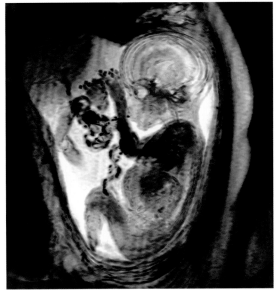

安全保障
胎儿受到周围温暖的羊水的保护，并且通过脐带从胎盘中获得养分。

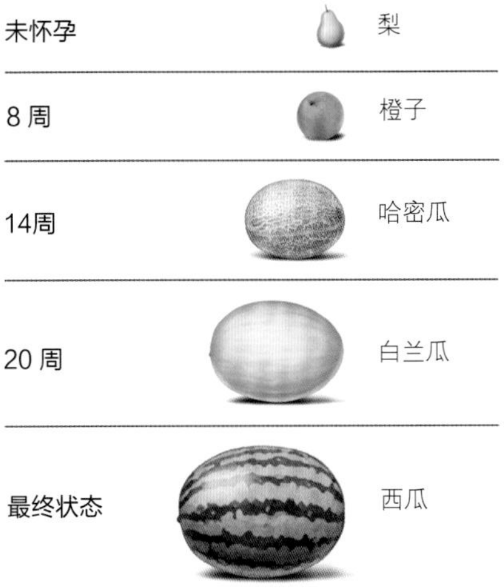

未怀孕	梨
8 周	橙子
14 周	哈密瓜
20 周	白兰瓜
最终状态	西瓜

子宫相对大小
上图形象地展示了随着妊娠时间的增加，子宫体积的巨大变化。分娩后，子宫很难恢复其最初的状态。

激素水平变化

受精后，卵巢内黄体分泌的孕激素促进子宫内膜增厚，为受精卵着床做好准备。着床后几天，滋养层细胞产生人绒毛膜促性腺激素（hCG），促进黄体产生更多的孕激素和雌激素。雌激素促进子宫增生、胎儿发育和乳房增殖并且促进血液循环。同时人绒毛膜促性腺激素和催产素协同促进子宫收缩。孕激素主要维持子宫内膜和胎盘的功能，同时使子宫舒张。到孕中期，孕激素由胎盘产生。孕激素与松弛素协同软化软骨、疏松韧带和关节，帮助骨盆扩张，为分娩做好准备。人胎盘催乳激素（HPL）和催乳素都可以促进乳汁的产生。

化学改变
妊娠早期人绒毛膜促性腺激素水平急剧升高，因此这项指标阳性可以早期诊断妊娠。

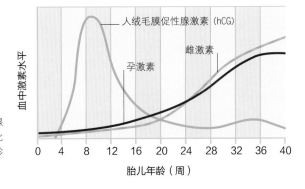

人绒毛膜促性腺激素（hCG）

雌激素

孕激素

血中激素水平

胎儿年龄（周）
0 4 8 12 16 20 24 28 32 36 40

子宫颈改变

为了保证胎儿出生前子宫颈可以充分扩张，子宫颈首先软化，而后变扁平，子宫颈组织变薄变短。妊娠期间子宫颈还会产生黏液栓子，栓塞在子宫颈管中，防止胎儿受到感染。

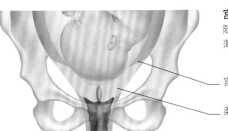

宫颈软化
妊娠晚期，血液中的前列腺素使子宫颈变得如同人的嘴唇一样柔软而有弹性。

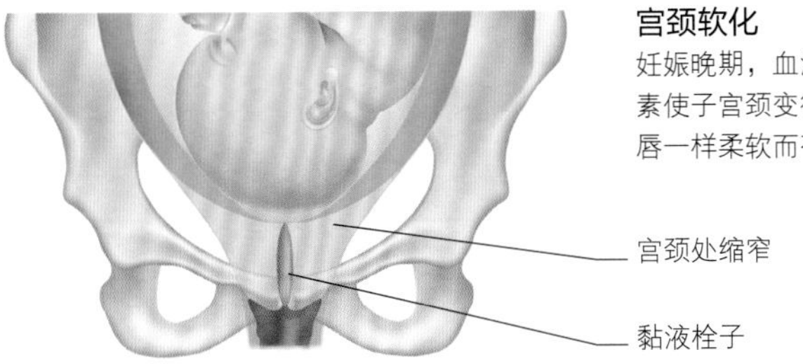

宫颈处缩窄

黏液栓子

宫颈扁平
随着宫颈变软，宫颈开始变薄，逐渐移向子宫下部。

宫颈逐步牵拉与子宫融合

柔软的宫颈组织开始变薄

乳房改变

妊娠期间，乳房逐渐膨胀。孕妇可能会有肿胀感。乳头和乳晕在激素的作用下增大变深，并在乳晕周围产生小结节，称为蒙哥马利氏（Montgomery）结节。乳房血供增加使其皮肤下的静脉清晰可见。随着分娩邻近，乳头分泌黄色的液体称为初乳。初乳中富含矿物质和抗体，这些物质可以为婴儿提供营养和保护。分娩后，婴儿的吮吸刺激催产素的释放，促进子宫收缩并协助胎盘排出。

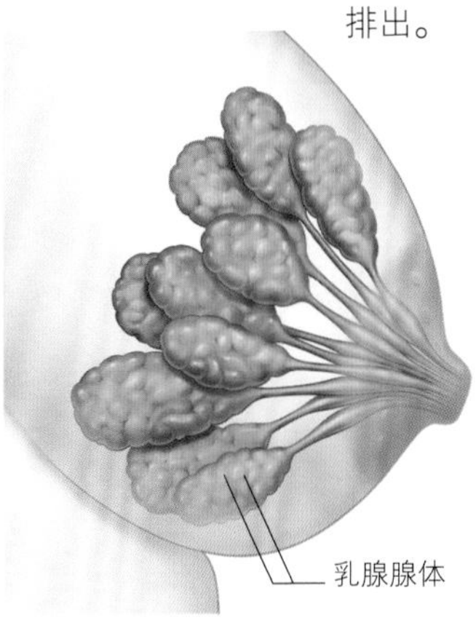

乳汁形成
乳腺腺体和导管从孕早期开始增殖和扩张，到孕中期时乳腺就可以产生乳汁。

乳腺腺体

多胞胎

多胞胎可能是由于一个受精卵在细胞分裂早期分离成两个受精卵引起的。这种多胞胎为单卵双生。胎儿拥有完全相同的DNA和遗传性状。多胞胎更多的是异卵双生：两个卵子与不同的两个精子分别受精。它们的性状与普通的兄弟姐妹相似，并不完全一样。多胞胎给孕妇带来更多的压力，产生不良反应的几率也更大。

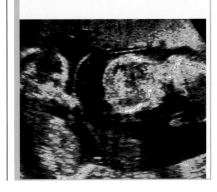

分娩

分娩是婴儿离开母体的过程。对母亲来说分娩是既惊喜又痛苦的过程。从最初的宫缩到胎盘的排出，母亲需要承受来自身体和心理两方面的巨大压力。

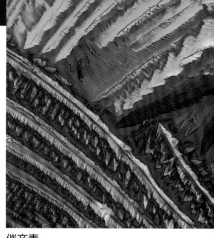

催产素
这张荧光显微图片显示的是催产素结晶。脑垂体分泌催产素促进分娩，但是刺激催产素释放的原因还是未知的。

子宫收缩

分娩是通过子宫平滑肌的强烈收缩使子宫颈开放，将胎儿从产道推出。不规则的短期宫缩称为Braxton-Hicks收缩（希克斯氏征），在分娩早期就可以出现。随着分娩的进行，子宫收缩越来越强烈，持续时间越来越长并逐渐变得规律，间隔时间逐渐变短——在这个阶段很多孕妇要求使用止痛药。宫缩和胎儿的反应可以通过将探头放在孕妇腹部和从子宫颈口露出的胎儿头部来检测，并在分娩监护仪上显示出来（见右图）。

分娩监护仪（CTG）
这张CTG图显示两条同步的曲线，分别表示子宫收缩的强度以及当时的胎儿心率。正常的胎儿心率在110~160次/分，而腹部监测如果显示心率降低，提示宫缩过程中胎儿情况危急。

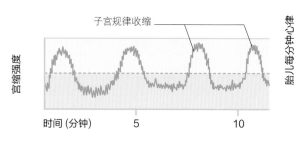

子宫规律收缩

宫缩强度

时间（分钟） 5 10

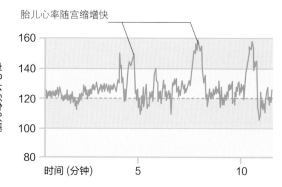

胎儿心率随宫缩增快

胎儿每分钟心律
160
140
120
100
80

时间（分钟） 5 10

分娩的分期

催产素释放刺激子宫收缩，分娩开始。分娩分为3个阶段：潜伏期，子宫颈开始舒张；第一阶段，子宫颈口从4厘米扩张到10厘米；第二阶段，子宫颈完全扩张至胎儿产出；第三阶段，胎盘娩出。分娩第二阶段，在子宫收缩外加母亲推力或下坠力的协同作用

下将胎儿推出子宫。在分娩第二阶段和第三阶段疼痛最明显，需要口服或注射止痛药，通气吸氧甚至硬膜外麻醉。分娩中常出现产程不同步、胎位不正，如"臀位分娩"，产道或者会阴撕裂，胎盘难以排出等（详见478~479页）。钳夹或者胎头吸引可能帮助胎

儿产出。当胎儿或者母亲处于危险状态时，需进行剖腹产手术，也就是通过腹壁分娩。

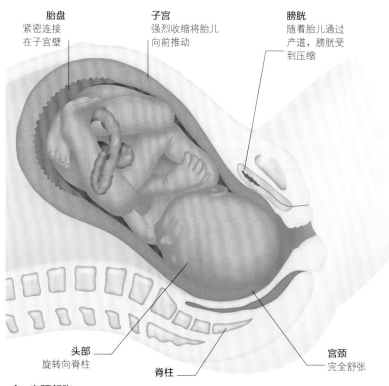

胎盘
紧密连接在子宫壁

子宫
强烈收缩将胎儿向前推动

膀胱
随着胎儿通过产道，膀胱受到压缩

头部
旋转向脊柱

脊柱

宫颈
完全舒张

1 宫颈舒张
分娩初期，子宫颈从4厘米扩张到10厘米，这一过程需要几个小时。当子宫颈完全扩张时分娩开始。胎儿通常是面向母亲的背部的，这样胎儿最宽的头部正好可以通过骨盆最宽部。

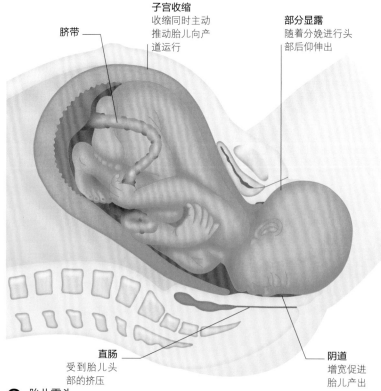

脐带

子宫收缩
收缩同时主动推动胎儿向产道运行

部分显露
随着分娩进行头部后仰伸出

直肠
受到胎儿头部的挤压

阴道
增宽促进胎儿产出

2 胎儿露头
在不断的宫缩和推力下，胎儿先露部分（通常是头部）逐步向前运动。头部依次通过开放的子宫颈和阴道，直到可以在会阴处见到胎儿头部。此时胎儿向后旋转使其他部位顺利娩出。

宫颈扩张

　　一旦分娩开始，子宫颈展平（详见379页）扩张，随着宫颈打开，胎儿逐渐移出子宫。宫颈扩张常发生在分娩潜伏期，子宫顶部收缩使子宫紧缩，由此将子宫下部拉起，宫颈回缩。在潜伏期，宫颈扩张不超过4厘米，但是这一阶段可以持续很长时间，子宫不规律收缩，同时孕妇也会有不舒适感。最终子宫持续活动导致分娩开始，这时子宫有序规律地收缩，收缩力逐渐增强，宫颈逐渐扩大达到最大舒张限度10厘米；这时宫颈足够宽阔允许胎儿通过。宫颈逐渐由后侧移向前方，待到子宫颈完全舒张，胎儿头部旋转、弯曲，从产道出来。

子清除后的宫颈舒张

子宫颈完全舒张达到10厘米

开始舒张
栓子排出后，子宫颈在子宫收缩的刺激下开始舒张。对于初次分娩的妇女，子宫颈平均每小时扩张1厘米，对于有过生育经历的妇女，这个速度会快得多。

完全舒张
宫缩频率和规律性随着宫缩强度的增加而增加。在持续高强度宫缩以及胎儿头部的压迫下，宫颈逐渐开大。

破膜

　　分娩开始前不久，包绕在胎儿周围的羊膜腔破裂，羊水从产道流出，俗称"破水"。多数孕妇在破水后24小时内开始分娩。如果破水发生在怀孕37周前，则认为是羊膜早破，可能会导致胎儿感染和早产。相反，如果羊膜腔没有正常破裂或者为了诱导分娩，通常会通过人工破膜来加快分娩，同时便于胎儿检测器放置于胎儿头部。

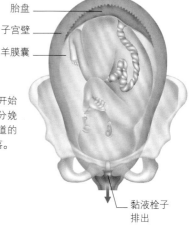

胎盘
子宫壁
羊膜囊

1 栓子脱落
随着子宫颈开始舒张，分娩前和分娩期间一直封闭产道的黏液栓子松弛脱落。

黏液栓子排出

2 肌肉收缩
宫缩开始于子宫上部（宫底），使得宫颈变薄、伸展、舒张，做好胎儿产出的准备。

宫底收缩

3 破水
在宫缩的压力下，羊膜腔拉伸直至破裂，羊水流出，使胎儿头部进一步下降。

宫颈舒张

羊膜囊受压

持续收缩

羊水通过产道流出

子宫收缩
子宫持续强烈地收缩将胎儿推向前方

肩膀
肩膀是最先出来的

身体
胎儿旋转肩膀娩出

产道
可能在胎儿通过时撕裂

3 胎儿娩出
头部娩出后，助产士清除胎儿气道内黏液，确认气道通畅以及检查脐带是否绕颈。胎儿在产道内旋转利于肩膀娩出。肩膀娩出后身体其余部分便可自然滑出。

胎盘
开始从子宫壁脱落

腹部施压

产道
开始回缩到正常大小

子宫
收缩封闭挤压血管

直肠
随着压力释放而扩张

4 胎盘娩出
子宫进一步收缩压迫子宫血管，防止出血。助产士通过牵拉脐带同时在下腹部加压，或者通过给孕妇注射催产素帮助胎盘娩出。

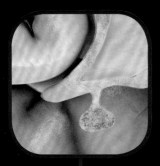

下丘脑

下丘脑连接神经系统和内分
泌系统；下丘脑分泌激素促
使脑垂体活动。

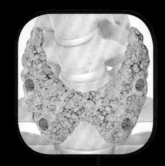

甲状腺

蝴蝶样的甲状腺分泌激素调
节机体代谢和心率。

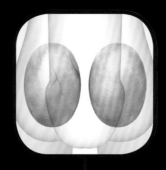

睾丸

睾丸产生性激素，促进第二
性征的形成和精子的产生。

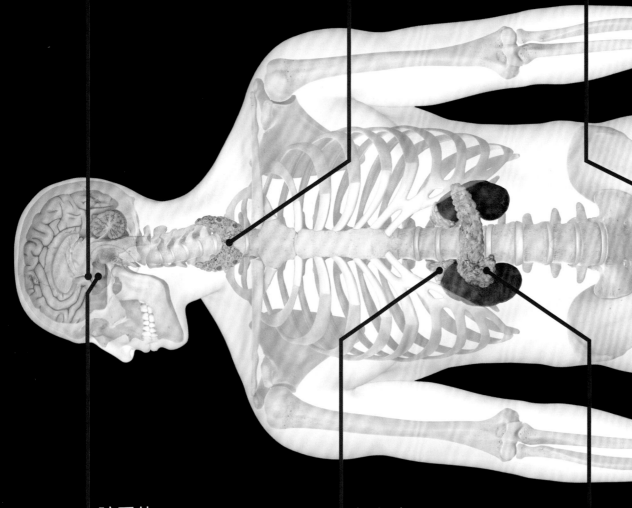

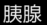

脑垂体

垂体被认为是"腺体领导者"，
调控其他多个腺体的分泌活动。
脑垂体与下丘脑关系密切。

肾上腺

肾上腺分为皮质和髓质，分泌多种
不同激素，协助机体应对应激和维
持体内平衡。

胰腺

胰腺既是外分泌腺也是内分泌
腺，在分泌胰岛素和胰高血糖
素的同时也分泌消化酶。

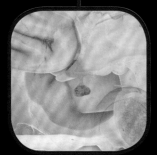

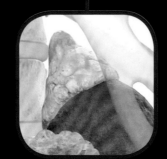

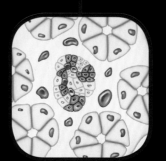

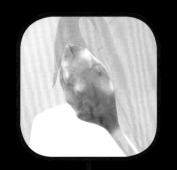

卵巢

每个卵巢都产生雌激素和孕激素，促进排卵和子宫内膜增厚。

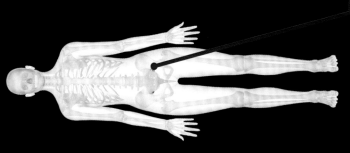

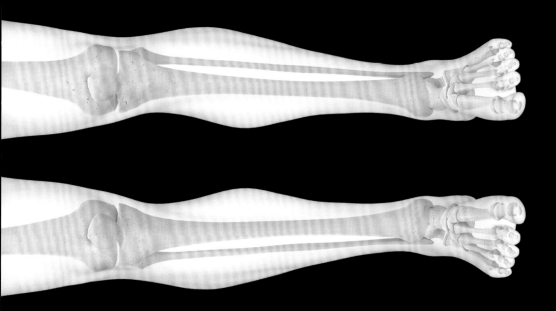

机体内环境由化学通信网络调控和管理。内分泌腺协同神经系统调控和协调多种机体功能。

内分泌系统

激素活动

　　激素通过作用于靶细胞，强有力地改变靶细胞的生理活动。激素不能激活细胞新的化学反应，但是可以改变细胞化学反应的速度。内分泌细胞分泌激素进入细胞周围的组织液，然后进入血流随着血液循环到达机体远处的靶细胞和靶器官。

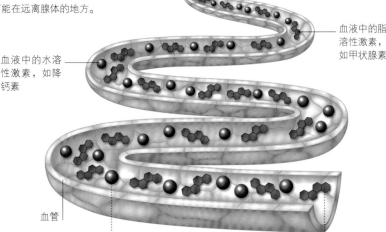

激素运输
以甲状腺素为例，内分泌腺分泌激素到血液中，随着血流运送到其靶细胞，靶细胞可能在远离腺体的地方。

内分泌器官
甲状腺
血液中的脂溶性激素，如甲状腺素
血液中的水溶性激素，如降钙素
血管

激素工作原理

　　尽管激素可以运送到机体的各个细胞，但只能作用于某些特定的细胞，这些细胞称为靶细胞。靶细胞上含有激素受体，激素与受体特异性结合激活细胞内反应。每种激素只能影响特定的靶细胞，这些靶细胞表现含有该激素的特异性抗体。例如促甲状腺素只与甲状腺上的细胞受体结合。这种机制很像无线播报工作，尽管信号可以等同地运送到每个范围内的人，但是只有处于特定频率的人才能听到。激素可以有多种不同

的靶细胞。但是，不同的靶细胞对同一激素的反应不同。例如，胰岛素刺激肝细胞储存葡萄糖，却刺激脂肪细胞储存脂肪酸。一旦激素到达靶细胞，激素通过两种不同的机制与靶细胞结合发挥调节作用。激素与细胞受体结合的方式取决于激素是脂溶性还是水溶性的（见右）。水溶性激素由氨基酸组成，是蛋白质样结构，而大多数脂溶性激素由胆固醇构成。

水溶性激素

水溶性激素不能通过由脂质构成的细胞膜，因此，激素必须与细胞表面的受体结合才能对靶细胞发挥作用。大多数激素都是水溶性的。

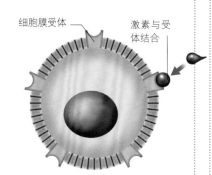

细胞膜受体
激素与受体结合

1　受体结合
　　激素识别和结合靶细胞表面突出的受体。这种一对一的识别就像钥匙和锁一样，有高度特异性。

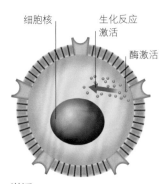

细胞核
生化反应激活
酶激活

2　激活
　　细胞内的酶活化，改变细胞内的生化反应——促进或者抑制正常细胞活动水平。

脂溶性激素

脂溶性激素可以通过细胞膜，它们通过与细胞内的受体结合发挥作用，脂溶性的激素包括性激素和甲状腺素。

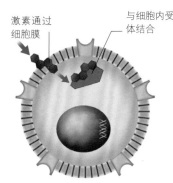

激素通过细胞膜
与细胞内受体结合

1　在细胞内结合
　　激素通过细胞膜扩散进入细胞内，与细胞内非特异性的受体结合，形成复合体。

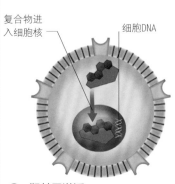

复合物进入细胞核
细胞DNA

2　靶基因激活
　　激素-受体复合物进入细胞核，与特异性DNA结合，激活或抑制酶基因的表达，从而改变细胞生化功能。

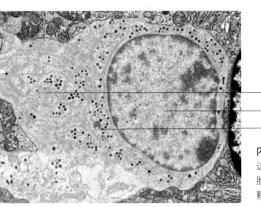

细胞质
前列腺素晶
分泌颗粒

内分泌细胞
这张显微照片显示了一个甲状腺的滤泡旁细胞。这种细胞产生和分泌降钙素。细胞质中的颗粒是分泌颗粒，降钙素储存于其中。

前列腺素
　　人体中前列腺素与激素作用途径相似，都是通过刺激靶细胞完成生理功能。但是，前列腺素只在局部发挥作用，而不是通过血液运送到靶器官。周围细胞的细胞膜都可以释放前列腺素。前列腺素有多种效应，包括降低血压、在分娩时促进子宫收缩。前列腺素还参与炎症反应，同时它们的释放在疼痛感觉的产生中发挥作用。

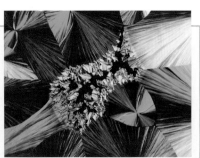

前列腺素晶体
这张显微图片显示了前列腺素晶体，是通过偏振光拍摄获得的。人体有20余种前列腺素。

激素释放的刺激因素

刺激激素产生和释放的因素有很多。某些内分泌腺受血液中特定的矿物质或营养物质的刺激而分泌。例如血中钙离子降低刺激甲状旁腺（详见388页）释放甲状旁腺激素。而升高的血糖刺激胰腺分泌胰岛素。

许多内分泌腺受到其他分泌腺的影响，例如下丘脑产生的激素刺激垂体前叶分泌激素。垂体分泌的激素刺激其他腺体，例如，促肾上腺皮质激素刺激肾上腺皮质（外侧）释放皮质醇。

激素刺激导致激素规律地释放，使得激素水平在特定的情况下升高或者降低。激素的释放还会受神经系统的调节。例如，交感神经纤维刺激肾上腺髓质（内侧）释放肾上腺素。神经引起的激素释放为迅速释放而不是节律性释放。

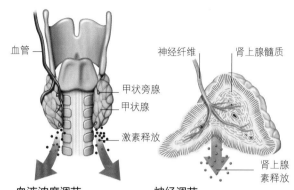

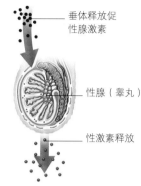

血液浓度调节
血钙降低会促进甲状旁腺释放甲状旁腺素，其功能是升高血钙水平。甲状腺释放的降钙素被抑制。

神经调节
在应激状态下，下丘脑发出的交感神经纤维作用于肾上腺髓质轴，促进肾上腺素的释放。

激素调节
垂体释放促性腺激素促进性腺（卵巢和睾丸）分泌更多性激素，在睾丸释放的是睾酮。

激素调节

低浓度的激素就可以对靶器官产生强有效的作用和影响。但是激素作用时间是非常局限的，因此血液需要根据特定的激素和人体的需要将激素水平保持在合适的范围内。许多激素都受到负反馈的调节，就像恒温器的工作原理。恒温器设定合适的温度，同时在空气中有温度感受器，一旦温度降低，恒温器的控制元件触发电热板加热，当达到合适的温度，电热板停止工作。在激素的负反馈调节系统中，血液中激素（或者

化学物质）的水平就像空气温度，而恒温器就像下丘脑-垂体轴。若血液中激素的水平低于理想水平，内分泌腺被触发，释放激素。而当血液中激素水平升高，内分泌腺关闭。

激素分泌
垂体分泌的激素刺激甲状腺分泌甲状腺激素（黄色），激素进入毛细血管（蓝色）在血流中运输。

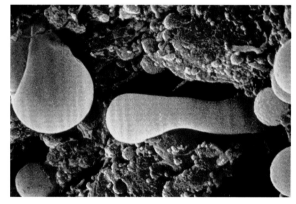

负反馈调节
血液中激素的水平始终维持在理想的水平（稳态），这依赖于负反馈机制。如果激素水平过高或者过低会抑制或者启动激素的分泌。

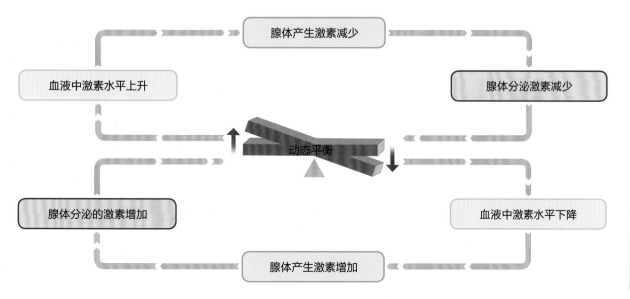

激素节律

血液中部分激素水平每月或者每天呈周期性变化，女性性激素水平每月呈周期性变化（详见375页），受促性腺激素释放激素（GnRH）节律性释放调节。GnRH调控垂体激素释放：卵泡刺激素促进卵泡成熟，同时促黄体激素触发卵子释放。生长激素（GH）、肾上腺释放的皮质醇、松果体释放的褪黑素都是以昼夜为周期循环的。GH和褪黑素在晚上最高，而皮质醇在早上达到峰值。激素昼夜节律与睡眠/觉醒和光照/黑暗循环有关。

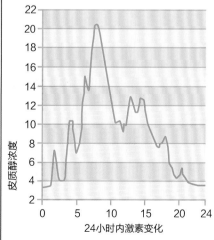

皮质醇浓度
激素皮质醇影响代谢，同时皮质醇浓度成周期性变化。在24小时的周期内，皮质醇在上午七八点时达到最大浓度，在午夜达到最低浓度。

垂体

垂体位于脑基底部，其分泌的激素主要用于刺激其他腺体产生激素。由于垂体作用范围广泛，常常被认为是主导腺体，但是真正的主导者是下丘脑，下丘脑将神经系统和内分泌系统联系在一起，调控内分泌腺的生理活动。

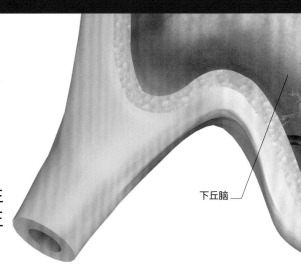

下丘脑

激素调控

垂体在解剖学和功能学上可以分为两个部分：垂体前叶和垂体后叶。垂体前叶占据垂体的大部分，主要包含内分泌腺，分泌激素。而垂体后叶是脑的一部分，是下丘脑的延伸。这一部分自身并不产生激素，但可以储存和释放下丘脑分泌的激素。垂体的两叶以不同的方式和下丘脑连接。垂体前叶与下丘脑通过相互连接的血管相联系，这部分血管称为垂体门脉系统。在门脉系统中，来自动脉和静脉的血液直接相通而不需通过心脏血液循环。这种特殊的结构使得下丘脑的激素可以迅速运送到垂体前叶。垂体后叶则通过神经束与下丘脑相连，下丘脑内产生激素的神经细胞轴突深入垂体后叶，将其产生的激素运送到垂体后叶储存。神经元发放的神经冲动促使激素按需释放。

垂体前叶

这张彩色显微电镜图片显示了垂体前叶周围主要由分泌激素的内分泌细胞构成。下丘脑分泌的激素通过毛细血管运送到分泌细胞，调节分泌细胞的生理功能，在图片的底部可以看到毛细血管壁。在毛细血管内含有有抗感染作用的巨噬细胞。

巨噬细胞　　分泌细胞

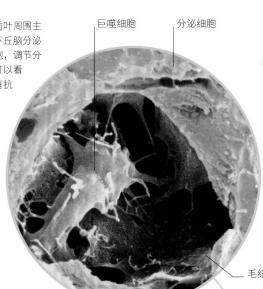

毛细血管壁

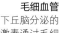

探测器

门脉系统
门脉系统的血管携带下丘脑分泌的调节激素到垂体前叶

9

这是**豌豆大小**的垂体可以分泌的**激素**种类。

垂体前叶激素

垂体前叶可以分泌7种激素，其中4种是促激素，其功能是作用于其他腺体，调节腺体激素的分泌。这些激素包括促甲状腺激素（TSH）、促肾上腺皮质激素（ACTH）、卵泡刺激素（FSH）和促黄体生成素（LH）。其他的激素包括生长激素（GH）、催乳素、促黑激素（MSH），它们则直接作用于靶细

胞。下丘脑可以抑制或促进垂体前叶激素释放。虽然下丘脑释放多种激素达到垂体前叶，但内分泌细胞可以直接识别各种激素并据此释放特异的激素。激素分泌入毛细血管，进入静脉和体循环运送到靶细胞。

毛细血管
下丘脑分泌的激素通过毛细血管运送到垂体前叶

分泌细胞
垂体前叶的分泌细胞合成和分泌激素

前叶

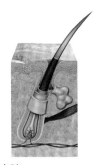

肾上腺

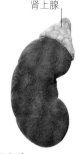

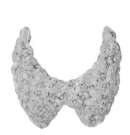

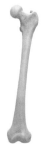

睾丸　　卵巢

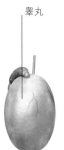

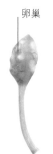

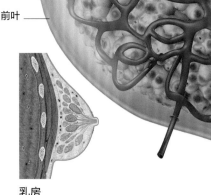

静脉
小静脉将垂体产生的激素携带入血

皮肤
MSH作用于皮肤黑色素细胞，促进黑色素产生，若MSH分泌过量会使皮肤颜色变深。

肾上腺
ACTH促进肾上腺皮质分泌类固醇激素，帮助机体应对应激反应，同时也会影响机体代谢。

甲状腺
TSH促进甲状腺分泌甲状腺素，调节机体代谢和产热，同时促进多个系统的正常生长发育。

骨骼、骨骼肌和肝脏
GH促进骨骼生长、肌肉增生与组织的重构和更新。

性腺
LH和FSH促进性腺分泌激素，促进女性卵子成熟和排卵，促进男性产生精子。

乳房
催乳素刺激乳腺组织分泌乳汁。催乳素在月经前期分泌增加，这可能是引起乳房肿胀的原因。

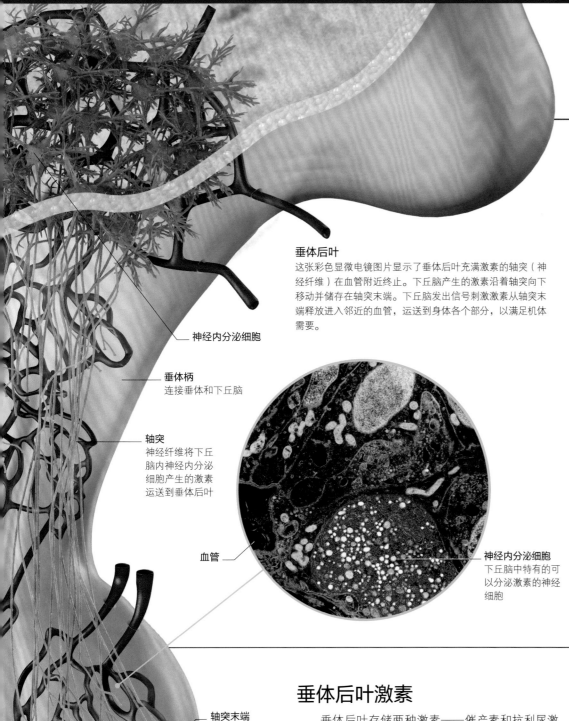

垂体后叶

这张彩色显微电镜图片显示了垂体后叶充满激素的轴突（神经纤维）在血管附近终止。下丘脑产生的激素沿着轴突向下移动并储存在轴突末端。下丘脑发出信号刺激激素从轴突末端释放进入邻近的血管，运送到身体各个部分，以满足机体需要。

神经内分泌细胞

垂体柄
连接垂体和下丘脑

轴突
神经纤维将下丘脑内神经内分泌细胞产生的激素运送到垂体后叶

血管

神经内分泌细胞
下丘脑中特有的可以分泌激素的神经细胞

生长激素

在儿童和青少年时期，生长激素（GH）对于人体正常生长发育至关重要。对于成人，生长激素在维持肌肉和骨骼含量以及组织修复中发挥重要作用。不过在儿童期生长激素分泌过量，长骨的生长受到影响，人会长得很高，但机体其他部分均衡生长。儿童期生长激素分泌过低会减慢长骨的生长，导致身材矮小。在长骨生长完成后，过量的生长激素会导致肢端肥大，这是由于手、脚和面部的骨头对生长激素仍旧敏感。而成人后生长激素匮乏则通常不会造成影响。若在青春期前发现生长激素过低可以补充人工生长激素，使孩子成长到正常高度。

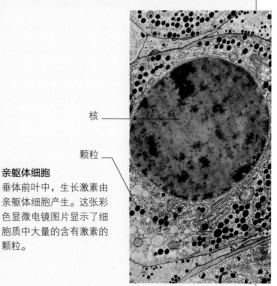

核

颗粒

亲躯体细胞
垂体前叶中，生长激素由亲躯体细胞产生。这张彩色显微电镜图片显示了细胞质中大量的含有激素的颗粒。

轴突末端
下丘脑产生的激素在此储存和释放

后叶

垂体后叶激素

垂体后叶存储两种激素——催产素和抗利尿激素（ADH）。这两种激素并不是垂体自身产生，而是由位于下丘脑的两个区域的神经细胞分泌的。激素产生后通过神经纤维运送到神经末端并存储起来。神经冲动会促使这些激素释放到毛细血管中，通过血液到达靶细胞。催产素和ADH在结构上很相似：它们都由9个氨基酸组成，其中只有两个不同。但它们的功能有很大差异。催产素促使平滑肌收缩，尤其是子宫、宫颈和乳房的平滑肌。ADH影响机体水平衡（详见369页）。

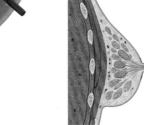

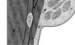

肌肉拉伸

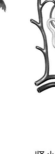

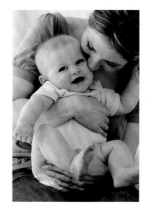

垂体后叶解剖
垂体由两叶和一根蒂组成，蒂连接垂体叶和下丘脑。穿行于蒂中的是血管和神经纤维，运输下丘脑产生的激素。

乳房
催产素促进乳腺泌乳，婴儿的吮吸会增强此反射。

子宫
催产素刺激子宫在分娩时收缩，子宫收缩继续刺激垂体后叶分泌更多的催产素。

肾小管
ADH促使肾小管重吸收水增多，使尿液更加浓缩。ADH还可以调控血压。

拥抱激素
催产素在分娩时产生，对于促进哺乳等母性行为的产生有重要作用，还可以增加性交后的满意感。

激素的产生

　　甲状腺、甲状旁腺、肾上腺和松果体都是不断产生激素的内分泌器官。其他组织和器官也属于内分泌系统，但不是单纯的内分泌器官，将在390~391页详述。

甲状腺

　　蝴蝶状的甲状腺主要由大量滤泡组成，滤泡壁产生两种重要激素：T3（三碘甲状腺氨酸）和T4（甲状腺素），合称甲状腺激素。身体里几乎每个细胞都有甲状腺激素的受体，并且对机体有广泛的作用。甲状腺和其他内分泌器官不同，它可以储存大量的激素——激素存储量可达100天。甲状腺的滤泡旁细胞还可以产生降钙素。降钙素的一个重要作用就是抑制钙从骨中释放到血中。这在骨骼快速生长的儿童时期尤其重要。

与TH相关的过程	作用
基础代谢率	刺激细胞中能量物质（糖和脂肪）的消耗，增加基础代谢率、碳水化合物、脂肪和蛋白质的代谢
温度调节（产热作用）	刺激细胞产生和使用更多能量，产生更多热量，机体体温升高
碳水化合物和脂肪代谢	促进葡萄糖和脂肪的利用，促进胆固醇降解从而降低血胆固醇含量
生长发育	与生长激素和胰岛素共同作用，刺激胎儿和婴儿神经系统的正常发育与骨骼的正常生长和成熟
生殖	对男性和女性生殖发育和生殖能力都有重要作用，促进女性泌乳
心功能	增加心率和心肌收缩力，提高心血管系统对交感神经的敏感性（详见97页）

甲状腺激素的调控

来自下丘脑的促甲状腺激素释放激素（TRH）和来自垂体前叶的促甲状腺激素（TSH）刺激甲状腺产生和释放甲状腺激素。甲状腺激素的血浓度会反过来抑制促激素的释放。

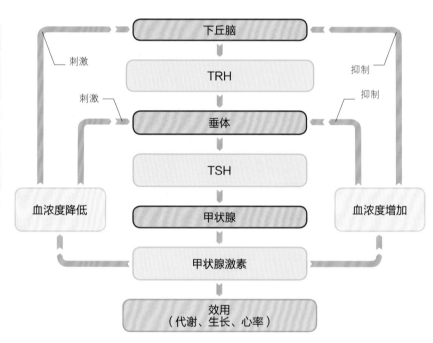

甲状旁腺

　　位于甲状腺后方的4个甲状旁腺分泌甲状腺激素（PTH），它是调控血钙的主要激素。血钙的维持对于机体有很重要的作用，如肌肉的正常收缩和神经冲动的正常传导。血钙下降时，PTH刺激骨中钙的释放入血并减少尿钙的流失。它直接刺激小肠增加钙的吸收。此过程需要维生素D的辅助。小肠吸收的维生素D是非活性的，PTH促使肾脏将无活性的维生素D转化为活性成分骨化三醇。

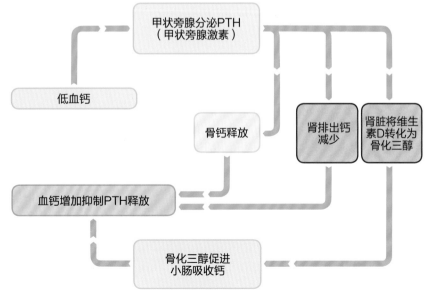

甲状旁腺激素的作用

甲状旁腺激素作用于骨、肾和小肠来增加血钙含量。

甲状旁腺激素在血液中的**寿命很短，半衰期为4分钟。**

肾上腺

肾上腺内侧和外侧在结构和功能上有很大不同，它们各自分泌不同种激素。肾上腺外侧皮质是腺组织，而内侧髓质是交感神经系统的一部分，主要包含神经纤维束。肾上腺皮质产生3种激素：糖皮质激素、盐皮质激素和雄激素。其中一个重要的盐皮质激素是醛固酮，其主要作用是调节机体钠钾平衡并协助调节血压（详见391页）和血容量。糖皮质激素最主要是皮质醇，调节机体对脂肪、蛋白质、碳水化合物和矿物质的利用，同时帮助机体应对应激状态，如运动、感染、高温和出血。与卵巢和睾丸产生的雄激素相比，肾上腺产生的雄激素在青春期晚期和成年期作用微弱，但是它在两性阴毛和腋毛的生长中发挥作用。成年女性肾上腺源性的雄激素与性冲动有关。肾上腺髓质产生肾上腺素和去甲肾上腺素。在应激状态下，当交感神经系统兴奋时，下丘脑促进肾上腺髓质分泌这两种激素，增强应激反应（见右）。

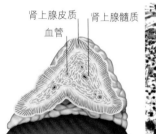

肾上腺解剖结构
肾上腺位于肾脏上极的脂肪组织囊中。皮质主要是散在的腺体。髓质包含神经纤维和血管。

肾上腺皮质
肾上腺皮质含有3层。每层包含不同细胞，产生不同的激素。最外层是球状带，位于邻近腺体的纤维囊下部。中间为束状带，它最宽并含有柱状细胞。内层为网状带，细胞呈条索状排列。

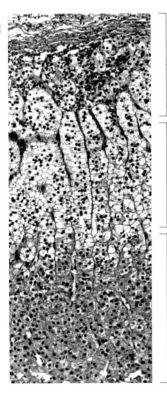

左上标注：肾上腺皮质　肾上腺髓质　血管

球状带
分泌盐皮质激素，主要是醛固酮，维持血压的稳定和矿物质平衡

束状带
分泌糖皮质激素，主要是皮质醇，调节机体代谢，协助机体应对应激状态

网状带
分泌作用较弱的雄激素，在青春期促进阴毛和腋毛的生长，同时与女性性冲动有关

应激反应

当机体感受到外界压力刺激时，下丘脑释放神经冲动激活交感神经系统，包括肾上腺髓质。这些神经启动应答或不应答反应，调整机体状态，使机体可以对外界变化迅速反应和应答。肾上腺髓质分泌的激素能延长这种反应。而后，机体尝试应对突发事件。下丘脑分泌的多种激素触发垂体前叶释放生长激素等多种激素促进甲状腺和肾上腺皮质分泌激素，动员机体内的葡萄糖和蛋白质，用于能量供应和损伤修复，应对应激状态。

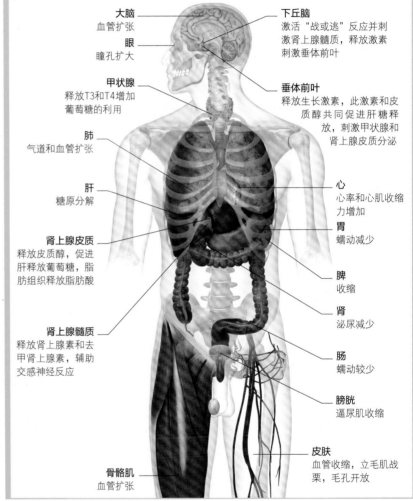

大脑
血管扩张

眼
瞳孔扩大

甲状腺
释放T3和T4增加葡萄糖的利用

肺
气道和血管扩张

肝
糖原分解

肾上腺皮质
释放皮质醇，促进肝释放葡萄糖，脂肪组织释放脂肪酸

肾上腺髓质
释放肾上腺素和去甲肾上腺素，辅助交感神经反应

骨骼肌
血管扩张

下丘脑
激活"战或逃"反应并刺激肾上腺髓质，释放激素刺激垂体前叶

垂体前叶
释放生长激素，此激素和皮质醇共同促进肝糖释放，刺激甲状腺和肾上腺皮质分泌

心
心率和心肌收缩力增加

胃
蠕动减少

脾
收缩

肾
泌尿减少

肠
蠕动较少

膀胱
逼尿肌收缩

皮肤
血管收缩，立毛肌战栗，毛孔开放

松果体

邻近大脑中央有一松果形状的腺体称为松果体。松果体主要分泌褪黑素，褪黑素在人体睡眠觉醒过程中发挥重要作用。当光线强烈时，松果体活动降低，因此白天褪黑素水平很低。夜间，褪黑素分泌增加近10倍，使人产生困倦感。明亮的光线并不能直接影响松果体，光线通过视神经传入刺激视交叉上核（下丘脑的一部分），而后视交叉上核通过脊髓周围的神经将信号传递到松果体。视交叉上核同时还调控其他昼夜生物节律，如体温、食欲。褪黑素可能也对这些生物节律有调节作用。褪黑素同时也是抗氧化物质，保护机体不受到活性自由基的损伤。在季节性繁殖的动物中褪黑素抑制生殖功能。但是不能确定它对人的生殖功能是否有影响。

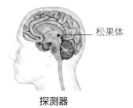

松果体

探测器

褪黑素水平
血液循环中褪黑素水平在夜间或者黑暗环境下升高，形成夜间升高、白天降低的昼夜节律。

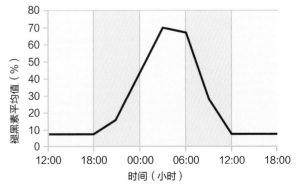

纵轴：褪黑素平均值（%）
横轴：时间（小时）

胰腺

胰腺既是消化腺又是内分泌腺。胰腺大部分是腺泡细胞，主要产生消化酶（详见362~363页）。这些腺泡细胞周围散在着上百万的胰岛或朗格汉斯（langerhans）细胞，成簇的细胞聚集在一起分泌胰腺激素。胰腺内含有4种内分泌细胞。β细胞产生胰岛素，促进血中的葡萄糖转运入细胞，在细胞内葡萄糖用于产生能量或者以糖原的形式储存。β细胞通过这种方式降低血糖。α细胞分泌胰高血糖素，它与胰岛素有着完全相反的作用，它刺激肝脏糖原分解，葡萄糖释放，提高血糖水平。δ细胞分泌生长抑素调节α和β细胞的功能。血中只存在少量F细胞，它们分泌的胰肽可以抑制胆汁和胰酶的分泌。

胰岛

腺泡细胞间散布的胰岛包含α、β、δ以及F共4种细胞。

β 细胞
δ 细胞
F 细胞
α 细胞
腺泡细胞

血糖调节

机体需要调节血液中葡萄糖的水平，使细胞能够得到足够的能量来适应机体的需要。人体的主要能量来源是血液中的葡萄糖，血液中多余的葡萄糖会以糖原的形式储存在肝脏、肌肉和脂肪细胞中。胰腺分泌的胰岛素和胰高血糖素促进葡萄糖储存在细胞中或从细胞中释放，保持血液中血糖含量的稳定。

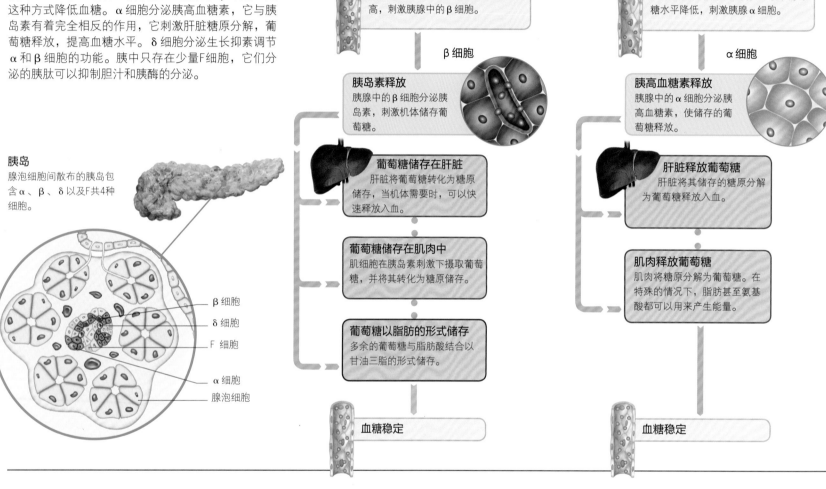

高血糖
每次进食后，血液中的葡萄糖水平升高，刺激胰腺中的β细胞。

β 细胞

胰岛素释放
胰腺中的β细胞分泌胰岛素，刺激机体储存葡萄糖。

葡萄糖储存在肝脏
肝脏将葡萄糖转化为糖原储存，当机体需要时，可以快速释放入血。

葡萄糖储存在肌肉中
肌细胞在胰岛素刺激下摄取葡萄糖，并将其转化为糖原储存。

葡萄糖以脂肪的形式储存
多余的葡萄糖与脂肪酸结合以甘油三脂的形式储存。

血糖稳定

低血糖
如果机体长时间未进食，血液中葡萄糖水平降低，刺激胰腺α细胞。

α 细胞

胰高血糖素释放
胰腺中的α细胞分泌胰高血糖素，使储存的葡萄糖释放。

肝脏释放葡萄糖
肝脏将其储存的糖原分解为葡萄糖释放入血。

肌肉释放葡萄糖
肌肉将糖原分解为葡萄糖。在特殊的情况下，脂肪甚至氨基酸都可以用来产生能量。

血糖稳定

卵巢和睾丸

女性的卵巢和男性的睾丸被称为生殖腺，它们主要用于产生卵子和精子，同时也分泌性激素。性激素中最重要的是女性的雌激素和孕激素，以及男性的睾酮。这些性激素的释放受到垂体前叶分泌的促卵泡激素（FSH）和黄体生成素（LH）的调控。青春期前，血液中FSH和LH的水平极低。青春期时，二者水平上升，促进卵巢和睾丸激素的合成和分泌，引起人体第二性征的发育，机体生殖功能逐步完善。抑制素抑制FSH和LH的释放，抑制调节男性精子的产生，并在女性的月经周期中发挥重要作用。卵巢同时还产生松弛素，协助机体为分娩做准备。

激素生成细胞

睾丸间质细胞（呈黑眼圈样细胞）分泌睾酮；卵巢内卵泡周围的颗粒细胞（深紫色点状细胞）分泌雌激素。

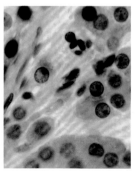
睾丸组织

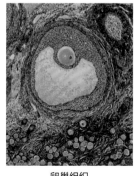
卵巢组织

卵巢产生的激素	睾丸产生的激素
雌激素和孕激素 刺激卵子的产生；调节月经周期；维持妊娠；促使乳房具备泌乳功能；在青春期促进女性第二性征发育	**睾酮** 在胎儿脑中形成"性"的概念；促进出生前睾丸下降；调节精子发生；青春期促进男性第二性征发育
松弛素 怀孕期间促进耻骨联合松弛，增加关节活动性；分娩时促进宫颈扩张	**抑制素** 抑制垂体前叶分泌促卵泡激素
抑制素 抑制垂体前叶分泌促卵泡激素	

其他激素分泌组织

机体许多组织器官在完成其主要功能的同时还产生激素。这些器官包括肾、心脏、皮肤、脂肪组织以及胃肠道。尽管这些器官不像单纯产生激素的内分泌腺（如甲状腺）一般被认为是内分泌器官，但它们在调节生理功能中发挥重要作用。肾脏和心脏产生的激素协助调节血压和血液红细胞的产生。皮肤主要通过产生重要的维生素前体物质——维生素D3为机体提供维生素D。散布在胃肠道黏膜下层和固有层的内分泌细胞分泌多种激素，其中大部分在消化过程中发挥重要作用。胃肠道分泌的激素中包含肠促胰岛素，对多种组织和器官产生影响，近年来得到人们越来越多的关注。肠促胰岛素刺激胰腺中胰岛素分泌，促进成骨作用，促进能量储存，当它作用于大脑时可抑制食欲。科学家们希望肠促胰岛素在未来可以用于治疗糖尿病和肥胖。脂肪组织分泌的瘦素也对食欲有影响，并且可能对体重的控制发挥重要作用，从而成为研究的热点。

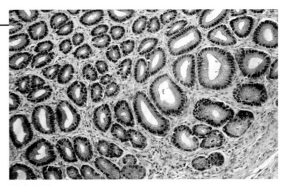

胃幽门腺
这张显微图片显示了胃腺（粉色）的一部分。这些腺体中含有产生胃泌素的内分泌细胞。

脂肪组织除了被动地用于能量储存外，还是一个活跃的内分泌器官，可能在**控制肥胖**及肥胖引起的不利影响中起到**关键作用**。

产生激素的组织
机体许多器官并未归类为内分泌腺，但其中散在细胞团可以释放激素，这些激素调节机体多种重要生理活动。

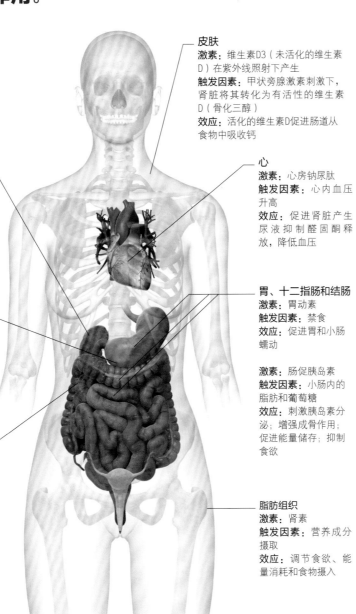

肾
激素：促红细胞生成素
触发因素：血中氧气含量低
效应：骨髓红细胞产生增加

激素：肾素
触发因素：低血压或低血容量
效应：促进肾上腺皮质醛固酮释放；调节血压到正常水平

胃
激素：胃泌素
触发因素：食物刺激
效应：促进胃酸分泌

激素：饥饿素
触发因素：长时间未进食
效应：产生饥饿感，促进食欲；促进生长激素释放

十二指肠
激素：肠胃泌素
触发因素：食物刺激
效应：促进胃酸分泌和胃肠道蠕动

激素：肠促胰液素
触发因素：酸性环境
效应：促进富含碳酸氢盐的胆汁和胰液释放；抑制胃酸分泌

激素：胆囊收缩素
触发因素：富含脂肪的食物
效应：刺激胰酶的分泌；胆囊收缩排空使得胆汁和胰酶进入十二指肠

皮肤
激素：维生素D3（未活化的维生素D）在紫外线照射下产生
触发因素：甲状旁腺激素刺激下，肾脏将其转化为有活性的维生素D（骨化三醇）
效应：活化的维生素D促进肠道从食物中吸收钙

心
激素：心房钠尿肽
触发因素：心内血压升高
效应：促进肾脏产生尿液抑制醛固酮释放，降低血压

胃、十二指肠和结肠
激素：胃动素
触发因素：禁食
效应：促进胃和小肠蠕动

激素：肠促胰岛素
触发因素：小肠内的脂肪和葡萄糖
效应：刺激胰岛素分泌；增强成骨作用；促进能量储存；抑制食欲

脂肪组织
激素：瘦素
触发因素：营养成分摄取
效应：调节食欲、能量消耗和食物摄入

健康知识
激素对血压的调节

神经系统调控血压的突然变化，而血压的长期调节则需要由激素来完成。低血压刺激肾脏分泌肾素，肾素促进血管紧张素产生，血管紧张素收缩动脉使血压上升。肾上腺、垂体和心脏也会通过分泌醛固酮、抗利尿激素（ADH）、心房钠尿肽将升高或降低的血压调整到正常范围。这些激素通过作用于肾脏，调节尿量排出，从而调节机体血容量和血压。

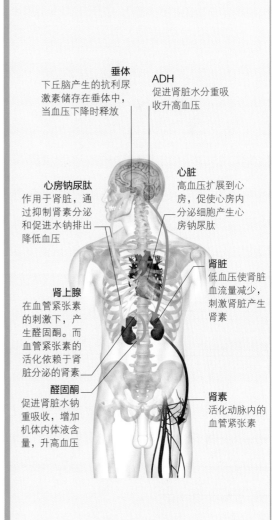

垂体
下丘脑产生的抗利尿激素储存在垂体中，当血压下降时释放

ADH
促进肾脏水分重吸收升高血压

心房钠尿肽
作用于肾脏，通过抑制肾素分泌和促进水钠排出降低血压

心脏
高血压扩展到心房，促使心房内分泌细胞产生心房钠尿肽

肾上腺
在血管紧张素的刺激下，产生醛固酮。而血管紧张素的活化依赖于肾脏分泌的肾素

肾脏
低血压使肾脏血流量减少，刺激肾脏产生肾素

醛固酮
促进肾脏水钠重吸收，增加机体内体液含量，升高血压

肾素
活化动脉内的血管紧张素

生命周期

每个人都是独一无二的，拥有独特的遗传组合。这个部分将追溯一个人整个生命周期中发生的改变，包括从父母遗传的性状开始，经过儿童期、青春期以及老年期，直至最终的死亡过程。

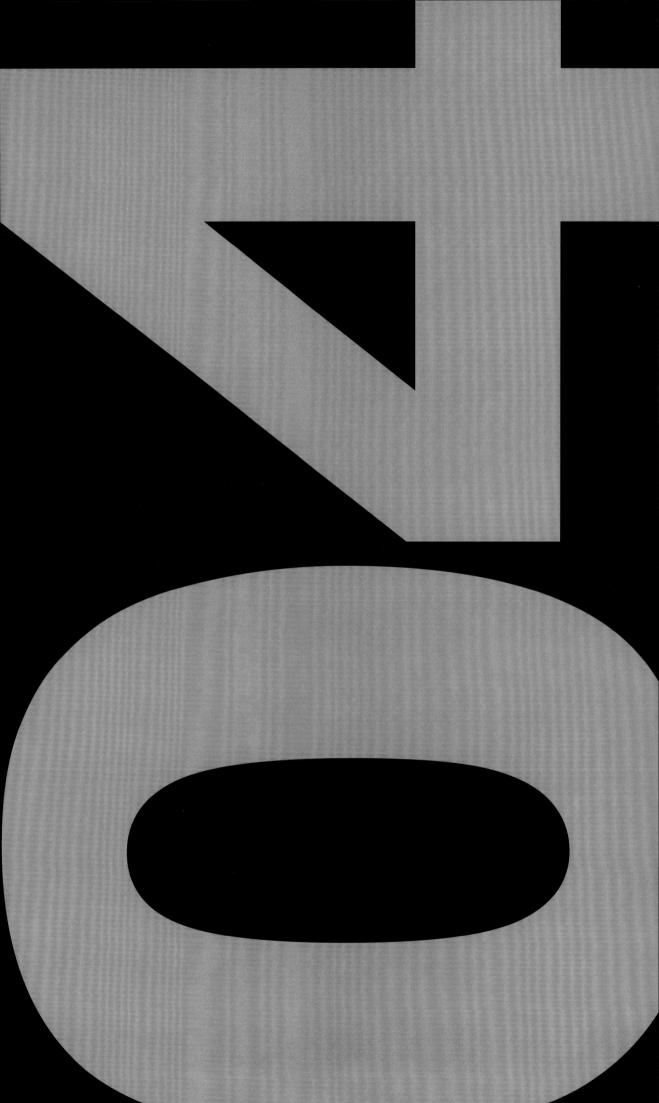

生命旅程

就像所有生物一样，每个人都是由来自父母的成分所创造的。在最终衰老并走向死亡之前，生命经历了从婴儿逐渐发育至能够繁衍下一代的成熟状态的过程。

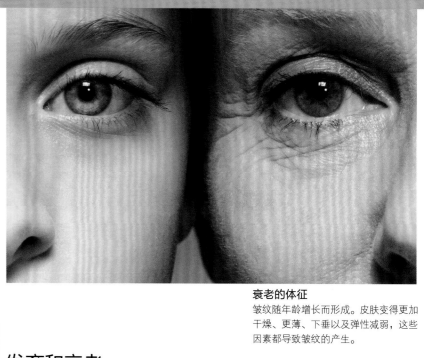

衰老的体征
皱纹随年龄增长而形成。皮肤变得更加干燥、更薄、下垂以及弹性减弱，这些因素都导致皱纹的产生。

从孕育到死亡

受精后，一个包含新的遗传物质组合的细胞团开始发育。胚胎发育过程中，胎儿无论是体积还是复杂程度均有所增加。到出生时，他的器官已经具有各自的功能，而大小和身体比例将随着婴儿的生长继续改变。机体器官的主要改变发生于青春期。在新的激素影响下，第二性征产生，使机体为生育做好准备。女性的生育能力有时间限制。绝经期女性的生殖系统对激素刺激的反应性降低，最终会停止排卵。而男性至死亡前都能够产生精子，尽管其效率会降低。随着人体衰老，组织的修复和再生能力减弱，疾病发生，最终导致死亡。

到2020年，世界上65岁以上老年人的数量将超过5岁以下的儿童，这在人类历史上是第一次。

发育和衰老

对于衰老过程，我们知之甚少。为什么会衰老以及衰老何时发生等都不清楚。有证据表明，在发育期间退行性变化会影响许多细胞成分。细胞是组成器官的基本结构；目前已经证实，已知的影响细胞功能、分裂以及修复的因子，如自由基和紫外线辐射，能缩短细胞寿命，从而影响器官功能。甚至凭肉眼就能发现，某些疾病过程的发生在儿童期就已开始，比如动脉粥样硬化，脂质沉积可发生在儿童期的血管壁内。

细胞的增殖、再生和死亡是生命的必要组成部分，但某些时候细胞的再生能力会发生异常。若细胞再生失去控制，细胞迅速异常增殖将会导致癌症；相反，当细胞完全无法再生时会发生器官的衰竭。

30岁之后死亡率上升，而女性通常比男性存活更久，这可能要归功于绝经前雌性激素的保护作用。年龄相关的细胞功能退化与许多因素有关，但最终的死亡是器官衰竭的结果。

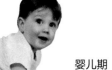

年轻和衰老
婴儿和老人的手在形状和结构上相似，但在大小、肌肉力量、皮肤颜色、质地和纹理等方面则随年龄不同而不同。

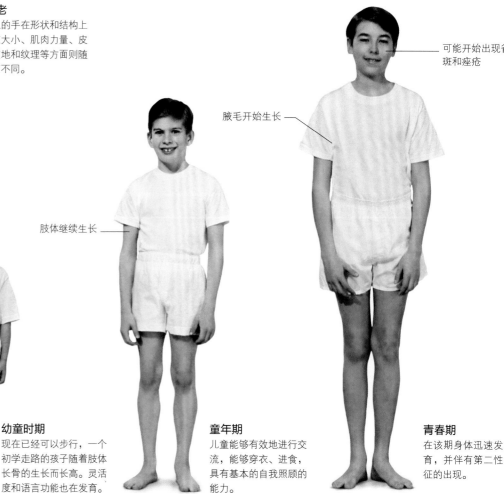

可能开始出现雀斑和痤疮

腋毛开始生长

肢体继续生长

男性的发育阶段
直至青春期末，身体的所有器官和组织都在继续生长。脑的发育产生了早期的运动技能，比如行走和灵巧地使用工具，以及更高水平的功能，如讲话和逻辑思考。中年之后，这些技能随着脑和其他身体组织的退化而退化，比如肌肉变得更加虚弱，对脑的指挥反应性下降。

骨骼肌和肌肉比例开始改变

婴儿期
在第一年，婴儿发展多项运动技能，包括移动：从爬行到拖着脚走，再到步行。

幼童时期
现在已经可以步行，一个初学走路的孩子随着肢体长骨的生长而长高。灵活度和语言功能也在发育。

童年期
儿童能够有效地进行交流，能够穿衣、进食，具有基本的自我照顾的能力。

青春期
在该期身体迅速发育，并伴有第二性征的出现。

平均寿命

平均寿命在世界范围内相差很大，从某些非洲国家低于40岁至日本的超过80岁都有。许多因素造成了这一差异，包括种族和个体遗传倾向、性别、营养状况以及生活方式和习惯等。除此以外，其他因素，如公共卫生以及传染病预防，同样可以影响寿命。在历史上，公共卫生、医疗保健以及医疗状况的改善已使人类平均寿命大大增加。然而，当前在发达国家，肥胖及许多相关疾病，如II型糖尿病、心脏病、癌症等的发生趋势，使这一状况有可能发生改变。

■ 加拿大、澳大利亚、新西兰、法国、意大利、瑞士、瑞典、挪威、冰岛、日本等发达国家平均寿命在80岁以上。其中，日本不仅有最高的平均寿命，还拥有最高的百岁老人比例。

■ 美国及西欧大部分国家，还有南美洲的阿根廷、智利、秘鲁等国家，平均寿命在75~80岁之间。多数西欧国家出现人口老龄化。

■ 平均寿命在70~75岁的有中国、巴西等发展中国家，以及泰国、马来西亚、土耳其、伊朗等国家。

■ 平均寿命在60~70岁的有俄罗斯、埃及、印度、印度尼西亚、蒙古等国家，以及南美洲的部分国家。南美洲平均寿命的差异相对较大。

■ 平均寿命在50~60岁及50岁以下的国家大部分分布在撒哈拉沙漠以南地区。这一地区的平均寿命为全世界最低。

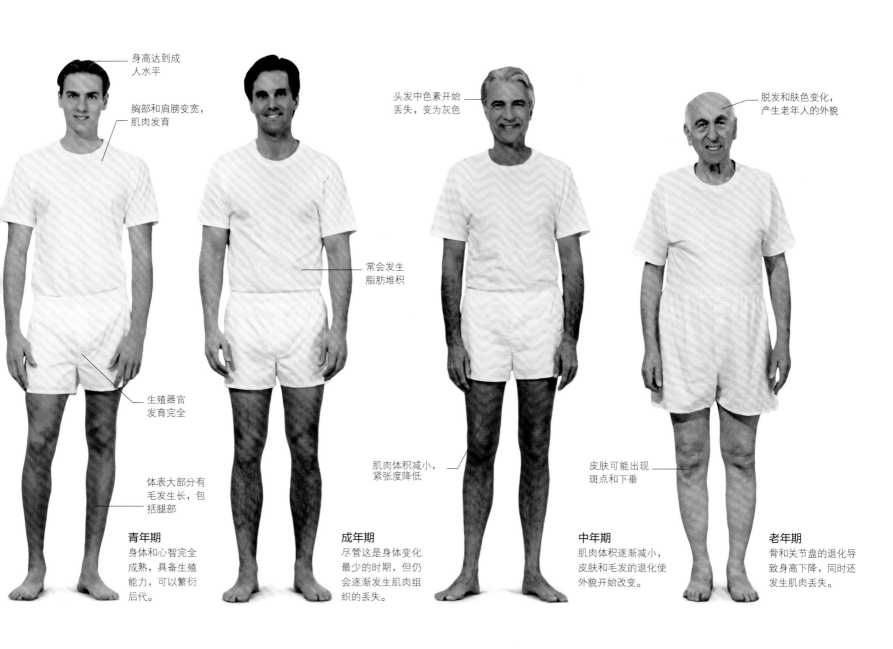

身高达到成人水平

胸部和肩膀变宽，肌肉发育

生殖器官发育完全

体表大部分有毛发生长，包括腿部

头发中色素开始丢失，变为灰色

常会发生脂肪堆积

肌肉体积减小，紧张度降低

脱发和肤色变化，产生老年人的外貌

皮肤可能出现斑点和下垂

青年期
身体和心智完全成熟，具备生殖能力，可以繁衍后代。

成年期
尽管这是身体变化最少的时期，但仍会逐渐发生肌肉组织的丢失。

中年期
肌肉体积逐渐减小，皮肤和毛发的退化使外貌开始改变。

老年期
骨和关节盘的退化导致身高下降，同时还发生肌肉丢失。

遗传

基因遗传的基本数据是位于染色体上基因的独一无二的组合。基因组合在受孕时由父母的基因创造出来，为身体中所有的细胞形态和功能提供了模板。

代代相传

染色体作为独一无二的亲代组合被遗传下来，多数组织中的细胞（二倍体细胞）包含两套染色体，每套为23条。它们通过有丝分裂（详见21页）分开，从而复制出含有相同染色体内容的细胞。然而，生殖细胞（卵细胞和精子）只有一套染色体。当一个卵细胞和一个精子受孕融合时，得到的胚胎细胞又再次包含两套染色体，每套23条，其中一套来自母亲，一套来自父亲。来自父母的性状可能会表达，也可能不表达，这取决于遗传下来的基因以及基因的显隐性（见对页）。某些基因表型是可见的，如发色，但也有一些不可见的基因表型如某种疾病的易感性也可被遗传。细胞分裂期间产生的突变也能遗传。

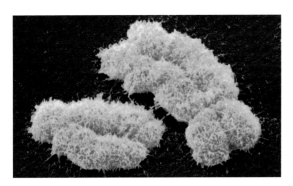

X染色体和Y染色体
性染色体为性发育和性功能提供信息。女性的每个细胞中有两条X染色体（右），男性有一条X染色体和一条Y染色体（左），这是根据它们的基本形状命名的。

生殖细胞的产生

生殖细胞的分裂方式与普通的有丝分裂不同（详见21页）。该过程称为减数分裂，它与有丝分裂的不同之处为：它包含两次分裂，因而产生配子的染色体经过了重组后含量减半。

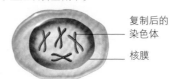

复制后的染色体
核膜

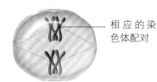

相应的染色体配对

1 准备
细胞的DNA链分开，形成相同的两套染色体对，细胞核膜开始崩解。

2 配对
两套染色体配对后再次分开，配对时遗传物质可能发生交换，使子细胞获得新的组合。

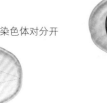

细胞纺锤体
染色体对分开

复制后的染色体

3 第一次分裂
细胞纺锤体将染色体拉开，使形成的两个细胞中各含有每个染色体对中的一条。

4 两个子代细胞
两个子代细胞，每个子细胞中含有一套染色体（与母细胞中的染色体稍有不同）。

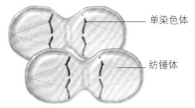

单染色体
纺锤体

染色体
细胞核

5 第二次分裂
染色体再次分开，因此每个生殖细胞只包含一套23条染色体。

6 4个子代细胞
产生的4个细胞只包含单一的一套23条染色体，每套染色体均为来自原始染色体对中的基因的组合。

表观遗传过程

尽管人类基因组图谱已绘制完成，并且部分解释了疾病遗传的模式，但环境因素同样起作用。表观遗传学是研究基因修饰而非DNA序列本身改变的科学。多种被称为表观遗传过程的细胞内的改变，改变了基因活性——实际上它们可以开启或关闭特定基因。尽管每个细胞都包含全套DNA，但每个细胞均从表观遗传水平（epigenetically）使某些基因保持沉默（silence），仅保留用于行使特定功能的基因的活性。然而当该过程被外部环境因子影响时，便可能出现失控生长的细胞，进而形成肿瘤。随着对遗传学认识的增加，科学家们对基因如何被环境影响，以及如何治疗其所最终导致的结果有了更多的认识。

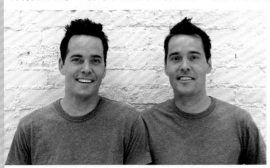

双胞胎研究
对同卵双生双胞胎的研究显示，随着时间的推移，环境因素会影响基因的表达。

基因的组合

尖端技术使得对一个家族中几代人的基因序列进行研究成为可能。这使科学家能够了解某个特定基因的起源，并预测与特定基因有关的某个特性或疾病发生的风险。儿童的遗传物质遗传自他的父母，而其父母的遗传物质又遗传自他们各自的父母，这样便可以一代一代向上追溯。

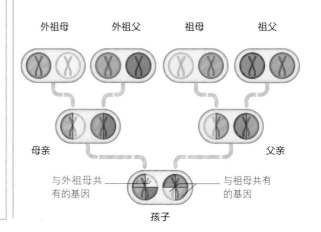

外祖母　外祖父　祖母　祖父

母亲　父亲

与外祖母共有的基因　与祖母共有的基因

孩子

遗传的单位
这张图表向我们展示了基因是如何向后代遗传的，并且通过改组来创造新的组合。

隐性与显性基因

　　一对染色体上的某个基因所携带的信息是否被表达取决于该基因的显隐性。如果两个基因是相同的，该个体可以称为该基因的纯合子；如果两基因不同，则称为杂合子。显性基因抑制隐性基因的表达，因此一对基因中只需有一个是显性即可表现出性状。当一对基因均为隐性基因时，隐性基因的效果才体现出来，但如果只有一个隐性基因，它将受到显性基因的抑制。

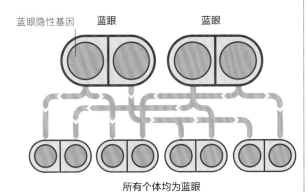

隐性纯合与隐性纯合

当父母双方均为同一隐性基因的纯合子时，由于没有显性基因的抑制，其表型将被表达。这里以蓝眼基因为例，该组合所有后代都将是蓝眼睛。

蓝眼隐性基因　蓝眼　　蓝眼

所有个体均为蓝眼

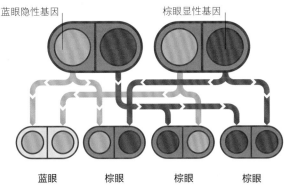

蓝眼隐性基因　蓝眼　　棕眼　棕眼显性基因

隐性纯合与杂合

当父母中一个为隐性基因的纯合子，而另一个为杂合子时（含有一个蓝眼隐性基因和一个棕眼显性基因），后代当中的一半将为蓝眼隐性纯合子，而另一半为棕眼杂合子。

蓝眼　棕眼　蓝眼　棕眼

蓝眼隐性基因　　　　　棕眼显性基因

杂合与杂合

当父母双方均为棕眼杂合子时，一半后代将为棕眼杂合子，四分之一的后代遗传两个隐性基因成为蓝眼纯合子，四分之一的后代遗传两个显性基因成为棕眼纯合子。

蓝眼　棕眼　棕眼　棕眼

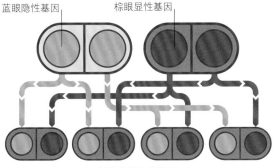

蓝眼隐性基因　　棕眼显性基因

显性纯合与隐性纯合

当两个纯合子个体，其中一个为蓝眼隐性纯合子，另一个为棕眼显性纯合子时，他们的所有后代都将是棕眼杂合子。

所有个体均为棕眼

伴性遗传

　　由于男性只有一条X染色体，如果隐性表型的基因位于性染色体，这些表现型将表现为伴性遗传。女性含有两条X染色体，因此隐性表型可能会被另一条X染色体上的显性基因抑制，她将成为该隐性基因的携带者。而对于男性，由于只有一条X染色体，基因无论是显性还是隐性均可表达。

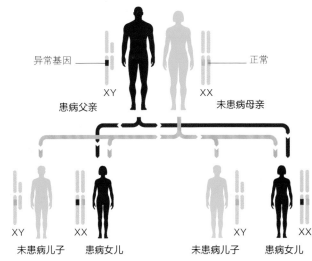

异常基因　　　　　　　　　正常
XY　　　　　　　　　　　XX
患病父亲　　　　　　未患病母亲

XY　　XX　　　　　XY　　XX
未患病儿子　患病女儿　未患病儿子　患病女儿

X连锁显性遗传

"异常"基因位于父亲的X染色体上。该例子表明异常基因为显性遗传。即使有一个正常基因，这个异常基因也会表达。

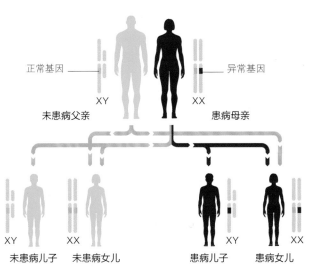

正常基因　　　　　　　　异常基因
XY　　　　　　　　　　XX
未患病父亲　　　　　　患病母亲

XY　　XX　　　　XY　　XX
未患病儿子　未患病女儿　患病儿子　患病女儿

患病母亲，未患病父亲

在该例中，母亲患病。其儿子或女儿有50%的可能遗传异常基因并患病。

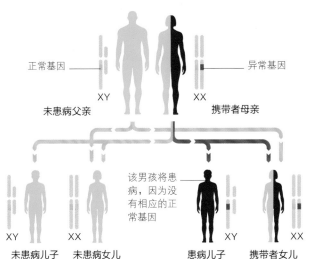

正常基因　　　　　　　　异常基因
XY　　　　　　　　　　XX
未患病父亲　　　　　携带者母亲

该男孩将患病，因为没有相应的正常基因

XY　　XX　　　　XY　　XX
未患病儿子　未患病女儿　患病儿子　携带者女儿

X连锁隐性基因

该例中，父母双方均未患病，但母亲其中一条X染色体上携带异常基因。她的儿子中有一半将患病，而另一半将遗传正常的X染色体。她的女儿中有一半将是携带者，因为她们有一条含异常基因的染色体。

胚胎发育

从受精至妊娠第8周，胚胎由一团细胞迅速生长为一群不同的组织区域和结构，它们在一个可辨认的人形体中发育成器官。

新生的人体结构

受精卵（或胚胎）在24~36小时之内经历细胞分裂变成两个细胞。大约12个小时之后，它分裂为4个细胞并继续分裂，直至成为一个含16~32个细胞的桑椹胚。在细胞分裂期间，胚胎由输卵管送往子宫。大约在第六天，桑椹胚发育成中空的囊胚。囊胚随后植入到富含血管的子宫内膜（子宫内壁）中。

此时，由于染色体上的基因选择性表达，胚胎细胞分化成特定的细胞类型。在囊胚的内细胞团中，胚盘形成，它包括3个原始胚层：内胚层、外胚层和中胚层。这些胚层是人体所有结构的起源。内胚层细胞将形成胃肠道、呼吸道、泌尿生殖道等系统的内壁，以及某些腺体和肝脏等器官的导管部分；外胚层细胞形成皮肤表皮、牙釉质、感觉器官受体细胞以及神经系统的其他部分；中胚层细胞发育成皮肤真皮、肌肉、软骨和骨的结缔组织，血液和淋巴系统以及某些腺体。

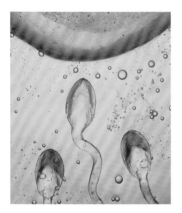

受精
精子到达透明带（卵细胞的外层）。只有单个精子穿过透明带才能使卵细胞受精。

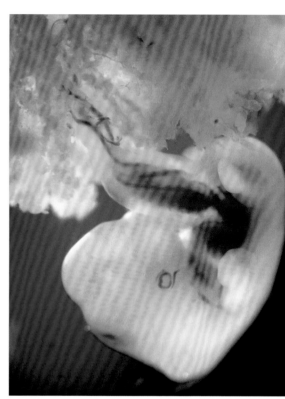

第5周的胚胎
胎儿的外部特征已清晰可见，包括眼、脊椎、肢芽和脐带。扫描可以探测出泵血的心脏，早期的主要器官尽管还没有发育完全，但已位于相应的位置。

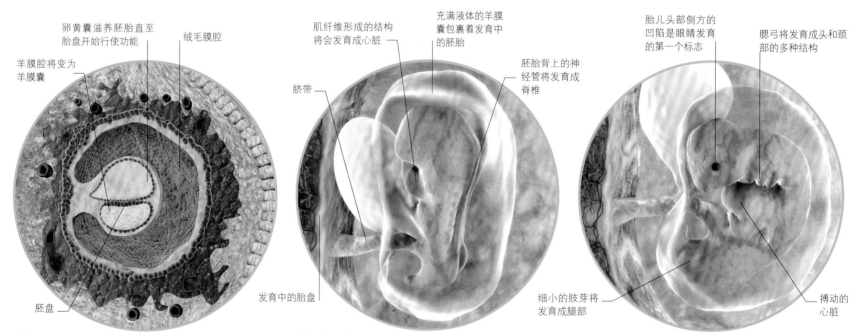

分化
第2周的胚胎已经植入到母体子宫内膜，并已经分化为多种不同的细胞类型。外层正在形成胎盘，通过母体血液提供营养，但此时能量主要来自卵黄囊，卵黄囊随着胚胎的迅速变化而发育。

神经管形成
通过脐带附着在胎盘上，并悬浮于羊膜囊液体中的长3毫米的胚胎已经形成一条神经管，这条神经管将会发育成脊髓。神经管一端膨大的区域将发育成脑，另一端卷曲成尾的形状。心肌纤维以一种简单的搏动的管形结构开始发育。

主要器官形成
到第4周，5毫米长的胚胎，各个主要器官已经形成。心脏重组为4个腔室，能够跳动并通过一个简单的血管系统进行泵血。肺、胃肠道系统、肾、肝脏和胰已全部出现，一个基本的软骨骨骼支持系统已经形成。

（图注，分化图）
羊膜腔将变为羊膜囊
卵黄囊滋养胚胎直至胎盘开始行使功能
绒毛膜腔
胚盘
发育中的胎盘

（图注，神经管形成图）
脐带
肌纤维形成的结构将会发育成心脏
充满液体的羊膜囊包裹着发育中的胚胎
胚胎背上的神经管将发育成脊椎

（图注，主要器官形成图）
胎儿头部侧方的凹陷是眼睛发育的第一个标志
腮弓将发育成头和颈部的多种结构
细小的肢芽将发育成腿部
搏动的心脏

胎盘的发育

胎盘由囊胚的外层发育而来。囊胚是精子使卵细胞受精后发育来的细胞团。胎盘有几项功能。首先它是一层隔膜，可以保护胎儿免受有害物质及母体血液中外来物质如细菌的侵害；其次，膜性结构可以从母体的血液中输送营养和氧气，并排出废物。胎盘还可以分泌维持妊娠所必需的激素。

1 滋养层增殖
囊胚的外层细胞发育为滋养层，滋养层细胞长入子宫内膜的血管中，形成胎盘床。胎儿的血液系统通过胎盘床获得氧气和养料并排出代谢废物。

2 绒毛膜绒毛形成
平滑的滋养层发育出指状突起，称为绒毛膜绒毛。绒毛膜绒毛长入母体的血窦，从而增加接触面积，利于养分运输。随后胎儿血管长入绒毛膜绒毛内。

3 胎盘形成
到第5周时，胎盘已经形成，巨大的绒毛网络深入母体的血池中。胎盘植入之后便会开始产生人绒毛膜促性腺激素（hCG）。

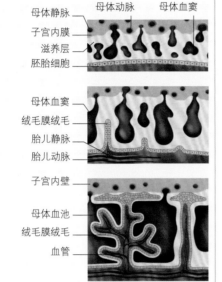

上图标注：
母体静脉　母体动脉　母体血窦
子宫内膜
滋养层
胚胎细胞

母体血窦
绒毛膜绒毛
胎儿静脉
胎儿动脉

子宫内壁
母体血池
绒毛膜绒毛
血管

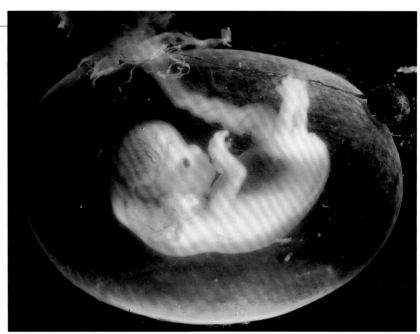

羊膜中的胎儿
图中显示一个8周大的胎儿通过脐带悬浮在完整的羊膜囊内。可见萎缩的卵黄囊（红色）游离于右侧，悬挂于脐带胎盘端的根部。

所有基本的**器官**已经形成，**软骨**开始转化为**骨**，胎儿出现自发性的**运动**。

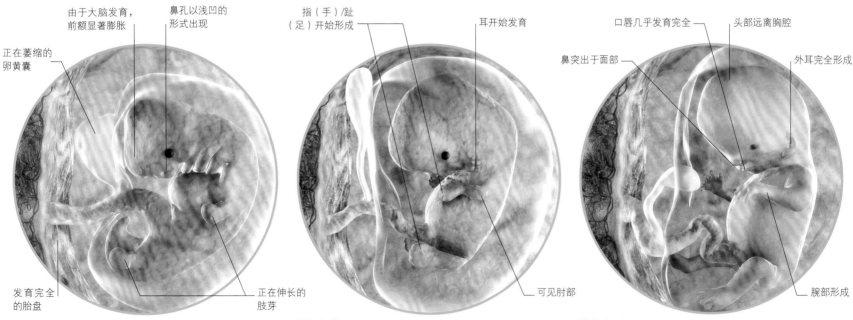

四肢发育
当肢芽发育并增长，早期的"尾巴"被重新吸收后，胚胎开始成为可辨认的人形。神经组织迅速发育为专门的感觉区域，比如眼睛和内耳的耳蜗结构。随着卵黄囊开始萎缩，由胎盘提供的营养逐渐增加。

标注：
正在萎缩的卵黄囊
由于大脑发育，前额显著膨胀
鼻孔以浅凹的形式出现
发育完全的胎盘
正在伸长的肢芽

结构细节
胚胎长23毫米，发育迅速，精细结构逐渐形成。到第6周，手已经形成指，足发育出趾，眼将分化出晶状体、视网膜、眼睑等结构。脑电活动建立，感觉神经逐渐发育。

标注：
指（手）/趾（足）开始形成
耳开始发育
可见肘部

基本人形
现在胚胎长40毫米，有明显的人形，面部可辨，甚至可见指纹的早期细节。主要的内部器官已经形成，软骨开始发育成骨。胚胎出现自发的运动。到第8周末，胚胎改称胎儿。

标注：
口唇几乎发育完全
头部远离胸腔
鼻突出于面部
外耳完全形成
腕部形成

胎儿发育

从第8周直到分娩，胎儿在身长和体重上迅速发育。在此期间，他的身体系统不断发育和演变，直到发育成熟并能在脱离母体后维持自身生存。

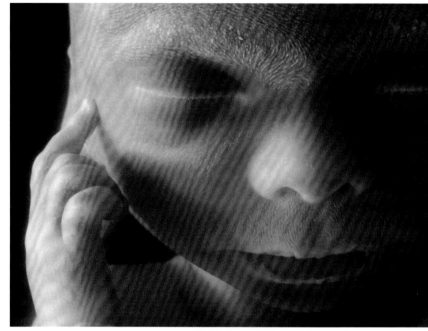

20周的胎儿
皮肤被一层称为胎脂的油腻物质所覆盖，防止皮肤与羊水长时间接触。

生长中的胎儿

胚胎发育成胎儿时就已经具有了清晰的人形。此时，胎儿长为2.5厘米，约一个葡萄大小。经过32周的时间后生长至平均出生体重为3~4千克的婴儿（发达国家），在发展中国家，由于母亲的健康状况不确定，这一数字可能更小。胎儿

12周的胎儿
超声图像显示胎儿心跳、脊椎、四肢甚至某些如面部特征等可辨认的细节。

的生长取决于许多因素，包括母亲的健康状况，胎儿或胎盘的疾病或异常，种族以及家族遗传。一般说来，胎儿可在母亲轻微或暂时的疾病中得到保护，但严重的疾病可能影响其发育。最初胎儿自由漂浮在羊水中。随着发育，他的活动变得越来越受限制，直到充满整个伸展的子宫腔。早期，生长主要集中在器官大小、身体长度以及结构上，而脂肪沉积则发生在后期。骨的生长依靠长骨两端生长板中细胞的分裂。神经系统的特异细胞如视网膜细胞变得更加精细。随着感觉传入的增加，脑细胞开始集合处理细节信息。

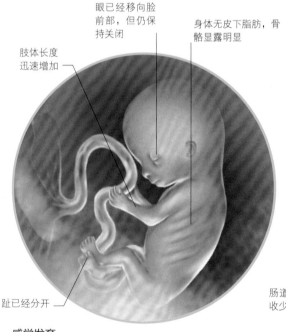

肢体长度迅速增加

眼已经移向脸前部，但仍保持关闭

身体无皮下脂肪，骨骼显露明显

手更加灵活，胎儿能够吸吮自己的拇指

在脑部，神经细胞正在从中央向外部区域生长

女婴卵巢已经从腹部下降至盆腔

指甲开始生长

趾已经分开

肠道可以吸收少量羊水

皮肤被称为胎毛的纤细毛发和胎脂覆盖

感觉发育
胎儿重45克，长9厘米。胎儿活跃并且能伸展和测试肌肉。胎儿眼睛关闭，但是脑和神经系统已发育至胎儿能感受手和足上的压力。胎儿还能对这些刺激做出开握拳头和卷曲脚趾的反应。

吸吮、呼吸和吞咽
到这一阶段，胎儿已经能进行吞咽动作，并能摄取羊水，羊水随后被身体吸收。肾功能启动，净化血液并通过膀胱和尿道将尿液排至羊水。呼吸运动发生。胎儿还能用手找到自己的嘴并能吸吮拇指。

胎动
胎儿长15厘米，重300~400克。胎儿非常活跃，母亲的子宫壁有扑动感（胎动）。（在耻骨上方能触摸到子宫顶部。）胎儿手指和脚趾上独一无二的指纹已经完全形成，心血管系统发育完全。

第11周

第14周

第19周

胎盘如何工作

胎盘为生长中的胎儿提供养分，如葡萄糖、氨基酸、无机盐和氧气，并清除代谢废物如二氧化碳。胎盘在胎儿和母体血液间提供屏障作用，它允许以上分子通过，而保护胎儿免受母体的废物、代谢变化以及细菌的伤害。胎盘还分泌激素，包括雌激素、孕激素以及绒毛膜促性腺激素（hCG）。在妊娠晚期，某些母体抗体可通过胎盘，给予胎儿对感染的一些被动免疫，但胎盘也能阻止母亲的免疫系统将胎儿识别为外来物而攻击。

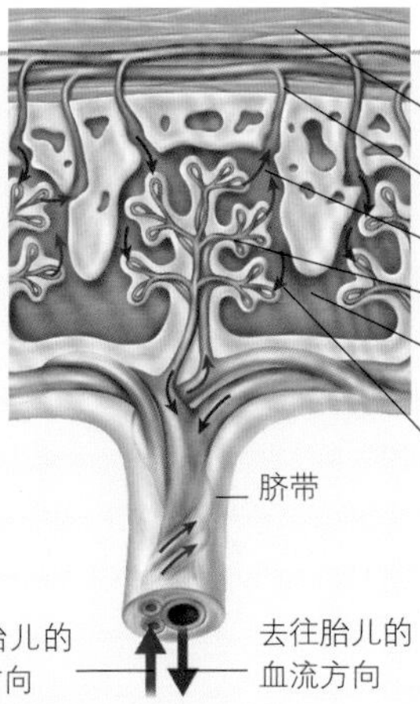

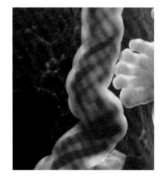

- 子宫肌层
- 母体血管
- 废物的流向
- 胎儿血管
- 绒毛间隙中的母体血液
- 养分的流向
- 脐带

养分的交换
养分和废物通过胎盘血管壁发生交换。

来自胎儿的血流方向 ← → 去往胎儿的血流方向

连接和营养

这条15厘米长的脐带将胎盘的血管与胎儿血液系统连接起来，使养分流入和废物流出得以进行。与多数成人血管不同，脐静脉供应含氧丰富的血液及养分，而两条脐动脉将含二氧化碳丰富的血液及代谢废物运向胎盘。脐带的异常包括脐带过短、过长或只有一条动脉。脐带异常与多种胎儿畸形相关。脐带上几乎没有感觉神经。出生后脐带被切断。

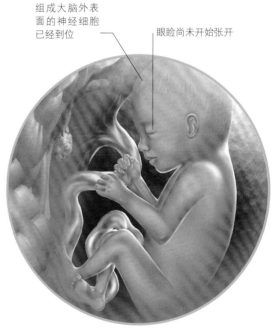

脐带生命线
脐带的血管被一种称为华顿氏（Wharton）胶质的凝胶状物质隔绝保护。

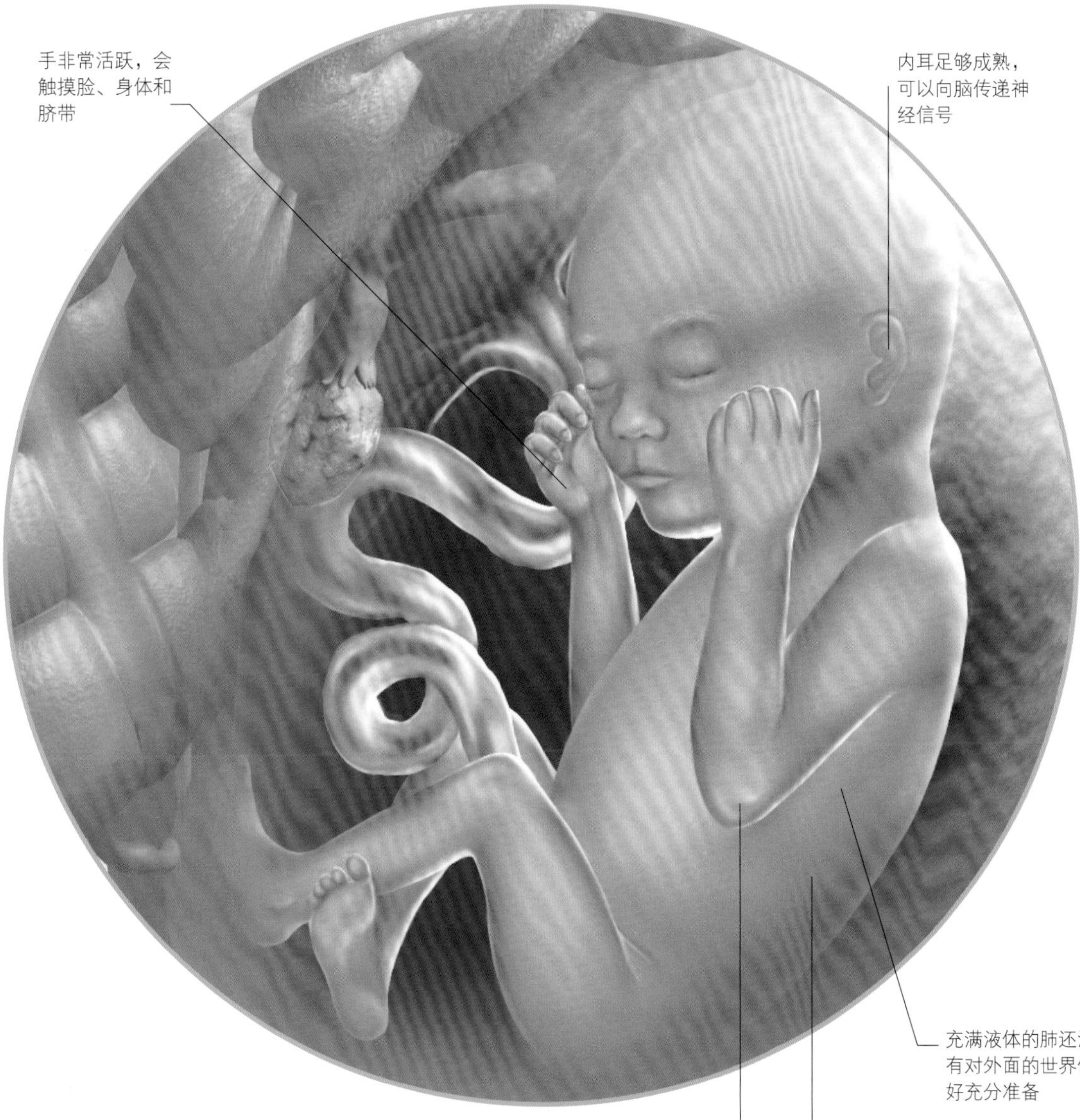

从第22周开始，早产儿将有存活的机会。
这一机会早期较小，但会随着胎儿的生长而不断增加。

手非常活跃，会触摸脸、身体和脐带

内耳足够成熟，可以向脑传递神经信号

组成大脑外表面的神经细胞已经到位

眼睑尚未开始张开

存活的可能

从第22周开始，早产的胎儿虽小但却有不断增加的存活机会。虽然大部分身体系统已发育至足够脱离母体生存，但这一阶段最大的问题来自呼吸系统。虽然呼吸反射已经形成，但肺还没有完全成熟。

此时身体中的每一块骨中都含有能产生红细胞的骨髓

皮肤下面身体的脂肪层开始储备；脂肪有助于神经系统的发育

充满液体的肺还没有对外面的世界做好充分准备

对运动和声音做出反应

胎儿被心跳声、血流声、肠鸣音等持续的母体内部噪声所环绕。他们对外部噪声或运动具有反应性，反应时心率加快，自身运动增加（母亲有被"踢"的感觉）；或者相反，在被安抚时运动减少。随着平衡机制发育，胎儿开始能觉察位置变化。

接近足月

最后3个月的发育更像是一种巩固的过程，因为胎儿的器官已经形成但需要进一步成熟。胎儿继续完善多种活动和功能，包括运动、呼吸、吞咽以及排尿。肠表现出节律性运动。肠内容物中包含称为胎便的无菌内容物（由羊水、皮肤细胞、胎毛以及胎脂构成），胎便一般在分娩后排出。胎儿在此阶段脂肪储备迅速增加，肺部也将发育达到成熟，这样即使发生早产，胎儿也能进行呼吸。感觉变得更加敏锐——眼睛（能觉察简单的光线强度）将张开，耳朵收集到熟悉的声音——胎儿还表现出对周围环境以及母亲状态的感知。如果母亲放松，胎儿也将会愈加放松；如果母亲感到焦虑和不安，胎儿也会对此作出反应。

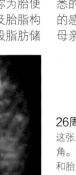

26周的胎儿
这张4D超声图像给我们提供了全面观察胎儿的视角。它显示了胎儿头部、躯干、四肢，以及脐带和胎盘。当胎儿移动时（时间是第四维度），他的运动和结构发育情况也能得到评估。

展示脑电活动的**脑电波**
从第6周开始就可以检测到。
到第26周时**快速动眼睡眠**发生
——这通常与**做梦**有关。

突破性进展
奇迹宝宝

高水平医疗护理的不断发展使得早产、过小或患病的新生儿存活率显著提高：现在即使22~23周时出生的婴儿都很可能健康生存。新生儿的全方位护理，包括辅助呼吸、静脉补液和用药、管饲等能够支持新生儿的生存，直到新生儿强壮到能像正常宝宝一样来护理。像心电图仪、血氧仪（用来监测血中氧气水平）等监控设备，以及用来采集血样的静脉或动脉通道是稳定新生儿状态的必要工具。

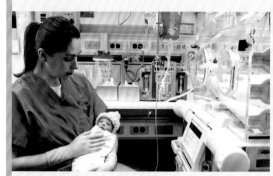

婴儿特别护理病房
恒温箱受到恒温控制，并且装备齐全，从而可以监测早产、低体重或虚弱婴儿的心率、血压、体液和氧气水平、呼吸以及其他身体功能。

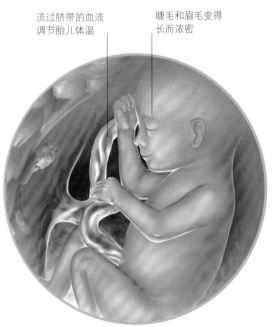

流过脐带的血流调节胎儿体温

睫毛和眉毛变得长而浓密

发育中的眼睛
胎儿长33厘米、重约850克。胎儿已经有了全套的睫毛和眉毛，但上下眼睑完全分开时才能睁眼，这通常还需要一到两个星期。最初的眼睛是蓝色的，因为真正的色素沉着直到后期甚至出生后才出现。

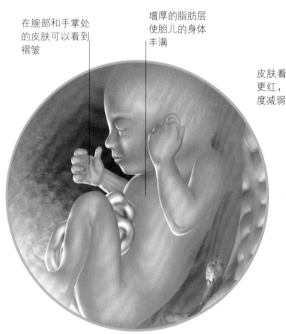

在腕部和手掌处的皮肤可以看到褶皱

增厚的脂肪层使胎儿的身体丰满

成熟中的肺
心率从最初的160次/分略降至110~150/分。肺内皮细胞开始分泌一种物质（表面活性物质），它能在婴儿第一次呼吸时帮助肺扩张。男孩的睾丸将从腹部向下移动并下降至阴囊。

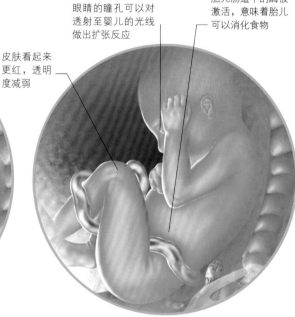

眼睛的瞳孔可以对透射至婴儿的光线做出扩张反应

胎儿肠道中的酶被激活，意味着胎儿可以消化食物

皮肤看起来更红，透明度减弱

皮肤改变和空间限制
在胎儿体重达到1.9千克时，脂肪沉积增加，早期皱纹被脂肪填充从而消失。胎脂和胎毛开始消失，皮肤失去透明度。可供有力运动的空间减少，因此胎儿只能扭动。膈肌的无害性痉挛产生的呃逆可能会导致眨眼和呼吸运动。

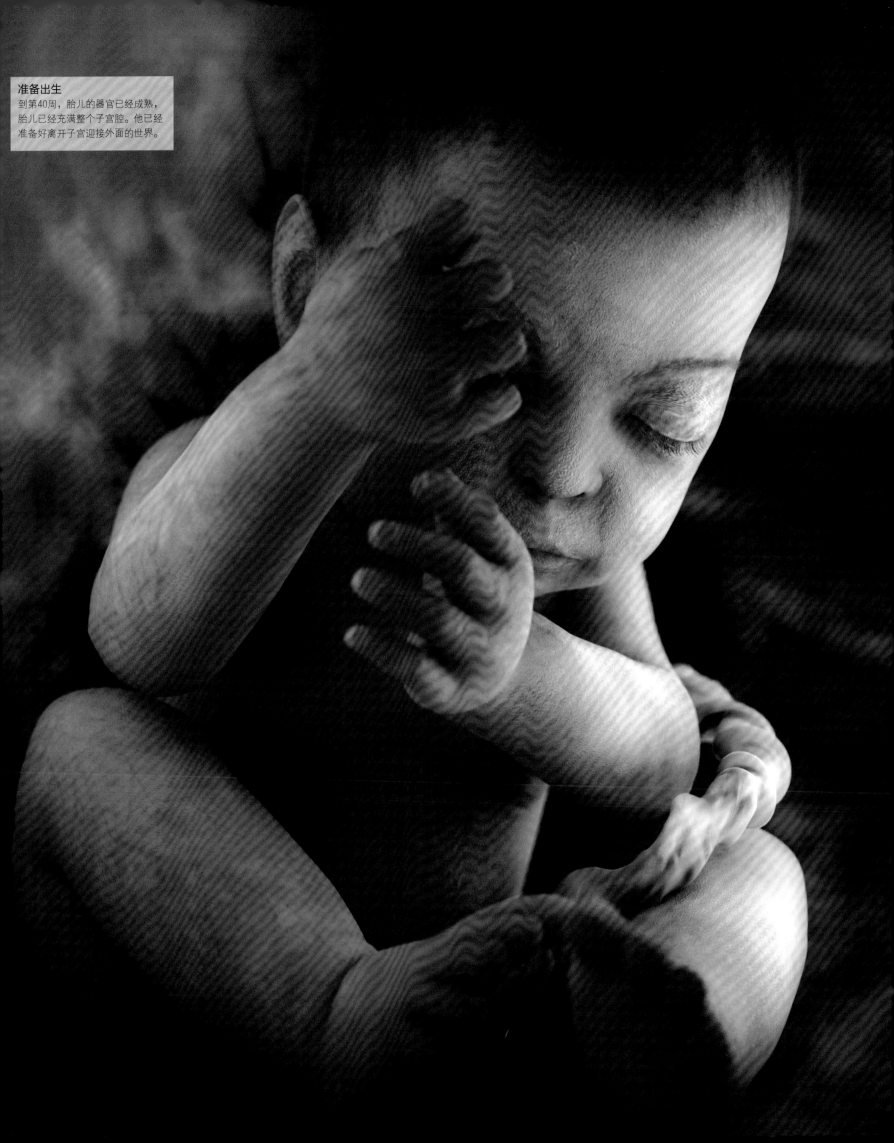

准备出生

到第40周，胎儿的器官已经成熟，胎儿已经充满整个子宫腔。他已经准备好离开子宫迎接外面的世界。

新生儿

婴儿出生后的第一个4周，被称为新生儿期，这是一个充满巨大变化和适应的时期。这也是生命中最为危险的阶段之一，死亡率比任何退休前年龄都要高。

开始来到外面的世界

婴儿刚出生时头部占身体比例较大，并且由于产道的挤压，头部常常变形。新生儿的腹部相对较大，表现为膨隆腹，而胸部为钟形，直径与腹部相同，因此看起来较小。由于母体激素的原因，婴儿的乳房可能增大，并且有淡白色的乳状物流出。多数新生儿看起来略微发蓝，但当他们开始呼吸时就变为粉红色。有些新生儿长有白色绒毛状的胎毛，它们将在几周或几个月内消失。超过80%的婴儿会有胎记，这是一片含有色素的区域，通常会随着儿童的生长而消失。

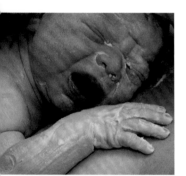

皮肤保护
刚出生时，婴儿娇嫩的新皮肤被一层蜡色干酪状胎脂所保护。胎脂是由皮脂和死亡细胞构成的。

体征	得分：0	得分：1	得分：2
心率	无	<100	>100
呼吸频率	无	缓慢或不规则；微弱哭泣	规则；有力哭泣
肌紧张	无力	四肢可屈曲	活跃运动
反射性反应	无	表情痛苦或啜泣	哭、打喷嚏或咳嗽
颜色	苍白或蓝色	肢端蓝色	粉红色

阿普伽（Apgar）新生儿评分
在出生1分钟和5分钟时对新生儿的健康进行评分。评分标准包括5个方面。最佳得分为10分，等于或小于3分说明婴儿需要立即复苏。

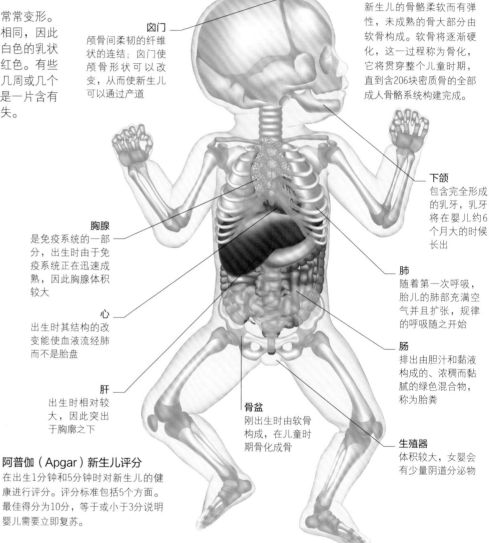

囟门
颅骨间柔韧的纤维状的连结；囟门使颅骨形状可以改变，从而使新生儿可以通过产道

胸腺
是免疫系统的一部分，出生时由于免疫系统正在迅速成熟，因此胸腺体积较大

心
出生时其结构的改变能使血液流经肺而不是胎盘

肝
出生时相对较大，因此突出于胸廓之下

婴儿骨骼
新生儿的骨骼柔软而有弹性，未成熟的骨大部分由软骨构成。软骨将逐渐硬化，这一过程称为骨化，它将贯穿整个儿童时期，直到含有206块密质骨的全部成人骨骼系统构建完成。

下颌
包含完全形成的乳牙，乳牙将在婴儿约6个月大的时候长出

肺
随着第一次呼吸，胎儿的肺部充满空气并且扩张，规律的呼吸随之开始

肠
排出由胆汁和黏液构成的、浓稠而黏腻的绿色混合物，称为胎粪

骨盆
刚出生时由软骨构成，在儿童时期骨化成骨

生殖器
体积较大，女婴会有少量阴道分泌物

刚刚出生
在发达国家，新生儿的平均体重为3.4千克，平均体长（从头顶后部至脚跟）为50厘米。

循环系统改变

当在子宫内无法自己呼吸和进食时，胎儿通过脐带从流经胎盘的血液中获取营养物质和氧气，并排出包括二氧化碳在内的代谢废物。胎儿的血液系统通过脐带运输血液，同时能保证大部分血液绕过未成熟的肝和肺。出生时，随着第一次呼吸的进行，肺开始膨胀。压力的改变使得流经肺的血液增加并且关闭那些特殊的通道，使婴儿过渡到自主呼吸。

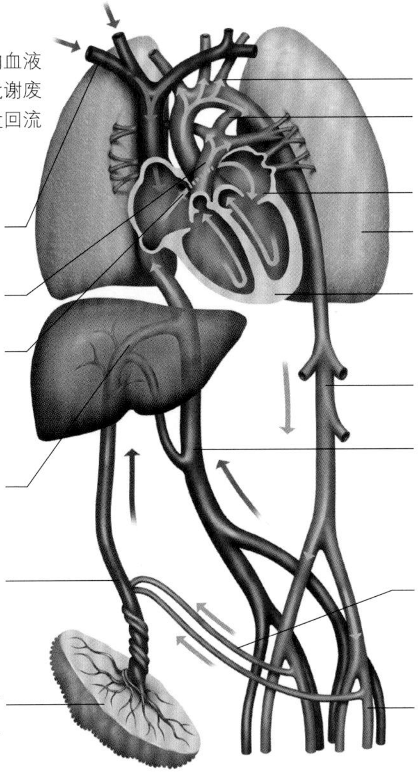

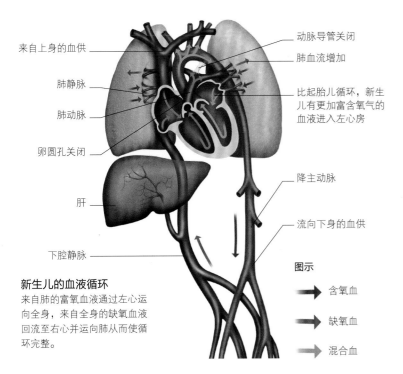

胎儿循环
富含氧气和营养物质的血液通过胎盘供应，包含代谢废物的缺氧血液通过胎盘回流并获得氧气和养料。

来自上身的血供
肺动脉
卵圆孔是心房之间的窗口，是一条血液由胎盘流向胎儿的捷径
静脉导管连接脐静脉和下腔静脉
脐静脉携带所有的营养物质和溶解的气体
胎盘连接了母亲和胎儿的血液循环

通往上身的血供
动脉导管使脐血绕过肺
左心房
左肺
心
降主动脉
下腔静脉
脐动脉将代谢废物和缺氧的血液运回胎盘
通往下身的血供

来自上身的血供
肺静脉
肺动脉
卵圆孔关闭
肝
下腔静脉

动脉导管关闭
肺血流增加
比起胎儿循环，新生儿有更加富含氧气的血液进入左心房
降主动脉
流向下身的血供

新生儿的血液循环
来自肺的富氧血液通过左心运向全身，来自全身的缺氧血液回流至右心并运向肺从而使循环完整。

图示
→ 含氧血
→ 缺氧血
→ 混合血

切断脐带

脐带在胎儿出生后将继续搏动超过20分钟以保持婴儿的氧气供应，以及保证胎盘的血液供应直到其失去作用。在这之后，脐带可以被安全地夹紧或系住然后切断——这不会引起疼痛，因为脐带上几乎没有神经。出生时，脐带平均长约50厘米，通常有2~3厘米长的残端会被留在婴儿的脐部。胎盘将在胎儿出生约40分钟时自然排出，不过这一过程也可在分娩时通过注射药物加快。与此同时，可以对婴儿进行哺乳。

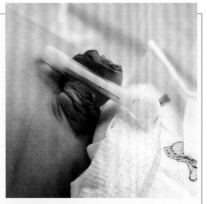

脐带残端
脐带残端将逐渐萎缩变干，在1~3周时自行脱落，留下"肚脐"。肚脐可能内翻也可能向外突出。

新生儿的食物

新生儿本能地寻找母亲的乳房并吮吸。觅食反射使得胎儿会把头朝向触碰他们面颊或嘴唇的物体并开始吸吮。如果置于乳房前，婴儿的嘴将自动张开并将整个乳晕含在口中然后开始吮吸。几秒钟之后，母亲的泌乳反射起作用，乳汁开始排出。甘甜的初乳能帮助抵抗感染，并含有一些"益生菌"以保护婴儿未成熟的肠道。母乳包含理想的营养物质，还包含能抵御感染的抗体。经母乳喂养的婴儿今后也更不容易发生过敏。

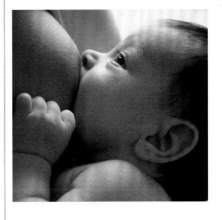

吸吮反射
出生后半小时吸吮反射是最强烈的，而哺乳也能刺激母体激素的分泌，帮助子宫收缩并排出胎盘。

母体外的生活

多数新生儿一天中的大部分时间都用来睡觉，但他们每隔几个小时就要醒来进食。一个正常的婴儿每天要哭1~3个小时。婴儿出生后24小时内应当排尿并且有第一次排便，不过开始几天排出的可能是墨绿色的黏性肠道内容物，也就是胎粪。一旦婴儿开始进食，他们的粪便将变得粗糙并呈棕色，然后变为微黄色。在最初的1~2周内，胎儿体重会减少多达10%，然后逐渐稳定增加。

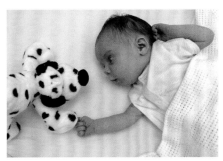

观察和触摸
婴儿很快便开始通过观察和触摸探索这个世界。小婴儿最容易注意20~35厘米远的物体并且喜欢用脸盯着看。口和手对于婴儿的触觉是非常重要的。

童年期

童年期是一个身心不断发展的时期，从一定程度上说，这种时期一生只有一次。伴随着身高和体重的增长，随之而来的是身体和心理机能、对社会的理解以及情绪成熟的获得。

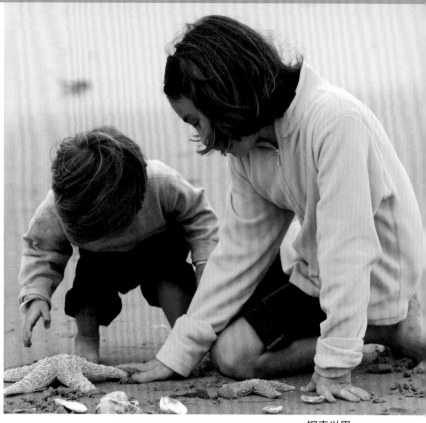

生长和发育

儿童生命的头两年是以身体的快速成长为特征的，在此之后生长速度会逐渐减慢，直到青春期。儿童期，除了淋巴组织萎缩之外，其他所有身体组织和器官的大小和重量都在增加。生长速度和身高很大程度上取决于遗传，因此在一定程度上讲，儿童的最终身高可以通过其父母的身高预测出来。不过，生长和发育也受到儿童所处环境的影响，健康或疾病、营养状况、心智激励以及情感支持都会影响身心发育的结果。

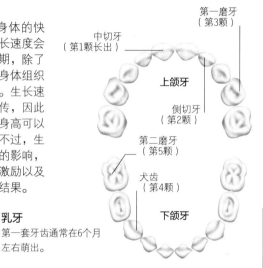

乳牙
第一套牙齿通常在6个月左右萌出。

婴儿颅骨上的软骨性关节有助于脑的迅速发育。新生儿脑的大小约是成年时脑体积的四分之一，但是到3岁时，它已经达到其最终体积的80%。尽管出生时大部分神经元已经形成，但是它们之间的连接受限，它们的互相联络将会继续发育直到成年。儿童期牙齿的发育表现在乳牙被恒牙替换，恒牙自牙龈下长出。

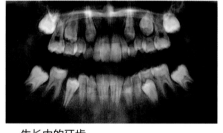

生长中的牙齿
在大约6岁时恒牙开始长出，乳牙脱落。到13岁时，一整套恒牙（除了智齿）将全部长出。

探索世界
每个儿童都对世界有着天生的好奇心，并从任何吸引他注意力的事物中学习。

一旦儿童到达某一**发育里程碑**，实践和热情将**推动**他前往下一阶段。

身体比例的改变

出生时，婴儿的头部相对较大，占身体总长的1/4~1/3，而成人的头仅占身高的1/8。另外与面部相比，婴儿的头颅也相对很大。婴儿的躯干约占其身体总长度的3/8，这与成人相同，不过他们的肩部和臀部非常窄，四肢也比较短。这些都意味着随着婴儿的生长，他们身高和体重增长均伴随着身体比例的显著变化。躯干在整个儿童期稳定生长，而头部增大不明显，尽管面部相对于颅骨来说变得更大，四肢在比例上变得更长，并且生长迅速。在儿童期，腿部长骨的生长对于身高的增加起到很大的作用。两岁前是生长最快的时期。普通婴儿在第一年长高约25厘米，体重增加为出生时的3倍。两岁之后生长速度开始下降，并稳定在每年增高6厘米的速度直到青春期（详见408页），最终在18~20岁时停止生长。

头身比例
新生儿的头部已经接近成人大小，而四肢相对较短。随着婴儿生长，身高和体重增加，头身比例发生改变。

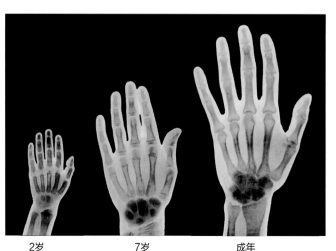

发育中的骨
随着儿童生长，骨骼中的软骨逐渐转化为骨。成年人的腕部由8块骨组成，它们是由儿童期软骨逐渐发育来的。

2岁　　7岁　　成年

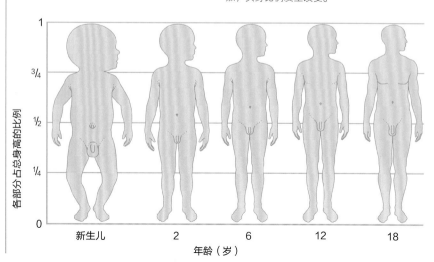

各部分占总身高的比例

1
3/4
1/2
1/4
0

新生儿　　2　　6　　12　　18

年龄（岁）

发育的阶段

儿童各方面技能和能力的获得是由发育里程碑（developmental milestone）评价的。这些可以看成是未来发展的垫脚石——儿童在跑之前必须先学会走路，在组织句子之前必须学会理解和说简单的词汇。一旦儿童到达某一特定的里程碑，实践和热情将推动他前往下一阶段。每个儿童都是独特的，他们的发育速度不同，因此即使是兄弟姐妹，他们到达某一阶段或习得某一技能的年龄也会相差很大。某些儿童会略过某一阶段而直接进入下一阶段，

一个在某方面领先的儿童可能会在其他方面落后于别的儿童。环境的改变，尤其是压力和家庭事件（比如有了新的婴儿或搬家）可能会推迟到达下一里程碑的时间，但如果给予时间和支持，多数儿童能很快适应。下面是一个关于儿童到达发育里程碑的平均时间的指南。

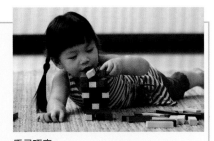

游戏的重要性

游戏绝不是没有价值的活动——它对于身体、心理及社会技能的获得十分重要。与被动的娱乐不同，游戏需要参与、想象以及智谋。装扮游戏激发创造力和理解力，而与其他儿童一起游戏则促进交流和社会技能。对于父母，站在儿童的水平与他们游戏是给予他们情绪安全感和加强与他们联系的最好方法之一。

手灵巧度
儿童很早便发展出抓握和操纵物体的能力。他们逐渐学会完成越来越复杂的动作。

年龄（年）

| 0 | 1 | 2 | 3 | 4 | 5 |

运动功能

婴儿出生时的许多身体反应是非自主的，多为反射活动，比如吸吮反射。逐渐地，婴儿稳定地向有目的的主动活动过渡，按照抬头、翻身、爬行、站立行走的顺序进行学习。平衡力和协调性平衡发展，使得儿童最终学会更高级的活动，如骑自行车和写字等高度复杂的运动技能。

- 抬起头和胸
- 将手送向嘴
- 用手抓握物体
- 把手伸向物体
- 翻身
- 用脚支撑体重
- 爬行
- 扶着家具行走
- 把物体撞在一起
- 独立吃手抓食品
- 爬上台阶
- 蹲下捡起物体
- 用双脚跳
- 独立行走
- 携带或拖拽玩具
- 开始跑
- 能够踢球
- 走上下台阶
- 能握住并使用铅笔
- 表现出用手偏好
- 能控制排便
- 轻松地跑
- 能骑三轮车
- 翻书页
- 白天控制排尿
- 旋转把手和广口瓶盖
- 画直线和圆圈
- 能用6个方块搭一个塔
- 单足蹦跳
- 能独立穿衣和脱衣
- 能独立上下楼梯
- 能抓住并扔出弹球
- 画基本的形状和图形
- 使用剪刀
- 准确使用铅笔
- 能写词语
- 能用刀叉吃饭
- 独立洗澡

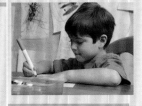

思维和语言技能

讲话和语言的发育对于儿童社交能力的发展非常重要。婴儿在开始说话前很长一段时间就开始理解基本的词语和命令，并且通过模仿迅速学习语言技能。父母或其他婴儿注意的人对他们讲话越多，他们就越有可能变得健谈。随着对世界认识的增加，语言帮助儿童发展思考、推理和解决问题的能力。

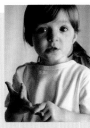

- 听到父母的声音后微笑
- 开始模仿声音
- 开始含糊地说话
- 用手和嘴调研
- 去抓手够不到的物体
- 理解"不""上""下"
- 认识自己的名字
- 对简单的命令做出反应
- 使用第一个词
- 模仿行为
- 开始从杯子里喝水
- 指向指定的物体
- 区分形状和颜色
- 说简单的短语
- 听从简单的指令
- 进行想象游戏
- 使用简单的句子
- 能说出自己的名字、年龄、性别
- 使用代词（"我""你""我们""他""他们"）
- 理解空间位置（"里面""上面""下面"）
- 开始理解数字
- 理解基本的语法
- 开始计数
- 开始理解时间
- 讲故事
- 听从三段式命令
- 理解将来时态
- 能说出名字和地名
- 说出4种或以上颜色
- 可以给图形上色
- 能计数10个以上的物体
- 能够区分现实与幻想
- 理解钱的概念
- 有性别意识

社会和情感发育

婴儿几乎从出生开始就认识自己的妈妈并对她表现出明显的偏好。许多儿童会经历一段对陌生人感到害羞的时期，但大多数儿童乐于与其他人交往。很快他们变得越来越独立并且获得控制自己行为、理解社会规则、合作以及与他人共鸣的能力。

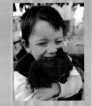

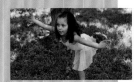

- 进行目光接触
- 认识家庭成员
- 在需要关注时哭泣
- 对母亲微笑，然后是其他人
- 注视面部
- 识别父母的声音
- 对自己的名字做出反应
- 当父母离开时哭泣
- 表现出对人或物体的偏好
- 模仿他人的行为
- 喜欢其他儿童的陪同
- 表现出大胆的行为
- 表现出对其他儿童的喜爱
- 轮流游戏
- 理解占有的概念（"我的""你的"）
- 对新的经历感兴趣
- 与其他儿童合作或协商
- 可能会想象"怪兽"之类的威胁
- 分离焦虑达到高峰
- 希望讨人喜欢和变得像自己的朋友
- 独立性增强
- 喜欢展示技能，如唱歌、跳舞、表演
- 表现出与他人的共鸣

| 0 | 2 | 4 | 6 | 8 | 10 | 12 | 14 | 16 | 18 | 20 | 22 | 24 | 26 | 28 | 30 | 32 | 34 | 36 | 38 | 40 | 42 | 44 | 46 | 48 | 50 | 52 | 54 | 56 | 58 | 60 |

年龄（月）

青少年期和青春期

青春期是童年期和成年期之间的一段过渡时期，该时期以男孩和女孩身体的巨大变化以及性成熟为标志。

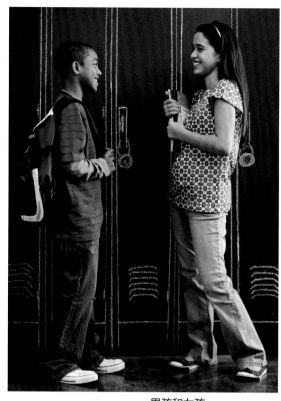

向成熟过渡

在青春期，身体的不断成熟伴随着行为的改变，这些行为改变标志着长大成人的开始。随着青少年逐渐去追求发展他们自己的认同感，与朋友和同龄人的交流变得越来越重要，他们的社会技能也得到了提高。青少年被同龄群体诸如音乐、时尚等兴趣所吸引，并可能与他们的父母变得越来越疏远。他们需要发现自己的个性，在思想和行动上证明自己的独立性，所以，他们有可能开始更多地在同龄群体中证明自己的价值。这使他们更易感到来自同龄人的压力。如果没有强大的认同感和自信，他们很容易沉迷于酒精、毒品、吸烟以及性关系。许多青少年在努力建立自身价值的同时有着复杂的情绪，这可能会带来叛逆和消极影响，这些消极影响包括家庭不和、成绩下滑，以及与当权者的矛盾。此外，由于青春期身体的变化和激素的猛增，青少年时常对他们身体的发育、样貌的改

生长突增
青春期少年在激素的影响下出现生长突增。男孩通常会晚两年进入青春期，但在生长的高峰时期生长得更多。

变以及对异性的吸引感到焦虑。这可能会导致身体意象问题，并进一步导致饮食问题。有了以上这些问题，再加上学业和未来工作所带来的压力，青少年有时很容易给人们喜怒无常和情绪不稳的印象。

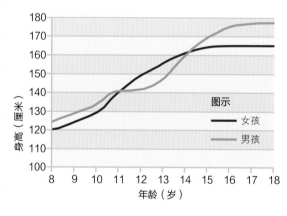

图示
—— 女孩
—— 男孩

身高（厘米）／年龄（岁）

男孩和女孩
一般来说，女孩比男孩提前两年进入青春期。与性成熟年龄不同相对应的是身体和心理发育上的差距。

剧烈变化的激素

青春期激素的急剧增加是引起身体发生巨大变化的主要因素。这一时期身体的变化是人体发生过的最明显的变化。无论男性还是女性，启动青春期的都是一种叫作促性腺激素释放激素（GnRH）的激素，该激素由下丘脑释放。促性腺激素释放激素刺激临近的垂体释放另外两种激素，一种称为黄体生成素（LH），一种称为卵泡刺激素（FSH）。它们通过血流运送并促进性激素的产生——在女孩身体中促进卵巢雌激素和孕激素的产生，在男孩身体中促进睾丸雄激素的产生。这些激素对两性在青春期的所有发育都有影响。雌性激素刺激卵巢开始排卵，并使身体为可能到来的妊娠做好准备。雄性激素促进睾丸开始产生精子。

反馈环
激素的产生受反馈调节，系统中某物质存在的量可以控制其产生的量。

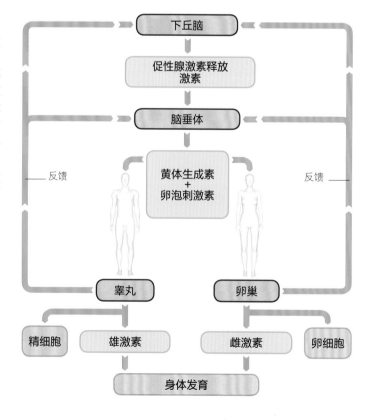

下丘脑

促性腺激素释放激素

脑垂体

黄体生成素
+
卵泡刺激素

反馈 反馈

睾丸 卵巢

精细胞 雄激素 雌激素 卵细胞

身体发育

与青春期有关的**身体发育**是由**脑中的激素**启动的。

复杂的情绪

传统上认为，青春期心情和情绪上的波动与体内剧增的激素水平有关。但现在人们认为性激素在其中并不起主要作用。相反地，现在人们相信，社会和环境影响，以及大脑在成熟时发生的生理改变，对于情绪有着更大的影响。

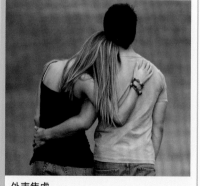

外表焦虑
青春期时发生的生理改变会引起青少年对自身外表以及是否对同龄青少年有吸引力的焦虑。

生理发育

青春期生理变化开始的时间差异较大，通常与父母中相同性别的那位发生生理改变的年龄近似。多数女孩在8~13岁之间进入青春期，多数男孩则在10~15岁之间进入该期。身体的一系列变化在两性中都将持续2~5年，并以生理成熟为告终。多数女孩青春期生理变化在15岁之前完成，而多数男孩为17岁之前完成。

两种性别都有一个与青春期相关的明显的生长高峰。最高时男孩每年能增高达9厘米，女孩每年能增高8厘米（见对页）。尽管刚进入青春期时，男孩一般比同龄的女孩矮2厘米，但当达到成人身高时，男性比女性平均高13厘米。除了身高的快速增长外，青春期时性发育开始，性器官（睾丸和卵巢）生长并成熟，使个体具有生殖能力，并出现第二性征。

不管是男性还是女性，第二性征都包括生殖器体积的增大、腋毛和阴毛的出现，以及痤疮等皮肤改变。另外，女孩还将经历乳房发育、臀部变宽和额外的皮下脂肪的沉积。月经开始，月经通常发生于排卵之前。男孩的喉结变大，声带舒展而使声音变得低沉，肌肉体积增加，额外的体毛和胡须出现。在青春期或青春期后，大多数男孩会经历自发的夜间射精（也叫作梦遗）。

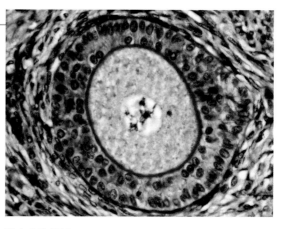

发育中的卵子
女孩一出生卵巢中就含有50万个卵细胞。青春期之后，每月会有一些卵细胞成熟，但通常只有一个会被释放。

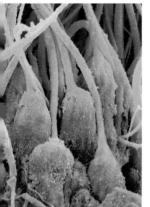

精子的发生
青春期启动了精子的产生。产生一个有运动能力的成熟精子需要72天。

青春期标志着**性发育**的开始，
性器官（睾丸和卵巢）**发育和成熟**
使个体具有**生殖能力**。

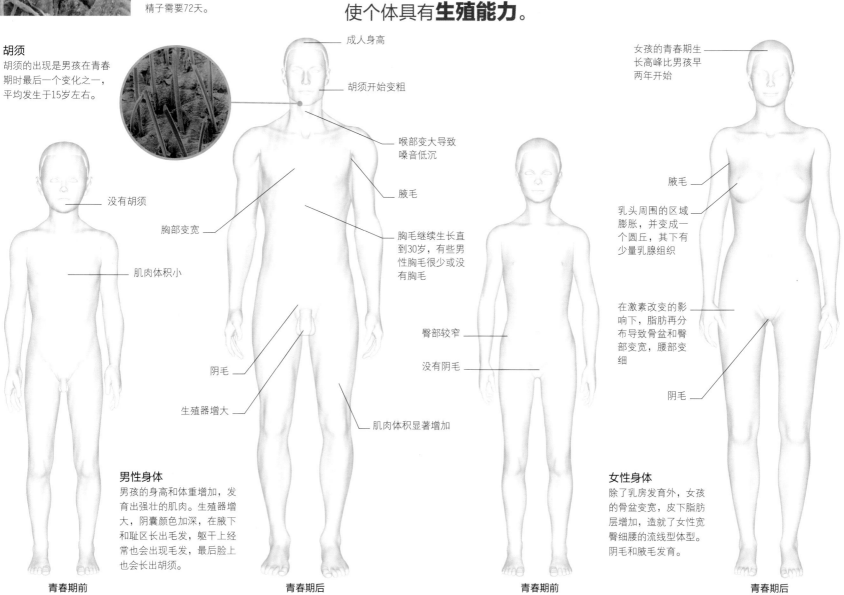

胡须
胡须的出现是男孩在青春期时最后一个变化之一，平均发生于15岁左右。

成人身高

胡须开始变粗

喉部变大导致嗓音低沉

腋毛

没有胡须

胸部变宽

胸毛继续生长直到30岁，有些男性胸毛很少或没有胸毛

肌肉体积小

阴毛

臀部较窄

没有阴毛

女孩的青春期生长高峰比男孩早两年开始

腋毛

乳头周围的区域膨胀，并变成一个圆丘，其下有少量乳腺组织

在激素改变的影响下，脂肪再分布导致骨盆和臀部变宽，腰部变细

阴毛

生殖器增大

肌肉体积显著增加

男性身体
男孩的身高和体重增加，发育出强壮的肌肉。生殖器增大，阴囊颜色加深，在腋下和耻区长出毛发，躯干上经常也会出现毛发，最后脸上也会长出胡须。

女性身体
除了乳房发育外，女孩的骨盆变宽，皮下脂肪层增加，造就了女性宽臀细腰的流线型体型。阴毛和腋毛发育。

青春期前　　　　　　　青春期后　　　　　　　青春期前　　　　　　　青春期后

成年期和老年期

从成年经过中年到老年，这一不可避免的过程伴随着所有身体系统的逐渐变化。尽管有许多可能的因素会对衰老的过程有影响，但科学家仍未完全理解我们为什么会衰老。

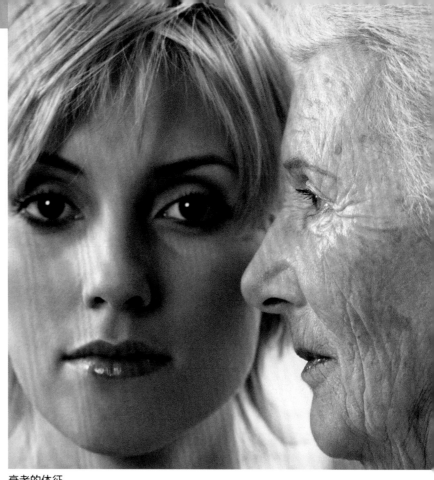

衰老过程

随着我们的衰老，我们体内的细胞经历着进行性的改变，这一改变不可避免地影响了这些细胞组成的组织和器官。在细胞存活期间，它们积累内部的废物，体积增大，变得效率低下。它们越来越不能摄取必要的营养物质和氧气，或者清除代谢废物。由于细胞功能受损，它们再生和修复自身的能力变得更差。逐渐发生的改变包括结缔组织变硬，免疫低下和器官功能的丧失，而结缔组织变硬会导致动脉管壁弹性丧失和皮肤增厚。

随着人们的衰老，他们越来越不能应付生理需要的增加。比如，心脏在运动和应激时增加泵血的能力减弱。同样，肺和肾的功能也在逐渐减弱。身体对有害物质的解毒能力减弱，这意味着老年人要承担更多药物副作用的风险。

随着免疫功能的下降，身体更容易得病，应对疾病的能力也下降。机体修复和再生的功能逐渐减弱，直到机体难以从疾病或小恙中恢复过来。

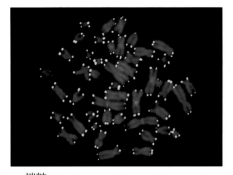

端粒
每条染色体末端的DNA链经过每次细胞复制都会短一点，这限制了细胞分裂的次数，可能与衰老的机制有关。

衰老的体征
也许衰老最常见的外在体征是皮肤出现皱纹和变色，头发变灰。头发变灰是由色素减少导致的。

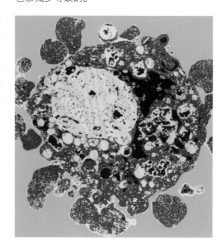

20~35

在此年龄之间，身体的**生物学功能**和**活动能力**到达顶峰。

死亡中的细胞
组织的修复和再生依赖于一个称为"凋亡"的细胞程序性死亡过程。一般来说，细胞以可控的方式死亡并由新细胞替代。衰老后，机体对凋亡的控制减弱，这促使疾病的发生。

代谢和激素

衰老影响激素的产生，也影响靶器官对激素的反应方式。甲状腺激素控制着人体的代谢，其生成水平和身体对它的反应性会随着衰老而下降。同时肌肉组织减少，肌肉组织消耗的能量比脂肪组织更多。这意味着代谢率随着衰老而下降，身体对食物中的卡路里的消耗更少。除非通过锻炼增加肌肉以阻止这一过程，否则老年人身体的脂肪水平更容易升高。从中年开始，身体细胞对胰腺产生的胰岛素作用的敏感性下降，导致血糖水平趋向于缓慢升高，因此老年人更容易得糖尿病。甲状旁腺激素水平的下降影响了身体内钙的水平，这可能会促发骨骼变细或骨质疏松。醛固酮是由肾上腺分泌能够调节机体体液和化学平衡的激素，醛固酮分泌减少可能会影响血压调节。另一种来自肾上腺的激素是糖皮质激素，它是机体在应激时产生的。高水平的糖皮质激素可能会加速衰老相关的改变。女性绝经后雌激素水平显著下降，而男性体内的雄激素下降缓慢，因此男性在老年仍具有生育能力。

绝经

女性卵巢产生的雌激素减少，导致排卵停止，生殖能力丧失，以及绝经，即月经周期停止。这个变化可能持续几年，在发达国家末次月经平均在51岁。绝经后女性易患骨质疏松、心血管疾病以及乳腺癌和子宫内膜癌。

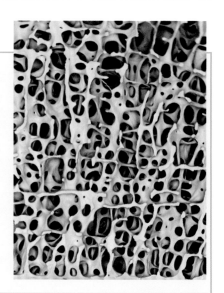

骨质疏松
骨质疏松时，骨密度和强度逐渐丢失，脆弱的骨更容易发生骨折，尤其是髋部和脊柱（详见427页）。

皮肤

　　随着衰老的进行，皮肤表层和皮下脂肪层变得更薄。衰老的皮肤弹性减弱、脆性增强，感觉敏感性减弱，再加上下垂，因此皮肤更容易受伤。皮下组织的血管变得更脆，故皮肤更容易被挫伤。皮脂腺产生的油脂减少导致皮肤更容易干燥和发痒。

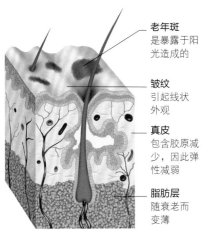

老年斑
是暴露于阳光造成的

皱纹
引起线状外观

真皮
包含胶原减少，因此弹性减弱

脂肪层
随衰老而变薄

衰老的皮肤
衰老的皮肤皮下脂肪和弹性组织减少，腺体产生油脂减少。色素细胞数量减少但体积可能增大。皮肤看起来更加苍白但可能会出现老年斑。

肌肉、骨骼和器官改变

　　肌肉骨骼系统在衰老的过程中发生复杂的变化，包括骨密度下降，关节僵硬，肌肉体积和紧张度的下降。老年人更容易患骨质疏松症。在该病中钙和其他重要的矿物元素从骨骼中丢失，这使骨变得多孔而易碎，骨强度减小，增加了骨折发生的几率。充足的钙和维生素D再加上负重训练能够增加骨强度并改善以上症状。锻炼还能延缓由衰老造成的骨骼肌体积减小，并部分改善关节的灵活度以及年龄相关的关节炎。即便如此，衰老也还是常常伴随着驼背、肌肉无力、敏捷度下降、运动减慢，这将

导致步态改变。感觉和平衡力障碍则会使这一情况变得更糟。心脏泵血的能力随衰老进行性下降，动脉弹性减小，可能会使血压升高，使虚弱的心脏负担进一步加重。由于心脏电传导系统被破坏，心律异常变得更加常见。与此同时，由于气道弹性支持力减弱，肺功能下降，尤其是在65岁之后，这将导致组织供氧减少。

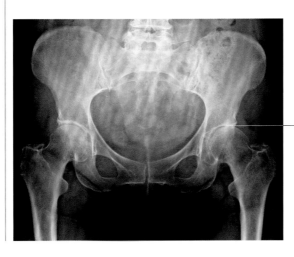

髋关节软骨丢失

骨关节炎
磨损和牵拉逐渐侵蚀关节软骨，并有可能在关节表面相互摩擦的部位造成骨关节炎。随着人们的衰老，疼痛和僵硬变得越来越常见。

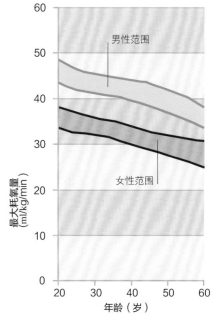

心肺功能
心功能和肺功能都随着衰老进行性下降。因此用于应对额外需要的储备功能减少。

锻炼能延缓衰老造成的**骨骼肌体积**减小，并部分改善关节的灵活度以及与年龄相关的**关节炎**。

脑、神经和感觉

　　如身体其他细胞一样，神经系统细胞的功能也会随着衰老而下降。脑和脊髓的神经元数目减少，余下的神经元也可能积累代谢废物，这些代谢废物会减慢神经冲动的传导速度，影响反射和感觉，妨碍认知功能。视觉和听觉的敏锐度趋于下降，触觉、味觉、嗅觉、平

衡觉以及本体感觉可能受损。良好的生活方式，包括良好的营养条件、体育锻炼以及精神刺激能够改善上述的许多变化。老年人更容易遭遇事故、记忆丧失和饮食问题，总的来说，就是生活质量的下降。尽管老年人更有可能患阿尔茨海默病，但智力衰退和痴呆并不是正常

或不可避免的。大多数人因衰老而变得远视，并需要戴老花镜。视觉和颜色感觉敏感性可能减弱，包括白内障在内的多种眼部疾病变得更加常见。味觉和嗅觉的退化会减少对饮食的喜好并造成营养不良。

听觉衰退
衰老造成的听觉衰退更容易影响高频声音，比如女人和儿童的嗓音或电话铃声。那些早年暴露于巨大噪声的人听觉更易因衰老而发生障碍。

图示
20岁
30岁
50岁
70岁

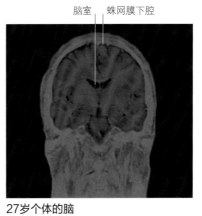

脑室　　蛛网膜下腔

27岁个体的脑
一个年轻人的大脑扫描显示没有萎缩，脑室和蛛网膜下腔体积正常。萎缩是由衰老导致神经元减少造成的收缩。

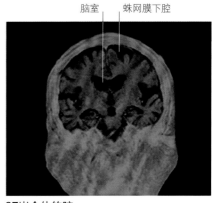

脑室　　蛛网膜下腔

87岁个体的脑
这张扫描显示脑组织有明显的萎缩和丢失，脑室扩张和蛛网膜下腔增大。海马的神经元数目减少，而这一区域是记忆过程发生的部位。

生命的终结

死亡是所有生物学功能的终止，可能由疾病、外伤或缺乏必要的营养物质所导致。除非这些事件发生，否则所有人都将死于衰老。

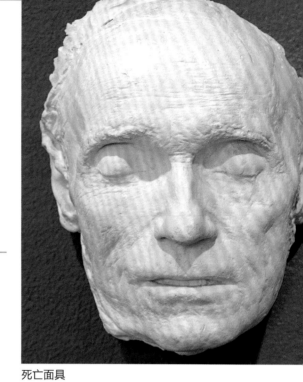

死亡面具
在过去，死亡面具经常被用来记录一个人的样貌。死亡面具通常在人刚刚死亡、面部特征扭曲之前用蜡或石膏浇铸。这是澳大利亚作家（Adalbert Stifter）的死亡面具。

死亡的界定

传统意义上说，死亡意味着心跳和呼吸的停止，并几乎不可避免地伴随着身体不可逆的变质和腐烂。现代医学科技已经使人工维持重要的身体功能成为可能，因此生存和死亡之间的界限正变得越来越模糊。我们现在能够干预一些诸如心跳呼吸停止之类的事件，而这些事件本来是不可逆的，因此，现在死亡被看作是一个具有多种定义的过程，而非结果。临床死亡与死亡的传统定义相同，即心跳和呼吸的生命体征消失，不过在这一状态下个体仍有可能被救活。脑死亡标准是：虽然心肺功能仍能人工维持，但脑永久不可逆性衰竭。脑死亡概念的提出使得存活器官的摘取和移植成为可能。与此类似，当脑被判定再也不能维持必要的生理机能时为脑干死亡。法定死亡是指医生宣布病人死亡，有时可能在宣布脑死亡的同时宣布，有时在临床死亡之后。

122
是**最长寿的人**
Jeanne Calment的年龄。

濒死体验

一些在临床上被宣布死亡后苏醒，或在心跳停止后复苏的人，报告了一套引人注目的相似知觉，这被称为濒死体验。它包括脱离躯体的感觉，穿过一个通向亮光的隧道以及遇到他们过去熟悉的某个人物。这些感觉的体验通常是积极的。一些人认为它们表现了正在死亡的大脑中的生

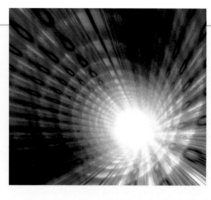

理改变，其他人则认为这是人有来生、能够转世或其他精神现象的证据。

常见幻觉
濒死体验通常以感觉到飘出体外或穿过一个朝向亮光的隧道为特点。

重症监护
随着医学科技的发展，如今生理功能的衰竭已经能够通过人工维持而控制，尤其是通过呼吸机和生命支持系统。

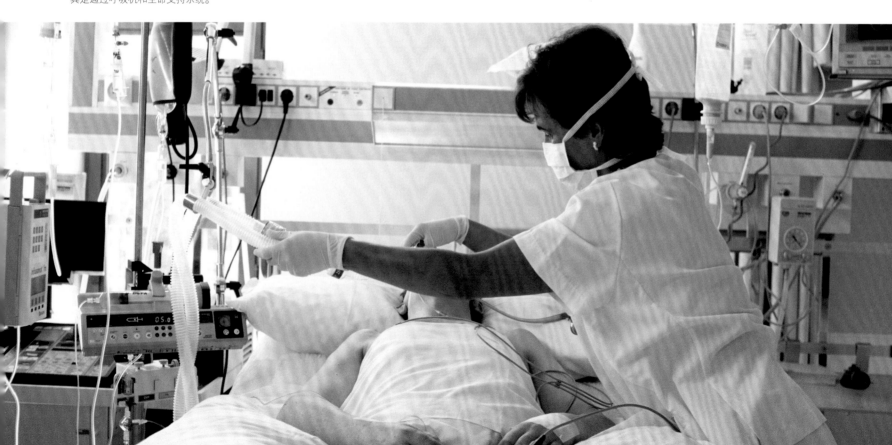

世界范围内	低收入国家	高收入国家
冠心病 12.2%	下呼吸道感染 11.2%	冠心病 16.3%
中风和其他脑血管疾病 9.7%	冠心病 9.4%	中风和其他脑血管疾病 9.3%
下呼吸道感染 7.1%	腹泻病 6.9%	气管、支气管、肺癌 5.9%
慢性阻塞性肺病 5.1%	艾滋病 5.7%	下呼吸道感染 3.8%
腹泻病 3.7%	中风和其他脑血管疾病 5.6%	慢性阻塞性肺病 3.5%
艾滋病 3.5%	慢性阻塞性肺病 3.6%	阿尔茨海默病和其他痴呆 3.4%
结核病 2.5%	结核病 3.5%	结直肠癌 3.3%
气管、支气管、肺癌 2.3%	新生儿感染 3.4%	糖尿病 2.8%
道路交通事故 2.2%	疟疾 3.3%	乳腺癌 2.0%
早产和低出生体重 2.0%	早产和低出生体重 3.2%	胃癌 1.8%

死亡的原因

　　世界范围内，死亡的首要原因是心血管疾病，而该病在很大程度上是可以预防的。比如，科学家已经发现，9个可改变的生活方式因素占心脏病发作危险因素的90%以上，这些因素包括吸烟、肥胖等。与高收入国家相比，低收入国家由传染病造成的死亡数更多。这很大程度上受到贫困的影响，包括营养不足、卫生条件差，以及缺乏医疗设施等。

最常见的死因
该表格展示了世界范围内死因的前10位，并将发达国家和发展中国家的首要死因进行了比较。

死亡之后

　　人体在死亡之后经历许多变化，如果死亡时间不明，这能用于确定死亡时间。一般来说，死亡后的30分钟至3小时之间，体温以平均每小时1.5℃的速度下降，直到与周围环境温度相同。肌肉经历的化学改变使它们变得僵硬，该过程称为尸僵。它从小的面部肌肉开始并向下扩展至手臂和腿部的大肌肉。在较高的温度下和较瘦的人身上，尸僵发生得更快。大约在8~12小时，身体变僵硬并固定在死亡时的姿势。在此之后组织开始分解，僵硬度在接下来的48小时逐渐下降。由于血流停止，血液淤积在身体的不同部位，使之呈现紫色，称为绀。一开始变色的位置会受到身体移动的影响，但6~8小时之后便会固定。最后，细菌和酶开始分解组织，身体在24~36小时之后开始产生异味。皮肤呈现红绿色，身体上的孔开始漏液，腐烂的躯体和体腔中形成的气体可能会使皮肤裂开。太平间所执行的多种措施能防止这些变化，直到死者葬礼结束。

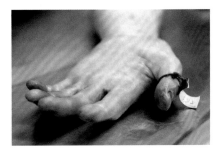

身体变化
死后身体逐渐变凉，与周围环境温度相同，身体暂时变僵硬，关节固定于死亡时的姿势。

死后被**埋入地下**的身体约在**10年**内变为骸骨。

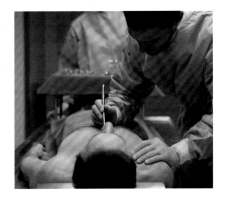

尸检
尸体有可能由病理学家进行医学检查，以便进一步调查并发现死亡原因。

逃避死亡

　　在未来，新技术将被用来修复由于衰老过程造成的损伤，这些技术有可能使人类延长健康寿命的愿望得以实现。研究中较有前途的方法是利用干细胞。干细胞能够无限再生并发育成任何新的组织细胞。这能够再造衰老或患病的器官，从而防止或延缓许多主要死亡原因的发生。这可能涉及到使用自身的干

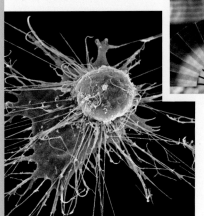

干细胞研究
成人干细胞随着衰老变得越来越低效。科学家希望找到一种方法来代替它们或使它们恢复活力，从而能用于修复衰弱的器官或阻止与衰老相关的损伤。

活得更久
日本冲绳的人们有着世界上最高的平均寿命（82.6岁）。研究表明这与饮食多样化、低压力和高水平的体育活动有关。

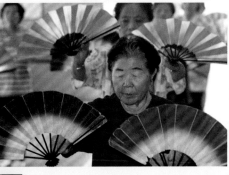

细胞或从别处移植干细胞。其潜在的应用价值包括修复患病的心肌或受损神经，治愈失明和失聪，以及治疗癌症和阿尔茨海默病等疾病。再生医学的其他途径包括控制导致衰老和与衰老有关的主要疾病的基因，靶向作用于身体代谢或激素从而延缓年龄相关的改变，以及研究更多与人类自然寿命相关的因素。比如，对百岁老人生活方式的研究，也许能提示我们如何能活得更久一点。

尽管一个人的**家族史**对他能活多久有影响，但许多**影响寿命**的因素都可由人们**自己控制**。

疾病和功能失调

人体是一个复杂的结构，容易罹患疾病以及功能失调。本篇列举了主要的疾病和功能障碍，从那些不针对单个人体系统的疾病开始，如感染性疾病和癌症，再到机体中每个系统的疾病。

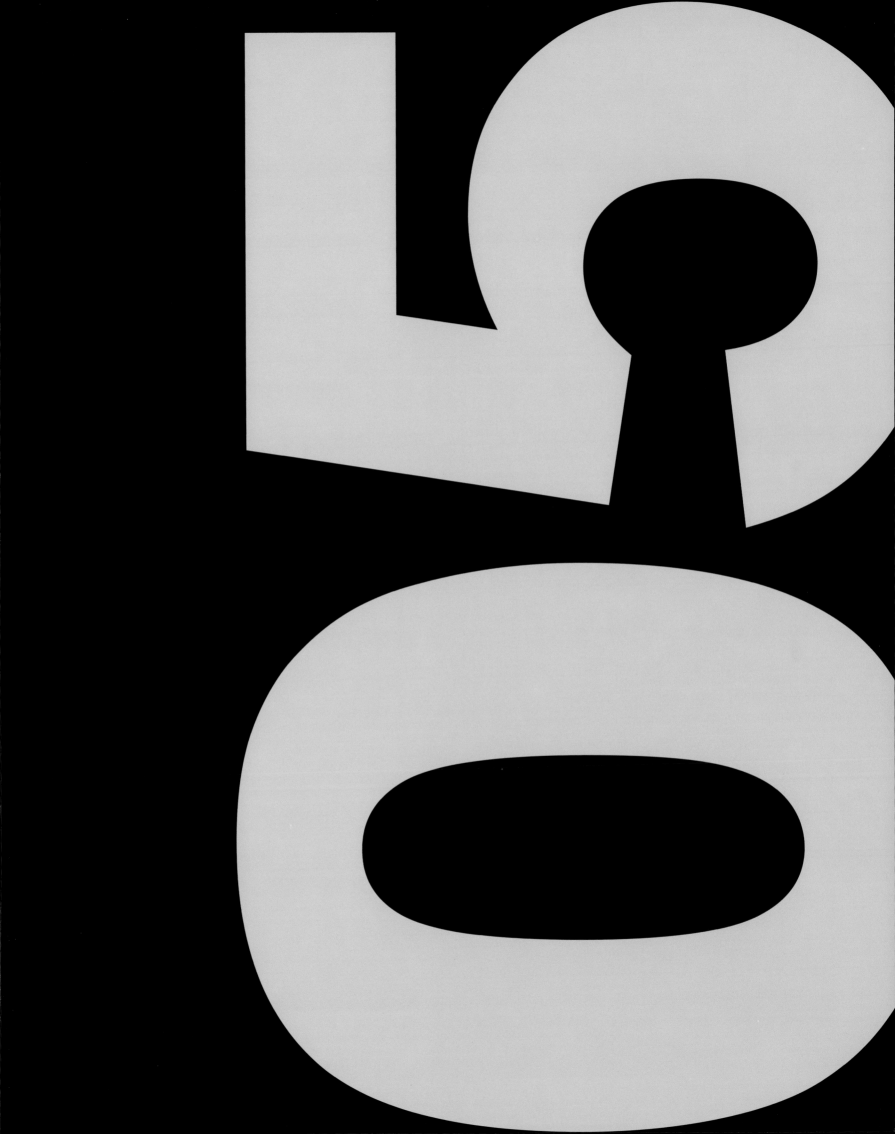

遗传病

基因缺陷和染色体病通常由父母传给孩子。染色体病通常由染色体数目和结构的异常造成。基因病由染色体上携带的一个或多个异常基因导致。

染色体病

染色体是一段盘绕的DNA，是指导细胞生长和活动的遗传物质。人类有23对染色体，每对染色体中一条来自父亲，一条来自母亲。重大的染色体异常将导致严重的缺陷和疾病。任何一条染色体上都可能存在错误，如断裂、片段丢失、片段增加或者易位（片段错误交换）。这通常是由于减数分裂（细胞分裂形成卵细胞或精子细胞）过程中的错误导致的。

唐氏（Down）综合征

整条或部分21号染色体的异常增多可导致唐氏综合征，导致许多系统的异常。

唐氏综合征是可存活的胎儿中最常见的染色体异常。正常父母在配子形成（产生精子或卵细胞）的过程中发生错误，使精子或卵细胞中包含额外的遗传物质，进而导致了该疾病的发生。该错误更易发生于老化的卵细胞，因此唐氏综合征在高龄母亲中更常见。但在大约3%的病例中，唐氏综合征是由于父母其中一方存在一处染色体易位，即一段21号染色体上的片段连接到了另一条染色体上。在此种情况下，唐氏综合征的患病率并不随父母年龄增长而升高。

唐氏综合征可在妊娠早期检测到，出生后可通过血液检测确诊。该病造成学习困难，影响生理表现，造成肢体无力、圆脸、外眼角上斜等特征。患该病的儿童通常需要长期的医疗支持。

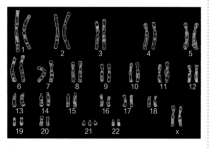

染色体组
唐氏综合征患儿的染色体组显示了造成该病的额外一条21号染色体。

特纳（Turner）综合征

患病女性出生时只携带一条有活性的X染色体而非两条。该病仅发生于女性。

患特纳综合征的女性都有特定的生理特征——身材矮小，子宫和卵巢异常或缺失，不孕。她们的其他器官也可能存在异常，比如心、甲状腺和肾，但这些异常因不同个体而异。该病通常因女孩在正常年龄未进入青春期时被发现。有关的遗传缺陷可能是由于卵细胞或精子产生时发生错误所致。有些病例为嵌合体（有些细胞中存在两条X染色体，其他细胞只有一条）。约98%的特纳综合征患儿因不能存活而流产。该病发病率为1/2500。特纳综合征虽然会造成健康问题，但并不致命。由于患者不能生育，因此该病不能遗传。

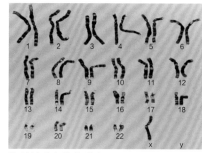

特纳综合征染色体组
该来自特纳综合征女性患者的染色体组显示只有一条X染色体而非两条。

克莱恩费尔特（Klinefelter）综合征

克莱恩费尔特综合征只发生于男孩。它是由于细胞内在正常的X和Y染色体之外多出一条X染色体所致。

由于Y染色体的存在，患Klinefelter综合征的患者均为男性。大约每500个男性中有一个有多余的X染色体。XXY的状态由生殖细胞分裂过程中的异常导致，该异常使得精子或卵细胞有一条多余的X染色体。该异常状态导致在男孩出生时，每个细胞有两条有活性的X染色体而非正常情况下的一条。Y染色体的存在使多余X染色体上的某些基因能够被表达。人们认为这些被称作三倍体的基因导致了疾病的发生。该情况导致一些生理和行为特征，包括由于无精子所致的不育。患者雄激素水平低，经常表现为性格腼腆和身体瘦弱，但在很多病例中该情况并不表现。一些Klinefelter综合征患者能产生精子，可以进行辅助受精。

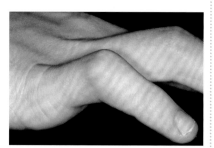

小指弯曲畸形
患Klinefelter综合征的人中经常会发现小指向无名指的异常弯曲。不过，这也有可能在没有任何遗传异常时发生。

羊膜穿刺

羊膜穿刺是一种可以用来检测遗传异常的检测方法。在妊娠的16~18周，在超声引导下利用一个长针头抽取少量胎儿周围的羊水。通过检测在羊水中发现的来自胎儿的细胞，可以获得简单的遗传信息，比如染色体数增加或减少。

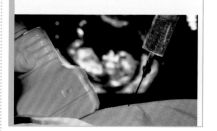

出生缺陷

基因或染色体异常影响可能较小，也可能使胎儿不能成功发育，无法存活至分娩。

出生缺陷比较少见，可能由遗传或环境因素造成。由于有些染色体异常使胎儿不能进一步生长和发育，许多患病胎儿在妊娠早期死亡。流产非常常见，涉及至少1/4的受精卵，其中有很多发生在早期。卵细胞受精时，一系列复杂的遗传物质移动过程中出现的问题和中断可能导致了这样的结果。精卵相互作用的过程中出现错误的比例仍不清楚。

基因病

染色体由成千上万个基因组成。每个基因为某一特定蛋白质的合成提供了蓝图，这些基因是身体行使功能所需要的。这些基因当中的异常导致错误指令被送往正在分裂的细胞。异常基因可以通过遗传传递下去。现在已经发现约4000个由单个基因缺陷造成的遗传病。

隐性遗传病发生于父母双方均遗传缺陷基因时。而显性遗传病在只有一个异常基因被遗传时即可全部或部分表现。

亨廷顿病

4号染色体上的一个异常基因导致亨廷顿病，这是一种造成人格改变、不自主运动和痴呆的大脑疾病。

这是一种显性遗传病，只要个体从父母中的一方获得致病基因，就将会患亨廷顿病。当父母中有一方患病时，子女有50%的可能得病，而该病通常在50岁之后才会表现出来。亨廷顿病是一种大脑退行性病变，造成大脑功能的进行性丧失，通常导致异常运动和痴呆。

该病可通过CT扫描和身体检查得到诊断。相应治疗可以缓解症状。患病风险可以被检测出来，但由于该病无法治疗，并可能只会对很远的未来产生影响，所以很多人选择不进行测试。

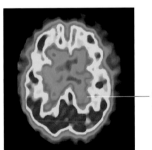

亨廷顿病患者的大脑扫描
这张大脑断面的扫描显示亨廷顿病典型的侧脑室扩张，这会导致脑功能的丧失。
扩张的脑室

白化病

这一名称用于一组遗传病，这些疾病造成皮肤、眼睛和毛发的色素缺乏。

白化病是一种隐性遗传病，也就是说父母双方都需要含有致病基因并传给子女。若父母双方均为携带者，其子女有25%的可能患病，50%的可能为携带者。除非父母已经有一个患白化病的孩子，从而可以确定特定的致病基因，否则产前检查是不可能的。该病通常是控制身体产生色素的基因异常。患白化病的个体视力差，眼、皮肤或毛发中含色素很少或不含色素，从而导致皮肤苍白，毛发颜色浅（可能是白色的），眼睛蓝色或蓝紫色，虹膜薄，在亮光下反射为红色。该病无法治愈，患者被建议远离阳光。视觉问题能在一定程度上得到纠正。

色盲

色盲指在辨别颜色方面有困难。这是一种在男性中更常见的遗传病。

大多数色盲是由X染色体（许多与色觉有关的基因位于该染色体）上的异常基因造成的，该基因在Y染色体上缺乏相应的等位基因。眼睛的视锥细胞对不同颜色敏感，而该异常可造成视锥细胞缺陷。如果致病基因为隐性，那女性只在有两个致病基因时患病。男性则会在有一个致病基因时患病，该基因来自他的母亲，他的父亲给了他Y染色体，而没有遗传给他等位基因。该现象被称为X连锁隐性遗传：由女性携带，在男性中表现。含有两个隐性基因的女性也可患病（一个来自患病的父亲，一个来自携带者母亲）。

8%的男性为色盲，而女性只有0.5%。色盲大多数为红绿色盲，但也有许多其他类型，其中有些会逐渐加重，其他的则保持稳定并且不会造成什么问题。

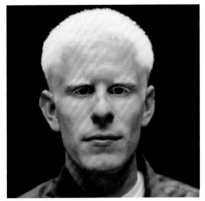

隐性遗传
如果父母双方均携带白化病的致病基因，但都未患病，则他们的子女有1/4的可能遗传两个致病基因。

囊性纤维化

囊性纤维化是一种遗传病，每25个白人中有一个患该病。该病使肺和胰中产生黏稠的分泌物。

囊性纤维化（Cystic fibrosis, CF）是西方影响寿命的遗传病中最常见的一种。父母双方均为携带者时，其子女患病的几率为25%，为携带者的几率为50%。可以对胎儿进行检测，检测其致病基因的携带状态。

相关基因在正常时产生囊性纤维化跨膜调节蛋白，该蛋白在汗液、消化液和黏液的调节方面有重要作用。囊性纤维化以肺中黏稠且脱水的黏液为特征，这些黏液在肺中积聚，容易导致感染，最终造成损伤。胰液的分泌同样受到影响，导致食物中营养物质的吸收障碍。该病的严重程度不一，现代医学技术已经能极大改善患者的健康和寿命。

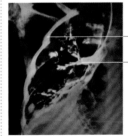
胸廓
支气管中的黏液

囊性纤维化患者的肺
这张胸部彩色X光片显示了一个囊性纤维化患者肺中的支气管。支气管中充满黏液，导致反复的肺部感染。

软骨发育不全

一个异常基因导致骨发育不良和软骨发育不全是侏儒症或身材极端矮小的最常见的原因。

大约每25 000人中有一人患软骨发育不全。由于影响骨生长的基因突变，患者身高通常不超过131厘米，患者的身体比例也因此而改变。软骨发育不全患者有一个异常基因，但其等位基因是正常的。两个异常基因的组合在出生前或刚出生时即可致命。如果父母双方都患有软骨发育不全，他们的子女有1/4的可能无法存活，有1/2的可能也患有侏儒症，但也有1/4的可能身高正常。不过，该病多数病例是由于新突变的产生，而父母双方都没有患病。只要携带致病基因就一定会患病。该病不能治愈，治疗措施较少。

多因素遗传

大多数遗传病是多因素的，也就是说是遗传和环境因素共同作用的结果。基因可能会造成发病或增加发病的几率，而病情的变异性很大。这样的遗传很难通过家族追溯。孤独症是一个多因素遗传的例子，可能由多个基因导致。

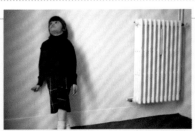

孤独症儿童
孤独症通常在童年期可以得到诊断，患者通常社交能力异常或障碍，有时伴有其他能力异常。

肿瘤

最常见的肿瘤是一个由异常增殖的细胞形成的肿块，这些细胞会播散到它们的正常位置之外。肿瘤并非是单一疾病，而是具有各种不同症状的一大类疾病，这些症状可以由致病基因、衰老或其他未知的致癌因素导致。

良性和恶性肿瘤

肿瘤是一个肿块。恶性肿瘤会侵犯正常组织并扩散到身体的其他部位，而良性肿瘤不会扩散。

肿瘤是一团增殖异常快速且不能执行正常功能的细胞。这些肿块可能是良性的（非癌性的），也可能是恶性的（癌性的），这取决于这些细胞的行为。

一般来说，恶性肿瘤造成伤害的可能性更大，但也并非全部如此。极快的生长和细胞分裂速度、更高程度的细胞结构异常以及具有扩散性的生长方式都提示恶性程度更高。异常增殖和不执行原有功能的细胞会导致良性肿块。但与恶性肿瘤不同的是，良性肿瘤生长缓慢并且不会扩散。

良性肿瘤通常不会迅速进展或导致严重伤害，但若对机体重要结构产生压迫或导致失血则需要进行处理。由于恶性肿瘤细胞会迁移扩散到全身，所以确定肿瘤的良恶性十分重要。可以从肿瘤组织中检取样本，对其细胞活动进行观察检测以确定其是否为癌细胞。许多癌细胞会生成其特有的化学物质，通过检测这些物质及其浓度水平就可以辅助诊断癌症类型。

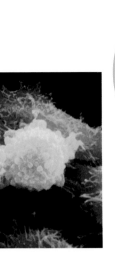

癌细胞分裂
这张放大的图片显示了一个癌细胞分裂形成两个含有受损的遗传物质的细胞。未经治疗的癌细胞生长失控并可扩散到整个身体。

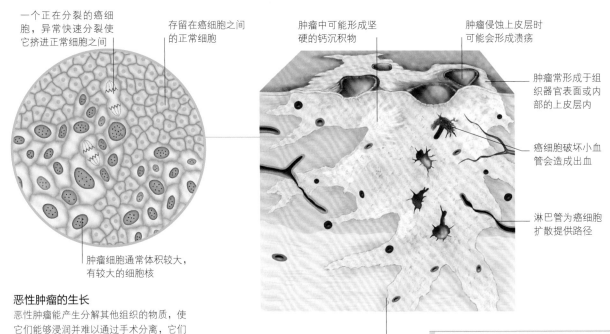

一个正在分裂的癌细胞，异常快速分裂使它挤进正常细胞之间

存留在癌细胞之间的正常细胞

肿瘤中可能形成坚硬的钙沉积物

肿瘤侵蚀上皮层时可能会形成溃疡

肿瘤常形成于组织器官表面或内部的上皮层内

癌细胞破坏小血管会造成出血

淋巴管为癌细胞扩散提供路径

肿瘤细胞通常体积较大，有较大的细胞核

恶性肿瘤的生长
恶性肿瘤能产生分解其他组织的物质，使它们能够浸润并难以通过手术分离，它们可以脱落并随血液和淋巴扩散种植到远处的其他组织器官。

癌细胞形成卷须样结构浸润周围组织

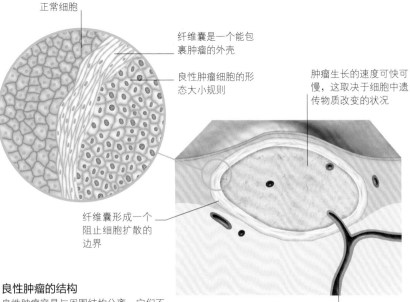

正常细胞

纤维囊是一个能包裹肿瘤的外壳

良性肿瘤细胞的形态大小规则

肿瘤生长的速度可快可慢，这取决于细胞中遗传物质改变的状况

纤维囊形成一个阻止细胞扩散的边界

血管系统使得氧气和营养物质能到达肿瘤

良性肿瘤的结构
良性肿瘤容易与周围结构分离。它们不分解周围组织，也不扩散，周围包有被膜。良性肿瘤通常只在生长得太大而压迫周围器官时才造成问题。

肿瘤筛查

肿瘤筛查有两种。第一种是在细胞癌变之前观察细胞改变（如宫颈癌筛查）。这能发现正在向癌症转化但还没有癌变的情况，从而使预防和干预成为可能。另一种筛查是在早期发现癌症，在这一时期癌症没有症状，这通常用于乳腺癌。如果癌症能在早期被发现，其被治疗的可能性更大。

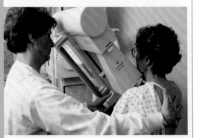

乳腺X光摄影
乳腺癌利用乳腺X光摄影进行检查。这是一种能显示乳腺组织并能发现早期乳腺癌的特殊X光检查技术。

癌症如何发生

癌症通常由致癌因子诱发，比如吸烟。缺陷基因可能会增加发病的几率。

癌症发生有几项条件是必需的。最初的诱发因素往往是基因DNA的损伤，这些基因被称为癌基因，它们控制细胞行为。如果癌基因损伤或突变，它就可能阻碍细胞自然死亡（凋亡）的正常过程，反而促使细胞继续分裂。

很多种物质都能损伤DNA，它们被称为致癌物质，包括辐射（如阳光）、有毒化学物质（如酒精和吸烟产生的副产物）、性激素（由于其对细胞生长的过度刺激而能促发癌症）和化学疗法（因可能损伤细胞DNA，也会导致癌症）。包括乙肝病毒在内的病毒也可损伤DNA。细胞损伤时刻都在发生，但机体的DNA通常可自我修复。不过，成功的修复需要有效的免疫系统，因此当一个人处于免疫功能低下的状态时（如患艾滋病），其患癌症的可能性增加。当损伤重复发生、程度严重、持续存在时，或个体已经遗传癌基因时，癌症发生的可能性更高。在这些情况下，DNA已经发生永久性损伤，关键细胞的功能不可逆地受损。

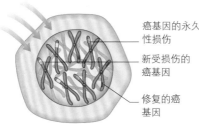

致癌物质
正常基因
新受损伤的癌基因
细胞核
染色体

1 致癌物质造成的损伤
癌基因对细胞生长起到正常的限制作用。但致癌物质如毒物、辐射及病毒等均可损伤癌基因的DNA，使DNA持续受到攻击。

癌基因的永久性损伤
新受损伤的癌基因
修复的癌基因

2 永久性损伤
虽然DNA能够自我修复，但当损伤严重或持续存在，或修复系统不能发挥作用时，癌基因有可能受到永久性损伤，它们的抑癌功能也会关闭。

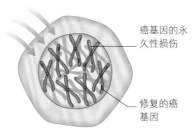

癌基因的永久性损伤
修复的癌基因

3 细胞癌变
如果癌基因永久性损伤，细胞开始异常生长。恶性程度取决于受累细胞的本质和它们生长的方式。

癌症如何扩散

癌症通过局部生长扩散。当细胞从肿瘤上脱离后，它们可以通过血液和淋巴系统到达身体的其他部位。

局部肿瘤生长是指肿瘤细胞在原位的生长和增殖。如果肿瘤外观正常，向外扩展得比较整齐，压迫而非侵入周围组织，则该肿瘤为良性，尽管它可能生长迅速。若肿瘤细胞能产生一些物质，使它能够侵入其他结构，生长并穿过其他组织（局部浸润），还有可能破坏血管和淋巴管壁以及一些重要结构，则该肿瘤为恶性。扩散的主要途径是通过血液和淋巴系统，它们是身体分配营养物质和收集废物的主要途径。一旦血管或淋巴管的管壁被破坏，随后癌症细胞便可通过这些管道运输到身体的其他部位——通常是肝、脑、肺和骨。当它们嵌入到远隔区域后，便会产生更具侵袭性的肿瘤，并独立于原肿瘤开始生长。这一过程称为肿瘤的转移，远处的肿瘤被称为转移瘤。特定的癌症容易转移至特定的区域，比如肠癌易转移至肝，因为肠的血管会运行至肝，这些血管负责运输消化吸收的产物。

通过淋巴扩散

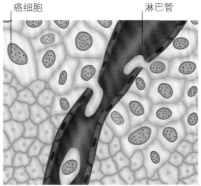

癌细胞　　　　　淋巴管

1 淋巴管破坏
随着原发肿瘤的生长，它的细胞侵袭相邻组织。淋巴管形成了一个适宜的运输系统，肿瘤细胞通过它在体内移动。

淋巴结　　癌细胞　　免疫细胞

2 淋巴结内的肿瘤
进入淋巴结的癌细胞可以开始分裂并生长为继发肿瘤（转移）。此处的免疫细胞可以暂时阻止肿瘤的扩散。

通过血液扩散

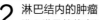

血管　　　　癌细胞

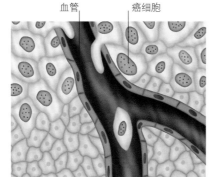

1 血管壁断裂
随着肿瘤扩大，血管壁断裂，这可能造成出血并使肿瘤细胞可以进入血液系统。通过这种方式，肿瘤细胞几乎可以运输到身体的各个部位。

正常组织　　　次级肿瘤

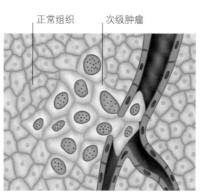

2 次级肿瘤形成
癌细胞可能比红细胞要大，因此可能嵌入到较窄的血管中。随着细胞分裂，它们向周围组织推进，并形成继发肿瘤。

肿瘤的治疗

肿瘤的治疗可以通过手术切除，或通过放射疗法，也可以通过能杀死肿瘤细胞的抗肿瘤药物，也就是通常所说的化学疗法。

某些肿瘤，尤其是早期和良性肿瘤，可以通过手术切除的方法治愈。手术方法也可用于在进行其他治疗前减小肿瘤体积，或防止肿瘤对周围组织的伤害。放射疗法利用高强度的射线杀灭肿瘤细胞，能治愈癌症，或减慢、阻止其生长，射线能准确地集中在接触不到的肿瘤上。其副作用包括疲劳、食欲减退、恶心、呕吐和治疗部位皮肤疼痛。放疗也可与其他方法协同使用。

化学疗法包括许多不同的化学药物，这些药物能定向作用于受损或突变的癌基因（已经突变并导致肿瘤的基因）、生长因子以及肿瘤细胞的分裂。某些药物作用于所有正在分裂的细胞，而某些药物则会识别某些特定肿瘤的特性，并靶向作用于具有这一特性的所有细胞。化疗可经口服或注射入血液或脑脊液来治愈疾病或缓解症状。由于化疗药物具有较高毒性，会造成令人不适的副作用，尤其是恶心和脱发。治疗成功与否取决于病人的年龄和总体健康状况以及肿瘤的类型。

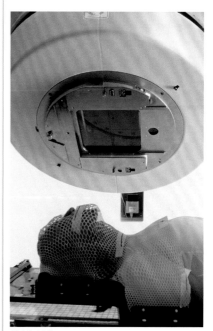

放射疗法
射线被用于杀灭癌细胞。治疗时，高强度的射线被精确集中于癌变区域，从而杀灭癌细胞或减慢其生长。

感染性疾病

感染是病原体入侵人体，并在人体内进行繁殖。可以造成感染性疾病的病原体有病毒、细菌、真菌、原虫、寄生虫以及称为朊病毒的异常蛋白。

感染的途径

身体持续暴露于感染环境中，但只有当有机体突破免疫系统对它的保护之后才会发生疾病。

感染性生物能够通过任何身体自然防御系统上的破绽进入人体：例如以穿刺伤通过皮肤，或以吸入、吸收或摄食方式通

过眼、鼻、耳、消化道、肺、生殖道上的黏膜。从上述位置，病原体可以通过血流（如HIV）、沿着神经（如狂犬病）或直接侵入身体组织（如侵袭性胃肠炎）而扩散。除了朊病毒，大多数病原体都是生命有机体，当它们进入人体时，免疫系统通常会做出反应并将它们驱走。该反应会导致疾病症状，比如发热、炎症和黏液产生增加。疾病的严重程度取决于入侵生物体的数量和强度以及宿主的免疫反应。一些感染无论是被宿主防御系统清除或是造成宿主死亡，都只持续很短暂的时间，一些感染则可发展为慢性，或扩散传染他人。

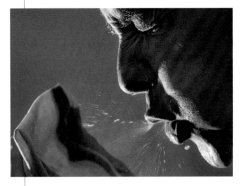

空气传播传染
许多病毒或细菌通过空气飞沫传播，当人咳嗽或打喷嚏时，病原体从口鼻中排出，然后通过黏膜进入新的宿主。

病毒感染

病毒病原体的危害性不一，有的危害相对较小，只造成疣或普通感冒，有的则危及生命，比如HIV（导致艾滋病）。

病毒是感染性生物中最小的一个类型，由内部的遗传物质和外面包被的蛋白质构成。病毒不能独立繁殖，必须通过入侵身体细胞并利用它们的复制机制进行繁殖。新的病毒颗粒通过使细胞崩解而破坏细胞或以表面出芽的方式离开细胞，然后去感染更远处的细胞。感染通常是全身性的，同时涉及身体多个不同部位。

病毒感染所导致的症状一定程度上是因免疫系统激活以抵御它们而造成的，比如腺体肿大和鼻塞。免疫反应通常以发热为开始，发热在本质上是希望通过将体温升高到最适宜病毒复制的温度水平以上，从而减慢病毒复制。当免疫系统将抗病毒的白细胞和化学物质引导至患病区域时即

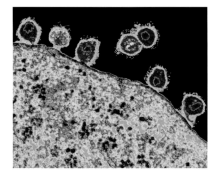

HIV病毒从细胞出芽
一旦病毒已经利用身体细胞的DNA以及复制机制实现了自身的复制，其子代会通过出芽从细胞中释放并感染更远处的细胞。

产生炎症反应。病毒可以侵犯任何器官或身体系统。它们通常会导致皮疹，但不一定引起疼痛。疱疹病毒1、2和7型是一个例外，它们会造成唇疱疹、生殖器疱疹、水痘以及带状疱疹，同时引发疼痛。

细菌感染

细菌可以极快速地复制增殖，以至于免疫系统无法抑制它们，它们还可以释放毒素损伤身体组织，从而导致疾病。

细菌是单细胞生物，它们比病毒大得多，并且能够独立复制。它们存在于环境中的任何地方。人体含有多种类型的细菌，主要存在于皮肤和肠道。这些细菌中的大多数可以与我们无害地共存，实际上有许多对我们是有益的。不过，当身体受伤（比如烧伤）或患病时，免疫系统功能下降，一些细菌会变得具有感染性，比如金黄色葡萄球菌生活在皮肤上，但对于免疫功能低下的人，它们可能造成脓肿。

一些疾病是因细菌病原体侵入人体并通过血流、体液和组织扩散而引起的。它们可能感染一个区域，比如脑膜炎，或感染整个身体，如败血症。症状可因感染部位不同而不同，包括疼痛、发热、咽痛、呕吐和腹泻（由于机体试图排出感染）、

炎症以及化脓（由白细胞和坏死物质组成的物质）。细菌性感染可在病毒性感染之后发生：因病毒而发炎的组织使细菌可以增殖。现在许多感染用抗生素治疗，抗生素能够杀死细菌，但有些细菌已进化出抵抗这些药物的能力（见右侧）。

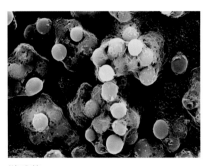

链球菌
放大的电镜显微照片展示了化脓性链球菌，该菌能引起猩红热。患者有咽喉部的疼痛和化脓、红舌、发热以及猩红热疹等症状。

抗生素抵抗

所有的生物都能适应环境中的改变。自从人类第一次使用抗生素开始，细菌已经进化出许多能够耐受抗生素的机制。一旦大量细菌中有一个随机地产生了耐受某药物的方法，它将被编码成一小段称为质粒的遗传物质并在细菌中转移，使该抗生素失效。

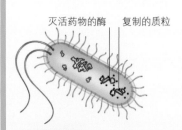

2 质粒的传播
质粒通过接合方式进行传递。质粒的拷贝通过被称为菌毛的管子从供体细菌传至受体细菌。

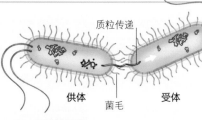

1 质粒的活动
质粒能使细菌产生抵抗抗生素的酶，或改变抗生素结合的表面受体位点。随后质粒自我复制。

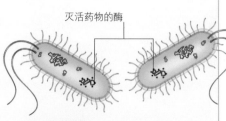

3 耐药菌株
细菌的整个种群都对某一类抗生素具有耐药性，其中一些类型能导致严重疾病，如抗甲氧西林金黄色葡萄球菌（MRSA）。

真菌感染

真菌或酵母造成的感染极少造成伤害，除非是免疫系统功能低下，在这种情况下有可能发生严重感染。

酵母和真菌是简单生物，它们以由单个圆形细胞组成的菌落（酵母）或呈长线状（丝状真菌）生长。许多真菌生活在皮肤潮湿的部分，它们仅造成轻微的症状，比如皮肤脱屑或皮疹。真菌也有可能生活在口腔或阴道内的黏膜上，比如白色念珠

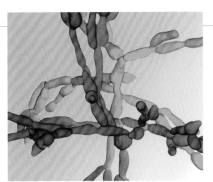

菌能导致念珠菌性阴道炎，产生瘙痒、疼痛以及阴道分泌物增加等症状。感染性真菌也可以通过与土壤或腐烂植物等的接触而感染人体。

念珠菌
白色念珠菌是一种感染性真菌，正常情况下生活在许多健康人的肠道中，但在免疫功能低下的人群中的其他部位，该真菌是一种条件致病菌。

某些真菌能通过破损的皮肤造成诸如孢子丝菌病等皮肤感染；有些可能吸入肺中并从体内传播，比如曲霉病。真菌感染对健康人伤害很小，且多数可以通过抗真菌药治愈。但对于免疫功能下降者，比如艾滋病患者，则可能引起严重疾病，即使感染的是通常无害的真菌。

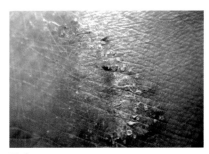

足癣
足癣又称脚气，是一种足部皮肤的真菌感染，通常发生于趾间。癣菌喜欢温暖潮湿的环境，因此也可发生在头皮或腹股沟处。

原虫感染

原虫感染在热带地区或卫生条件差的地区尤为常见。原虫通过蚊等传播媒介或通过食物或水进入人体。

原虫为单细胞生物。许多原虫生活在水或其他液体中，它们喜欢在温暖的气候中生长。疟疾是最知名的原虫感染，它由疟原虫引起，在世界范围内使不计其数的人死亡。疟原虫在蚊子体内度过生命周期的几个阶段，然后通过蚊子叮咬感染人类。它们进入血流，在肝中繁殖，然后进入并破坏红细胞。这将造成疟疾发作，伴随发热、恶寒、头痛以及精神错乱等症状。目前没有针对疟疾的疫苗，但可以通过蚊虫控制措施、捕虫网、杀虫剂控制感染的传播。阿米巴病或贾第虫病等其他原虫感染，能通过污染的食物或水源传播，并造成腹痛、腹泻等消化道症状。弓形虫病是一种世界范围内的原虫感染，可因接触猫的粪便或未熟的肉而染病。

蠕虫感染

蠕虫妨碍人体营养物质的供应，夺取营养物质用于自身。大多数蠕虫通过未经熟制的食物、水和粪便传播。

蠕虫生活在活的宿主体内，并靠宿主提供营养，它们通常靠口器在肠道内吸食血液。它们为顺序雌雄同体，即在不同的时期可能为雄性或雌性。蠕虫通过摄食进入人体，在消化道内繁殖，然后出肛门产

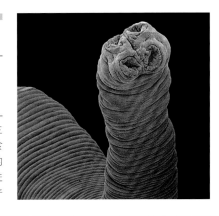

卵，卵将会传递给新的宿主。在世界范围内有大量的人被感染——在发展中国家，蠕虫感染是普遍现象，并且是造成贫血的常见原因。在西方，蛲虫感染最为常见。

绦虫
绦虫生活在宿主的肠道内，造成的常见症状为进食增加但体重减轻。人类因食用少量被污染的肉或摄入少量粪便而被感染。

人畜共患病

人畜共患病是从其他动物物种处获得的疾病。许多人畜共患病非常严重，其中一些可在人群中广泛传播。

随着病原体的进化，它们有时会发生变异并可跨越物种屏障，例如细菌（如鼠疫）、病毒（如狂犬病）、原虫（如弓形虫病）、异常蛋白（克雅氏病）或蠕虫等。许多人类疾病都是起源于人畜共患病，包括流感、囊虫病、天花以及艾滋

病。流感可能来自鸟类，结核也可能起源于动物。在人兽共患病侵袭人类的早期阶段，病原体还没有很好地适应新的宿主，新宿主也没有对其产生免疫反应。因此严重感染会导致宿主快速死亡。

为了成功地生存和繁殖，感染性生物需要在活宿主体内生活。人类的感染通常是偶然间通过"物种跳跃"方式获得的。在严重的人畜共患病中，例如炭疽、狂犬病和HIV，感染常导致

人类宿主的死亡。随着时间的过去，病原体适应了新的宿主，宿主也获得了对它们的免疫能力，人兽共患病的严重程度也随时间的推移而减轻。

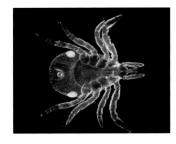

莱姆病
在北美和欧洲，造成莱姆病的细菌由蜱传播，它们会导致皮疹和流感样症状。

血细胞　　间日疟原虫

疟原虫
疟原虫在人类红细胞内度过部分生命周期。它们在红细胞内繁殖并可导致细胞破裂，自细胞释放后可侵袭新的细胞。

免疫接种

一般情况下，身体只在战胜感染之后对其产生免疫力，但免疫接种能使身体在没有暴露于疾病的情况下产生免疫力。大多数免疫接种依靠接种疫苗；通过注射减毒活疫苗或者灭活疫苗可激发免疫系统攻击病原体。或者也可以直接输入从其他人或动物体内获得的抗体。许多常见的细菌或病毒性疾病都可以进行免疫接种，包括破伤风、白喉、脊髓灰质炎、丙型脑膜炎以及季节性流感。

免疫接种已经使天花在世界范围内被彻底消灭。但有些感染性生物，比如HIV，变异更快、更频繁，因此对其进行免疫预防更加具有挑战性。

囊虫病疫苗接种
囊虫病曾是儿童常见的感染性疾病。不过在西方，对儿童全人群的免疫接种已经使该病得到了有效的控制。

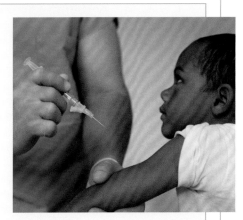

皮肤、毛发和指甲疾病

　　皮肤经常暴露于刺激物和微生物环境中，会引起炎症和感染。过度地暴露于阳光之下会造成皮肤癌。局限性疾病或全身性健康问题都可能会导致毛发和指甲疾病。

异位性湿疹

湿疹是一种常见的长期疾病，会造成皮肤瘙痒、发红、感染和裂开，常见于过敏体质的儿童。

　　大约1/5的儿童会患湿疹，但大多数在成年之前消失，极少数会在成年时发作。该病具有家族性并常常伴随花粉症和哮喘发作，在两性中发病率相同。湿疹发病时断时续，在以下情况可能会突然加剧：食入乳制品、小麦等变应原，接触尘螨、花粉、动物皮毛等变应原，压力和疲劳等。湿疹典型的发作部位为肘、膝、踝、腕以

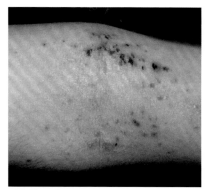

臂部的湿疹
受累皮肤发红增厚，有明显的皮纹、疤痕、硬痂以及裂纹。这会非常痒，有时可能会痛。

及颈部周围的皮肤褶皱处。

　　湿疹一开始是皮肤瘙痒发红，然后发展为皮肤鳞屑和龟裂，最终皮肤进一步增厚，并伴有皮纹明显以及严重的干燥和裂缝。湿疹无法治愈，并可能造成严重的情绪紧张。治疗包括远离刺激物、使用抗瘙痒药物，以及使用局部润肤剂来减少皮肤干燥。皮质激素类药物需根据病情的严重程度在病情加重时使用或规律性使用。感染性的湿疹需要使用抗生素治疗。

胎记

　　胎记是皮肤上有颜色的斑块，一般是在出生前或刚刚出生后出现的。胎记有咖啡牛奶斑（永久性卵圆形浅褐色斑块）和葡萄酒色痣（永久性红色或紫色斑块）。草莓色痣（下方图片）是由血管异常分布引起，通常在6个月大之前缩小。其他种类的胎记包括鹳斑和蒙古青斑，蒙古青斑看起来像一块大的青色瘀斑。

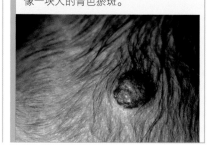

接触性皮炎

接触性皮炎是过敏反应或对皮肤的直接刺激所导致的皮肤炎症。

　　刺激性接触性皮炎比过敏性接触性皮炎更为常见，它与多种化学性或物理性刺激物有关。一般的化学原因包括溶剂、磨剂、酸、碱和肥皂。物理原因包括长时间衣物摩擦和接触特定的植物。过敏性接触性皮炎最常见的诱因为金属（如镍制首饰）、黏合剂、化妆品以及橡胶制品。症状包括灼痛、瘙痒、痛红疹、水泡和荨麻疹。如果是过敏性的，皮炎从接触到发生所需时间可达3天之久；若是刺激性的，炎症通常迅速发生。受累皮肤随着时间的延长，可能会干燥、变厚、开裂。治疗手

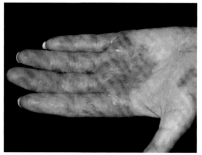

患皮炎的皮肤
与工作相关的接触性皮炎在某些特定的职业中是常见的，比如在美发行业，手反复性暴露于洗发水中的化学物质中。

段包括远离刺激因子，使用润肤剂和局部用糖皮质激素类药物。

脓疱病

脓疱病是一种高度传染性的浅表皮肤细菌感染，通常发生于面部，极少造成并发症。

　　脓疱病根据是否有大水疱形成可分为两型。非水疱型脓疱病最为常见。该病多发生于口鼻周围，通常起于一个无痛、红色、充满液体的水疱，水疱会很快破裂，造成渗出和结痂。对于水疱型脓疱病，水疱更大，而且可能在数天后才会破裂结痂，该型多发于手臂、躯干或腿部。脓疱病会在几天后痊愈，不会留下疤痕。此病多发于儿童、居住于局限环境中的人以及在运动中会有频繁身体接触的运动员。可通过局部（外用）或口服抗生素治疗感染

并预防传染给他人。该病具有高度传染性，可以通过与损伤处的直接接触或通过公用衣物和毛巾传播。该病并发症少见，但有可能引起蜂窝织炎和败血症。

脓疱病感染
一个感染的充满液体的水泡或脓疱破裂后形成金黄色的硬痂。接触患病部位可能会将感染传播到身体的其他部位或其他人身上。

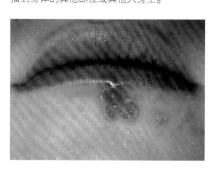

银屑病

银屑病是一种慢性皮肤疾病，由于皮肤细胞再生过于迅速，导致瘙痒和皮肤鳞片状斑块。

　　每50人中有1人患有银屑病。两性的发病率相同，并具有家族性。该病起于10至45岁之间，可能由咽喉感染、皮肤受

损、药物及生理和情绪应激所触发。80%的患者有斑块状银屑病，多发于肘、膝和头皮，患处呈现为表面覆盖有银色鳞状物的红色鳞片状斑块，并有瘙痒和生疮，但也可能只累及头皮。在屈侧银屑病中，鳞片化程度较轻的斑块发生于腹股沟、腋窝等皮肤褶皱处。滴状牛皮癣是一种发生于年轻人全身的鳞片状红色小斑块，多继发于咽喉感染，常常可以完全消除。此病的诊断依赖于其症状表现。银屑病对自然阳光

或光线疗法（紫外线）反应良好，但病程通常较长。局部（外用）治疗包括使用润肤剂、煤焦油制剂、糖皮质激素类、蒽三酚以及维生素D和维生素A类似物。

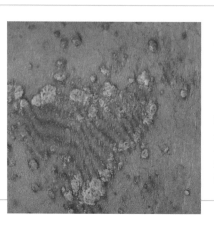

斑块状银屑病
皮肤斑块增厚，发红，呈鳞片状，上面覆有一层银白色的鳞状物，边缘明显。斑块常常发痒，有时有灼痛感。

癣菌病

"癣菌病"是一个包括多种常见的指(趾)甲、头皮和皮肤真菌感染的总称。

癣菌病(癣)通常发生于适宜真菌生长的温暖湿润的部位,并根据其感染的部位进行分类。体癣是一种不断扩大、发红、瘙痒、轻度隆起的环形皮疹,发生于人体的暴露部位(比如面部和四肢)。该病通过皮肤直接接触或被污染的衣物、动物、地毯、洗浴用品等物品传播。头癣主要影响儿童,患者头皮上出现鳞状斑块,周围头发脱落。股癣是发生于腹股沟的皮肤褶皱处的瘙痒、发红、隆起的皮疹,会随病情进展变大,变得更加隆起。脚癣患者的足部皮肤可出现鱼鳞样变、易剥脱、瘙痒的症状,尤其是在趾间。甲癣(指(趾)甲的真菌感染)导致指甲变厚、发黄、变脆、畸形。

真菌感染的诊断需要依靠其症状表现或对皮肤脱屑以及指(趾)甲标本的显微镜下分析。治疗包括口服和局部应用抗真菌药,取决于感染的部位和严重程度。

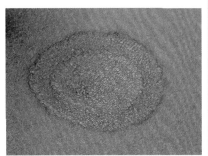

体癣的环形皮疹
具有痊愈倾向的中央部和红色隆起的周边环形区为此种癣菌病的特征表现。病变处可能出现鳞状物、硬痂、丘疹,尤其是癣斑边缘区。癣菌病在儿童最为常见。

荨麻疹

荨麻疹是皮肤上发红、隆起、发痒的突起,常见原因为过敏反应,可持续数小时。

荨麻疹由皮肤细胞释放的组胺和其他炎性物质所导致。这些物质造成皮下小血管内液体的渗出。约有1/4的人一生中会患荨麻疹,荨麻疹的发生通常在儿童期或青年期,在女性中更为常见。严重的荨麻疹会持续不到6周,而大多数病例只持续数小时。

过敏性荨麻疹通常由食物或药物变应原,或皮肤与某些物质的直接接触所导致。非过敏性荨麻疹的原因包括特定的食物(如腐败的鱼)、应激状态以及急性病毒性疾病。物理性荨麻疹比较少见,可能由压力、锻炼、冷热刺激、振动或阳光导致。慢性荨麻疹会持续超过6周,有时长达数年,且通常找不到病因,也难以治疗。

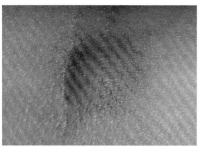

荨麻疹造成的红肿
荨麻疹导致的皮肤上发红、瘙痒、隆起的区域在形状和大小上可以千差万别,典型形状为圆形,但也可以形成环形或大的斑块。

诊断检查包括变应性试验和寻找刺激物。治疗包括避免接触刺激物,在发作前或发作时口服抗组胺药物。口服糖皮质激素类药物也可用于治疗慢性荨麻疹。

粉刺

皮脂腺的堵塞和炎症引起面部、上胸部和背部的粉刺。几乎所有的青少年都会起粉刺。

粉刺可能会反复发作持续多年,但通常会在25岁之前消失。粉刺在男孩中更为常见,并且可能具有家族性。成年粉刺主要见于女性,可能会在月经期前几天或妊娠期间加重。某些药物,如糖皮质激素类或苯妥英也可能会导致粉刺。粉刺并非由于感染或卫生条件差,而主要与心理压力有关。

皮肤自身显得油腻。粉刺包括开放性粉刺(黑头粉刺)、闭合性粉刺(粟粒疹、丘疹)和脓疱。严重的病例可能还包括粉瘤(疼痛、深、大而且坚硬的肿块)和囊肿(疼痛、大而且充满脓液的肿块,看起来像疖)。它们破裂后可能会形成疤痕,"冰凿"样疤痕看起来像凿入皮肤的坑洞,而瘢痕疙瘩则表现为红色且凹凸不平。如果不想留下瘢痕,就不要去挤压或撕开这些粉刺。

粉刺根据其典型表现来诊断。治疗方法取决于病情的严重程度,包括口服抗生素和局部治疗药物结合治疗数月,局部用药可采用过氧化苯酰、维甲酸、局部用抗生素以及杜鹃花酸。病情的改善可能要在治疗2~3个月后才能观察到。严重粉刺则可能需要口服4~6个月的维甲酸,维甲酸是一种由专科医师使用的强效药物。粉刺导致的疤痕可以皮肤磨削术或激光治疗来处理。

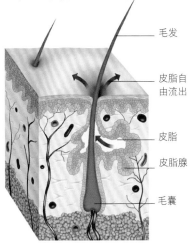

正常毛囊
毛囊皮脂腺单位由一个毛囊、一个皮脂腺和一个皮脂腺管组成。腺体产生皮脂,皮脂从皮肤毛孔流出润滑皮肤和毛发。

标注:毛发、皮脂自由流出、皮脂、皮脂腺、毛囊

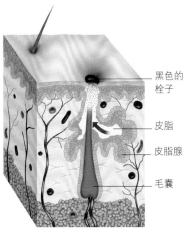

黑头
粉刺发生时,皮脂大量生成,巨大的皮脂栓和死亡的皮肤细胞堵塞毛囊,形成黑头(粉刺),色素沉着使其呈黑色。

标注:黑色的栓子、皮脂、皮脂腺、毛囊

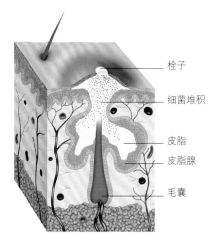

毛囊感染
生活在皮肤上的无害细菌污染了堵塞的毛囊,造成炎症和感染,进而导致丘疹、脓包、粉瘤和囊肿。

标注:栓子、细菌堆积、皮脂、皮脂腺、毛囊

红斑痤疮

红斑痤疮是一种慢性皮肤疾病,主要影响浅色皮肤的人,可导致面部发红。

红斑痤疮在女性中的发病率是男性中的两倍,多从30岁之后开始发病。该病造成面部红晕,并可扩散到颈部和胸部,典型情况下持续数分钟。红斑痤疮的诱发因素包括咖啡因、酒精、阳光、风、辛辣食物以及应激。该病还有可能使面颊、鼻、前额以及下颌持续发红。病人面部可能出现斑点和脓疱,皮肤毛细血管扩张明显。皮肤可能会增厚,在少数情况下,鼻子会变成球形并毁容(被称为肥大性酒渣鼻)。

红斑痤疮可根据其典型表现进行诊断。治疗包括避免接触诱发因素,严重时使用局部或口服抗生素。化妆用面霜可以用来掩盖这些皮疹。毛细血管扩张可以用激光治疗。肥大性酒渣鼻的治疗则需要通过整形手术。

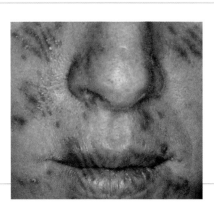

由红斑痤疮导致的面部发红
面部发红而且有潮红的倾向。面部有丘疹和脓疱,它们可能会被误以为是痤疮。

烧伤和瘀血

烧伤是由冷、热、电击、摩擦、化学物、光线或射线造成的损伤。瘀血是组织内部毛细血管出血导致的损伤。

　　浅表烧伤仅影响皮肤表皮（皮肤的外层），造成轻度水肿、发红、疼痛，极少留下瘢痕。浅层烧伤涉及表皮层和真皮层浅层，导致疼痛、皮肤暗红或变紫、显著水肿、水泡以及皮肤清液渗出。深层烧伤涉及表皮层和整个真皮层，看起来发白或有色斑，由于神经也受到损伤所以痛感不强烈。全层烧伤涉及表皮、真皮以及皮下脂肪，疼痛轻微或无疼痛。烧伤处可能碳化发黑或呈皮革样的褐色，或呈白色柔软状。皮下烧伤则伤及更深的下层组织和结构。烧伤的治疗决定于其损伤的位置、深度和范围。全层烧伤和皮下烧伤通常需要植皮。大面积烧伤容易造成感染和体液大量丢失。

　　大的瘀血称为瘀斑。大小在3~10毫米，红色或紫色的瘀血称为紫癜，比这更小的称为瘀点。治疗手段包括使用止痛药，保护，休息，冰敷，加压和抬高（"PRICE"）。无法解释的瘀血可能提示潜在的疾病，比如凝血障碍、脑膜炎或白血病。

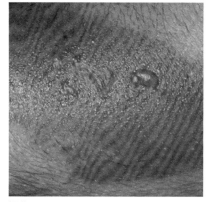

烫伤
烫伤是一种由高温液体或蒸汽造成的烧伤，水龙头里的开水是常见原因。如图所示，烫伤区域与周围界限明显，水肿、发红并且出现水泡。

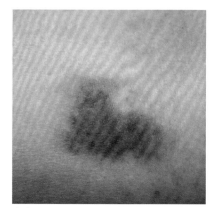

瘀血
红细胞破坏形成绿色、黄色、棕褐色等多种颜色的化学物质，从而使瘀血部位颜色改变。

皮肤癌

皮肤癌是世界范围内已诊断的癌症中最常见的。皮肤癌中最常见的类型是基底细胞癌、鳞状细胞癌和黑色素瘤。

　　基底细胞癌和鳞状细胞癌均常常由紫外线暴露（常来自阳光或日光浴床）积累所导致。它们最常见于有高紫外线辐射的国家的浅肤色人群中。男性的发病率更高，这可能与其在阳光下暴露的时间更长有关。

　　基底细胞癌（BCC）起病于基底细胞层，在40岁之前少见。它占到了皮肤癌总数的80%。病变部位为隆起而光滑的粉红色或灰褐色的肿块，有类似珍珠状的边缘，有时其上可见血管。病变处不痛不痒，中央可有色素或溃疡。基底细胞癌生长缓慢，极少发生转移，其诊断依靠皮肤活检，通常可通过手术切除治愈。

　　鳞状细胞癌（SCC）起病于鳞状细胞层。极少情况下，它可因暴露于化学致癌物（如焦油）或电离辐射（如紫外线）而引起。鳞状细胞癌多发生于60岁后，但也有例外。其占到皮肤癌总数的16%。病变部位为隆起而坚硬的桃红色鳞状斑块，有可能发生溃疡、出血或结痂。它会缓慢增大，有时生长为一个巨大的肿块。鳞状细胞癌极少转移，通过皮肤活检诊断，常可通过手术切除治愈。

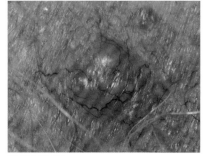

基底细胞癌
图为基底细胞癌典型的光滑粉红色肿块。中央可能结痂、出血，常常被形容为不能愈合的疮。

　　黑色素瘤起于皮肤黑色素细胞。阳光暴露（尤其是在儿童期）、造成水泡的晒伤、使用日光浴床以及家族史均会增加患病风险。该病在浅肤色和多痣的人群中最为常见。黑色素瘤既可以在先前存在的痣中发生，也能以新形成的、不断增大的黑色或棕色痣的形式出现，通常可经手术完全切除的方式治疗。该病的预后取决于肿瘤的生长深度和扩散程度。黑色素瘤常常发生转移，每5例中有1例是致命的。对于所有患皮肤癌的人，对发展中的癌症进行正规筛查和对阳光采取防护措施（防护服装、太阳镜、防晒霜、在正午时避免暴露在阳光下）是必要的。

色素形成障碍

正常皮肤颜色的丧失常常是由于皮肤不能产生黑色素所导致的。这有可能是由于遗传，也有可能是后天形成的。

　　黑色素是使皮肤具有颜色的色素。色素形成异常可由多种疾病导致，如白化病和白癜风。白化病（见417页）是一种导致黑色素缺乏的遗传病。该病可能只影响眼睛（眼白化病），也可能影响眼睛、皮肤以及毛发（眼皮肤白化病）。

　　白癜风的发病率可达1/50。这是一种自身免疫病，原因是免疫系统的抗体对自身组织发生反应，破坏了产生黑色素的细胞。白色或灰白色的皮肤斑块通常出现在面部或手上，然后逐渐扩大。随后，全身出现新的斑块。该病无法治愈，但光疗和激光治疗可能能够帮助皮肤重新着色。化妆品能隐藏较小的斑块。局部治疗可能会被使用。

皮肤活检

　　皮肤活检是取下一小块皮肤病变的样本在显微镜下进行检验。这可用来诊断皮肤感染、癌症以及其他皮肤疾病。在切除活检中，病灶及其周围的正常组织边缘被完全移除。如果病灶较大，可采用针刺活检，将一小块柱状样本从病灶核心中取出，而其余的部分将被保留。刮取活检可刮取病灶顶部很薄一片组织，但有时这种方式也许足以完全去除浅表的皮肤病灶。

黑色素细胞

黑色素瘤皮肤活检
该组织样本的显微镜下观察显示癌变的黑色素细胞，细胞内含有棕色的黑色素，这些黑色素已经侵入到皮肤的表皮层（皮肤最外层）。

皮肤黑色素瘤
痣恶性变的危险信号包括：大小、形状、颜色或高度的改变，出血，瘙痒，溃疡，形状不规则，颜色多变，不对称的边缘，等等。

白癜风
皮肤去色素化的斑块通常发生于肢端，常在童年期之后至30岁之前发生。由于病人会有心理上的压力，白癜风可能会伴随其他自身免疫性疾病。

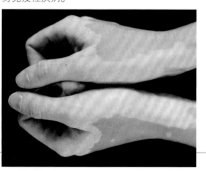

痣、疣、囊肿和疖

特定皮肤细胞的局部过度生长导致痣和疣。皮脂腺囊肿和疖导致皮肤肿块。

　　常见的疣为粗糙隆起的小肿物，常见于手和膝盖。足底疣（瘊）主要见于脚底的受压点上，形成坚硬疼痛的肿块。疣根据其外观进行诊断。它们常可自行消失，但也可通过冷冻疗法或局部用水杨酸等方法进行治疗。

　　皮脂腺囊肿在大小上可有变化，光滑圆形，可在皮肤下自由移动，生长缓慢。除非受到感染，囊肿不引起疼痛。皮脂腺囊肿通常无害，可根据其外观进行诊断。它们可以被保留，也可以在引起不适或感染时通过手术切除。疖是发热、敏感、疼痛的皮肤肿块，在其中央会形成黄色或白色的脓液头，在释放出脓液后可痊愈。一群疖可以相互连接形成痈。糖尿病和免疫功能低下的患者可能出现疖反复发作。较大的疖需要切开引流。

　　痣是皮肤上深色、有色素沉着的病变，可能突起于皮肤表面。痣在大小上有所不同，在身体的任何部位均可发生。大多数痣在20岁之前出现，在中年后消失。一旦恶变，它们可能会被去除，或怀疑为黑色素瘤（见对页）。恶变的危险信号包括大小或形状的改变、出血、瘙痒、溃疡、形状不规则或颜色多变。一些遗传因素会导致痣的大量形成并伴随黑色素瘤发病危险性的增加。

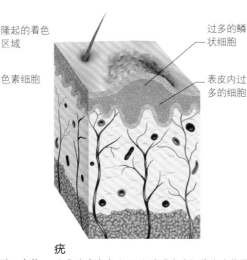

痣
局部黑色素细胞的过度产生和累积导致一个着色区域的形成。由于细胞不是癌性的，所以它们不会侵袭表皮下的组织。

- 隆起的着色区域
- 色素细胞

疣
人乳头瘤病毒（HPV）造成表皮细胞在小范围区域内过度生长形成了疣。疣可通过直接接触或接触感染者用过的物品而被传播。

- 过多的鳞状细胞
- 表皮内过多的细胞

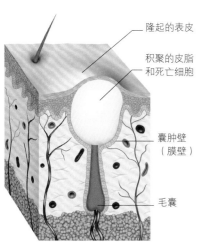

皮脂腺囊肿
皮脂腺囊肿是皮肤表面下一个闭合的囊，内部充满堆积的皮脂和死亡细胞。囊肿最容易发生于头皮、面部、躯干和生殖器的多毛区域。

- 隆起的表皮
- 积聚的皮脂和死亡细胞
- 囊肿壁（膜壁）
- 毛囊

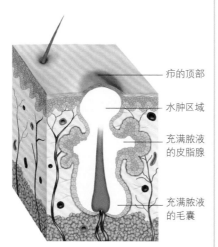

疖
脓液在毛囊中积聚，有时也在皮脂腺中。疖通常由葡萄球菌感染引起，一般在两周内消失。

- 疖的顶部
- 水肿区域
- 充满脓液的皮脂腺
- 充满脓液的毛囊

指（趾）甲疾病

指（趾）甲的局部感染、炎症、畸形非常常见。其他部位发生的疾病也可能在指（趾）甲上有所体现。

　　感染、药物或外伤可能会导致甲松离（指甲在甲床上松脱）。指甲外伤可能会导致指甲下瘀血，造成疼痛。在指甲上钻洞可以将血放出。甲癣（指甲的真菌感染）可致指甲增厚、变脆、变色。甲癣可根据在剪下的指甲中检查真菌进行诊断，并通过局部或口服抗真菌药进行治疗。

　　甲沟炎（指甲和皮肤交界处或指甲根部的感染）可导致局部的疼痛、搏动感、红肿发热。该病可通过抗生素治疗，但如果有积脓，则可能需要引流。反甲（匙状甲）为指甲向上弯曲，见于缺铁性贫血的患者（见458页）。指甲苍白见于所有贫血患者，也有可能由肾脏或肝脏疾病造成。牛皮癣可能会使指甲上出现凹痕。较为常见的点状白甲病（指甲上出现白色斑点）是由指甲根部受伤造成的，会随着指甲的长出而消失。若不注意保护，指甲可能会增厚，出现凹槽及变色（甲弯曲）。指甲杵状变时，指甲弯曲并变为球状，手指的末端增厚。这种情况可以发生于慢性心脏病和肺病、吸收不良、炎症性肠病以及肝硬化患者。

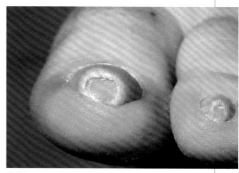

嵌趾甲
趾甲嵌入甲床的两侧，常常导致局部出现红肿热痛，有时还会化脓和出血，有时可能需要进行小型手术。

多毛症

多毛症为毛发在本来没有毛发或毛发较少的部位过度生长，可以造成心理不适。导致多毛症的原因很多。

　　约每10名妇女中就有一名会在下颌、上嘴唇、胸部、乳头周围、背部、腹部或大腿上生长粗黑的毛发。大多数情况下不存在潜在疾病，但也有可能是因比较严重的原因引起，例如多囊卵巢综合症、甲状腺机能减退、库欣综合征、使用蛋白同化激素类药物以及产生雄性激素的肿瘤。对多毛症的检查包括检测激素水平以及评估月经周期。药物治疗包括特定的联合口服避孕药治疗。

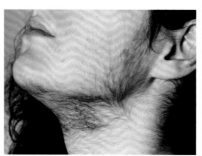

毛发过度生长
剃除、上蜡、拔除、电脱毛、脱毛霜以及漂白能帮助改善毛发过度处的外观，尤其是面部。

脱发

头部或身体上暂时或永久性的毛发脱落可以发生在某一局部，也可发生在全身。脱发可能提示潜在的健康问题。

　　雄激素性脱发（男性型脱发）使头发变稀疏，在男性中最为常见。局限性脱发由对毛囊的自身免疫攻击造成。头皮的疾病如头癣、烧伤、化学损伤等同样会造成脱发。缺铁和甲状腺功能减退可能会造成全身性毛发脱落。生理或心理应激可能会因扰乱了毛发的正常生长周期而造成静止期脱发。化疗也会导致全身毛发的脱落。

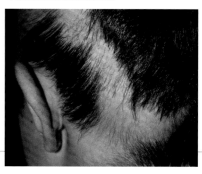

局限性脱发
头皮上呈斑块样脱落的头发通常会在几个月后重新长出，但是这种情况也可能是永久性和全身性的。

骨和关节疾病

骨和关节可以受到外伤或疾病的损伤。随着年龄的增长，骨变得越来越脆弱，许多疾病也变得越来越常见。一些疾病可能是遗传病，还有一些与不良的营养状况和生活习惯有关。

骨折

骨折可以是骨完全折断，可以是骨上出现裂缝，还可以是从骨上分离下一小块，它可以发生于全身任何部位的骨头上。

正常情况下，骨能经受很强的冲击，但在遭受暴力打击时可能会发生骨折。持续或重复的外力也可能造成骨折，长跑运动员最容易遭受此类损伤。骨的疾病，比如骨质疏松（见对页），会造成骨脆性增加，经受冲击的能力下降。骨折主要有两

种类型，单纯性骨折（闭合性骨折）为骨完全断裂，但断端在完整的皮肤之下；复合性骨折（开放性骨折）时，断裂的骨可能会刺破皮肤，从而增加出血和感染的机会。骨也有可能仅仅出现裂缝而非完全折断，这种情况称为骨裂。如果骨的碎片超过两个，则称为粉碎性骨折。

在儿童或青少年中，在四肢的长骨末端使长骨增长的区域被称为生长板，这些区域若在骨折时受到损伤，可能会影响骨的发育。幼儿的骨脆性较低，有时可发生弯曲裂缝但不会断为两截，这被称为青枝骨折。只要断裂的部分没有被移除或成不

正常角度，在骨的碎片被固定在正常位置的情况下骨折通常可以自行痊愈，否则断裂的骨需要首先复位。骨折通常非常痛苦，断骨会出血，有时失血量很大，而移动会加重疼痛。断骨需用石膏进行固定，从而缓解疼痛并帮助痊愈。恢复过程从几周到数月不等，时间将取决于人的年龄、骨折类型、开放性还是闭合性，以及是否复位。

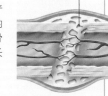

最初的几天
称为成纤维细胞的特化细胞在断裂的部位形成纤维网络。白细胞清除受损细胞和碎片。破骨细胞吸收受损的骨。

1~2周后
成骨细胞增殖并产生骨痂（新形成的编织骨组织）。骨痂从断端开始生长并填补缝隙。

2~4个月后
两侧血管最终接合。骨痂形状逐渐重塑，新的骨组织由致密的密质骨所取代。

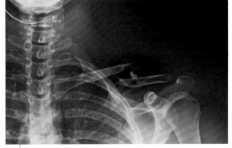

锁骨骨折
这张伪彩色X光检查显示锁骨断为3块，在愈合开始之前需要进行复位。

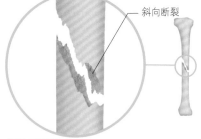

螺旋形骨折
急剧的扭转力可能会使长骨发生通过长轴的斜向断裂。形成的锯齿状末端会使复位比较困难。

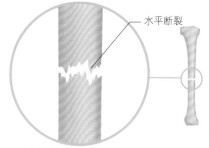

横向骨折
强大的力量可造成骨横向断裂。这种损伤通常比较稳定，断面不容易移动。

派杰氏（Paget）病

该病影响骨生长，造成骨畸形，使骨变得脆弱。

正常情况下，骨不断被分解并被新的骨所替代，从而维持骨骼的坚固。患派杰氏病时，分解骨的破骨细胞过度活化，并使产生新骨的成骨细胞工作加快。此时产

生的新骨质量较差，比较脆弱。该病有时具有家族性，但病因未知。其最常见发病部位为颅骨、脊柱、骨盆和腿部，但也可以影响全身的骨。该病最多见的症状为骨痛，常被误认为是关节炎。该病还可导致长骨骨折。发生于颅骨时，它会造成头痛、牙痛，累及中耳听小骨而压迫听神经时还会造成失聪。该病还会导致颈部或脊椎内的神经受压。在极少数情况下，患病区域可能会发生癌变。派杰氏病无法治愈，但可以通过药物控制。

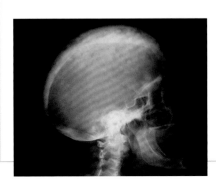

增厚的颅骨
这张彩色增强X光检查显示由派杰氏病导致的异常：骨过度增厚和致密（白色区域），颅骨看起来也变大了。

脊柱异常弯曲

正常情况下，脊柱具有平缓的弧度，但疾病或不良的姿势可以使其过度弯曲

脊柱有两个主要的弯曲：胸部的胸曲和下背部的腰曲。胸部过度弯曲称为驼背，下背部过度弯曲称为脊柱前突。弯曲的脊柱常见于儿童，尤其是女孩，且大多数原因不明，尽管该情况常具有家族性。成年人脊椎过度弯曲常由椎体强度减弱、肥胖、姿势不良等原因导致。对于大多数儿童，随着他们的生长，脊柱可自行矫正，但在严重情况下，可能需要使用矫正支具或手术来防止永久性畸形。成年人则需要进行物理治疗。

脊柱弯曲的类型
上背部（胸椎）明显的向外弯曲称为驼背。下背部的过度内凹称为脊柱前突。

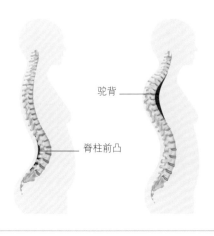

驼背

脊柱前凸

骨质疏松

该病在老年人中更加常见，骨质丢失或骨变薄增加了骨折的风险。

当成骨细胞形成新骨与破骨细胞破坏旧骨处于平衡时，骨就能保持健康。随着年龄的增长该平衡逐渐被打破，新骨形成减少。其导致的结果是骨密度丢失，骨更加脆弱，在很小的力的作用下也容易断裂。骨质疏松在老年常见，但在某些情况下，该过程可以提前很多。遗传、饮食条件差、缺乏锻炼、吸烟以及酒精的过度摄入均为显著危险因素。激素也起到重要作用：尤其是雌激素（参与为骨的更新提供矿物质）缺乏和甲状腺激素水平过高能造成骨迅速丢失。

女性在绝经后雌激素水平迅速下降，也可造成骨质疏松。另外，长期使用糖皮质激素治疗会导致骨质疏松，慢性肾衰和类风湿性关节炎的患者患病风险也会增加。由于骨的脆性增加，骨折成为与骨质疏松有关的最常见问题，典型的骨折位置为腕部的桡骨、髋关节的股骨颈以及腰椎，腰椎的骨折将影响脊椎功能。该疾病可通过骨密度检测诊断（见右侧），药物可以减慢其进程。骨质疏松可以通过健康、富含钙和维生素D的饮食，规律的负重锻炼，戒烟以及限制酒精摄入来预防。

正常骨
内层为骨松质，中央层为被称为骨髓腔的通道。外层为骨密质，由称为骨单位的单位组成，骨密质包含称为骨板的致密层。

骨膜
骨密质
骨松质
骨髓腔

成骨细胞
骨板

正常骨单位

骨质疏松骨
骨密度下降，中央的骨髓腔增大。骨板之间出现缝隙，增加了骨的脆性。

骨密质
骨松质
扩大的骨髓腔

骨板

骨质疏松骨单位

缝隙

骨密度测定

骨密度扫描，又称为DEXA扫描，是利用X线测定骨密度的方法。该扫描可以用来证明骨质丢失，并帮助医生诊断骨质疏松。X线穿过人体时其不同的吸收量将由计算机进行处理并以图像的形式展示。计算机会计算骨的平均密度并将其与同样性别和年龄群体的正常值进行比对。骨密度测定常在脊椎下部和髋关节处进行。

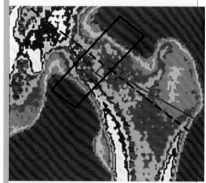

髋关节骨密度扫描
如这张髋关节的扫描图像，骨密度利用颜色编码的图像显示出来。扫描图中，蓝色和绿色表示密度最低的区域，白色表示密度最高的区域。

骨软化症

这一痛苦的病症在儿童中被称为佝偻病，表现为骨质变软并且容易弯曲和裂缝。

骨软化症是由维生素D缺乏导致的，身体对钙和磷的吸收需要维生素D。这些矿物质使骨坚固而致密。对于健康人，维生素D可以由皮肤产生。少量维生素D可以来自油质鱼、蛋、蔬菜、强化人造黄油以及牛奶。维生素D的缺乏通常发生于饮食受限制或皮肤被遮挡的人群，深色皮肤会使维生素D的吸收减少。该病的症状为骨的疼痛、敏感，轻微伤害即导致骨折和爬楼梯困难。该病的治疗取决于潜在病因，可能包括补充钙和维生素D。

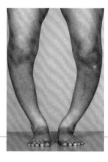

佝偻病
该儿童患有佝偻病，因维生素D缺乏所导致。此病将导致骨变软，强度下降，进而造成疼痛和畸形。

儿童的髋关节疾病

儿童中最常见的髋关节疾病为炎症激惹性髋关节，该病常与病毒感染有关。不过除此之外还有其他更严重的问题发生。

严重疾病包括先天性髋关节发育不良，该病出生时就很明显，出现股骨头与髋关节窝不重合，可以呈轻微缺陷，也可以是完全错位。可在婴儿出生时对该病进行筛查，在约12个月大之前进行治疗则相对容易矫正。若不进行治疗，可能会导致髋关节的早发性关节炎。

处在快速生长期时，股骨上端骨骺易滑脱移位，这在青春期男孩中最为常见。该病涉及股骨生长板与骨干之间的滑动，常在相对较轻的外伤后发生。该病会造成髋关节或膝关节疼痛，轻者仅有轻微疼痛，重者则难以忍受。此病常需手术矫正。

Perthes病为髋关节血供减少，缺血造成股骨头坏死。该病原因未知，会导致髋关节、膝关节或腹股沟疼痛。它在男孩中更为常见，主要危害青春期前的儿童。

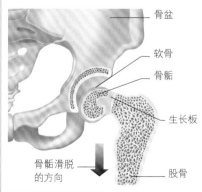

骨盆
软骨
骨骺
生长板

骨骺滑脱的方向
股骨

骨上端骨骺滑脱移位
在儿童中，"生长板"将骨骺（长骨的末端）与骨干分开。股骨上端薄弱的生长板使得骨骺易从髋关节中滑出。

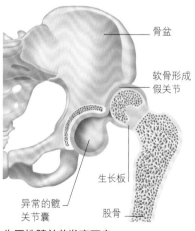

骨盆
软骨形成假关节
生长板
异常的髋关节囊
股骨

先天性髋关节发育不良
图片展示了髋关节发育不良的一种严重情况。股骨头没有进入过浅的关节囊，而是在骨盆上形成一个假关节囊。

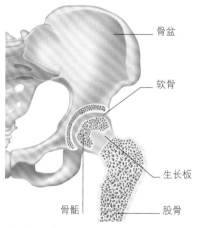

骨盆
软骨
生长板
骨骺
股骨

Perthes病
患该病时，股骨骨骺的血供不足，骨质破坏，进而不能与髋关节囊很好地吻合，导致运动受限。

骨关节炎

这种关节退行性变是关节炎最常见的类型，常常危害50岁以上人群，多由关节衰老所致。

　　骨关节炎能累及任何关节，不过最常累及的部位是髋关节、膝关节、手和下背部。正常关节中骨的末端由光滑的软骨层保护，滑膜分泌的液体使骨运动更加自如。

　　在骨关节炎中，软骨磨损或撕裂。摩擦不断加重，引起滑膜炎症，导致热、痛以及产生过量的液体。因炎症反应，关节边缘生成被称为骨赘的骨性生长物，使摩擦进一步加重并限制了运动的范围。炎症可反复发作，而最终软骨磨损，骨与骨将直接相互摩擦。关节内的软骨和骨赘碎片可能造成关节突然卡住，受累关节也有可能突然恢复运动。锻炼能帮助减缓关节压力并增加肌张力对关节的支持。严重情况下，该病需要手术取出碎片、再造骨末端平面或进行关节置换。

关节置换术

　　如果关节受到疾病或损伤的严重破坏，就可能需要进行手术置换。关节置换术涉及清除全部或部分关节面以及受损伤的骨，并用义体将其替换。义体通常用金属和耐磨塑料或陶瓷制成。并非所有的关节都能被置换，但膝关节和髋关节可以。关节成形术是在疼痛或活动限制严重影响到生活质量时才会采用的

最终方法。它能缓解疼痛并增大运动范围，但新关节只能维持10~20年，在此之后需要重新更换。

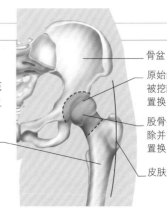

骨盆

原始的骨盆被挖除并被置换

股骨头被切除并用义体置换

股骨干

皮肤切口

髋关节置换术
股骨顶端被切除，髋关节囊也被挖除。义体被插入股骨干，而一个新的关节囊也被装入骨盆。

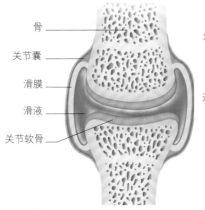

骨
关节囊
滑膜
滑液
关节软骨

健康关节
健康骨表面覆有光滑完整的软骨，整个关节囊（围绕关节的组织）内覆有滑膜，滑膜能产生滑液。

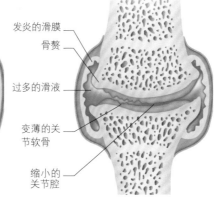

发炎的滑膜
骨赘
过多的滑液
变薄的关节软骨
缩小的关节腔

骨关节炎早期
病变由软骨的损伤和退化开始。这会导致关节腔缩小，摩擦增加以及使滑液产生过多，进而造成水肿、发热和疼痛。

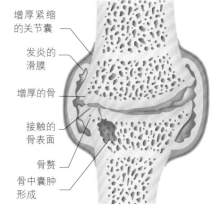

增厚紧缩的关节囊
发炎的滑膜
增厚的骨
接触的骨表面
骨赘
骨中囊肿形成

骨关节炎晚期
关节软骨被磨损，骨末端受损。骨赘和骨中囊肿形成，滑膜慢性增厚，关节不能自由活动。

强直性脊柱炎

强直性脊柱炎是关节炎的一种类型，主要累及脊椎和骨盆，造成疼痛和僵硬，严重情况下能造成骨融合。

　　强直性脊柱炎（AS）是一种自身免疫病，免疫系统攻击自身组织。它是关节病的一种，关节病是一组炎症性疾病。关节病累及关节中的结缔组织，如果不治疗，会造成进行性和不可逆性的损伤。AS造成的损伤通常累及脊椎和骨盆。在最严重的病例中，脊椎关节融合，脊椎失去弹性，患者表现强直步态并伴有永久性的运动障碍。

　　AS的发病具有遗传倾向，该病主要危害男性，常在20多岁时以下背部或臀部疼痛起病，疼痛夜间加重，可通过散步缓解。几乎有一半的病人会有眼部症状——主要是虹膜炎，它会导致疼痛、发红以及暂时性的视力下降。AS还和银屑病以及克罗恩病有关，它们共享相同的易感基因。该病无法治愈，但理疗和锻炼能帮助控制病情。非甾体类抗炎药（NSAIDs）能用来缓解疼痛，免疫调节剂可以控制炎症。

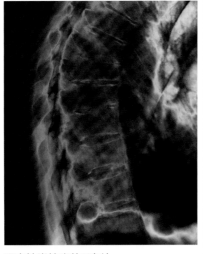

强直性脊柱炎的X光片
脊椎X线检查显示关节腔的炎症破坏以及关节融合，造成背部屈曲畸形。晚期强直性脊柱炎的X光表现被称为"竹节样脊柱"。

骨髓炎和脓毒性关节炎

骨髓炎为骨感染造成对周围组织的损伤。脓毒性关节炎为关节囊内感染并可损伤关节。

　　骨和关节可在受伤或手术时被感染，也可经皮肤和软组织的感染扩散或通过血流传播被感染。在发达国家中，骨髓炎常由金黄色葡萄球菌等细菌感染引起，而在世界范围内，结核是常见的原因。

　　该病可以为急性（两周内出现）或慢性（数月后发生），会造成疼痛、水肿、发热。在慢性关节炎中，感染会造成骨组织坏死，坏死组织需要手术切除。骨髓也可以被感染。脓毒性关节炎常由金黄色葡萄球菌引起，常为急性发病，可导致发热、关节疼痛和活动受限。如果液体和脓液在关节腔内积聚，将造成对关节的永久性损伤。但该病可以用抗生素进行抗感染治疗。

银屑病关节炎

银屑病关节炎是一种与炎症性皮肤银屑病有关的关节炎，若任其发展，该病具有很强的破坏性。

　　该病危害5%~10%的银屑病患者（见422页）。它在大小关节中均可发生，多见于手、背、颈部及复合关节处。病情较轻时，只有几个关节受累，且常常为手指或脚趾末端关节。病情严重时会累及许多部位的关节，包括脊柱。关节炎常常与银屑病皮肤症状同时突然发作。如果不加以治疗，银屑病关节炎会导致残毁性关节炎，严重的关节磨损将使关节被完全破坏。受累关节由于关节半脱位和骨的缩裂而完全无法运动。这种情况常见于手指和足。药物可以用来缓解银屑病关节炎造成的疼痛，控制炎症，以及缓解疾病进程。

429
骨和关节疾病

类风湿性关节炎

结缔组织病能造成身体任何系统的炎症，但主要影响关节内层，导致进行性损伤。

类风湿性关节炎（RA）是一种自身免疫病，免疫系统攻击人体的结缔组织（支持和连接身体结构的纤维组织）。该病具有家族性，在女性中更为常见。该病在任何年龄均可发病，但典型情况下在40多岁时发病。RA最初的症状为手指或脚趾小关节的疼痛、发热、肿胀和僵硬，通常清晨最为严重。RA通常间歇性发作，突然发作时无任何征兆，且可使人无法活动。病程可持续数周或数月，两次发作之间可有一段长时间无症状的间歇。若不加以治疗，疾病会扩散到其他部分。滑膜炎将损伤关节，导致关节面腐蚀。腱鞘也会发炎。皮肤和关节处会出现类风湿结节。症状会累及心脏、肺、血管、肾以及眼。全身症状与贫血类似，包括疲乏、发热、体重减轻。RA患者患骨质疏松和心脏病的几率增加。对血中类风湿性关节炎标志物的检查有助于该病的诊断。该病无法治愈，治疗方法包括控制症状和使用疾病缓解药物来减慢疾病进程。

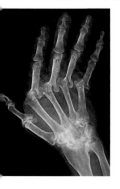

类风湿性关节炎
X线检查显示类风湿性关节炎导致腕和手指关节变形。

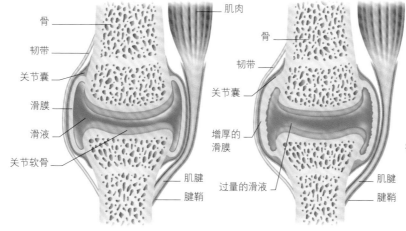

健康关节
骨末端覆盖一层光滑的软骨。关节囊内覆盖滑膜，囊内的滑液起到润滑作用，使关节能自由活动。

类风湿性关节炎早期
滑膜发炎并产生过多滑液。液体内存有破坏性的免疫细胞，会攻击软骨并使关节腔变形。

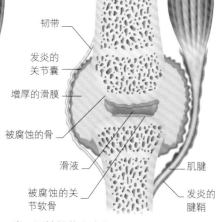

类风湿性关节炎晚期
液体和免疫细胞累积，血管翳形成。血管翳为增厚的滑膜组织，能产生伤害性的酶。这些物质会迅速破坏剩余的软骨和骨组织并攻击其他组织。

骨肿瘤

骨可以发生多种肿瘤，涉及骨组织本身、骨髓以及关节。

发源于骨的肿瘤可以是良性或恶性的。良性骨肿瘤相当常见，最常发生于儿童和青少年中。良性骨肿瘤包括骨瘤、骨软骨瘤、骨囊肿（在生长中的骨中形成的空洞）以及纤维化发育异常。原发性恶性肿瘤（起于骨中的癌症）包括骨肉瘤以及尤因氏（Ewing）肿瘤，这两种肿瘤均来自骨组织本身；软骨肉瘤来自关节软骨；骨髓瘤来源于骨髓。

继发性骨癌由其他部位的恶性肿瘤通过血流扩散而来，它们与乳腺癌、肺癌、前列腺癌密切相关。继发性骨肿瘤比原发性更为常见。软组织肿瘤也有可能扩散并侵入周围的骨。骨肿瘤最显著的症状为持续疼痛，且在运动时加重，可被抗炎止痛药缓解。受累部位比较柔软，可能会发生骨折，病变骨在折断后难以痊愈。

肿瘤可通过X线、CT或MRI扫描以及活检（同位素扫描）进行识别。良性肿瘤常常不需治疗，但若肿瘤过大，压迫神经或者限制移动，则可能需要被切除。骨髓瘤通过化疗治疗，但大多数其他的原发性骨癌需要手术和化疗联合治疗。继发性癌症通过化疗或放疗治疗，取决于肿瘤的性质和原发部位。

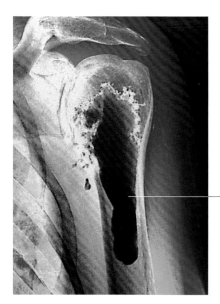

恶性肿瘤
肿瘤转移可能发生在骨骼的任何部位，但常见于中轴骨，如头颅、胸部、骨盆及脊柱的骨。

继发性骨癌
肿瘤发源的常见部位是肺、乳腺、甲状腺、肾和膀胱。

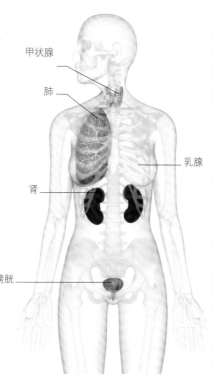

甲状腺
肺
乳腺
肾
膀胱

痛风及假性痛风

在这些疾病中，化学物质形成的结晶在关节中堆积造成炎症和强烈的疼痛。

血中尿酸（细胞和蛋白质分解形成的代谢产物）水平过高会导致痛风。尿酸在关节腔中以结晶的形式沉积，造成炎症和严重疼痛。痛风可由富含嘌呤的食物引起，包括动物内脏、油质鱼、某些种类的红酒以及一些药物。痛风发作常见于中年男性，通常持续一周。治疗包括避免刺激及服用药物以降低血中尿酸水平。假性痛风由焦磷酸钙沉积引起，常见于患有关节病或肾病的老年人。这两种疾病通常累及单个关节，造成严重的疼痛、局部发热和水肿。

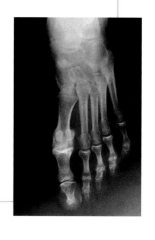

足部痛风早期
X线显示第一趾根部关节的白色高密度区域为痛风发作部位，这是痛风发作的最常见部位。

肌肉、肌腱和韧带疾病

肌肉使骨骼和器官可以运动。肌腱将骨骼肌和骨连接在一起，而韧带将骨与骨连接在一起。影响以上任何结构的疾病都将妨碍自主运动或其他肌肉功能。

肌病

肌病为肌纤维的疾病，能导致痉挛、肌肉疼痛、僵硬、无力以及萎缩。

肌病包括从单纯的肌痉挛到肌萎缩。它们中有一些是遗传性的，比如肌营养不良（肌肉无力）、肌强直（肌肉收缩时间异常延长）。其他肌病可能由自身免疫炎症性疾病导致，如多肌炎。该病可能与糖尿病或晚期肾病有关。有些肌病会不断加重，若累及呼吸肌则会危及生命。肌病的治疗取决于其病因，对于许多肌病只能采取支持性措施。

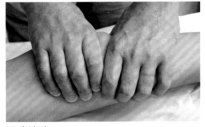

肌病治疗
治疗主要用于缓解肌病的症状。治疗包括理疗，通过锻炼增强肌肉力量和移动能力，以及使用止痛剂缓解疼痛。

慢性上肢综合征

该名称用于一组累及手臂的疾病，比如重复劳损（RSI），该病导致疼痛和运动受限。

人们通常认为该病与手臂的过度使用有关，有时也涉及特定的炎症性疾病。这些疾病包括由于腕部神经受压而影响手和前臂的腕管综合征（见434页）、网球肘、高尔夫球肘，以及由于频繁使用导致腱鞘发炎的狄魁文氏狭窄性腱鞘炎。

重症肌无力

重症肌无力是一种相对罕见的自身免疫病，它造成肌肉自主运动无力。

当免疫系统产生的抗体攻击肌肉上用来接收神经信号的受体时，就会发生重症肌无力。受累肌肉对神经冲动的反应减弱甚至消失。该病病因不明，但许多患者患有胸腺瘤（一种胸腺肿瘤，胸腺是位于胸骨后方与免疫有关的腺体）。该病通常发展缓慢，其严重程度随抗体水平的不同而不同。受累肌肉在一定程度上仍具有功能，但极易疲劳，在休息后可能会缓解。无力会累及眼部，尤其是眼睑的肌肉。该病若累及面部和四肢的肌肉，会造成吞咽和呼吸困难，以及失去力量。疾病严重发作，称为肌无力危象，会造成呼吸肌麻痹。该病无法治愈，但胸腺切除和药物能缓解症状。

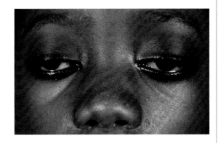

肌无力患者的眼部
该病累及的典型部位为控制眼睑的肌肉，导致眼睑下垂。身体其他部位也可受累。

纤维肌痛

该病主要造成肌肉疼痛和疲劳，其病因不明，能持续数月到数年。

纤维肌痛病情逐渐发展，历时较长，伴随广泛的肌肉疼痛和触痛。尽管患者会感到疲劳，睡眠和记忆障碍，混合性感觉症状，以及焦虑和抑郁，但肌肉的外观和功能正常。到目前为止还未发现明确原因，但有证据显示该病与大脑中处理疼痛信号的通路出现问题有关。

研究还表明某些脑部异常与该病症状有关。压力和缺乏活动会加重症状，而止痛、锻炼、认知行为疗法以及教育能帮助缓解症状。

重复劳损（RSI）常常由职业性过度使用导致。其症状包括疼痛逐渐发作，难以精确定位，以及尽管看不到或触摸不到水肿，但有水肿感。常见症状还有麻木和刺痛，有时这些症状会干扰睡眠。该病常能通过休息、适度锻炼以及减轻导致疾病的活动得到缓解。

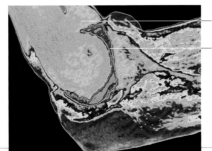

—— 肱骨下端

—— 软骨表面损伤区域

肘部的骨关节炎
关节处压力异常容易导致骨关节炎发作。如图所示，使用风钻对肘部造成的压力已经导致关节软骨及下方骨的损伤。

进行性假肥大性肌营养不良

该病是肌营养不良最常见的类型，主要危害男孩，造成进行性的严重肌无力以及早夭。

进行性假肥大性肌营养不良（狄魁文氏症候群）是一种伴X染色体隐性遗传病。因此女性在只有一条X染色体携带致病基因时不会发病。而男孩有一条X染色体和一条Y染色体，当他们从母亲那里继承致病基因时他们就会发病。患病男婴行走晚于正常婴儿，在3至4岁时变得笨拙和无力，最终在12岁之前丧失行走能力。骨骼肌进行性的无力和退化可导致畸形并影响脊椎和呼吸，但运用现代手术矫正治疗能使患者活到20多岁或30多岁甚至更久。

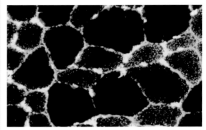

正常

脂肪　　　损伤的细胞膜

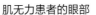

异常

肌营养不良的影响
在细胞水平能看到肌肉进行性的破坏，基细胞外层遭到破坏并被结缔组织和脂肪替代。

肌腱炎及腱鞘炎

连接于肌肉和骨之间的纤维组织所发生的炎症常与损伤和过度使用有关。

肌腱是将肌肉连接到骨上的纤维组织，使肌肉在收缩时能带动骨的运动。肌腱的炎症称为肌腱炎，常常与腱鞘炎同时发生，腱鞘炎是指包裹肌腱的腱鞘发生炎症。这两种疾病都能造成运动时的疼痛，有时当受累肌腱活动时，肢体运动还会出现一个"被卡"点。

有些肌腱形成滑车，比如在肩膀处，冈上肌肌腱通过关节上的一个凹槽，当发生肌腱炎时，"捕捉"作用将导致弧形运动时的疼痛。肌腱炎通常以解剖学位置命名，如跟腱炎发生于脚踝，脚踩踏地面时导致疼痛。

腱鞘炎可由退行性疾病、结缔组织病、关节炎、过度使用造成的损伤以及肌腱炎所引起。最常见的是狄魁文氏狭窄性腱鞘炎，该病累及两块外展拇指的肌腱的腱鞘。该病导致水肿、触痛、抓握困难。腱鞘炎还有可能造成关节卡住，如"扳机状指"。这两种疾病的治疗均包括休息，用绷带、夹板或支持物减少肌腱的使用，使用止痛和抗炎药物，以及逐渐恢复锻炼。

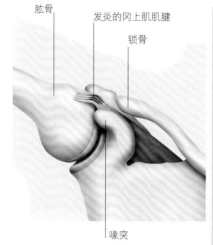

肌腱炎
肌腱将肌肉的拉力传递给骨。损伤和过度使用会导致肌腱的炎症和撕裂，造成疼痛和肢体运动时可能产生的摩擦音。

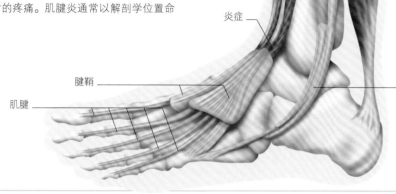

腱鞘炎
腱鞘覆盖肌腱起到保护作用，并产生液体使肌腱运动更顺畅。这些部位的炎症会造成疼痛和触痛。

急救治疗

肌肉、肌腱和韧带的损伤可以通过称为PRICE的技术进行迅速简单的紧急治疗，PRICE代表保护（Protection）、休息（Rest）、冰敷（Ice）、压迫（Compress）以及抬高（Elevation）。保护可以防止进一步损伤，休息能缓解损伤部位，冰敷能减轻疼痛、炎症和瘀血，利用弹性绷带进行压迫能减轻水肿，抬高患肢也能通过使机体修复过程中产生的过多液体分散而减轻水肿。PRICE能减少流向受伤部位的血流，从而减轻出血、瘀血和水肿。

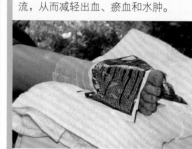

对拉伤和扭伤的治疗
PRICE技术包括使用冰袋并将患处抬高至心脏平面以上。

韧带扭伤和撕裂

韧带是将骨连接在一起的带状结缔组织，它们厚而坚韧，但是弹性较差，因此容易撕裂。

韧带可以在压力作用下逐渐拉伸，比如体操运动员或芭蕾舞演员在训练时拉伸韧带从而做出一些极端的姿势。韧带在怀孕时也更具有弹性，从而使骨盆能允许胎儿通过。人们在参加运动或锻炼时会被建议做热身运动，这样可以保护韧带。由于韧带很强韧，所以不容易撕裂，但在摔倒或突然做扭转运动时也有可能受伤。轻者为扭伤，重者则会完全断裂。腕部和踝部是损伤的常见部位。损伤后症状马上出现，包括疼痛、水肿，以及关节活动受限。由于血供不像肌肉那么充足，受伤的韧带恢复相对较慢。轻微的扭伤能通过PRICE技术（见右侧）缓解，严重情况能使人丧失活动能力，并需要通过医疗措施以防止关节错位。

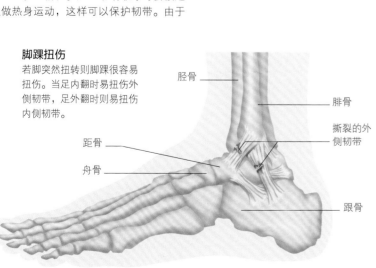

脚踝扭伤
若脚突然扭转则脚踝很容易扭伤。当足内翻时易扭伤外侧韧带，足外翻时则易扭伤内侧韧带。

肌肉拉伤和撕裂

肌肉受力过度有时会造成肌肉的拉伤甚至撕裂。

肌肉收缩从而使关节运动。肌肉由多组平行的纤维组成，这些纤维像可伸缩的梯子一样相互连接并进行相对运动。肌肉损伤比较常见：肌肉轻度拉伤时，肌纤维被纵向拉断但并未撕裂；完全撕裂时，会导致疼痛、出血和明显水肿。拉伤常常由运动或重体力劳动时肌肉过度拉伸或过度收缩所致。有时拉伤是慢性的，其原因是肌肉反复负荷过重。

损伤在力的方向突然改变时尤其常见，比如在奔跑时、摔倒时或搬运重物时突然扭转。受伤处需要迅速用PRICE技术进行处理，受伤的肌肉需要固定数天。肌肉的血供比较丰富，因此恢复相对较快，但具体恢复时间取决于受伤的严重程度，而且受伤的个体不同，受伤肌肉日常使用的水平不同，恢复时间也会不同。

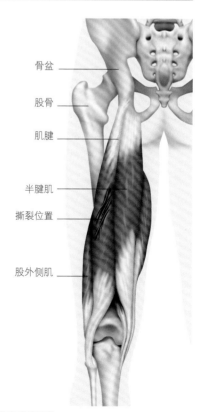

腘绳肌撕裂
腘绳肌是大腿背面的肌肉群，能屈膝并使腿后伸。腘绳肌受伤常见于短跑或跳高运动员。

颈、肩和背部疾病

脊椎或肩部的疾病非常普遍，但其可能致残。下背部承担人体大部分重量，并且受到弯腰和扭腰的持续压力作用，因此容易受损。肩关节是人体活动性最大的关节，因此也容易出现问题。

挥鞭伤

挥鞭伤用来表示一类由于颈部突然的前后或侧向运动所致的损伤。

挥鞭伤常见于公路交通事故，由于减速导致：突然的冲击使头部甩向前方，颈部猛烈前屈，然后当头部向前的冲力被身体阻止时颈部剧烈伸展，最后头部向后弹回。损伤的严重程度各异，轻度拉伤者仅有少量肌纤维撕裂，重伤者颈部韧带撕裂。肌肉和肌腱对骨突然的牵拉可能会导致椎骨上小块骨的断裂。神经可能受损，

造成颈部、肩部、手臂部疼痛，眩晕以及视力障碍，某些人还会遭受记忆问题和抑郁。在挥鞭伤损伤后的几个小时内，可能会发生组织出血、水肿以及肌肉痉挛，损伤在48小时达到高峰。挥鞭伤的好转可能要经历数周或数月。治疗包括使用抗炎药和理疗。

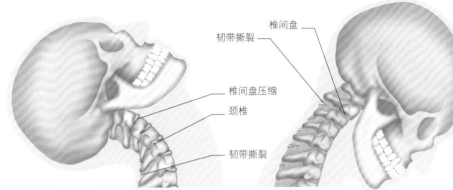

1 过伸
如果打击来自后方，头部先迅速向后方移动然后向前移动。头部向后挥鞭样运动时颈椎过度伸展。

2 屈曲
过度伸展之后，由于头部的动量使头向前运动，颈椎屈曲，下颌呈弧形向下运动。

斜颈

斜颈，通常因颈部肌肉的痉挛所致。可使头偏向一侧，并同时伴有疼痛和肌肉僵直。

人们认为斜颈是颈部深层韧带受到牵拉导致肌肉痉挛造成的。该病可发生于婴儿，其原因是难产或宫内姿势不良。成年人患病可能是颅底关节受伤或神经疾病导致。很多情况下，斜颈由睡眠姿势不良引起，2~3天即可改善，抗炎药或抗痉挛药、按摩以及休息也能帮助缓解。若斜颈持续时间过长则需要进一步治疗。

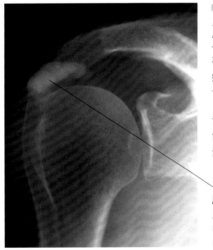

冻肩

在该病中，肩关节周围组织发炎，僵硬，疼痛，严重限制运动。

在肩关节中，肱骨和肩胛骨的一端被包裹在充满液体的纤维组织囊中，使关节能够灵活地运动。冻肩又称粘连性肩关节囊，由纤维组织炎症导致。该病原因不

明，但在患有其他炎症性关节或肌肉疾病的人群以及糖尿病患者中更加常见。该病逐渐起病，先是某个区域或肌群的疼痛和炎症，随后疾病进展到关节附近，伴随组织间粘连（疤痕组织带）形成。疼痛可能会影响睡眠并限制运动。该病的典型情况包含3个阶段：缓慢、疼痛的肩部"冻结进行期"发展过程将持续数周或数月；"冻结期"阶段会持续数月，此期疼痛减轻但僵硬加重；随后是持续数周的"解冻期"。治疗包括理疗，服用止痛药，偶尔会向肩部注射糖皮质激素类药物。

---回旋肌群的钙化

肩关节炎症
肩关节周围组织的炎症会造成组织中钙沉积物的形成，这在X线检查中显示为白色区域。

斜颈
颈部侧方大肌肉的痉挛造成斜颈，导致头歪向一侧。

肩关节错位

错位是关节的正常位置发生变化的一种损伤。肩关节尤其容易发生这种损伤，主要是由于突然的冲击造成的。

肩关节是一种球囊关节，肱骨头位于肩胛骨一端的浅凹中。肩部骨的位置由回旋肌群维持，回旋肌群是肩关节周围一组强大的肌肉。这种结构使得手臂在多个方向有广泛的活动范围，但同时也使得关节不稳定，在压力作用下容易错位。关节错位常见的原因是跌倒或在橄榄球等运动

中受到冲击。它也可以由遗传性的关节松弛导致。肩关节错位可能会造成疼痛、水肿和畸形。可用X线检查确认和评估病情。治疗涉及通过手法将骨复位。

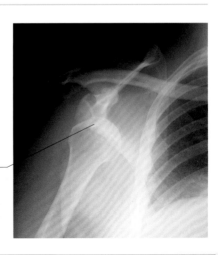

肱骨头脱位

X线显示肩关节错位
X线显示肩关节前脱位。由于回旋肌群前方最弱，所以前脱位最常见。

机械性腰背痛

多数人都经历过腰背痛，通常由肌肉或韧带的拉伤所致，下背部是最常见的部位。

机械性腰背痛与过度牵拉导致的脊椎和背部结构损伤有关，常由扭腰、弯腰、抬重物造成。后背腰部以下，由于已经承受了身体的大部分重量，因此尤其容易遭受机械性损伤。另外，坐姿或站姿不当，搬重物时不注意保护背部的人，下背部肌肉常使用过度。疼痛可能起自肌肉、韧带、椎骨、椎间盘或神经，以肌肉拉伤最为常见。

背痛的管理

背痛发生过后，患者应保持运动并尽快恢复日常活动。通过锻炼和止痛，背痛一般在2~3周内缓解。不过患有慢性背痛的患者需要通过理疗、背部康复措施外加止痛药进行治疗。解决生活方式中的问题，比如减肥，以及学习安全使用背部肌肉的方法，比如亚历山大技术，能帮助缓解疼痛和防止复发。

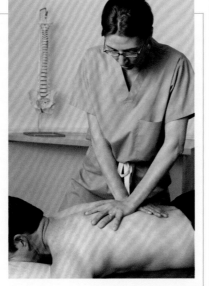

背痛的治疗
治疗包括缓解疼痛和肌肉痉挛的药物，增强肌肉力量的理疗以及针对背部健康的建议。

慢性腰背痛更有可能由常年姿势不当所致，因此更容易危害老年人。腰背痛可由损伤、肥胖、退行性关节炎或其他脊椎疾病，以及日常活动减少引起。所有患者均可通过热疗、抗炎止痛药以及适度锻炼缓解疼痛。对于更为严重或持续超过数天的疼痛，可能需要药物治疗或理疗。

椎间盘突出和坐骨神经痛

椎骨被软组织组成的椎间盘分开，如果一个椎间盘滑脱或断裂，会压迫神经并造成疼痛。

椎间盘将椎骨分开，它们由坚韧的纤维被膜和中央柔软的胶冻样核构成。有时背部压力过大会导致椎间盘脱出。如果椎间盘受到挤压，外层包膜可能会断裂，内部柔软的核会从中疝出，这被称为椎间盘突出。该问题在腰椎间盘中更为常见，因为腰椎间盘受力最大，尤其是它们随着年

龄增长开始退化时。该病发病可急可缓。突然的滑脱可能发生于搬运重物或滑脱时，它会造成疼痛或运动困难。

突出的椎间盘可能会压迫脊神经，造成坐骨神经痛：坐骨神经的灼痛、刺痛感，并能通过臀部放射至腿部和足部。适当锻炼和止痛药能使大多数病情在6~8周内得到缓解。病情更严重时则需要通过理疗或手术修复椎间盘。

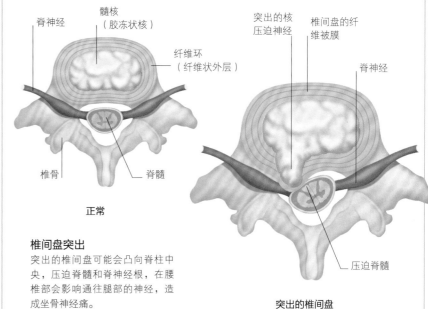

正常

椎间盘突出
突出的椎间盘可能会凸向脊柱中央，压迫脊髓和脊神经根，在腰椎部会影响通往腿部的神经，造成坐骨神经痛。

突出的椎间盘

椎管狭窄

椎管狭窄会压迫脊髓或脊神经根，该病的发生常与衰老有关。

脊椎年龄相关的改变可从35岁左右开始，但明显的症状通常在60岁之后才会体现。首先是椎骨间的关节僵硬，并在椎骨上形成称为骨赘的骨性赘生物。这些赘生物会侵犯椎管和椎间孔（脊神经根由椎间孔穿出），导致椎管狭窄。该病可能会累及脊椎的任何部位，并且会导致疼痛、痉挛，以及腿、背、颈、肩部或手臂的无力。对于患者可进行抗炎药治疗或理疗，但病情严重时需进行减压治疗，即移除部分骨或组织以缓解脊髓的压力。

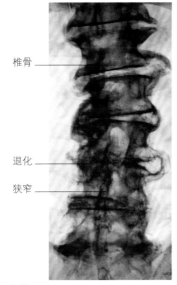

椎骨

退化

狭窄

脊椎X光片
这张彩色X光片显示由脊椎严重退化造成的椎管狭窄。红色区域是被骨赘扭曲的骨，绿色区域是椎管。

脊椎滑脱

一节椎骨相对于另一节椎骨向前滑动称为脊椎滑脱。尽管该病严重时会压迫脊髓，但通常不表现出症状。

脊椎滑脱可能由先天性脊椎畸形导致，也有可能在童年中晚期发生。不过大多数病例发生于成年人，由椎骨间关节的退行性变使脊骨的角度改变，上位椎骨从下位椎骨上滑脱所致。多数情况下没有症状，但有些人会感到疼痛、僵硬和坐骨神经痛（见上）。若同时存在椎管狭窄（见左侧），则其所致症状可能会加重。病情严重时（上位椎骨离开中线超过50%）可能会对脊椎造成明显的压迫，此时需要进行减压手术。

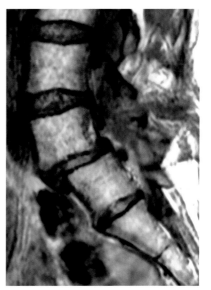

脊椎扫描显示脊椎滑脱
脊椎滑脱最常影响下背部的腰椎，如该扫描图显示。上位椎骨滑脱形成的突出部清晰可见。

四肢关节疾病

关节周围肌肉、肌腱或其他软组织疾病常由我们使用这些关节的方式直接造成。
它们会导致明显的疼痛，但大多数在休息或家庭治疗后能自行缓解。

上髁炎

该病包含网球肘和高尔夫球员肘，涉及到上髁的炎症，上髁是肘关节两侧的骨性突起。

网球肘为外上髁受累，高尔夫球员肘为内上髁受累，它们常因过度使用肘关节处与骨连接的肌肉所导致，有时为直接损伤。损伤有时导致连接于上髁的肌腱的炎症。典型情况下，网球肘可因网球运动中重复发球导致，高尔夫球员肘可因高尔夫的挥杆动作导致，但在其他情况下过度使用造成的损伤更为常见。患处对触摸非常敏感，活动会使疼痛加重。对于高尔夫球

员肘，掌心向上抬起胳膊会加重疼痛；对于网球肘，掌心向下抬起胳膊会加重疼痛。

疼痛会沿手臂的一侧向下扩散，并伴随前臂的麻刺感及上髁部的发热、疼痛和水肿。治疗包括使手臂休息和使用止痛药。用夹板固定可能会有帮助，吊带则可用于减轻肌肉张力。对于严重疼痛，可能需要理疗或注射糖皮质激素。

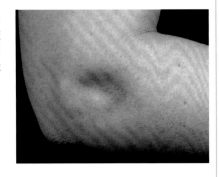

网球肘
上髁炎能累及两侧的上髁。症状包括关节周围的发红、疼痛。

腕管综合征

正中神经在手腕部通过腕管，对正中神经的压迫导致腕管综合征。

正中神经通过前臂到达手，支配拇指根部的肌肉并控制手掌桡侧半的感觉。它穿过腕管，这是一个在腕骨间由韧带封闭的空隙。除了正中神经，还有10条韧带穿过腕管。腕管综合征发生于正中神经受压时。该综合征发生的原因可能是肌腱水

肿、腕部关节炎造成的腕管内液体积聚、激素水平波动、甲状腺疾病、糖尿病或使用过度。压迫将导致疼痛，握力减小，拇指、示指、中指和环指外侧的麻刺感，严重时会导致拇指肌肉萎缩。对轻症患者通常进行休息、止痛、夹板固定治疗，有时会注射糖皮质激素以缓解炎症。对于严重病例，有时需进行减压手术，即切开韧带缓解压力。

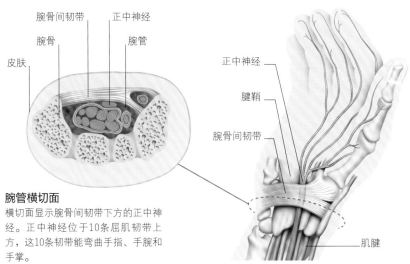

腕管横切面
横切面显示腕骨间韧带下方的正中神经。正中神经位于10条屈肌韧带上方，这10条韧带能弯曲手指、手腕和手掌。

腱鞘囊肿

腱鞘囊肿为柔软、无害的水肿，常见于腕部，最终常可自行消失。

腱鞘囊肿为在皮肤下、腱鞘之上形成的囊肿。它们常发生在关节附近，易与关节相连。囊肿的典型发作部位为足、腕和手，最常见于手腕的伸肌侧。囊肿内含有滑液，是一种来自关节内的浓稠、清亮的胶冻样物质。如无特别症状，可等待其自行消失；若造成疼痛或影响运动，可以进行引流或切除。

膝关节积液

膝关节积液会造成水肿，有时会导致僵硬、活动力下降。

关节中骨的末端包含在称为滑膜的膜性结构中，滑膜能产生滑液润滑关节。有时过多的液体会积聚在关节中。受伤、感染性或炎症性疾病（如骨关节炎或痛风）会刺激滑膜产生滑液，从而导致关节积液。由于承受着巨大的下压或扭转力，膝关节容易磨损和受伤，因此尤其容易发生积液。膝关节积液会造成柔软凸起的囊肿、疼痛，并且难以将重量施加到腿部。膝关节积液的治疗取决于具体病因：可能涉及对积液的引流和/或给予糖皮质激素或抗炎药来减轻炎症。

黏液囊炎

黏液囊是为关节提供缓冲的组织垫，黏液囊的炎症会导致疼痛和明显水肿。

黏液囊内衬有滑膜并充满胶冻状的滑液。它们是大多数关节可移动部位之间的缓冲垫。黏液囊的损伤或炎症会导致内部产生过多液体导致液体积聚，称为黏液囊炎。患病区域可能会发红、疼痛和水肿。

黏液囊炎常见于膝部和肘部，可能与这些关节常受到损伤有关。鹰嘴囊位于肘背部，由于此处皮肤松弛，鹰嘴囊炎致明显肿大。黏液囊炎常可自行痊愈，内部液体可以进行引流但常常会再次充满。

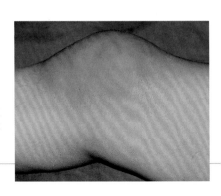

髌前囊炎
髌前囊炎为膝关节的黏液囊炎，常发生在长时间跪地的人群中，如园丁。

腱鞘囊肿
像大多数腱鞘囊肿一样，该囊肿位于拇指关节表面的伸肌侧。

软骨软化

髌骨软化为膝前方疼痛，常见于活跃的年轻人，可能与过度使用有关。

　　髌骨软化中的疼痛可能与正在生长的青少年膝关节屈伸时髌骨前后移动造成的摩擦有关。该病本质上是无害的，不过可能会非常痛。它会在数年之后自行恢复，可以通过休息或理疗缓解。不过对于从事大量激烈运动的青少年，他们可能需要在继续运动并忍受疼痛和放弃运动之间做出选择。在过去，可以通过手术清理髌骨后方，不过由于病情常可自行缓解，多数医生倾向于避免手术，因为手术会在关节处留下疤痕。

胫骨结节骨骺炎（Osgood-Schlatter病）

该病常见于活跃的青少年，由膝关节下方胫骨前的炎症导致。

　　Osgood-Schlatter病常发生于青春期迅速生长的时期，常见于喜爱运动的青少年。它起于胫骨粗隆，胫骨粗隆为胫骨顶部的骨性隆起，大腿前方的股四头肌通过髌韧带（将髌骨连于胫骨）附着于此。人们认为由于腿部长骨生长比肌肉快得多，造成胫骨粗隆处张力过大引起该病。

　　过度伸展的股四头肌收缩造成的反复应力会被传导至胫骨粗隆，造成疼痛和水肿。在最严重时，会导致外胫夹形成——胫骨末端生长板的应力性骨折。随着身体试图去修复骨折区域，在胫骨粗隆处会有新骨形成，此处会增大并形成一个拒按的肿块，疼痛可能会使运动完全无法进行，

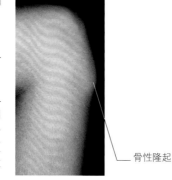
骨性隆起

Osgood-Schlatter病
该照片显示Osgood-Schlatter病患者明显凸起的胫骨粗隆。反复发生的微小骨折导致一个骨性肿块的形成，其被触碰时非常痛。

尤其是外胫夹刚刚形成时。不过病情可在数年后自行消失，除了休息和使用止痛药之外不需其他治疗。

跟腱炎

跟腱将腓肠肌连接到踝关节上，在运动员和跑步者中容易发炎。

　　足撞击地面力度过强时跟腱上出现小的撕裂导致跟腱炎——尤其是当某人在坚硬的地面上跑步时。脚踝后方会疼痛，整个脚踝会水肿。当发炎的跟腱被拉伸时尤为疼痛（比如一个人在迈步时将脚跟抬离地面）。在许多情况下，疾病可通过休息、冰敷以及使用止痛药缓解。如果病情仍旧持续进展，可能会对患者进行理疗，或者在鞋中放置矫形器——一种类似于脚跟垫的装置，可以在脚放置在地面上时减轻跟腱上的张力。跟腱的血供相对缺乏，因此愈合较慢。

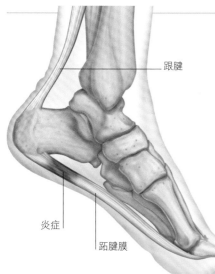
跟腱
炎症
跖腱膜

跖腱炎

跖腱膜是走行于足底厚而坚韧的纤维组织带，起到支持足弓的作用，此处炎症将造成剧烈疼痛。

　　跖腱膜是跟腱的延续，连接跟骨和脚趾根部。该组织炎症形成的原因与跟腱炎

跖腱炎的治疗
跖腱炎造成的疼痛最常发生于足底后部，跖腱膜附着于跟骨处。

（见右侧）相同，均为频繁的过度牵张。该病多发于在坚硬地面上行走或慢跑较多的人群，不过也可在炎症性关节炎、肥胖、骨关节炎以及糖尿病患者中以退行性疾病形式出现。脚跟伸展时会引起疼痛，疼痛最严重的位置在脚跟下，一天中迈出第一步时疼痛最为剧烈。

　　最初的治疗包括休息、冰敷和使用止痛药。可嘱病人通过锻炼温和地伸展腱膜。有些病人可使用矫形器，这是一种装在鞋中缓解足被使用时腱膜所受张力的装置。病情严重时可能需要在患处注射糖皮质激素或局部麻醉药。

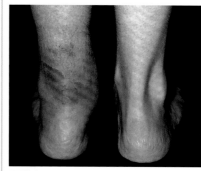
跟腱炎
如图所示，如果跟腱严重发炎，过多液体积聚并在重力的作用下向下移动，导致脚踝和脚跟水肿。

足畸形

骨骼、肌肉和韧带的异常会导致足部变形和功能障碍。

　　足的形状在儿童发育的过程中逐渐形成。成年人中，骨骼、韧带和筋膜使足底形成弓形结构，这种结构使足底具有弹性并起到缓冲作用。一些结构性疾病会影响足弓的形状，导致扁平足或弓形足。

　　扁平足为足弓结构遭到破坏或根本没有形成，它使得人在行走时足底与地面完全接触。扁平足会导致疼痛，但使用足弓形支架可能会有帮助。弓形足为足弓过高，可能为遗传或后天的某些肌肉或神经疾病所致。该病通常无症状，但会造成穿鞋困难。内翻足为先天性的一只或两只脚

向内扭转，病因未知。该病可通过手法或使用特殊的鞋柔和地扭转脚部进行治疗。

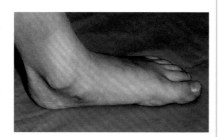
扁平足
该图片显示病人在体重的作用下骨性结构破坏导致足弓扁平，可见整个足底都与地面接触。

踇外翻（踇囊炎）

有些人的踇趾根部关节有结构变性，导致踇囊炎的形成。

　　外翻畸形起始于踇趾根部逐渐内翻，有时其他趾也弯曲成相同角度。随着踇趾的移位，踇趾根部与第一跖骨间关节被暴露，引起水肿和疼痛。关节处黏液囊的炎症加重了关节的肿大和受压。最终形成的骨性隆起称为踇囊炎。该病具有家族性，病因复杂，可能与足的异常活动有关，某些病例还与长期穿过紧的尖头鞋有关，这类鞋会使脚趾处于成角度的姿势。受累脚趾可能会发生关节炎。有些患者会难以找到适合的鞋。鞋垫、矫形器以及舒服的鞋子能帮助缓解压力，但如果症状严重，将

需要通过手术切除过多的骨并重新调整脚趾位置。

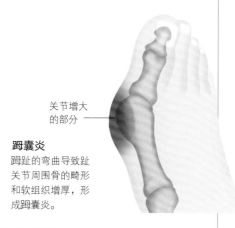
关节增大的部分

踇囊炎
踇趾的弯曲导致关节周围骨的畸形和软组织增厚，形成踇囊炎。

脑血管疾病

脑血管系统由供应脑部的血管组成。影响身体其他部位血管的疾病也能影响脑血管，比如血栓和动脉粥样硬化，但其对脑功能的影响更为特殊，有时其后果是灾难性的。

脑卒中

脑卒中由于阻断了脑组织的血流供应而对其产生突然的不可逆的损伤，其情况与心脏病类似。

若要正常行使功能，大脑需要从血液中获得丰富的氧气和养料。如果血流被阻断，脑细胞将衰竭并死亡，这被称为脑梗塞或脑卒中。脑卒中发生的最常见原因是脑中血管的阻塞，通常是血栓和动脉粥样硬化共同作用的结果。其所导致的氧气缺乏妨碍了受累脑区所控制的正常生理和心理功能。还有一小部分脑卒中是出血性

的，可能是由肿瘤或脑血管畸形导致。若造成的损伤不能再在24小时内完全缓解就会发生卒中。卒中牵涉的区域可大可小，其最初发生时通常会影响整个半侧身体，造成偏瘫。讲话、吞咽、视力、人格、记忆以及情绪可能会受到影响。受损的脑部会水肿，水肿的消退可能会经历数周到数月时间。在此期间，功能可能会逐渐恢复，若加以康复治疗可实现技能的再学习。卒中的危险因素包括吸烟、高血压和

高胆固醇水平。有时用溶栓药进行早期治疗能减小甚至逆转损伤。

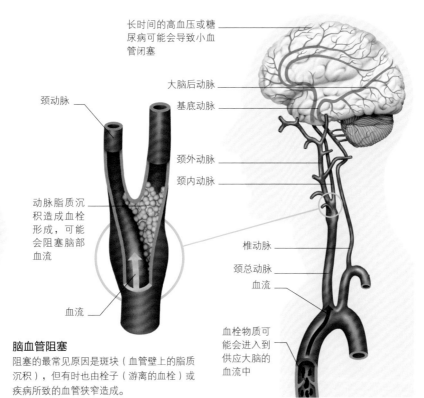

脑部出血
脑内血管的破裂被称为出血性脑卒中，这是脑卒中最少见的类型，常由肿瘤或先前存在的血管异常导致。

脑血管阻塞
阻塞的最常见原因是斑块（血管壁上的脂质沉积），但有时也由栓子（游离的血栓）或疾病所致的血管狭窄造成。

脑卒中的长期影响

脑卒中的长期影响取决于受损脑区的部位、损伤是否为永久性以及执行任务过程中脑学习能力的优劣。即使是严重的卒中也将会有逐渐但显著的恢复。语言功能常常受到影响，尤其是在找词和组词方面。卒中还可能会影响人格，增加情绪失常和抑郁。

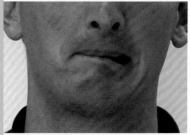

面瘫
面瘫有时可见于脑卒中患者，常常仅影响一侧，使眼和嘴不能完全关闭。

短暂性脑缺血发作

该病为脑正常血流的短暂受阻导致脑突然、暂时的功能障碍。

如果将卒中比作脑部的心脏病发作，那短暂性脑缺血发作（TIAs）可以比作心绞痛。TIA发生的过程类似于血栓形成性脑卒中，不过在TIA中血管阻塞为暂时性甚至可能是部分性的，并且会在造成脑组织永久性损伤之前自行清除。TIA会持续数秒至数小时，会涉及卒中可能影响到的功能。该病是卒中的危险信号，尤其是时间延长

或频繁发作时。因此TIA患者需要马上进行检查，包括扫描心脏和颈动脉以发现造成阻塞的物质的来源。

TIA的危险因素与脑卒中相同，包括高血压、吸烟、糖尿病（尤其是控制不佳时）以及高胆固醇等所有能增加动脉粥样硬化和血管中脂质沉积物形成危险性的因素。

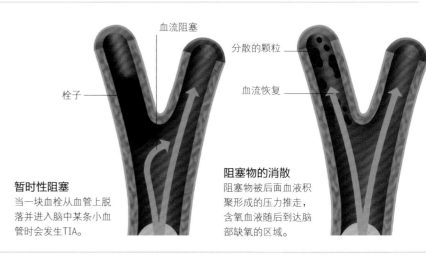

暂时性阻塞
当一块血栓从血管上脱落并进入脑中某条小血管时会发生TIA。

阻塞物的消散
阻塞物被后面血液积聚形成的压力推走，含氧血液随后到达脑部缺氧的区域。

蛛网膜下腔出血

整个脑均被脑膜覆盖，而这一危险的疾病为血液漏出到3层脑膜的内两层之间。

蛛网膜下腔出血发生在蛛网膜和软脑膜之间的空隙中，是由于靠近脑表面的动脉突然发生出血，血液进入蛛网膜下腔中所造成的。多数情况下，出血源自浆果动脉瘤的破裂——这是一个位于动脉连接处肿胀薄弱的区域。在某些人中，出血由动脉畸形导致。这两种问题均可在出生时就存在，但未被察觉。

出血会造成突然严重的"霹雳样头

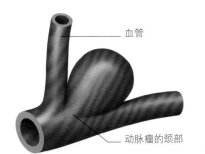

浆果动脉瘤
浆果动脉瘤是在两个血管相会的薄弱处形成的血管壁的肿胀。浆果动脉瘤常发生于大脑基底部。

痛"，并伴有呕吐、意识模糊、畏光，严重情况下会导致昏迷和死亡。血管破裂前可能会出现警示性头痛。CT扫描或腰椎穿刺能帮助寻找出血来源，受累血管可或经手术修复。不过病人并非总能完全康复，几乎有一半的病情是致命的。

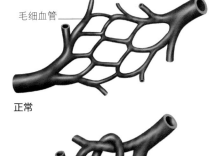

正常

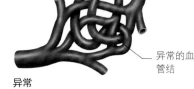

异常

动静脉畸形
异常形成的动脉和静脉在此处连接成一个纠缠的结，高压的动脉血和低压的静脉血在此处相会，容易出血。

硬膜下出血

硬膜下出血为血液漏出到3层脑膜的外两层之间。

硬膜下出血常常由通过硬脑膜和蛛网膜之间硬膜下腔的静脉撕裂所导致。这会引起急性、严重的出血或慢性出血。出血造成血肿，血肿会压迫脑组织。严重出血会压迫脑组织，造成意识的迅速丧失。

急性的硬膜下血肿常常由严重的头部外伤导致。这种情况常见于青年人，也可

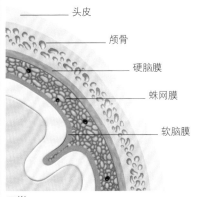

正常
大脑被3层脑膜围绕：硬脑膜、蛛网膜、软脑膜。脑膜中含有大脑表面的感觉神经和血管。

见于婴儿——可能是惊吓所致（"惊吓婴儿综合征"）。慢性的硬膜下出血造成渐进性的意识模糊和意识丧失，这种情况常见于老年人或酒精滥用者，且在老年人中常被误认为是痴呆。原因是由于衰老和酒精与大脑萎缩倾向相关，这会牵拉通过脑膜的静脉并使得它们更容易破裂。

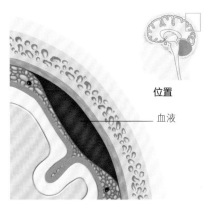

位置

硬膜下出血
外两层脑膜间的血肿会压迫大脑，血肿既可在数小时内迅速增大，也有可能在数周甚至数月内逐渐增大。

偏头痛

偏头痛是一种反复发作、经常加重的头痛，常常发生于头部的一侧，伴发视力模糊、恶心及其他异常感觉。

偏头痛在女性中常见，具有家族性。其首次发作可见于任何年龄，但50岁后少见。偏头痛的原因尚未完全阐明，但有一

种理论认为偏头痛始于脑膜中血管的突然收缩，造成暂时的轻微缺血，随后血管突然扩张牵拉敏感的静脉和神经并造成疼痛。偏头痛典型的诱发因素为压力、饥饿、疲劳以及特定的食物和饮料，包括巧克力、红酒、咖啡因。女性的偏头痛发作可能与激素水平波动有关，常发生于月经期前。

偏头痛发作常使人无法行动并且会持续3天以上。典型的偏头痛分为4期：前驱期、先兆期、头痛期和头痛后期。前驱期症状包括食欲丧失、情绪或行为改变。偏头痛前的先兆期包括视力障碍，如视力模糊和看到闪光，异常的感觉比如麻木或针刺感，平衡和协调力丧失，讲话困难。典

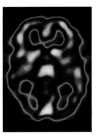

偏头痛发作
这张扫描显示偏头痛发作期间大脑不同的活动水平，红色和黄色区域表示活动度高，灰色和蓝色区域表示活动度低。

型的头痛是一侧搏动性疼痛，伴随着恶心呕吐，对光和噪声不耐受以及头皮感觉异常。

约1/3的偏头痛患者有先兆症状（典型的偏头痛），没有先兆期的偏头痛称为普通型偏头痛。不典型的偏头痛有很多种，比如"碎冰锥"头痛、"冷空气"头痛，以及在某些特定人群中反复发作的"钳夹"样头痛。偏头痛无法治愈，但可通过避免刺激加以控制，使用药物能帮助阻止或限制头痛发作或缓解疼痛和恶心。

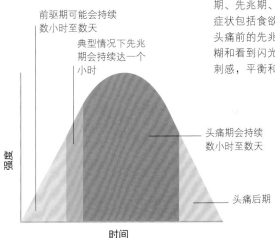

前驱期可能会持续数小时至数天

典型情况下先兆期会持续达一个小时

头痛期会持续数小时至数天

头痛后期

强度

时间

偏头痛发作的过程
典型的偏头痛发作包括4期，其强度和持续时间各有差别。

头痛

大多数头痛为紧张性头痛，由压力造成。一种严重的头痛是丛集性头痛，为一天之内短时发作数次。

紧张性头痛是一种前额的压缩感，由头皮和颈部的肌肉紧张所导致。头痛常在一天结束时恶化，并可因疲劳和压力加重。疼痛通常可通过止痛药或休息缓解。

丛集性头痛是一种难以忍受的眼或颞部周围的单侧疼痛，与流泪性红眼和鼻充血有关。疼痛由血管扩张引起，虽然温度改变和饮酒能够刺激发作，但根本原因尚未明了。该头痛发作迅速，疼痛有时被形容为眼中有灼热的拨火棍。正如其名字所表示的那样，这种头痛的发作呈丛集性，即每次发作数分钟至数小时，一天之内可反复发作多次。该病可通过药物或氧气治疗进行治疗。

脑和脊髓疾病

　　脑和脊髓处理来自感觉神经和血行播散的化学物质携带的信息，并将作出的反应信号送往身体组织。对脑和脊髓的损伤会严重影响脑和身体的功能。

颅脑损伤

许多对头部的撞击和挫伤比较轻微，但严重的打击或其他损伤会使脑组织有损伤的危险。

　　严重的颅脑损伤包括开放型损伤（即脑组织暴露于外界）、闭合性损伤及颅内震荡。严重的打击或碰撞会导致开放型颅骨骨折——颅骨结构坚固，只有在严重损伤下才会骨折。骨折会使脑组织和脑脊液暴露于外伤和感染之下。颅骨基底部的骨折会使脑脊液从鼻或耳中漏出。感染会从液体流出处侵入。颅内脑震荡会造成出血，血液可积聚并形成血肿。血肿可分为硬膜外血肿（颅骨和脑膜之间）或硬膜下血肿（脑组织和脑膜之间）。积聚的血液会压迫脑并造成头痛和意识改变。

　　脑可能会在减速性损伤中被挫伤（如交通事故中，快速移动中的身体突然停止）。振动的脑撞击颅骨内面，先撞击一面，随后脑弹回撞击另一面，使脑在两面均受到挫伤。这会造成脑震荡，导致呕吐、复视和头痛。

　　大脑可能会水肿，造成意识模糊、晕厥、意识丧失等症状，有时会导致死亡。伤者需进行紧急治疗以缓解大脑的压力和治疗出血。病人在此后的几个月都需要照顾和康复治疗。

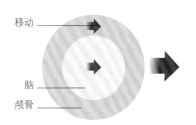

1 高速移动
当一个人高速移动时——比如在车里——颅骨和脑会以与身体和机动车相同的速度移动。

移动
脑
颅骨

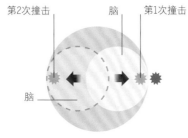

第2次撞击　脑　第1次撞击
脑

2 撞击
如果运动突然停止，大脑会撞击颅骨前部，然后反弹撞击其后部（"对冲性"损伤）。

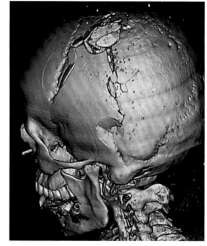

颅骨骨折
这张颅骨的三维CT扫描显示多处严重骨折。这样的损伤会造成大脑损伤或死亡。

血肿
这张扫描图中，蓝色区域表示血肿。脑内的严重出血用橙色高亮表示。

脑性麻痹

指一组由于脑损伤导致的疾病，其导致维持姿势和运动困难。

　　通常发育中的脑在出生前即受到损伤；此外，脑还会在出生前、出生时和出生后受到缺氧损伤。脑性麻痹涉及大脑运动皮层的损伤，导致站立和移动困难。严重时患者会出现四肢僵直。轻症患儿仅表现出僵直、"剪刀样"腿和其他步态改变。不过，意识过程，也就是患儿的智力不一定会受到影响。患儿需通过理疗保持肌肉灵活，在讲话和语言方面需要帮助。病情不会随时间进一步恶化，许多儿童将最终适应这一困难。

脑积水

过多的脑脊液会导致脑积水，使脑组织受压并造成损害。

　　脑脊液围绕脑并填充脑室。正常情况下，脑脊液对脑起到缓冲和营养的作用，多余液体会被吸收入血液。产生过多，以及阻塞或结构异常导致的液体回流障碍，均会使多余的液体积聚。对于婴儿来说，其颅骨是由弹性软骨连结在一起且尚未融合，因此随着液体的积累，颅骨被分开，造成颅部增大，变得半透明。

　　对于成年人，脑积水会造成脑部压力过高，导致持续的疼痛，并在早晨加重，还会造成视力和步态异常，以及困倦和嗜睡。过多的液体可以通过分流术清除，即将液体引流至身体的其他部位。

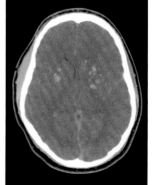

蛛网膜　　　　　脉络丛
（重吸收的部位）　（产生部位）

第三脑室

脑中的液体
脑脊液由位于脑深方的脑室内覆盖的脉络丛产生，脑和脊髓浸泡在脑脊液中。多余的液体经蛛网膜吸收。

脑和脊髓脓肿

脓肿是身体组织中由感染性物质造成的充满脓液的肿物，在脑或脊髓中，它造成的严重后果可能威胁生命。

　　感染性物质能直接通过损伤到达脑或脊髓，也可来自窦部（耳和眼窝周围的骨），或通过血流播散而来。脑或脊髓的脓肿较少见，但其导致的症状很严重。在脑中，脓肿所导致的压力会造成意识模糊、头痛、发热，感染严重时还可能导致虚脱。脊髓周围的脓肿会造成疼痛和瘫痪，由于脑脊液可携带感染至脑膜，所以很快会引发脑膜炎。脓肿需要通过手术引流，药物可用于清除感染或防止癫痫发作。

痴呆

"痴呆"指认知功能逐渐丧失，包括理解、推理和记忆的能力。

　　痴呆最常见于老年人，多由脑或脑血管疾病导致。其最常见的类型是阿尔茨海默病，该病导致脑细胞退化和脑组织中蛋白质沉积物形成。另一种类型是血管性痴呆，即供应脑部的小血管被血栓阻塞，导致脑中多个小区域的损伤。路易小体痴呆为脑中称为路易小体的圆形小结积聚造成脑功能障碍，导致幻觉等症状。

　　痴呆有时可因慢性脑损伤、帕金森病或亨廷顿病而发生于年轻人。所有类型痴呆逐渐恶化的过程通常都会经历数年。典型情况下，患者的亲属会注意到他变得健忘，忘记近期做过的事但对很久以前做过的事记得很清楚。最初很难将痴呆与年老造成的健忘区分开，然而随着症状的加重，病人开始忘记基本的事情比如住在哪里。讲话困难、失禁以及人格改变等问题也会出现。患有严重痴呆的病人会失去对爱人和朋友的全部记忆并且需要专职护理。

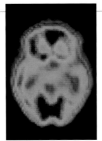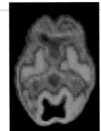

正常　　　　阿尔茨海默病

脑活动
这张PET扫描显示对健康大脑和阿尔茨海默病患者的大脑进行的脑刺激试验。蓝色区域显示患者脑活动的减退。

　　为了确诊痴呆，医生需要进行血液检查、扫描以及对心理能力的评估。该病无法治愈，但通过学习诗歌等锻炼和偶尔使用药物能够帮助改善记忆和日常生活。

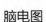

血管性痴呆
在这种类型的痴呆中，通过脑的小血管被阻塞，造成其所供应区域的坏死。随着更多的血管受到影响，疾病会呈现出明显的恶化态势。

血管

阻塞血管的血栓

坏死区域

癫痫

该病以脑中异常放电活动导致的反复癫痫发作为典型表现。

　　脑细胞以电信号的形式相互传递信息，并将信息传递给神经系统的其他部分。当这些信号暂时受到干扰时就会发生癫痫发作。在癫痫病中，这种异常的脑活动反复并且无故发生。该病能自发发生或由脑部的疾病或损伤导致。

　　癫痫发作可被压力或缺乏食物和睡眠触发。异常活动发生的位置不同，症状也不同。癫痫部分发作仅涉及大脑的一侧。简单部分发作只涉及一小片区域，造成一部分身体的抽搐等症状，而复杂部分发作时，异常会扩散到临近的区域，造成意识障碍和异常运动。

　　癫痫全身发作累及整个大脑，通常造成意识丧失、虚脱和严重的肌肉痉挛，之后还会出现一段时间的意识改变和疲劳。许多患者在癫痫发作前会有警示性的征兆伴有感觉异常。癫痫的管理包括用药物控制癫痫发作以及改变生活方式以保证癫痫发作时的安全。

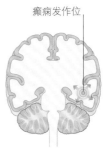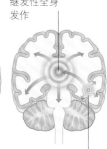

癫痫发作位　　继发性全身发作

部分发作

癫痫部分发作
异常的活动起源于一叶并限制在这一区域。在某些情况下部分发作会扩散为全身发作（上方右侧）。

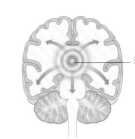

癫痫发作位

癫痫全身发作
异常的活动在脑中扩散。其症状多样但典型的包括不受控制的运动和意识丧失，可持续一到数分钟。

脑电图

　　脑电图（ECG）是对脑内电活动的记录。小电极被粘在头皮上从而记录几小时内的脑部活动。结果在纸上或计算机中以轨迹的形式记录下来。ECG常常用于睡眠剥夺患者，因为他们的异常更容易显示出来。在癫痫发作期间ECG能显示异常活动的区域，甚至在不发作时也能见到异常活动的中心。

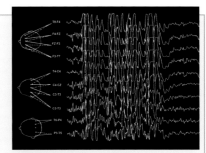

癫痫全身发作时的ECG轨迹
ECG显示脑部所有区域的电活动，其表现与癫痫全身发作相一致。

脑瘤

脑部的肿瘤既可以是良性的也可以是恶性的，这两种类型都会对脑功能造成严重损害。

　　大多数脑瘤是转移性的，也就是说它们形成于从身体其他部位随血流扩散而来的癌细胞。乳腺癌和肺癌尤其容易扩散到脑部，这常常是原发肿瘤生长加快的信号。原发性，即起源于脑部的脑癌十分罕见。恶性肿瘤通常生长迅速并在整个脑内扩散。良性肿瘤生长得较为缓慢并留在原位。任何种类的肿瘤都能损伤大脑——颅腔内没有肿瘤生长的空间，因此肿瘤会压迫脑组织。肿瘤生长的部位不同，其引起的症状也不同，包括严重头痛、意识障碍、视力模糊、部分身体瘫痪、讲话或理解讲话困难，以及人格改变。如果肿瘤造成出血，可能会导致突然的疼痛和意识丧失。有些良性肿瘤能通过手术摘除，但这取决于肿瘤的位置。而对于恶性肿瘤，尽管放疗和化疗能帮助减小肿瘤的体积，但若将其与周围脑组织分离会对脑造成巨大破坏，因此恶性脑瘤难以被切除。因此许多良性肿瘤的患者能够康复，但恶性肿瘤患者的生命预期将因此缩短。

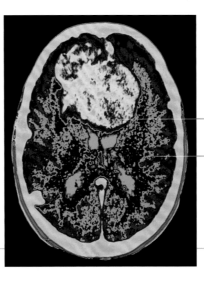

肿瘤的位置

大脑半球

脑膜瘤
这张扫描图像显示了前额一个巨大的肿瘤将脑组织推向旁边。前额叶影响人格，这一区域的改变将导致情绪和行为的异常。

全身神经系统疾病

神经系统能持续将身体组织的信号送往脑，并将脑对信号的反应送回身体。然而，有些疾病造成脑和神经组织的退化，将妨碍或阻止这些信号的传递。

多发性硬化

多发性硬化（MS）患者脑和脊髓中的神经受到进行性损害，造成多种身体功能的障碍。

电信号在脑和身体之间通过神经传递。脑和脊髓中健康的神经被称为髓磷脂的脂质覆盖保护，使信号能传播得更快、更顺畅。多发性硬化涉及神经周围髓磷脂鞘的进行性破坏。这是一种自身免疫病，免疫系统攻击机体自身的髓磷脂。该病病因未知，遗传和环境因素均可能参与发病。

该病通常发生于20岁至40岁之间。症状可能包括视觉和言语障碍，平衡力和协调性出现问题，麻木和刺痛感，虚弱，肌肉痉挛，肌肉或神经痛，疲乏，失禁，以及情绪改变。某些人症状反复发作，病情在每次发作后恶化，而某些人的病情则持续恶化。尽管有多种药物能用于缓解症状并延缓疾病进程，但该病无法治愈。

早期
T淋巴细胞和巨噬细胞（来自免疫系统的细胞）攻击神经的髓鞘。早期可能发生一些修复过程。

- T淋巴细胞
- 髓鞘
- 神经轴突

晚期
显著的神经损伤发生于多发性硬化（MS）的早期。到晚期时，神经死亡，损伤的神经组织水肿并留下疤痕，病情不可逆。

- 细胞体
- 损伤的髓鞘
- 脱髓鞘区域

帕金森病

这一慢性进行性疾病造成典型表现为震颤、行动缓慢、僵硬以及自主运动的障碍。

基底神经节是脑中与启动运动有关的区域，基底神经节细胞的退化导致帕金森病。正常情况下，这些细胞产生一种称为多巴胺的神经递质（一种在神经之间传递信息的化学物质），这种神经递质能帮助协调肌肉运动。患帕金森病时这些细胞产生的多巴胺减少，通往肌肉的信号缓慢并出现异常。

该病常见于老年人，但也可见于青年人，极少情况下也发生于儿童。尽管有证据表明该病由遗传导致，但大多数患者无明显病因。脑炎、特定药物对基底神经节细胞的损伤以及反复的头部外伤也能导致帕金森病。该病的主要症状是一侧手臂或腿部的震颤，随病情进展会影响到对侧；肌肉僵硬导致启动运动困难和运动缓慢；平衡障碍。常伴有异常的头部运动，由于

帕金森病人的脑
这张脑部彩色增强MRI扫描图像显示脑组织的广泛萎缩。其他微观改变无法在扫描中显示。

面肌失去灵活性，面部表情减少。患者还会经历情绪失调、抑郁、曳行步态、言语和认知障碍以及睡眠问题。

药物可以用来模仿多巴胺的产生，但随着时间的推移药效会减弱。治疗还包括理疗和改变生活方式以力图保持运动能力。对一些患者利用手术在基底节植入电极从而刺激深部的大脑结构以帮助控制震颤。

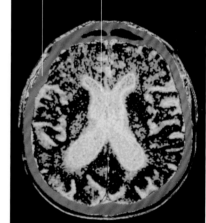

- 颅骨
- 充满液体的脑室（异常增大）

运动神经元病

运动神经元传递脑部信号并产生自主运动，这一无法治愈的疾病造成运动神经元功能的逐渐而不可逆的丧失。

典型的运动神经元病（MND）发生于50岁至70岁之间。该疾病损伤神经和肌肉：由于神经丧失了刺激肌肉活动的能力，肌肉瘫痪并萎缩。该病病因未知，某些人对该病具有遗传易感性。无力首先发生于手臂和腿部。病人会有肌肉痉挛、颤搐或僵硬。一些日常行为如举起物体或爬楼梯可能会变得困难，病人可能开始拌跤。随着MND的加重，它会造成痉挛状态（严重的肌肉痉挛）、言语不清及吞咽困难。尽管情绪控制可能受到影响，但心理功能通常不会受到损伤。大多数患有该病的人在诊断后仅能存活几年，但也有例外。

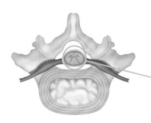

脊髓中的运动神经元
MND破坏脊髓前角神经元，多数情况下疾病最先累及此处，导致外周手、足或口的无力。

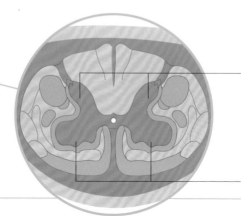

- 脊髓后角神经元接受来自身体各处的感觉信息
- 脊髓前角神经元向骨骼肌发出运动神经纤维，控制它们收缩

神经系统感染

脑和脊髓因受到良好保护不易发生感染，但任何能进入其中的感染性生物都能造成炎症或组织异常等问题，从而造成严重甚至致命的后果。

脑膜炎

脑膜是包裹脑和脊髓的3层膜。发生于脑膜的炎症称为脑膜炎，常由感染所致。

西方国家脑膜炎最常见的形式是细菌性脑膜炎和病毒性脑膜炎。病毒性脑膜炎（常由肠道病毒等病原体导致）更为常见但病情相对温和；细菌性脑膜炎（常由奈瑟氏脑膜炎球菌和肺炎链球菌导致）则较为严重。其他类型的脑膜炎发生于发展中国家或免疫功能低下的人群。

脑膜炎也可由某些药物反应或大脑出血导致。在病毒性脑膜炎中，症状呈渐进性发展，而在细菌性脑膜炎中，症状在几小时内即迅速出现。炎症可从脑膜扩散到血管和脑组织。症状包括发热、头痛伴畏光、颈部僵硬、呕吐以及意识改变。该病可危及生命并造成永久性的脑损伤。脑膜炎需要进行紧急治疗，并通过药物消除感染。

脑膜
脑膜由硬脑膜（最外层）、蛛网膜（中间层）和软脑膜（最内层）组成

- 硬脑膜
- 蛛网膜
- 软脑膜
- 脑组织

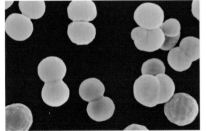

致脑膜炎的细菌
尽管任何细菌都有可能导致该病，但最常见的导致脑膜炎的细菌为脑膜炎双球菌（此处所示）、嗜血杆菌和肺炎双球菌。

感染位置
大多数细菌性脑膜炎由血流输送的细菌导致。细菌也可通过头部和脊椎外伤、脑脓肿或手术直接进入脑和脊髓。

脑炎

大脑的炎症称为脑炎，常由感染引起，但有时也可因自身免疫攻击所致。这是一种少见但可致命的急症。

细菌和其他微生物能导致该病，但大多数情况下由病毒引起。最常见的病毒为单纯疱疹病毒、麻疹病毒和腮腺炎病毒；随着疫苗的广泛应用，该病在儿童中的发病率已显著下降。脑炎的发生常常是由于全身的感染破坏了大脑的防御屏障，有时也可继发于脑膜炎（见左侧）或脑脓肿（见438页）。该病可造成流感样症状、发热、头痛；严重情况下会迅速进展为意识模糊、意识丧失、晕厥和昏迷。病人也可能发生讲话困难和部分身体瘫痪。该病较

少见，最常发生于老年人和7岁以下的儿童。常通过MRI诊断，用药物进行抗感染治疗。其康复可能缓慢而不完全，可遗留有长期后遗症，包括癫痫、记忆问题以及人格改变。

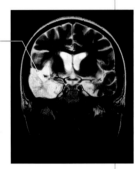

- 颞叶处的感染组织

病毒性脑炎
脑部MRI扫描显示单纯疱疹病毒导致的脑严重的感染组织。

带状疱疹

带状疱疹是一种神经的病毒感染，带状疱疹病毒能导致水痘。

水痘造成水疱和轻度不适，持续大约一周时间。但在成年人、儿童期未得过水痘的年龄较大的青少年、怀孕的妇女以及免疫系统衰弱的人中，水痘会更加严重。在水痘消失之后，病毒会在人体内休眠，

但在之后可以再度活化，导致带状疱疹——一种发生于神经周围的发痒、发疱的皮疹，伴随烧灼样或针刺样疼痛。带状疱疹还可导致多种器官的炎症和感染。在大脑中，它能造成协调性丧失、言语障碍以及脑炎（见上方），并可能危及生命。该病可通过抗病毒药物和止痛药治疗。

腰椎穿刺

该操作的目的是用细针从脊椎中获得脑脊液（浸泡脑和脊髓的液体）样本。通过鉴定造成感染的生物和显示升高的白细胞（白细胞能对抗感染），腰椎穿刺可用于诊断脑膜炎。它还可以在怀疑多发性硬化时用于检测异常蛋白和自身抗体水平，以及检测脑部的出血和肿瘤。腰椎穿刺有时还可用于在脑脊液对大脑造成过大压力时排出过多的脑脊液以缓解压力。

程序
受检者侧卧，尽可能蜷身，然后针从两腰椎之间刺入脊髓底部下方的蛛网膜下腔。

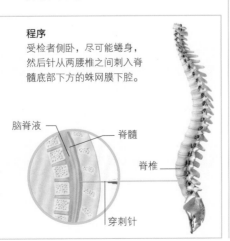

- 脑脊液
- 脊髓
- 脊椎
- 穿刺针

克雅氏病

一种罕见的脑部疾病，与疯牛病和羊瘙痒病相似，可通过食用被污染的肉感染致病或通过遗传获得。

人们认为克雅氏病（CJD）由朊蛋白导致，朊蛋白是一种异常的蛋白，其行为如同感染性微生物，并对神经组织有特殊的亲和力。该病新的变异型vCJD在1996年被初次诊断，是从被朊蛋白污染的肉中获得的。相同的情况也见于某些动物。有一种少见的变异型是遗传性的，朊蛋白刺激脑中正常蛋白质的异常折叠，脑细胞因此

而死亡并被朊蛋白沉积物替换。这会造成身体功能的迅速丧失、痴呆、进行性脑衰竭，患者将在数月内死亡。

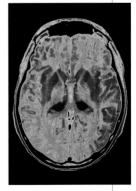

CJD病人的脑
在这张MRI扫描图像中，红色区域表示丘脑，该区域因CJD而发生退行性变。

精神疾病

精神疾病涉及：情绪，如焦虑和抑郁；思维，如强迫症（OCD）；严重的脑功能障碍。谈话治疗和药物在控制症状方面有所帮助，但更严重的复发性疾病不能被治愈。

抑郁

这是一种对心情低落和感觉悲伤的概括性的说法，它在多个方面对人产生影响。

抑郁造成情绪低落，欲望以及快乐感减少，引起悲伤和绝望的感觉。抑郁与压力不同，压力是一种对困难和挑战的自然反应，尽管它可能会使人感到不愉快，但对于人们解决困难是有帮助的。抑郁也并非仅是暂时性的悲伤——它是一种能够严重扰乱日常生活的疾病。抑郁的人认为整个世界包括他们自己都是没有意义和无用的。一些人变得消极沉闷，缺少动力，伴有过度饮食和睡眠。另一部分人则会变得更加焦虑，伴随激动不安、睡眠不良和食欲下降。严重情况下，患者可能会考虑和企图自杀，或有可能发展成为精神病（妄想）。该病典型情况下在恢复之前会持续数月。治疗可包括认知行为治疗和心理治疗等谈话治疗方式，或外加抗抑郁药物。

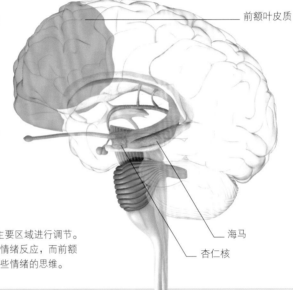

脑区和情绪
情绪和感觉由3个主要区域进行调节。杏仁核和海马产生情绪反应，而前额叶皮质产生有关这些情绪的思维。

前额叶皮质
海马
杏仁核

焦虑症

焦虑症是一种会导致恐惧、激动、忧虑、睡眠不良、食欲丧失和生理症状的疾病。

焦虑是对压力的自然反应，产生于杏仁核和海马——从进化的角度讲，它们是大脑中最古老的部分。它会促发攻击/逃避反应使我们的远古祖先可以从他们面临的多种危险中幸存下来。这一原始但重要的反射在现代世界中仍然发挥作用，但却是由工作中或人际关系中的问题所触发。一些人对压力产生的反应比其他人要强，这可能是从遗传而来的。

另一方面，焦虑也可来自生活中的困难事件，比如失去工作。慢性焦虑会导致生理症状，例如心率加快、出汗、神经质的发抖以及烧心。它会造成紧张、愤怒、失眠、注意力不集中、在未感到压迫时难以处理简单的压力。最严重时焦虑能够导致恐慌发作，出现发抖、出汗、心跳加快和濒死感。

治疗包括学习放松的方法或进行"谈话治疗"，包括用认知行为疗法来帮助控制导致压力的行为模式。亦可使用抗抑郁药。

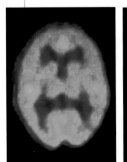

正常　　　　躁狂

大脑活动扫描
如图所示，在双相性精神障碍的躁狂期大脑活动增加。一般症状包括活力增加和对睡眠的需求减少。

双相障碍

该病造成极端的情绪波动，表现为情绪高涨（轻躁狂和狂躁）和抑郁交替出现。

双相性精神障碍综合征又被称为躁狂抑郁或狂躁型情绪紊乱，造成亢奋或愉快情绪与抑郁交替发作。亢奋期又被称为躁狂，在此期间，患者可感到高兴、自信、充满活力，具有高度创造力。不过，亢奋的情绪可能会导致危险行为的发生，如过度消费或不安全的性行为；有时感到自己坚不可摧；思维混乱；夸大或妄想的想法可能会对自身（最常见）或对他人（有时）造成危险。最糟糕的情况是躁狂导致精神病、知觉异常或幻觉。与之相反的是，在抑郁期，患者失去对生活的全部兴趣和对未来的希望，情绪低落到可能会考虑自杀。

大多数患者抑郁期相对较短，躁狂期相对较长，中间会出现情绪正常的时期，病情会反复发作，持续许多年。治疗包括长期用药以帮助稳定情绪，以及在躁狂或抑郁发作时进行心理支持。如果症状特别严重，患者可能需要在医院进行治疗。

药物成瘾

主要的成瘾物质包括酒精、烟草，以及一些非法的或限制使用的药物，如海洛因、安非他命、可卡因、大麻、苯二氮卓类以及LSD。这些药物作用于脑部的"奖赏系统"，正常情况下这一系统对愉快的刺激做出反应，使我们想要重复这一行为。服药会过度刺激这一系统，使人情绪亢奋。大脑会对药物产生依赖，一旦停药则会产生不愉快的戒断症状。同样的药物还能造成心理问题，比如偏执和精神病。

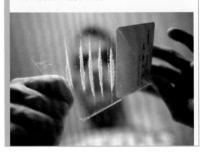

强迫症

该病的主要特点是影响日常生活的重复性动作和强迫性思维。

许多人都有不同程度的强迫性倾向。但对于患强迫症的人来说，执行某特定行为的需要是持续的，如果不能执行这些行动，他们会变得非常焦虑。这些人也可能有强迫性的或烦扰不安的想法，比如担心如果他们不执行这些行为他们的爱人可能会死去。抗焦虑药物对许多患者有所帮助，治疗能帮助他们面对和管理他们行为之下潜在的恐惧。

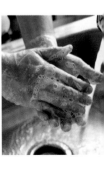

强迫性洗手
强迫性洗手是强迫症中一种常见的"仪式性"行为，来自对接触污垢和细菌的极端恐惧。

精神分裂症

精神分裂症以脱离现实并伴随幻觉和错觉为特点。

精神分裂症的症状包含"积极"症状和"消极"症状,"积极"症状如幻觉等在发病的初期占主导地位,而"消极"症状如对生活失去乐趣等则发生于疾病的后期,在"积极"症状消退之后成为主导。幻觉主要包括患者听到同他们说话或谈论他们的声音。患者也可能出现错觉,如认为电视上的人正在直接向他们说话。其他

包括思维障碍和怪诞的重复性动作。

这些体验通常令人心烦或恐惧。消极症状包括情感表达的丧失和脱离社会。精神分裂症具有某些遗传基础,通常在青少年后期或20多岁时发病。应激性的生活事件可能会导致该病的突然发作。该病需要通过抗精神病药、社会支持、心理治疗以及康复治疗进行长期治疗,但发生生理疾病、焦虑和抑郁的几率都较高。

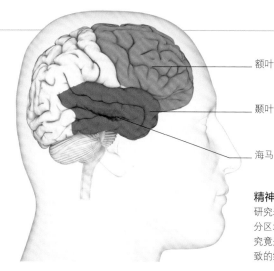

精神分裂症和大脑
研究表明精神分裂症患者大脑的部分区域中某些神经递质过量,但这究竟是造成疾病的原因还是疾病导致的结果目前尚不清楚。

额叶

颞叶

海马

进食障碍疾病

心理疾病会影响饮食,这既能造成患者对食物的排斥,包括呕吐和呃逆,也能造成强制性过食。

神经性厌食症和神经性贪食症是最常见的进食障碍疾病,许多患者这两种疾病的成分都有。厌食症的患者认为他们偏胖,尽管实际上他们的体重很低。该病以严格的热量限制起病,并可能会进展到拒绝一切食物和饮料。患者月经停止,身体上长出短而纤细的绒毛状毛发。如果任其发展,厌食症可能会威胁生命。贪食症患者对自身亦有类似的想法,但患者存在短

期禁食和强烈过度饮食交替出现的状况。过度饮食期间常食用高热量食物,随后是自我催吐,有时还可能出现泻药滥用。贪食症患者的体重可能正常,但存在水电解质紊乱、蛀牙以及胃破裂的风险。

其他疾病包括强制性过食以及食用非食物类物品如纸制品等。进食障碍疾病可能因患者想对压力和自身生活进行控制而引起,但结果却被这些疾病所控制。治疗包括心理帮助和营养支持。

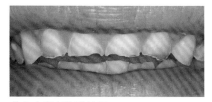

贪食症患者的酸蛀牙
贪食症患者反复呕吐造成牙齿反复暴露于胃酸下。胃酸腐蚀牙齿表面的牙釉质,最终牙釉质被腐蚀掉形成蛀牙。

对身体的影响
厌食症和贪食症均对身体有广泛的影响,几乎影响到每个系统。

头发干燥变脆;脱发

疲劳;晕厥;抑郁;喜怒无常

皮肤干燥;身体长出短绒毛状毛发

低血压;心悸

肌肉无力;骨骼变细

肾结石和肾衰竭

胀气和便秘

贫血、电解质水平低

女性月经周期停止;受孕障碍

神经性厌食症

眩晕;抑郁;自尊心下降

牙龈疾病;牙齿敏感;牙齿腐蚀,蛀牙

咽喉痛;食道炎症

低血压;心肌疾病

胃痛;胀气;溃疡

贫血;电解质水平低;脱水

月经不规律或月经停止

肌肉无力

神经性贪食症

人格障碍

该病涉及患者的感觉及与他人交往的持续且不可调和的障碍。

我们的人格很大程度上是在到达成年期时确立的。在多数人中,它会随着对新经历的体验而发展。然而人格障碍的患者表现出顽固异常的行为模式,并给自身和他人带来麻烦。该病可分为3组。第一组(偏执、人格分裂)涉及古怪的思维。第

二组(表演性、边缘人格、自恋、反社会)以情绪化、易冲动、寻求注意、行为残忍为特征。第三组(回避、独立、强迫性)表现出焦虑和恐惧性思维。人格障碍无法治愈,但可以通过谈话治疗,比如认知行为疗法(CBT)进行干预,以及帮助患者获得对他们行为方式的理解,并帮助他们成功适应自己的行为和功能。

恐惧症

恐惧症是对某物品、人物、动物或场景强烈持续的恐惧,因此患者在面对它们时会感到十分焦虑。

某些恐惧,比如对某些致命生物的恐惧、对高度的恐惧,是正常自然的求生机制。而恐惧症是对无害的动物、物体或场景的恐惧,或者是恐惧程度过于强烈以至于影响到日常生活。许多人可通过回避有

效地管理恐惧症。

但某些恐惧症,如广场恐惧症(害怕外出)则会严重影响生活,若挑战这一恐惧则会带来严重的焦虑。恐惧症可以通过逐期暴露于恐惧源进行治疗,或通过镇静药进行急救。此外,患者还可以进行冲击疗法的治疗,即令患者暴露于强烈的恐惧源下,以证明被害怕的物体或场景是无害的。第三种方法是"对抗制约",这种方法可使患者学会放松以消除恐惧反应。

耳部疾病

耳是一个复杂的结构，其功能包括：将不同振幅和频率的声波转化为神经冲动并传递到听觉皮质，对声音进行定位，接受对平衡和身体位置的感觉。

外耳疾病

外耳由可见的耳廓和通向鼓膜的耳道构成。此处发生的疾病会造成不适，但通常是可治愈的。

耳道会分泌耵聍来清洁和润滑耳道。大多数过多的耵聍会自行脱落。堆积的耵聍可以用热橄榄油或滴耳剂使之融化，从而减轻其对听觉的妨碍。然而使用棉签等物体清洁耳朵会干扰耵聍的排出，将其压向鼓膜并损伤外耳道的皮肤。外耳道内壁受损时可能会发生感染，最常见于有异物戳入耳道，被洗发水和含氯清洁剂刺激，或当感染从中耳扩散出来等状况。这会导致剧痛，但通常可被滴耳液缓解。反复感染的人可以通过每晚使用橄榄油来保护耳道并减少感染发作的频率。

感染的耳道

耳道感染常常会导致外耳道分泌物，其成分为来自发炎组织的黄白色液体，以及由于感染导致局部温度升高而液化的耵聍的混合物。

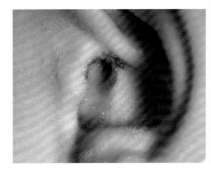

中耳感染

鼓膜及其后面的空间是高度敏感的结构，因此发生在该区域的感染可能会导致剧痛。

位于鼓膜后方的中耳腔内含有3块小骨头（听小骨）；这些骨将来自鼓膜的振动传递到连接听神经的内部结构中，它们将振动转化为传递到脑部的电信号。一般情况下空气会通过咽鼓管进入中耳腔内并充满其中。在感冒等感染发生时中耳也可能发生感染，此时中耳中有黏液积聚，空气无法进入。这些积聚的黏液会变得浓稠，并有可能受到病毒或细菌的感染，从而造成疼痛和听力减弱。有时黏液对鼓膜施加的压力太大，可能会导致鼓膜的破裂和黏液流出。耳部感染在6岁以下儿童更加常见，因为他们的咽鼓管与成人比起来更加短而直，使细菌更容易到达中耳。

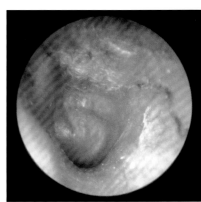

耳部感染

当耳部感染时，正常情况下为半透明的鼓膜变得暗淡，并可能在压力的作用下膨胀起来。

鼓膜穿孔

鼓膜位于耳道和中耳之间。它的作用是放大声音和防止异物碎屑进入中耳。

外耳和中耳的感染能够造成鼓膜炎症。中耳内液体的压力会导致鼓膜破裂；当发生这种情况后耳内会排出血性液体，但疼痛会部分缓解。鼓膜也可被用来清洁耳道的物体刺穿。

多数穿孔的鼓膜会在几周后自愈，耳道和鼓膜在恢复期间必须保持干燥。若鼓膜无法自愈，则需要通过手术进行修复。

胶耳

胶耳在儿童中常见，是由于黏液在中耳腔中积累造成的。

成人胶耳常由长期咽鼓管闭塞导致（常与鼻窦疾病有关）。咽鼓管连接中耳与咽后部，使腔内保持空气流通和压力正常。如果咽鼓管堵塞，空气将无法进入中耳。胶状黏液将代替空气堆积在此处，使听小骨传递声音的能力减弱。此时听力会减弱，耳内有充盈感。当咽鼓管间歇性开放并使少量空气进入时会出现爆音。

儿童胶耳常常发生于耳部感染之后，此时黏液清除缓慢。如果儿童发生一系列的耳部感染，胶状物可能会持续存在，导致长期的听力受损，并影响学业或语言发展。当发生这种情况时，一种被称为鼓室通气管的通气管道会被置入鼓膜，使空气能够进入中耳。鼓室通气管不能预防耳部感染，但它能够帮助清理胶耳并改善听力。胶耳最常见于5岁以下的儿童，他们的咽鼓管短而直，因此对于来自咽部的病毒感染更加敏感。但随着恒牙的长出，颌部伸长，咽鼓管也会变长且弯曲度亦会增加。

鼓室通气管

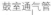

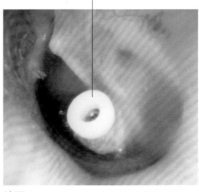

胶耳

一种称为鼓室通气管的管道已已被置入鼓膜，使得空气能够进入中耳腔，从而阻止慢性胶耳的发展。该病由细菌或病毒导致。

迷路炎

造成眩晕和恶心的最常见原因是内耳的炎症。它虽然不痛但会使人感到非常不适。

迷路是位于内耳的一个螺旋状充满液体的结构，由耳蜗（听觉器官）和前庭系统（平衡器官）组成。前庭系统的功能为感知头部的位置，感觉头部是直立还是倾斜的，并在头部转向时帮助眼睛聚焦在物体上。迷路炎症会干扰平衡系统，造成眩晕、恶心、定向力障碍。如果两侧迷路均受累，症状可能会非常严重。

大脑可以代偿内耳功能的障碍，但较强的声音和突然的头部运动会刺激迷路并使症状加重。病毒性迷路炎是最常见的类型，会持续数天至数周。细菌性迷路炎较为少见，但若不进行治疗，将会造成永久性的听力损伤。

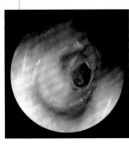

鼓膜穿孔

鼓膜已经破裂，使内部积聚的脓液流出。

成人听力缺失

一定程度的听力缺失是衰老过程中的常见症状，但听力也可因巨大的噪声、损伤或疾病而受损。

听力缺失可以是传导性的（由于声波传递不良）也可以是感觉神经性的（由于神经损伤）。由于耵聍阻塞造成的传导性听力缺失通常是暂时性的，可以通过耳部灌注解决。在儿童中它可能由胶耳（见左侧）导致。感觉神经性耳聋常发生于衰老进程中，其原因是耳蜗退化。这被称为老年性耳聋，见于许多50岁以上的人。

长期暴露于强噪声环境会加速神经损伤，从而导致感觉神经性听力缺失。通常听高频声音的能力最先减弱，因此症状多在难以辨别高频语音时被首先发现。可以通过检查确定疾病的病因和严重程度。助听器（见下方）能帮助人们解决听力缺失的问题。

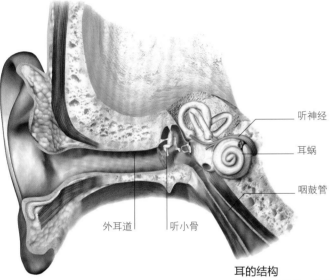

耳的结构
耳部有多种结构，若出现问题将会影响听力，造成听力的部分或完全缺失。大多数听力缺失是年龄相关性的。

左侧内耳道的肿瘤
这个听神经纤维瘤生长在听神经上。这些肿瘤是良性的，但会造成进行性的听力缺失，并伴随眩晕和耳鸣。该病通常需要进行手术治疗。

助听器

使用助听器的目的是放大到达内耳的声音。该设备是一种电声放大器，由听筒、放大器和喇叭组成。助听器的局限是它只能放大声音，但不能让声音变得更清楚，而许多听力缺失都难以听清高频声音比如辅音。其结果就是讲话变得不够清楚而非不够响亮。为了解决这一问题，人们发展出了将无线接收器和助听器整合在一起的调频听力设备。

佩戴助听器
助听器通常被佩戴在一侧或双侧的耳后或耳内。有些助听器的接收器在耳道内，放大器在耳后，有些助听器则被手术植入到耳中。

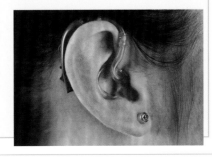

耳鸣

听觉器官的损伤会导致耳鸣，即在外界没有声音存在的情况下感觉到声音。

耳鸣可表现为从间歇性而安静的到持续性而大声的各种噪声，例如嗖嗖声、嘶嘶声、乐声、卡嗒声和蜂鸣声。单侧或双侧耳均会受累。声音可能来自耳中搏动的血管或受损神经传递的错误信号。暂时性耳鸣的原因包括耵聍、胶耳、耳部感染以及暴露于噪声下。永久性耳鸣常常由听神经损伤导致，包括年龄相关性听力缺失（在这种情况下，耳鸣声音的频率通常处于在其他情况下无法听到的范围内）。该症状可能难以忍受，有耳鸣的人不得不想出忽略或掩盖声音的方法。该病能通过切断听神经治疗，但必然会导致耳聋。

美尼尔氏病

这一内耳疾病较为常见，持续时间长，难以有效治疗，其症状可能会使人丧失劳动能力。

内耳迷路包含听觉器官和平衡器官，美尼尔氏病是迷路内液体异常导致的疾病。典型情况下，该病会造成耳鸣（见上方）、听力缺失、眩晕（见下方）以及耳内充盈感。该病可能累及单侧耳或双侧耳。其根本病因是前庭系统（平衡觉器官）中液体的排出出现问题，从而造成液体压力的增加，损伤了感觉神经结构。该病通常逐渐起病，但常有突然发作的严重眩晕，可导致病人跌倒在地，但眩晕多半不会持续超过24小时。此病的诱发因素尚不清楚，可能与病毒有关。眩晕和耳鸣能通过切断听神经治愈，但会导致完全耳聋，因此多数患者选择控制症状。

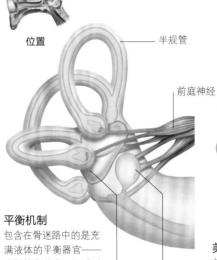

位置

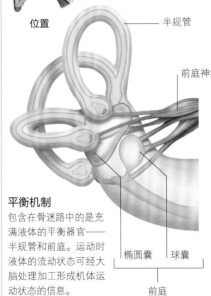

平衡机制
包含在骨迷路中的是充满液体的平衡器官——半规管和前庭。运动时液体的流动状态可经大脑处理加工形成机体运动状态的信息。

半规管
前庭神经
椭圆囊 球囊
前庭

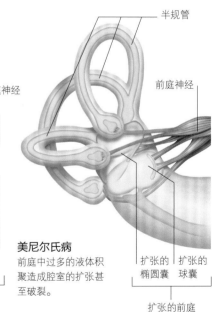

半规管
前庭神经

美尼尔氏病
前庭中过多的液体积聚造成腔室的扩张甚至破裂。

扩张的 扩张的
椭圆囊 球囊
扩张的前庭

眩晕

眩晕是因平衡感紊乱带来的一种不稳定的感觉，它可由视觉刺激或旋转造成，也可以是平衡器官疾病的症状。

眩晕给人一种旋转或倾斜的感觉，有时会伴随着恶心和呕吐。有些人会因高度造成眩晕。它也可以由内耳疾病所导致，比如由于平衡系统中耳石移位造成的良性阵发性位置性眩晕（BPPV）。也可以由平衡系统供血不足（通常由于动脉粥样硬化）、美尼尔氏病和耳部感染引起。此外，脑内平衡中枢的疾病也可导致眩晕，比如偏头痛或脑卒中的患者。眩晕可因突然的头部运动或巨大的噪声而加重，也可通过使用缓解恶心的药物或闭上眼睛缓解。

眼部疾病

眼睛可聚焦收集光线，并将光信号转化为一系列的神经信息，从而使脑能精确地构建出这个世界的全彩图像。眼睛这个极为精密的结构的任一部分都有可能出现疾病。

眼睑疾病

眼睑会因其表面、边缘或内部结构所受的刺激或感染而致病。

眼睑直接保护眼球表面，也可通过眨眼将眼泪或滑液涂遍眼球表面以保护眼睛。眼睑最常见的疾病是其边缘部的炎症，这被称为睑缘炎、麦粒肿和睑板腺囊肿。

睫毛根部的毛囊感染可导致睑缘炎，常由葡萄球菌（造成结膜炎的常见细菌）或真菌引起（常常与脂溢性皮炎——一种皮疹有关）。睑缘炎会造成眼部的粗糙和刺激感，但可以通过清洁眼睑来缓解，最好是用稀释的婴儿洗发水，并且热敷眼睑边缘使堵塞的皮脂融化流出。

红斑痤疮是一种在老年女性中常见的皮肤炎症，也可引起眼睑腺体的堵塞并导致与上述相同的后果。麦粒肿和睑板腺囊肿是眼睑上腺体的感染，并形成发红、疼痛的肿块。麦粒肿发生于眼睑边缘的皮脂腺。睑板腺囊肿发生于睑板腺（分泌油性液体润滑眼睛的微小腺体），它比麦粒肿更大，突出眼睑边缘更多。这两种疾病通常需要抗生素治疗。良好的眼睑护理，认真卸除眼部化妆，以及规律地更换睫毛膏能帮助预防这些疾病。

眼部表面炎症

结膜是覆盖巩膜(白眼球)、内眼睑和角膜的一层敏感的细胞层，多种原因均可造成对结膜的伤害。

感染性结膜炎可由细菌（多为葡萄球菌）或病毒（多为腺病毒）引起。戴隐形眼镜者容易患此病。化学性结膜炎由眼睛表面接触刺激物引起。许多化学物质能够刺激眼睛，比如游泳池中使用的氯和切洋葱时释放的丙酮酸。过敏性结膜炎常由花粉引起，这种情况多具季节性（枯草热），但如果是由其他种类的过敏源引起，病情也可能持续整年。

大气刺激物，如风、热、阳光辐射、紫外线以及灰尘，能逐渐对角膜造成伤害，导致增厚和变性。这些改变将导致黄色增厚的结膜黄斑或翼状胬肉——结膜表面凹凸不平的赘生物。如果这些区域扩展至角膜时可能需要进行手术。

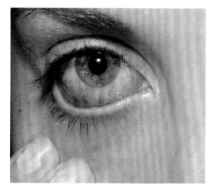

结膜炎

结膜炎症较为常见，会造成疼痛、发痒及红眼，常伴随着黏性或有痂的分泌物，但不会有任何对视力或聚焦能力的损害。

青光眼

青光眼是视力丧失的常见原因，具有家族性，其发生率会随着年龄的增长而增加。

正常情况下，眼球前方的睫状体会分泌液体以营养眼部组织并保持眼部形状。过多的液体会通过称为前房角的缝隙流走。发生青光眼时，引流系统被堵塞，使液体在眼中积聚。眼压升高是青光眼常见的危险因素，但大多数眼压升高的人并不会发展成为青光眼。青光眼可为慢性或急性。慢性青光眼无痛，可维持数年不被发觉。眼压升高使供应视神经和视网膜神经的血供减少，造成对这些神经的进行性损害，以及这些区域的视觉丧失。

患急性青光眼时，由于虹膜向前膨胀并阻塞前房角，眼压升高很快。这会导致严重疼痛和视力的突然丧失。这是一种急症，但通过小手术即能缓解。急性青光眼在远视的人中更为常见，因为他们的眼球更小，更容易出现结构和功能上的问题。

晶状体疾病

晶状体最常见的疾病是白内障，晶状体混浊，难以正常收集光线。

晶状体是眼睛前后腔之间一个圆形透明的结构，能够改变形状使光线精确聚焦于视网膜上。患白内障时晶状体由透明变为乳白色混浊。症状包括视力模糊和变形，以及感觉光强刺眼，若不进行治疗将会致盲。白内障可由眼部外伤、药物（如长期使用糖皮质激素）、对紫外线或太阳辐射等环境刺激物的过度暴露以及年龄相关改变引起。多数白内障能通过手术治疗，手术包括移除晶状体的中央部分并用塑料透镜将其置换，从而使病人恢复视力。

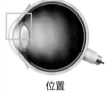

位置

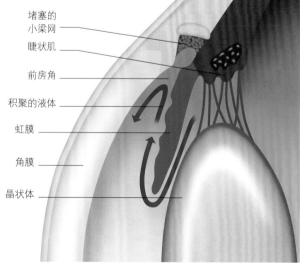

堵塞的
小梁网
睫状肌
前房角
积聚的液体
虹膜
角膜
晶状体

慢性青光眼

通常情况下液体不断通过瞳孔流出并由小梁网引流，小梁网是虹膜和角膜缘之间的一个筛状结构。患慢性青光眼时，小梁网被阻塞，眼中压力升高。

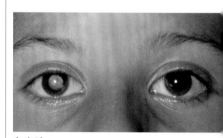

白内障

白内障可能仅发生于单侧眼睛，也可涉及到双侧眼睛，但其中一只更加严重。该图中右侧眼睛患有严重白内障，使整个瞳孔变得不透明。

麦粒肿

麦粒肿是一种常见的眼睑疾病，能造成瞬目时的疼痛，有时伴有分泌物。麦粒肿在患脂溢性皮炎的人中更为常见，脂溢性皮炎是湿疹的一种。

聚焦障碍

最常见的视力问题是光线聚焦错误，这通常可通过配戴眼镜进行矫正。

晶状体是聚焦光线最主要的结构，尽管角膜和房水在其中也发挥作用。晶状体负责调节，使视线聚焦在近处或远处的物体上。这是通过睫状体完成的，睫状体是一圈环形肌肉，收缩时能使晶状体变厚，舒张时能使晶状体变薄。

晶状体改变形状的能力随着年龄的增长而下降，一部分是因晶状体随年龄增长而变硬，一部分是因睫状肌力量的减小。到60岁时，若不佩戴眼镜或隐性眼镜，大多数人都不能完成近距离聚焦（用于阅读），这被称作老花眼。近视或远视的产生与其不同，会受各方面影响。远视眼时，两只眼球过短，晶状体厚度不足，或角膜曲率不足。这会导致光线不能完全聚焦于视网膜上，聚焦点落在眼睛后方，因此视力模糊。近视眼时，情况相反，由于眼球过长，角膜曲率过大，或晶状体过厚，光线会聚于视网膜前方。

近视的程度通过用以矫正近视需要的眼镜的度数来衡量。高度近视有视网膜脱落的危险。散光是由晶状体或角膜形状不规则引起的，也会影响聚焦。这些问题通常能通过佩戴眼镜或隐形眼镜，或者通过眼部激光手术矫正。

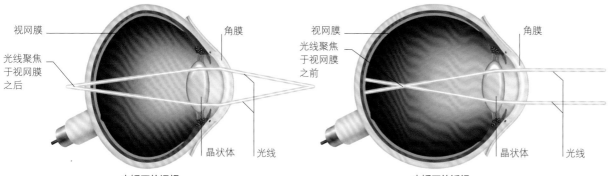

未矫正的远视

未矫正的近视

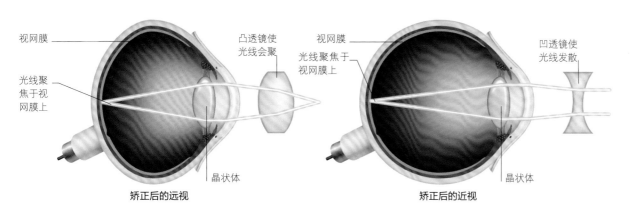

矫正后的远视

矫正后的近视

远视
相对于角膜和晶状体的聚焦能力来说眼球过短，因此光线聚焦于视网膜之后。凸透镜令光线会聚从而使之聚焦在视网膜上。

近视
相对于晶状体的聚焦能力来说眼球过长，因此光线聚焦于视网膜之前。凹透镜令光线发散从而使之聚焦在视网膜上。

激光治疗

激光治疗用于治疗近视、远视和散光。利用激光重塑角膜形状，使患者摆脱眼镜。以前激光矫正无法用于减少对老花镜的使用，因为年龄相关的调节能力减弱与晶状体和角膜曲率无关。然而新的先进技术使之成为了可能。

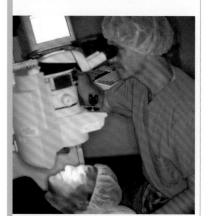

眼部激光治疗
手术包括在角膜表面打开一瓣并从内部移除一些组织，或移除部分外层，使角膜得到矫正。

葡萄膜炎和虹膜炎

这两个名词用于描述葡萄膜（为眼中的一组结构，包括虹膜、睫状体、脉络膜）和虹膜的炎症，它们是眼中有色的部分。

葡萄膜炎和虹膜炎均会造成疼痛和视力减退。可能的病因有很多，最常见的原因是炎症性疾病，如克罗恩病，以及感染，尤其是疱疹病毒感染，例如带状疱疹。炎症性关节病变如类风湿性关节炎也能影响眼部。症状包括眼部发红、疼痛及视力模糊。虹膜炎和葡萄膜炎能造成眼部结构的瘢痕和粘连，从而对视力造成永久损害，需要进行专科治疗。

视网膜病变

视网膜位于眼球内后部，是可感光的脆弱结构，会因多种疾病或损伤受到损害。

视网膜接收经由眼球屈光系统聚焦投射的外界图像，将其转化为神经信号并传递给脑。它由光敏细胞以及给它们供应营养的血管网组成。任何问题都有可能损伤视力，这取决于视网膜受到损伤的位置。视网膜某一区域的永久性损伤将导致其相应视野区域的视觉丧失。一种可能的损伤原因为血供障碍，包括血管阻塞或血管破裂导致的出血。这种情况通常被称为视网膜病，最常见于糖尿病和高血压的患者。

慢性青光眼也可能通过压迫表面血管，限制血液供应，从而损伤视网膜。黄斑变性是致盲的常见原因，通常由黄斑周围视网膜的退行性变所导致。视网膜也有可能与眼后方组织和血供分离，比如受到损伤，进而导致失明。此时若能在数小时之内利用激光再附着，就能成功恢复视力。

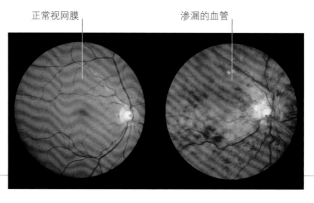

正常视网膜　　　　　　渗漏的血管

视网膜病
健康眼（左）和糖尿病受累眼（右）视网膜图像。糖尿病是导致视网膜病的常见原因。血管的渗漏与阻塞在受累眼的视网膜中表现明显。

呼吸系统疾病

上呼吸道时常与吸入的微生物接触，因此经常受到感染。下呼吸道会受到吸入物质的刺激和损伤，尤其吸烟是导致肺癌和慢性阻塞性肺病的主要原因。

感冒和流感

上呼吸道病毒感染在冬天最为常见。普通感冒较为温和，持续时间较短，但流感能引起严重的并发症。

　　导致感冒或流感的病毒为空气传播，通过咳嗽或打喷嚏排出的飞沫播散，或在使用公用物品或握手时通过水膜传播。多数成年人一年要经历至少4次普通感冒，儿童则更加频繁。感冒可由超过200种不同的病毒引起，并且至今没有疫苗。感冒初期为打喷嚏和流鼻涕（起初清亮，然后变浓稠），随后是头痛和低热，并有可能发展成咽喉、咳嗽、眼部发红疼痛。感冒可通过经常饮水和休息缓解。

　　常见的流感主要由甲（A）、乙（B）、丙（C）3种类型的流感病毒引起。症状包括高热、肌肉酸痛、咳嗽、打喷嚏、出汗、寒战以及疲乏。该病通常会持续一周，但疲乏会继续存在。并发症包括肺炎、支气管炎、脑膜炎以及脑炎。治疗包括饮水、休息，对处于危险之中、65岁以上和5岁以下人群以及有其他健康问题的人需使用抗病毒药物。病毒毒株通常在动物中传播，极少数情况下会传播给人——最近的例子是禽流感。

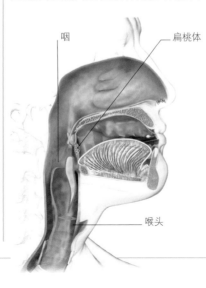

流感病毒
这是流感病毒的彩色显微照片。RNA遗传物质核心（红色）被刺状的蛋白质外壳（绿色）包裹，遗传物质能改变结构从而产生新的毒株。

鼻炎和鼻窦炎

鼻窦和鼻腔内层的炎症可同时发生，呈急性或慢性表现，可由感染或其他原因导致。

　　鼻炎造成流鼻涕、打喷嚏和鼻塞。它可以是过敏性、感染性（如感冒时）或血管舒缩性的。在血管舒缩性鼻炎中，鼻中血管过于敏感，会对天气、情绪、酒精、辛辣食物、吸入刺激性污染气体等产生过度反应。血管舒缩性鼻炎可通过避免接触刺激物和使用鼻腔喷雾剂治疗。

　　鼻窦炎可以是急性的——12周内消除，也可是慢性的——持续超过12周。急性鼻窦炎最为常见，通常在感冒之后发生。症状包括头痛、面部疼痛、前倾时面部压迫感以及鼻中流出脓液和发热。治疗为使用止痛药和减充血剂。在细菌性或慢性鼻窦炎时可能要使用抗生素。慢性鼻窦炎有时需要进行手术治疗。

咽部疾病

炎症发生于扁桃体或咽部导致咽痛；发生于喉头会导致声嘶；发生于会厌会导致气道阻塞。

　　咽部将口腔和鼻腔的后部与喉头（发声部位）和食管连接起来。扁桃体感染（扁桃体炎）或咽部感染（咽炎）可以是细菌或病毒性的。症状包括咽喉痛、吞咽困难和疼痛、发热、寒战以及颈部淋巴结肿大。治疗包括休息、饮水、使用止痛药、止咳剂和喷雾剂。还可以使用抗生素。

　　会厌部的细菌感染（会厌炎）常累及儿童，会造成发热、流涎、声嘶以及喘鸣（一种异常的高调的呼吸噪声）。该情况需要紧急采取医疗措施。

　　喉头炎症（喉头炎）可由感染、声带使用过度、胃食管反流或过度吸烟、酒精滥用或过度咳嗽引起。喉头炎造成声嘶和无法讲话。若是由感染引起，还会出现发热或感冒症状。慢性喉头炎的治疗包括寻找根本病因，减少说话和语音疗法。慢性喉头炎会造成声带上出现白斑（黏膜白斑病）。这有可能癌变，因此需要专科治疗。超过两周的声嘶或嗓音改变需要进行专科治疗。

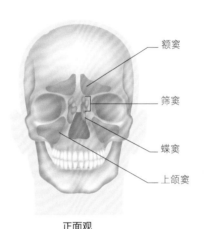 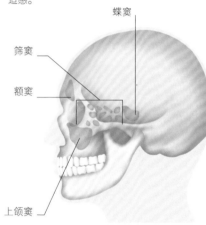

鼻窦的位置
鼻窦共有4对，通过小的通道与鼻相通。炎症时这些通道可能被阻塞，导致液体积聚和压迫感。

蝶窦
额窦
筛窦
额窦
筛窦
蝶窦
上颌窦
上颌窦

正面观　　　　**侧面观**

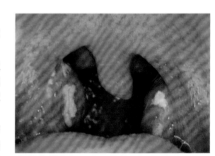

扁桃体炎
扁桃体水肿，表面有白色的脓性斑块。在反复发作或无法吞咽时，可能会手术切除扁桃体（扁桃体切除术）。

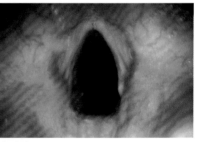

喉头炎
喉头内的内镜图像显示喉头由于急性感染而发炎。声带是中央一对白色的结构，振动时能发出语音。

咽
扁桃体
喉头

上呼吸道感染的位置
多数鼻腔、咽部和喉头的感染由病毒引起，对抗生素没有反应。不过有原发肺病的病人可采用抗生素治疗。

急性支气管炎

支气管的炎症常常由病毒或细菌感染引起，造成频咳，通常在2周内痊愈。

通常情况下急性支气管炎发生于感冒或流感之后，在吸烟者中更为常见。开始时为干咳，随后出现咳痰，痰液可以为绿色、黄色或灰色。症状可能包括全身不适、疲乏、发热、呼吸困难和气喘。有时需要进行胸部X线检查或痰液微生物分析。该病约90%为病毒性，不需要进行抗生素治疗。支气管炎患者被建议停止吸烟，多饮水和休息。非感染性支气管炎可能由烟雾、吸烟和化学烟尘等肺刺激物导致。

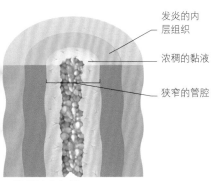

发炎的支气管
黏膜感染导致的炎症使管腔缩窄，分泌黏液增多，黏液中含有大量白细胞以对抗感染。

呼吸量测定法

被称为呼吸量测定法的肺功能试验用于测量吸气和呼气的量和/或速度。呼气流速峰值（PEFR）可用于测定气道阻塞。利用该试验进行规律监测用于哮喘（见450页）和COPD的患者（见右侧），以监测他们的疾病活动度和对治疗的反应性。

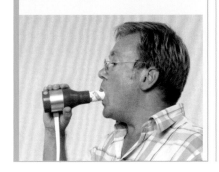

慢性阻塞性肺病

慢性阻塞性肺病（COPD）指气道长期狭窄，造成通往肺部气流的阻塞，导致呼吸困难。它主要包括慢性支气管炎和肺气肿，患者常同时存在这两种疾病，且常由吸烟引起，在少数情况下，可由职业性暴露于灰尘或烟雾引起（如采矿或纺织业）。

慢性支气管炎

支气管的慢性炎症及黏液分泌过多导致肺部气道阻塞和咳痰。

临床上慢性支气管炎被定义为咳嗽、咳痰连续两年，每年至少3个月以上。该病在40岁以上长期经常吸烟的男性中最为常见。典型情况下，咳嗽在湿冷天气时最严重，病人咳出清亮的白色痰。

呼吸困难会随时间加重，经常反复胸部感染，痰液变为绿色或黄色，呼吸困难和喘鸣加重。最终会出现进行性的心脏和呼吸衰竭（预后差），导致体重增加、发绀和踝部水肿。检查包括血液检查、肺功能试验、胸部X光以及痰液分析。吸入剂能松弛支气管平滑肌，因此对多数病人有效，但气道阻塞通常是不可逆的。戒烟非常重要。口服糖皮质激素能阻止病情的急性恶化。慢性支气管炎时发生的胸部感染常为病毒性，当怀疑感染为细菌性时可使用抗生素。许多人从疾病教育、体育锻炼、营养评估和建议以及心理学干预中获益。

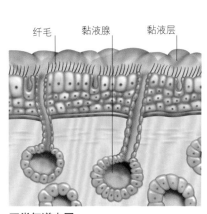 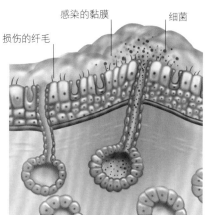

正常气道内层
腺体分泌黏液从而阻止吸入的灰尘和微生物。细胞上的纤毛运动将黏液推向喉部，然后被咳出或咽下。

慢性支气管炎时的气道
黏膜水肿，黏液产生过量，导致气道阻塞。纤毛受损，黏液无法被充分排出，易发感染。

肺气肿

肺气肿导致肺泡壁被破坏，造成该处气体交换减少和呼气时小气道的塌陷。

肺气肿常由吸烟造成，也可由一种被称为α-1抗胰蛋白酶缺乏的罕见遗传病引起。该病在40岁以上长期吸烟的男性中最为常见。肺气肿造成进行性的呼吸困难。晚期可能会出现干咳。肺气肿患者体重下降，肺部过度膨胀，造成特有的桶状胸，还经常会出现吹笛样呼吸。

诊断性试验包括动脉血气分析、肺功能试验、胸部X光。CT扫描能显示特征性的肺大疱。为阻止不可逆过程的进一步发生，必须戒烟和远离肺部刺激物。治疗包括使用能使气道平滑肌舒张的短效或长效吸入剂、吸入性类固醇以及口服糖皮质激素。患者可能需要间断或持续性补充氧气。胃反流和过敏会使病情恶化。病情严重时需要进行肺减容积手术或肺移植。对患者进行疾病教育、给予康复建议、进行改善肺功能的锻炼及每年进行流感疫苗接种，都有益于其肺部康复。

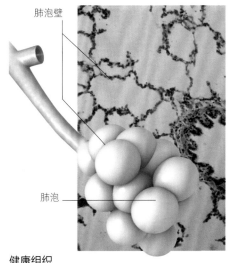 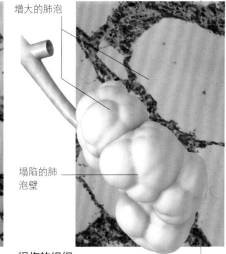

健康组织
肺部的一组肺泡像一串葡萄。每个肺泡与其他肺泡部分分开。有弹性的肺泡壁能在呼气时帮助气体排出。

损伤的组织
肺泡壁被破坏，弹性下降。肺泡增大融合，气体交换面积减少。

哮喘

哮喘为肺部气道可逆性的狭窄，为长期炎症所致，导致胸部紧迫感和呼吸困难。

约7%的人患有哮喘，该病通常具有家族性。哮喘常起于儿童期，但任何年龄均可发生。哮喘患者反复发作时，气道平滑肌的收缩造成气道狭窄。气道的狭窄是可逆的，有些哮喘患者只经历少数几次症状，常由一些常见的哮喘刺激物如变应原（尘螨、宠物皮屑和花粉）、药物、运动、上消化道病毒感染、应激、灰尘和化学物质等引起。

哮喘发作会导致突然发生的呼吸困难、胸部紧迫感、喘息和咳嗽。两次发作之间有些人也可能出现轻微的症状，如夜间的慢性咳嗽、轻微胸部压迫感和劳累性呼吸困难。哮喘常通过呼吸量测定法和峰值气流量确诊（见449页），这些方法能确诊气道的可逆性狭窄。治疗包括避免接触刺激物和使用吸入性药物以缓解症状。轻度哮喘需要用短效吸入性药物直接扩张气道，更加顽固的症状可规律吸入类固醇药物，而病情严重时则需口服糖皮质激素。

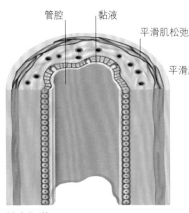
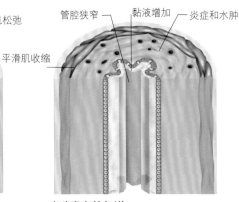

健康气道
平滑肌舒张，并且不容易因刺激而收缩。气道内的黏液层较薄，气体通道宽阔。

哮喘患者的气道
平滑肌收缩。气道内层发炎，黏液增厚。管腔狭窄，导致哮鸣音和呼吸困难。

肺炎

肺炎是肺泡的炎症，常由感染导致，也可由理化因素损伤造成。

感染性肺炎在婴儿、儿童、吸烟者、老年人以及免疫功能受抑制的人中最为常见。感染性肺炎最常由肺炎链球菌感染所致，可能累及一个肺叶。病毒性肺炎常由造成感冒、流感和水痘的病毒引起。症状包括呼吸困难和呼吸急促、咳血痰、发热、寒战、出汗、不适和胸痛。胸部X线检查常可确诊，痰和血的微生物分析常有助于诊治。治疗可使用适当的抗生素，通过治疗，细菌性肺炎能在一个月之内康复，病毒性肺炎花费时间则久一些。吸入呕吐物、食物、异物或伤害性物质导致的肺炎称为吸入性肺炎。

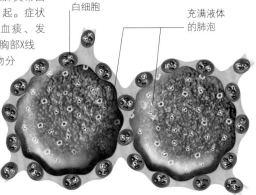

白细胞

充满液体的肺泡

发炎的肺泡
肺泡内充满含有白细胞的液体，白细胞能杀死细菌，而液体积聚则会减少氧气的吸收。

结核

结核是一种主要累及肺部的细菌感染，已经成为全球性的健康问题。世界上约1/3的人有过肺结核隐性感染。

肺结核通过吸入感染者咳嗽或打喷嚏时排出的小液滴而被感染。大多数人能清除细菌，有些人则会发展成为活动性肺结核，其他人则会发展成潜伏感染，他们虽然不表现出症状，但在未来会有约10%的人进展成活动性肺结核。结核分枝杆菌增殖非常缓慢，造成症状可能要花费多年。

肺结核导致的症状有慢性咳嗽和咳血痰，胸痛、呼吸困难、疲乏、体重下降和发热。结核分枝杆菌能扩散到淋巴结、骨、关节、神经系统及泌尿生殖道。结核可通过联合抗生素治疗，疗程数月。若不进行治疗，结核会造成一半感染者的死亡。结核分枝杆菌耐药现已成为一个日益严重的问题，而疫苗则能产生保护作用。

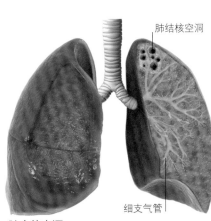

肺结核空洞

细支气管

肺中的空洞
在活动性肺结核中，空洞常见于上肺部，这是坏死的区域。气流通过感染区域和支气管时将结核分枝杆菌释放到气道中。

间质性肺病

与气道阻塞性疾病不同，间质性肺病是一组影响肺泡周围组织的疾病。

多数间质性肺病涉及纤维化。间质性肺病常见于成年人，可由药物（如化疗药或某些抗生素）、肺部感染、放射、结缔组织病（如多肌炎、皮肌炎、系统性红斑狼疮和类风湿性关节炎）以及对化学物质如硅尘、石棉、铍等的环境性或职业性暴露引起，有时无法发现根本原因。症状通常在数年内逐渐发展，包括劳力性呼吸困难、干咳和喘息。手指末端甲襞突起增厚，造成杵状指。

肺功能试验及胸部高分辨率CT扫描用于诊断该病。诊断还可能需要利用支气管镜进行肺活检。治疗方法取决于病因，不过纤维化通常是不可逆的。患者应远离导致该病的环境。对于肺病高发的职业，应穿戴好防护服装和面罩，建议患者戒烟。

结节病

结节病是一种多系统疾病，以影响肺部和淋巴结的小炎症结节为特征。

结节病多见于20~40岁的人群，但它可以发生于任何年龄，在北欧最为常见。这是一种自身免疫病，具体病因不明。许多结节病患者并没有症状，一些患者有肺部症状，如频繁干咳和呼吸困难，或者有眼部或皮肤问题。皮肤问题包括斑点、结节性红斑（发红、疼痛、敏感的肿块），以及红色或棕色的丘疹。常见的眼部症状包括虹膜炎和视网膜炎（见447页）。全身症状包括体重下降、疲乏和全身不适。

结节病能影响任何器官，包括心、肝和脑。若肺受累会导致进行性纤维化，该病患者约20%~30%会发展为永久性肺损伤。许多患者不需要进行任何治疗，症状会自行消失。严重症状需要用糖皮质激素等药物进行治疗。多数患者会在1~3年内完全康复，但也有10%~15%的患者会发展为慢性结节病，其症状会不断加重和恶化。

胸腔积液

过多的液体在胸膜腔中积聚导致胸腔积液，造成胸腔积液的原因有很多。胸腔积液可能会影响肺的扩张，从而造成呼吸困难。

胸膜腔是两层胸膜（脏层胸膜和壁层胸膜）之间一个湿滑的腔隙。腔内过多的液体会导致呼吸困难，如果胸膜受刺激（胸膜炎），则会产生剧烈的胸痛，通常会在吸气时加重。常见病因包括心衰、肝硬化、肺炎、肺癌、肺栓塞、结核以及系统性红斑狼疮等自身免疫病。积液可以用针头抽出，同时可以通过对液体的检测确定病因。

大量胸腔积液可以通过在胸壁中插管进行引流。反复的积液可用化学或手术方法将两层胸膜表面粘在一起来预防。

气胸

空气或气体进入胸膜腔后便形成气胸，气胸会造成肺塌陷，导致胸痛和呼吸困难。

气胸可自发发生（常见于瘦高的年轻男性）或在胸部外伤和肺部疾病之后发生，如哮喘、胸部感染、结核、囊性纤维化、间质性肺病和结节病。穿透性外伤会造成张力性气胸，每次呼吸时都有更多的气体被吸入胸膜腔，将心脏和周围结构压向胸腔的另一侧。若不紧急进行治疗，气胸可能会致命。气胸可以通过胸部X光确诊。气胸的症状包括呼吸困难和胸痛。少量气胸可自行吸收。若有大量气体进入胸膜腔，则需要对胸壁进行穿刺或插入胸部引流管（导管胸廓造口术）对肺部进行减压。

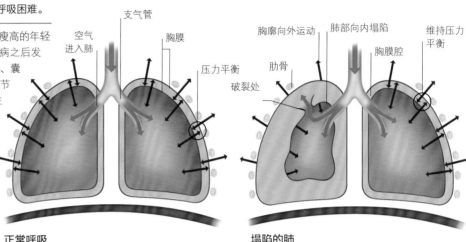

正常呼吸
胸廓扩张使胸膜腔内压力降低，胸膜腔像一个密闭的装置利用压力差将肺部拉向外侧。

塌陷的肺
空气从右肺进入胸膜腔，肺部缩小，胸膜腔不再是一个封闭的装置，无法利用压力差将肺拉向外侧。

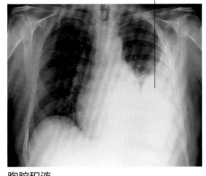

胸腔积液
这张彩色增强胸部X光片显示大量左侧胸腔积液，掩盖了心脏左缘并充满了左侧胸腔的下半部分。

肺栓塞

肺动脉的堵塞常由下肢深静脉血栓脱落后形成的栓子导致。

肺栓塞是由血液循环中异常物质堵塞肺动脉导致。少数情况下，堵塞物可能是空气、脂肪或羊水，但通常情况下为下肢深静脉血栓（见456页）脱落的血凝块。症状包括呼吸困难、吸气加重的胸痛和咯血。严重情况下还可造成嘴唇和手指发绀、虚脱和休克。肺栓塞可通过特殊的CT扫描进行诊断。治疗可使用抗凝血药物（通常为肝素和华法林）。严重时可能需要使用溶剂来溶解栓子，或通过手术取出栓子（肺血栓切除术）。若不进行治疗，25%~30%的人会因此死亡。

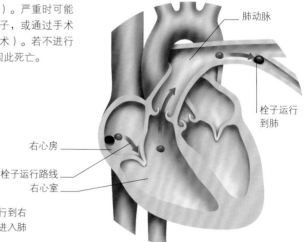

肺栓塞
来自腿部深静脉的血栓运行到右心房，然后进入右心室并进入肺动脉。

肺癌

肺癌是发生于肺组织的恶性肿瘤，是世界上造成死亡最多的癌症。

原发性肺癌发生于肺部，主要有两种类型：小细胞肺癌，约占全部病例的20%，其余为非小细胞肺癌。

小细胞肺癌恶性程度更高，扩散更快。肺癌主要发生于70岁以上的人群，90%由吸烟引起。患病的危险性与吸烟的数量和时间相关。被动吸烟是非吸烟者患病的危险因素。少数情况下，肺癌由石棉、有毒化学物质和氡气引起。到诊断时，肺癌多已扩散到别处。症状包括持续性咳嗽或以往咳嗽方式的改变、咯血、胸痛、喘息、呼吸困难、疲乏、体重下降、食欲丧失、声嘶以及吞咽困难等。

通过胸部X光和肺部扫描可对肺癌进行初步诊断，而通过支气管镜取材活检则可确诊。肺癌的治疗取决于其类型、位置和扩散程度。小细胞肺癌通常通过放疗和化疗进行治疗，预后较差。非小细胞肺癌常通过手术切除，有些是可治愈的。确诊之后只有约25%的肺癌患者能存活超过一年。

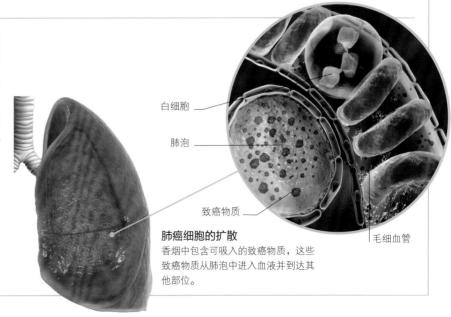

肺癌细胞的扩散
香烟中包含可吸入的致癌物质，这些致癌物质从肺泡中进入血液并到达其他部位。

心血管系统疾病

很多疾病都会累及心脏和循环系统，最严重的情况可能致命。饮食等生活方式因素都是该系统疾病重要的危险因素，还有一些病变是由于结构异常导致的，例如心脏瓣膜和心肌的缺陷。

动脉粥样硬化

经过很多年时间，附着在动脉壁上的脂肪沉积和炎性碎片形成斑块，导致动脉粥样硬化或是动脉的狭窄。

动脉粥样硬化可发生于儿童时期，抑或是健康人群中，而包括高胆固醇、抽烟、肥胖、高血压和糖尿病在内的危险因素则会增加动脉粥样硬化的发展速度。脂肪沉积于动脉壁上形成团块或斑块，被称为粉瘤。这些斑块刺激炎症反应发生，损伤动脉的肌层并使之增厚。由于血流受阻，在该堵塞点下游的组织缺乏氧气和营养物质。最终，斑块从动脉壁上脱落，将血流完全堵住。动脉粥样硬化发生在冠状动脉（供应心脏）中会导致心

绞痛或心脏病发作；发生在脑中则会发生中风或是痴呆；发生在肾上则会导致肾功能衰竭；在腿上会发生坏疽。这个改变是不可逆的，但可以通过戒烟和服用调控血压的药物减缓或暂停该进程。

动脉粥样硬化斑块

在动脉内层的脂肪沉积和炎性反应导致血管狭窄，最终完全堵塞动脉，或引起血管破裂。

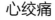

脂肪沉积

红细胞
动脉分支处
斑块的脂肪核心
纤维帽
狭窄的动脉腔
具有保护作用的动脉外膜

受限的血流

动脉粥样硬化通常开始于动脉壁受损的区域。斑块形成和动脉壁炎性增厚会使管腔内空间减少从而限制血流。

动脉肌层

动脉内膜

心绞痛

冠状动脉供应心脏血量不足导致心绞痛——疼痛是由于供应心肌细胞的血液量太少引起的。

心绞痛通常是由于动脉粥样硬化（见左）引起的冠状动脉狭窄导致的，除此之外，血栓（血凝块）、动脉壁痉挛、贫血、劳累、心动过速或是其他心脏疾病都可能是发病原因。心绞痛发作时，在胸壁、颈部、手臂或腹部能感觉到，并通常

伴随有呼吸困难。心绞痛常在劳累时发生，休息时或使用扩血管药物（使动脉扩张让血液流动更顺畅）时缓解。长期的治疗包括生活方式的改变、对动脉粥样硬化的控制、硝酸甘油、低剂量阿司匹林，以及β-受体阻滞剂。偶尔，需要通过手术扩大或绕过变窄的动脉。

心绞痛为什么发生

由于动脉斑块和痉挛，冠状动脉的部分管腔（内部）变得特别狭窄，这部分动脉供应的区域暂时缺血缺氧，产生疼痛。

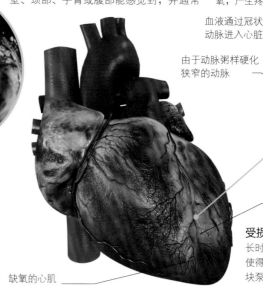

血液通过冠状动脉进入心脏
由于动脉粥样硬化狭窄的动脉

供应心肌的血量减少

缺氧的心肌

受损的心肌

长时间的血流受阻和氧供应不足使得部分心肌纤维死亡，出现一块泵血能力受限的受损心肌。

血管成形术

这个手术用来扩大心脏和身体其他部位狭窄的动脉。血管成形术通常用于治疗严重的心绞痛或在心脏病发作后实施。在局部麻醉下，一个微小的球囊插入动脉，推开狭窄区域。具有网状管的支架可以插入动脉并保持其处于张开状态。

多种技术和类型的支架被用于处理动脉粥样硬化带来的各种问题。一些支架表面覆有药物，有助于防止斑块的再次形成。血管成形术后应给予阿司匹林或其他抗凝药物，以减少凝血的风险。

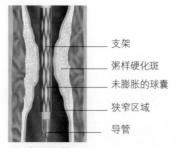

支架
粥样硬化斑
未膨胀的球囊
狭窄区域
导管

1 插入导管
一个引导导管通过在腿上或胳膊上的切口进入动脉，直至其尖端到达冠状动脉。它带着外面覆盖有支架的球囊导管到达狭窄的区域。

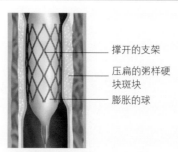

撑开的支架
压扁的粥样硬块斑块
膨胀的球

2 球囊充气
在X射线下完成球囊导管的定位。一旦到达正确的位置，球囊充气，撑大支架并使动脉张开。

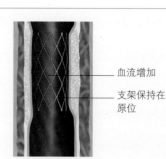

血流增加
支架保持在原位

3 导管移除
当支架已扩大到正确的宽度时，将球囊放气并撤回导管。支架保持在原位，导管从体内取出。

心脏病发作

心肌梗死（myocardial infarction，MI）或心脏病发作是由于冠状动脉或它的一个分支完全堵塞所造成的。

心肌梗死是指一部分心肌死亡。当冠状动脉被阻塞，通常由于动脉粥样硬化斑块破裂或血栓（血凝块），使得其供应的那部分心肌细胞由于缺氧而发生死亡。损坏程度和并发症的发生取决于累及动脉的大小。例如，较大的动脉供应较大面积的心肌。此外，心肌梗死增加了心力衰竭的风险（见下文）。

心肌梗死通常会产生中部胸痛和濒死感，但部分老年人可无任何症状（"沉默型心肌梗死"）。该病可由心电图（对心脏电活动的描绘）和血中心肌酶（受损心肌释放的化学物质）水平升高来确诊。紧急治疗加上"血栓溶解"药物或血管成形术可以疏通堵塞，恢复血流。其他治疗方法包括应用β-受体阻滞剂来保护心脏不发生心律失常（见下文），以及使用阿司匹林防止进一步的血凝块形成等。

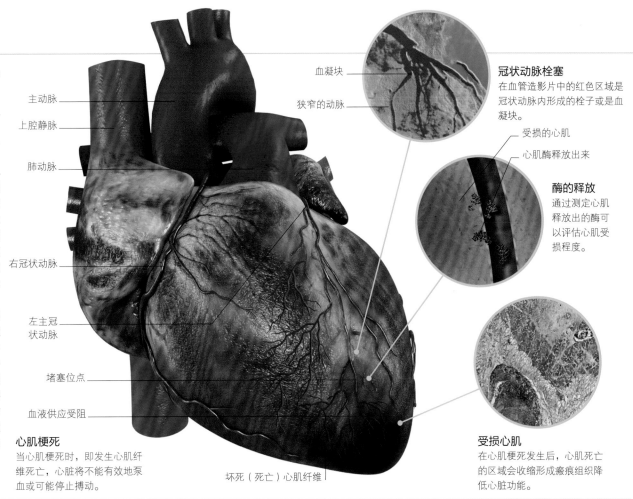

主动脉
上腔静脉
肺动脉
右冠状动脉
左主冠状动脉
堵塞位点
血液供应受阻

血凝块
狭窄的动脉

冠状动脉栓塞
在血管造影片中的红色区域是冠状动脉内形成的栓子或是血凝块。

受损的心肌
心肌酶释放出来

酶的释放
通过测定心肌释放出的酶可以评估心肌受损程度。

心肌梗死
当心肌梗死时，即发生心肌纤维死亡，心脏将不能有效地泵血或可能停止搏动。

坏死（死亡）心肌纤维

受损心肌
在心肌梗死发生后，心肌死亡的区域会收缩形成瘢痕组织降低心脏功能。

心脏节律紊乱

对控制心肌收缩方式电系统的干扰会引起不正常的心率或节律。

窦房结（sinoatrial，SA）——一个位于右心房的天生"起搏点"，产生电脉冲信号使心脏收缩。信号先跨越两个心房（位于上方的两个心腔），通过房室结穿越隔膜，最终至整个心室（位于下方的两个心腔）。心律失常（心脏节律异常）的发生，是因为信号传导不畅或异常电活动。心房纤颤（atrial fibrillation，AF）是心律失常最常见的形式之一，是由于异常的"起搏点"优先于窦房结产生收缩信号，但这种收缩不能使心脏有效地泵血。

可以通过电休克使心脏回归到正常的节律以达到治疗心房纤颤的目的。心室颤动是一个非常紧急的情况，心室不同区域非常快速随机的收缩将阻碍心脏泵血，对脑等人体组织停止血液供应。因此，需要立即除颤并配合药物治疗以稳定心脏的收缩。心脏传导阻滞则是由于信号不通过正常途径进行传导而引起的。

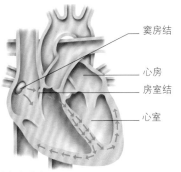

窦房结
心房
房室结
心室

窦性心动过速
在这种情况下，超过100次/分的心率和正常心率都可能仅仅是由于焦虑或运动引起的，但也可能由发热、贫血和甲状腺疾病等引起。

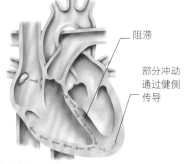

阻滞
部分冲动通过健侧传导

束支传导阻滞
窦房结冲动部分或完全阻滞，使心室收缩减慢。心脏传导完全阻滞时，心室收缩率只有20~40次/分。

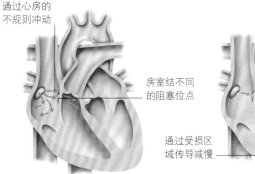

通过心房的不规则冲动

房室结不同的阻滞位点

心房纤颤
如果窦房结被心房随机产生的电活动超越，不稳定的冲动通过房室结，将造成非常快速的没有节律的心室收缩。

通过受损区域传导减慢

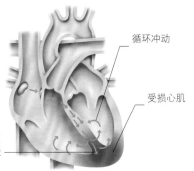

循环冲动
受损心肌

室性心动过速
心室肌的异常电冲动引起心室快速收缩，超越窦房结的信号，产生快速且有节律但低效的搏动。

心力衰竭

即心脏不能有效地泵血，可发生于心脏病发作、瓣膜损坏或其他疾病的药物治疗之后。

血液被心脏泵到肺内交换得到氧气，并为组织提供氧气和营养物质。当心脏泵血功能出现故障，会导致呼吸困难、疲倦和水肿（多余的液体积聚在组织）等症状。此外，如肝脏和肾脏等器官如果都没有得到充足的血液，也会开始衰竭。心力衰竭可以是急性（突然）发作，往往是由于心脏病发作导致；也可以是慢性（长期）的，由动脉粥样硬化、高血压、慢性阻塞性肺疾病和心脏瓣膜病等长期存在的病变所导致。心力衰竭常根据受累区域以及心动周期进行分类。

左心室衰竭在多数情况下，有液体积聚在肺中。右心室衰竭时（通常在左心衰发生后）液体积聚在肝、脾、肾和皮肤下的组织。急性心力衰竭的治疗包括吸入氧气和利尿剂去除一些水肿，还有一些有助于心肌收缩的药物。β-受体阻滞剂和血管紧张素转化酶抑制剂用于治疗慢性心力衰竭，旨在控制心力衰竭的根本原因。

心脏杂音

当血流通过心脏瓣膜时会引起湍流而产生心脏杂音，心脏杂音可能意味着瓣膜病变或心脏内血液循环异常。

当听诊心脏的瓣膜关闭或血液流经心脏的声音时，出现意外声音被称为心脏杂音。常见的原因包括瓣膜缺损，如太窄或松弛，或瓣膜不能正常关闭。由于先天性缺陷所致的心血管畸形包括心房或心室间隔缺损（两个心腔之间的空洞）和动脉导管未闭（动脉导管是胎儿体内携带血液至心脏的血管，但应在出生后闭锁）。在怀

孕期间或贫血也会出现心脏杂音，但此时的心脏是正常的。杂音能为病因提供线索，而超声心动图（心脏超声）则可确认缺陷的类型。杂音并不需要治疗，除非存在潜在的能够引起症状的问题。损伤的瓣膜或其他缺陷可以通过手术修复。

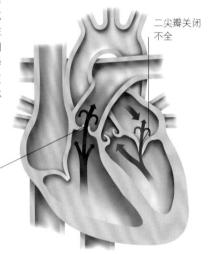

二尖瓣关闭不全

肺动脉瓣狭窄

异常流量
通常情况下，血流通过单向的瓣膜流入和流出心脏。当血流经因病变损伤的瓣膜时，通过压力过高，通过瓣膜后会回漏。

感染性心内膜炎

心内膜炎是心内膜（心脏的内膜）的严重感染，可能发生在瓣膜置换术后。

血液中的细菌可以黏附到一个有病变或已更换过的心脏瓣膜表面，蔓延至心内膜造成感染。瓣膜上方的区域发生炎症反应变得红肿，感染的组织和血凝块可能会

在此聚集。感染性心内膜炎的症状包括持续性的发烧、疲劳和呼吸困难。通过血液化验、心电图（ECG，测量心脏的电活动）和超声心动图进行诊断。心内膜炎可危及生命，因此需要紧急治疗。可给予抗生素治疗，直至感染清除。如果心内膜炎持续存在，可能需要通过手术对瓣膜进行修复或更换（见右图）。

心脏瓣膜病

4个心脏瓣膜确保了心脏内血液流动的方向正确，但一些疾病可以使之硬化或损伤。

心脏瓣膜位于心房（上方的心腔）和心室（下方的心腔）之间，以及血液离开心室的位置。其功能受损可能是因为有先天性的缺陷，如风湿热和心内膜炎等感染，以及动脉粥样硬化。僵硬的瓣膜（硬化）使心脏很难将血液泵过该阻塞点，而

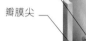

瓣膜紧密关闭

瓣膜尖

正常关闭的瓣膜
关闭的瓣膜外产生的压力和瓣膜尖端的突然关闭，使血液不能倒流。

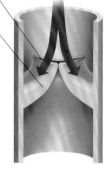

瓣膜部分关闭

异常的瓣膜尖

血液通过瓣膜漏回

关闭不全
如果一个瓣膜无法正常关闭，血液可以倒流（返流），导致心脏内的压力变化。

松软下垂的瓣膜（关闭不全）会导致部分血液返流，迫使心脏需要做额外的功以使泵出的血液量满足需求。在这两种情况下，过高的收缩力将导致心脏扩大和泵血效率下降。瓣膜病可能会导致心脏衰竭（见，453页）；同时，也增加了血栓和中风的风险。瓣膜缺损的类型可以通过X射线、心电图或超声心动图加以确定。可以使用药物减轻心脏的收缩力，但如果症状持续，则可能需要手术治疗以修复或更换瓣膜。

瓣膜手术

通过手术可以修复或更换已损坏的心脏瓣膜。修复技术包括瓣膜成形术和瓣膜切开术，瓣膜切开术主要是用于打开硬化了的瓣膜。可以用来自于捐献者或动物的瓣膜，或是人工瓣膜进行替换。还有一个手术是经皮主动脉瓣手术，将一个新的瓣膜插入发生病变的主动脉瓣中。

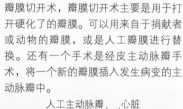
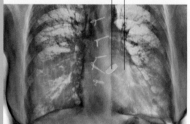

人工主动脉瓣   心脏

心脏瓣膜
彩色胸部X射线显示了一个人工心脏瓣膜。绿色衬环显示在开放式心脏手术后胸骨（胸部正中）已经修复。

先天性心脏病

每1000名婴儿出生，就有8名婴儿有心脏的畸形，大多数缺陷都是微小的，但也有一些会危及生命。

胎儿心脏的发育是非常复杂的，并且可能会伴随多种异常。无法正常生长的心脏瓣膜可能导致如肺动脉狭窄（使血液流入肺部的瓣膜过于狭窄）等问题。在腔壁间有可能存在孔洞，如房间隔或室间隔的缺损，甚至不存在腔室。流入或流出心脏的大血管的形状、大小或位置可能是不正常的，如主动脉狭窄（主动脉的一部分变窄）。

在动脉导管未闭的案例中，本应在出生时闭锁的血管仍然呈开放状态，导致血流向错误方向"分流"。多种畸形可同时

存在，如在法洛四联症中存在肺动脉瓣狭窄、室间隔缺损、主动脉异位和右心室增厚。心脏发育出现问题的可能原因包括：染色体异常；怀孕期间的母亲患病，会影响胎儿心脏的生长；也与母亲使用药物、滥用毒品、酒精或抽烟相关。

如果胎龄小，胎儿在怀孕期间就可以诊断出先天性心脏病；或分娩后，可以通过胎儿发绀（由于缺氧皮肤呈蓝色）进行诊断。根据缺陷、年龄、受累程度和是否存在其他疾病来决定治疗方式。治疗方式有很大的不同，极端的缺陷需要直接进行手术治疗并可能重复多次，而轻微的瓣膜缺损则可能只有在年老后才变得明显。

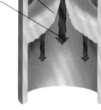
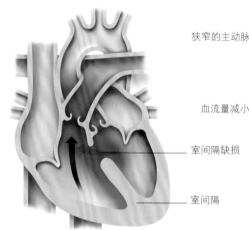

狭窄的主动脉

血流量减小

室间隔缺损

室间隔

室间隔缺损
三分之一的先天性心脏缺陷涉及室间隔（位于下方的两个心腔之间的壁）：血液通过室间隔上的一个洞，从左心室到右心室分流。

主动脉狭窄
即主动脉（离开心脏的大动脉）发生狭窄，导致循环模式的异常，改变血压和血流，发生包括下半身在内的血流不畅。

心肌疾病

很多疾病都能够影响到心肌，但心肌病是种没有明确病因的病变。

根据心肌产生的变化对这些病变进行分类可分为：肥厚性心肌病；扩张性心肌病；限制性心肌病，以及致心律失常性心肌病（脂肪和纤维组织沉积干扰了心脏正常的泵血功能，导致不正常的搏动）。这

些疾病可能基因连锁，也有一些病变可能和特定的因素相关，例如，肥厚性心肌病和高血压相关，扩张型心肌病和摄入过多酒精相关。在所有病变形式中，病变都会导致泵血功能的低效和心力衰竭，伴随胸痛、呼吸困难、劳累以及水肿（在组织中聚集过多液体）等症状。治疗包括用药物减少体内液体以增强心脏功能。手术有一定帮助，但最终的选择还是心脏移植。

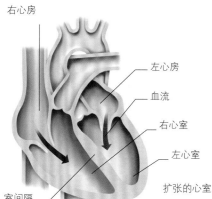

正常的心脏
健康的血液循环依赖于有效的肌肉收缩，心脏收缩将血液从心脏的右侧输送到肺部以获得氧气，然后通过左心到达身体其他组织。

扩张性心肌病
当肌纤维力量减弱时，心室可能发生扩大（扩张）并变得松软。因此，心脏泵血力量减少，但泵血效率的降低可能导致心力衰竭。

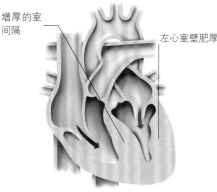
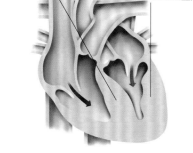
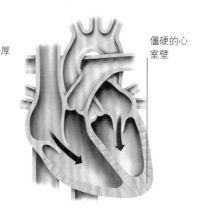

肥厚性心肌病
通常是左心室或室间隔周围的心肌增厚（肥大），使心室充盈受阻并导致瓣膜反流，降低心输出量。

限制性心肌病
由于病变的肌纤维使室壁异常僵硬，心肌在两次搏动中不能放松，无法适当充盈或有效泵血。

心包炎

心包是在心脏周围围绕的双层膜结构，心包发炎时会限制心脏的泵血功能。

心包炎是心包对损伤、感染、心肌梗死或其他炎症性疾病的反应，如类风湿疾病。心包炎可以是急性的（突然发作），也可以是慢性的（持久存在），在心包上产生疤痕。心包两层膜之间可

能会有液体聚集。症状包括胸痛、呼吸困难、咳嗽、发烧和疲倦。心包炎可以通过心电图、胸部X射线或其他影像学检查和血液化验加以诊断。心包炎可以用药物减少炎症反应，将体内多余的液体排出。如果瘢痕组织（纤维化）导致心包填塞时，可能需要对心包进行手术。

心包积液
聚集在心包两层之间的液体可以防止心脏过度扩张。

高血压

通常定义为血压较高，高血压会慢慢损害心脏、血管和其他组织，但通常是很容易治疗的。

心脏泵血至血液循环系统产生正常的血压。血压随着年龄的增长而发生变化，但在高血压患者中，血压持续高于推荐水平。高血压很少有症状，但如果不及时治疗心脏会变得很大，泵血效率也会随之下

降。对其他组织的长期影响包括：对眼睛和肾脏的损害，同时可能使心脏病发作并增加中风的风险。高血压的成因包括基因对环境的易感性、高盐饮食、吸烟、超重和活动较少及酗酒。应激也可能是一个危险因素。继发性高血压通常是由于肾脏疾病、内分泌或代谢性疾病，又或是其他一些药物的副作用产生的。高血压可以通过改变饮食来控制，也可用药物如利尿剂去除体内过多的液体并降低血压。降胆固醇药物和低剂量阿司匹林等其他治疗方法可以降低心脏疾病的风险。

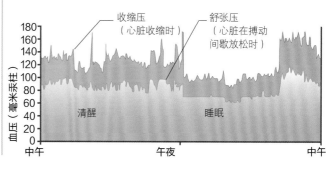

血压变化
正常的血压在一天中也会发生变化。因此，需要多次测量读数来检测持续的高血压。

肺动脉高压

将血液输送到肺部的动脉，其血压异常升高难以治疗，并可能致命。

通常在肺动脉压力低的情况下，血液可从心脏的右侧通过。如果压力过高，右心必须做更多功才能把血液泵入肺中，长时间会导致心室发生肥厚并发展成心力衰

竭。肺动脉高压可继发于慢性心脏病或肺部疾病。在一些家族中，肺动脉高压与遗传相关，一些情况下还与某些疾病相关，但通常原因都不明。症状包括胸痛、呼吸困难、乏力和头晕。氧疗和改善血流的药物可以协助增强心脏功能，减少凝血的发生，但一般不能治愈。当药物治疗失败时，可以选择肺移植。

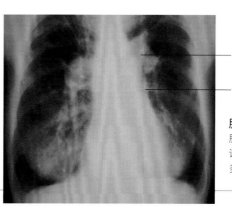

肺动脉高压
肺动脉内压力增加使得动脉壁增厚。在该X射线照片中，可看到由于心脏需做更多的功将血液泵到肺中而明显扩张。

外周血管疾病

外周血管系统包括携带血液离开心脏到体内所有组织的动脉系统和使血液返回心脏的静脉系统。这个系统的任何组成部分都可以被疾病破坏，而外周循环系统的受损可能会影响到其他器官和组织。

动脉瘤

动脉瘤是血管的一种膨胀，如果人的大动脉如主动脉发生动脉瘤，可能会危及生命。

发生动脉瘤的血管壁会变薄，力量也会减弱，在血流冲击的压力下，动脉瘤被拉伸并可能发生破裂。动脉瘤可以发生在任何动脉，但是主动脉更容易出现问题，而且主动脉瘤出血死亡的风险是最大的。胸动脉瘤在心脏附近发生，但动脉瘤更多发生在腹部。

动脉瘤产生的根本原因包括动脉粥样硬化的损伤（见452页），也有较少情况下会继发于感染或遗传性疾病。在许多情况下，动脉瘤可以没有症状，只有当动脉瘤发生破裂或在做其他手术时才会被发现。对小的动脉瘤可以进行监控，但如果动脉瘤长得过大，就可能需要手术来治疗。

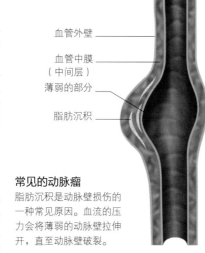

常见的动脉瘤
脂肪沉积是动脉壁损伤的一种常见原因。血流的压力会将薄弱的动脉壁拉伸开，直至动脉壁破裂。

- 血管外壁
- 血管中膜（中间层）
- 薄弱的部分
- 脂肪沉积

夹层动脉瘤
血液被迫通过撕裂的血管内壁，在血管壁的层与层之间产生了一个错误的管腔。

- 血管外壁
- 血管内壁撕裂
- 膨胀的腹主动脉壁
- 血液流入错误的管腔
- 脂肪沉积
- 原来的管腔

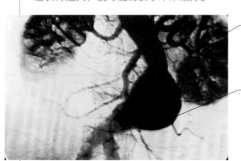

腹主动脉瘤
在这张血管造影（将一种射线透不过的染料注射到血液中后照射X射线）中，在两个肾脏之间可以看到膨胀的主动脉。

- 肾脏

栓塞

栓塞是栓子（能自由漂浮的物体）将动脉突然完全阻塞。栓塞非常严重，可能会致命。

大部分栓子都是血栓栓子——血管内的血凝块（血栓）上脱落的碎片。脂肪进入血液也可以形成栓子，通常发生在骨盆骨折或胫骨骨折后。其他类型的栓子还有气栓（外伤或外科手术期间，空气被引入到血液中）及异物。

当栓子阻塞动脉时，该动脉供血的组织发生死亡。肺栓塞（见451页）会损伤肺组织，发生胸痛、呼吸困难及循环衰竭。栓子（最常见为血栓栓子）移动到大脑，可能会导致中风。脂肪栓子会影响肺、脑或皮肤组织，而空气栓子则可能是致命的。

当怀疑有栓子时，患者需要住院以确定栓子的类型和位置。溶栓治疗（抗血栓）的药物用来溶解血栓栓子，若必要也可能需要手术去除脂肪或异物栓子。栓子通常

血栓形成

血栓或血块可在任何血管中形成，其将导致血流量减少或阻塞，或脱离并作为一个栓子出现在血液循环中。

在身体的每个地方都可以产生不同类型的血栓（血块）。在静脉中，当血液流动缓慢或由于一些遗传病导致血液异常黏稠，或者静脉血管的内壁受损使血液黏着在上面而形成血栓。在动脉中，通常会在因脂肪斑块（动脉粥样硬化）而受损的内壁上产生血栓。

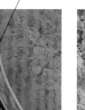

1 血栓形成的开始
动脉粥样硬化斑块的形成从脂肪物质、体内的代谢废物、钙离子和纤维蛋白聚集开始。纤维蛋白是种具有黏性的物质，会促进血凝块的产生。

- 粥样硬化斑块使血管内皮损伤
- 血小板
- 血管内皮

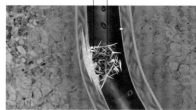

2 血凝块的形成
随着动脉粥样硬化斑块的形成，血流量和输送到组织中的氧气都减少。斑块破裂，导致血凝块快速形成。

- 纤维蛋白条索
- 血栓阻塞动脉

都很小，但如用抗凝药来防止血凝块产生则可以防止同一来源产生的更多栓子。

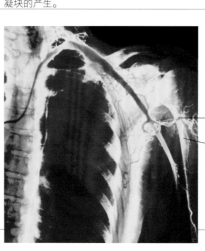

栓子阻塞动脉
最常见的栓子是血栓栓子，血凝块脱落的碎片随血流移动，直至在一个较小的动脉内卡住，如图所示。

- 栓子阻塞血流
- 锁骨下动脉

深静脉血栓形成

任何深静脉都可以有血栓形成（deep vein thrombosis, DVT），但是通常发生在小腿。长时间的制动状态或血液流动缓慢以及形成血凝块均易形成深静脉血栓。DVT局部的皮肤会变硬，并伴有疼痛和红肿。

风险因素包括凝血疾病、高雌激素水平（例如妊娠或服用联合避孕药）以及制动。血凝块（栓子）脱落的碎片可能向心脏或肺部动脉移动。治疗可用药物来预防凝血或手术将血块取出。

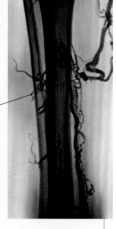

- 血栓

腿部的血栓
通常是在小腿深静脉中产生深静脉血栓。此图片显示了一个血块阻塞了胫骨周围的静脉。

下肢缺血

当血流减少时，下肢会比其他部位更容易发生缺血和缺氧。

下肢缺血可能会发生于因血栓（血凝块）或动脉粥样硬化（脂肪沉积）、栓塞、损伤后血管收缩或局部压力引起的动脉血流量减少。如果缺血是急性（突然发作）的，如一个大的血栓堵住了大动脉，腿部会有局部温度降低、疼痛、紫绀和血液凝滞等症状，需要紧急治疗以防止休克和坏疽。血凝块需要用药物溶解或手术切除以重建循环。如果组织坏死，那么就只能截肢。

慢性（长期性）缺血将引发间歇性跛行（行走时发生的痉挛痛），这是由于肌肉不能从狭窄的动脉中得到充足的氧所致。出现这种现象可能是动脉粥样硬化部分阻塞了动脉。血液稀释可能有助于恢复血流，必要时行血管成形术有利于动脉的扩张。

雷诺氏病

该病的主要特点是雷诺氏现象——四肢微小血管收缩。

雷诺氏现象，是指由于血管收缩使得手指、脚趾、耳朵和鼻子变白发冷，随后由于血中氧含量下降而呈蓝色、紫色或黑色。之后血管扩张血流量增加，组织呈红色，并伴有疼痛和跳动感。该病也有可能伴有关节的疼痛、肿胀、皮疹和肌无力。该病通常病因不明，被称为雷诺氏病。在某些患者中，如类风湿关节炎、系统性红斑狼疮、硬皮病和多发性硬化症会

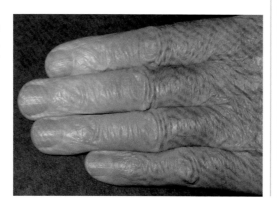

雷诺氏现象
动脉收缩，血流量减少，四肢变得惨白和冰凉。当血管再次扩张时，通常发生疼痛、麻木和跳动。

有继发的雷诺氏病，或者在雷诺氏症状发生后发病。工人使用震动工具出现"手臂振动综合征"是另一个原因。雷诺氏病和继发雷诺氏病，都可能由寒冷或应激诱发。

该症状可以通过用保暖内衣、加热手套和袜子来保持四肢温暖，不吸烟或使用能够引起血管舒张的药物来避免，也可以给予一些药物以改善血液流动。对继发雷诺氏病的病因需要加以控制。

脉管炎

血管发生炎症即血管炎，是一种非常罕见的疾病，但会影响体内的任何一个器官或系统。

在脉管炎的一半案例中，原因都是不明的，但在剩余的情况中，是由于感染或是另一种炎症性疾病，如类风湿关节炎、癌症和使用毒品或接触化学刺激引起的脉管炎。症状取决于受累血管的大小和位置。最常见的问题是皮肤病变、皮疹和溃疡。在体内也可能有出血和肿胀，或是器官血管的堵塞。医生的评估，针对炎症和自身免疫性疾病的血液检查以及其他测试，如X射线可以确诊该病。

治疗取决于引起脉管炎的根本病因。例如，避免任何可能致病的药物并治疗感染。进一步的治疗取决于受累的器官和病人的整体健康水平。在极少数情况下，需要用手术来修复受损的大血管。

静脉性溃疡

静脉性溃疡通常发生于下肢或是脚踝，并持久性存在，溃疡创口呈开放性并伴有疼痛，尤其多见于老年人。

如果血管壁的弹性减弱，将无法有效地将血液输送回心脏，这将导致静脉中的压力增加，从而使液体从静脉中泄漏到周围组织。组织和皮肤开始肿胀，最终皮肤表面裂开形成溃疡。初始的、开放的组织可导致剧痛，并可能发生继发感染。如果不治疗，会发生大面积皮肤坏死，暴露脂肪或肌肉。静脉性溃疡可以通过其外观来判断。由于不良的血液循环会使踝部血压降低，因此医生会比较手臂和脚踝的血压以评估循环情况。治疗包括用压力绷带绑腿，这有助于血液回流到心脏并减少组织中的流体压力。另外，将腿抬高也可促进血液的回流。如果溃疡没有愈合，则需要对静脉进行手术或用皮肤移植来覆盖溃疡。

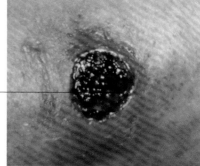

静脉性溃疡

溃疡
血液循环不畅可导致慢性组织损伤和溃疡形成。在皮肤表面，溃疡外观像是浅阱石坑，将皮下组织出暴露来，这样的溃疡较难愈合。

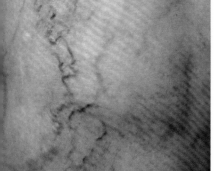

腿部的静脉曲张
任何一条静脉都能发生曲张，但最常见的部位还是在小腿。小腿的静脉会发生肿胀，当患者长时间站立后，扭曲的静脉可能会变得更加突出明显。

静脉曲张

静脉曲张通常见于腿上，是呈波浪状起伏的肿胀，可以家族群发且女性更多见。

通常情况下，腿部肌肉收缩有助于推动血液通过静脉回流到心脏，单向的瓣膜防止血液在静脉内倒流。当瓣膜无法正常关闭时，会造成血液回流，静脉内压力增加，使静脉膨胀发生静脉曲张，且主要发生在腿部。静脉曲张往往是由于怀孕或肥胖的人腹腔膨胀压力升高，或因长时间站立下肢的静脉压力增加所致。在少数情况下，静脉壁弹性异常或缺少某些瓣膜，使静脉压大于正常血压。静脉曲张可以不引起任何症状，也可能导致疼痛、沉重感、瘙痒和肿胀等。诊断通常是通过临床检查来判断的，也可使用专门的超声波扫描检查血液流动，尤其是当有并发症或反复发作时。

静脉曲张的治疗

治疗轻度静脉曲张可用静脉曲张袜支持静脉壁，还可以采用防止曲张血管恶化的措施，如锻炼、减肥以及避免长时间站立。然而，静脉曲张可能因为发生溃疡、湿疹和踝关节肿胀而恶化。尽管手术能够对恶化进行改善，但是问题仍可能再次出现。硬化剂注射、射频和激光等技术可用于密封静脉，这取决于曲张静脉的严重程度和位置。

硬化剂
在硬化剂注射治疗中，可以注射化学制剂将静脉密封。静脉在超声检查中可以高亮显示，并可在皮肤上进行标记，如下图所示。

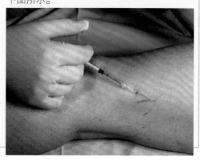

血液疾病

红细胞、白细胞和血小板的数量及形状的异常可由一系列疾病引起，包括贫血和白血病。异常的凝血机制或是太容易形成血凝块而导致血栓形成，抑或是无法形成血凝块而导致出血和青肿。

贫血

贫血患者体内的红细胞数目或血红蛋白浓度明显下降。血红蛋白是红细胞中的色素，将氧气输送到全身。因此，贫血可导致细胞缺氧。可以根据红细胞大小的不同对贫血进行不同的分类。

小细胞性贫血，红细胞的体积比正常小；大细胞性贫血，红细胞更大一些；正常红细胞贫血中，细胞大小是正常的。血红蛋白分子的异常则可能导致病情进一步的变化。

地中海贫血

遗传缺陷可引起异常血红蛋白分子的形成而导致贫血。在这类贫血中，β-地中海贫血是最常见的。

β-地中海贫血主要是一种遗传疾病，常见于地中海地区和东南亚。血红蛋白生成时发生错误导致红细胞较硬，质地较脆，易被破坏。疾病将导致6个月婴儿发生严重贫血且生长迟缓。疾病导致骨髓生长加快以产生更多的红细胞，长骨变细容易骨折，头面部骨骼也变得扭曲。肝和脾也会因为试图生成更多红细胞而肿大。

可通过血液化验中的血红蛋白水平做出诊断。频繁输血联合铁螯合剂（防止铁超负荷）来治疗，有助于纠正贫血。骨髓移植是唯一的治愈方式，在严重的情况下可以应用。

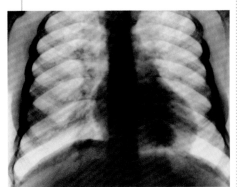

地中海贫血患者的胸部X光检查
这种彩色的胸部X射线显示了变形的肋骨，这是由于骨髓扩张导致的结果。骨骼变得扭曲是因为身体试图产生更多的红细胞。

小细胞和大细胞性贫血

在饮食中缺铁经常会引起小细胞性贫血。大细胞性贫血较少见，通常是由于维生素B12或叶酸的缺乏引起的。

如果血液丢失，而饮食中的铁也没有及时补充，便可能发展为缺铁性小细胞贫血。这种条件下的红细胞小于正常大小。出血的原因有寄生虫感染、胃炎、消化性溃疡和胃癌等。治疗取决于找到根本病因，也包括铁的补充。

大细胞性贫血（红细胞比正常大）的

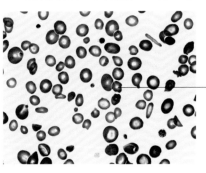

畸形红细胞

严重的小细胞性贫血
此血涂片可见红细胞比正常更小、更苍白，还有一些畸形的红细胞。这是小细胞性贫血的特征。

镰刀形红细胞贫血

血红蛋白基因突变将导致红细胞变成易破裂、刚性的镰刀状，不容易穿过小血管。

在镰刀形红细胞贫血中，红细胞中含有的血红蛋白是异常的。通常情况下，在婴儿4个月的时候首先被确诊。异常的镰状细胞限制血液流向器官，导致剧烈疼痛（镰状细胞危象）和最终的器官损害。镰状细胞危象可由感染和脱水诱发，危象的

原因可能是甲状腺功能减退（见482页）或酒精中毒。维生素B12或叶酸的缺乏会导致一种特殊类型的大细胞性贫血，称为巨幼细胞性贫血。通过饮食补充缺乏物质有助于治疗。

恶性贫血也是一种大细胞性贫血，是由于内因子缺乏引起的。内因子在胃里产生，是从食物中吸收维生素B12的必备因子。注射维生素B12可以治疗恶性贫血。

正细胞性贫血的红细胞大小是正常的，但血红蛋白水平低，常发生在再生障碍性贫血（见右）、慢性疾病以及红细胞破坏或损失增加的疾病中。贫血的症状包括疲劳、劳累后气短、脸色苍白和甲床苍白等。治疗措施则取决于病因。

严重程度、频率和持续时间各不相同。

典型的症状包括骨和关节痛、剧烈的腹痛、胸痛、气短和发热。通过血液化验可以诊断该病。通过补液、强效止痛药、抗生素和输血预防并处

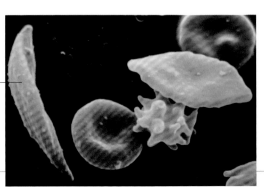

镰刀形细胞

变形红细胞
异常的镰状细胞是易碎裂的，通过血管时有一定困难，并且在血液中的寿命减少，将会导致长期贫血。

再生障碍性贫血

在这种疾病中，骨髓不能产生足够的血细胞和血小板以维持正常的功能。

再生障碍性贫血的原因通常不明，或由毒素、辐射和某些药物引起。血液中的血小板缺乏导致瘀伤和出血过多。白细胞的水平减低会导致不常见但危及生命的感染。红细胞的减少将导致贫血，引起面色苍白、乏力和气短。骨髓活检可做出诊断。治疗再生障碍性贫血的方法是骨髓移植。

红细胞

骨髓涂片
在这个骨髓样本中，红细胞和白细胞较正常减少。

理危象。在严重的情况下，可以通过骨髓移植治疗。

白血病

骨髓和白细胞发生癌变，导致骨髓造血功能衰竭，会引起免疫抑制、贫血和血小板计数低等症状。

急性白血病，是未成熟且具有恶性的白细胞迅速增殖，伴有正常血细胞数目减少。随后，这些癌细胞涌入血液，扩散到身体的其他器官。缺乏血小板则容易产生瘀伤、过多出血和瘀点（由于出血造成皮肤上红色或紫色的斑点）。功能不佳的白细胞无法对抗感染，导致不寻常且危及生命的感染风险增加。红细胞的缺乏会导致贫血。通过血液化验和骨髓活检可以诊断白血病。

急性白血病如果不经治疗（如化疗、干细胞或骨髓移植等）是致命的。对于儿童，治疗效果极好。在慢性白血病中，成熟的恶性白细胞增殖缓慢，通常要经历数月至数年的时间。因此，在慢性白血病中骨髓功能得以保存较久。转移至肝、脾和淋巴结的肿瘤细胞使得这些器官肿大。慢性白血病主要发生于老年人，通常要以化疗或骨髓移植等方法进行治疗。

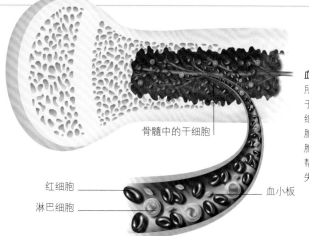

血细胞的产生
所有的血液细胞都来源于骨髓中的干细胞。红细胞携带氧气。淋巴细胞是一种抗感染的白细胞。血小板在损伤部位帮助血凝块形成，减少失血。

骨髓中的干细胞

红细胞
淋巴细胞
血小板

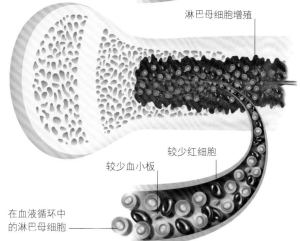

淋巴母细胞增殖

急性淋巴细胞白血病
淋巴母细胞（未成熟的恶性淋巴细胞）迅速在骨髓内增殖，导致正常血细胞的产生受影响。淋巴细胞扩散到血液循环中，将癌细胞带到体内其他器官和组织中。

较少红细胞
较少血小板
在血液循环中的淋巴母细胞

骨髓治疗

将正常骨髓移植给需要治疗的人以取代癌变或有缺陷的骨髓。骨髓移植用于如白血病和再生障碍性贫血等危及生命的疾病。首先，通过放射破坏病变骨髓，然后将健康的骨髓细胞输注到患者的循环系统中。从体积较大的骨如盆骨获得细胞用于移植。供者必须具有和患者相同的组织类型，所以通常是患者的一个近亲或患者本人。捐赠的干细胞或取自脐带血的干细胞也可以做骨髓移植。

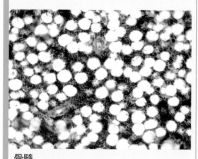

骨髓
显微镜下健康的骨髓，可以被采集并取代病变骨髓。

淋巴瘤

淋巴瘤是在淋巴系统中的癌症，是由免疫系统的淋巴细胞（白细胞）形成的实体瘤。

根据细胞类型进行分类，有超过40种不同的淋巴瘤。大的类别有成熟B细胞瘤、成熟T细胞瘤、自然杀伤细胞瘤和霍奇金淋巴瘤。每一种淋巴瘤都可能引起在颈部、腋下或腹股沟的淋巴结肿大、发热、消瘦、盗汗和疲劳。霍奇金淋巴瘤是一种较为罕见的类型，受累患者年龄在15～35岁

和50岁以上，并且侵袭性非常强。中青年人较易治愈，中老年人预后不佳。其他淋巴瘤主要发生在60岁以上的人，进展可能具有侵袭性，也可能较为缓慢。

诊断基于取淋巴结组织样本进行活检以检查转移情况。治疗包括化疗、放疗、单克隆抗体和皮质类固醇激素治疗等。早期治疗者预后较好。

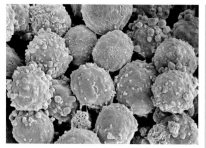

淋巴瘤内淋巴细胞
可以通过检查癌细胞是否被限制在一组淋巴结内或是否已突破淋巴系统转移到肝脏、皮肤和肺部来判断淋巴瘤的阶段。

血小板疾病

血小板帮助血液凝固。血小板过多会导致血液中易形成血凝块（血栓），而缺乏则会导致出血过多。

血小板产生减少（血小板减少症）可能是由于下列疾病，如再生障碍性贫血与白血病；而系统性红斑狼疮（SLE）和特发性血小板减少性紫癜（未知原因引起的血小板计数低）则会使血小板的破坏增加从而引起血小板数量的减少。某些药物（如化疗药和干扰素）抑制骨髓功能也可能导致血小板计数减少。这将会导致瘀伤、出血过多及身体上出现红色或紫色斑点（瘀点）。

根据全血细胞计数或骨髓活检结果可诊断血小板障碍。炎症、手术、出血、缺铁或不明原因都会使血小板计数升高。这通常并不需要治疗。血小板计数高通常没有症状，但可能会增加血栓（血凝块）形成的风险。可给予阿司匹林以降低风险。特发性血小板减少性紫癜可能需要糖皮质激素和特殊药物加以治疗。

凝血障碍

血液不能有效形成血凝块，可能是由于遗传、自身免疫或获得的其他原因导致的，凝血障碍可能导致过多的瘀伤和出血。

血友病A是一种罕见的遗传疾病，导致血浆中的一种蛋白缺乏必不可少的凝血因子Ⅷ。Ⅷ因子的缺乏会导致创伤后，甚至可能是自发的出血时间延长和再出血。有可能血液会流到体内的组织如肌肉和关

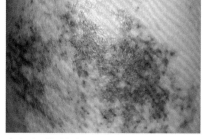

血友病引起的瘀伤
严重血友病患者即使受到的是轻微的创伤也会引起大量的瘀青。典型的自发性出血会导致流鼻血和牙龈出血。

节，引起剧烈疼痛和关节的破坏。

定期注射缺乏的凝血因子可以治疗血友病。血管性血友病（Von Willebrand's disease）也是一种常见的遗传性疾病，通常没有明显症状，但可导致易产生瘀伤、流鼻血、牙龈出血，但通常也不需要治疗。其他凝血障碍的原因可能是肝功能衰竭、白血病或维生素K缺乏。可以通过血液需要多久才能形成血块对凝血功能进行测试。通过给予患者凝血因子使之在血液中的浓度足够高，以防止出血达到治疗的目的。

过敏和自身免疫性疾病

过敏的基础是免疫系统对某些物质的反应是不适当的。在自身免疫性疾病中，机体的免疫系统对自身细胞和组织产生应答，从而导致各种疾病。

过敏性鼻炎

与空气中的过敏原接触引发的鼻腔内的免疫反应，会造成鼻黏膜的肿胀、瘙痒以及过多的分泌黏液。

某些花粉在空中时，季节性过敏性鼻炎（花粉热）便会发生。极少数人在6岁前会患有花粉症，多数通常在30岁前发病，人群中的1/5患有过敏性鼻炎。花粉症往往伴有湿疹（见422页）和哮喘（见450页）。慢性鼻炎可以全年发作，常见原因是由室内的尘螨、动物的皮毛和皮肤碎屑引起

尘螨
成千上万的尘螨存在于家里的床上用品和地毯上。很多人会被尘螨的粪便诱发过敏反应。

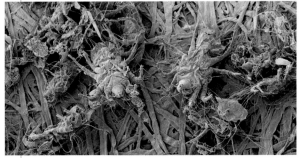

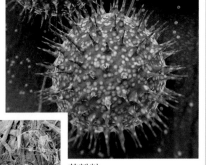

花粉粒
花粉是花粉症的常见原因。春天到初夏的时候，花粉在空气中的数量最多。

的。打喷嚏、流鼻涕、眼睛发痒流泪和喉咙发痒，会在暴露于过敏原几分钟之内就发生，之后鼻塞会持续好几个小时。过敏性测试包括皮肤点刺测试和血液化验。可以通过一年中花粉热发作的时间判断是哪种类型的花粉引起的过敏。可以通过避免接触诱发剂、使用口服抗组胺药、鼻内局部用皮质类固醇、使用色甘酸钠滴眼液预防或减少过敏性鼻炎的发作。严重的慢性病例可以用免疫治疗和脱敏疗法。

过敏性反应

在接触过敏原后产生的剧烈免疫反应会导致过敏性反应，通常发生在暴露于过敏原后的几分钟内，是一种极有可能致命的多系统反应。

过敏性反应是由接触过敏原（通常是坚果、药物或被昆虫叮咬）后引起的一种严重的可能致死的过敏反应。过敏原可能是被摄入的、注射的、触摸的或吸入的。最初有一种焦虑感，伴有发痒和面部潮红，随后大量问题迅速出现，包括血压突然且迅速的下降（过敏性休克）。这会导致晕厥、神志不清、气喘、呼吸道狭窄、气短和呼吸衰竭。还可能有胸痛、心悸、恶心、呕吐、腹泻、血管神经性水肿（见右图）和一些皮肤问题，包括荨麻疹（见423页）。过敏性休克发生得很突然，而且进展迅速，是一种危及生命的紧急情况，呼吸道和循环系统在几分钟之内可能会受到严重的损伤。治疗应包括复苏，并立即给予肾上腺素以使气道开放和心脏泵血能力增强及血管收缩。预防措施包括避免接触能引起过敏的原因，逐步建立对过敏原的耐受性，并携带肾上腺素以防紧急情况的发生。

血管神经性水肿

血管性水肿是皮肤表面下发生的局部水肿，是由于液体从血管中漏出所致。这通常是由过敏性反应引起的。

血管性水肿通常会影响脸和嘴部的皮肤，口腔、舌和咽喉的黏膜，导致水肿。这可能会干扰呼吸，患者的气道可能需要插管才能保持开放状态。常见的过敏源是花生、海产品和昆虫叮咬。药物可能会诱发非过敏性的血管性水肿。患者可以用抗组胺的药物进行治疗。对于已知的诱发因素需要尽量避免。在严重的情况下，需要逐步接触过敏原以产生耐受机制（脱敏）。

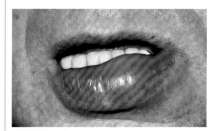

肿胀的下唇
血管神经性水肿通常发生在嘴周围的皮下，而较少出现在皮肤表面，可能会持续数小时甚至数天。

食物过敏

对食物蛋白的不良免疫反应，可以导致各种问题，包括过敏性休克和湿疹。

食物过敏会影响大约6%的儿童，但是不太多见于成年人。最常见的诱因是奶制品、鸡蛋、坚果、海鲜、贝类、大豆、小麦和芝麻产品。食物过敏可能会导致一系列症状，如瘙痒和皮疹、恶心、腹部绞痛和腹泻，也可能导致气道和血管性水肿造成喘息和吞咽困难（见右图）。食物过敏与食物不耐受不同，食物不耐受是食品中毒（如细菌性食物毒素）、消化酶异常

（如乳糖不耐受症）或化学品的直接作用（如咖啡因导致的震颤）引起的症状。

可以通过血液和皮肤测试（见右图）对怀疑有食物过敏的人找到原因。食品日记和食物排除法也可能有助于确定过敏原。如果不成功，可以在医院的监控下给予怀疑的过敏原诱发过敏反应的发生。有过敏体质的人应尽量避免与诱发过敏的食物接触。抗组胺剂可用于治疗轻度的过敏反应。严重过敏的人，可能需要携带肾上腺素自动注射器以进行紧急治疗。

皮肤过敏测试

在皮肤点刺试验中，将一滴含有潜在过敏原的液体接触到皮肤上，通常是用针或刮的方法穿透皮肤。阳性反应（瘙痒、发红和肿胀）表示此人可能是对这种物质过敏。斑贴测试则用来测试过敏性接触性皮炎，过敏原直接贴在皮肤上，用胶布覆盖几天后检查过敏反应的情况。

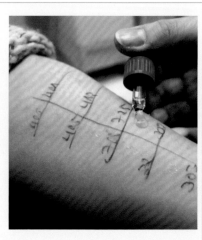

皮肤点刺试验
通常用皮肤点刺试验诊断常见的对花粉、灰尘、皮屑（动物皮屑和毛皮）和食物的过敏。

系统性红斑狼疮

俗称狼疮，这种病变是构成皮肤、关节和内脏器官的结缔组织发生的一种自身免疫性疾病。

每10 000人会有2~10人受到系统性红斑狼疮的影响，并可能代代相传。该病多见于女性，并且在十几岁就开始发病。狼疮是由免疫系统的抗体对体内的结缔组织发生反应，导致组织发生炎症所致。

感染、青春期、更年期、压力、阳光和某些药物可能诱发狼疮的产生。不同个体症状的严重程度和转归都千差万别。狼疮可能会突然发作仅持续数周的时间，然后就消失几个月甚至几年。病情发展的进程可快可慢。最常见的症状是乏力、关节疼痛、发热和体重减轻。多达一半的狼疮患者在病情发展过程中会出现典型的分布在整个鼻子和脸颊的"蝶形"红斑。检测血液中的某些抗体可以诊断狼疮。目前，狼疮还不能治愈，但如糖皮质激素和免疫抑制剂这类药物可以控制其症状，并有助于防止突然地发作且能降低其严重程度。

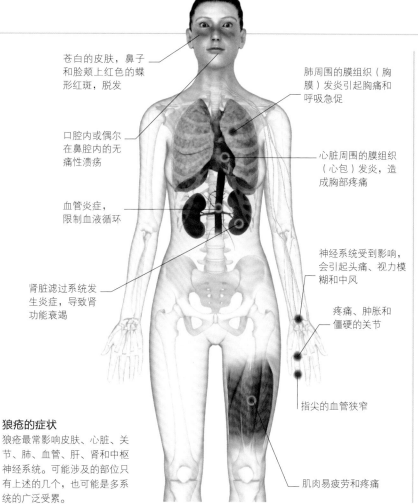

苍白的皮肤，鼻子和脸颊上红色的蝶形红斑，脱发

口腔内或偶尔在鼻腔内的无痛性溃疡

血管炎症，限制血液循环

肾脏滤过系统发生炎症，导致肾功能衰竭

肺周围的膜组织（胸膜）发炎引起胸痛和呼吸急促

心脏周围的膜组织（心包）发炎，造成胸部疼痛

神经系统受到影响，会引起头痛、视力模糊和中风

疼痛、肿胀和僵硬的关节

指尖的血管狭窄

肌肉易疲劳和疼痛

狼疮的症状
狼疮最常影响皮肤、心脏、关节、肺、血管、肝、肾和中枢神经系统。可能涉及的部位只有上述的几个，也可能是多系统的广泛受累。

多发性肌炎和皮肌炎

在这两种罕见的自身免疫性疾病中，肌肉纤维发生炎症反应。在皮肌炎中，皮肤也受到影响。

多发性肌炎和皮肌炎在女性中比男性多见，而且往往在中年发病，但也有发生在儿童时期的皮肌炎。在这两种情况下，手臂和腿部的肌肉力量减弱，通常很难从椅子上坐起来或将手举过头顶。多发性肌炎的其他症状包括疲劳、发热和体重减轻，也会因影响食管而出现吞咽困难的症状。胸壁肌肉和膈的疲软可能会导致呼吸困难。

皮肌炎使皮肤发生变化，包括指关节、膝关节和肘关节产生红色鳞屑状的皮疹，指尖粗糙开裂，眼睛周围肿胀并变成青紫色。在面部、颈部和胸部出现平坦泛红的皮肤。这些皮肤变化可能出现在任何肌肉问题发生之前。可以通过血液检查、肌电测试和肌肉活检（组织样本）对该病进行诊断。该病的治疗包括应用糖皮质激素和免疫抑制药物等。

结节性多动脉炎

这种自身免疫性疾病，引起小动脉或中动脉的血管壁发生炎症，从而限制了组织的血液供应。

结节性多动脉炎是一种罕见的自身免疫性疾病，主要发生在40~60岁的人群中，会影响心、肾、皮肤、肝、消化道、胰腺、睾丸、骨骼肌和中枢神经系统的供血动脉。发炎动脉供血区域的组织会发生溃烂、死亡或萎缩。发炎的动脉会扩张并破裂，导致结节、瘢痕、溃疡和坏疽的形成。多动脉炎的患者可能会感到不适、体重下降并伴有发烧和食欲不振。结节性多动脉炎可导致肾功能衰竭（见469页）、高血压（见455页）和心脏病发作（见453页）。

结节性多动脉炎造成的消化系统问题包括出血和肠穿孔。在男性中，睾丸也可能发生炎症（睾丸炎）。肌肉和骨骼受累可引起肌肉痛和关节炎。对受累动脉或器官进行组织活检可以诊断该病。患者可以用糖皮质激素和免疫抑制剂进行治疗。

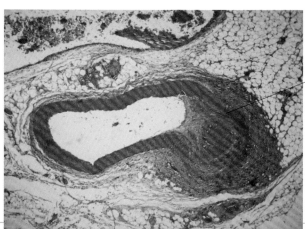

动脉壁力量减弱

动脉炎受累的动脉
图示为动脉壁的横截面，动脉壁有明显的炎症反应，力量减弱，并可能最终破裂。

硬皮病

在这种罕见病中，抗体会损伤小血管，将导致全身的结缔组织硬化。

硬皮病呈家族式发病，多见于女性，通常始于30~50岁之间。硬斑病（局限性硬皮病）主要是影响皮肤。皮肤弥漫性硬皮病（系统性硬皮病）将会影响大面积的皮肤和内脏器官，而且病情进展迅速。皮肤变得肿胀、增厚和有光泽，绷紧的皮肤使关节难以移动，特别是手部的关节。很多硬皮病患者会伴有雷诺氏病（见457页）。其他部位结缔组织的硬化可能会影响肺、心脏、肾和消化道。由于食管肌肉变得僵硬，因此吞咽困难和胃液返流很常见。

该病可通过检查血液中抗体的存在（即攻击人体自身组织的抗体）和皮肤的活检（组织样本）进行诊断。免疫抑制药物可能会减缓或逆转病情进展，但目前还没有方法可以治愈该病，但可以用其他的治疗方法缓解症状。由于可能进一步出现并发症，因此定期监测病情是非常必要的。

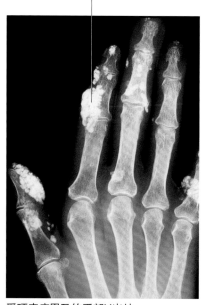

钙沉积形成的肿块

受硬皮病累及的手部X光片
硬皮病患者的手指或其他部位的皮下可以形成钙的沉积（钙化）。该病患者可能需要手术切除钙沉积。

上消化道疾病

口腔、食管、胃和十二指肠的常见疾病，往往是由刺激导致的炎症，如溃疡等问题引起的。其中一些疾病与细菌感染相关，如在胃中的幽门螺旋杆菌。

牙龈炎

牙龈发炎（牙龈炎）是由牙菌斑积聚引起的，通常是因为口腔卫生不良所致。

牙菌斑是细菌在牙与牙龈接触的部位形成的膜。细菌使牙龈发炎，使其变成红紫色，质地柔软，刷牙后容易出血。如果牙龈炎不及时治疗，可在牙齿和牙龈之间形成深洞，支撑牙齿的组织也会发炎（牙周炎），导致牙齿掉落。吸烟和饮酒会增加患牙龈炎的风险，但经常刷牙和使用牙线，并检查牙齿可以预防牙龈炎的发生。去除继续发展的斑块是非常重要的。

口腔溃疡

口腔黏膜破裂会导致疼痛的开放性口疮或溃疡。口疮性溃疡是口腔溃疡中最常见的类型。

口疮性溃疡是口腔内疼痛的开放性溃疡。轻微的溃疡损伤通常是由于剧烈的刷牙、咬伤、锐利的牙齿、牙套和假牙导致的。溃疡通常会形成一个小的且苍白的凹陷，它周围的区域可能会变得肿胀。小溃疡在2周内就会修复。约1/5的人受轻微的口腔溃疡反复发作的影响，较常见于4~6岁的儿童。严重的口疮性溃疡较大（超过1厘米宽），更深且更疼，需要几个星期才能痊愈，并可能会遗留疤痕。治疗方法包

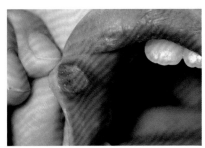

唇内溃疡
轻型口疮性溃疡是一个呈白、灰或黄色的小且疼的组织，形成一个椭圆形的凹陷，且周围红肿发炎。

括使用盐水漱口、类固醇膏或锭剂及止疼膏。溃疡若持续超过3周，则需要调查一下原因。

食管癌

吸烟和过量饮酒往往与食管的恶性肿瘤相关，且预后较差。

这种形式的癌症最常见于60岁以上的男性，通常先会导致难以吞咽固体，然后是软食，最终连流体都难以下咽。它通常会导致体重明显减轻，其他症状包括食物反流、咳嗽、声音嘶哑和呕血。钡餐检查或胃镜检查取活检可以确诊，但此时癌细胞往往已经扩散。治疗时需要将肿瘤切除，并且可在食道中插入管子（支架），使食管保持开放状态能够吞咽食物。

唾液腺结石

磷酸钙、碳酸钙和其他矿物质可以在唾液腺中形成坚硬的结石，导致腺体的红肿热痛。

唾液腺结石，也称为涎石症，可能是单个或多个。最常出现在下颌下腺，可伴有腺体的慢性感染、脱水、唾液流出不畅和唾液腺导管损伤。结石会导致疼痛肿胀，尤其在进餐等唾液流量增加的情况下，可能会加剧。

通过X射线、超声和CT扫描成像在腺体内看到或感觉到肿块和结石可以确诊。一些结石仅仅通过按摩唾液腺导管即可去除，否则需要用手术治疗。导管被结石阻塞，可能会引起唾液腺的细菌感染（唾液腺炎），需要用静脉注射抗生素，有时还需要手术进行引流。

胃镜

内窥镜是一种柔性或刚性的薄管，在管内具有光纤，能够照亮人体内部结构并将图像传播到目镜或显示器中。在管内有下降通道，可以使工具或操控装置通过，以便进行组织的切割（活检）及抓取组织，并允许使用激光和电灼装置进行治疗。灌流的液体和气体可以从其他管道进入。不同类型内窥镜用于体内特定的部位，例如结肠镜用于检查大肠，胃镜是针对胃的，等等。在大多数上消化道疾病中，内镜正逐渐取代钡餐检查（吞咽一种白色液体，在X射线下能显示出来）作为首选检查。

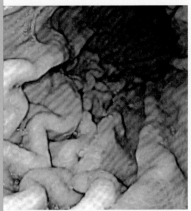

内窥镜观察下的胃
通过内窥镜看到一个健康的胃（胃黏膜内壁）。此过程也可以进行上消化道疾病的检查。

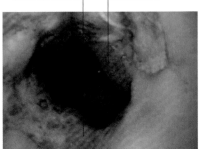

食管中的肿瘤
彩色钡餐研究表明，一个轮廓不规则的大肿瘤向食管的内部突出。

肿瘤

胃液反流

酸性胃内容物倒流到食管，会引起称为烧心的痛苦感觉。

食管下段穿过膈肌裂孔后，和胃相接形成胃食管交界处。裂孔连同绕在食管底部的食管括约肌的肌肉通常是被拉紧的，有助于防止酸性胃内容物向上流回食道（胃食管返流）。如果食管括约肌松弛，将无法阻止胃内容物返流，导致烧心和胸骨后面有灼烧感。烧心的常见原因有暴饮暴食、吃肥腻的食物、过量摄入咖啡或酒精、吸烟、肥胖和怀孕等。如果反流持续存在或比较严重，可能会导致食管发炎，进而引起溃疡和出血。久而久之，食管炎可能导致食管缩小或癌变。可经胃镜确诊该病变，改变生活方式通常可以使患者病情得到缓解。对于胃液的反流，可给予药物以减少胃酸的产生，收紧食管括约肌，或中和胃酸。患者也可以行微型切口手术来收紧食管括约肌。

食管炎

内镜下的食管，可看出由于胃液回流导致的溃疡和炎症。久而久之，炎症可能引起食管的狭窄或癌变。

发生溃疡的组织   发炎的黏膜

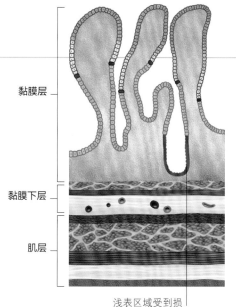

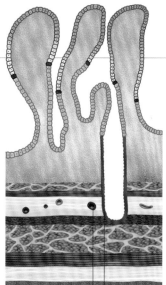

黏膜层

黏膜下层

肌层

浅表区域受到损伤，但黏膜下层未受损

如果溃疡侵蚀到大血管，可能出现严重的出血

溃疡侵蚀到黏膜下层

早期溃疡
如果保护胃壁的黏液层受到破坏，胃酸会攻击并破坏黏膜细胞。

进行性溃疡
溃疡侵蚀到深层时，甚至可能发生胃或十二指肠壁的穿孔。

消化性溃疡

消化性溃疡是胃或十二指肠的第一部分黏膜受到侵蚀所致，可引起疼痛及出血。

胃和十二指肠黏膜表面的细胞能分泌一种黏液层，保护其免受胃酸的破坏。如果这层黏液被破坏，则可形成溃疡。大多数消化性溃疡引起的持续性炎症是由于有幽门螺杆菌的存在。其他主要的原因是使用非甾体抗炎药（NSAIDs），如阿司匹林或布洛芬，使得黏液分泌减少。导致溃疡加重的因素包括吸烟、饮酒、家族史和饮食。

症状包括上腹痛，往往和进食相关，还有腹胀和恶心等症状。溃疡持续几天到几周的时间，并可能每隔几个月就复发。溃疡出血可引起呕血（吐血）或黑粪（黑色柏油样大便）。严重的溃疡会在胃或十二指肠壁穿孔，是一种外科的急症。经胃

镜检查发现溃疡，通过活检及血液或呼气测试来验证幽门螺旋杆菌感染。用药物减少胃酸产生，使溃疡愈合，并根除幽门螺旋杆菌的感染可达到治疗目的。

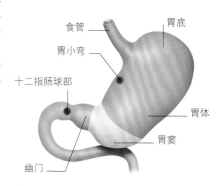

食管
胃底
胃小弯
十二指肠球部
胃体
幽门
胃窦

消化性溃疡的位置
最常见的部位是在十二指肠球部，也就是十二指肠的第一部分，胃液注入十二指肠的地方。在胃里，大多数溃疡发生在胃小弯处。

胃炎

可能是胃壁急性或慢性的炎症，有多种原因，往往与刺激或组织感染相关。

通常情况下，胃壁通过一层黏液来保护自己以防被酸性胃内容物消化，但如果这一屏障被破坏，就可能引起胃炎。急性（突然起病）胃炎通常是由于过量饮酒或使用非甾体抗炎药，如阿司匹林、布洛芬或萘普生等引起的，这些药物会减少胃壁细胞产生黏液。胃炎症状包括上腹部疼痛、恶心、呕吐（有时有血）和腹胀。慢性（长期）胃炎的原因通常是由幽门螺杆

菌感染胃壁所致，该细菌削弱了具有保护性的黏液屏障。胃炎可通过胃镜确诊。治疗包括解决根本原因，并使用药物以中和胃酸或减少胃酸的产生。

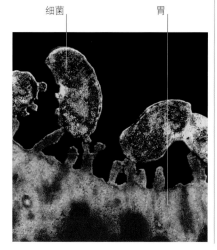

细菌

胃

胃内的细菌
超过50％的人携带有幽门螺旋杆菌，其会导致长期且低水平的胃壁炎症，可能引起消化性溃疡、慢性胃炎和胃癌。

食管裂孔疝

当膈肌（一块分隔胸腔和腹腔的扁平大肌肉）撕裂或力量减弱时，胃的一部分可以突出伸入到胸部。

胃在食管和胃的交界处通过膈肌向上滑动是裂孔疝中最常见的"滑动"形式。这种形式是非常常见的，尤其是在50岁以上的人群中。通常不会有明显症状，但一个较大的疝可能会导致胃食管反流。缓解这个问题的措施包括提高床头、避免饭后躺着、减肥，以及使用那些能减少胃产生酸性物质和收紧食管括约肌的药物。食管旁疝则比较少见，发生时胃的顶部在胸腔内被缩窄，其血液供应被切断。这时需要紧急手术来治疗。用胃镜或钡餐检查确诊食管裂孔疝。严重症状或长期胃反流的病人可能需要进行疝的修复手术。在手术过程中，可将胃的上部缝住食管的下部，防止胃通过裂孔突出。

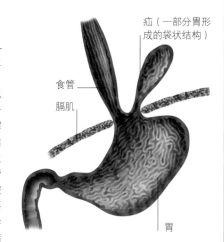

疝（一部分胃形成的袋状结构）
食管
膈肌
胃

食管裂孔旁疝
胃上部的一部分通过膈肌的食管裂孔（疝）被推入到胸腔形成袋状结构。

胃癌

胃的恶性肿瘤是全世界范围内常见的一种癌症，通常由于在诊断前就已扩散，预后往往较差。

40岁以上的男性最有可能患有胃癌。危险因素包括：幽门螺旋杆菌感染；吸烟；家族史；过多食用盐腌、烟熏或腌制

的食物（如日本）；有如恶性贫血等疾病及先前做过胃部手术等。症状包括不明原因的体重减轻、食欲不振、恶心、呕吐、腹胀和饭后的"饱胀"感。

胃出血可能会导致吐血、呕血、黑便（黑色柏油样便）或贫血。胃癌可以由内镜活检或钡餐进行诊断。胃切除术（手术去除部分或全部的胃）是最常见的治疗方法，肿瘤在胃的顶部时可能需要除去部分食管（食管胃切除术）。通常情况下，当

胃癌已经发生扩散的时候，才能被诊断出来，虽然仍可以用放疗和化疗进行治疗，但预后很差。

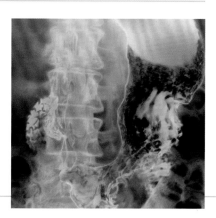

胃下部的癌
有色钡餐表明在胃的下部有一个形状不规则的大肿瘤。可以通过CT、MRI和超声扫描来判断肿瘤是否已扩散到其他地方。

下消化道疾病

大部分肠道和直肠受累的疾病都是由炎症引起的，如炎症性肠病（inflammatory bowel disease，IBD）。其他情况可能是由于结构发生变化，如憩室。结肠癌和直肠癌也很常见。

乳糜泻

乳糜泻是小肠的一种病变，是由于免疫系统对小麦和其他谷物中的一种麸蛋白——麸朊发生过激的免疫反应引起的。

小肠黏膜拥有数以百万计的微小指状突起，称为绒毛。小肠绒毛的作用是从食物中吸收营养。在乳糜泻中，消化系统中的免疫系统对麦麸发生反应。该免疫反应

破坏了小肠绒毛，使它们变平而影响其正常功能。由此产生的症状差异很大，但通常都包括腹部肿胀、呕吐、腹泻（通常是大量苍白且具有恶臭的粪便）、乏力、消瘦和生长发育迟缓。乳糜泻多见于女性，并可在家族中遗传。乳糜泻往往与其他自身免疫性疾病，如1型糖尿病共同存在。

该病的确诊需要在血液中找到抗麸朊蛋白的抗体，并用内镜（见462页）取小肠进行活检（组织样本）。患者需要遵循严格的终身无麸质的饮食（避免小麦、黑麦和大麦）以清除症状，并服用膳食补充剂，以纠正营养摄入的不足。

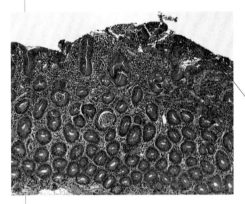

由于丢失绒毛而变得平坦的表面

腹腔疾病
乳糜泻患者的十二指肠横截面的光镜照片显示了表面绒毛的丢失。因此，肠道不能够有效地吸收食物中的营养。

肠易激综合征

肠易激综合征会导致腹部不适和排便习惯的改变，患者常有长期的主诉，但结构或生物化学却未见异常。

肠易激综合征主要发生在年龄在20~30岁的人，高达1/5的人受到影响，女性比男性更常见，女性的发病率约是男性的2~3倍。肠易激综合征会导致反复发作的腹痛和腹胀，常伴有排便频率或大便外观的变化。通常情况下，排便可以缓解疼痛。病因通常不明，但肠易激综合征可由胃肠炎的一次大发作引起。它是一种间歇性的长期疾病，酒精、咖啡因、压力和某些食物可以使之突然发作。肠易激综合征可通过症状、体格检查和血液化验进行诊断。改变生活方式，调整饮食并增加可溶性纤维的摄入量，都可以减轻症状。在突然发作时，用药物有助于调节排便的习惯，减轻腹部的痉挛。

腹泻和便秘

急性腹泻往往是由于病毒或细菌感染引起的胃肠炎（胃和小肠的炎症）。腹泻也可以由其他各种原因引起。便秘（排便频率减少、硬便或排便困难）往往归因于膳食纤维和液体摄入不足，但也可能由各种肠道问题引起，包括肿瘤。

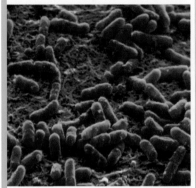

肠道细菌
大肠杆菌居住在肠道内。大多数菌株是无害的，但有一些细菌会造成严重的痉挛、呕吐和血性腹泻，并可能产生毒素，损害肾脏。

克罗恩病

一种较少见的自身免疫性疾病。克罗恩病会导致炎症在消化道的任何部位出现，有时炎症可能会同时出现在几个不同的部位。

这种疾病对男女的影响是相同的，可以在家庭中遗传。通常出现在青少年、年轻人或中年后期。克罗恩病发病时，炎症涉及整个肠道，主要有以下两种形态。在狭窄病变中，受损面积狭窄，最终导致肠管的堵塞。在瘘管病变中，受影响部位和附近结构之间形成不正常的通道。症状会在数周或数月的时间内发生波动，包括有

腹痛、严重的腹泻（经常有血）、食欲不振、体重减轻、明显的易疲劳和贫血。

由于是一种自身免疫性疾病，克罗恩病也可能会导致肝脏、皮肤和眼睛发生问题，并使关节发炎。目前该病还无法治愈，但可以用药物减轻炎症并抑制免疫系统的活力。通常情况下，有必要通过手术切除病变部位。

炎症的位置
克罗恩病通常影响回肠（小肠的最后一部分），但也可能发生在从口腔到肛门的任何部位。肠道发生狭窄则可能导致肠梗阻。

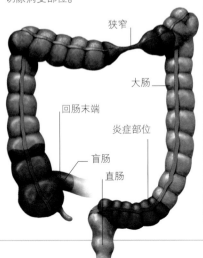

狭窄

大肠

回肠末端

炎症部位

盲肠

直肠

溃疡性结肠炎

这种不常见的大肠疾病将导致结肠和直肠发生炎症和溃疡（开放性溃疡）。

溃疡性结肠炎（ulcerative colitis，UC）通常会影响青少年和年轻人，对50~70岁之间的成年人影响较少。炎症发生在结肠和直肠黏膜层，导致溃疡出血和脓的产生。症状可在数周或数月内发生或消失。典型症状包括混有血液和黏液的腹泻、腹痛、乏力和体重减轻。UC被认为是一种自身免疫性疾病，也可能导致皮肤和眼睛出现问题和关节发炎。UC患者患结肠

癌的风险大大增加。该病可以通过胃镜（见462页）、钡餐和血液检查得以诊断。治疗包括使用药物来抑制或调节免疫系统，控制炎症和腹泻等。高达40％的UC患者最终需要用手术切除结肠和直肠，以治愈病变。

炎症和溃疡
在溃疡性结肠炎中，炎症通常连续且不同程度地从直肠向上延伸到结肠，有时甚至会导致整个结肠都发生炎症（全结肠炎）。

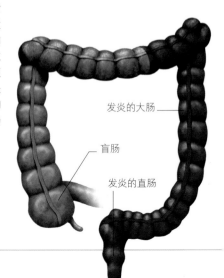

发炎的大肠

盲肠

发炎的直肠

憩室病

在结肠壁出现憩室（袋）被称为憩室病，可能诱发如憩室发炎和感染等问题。

憩室通常发生在40岁以上人群以及许多老年人中，一般呈豌豆到葡萄大小。风险因素包括年龄增加、便秘和低纤维高脂肪的饮食。憩室通常没有任何症状，但在某些情况下，可能会导致便血、腹胀、腹痛、腹泻或便秘。憩室内可能藏有细菌并发炎（急性憩室炎），这种情况通常会导致左下腹疼痛和发热，之后会出现呕吐。憩室可以通过检查（如结肠镜检查）或结肠图像（如钡餐检查）来诊断。急性憩室炎可由CT扫描进行诊断。如有必要，憩室病可以用高纤维饮食和纤维补充剂加以治疗。急性憩室炎在用抗生素辅以肠道休息后可以好转，但在严重的情况下，可能需要手术切除患病的肠道。

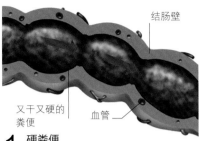

1 硬粪便
相比柔软且较大的粪便，肠壁平滑肌必须更加用力地收缩，才能将细小、坚硬且干燥的粪便推出肛门。

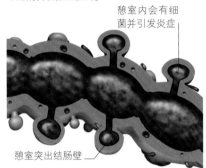

2 憩室袋形成
排便压力增加可导致黏膜和黏膜下层突破结肠壁的薄弱点形成憩室袋。

阑尾炎

发炎的阑尾（阑尾炎）会引起剧烈腹痛，并需要紧急切除。

阑尾的感染和堵塞可能会导致脓液充满阑尾腔，并使其膨胀。当这种肿胀持续恶化时，阑尾开始死亡，周围开始感染并形成脓（化脓）。阑尾破裂（突然发作）会使具有感染性的物质外漏，最终引起腹膜炎（覆盖腹部器官的膜性结构发生炎症），这可能是致命的。通常情况下，阑尾炎最开始会突然在腹部中心有剧烈的疼痛，之后转移到右下腹，也就是阑尾的位置。病变常常会导致食欲不振，有时会伴有发热、恶心和呕吐等。根据症状、检查和血液化验可以进行诊断。立即行阑尾切除术（切除阑尾）是非常必要的，可以通过剖腹手术（开放手术）或微创手术（腹腔镜）切除阑尾。

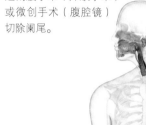

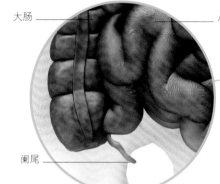

阑尾的位置
阑尾是连接到盲肠上的一个盲管，盲肠是结肠的一部分。阑尾的切除似乎对消化或免疫系统的功能没有任何影响。

结肠直肠癌

直肠和/或结肠的恶性肿瘤是工业化国家中最常见的癌症之一，也是癌症死亡的主要原因。

大约1/20的人在他们的一生中会患有结肠直肠癌。男女之间的患病率没有差异，大多数病例发生在50岁以上的人。危险因素包括大肠息肉（一种结肠或直肠黏膜缓慢过度的生长）、家族史、年龄的增加、吸烟、富含红肉和缺乏水果及蔬菜的饮食、缺乏运动、过量的酒精摄入和炎症性肠病的病史。症状可能有排便习惯和粪便硬度的改变、粪便中有黏液或血、黑便（黑色柏油样便）、里急后重（一种大便不能被完全排空的感觉）、腹痛、贫血、体重减轻或食欲不振等。

一个体积较大的肿瘤可能会阻塞肠道，引起腹痛、腹胀、呕吐和便秘。可以通过影像（钡餐检查、CT和PET扫描）、检查（内窥镜）及用肿瘤标志物进行血液测试等方法诊断出肿瘤。治疗取决于肿瘤扩散程度，方法包括手术和化疗。早期癌症是可以完全治愈的，许多国家都有对该疾病的早期筛查方案。

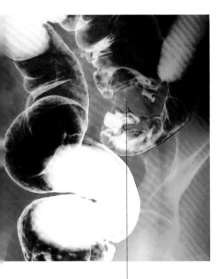

结肠癌
彩色X线片可见结肠内的肿瘤。给患者以钡灌肠检查，显示出异常的肠道。

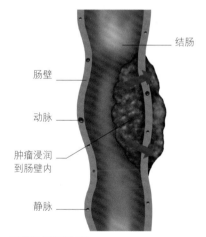

浸润性结肠肿瘤
癌症可以通过局部组织如肠壁等直接蔓延，或通过血液和淋巴系统间接转移。

痔

在肛门和直肠的静脉可能发生静脉曲张（肿胀），曲张的静脉向外突出，容易流血形成痔。

痔疮可能由于排便过于用力所导致，因此常见于便秘和慢性腹泻者。内痔发生在直肠内，虽然是无痛的，但可能会出血，在大便和/或卫生纸上的血，或滴在马桶内的血都是鲜红色的。较大的内痔会脱出肛门，通常发生于排便后，但内痔往往会自己回到肛门内或也可用手推回。外痔发生在肛门外。两种类型的痔都可以形成发痒的、质地较软且疼痛的肿块。直肠镜检查（查看肛门和直肠）可发现痔疮。治疗方法包括增加液体和纤维的摄入量，在患处涂抹药膏，注射、绑扎、激光治疗和手术治疗等。

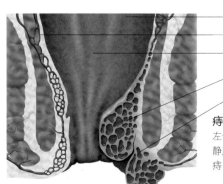

痔
左侧的静脉网是正常的。而在右侧，静脉变得肿胀，突出到肛门内（内痔）或向外膨出（外痔）。

肝脏、胆囊和胰腺疾病

肝脏、胆囊和胰腺能产生对消化过程非常重要的物质，使食品、液体和药物等化学物质能够被吸收和代谢。它们很容易受到感染发生癌变，也易受到酒精和其他毒素的损伤。

酒精性肝病

长期过量饮酒会导致肝细胞损害加重，最终将导致永久性的损害。

酒精在小肠中吸收后进入肝脏。在肝脏内酒精被代谢（分解），形成脂肪和其他化学物质，其中一些成分可能会对肝细胞产生影响。病变的第一个特征就是脂肪肝，即肝细胞内聚集大量的脂肪滴。通常没有症状，但血液检查可显示肝功能已经受损，超声扫描也能看出肝脏体积增大和脂肪肝的形成。戒酒可以使肝脏恢复正常。持续饮酒将导致酒精性肝炎（肝脏发炎）。

症状包括肝脏肿大、黄疸和腹水（腹腔内充满液体）。肝功检测可诊断该病。轻微的病例只需要戒酒就可痊愈，但严重的病变可能是致命的。在肝硬化中，正常肝组织被纤维组织和一些受损组织形成的结节所取代。症状包括腹水、黄疸、乳房增大、男性睾丸萎缩、手掌发红（肝掌）、体重减轻、精神错乱和昏迷等。戒酒会使疾病停止进展或有所延缓，但如果肝脏已经发生衰竭，则需要肝移植。

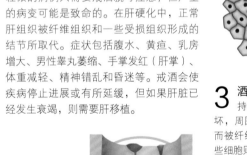

食管静脉曲张
扩张的静脉（静脉曲张）可能很容易出血并流入食道

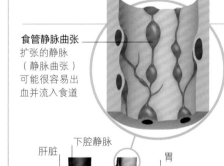

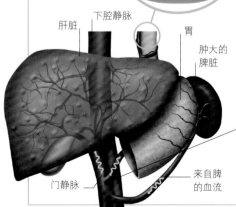

血流受阻
进入门静脉系统的血流受阻会使堵塞点后的血压升高，导致静脉扩展，脾脏肿大。

肝脏　下腔静脉　胃　肿大的脾脏　肝脏　门静脉　来自胃的血流　来自脾的血流

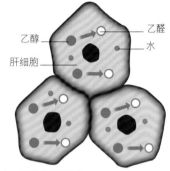

乙醇　乙醛　水　肝细胞

1 损害如何发生
酒精（乙醇）由肝脏分解，产生脂肪和乙醛，后者对肝脏有毒，但其可以被加工成水和二氧化碳。

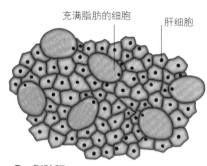

充满脂肪的细胞　肝细胞

2 脂肪肝
脂肪积聚在肝细胞内，使肝细胞体积变大，以致将细胞核推到细胞的一侧。肝脏体积也逐渐增大。

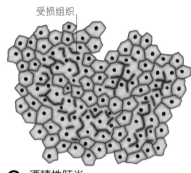

受损组织

3 酒精性肝炎
持续大量的饮酒使肝细胞肿胀和破坏，周围浸润有白细胞。一些细胞死亡而被纤维组织替代（纤维化）；还有一些细胞则可再生。

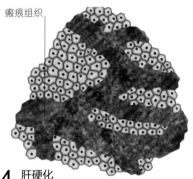

瘢痕组织

4 肝硬化
反复酗酒导致肝内产生永久性的疤痕和纤维化。肝脏逐渐变得呈结节状，体积减小，肝功能也出现异常，继而发展为肝功能衰竭和门静脉高压症。

门脉高压症

通常是因酒精性肝硬化使门静脉系统内的压力升高，但血吸虫病（寄生虫感染）是导致门静脉高压症世界流行的一个主要原因。

门静脉系统收集来自食道、胃、肠、脾、胰腺的静脉血。多条静脉合并形成门静脉，进入肝脏，并形成更小的分支供应。当肝脏内充满瘢痕和纤维化的组织时，血流不畅，会导致门脉系统中的压力升高。这会使静脉扩张，容易出血。食道静脉曲张（静脉肿胀），有时会出现严重的出血，并导致呕血（吐血），很有可能会危及生命。可以通过使用橡胶绷带堵住静脉或硬化剂注射疗法（将化学物质注射到曲张的静脉使之形成疤痕）停止出血。

脾可能会肿大，腹腔内也会有液体聚集。此外，肝功能不全可能会导致肝性脑病，出现意识混乱和健忘。门静脉高压症的治疗方法有：给予β-受体阻滞剂降血压，或有时用手术减少门静脉系统内的压力。极端情况下，可能需要进行肝脏移植手术。

黄疸

黄疸泛黄的原因是胆红素过量。胆红素是红细胞死亡时产生的一种物质。肝脏分解胆红素并将它分泌到胆汁中以排泄。溶血性黄疸是因为太多的红细胞被破坏；梗阻性黄疸是阻塞胆道导致胆红素不能离开肝脏所致；肝性黄疸是肝脏不能正常代谢和排泄胆红素所致。

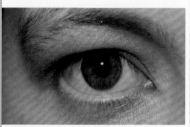

巩膜黄染
巩膜（眼白）出现黄色是因为巩膜表面的结膜含有过量的胆红素。

病毒性肝炎

最常见的病毒性肝炎（肝的炎症）的病原体是甲型、乙型和丙型肝炎病毒。

甲型肝炎病毒（HAV）通过受感染粪便污染过的食物和水传播。甲型肝炎会产生黄疸、发烧、恶心、呕吐和上腹部的疼痛。大多数人会在感染2个月内恢复。乙型肝炎病毒（HBV）和丙型肝炎病毒（HCV）通过感染的体液进行传播，如血液或精液。HBV会引起急性肝炎，这可能发展为慢性肝炎。丙型肝炎病毒初期往往没有任何症状，但也可能会导致慢性肝炎。慢性病毒性肝炎可能会导致肝硬化和肝癌，使用抗病毒药物可以减少恶化的风险。

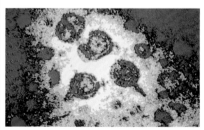

乙型肝炎
这种病毒通常通过性接触、输血、吸毒时共用针头注射，以及没消毒的文身设备传播。

肝脏肿瘤

肝脏原发的肿瘤通常是良性的（非癌症），但癌症可从身体的其他部位转移到肝脏。

最常见的肝脏良性肿瘤是血管瘤（大量血管形成）或腺瘤（正常细胞过度生长）。一般不会引起明显症状，也不需要治疗。癌性肿瘤通常是由于癌组织从身体其他部位转移过来，最常见的部位是结肠、胃、乳腺、卵巢、肺、肾和前列腺。肝脏来源的最常见癌症（原发性肝癌）是肝细胞癌，可能是由于慢性病毒性肝炎、肝硬化或接触有毒物质引起的。肝细胞肝癌会导致腹痛、消瘦、恶心、呕吐、黄疸和腹部肿块。由超声或CT扫描的影像和活检诊断。治疗方法包括手术切除肿瘤、化疗、放射治疗和肝移植。预后取决于癌症是否已经发生扩散。

肝脓肿

在肝脏内发生脓肿或充满大量脓液即为肝脓肿，最常见的原因是从身体其他部位传播过来的细菌导致的。

化脓性脓肿（细菌性）通常是由腹腔感染（胆管炎、阑尾炎、憩室炎或肠穿孔等）中的细菌传播到肝脏导致的，或是从血液传播引起的。肝脓肿会导致突发的疾病感，食欲不振，发高烧，在右上腹有疼痛的感觉，症状可能会持续几周的时间。脓肿可通过超声或CT扫描检测出来。通过对脓液进行引流（可以通过皮肤或直接通过腹部的手术引流），还要用抗生素进行治疗。如

果不进行治疗，这种病变的死亡率是很高的。肝脓肿也可能是真菌或阿米巴原虫的感染，特别是在热带地区常见。

化脓性肝脓肿

脓肿可能是单个也可能是多个，通常发生在肝脏的右叶。多见于糖尿病或免疫力较弱的人群。

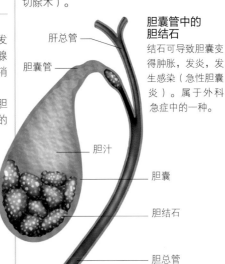

静脉

充满脓液的脓肿

胆囊

肝

总胆管

胆结石

胆汁中形成的质地硬的肿块为胆结石。胆结石可以出现在胆管中任何一个地方，但通常都是在胆囊内形成。

胆结石可能是单个也可能有多个且大小不等，有些结石可能宽达几厘米。大多数结石主要是由胆固醇形成的，还有一些其他的结石称作"色素结石"，是由胆红素（红细胞产生的）和钙组成的，其余结石则是这两种类型的混合。胆结石多见于女性、白色人种、超重的人以及老年人。结石通常需要几年的时间才能形成，往往不会引起什么明显症状，除非结石堵住胆囊或胰管的流出道。如果结石堵住了胆总管或胰管这种情况发生，由于胆囊收缩（如吃完含有脂肪的饮食后），结石可引起胆绞痛：上腹部剧烈疼痛且程度稳步增加，常伴恶心和呕吐。结石可以通过超声检测出来，如果特别疼，可能需要做手术切除胆囊（胆囊切除术）。

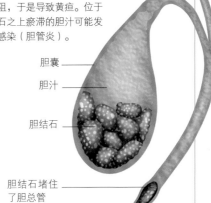

胆囊管中的胆结石

结石可导致胆囊变得肿胀，发炎，发生感染（急性胆囊炎）。属于外科急症中的一种。

肝总管

胆囊管

胆汁

胆囊

胆结石

胆总管

胰腺炎

在胰腺发生炎症即为胰腺炎，是由于胰腺产生的酶对胰腺组织本身（自身消化）造成了损伤。

胰腺产生的酶可以帮助食物在十二指肠内消化。然而，如果这些酶在器官内被激活，这些组织将被胰酶所消化。于是导致胰腺产生炎症。病变既可能是急性的（突然发作）也可能是慢性的（长期）。急性胰腺炎会引起上腹部剧烈的疼痛，是一种贯穿到后背的疼痛，并伴有严重的恶心和/或呕吐和发烧，但胰腺可以痊愈，功

能也不会有任何丧失。慢性胰腺炎反复发作的炎症会造成不可逆的损伤，导致胰腺功能的丧失，从而发展为糖尿病，并且消化脂肪的能力降低。

胰腺炎发生的主要原因是胆结石，胆结石发生时会堵塞胰液流出，长期过度的酒精摄入会对胰岛细胞功能造成损害。其他致病因素包括胰腺直接的损伤、某些药物的作用和病毒感染。该疾病的诊断根据血中胰淀粉酶水平升高和CT扫描的特定变化确诊。使用止痛剂和抗生素治疗，解决根本原因才是关键。

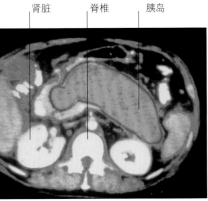

肾脏　脊椎　胰岛

腹部扫描可见胰腺炎

在这张贯穿上半身的CT扫描图像上可以看到蓝色区域是由于胰腺炎而肿大的胰腺。

胰腺癌

胰腺的恶性肿瘤是癌症死亡中的一种常见原因，因为胰腺癌在早期阶段没有明显症状，不容易被发现，通常发现时，胰腺癌已经发生转移.

这种病最常见于60岁以上的男性。胰腺癌的危险因素包括吸烟、肥胖、不良的饮食习惯（缺乏蔬菜和水果，过量的红肉）、慢性胰腺炎和家族病史。胰腺癌直到发展为晚期之前都不会出现什么明显症状。晚期症状包括上腹部疼痛，是一种穿透到后背的疼，并会有严重的消瘦。胰头

癌可能会影响胆囊中胆汁的排出，造成黄疸，全身瘙痒，灰白大便，深色尿液。通过查找血液中的肿瘤标志物（由肿瘤释放的化学物质）、CT扫描和活检进行诊断。患者可以接受手术治疗，但治疗通常只能缓解症状，少数患者在确诊后也只有半年以上的存活时间。

胰腺癌的位置

大多数肿瘤发生在胰头。一些在Vater壶腹出现，是胰管汇入胆总管的位置，容易引起胆道梗阻和黄疸。

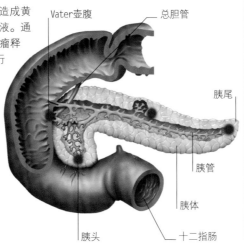

Vater壶腹

总胆管

胰尾

胰管

胰体

胰头

十二指肠

胆总管内的胆结石

结石可使胆汁流入十二指肠受阻，于是导致黄疸。位于结石之上瘀滞的胆汁可能发生感染（胆管炎）。

胆囊管

胆囊

胆汁

胆结石

胆结石堵住了胆总管

肾脏和泌尿系统疾病

肾脏系统中的肾、输尿管、膀胱和尿道的作用就是将血液中的废物清除。肾在调节血压的肾素——血管紧张素系统、维生素D代谢、分泌促红细胞生成素刺激红细胞的产生中也发挥了作用。因此，肾脏疾病会对上述这些功能产生影响。

泌尿道感染

泌尿道感染是最常见的一种感染类型，原因通常是正常无菌的尿液被肠道中的细菌污染所致。细菌可能通过输尿管到膀胱，更少见的情况下细菌通过血液达到泌尿道。尿液中如果存在糖，如糖尿病，或者泌尿道中有结石，则可以使细菌依附在尿道中，特别是在那些阻塞尿液流出的部位。

肾小球肾炎

在这种比较复杂的病变中，肾小球（肾脏内微小的过滤尿液的单元）由于炎症而受到损伤。

肾小球炎症可能作为一种免疫系统疾病而单独出现，也可能由感染所致。它也可能由一些全身多系统受累的疾病导致，如系统性红斑狼疮或结节性多动脉炎（见461页）。受损的肾小球不再能有效地过滤掉血液中的废物，因此出现各种问题，包括肾功能衰竭、肾病综合征（全身组织水肿和尿液中出现蛋白质）和肾炎综合征（全身组织水肿及尿中出现蛋白和血）。

通过血液检查、尿液分析、X射线、MRI或肾脏活检（取组织样本）可以对肾小球肾炎确诊。疾病的治疗和预后取决于病变的原因、严重程度及可能存在的其他疾病。

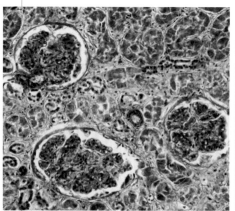
发炎的肾小球
光镜下发生肾小球肾炎肾脏的3个肾小球（深蓝色区域）。从肾脏取下活检组织，对样本进行分析，用于对该疾病的诊断。

膀胱炎

膀胱炎是膀胱内膜发生的炎症，通常是由感染引起的，最常见的细菌通常来自于肠道。

膀胱炎在女性中更常见（女性的尿道只有4厘米长，易于细菌入侵），膀胱炎通常会导致排尿时疼痛、尿频、腹痛、发热和尿中带血等症状。男性患膀胱炎较少见，通常泌尿道疾病常导致男性患。免疫系统可以在细菌含量较低时起到保护作用，但一旦膀胱炎发生了，则可能需要用抗生素预防慢性感染及防止肾脏受到累及。症状和在尿中检测到白细胞、亚硝酸盐及血细胞可对该病做出诊断。

引起感染的细菌可以通过分析尿液样本来确定，并可用实验找到最有效清除致病菌的抗生素。性交后大量喝水并尽快排空膀胱有助于防止进一步的感染。其他形式的膀胱炎包括：可能由某些特定的食物或饮料诱发的非细菌性膀胱炎、衣原体感染和尿道综合征，其中膀胱炎的症状是因为尿道和膀胱发生了炎症。

肾盂肾炎

肾由于细菌感染发生的炎症反应，称为肾盂肾炎。通常是由细菌引起的，通过尿道进入输尿管。

肾盂肾炎是一个比细菌性膀胱炎（见上文）更严重的感染，但是治疗及时的话并不会造成永久性的肾损害。约80％的病例是由大肠杆菌一个毒力较强的亚群引起的，这些细菌从膀胱经输尿管迁移到肾脏。较少见的情况是由其他致病菌，如变

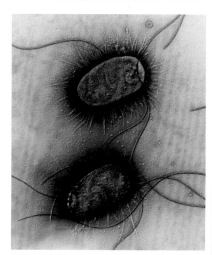
感染的细菌
大肠杆菌是居住于肠道和会阴的杆菌。通常是无害的，但可能迁移到其他器官导致感染。大多数情况下的膀胱炎都是由大肠杆菌引起的。

形杆菌、葡萄球菌和结核菌导致的。肾盂肾炎的症状包括尿痛、尿频、发热、腰痛、血尿、恶心和疲倦。在极少数情况下，可能会形成肾脓肿或血液感染。通过检测尿液中的细菌可做出诊断。可以根据X射线、超声波或其他扫描判定是否存在结石或肾脏是否还有其他损害。患者可能需要长期应用抗生素清除感染，如果是肾结石造成的问题（见右），则可能需要手术来解决。

肾结石

肾结石是肾内废物沉积形成的，最常见于青壮年男性。

肾结石形成的确切原因不明，但诱发因素包括脱水、患有使钙或其他化合物水平增高的疾病或泌尿系统的感染等。在某些情况下，结石与遗传或代谢紊乱如痛风相关。结石通常没有疼痛感，但结石通过输尿管时，可能会导致腹部痉挛，出现血尿或尿路感染。

该病可由X光片或CT扫描确诊。约40％的结石会在尿中自行排出，但有些会引起输尿管堵塞、感染、尿液回流或肾功能衰竭，需要切除。手术包括碎石术，即通过外部的冲击波将结石打碎以便在尿中排出；而输尿管镜则将一根管子导入输尿管向上到达结石所在位置；还有就是开放性手术。

肾结石的增长
大多数肾结石体积较小，能够随尿排出。最大的结石在位于肾脏中心的肾盏和肾盂内慢慢形成，逐渐长成有角的形状。

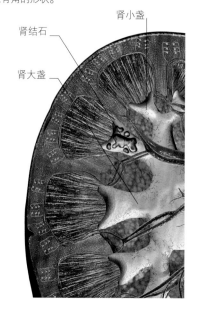

肾小盏
肾结石
肾大盏

肾功能衰竭

急性的肾功能丧失可立即危及生命，而慢性肾功能衰竭是进展的逐步恶化的过程。

如休克、烧伤、失血、感染和心脏衰竭等严重病变，肾脏本身的疾病，造成尿液流出受阻的病变，都会影响肾脏清除血液中废物。某些药物，如扑热息痛、消炎药、抗生素和治疗心脏病及癌症的药物也

可能使肾脏功能减弱。急性肾功能衰竭的症状包括恶心、呕吐、尿量少、水肿、呼吸困难和神志不清，并最终发生昏迷。该病患者可以进行透析治疗，以除去血液中的废物，恢复肾脏功能。

慢性肾功能衰竭的肾脏，细胞数量逐渐减少，它是慢性疾病如肾病、糖尿病、高血压和如多囊性肾病等遗传性疾病的一个特征。肾功能衰竭的治疗应处理原发病，并维护肾脏产生维生素D和红细胞的能力。如果肾功能完全衰竭，在必要时则应进行肾脏透析和肾移植。

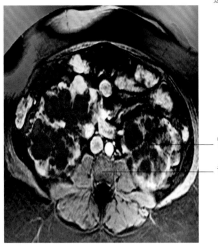

肾脏
脊椎

多囊肾
肾小管中慢慢形成肾囊肿。成年后，囊肿可以达到一个相当大的体积，逐渐破坏正常肾组织，造成肾功能的恶化。

透析

对于患有急性或慢性肾功能衰竭的人，透析可能是必要的，其可以代替肾脏功能以过滤血液。最常见的透析形式是血液透析，患者的血液通过在大静脉的插管（或通过手术造成动静脉之间的连接）进入机器，在机器内血液中的废

物和多余的水分扩散进入透析液，将过滤好的血液重新回输到体内。这个过程可能需要几个小时，并且每周需要重复两次或三次。另一种选择是腹膜透析，利用腹部器官周围的膜组织进行透析。

腹膜透析
透析液通过导管注入腹腔。血液中的废物通过腹膜进入透析液中，随后更换新的透析液以替换掉含有废物的液体。

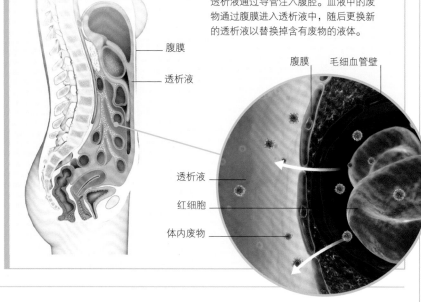

腹膜
透析液

腹膜　毛细血管壁

透析液
红细胞
体内废物

尿失禁

尿失禁患者无法控制尿液漏出，在男性和女性中都随着年龄的增加越来越普遍。

尿失禁有几种形式，如紧张时的压力性尿失禁；急迫性尿失禁，会产生无法控制的排尿需求；膀胱过度活动综合征，有迫切需要去排尿，但没有尿液流出。各种疾病和体质上的不足都可能导致小便失禁，如男性的前列腺问题和女性肌肉张力较差等。诊断可依靠尿动力学测试以评估泌尿道的功能，包括流速、膀胱内压力和尿道括约肌的功能。该类患者的管理涉及饮食和生活方式的改变、物理治疗、药物治疗或偶尔进行手术。

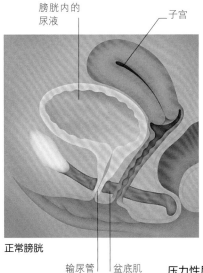

膀胱内的尿液　　子宫

力量变弱的盆底肌

正常膀胱
输尿管　盆底肌

尿失禁的膀胱

压力性尿失禁
由尿道外括约肌和盆底肌无力产生。咳嗽或紧张会导致膀胱压力超过尿道内压力，导致尿液的泄漏。

肾肿瘤

肾肿瘤通常是转移性的，即其他癌症扩散到肾脏。但是，肾小管细胞也可能发展成癌症。

肾肿瘤的第一个体征通常是血尿（尿中出现血）、腰背痛、腹部肿胀和贫血。较为少见的症状与肾脏的其他功能相关，如可能出现激素综合征和高血压等。肾癌早期容易发生转移，特别容易转移到肺，其次是肝脏和骨，转移癌的症状可能最先发生，如骨骼疼痛和呼吸困难等。由超声、CT扫描、X摄像诊断和活组织取样检查以确认肿瘤并分期。治疗方法包括切除肾脏、放疗和免疫治疗等。

膀胱肿瘤

大多数膀胱肿瘤来源于膀胱壁内膜上皮细胞，但也可以从膀胱内的肌肉和其他细胞发展而来。

膀胱肿瘤多见于男性及那些工作暴露于橡胶、纺织和印刷行业癌物质的人。另外，吸烟者、患有膀胱结石常受到慢性刺激的人、感染热带蠕虫和患有血吸虫病的人也易患此病。肿瘤的增长常常被忽视，只有当尿中有血或输尿管堵塞、体重减轻或贫血等症状出现时肿瘤才会被发现。治

疗方法包括放射治疗、切除肿瘤或膀胱，以及通过肠道分流尿液等。

膀胱癌细胞
大多数膀胱癌是以膀胱内壁上皮细胞为来源的，并且在造成血液、尿液异常或腹部肿胀等典型症状前就已经进展到晚期了。

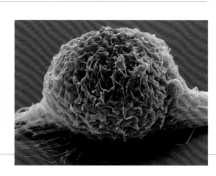

女性生殖系统疾病

女性生殖系统的功能涉及非常复杂的机体和激素的相互作用，不同组织的紊乱可能会导致疾病的发生。遗传因素在某些疾病中发挥了作用。

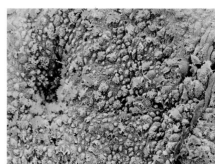

乳腺癌

乳腺癌是女性最常见的癌症，可以发生在乳房的局部或附近的淋巴结内。因癌症死亡的女性中有20%患有乳腺癌。

　　乳腺癌最常发生于45~75岁的女性，35岁之前的女性较少发生。11名女性中就有1人受乳腺癌的困扰。极少数的情况下，乳腺癌也可以发生在男性身上。具有遗传倾向并发展为乳腺癌的病例高达1/10，涉及的最重要的基因被称为BRCA1和BRCA2。其他危险因素包括吸烟、肥胖和曾患有卵巢癌或子宫内膜（子宫内壁）癌。

　　导管癌是乳腺癌中最常见的类型，其来源于乳腺管，但肿块可以出现在乳房组织的任何部位或在周围淋巴结内。最早出现的症状往往是无痛性的肿块、皮肤发生改变、乳头内陷（向内翻）或泌乳。乳腺癌可能通过体格检查、超声、乳腺X光成像和活检（对活体组织样本的检查）进行确诊。更进一步的检查包括血液检查、X射线和CT扫描等，可以确认癌症是否已经扩散。乳腺癌治疗方法包括外科手术切除肿

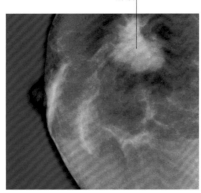

肿瘤

乳腺癌的乳腺X光检查
乳腺X光检查是对乳腺组织进行的X光检查。在乳腺组织内，肿瘤或其他肿块呈白色致密影。通过乳腺X光检查可以对乳腺癌进行筛查。

块、放疗及化疗。乳腺癌需要尽早检查出症状以免错过治疗的最佳机会，因此在一些国家，为年龄在50~70岁（患病风险最高期）的女性提供乳腺X光检查。

乳腺肿块

　　乳腺内可能有多种类型的肿块，癌只是其中一种。乳腺肿块最常见的原因是在女性更年期前发生的纤维腺病或纤维囊性病。在这种情况下，可能是由于激素的变化使一些乳腺内的细胞变得过度活跃，出现增厚但并非癌的肿块（纤维腺瘤）。通常情况下，女性在随月经周期的变化中也会有一个或多个有疼感的肿块。

　　囊肿（肿块内充满液体）常见于接近更年期的女性，可能会导致乳头泌乳。通常情况下，过了下一个月经周期，肿块就会消退，但持续存在的肿块则需要进一步的检查，以排除乳腺癌的可能。还有一种是非特异性的肿块及压痛，在月经周期可能会发生甚至更严重，这可能也与激素的变化有关。

乳腺肿块的位置
肿块可以发生于乳腺的任何地方，但最常见的位置是乳腺的外上象限及腋窝附近。

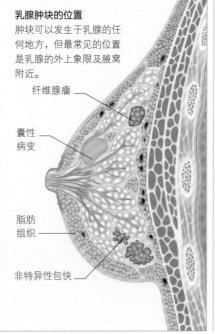

纤维腺瘤

囊性病变

脂肪组织

非特异性包快

子宫内膜异位症

在这种情况下，本属于子宫内膜（子宫内壁）的细胞生长在子宫以外的身体其他部位。

　　子宫内膜细胞的异常生长，最常见于卵巢上或腹腔内，但也可以发生在肺、心脏、骨和皮肤。该病原因不明，但理论上可能是由于月经的反流或细胞通过血管和淋巴管播散所致。有些女性没有什么症状，但有些人会有严重的痛经、阴道或直肠出血、性交疼痛或不易怀孕。治疗包括

子宫内膜异位症
电镜所示的绿色和黄色细胞即为子宫内膜细胞，位于卵巢表面。对周期性的激素敏感，引起盆腔内的出血。

抗炎药、激素如孕酮或口服避孕药等，或通过手术切除异位的内膜等方法。

浆膜下肌瘤　　输卵管

壁内肌瘤

卵巢

黏膜下肌瘤

子宫

子宫颈

子宫肌瘤的位置
肌瘤可发生在子宫壁的任何部分，可根据其位置来进行命名，如发生在子宫颈者为子宫颈肌瘤。

子宫肌瘤

　　子宫内平滑肌非癌性地生长，通常不引起任何症状，但有些可能长成巨大的肿块.

　　大约1/5的女性患有子宫肌瘤，且多见于从未怀孕的女性。虽然机制不清，但可以肯定的是其生长依赖于雌激素，因此通常在女性绝经后体积会变小。子宫肌瘤可能会导致腹部膨隆或水肿、腹部和背部疼痛、体重增加、痛经及不孕。在分娩过程中，体积较大的肌瘤可能会造成产道阻塞。肌瘤可通过超声波扫描定位，可以用消炎药或激素治疗。持续生长并导致症状的肌瘤可能需要手术切除。

月经失调

女性的月经周期会受到生理和心理在内等多种因素的影响。

　　脑、卵巢和其他组织通过对激素的影响而调控着月经周期。促卵泡激素（follicle-stimulating hormone, FSH）在周期前半段刺激卵子的释放，黄体激素

（luteal hormone, LH）则在周期的后半段刺激子宫内膜增厚，而雌激素、孕激素和其他激素也参与其中。由于上述激素的变化、饮食、免疫或精神状态欠佳或其他疾病或药物均可造成常见的短期月经失调。月经过多、痛经（月经来时疼痛）、闭经（缺少一个时期）和异常出血均可能发生，但无严重影响。然而，复发的或持续存在的问题则可能需要进一步的调查。

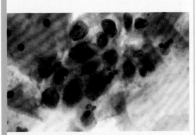

囊肿
卵泡和黄体的体积通常会在月经周期结束时变小,而那些持续存在的囊肿则需要进一步的检查。

充满液体的囊肿

卵巢囊肿

卵巢内这些充满液体的囊肿和月经的周期性变化有关,大部分是良性的,但也有少数可能发生癌变。

在月经周期的卵巢内,一个卵子周围绕有一圈生长的卵泡,卵子被释放后,空的卵泡(黄体)会萎缩并消失。生长的和空的卵泡都可能发展成为"功能性囊肿",这是一种最常见的类型,而且通常会自行消失。然而,高达1/3的女性患有多囊卵巢综合征(polycystic ovarian syndrome, PCOS),

这是一种有多个囊肿生长的疾病。PCOS与激素失衡、睾酮水平高相关,并能引起多毛、肥胖、月经不调、生育能力下降和痤疮。调节饮食和减肥有助于控制该病,但有些女性可能需要用激素进行治疗。偶尔地,囊肿也可能发生癌变,尤其在绝经后其体积增大的情况发生时。

卵巢癌

虽然卵巢癌与乳腺癌或宫颈癌相比较少见,但其危险性更大,因为在初始阶段卵巢癌往往不产生任何症状,直到可被检查出来时它也已转移。

卵巢癌最常见于年龄在40~70岁的女性,较常见于有家族病史的女性、长期不间断排卵如无子女或晚育的女性、肥胖和吸烟的女性。

口服避孕药可能对预防卵巢癌有一定作用,因为它们会抑制排卵,但激素替代疗法(hormone replacement therapy, HRT)可能会轻度增加患癌风险(该类癌症对雌激素均较敏感)。卵巢癌发展至晚期时才会出现症状,包括有腹部不适和肿胀、背部疼痛、体重减轻、阴道不规则的异常出血、膀胱尿储留和腹膜炎。卵巢癌可能通过淋巴管和血液扩散到子宫和肠道。可以通过体检、扫描或活检诊断出卵巢癌。在手术中尽可能多地切除肿瘤,并且在术前和术后都要化疗以破坏残存的癌细胞。

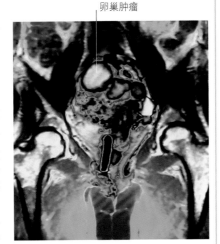

卵巢肿瘤

卵巢癌
彩色腹部MRI扫描显示盆腔内的卵巢癌(棕色,中部靠上)。

宫颈癌

宫颈癌常发生于30~40岁的女性,与人类乳头状瘤病毒(human papillomavirus, HPV)感染相关。

宫颈癌是女性最常见的癌症之一,其生长缓慢,且可以通过筛查检查出来,并在早期阶段就进行治疗。危险因素包括吸烟和多次生育等。宫颈癌最常见的症状是异常的阴道出血。宫颈癌可由阴道镜(用于宫颈检查的放大镜装置)和组织活检确诊。同时,也可以进行其他测试以检查癌细胞是否已经扩散。癌症可通过手术治疗以切除部分或全部的子宫颈或子宫,并可能还需要化疗或放疗。预后取决于癌细胞的癌变程度以及扩散程度。应用针对HPV感染的疫苗可以减少其发生几率。

宫颈癌筛查

"宫颈涂片"或"PAP"是一个常规的宫颈癌筛查测试,并成功地减少了因宫颈癌死亡的人数。在筛查过程中,从子宫颈取样并检测是否有异常细胞。大多数细胞只是有微小的变化且在6个月内就会消失,但如果是严重的或持续存在的变化则可能需要治疗。癌前病变细胞可被及早发现,在35岁以下的女性中最常见。

宫颈涂片检查
涂片检查所示颜色棕黑色的细胞即为癌前病变细胞。宫颈癌筛查有助于在早期可治疗的阶段就检测到疾病,并预防癌症进一步的恶化。

子宫癌

子宫内的癌症大多数发生在子宫内膜上。较少情况下可能有肉瘤(肌肉发生癌变)存在。

在50岁以下,子宫内膜癌较少见。通常会导致月经不调、绝经后异常出血或性交后出血,有时会伴有疼痛或分泌物。

该病病因不明,但与雌激素过多相关。危险因素包括肥胖(脂肪细胞会产生雌激素)、月经初潮早(发病期间)、绝经晚或无子女、子宫内膜增生症(子宫内膜过度生长)或其他少见的能产生雌激素的肿瘤。该病可通过超声波扫描和活检确诊。主要的治疗方法是手术,有时也需要放疗、激素治疗或化疗等。

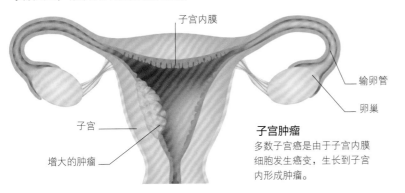

子宫内膜

输卵管

卵巢

子宫

增大的肿瘤

子宫肿瘤
多数子宫癌是由于子宫内膜细胞发生癌变,生长到子宫内形成肿瘤。

盆腔炎

子宫和输卵管的炎症可能导致不孕和宫外孕的风险增加。

盆腔炎(pelvic inflammatory disease, PID)通常是由性传播感染(sexually transmitted infection, STI)导致的,几个星期或几个月便会消退。风险因素包括

新的性伴侣、曾有PID或STI或宫内插入节育器(intrauterine device, IUD)。有可能会有异常的阴道出血、疼痛、分泌物、发热或背部疼痛,但有些女性可能没有任何症状。如果不及时治疗,可能引起炎症、增厚、疤痕和囊肿的形成。可用局部拭子检查、超声和腹腔镜手术(微创手术用来检查输卵管)确诊。PID用抗生素治疗即可,患者的性伴侣也应检查是否有感染。

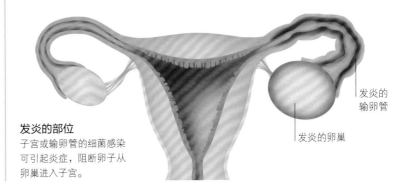

发炎的输卵管

发炎的卵巢

发炎的部位
子宫或输卵管的细菌感染可引起炎症,阻断卵子从卵巢进入子宫。

男性生殖系统疾病

　　男性生殖系统功能涉及：睾丸、阴茎、前列腺和精囊；垂体和下丘脑；肾上腺、肝脏和其他组织之间非常复杂的机体和激素的相互作用。这些组织的任何部分破坏都可导致疾病。

鞘膜积液

鞘膜积液是指在睾丸周围有液体聚集，可能是良性的，或者也可能是潜在疾病的标志，需要更进一步的检查。

　　鞘膜积液常见于新生男婴。通常认为，在胎儿睾丸下降到阴囊后，睾丸下落的通道并没有完全闭锁，使腹腔内的液体进入阴囊。该病有可能导致疝的发生，如肠的一部分也可能通过该通道突出到阴囊。随着婴儿的成长，鞘膜积液通常是能被再吸收的。如果12~18个月后仍然存在，那么可能需要手术来进行引流并关闭通道。在老年男性中，鞘膜积液是慢慢发展的，当患者就诊时积液可能已经很明显了。通常没有明确的原因，但有时积液可能来自因炎症感染、损伤或发生了恶性肿瘤的睾丸。对患者可进行超声波扫描，以协助检测任何潜在的问题。引流积液并治疗相关疾病可达到治愈目的。

肿胀的睾丸
鞘膜积液中的液体包含在双层膜结构中，部分围绕睾丸，但不在附睾周围，因此可以在肿胀的阴囊上方和后方摸到附睾。

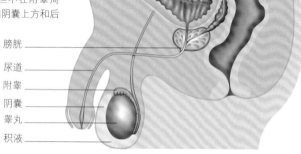

- 膀胱
- 尿道
- 附睾
- 阴囊
- 睾丸
- 积液

附睾囊肿

这些充满液体的常见的良性囊肿通常发生在附睾的上部，也就是存储精子的弯曲管道中。

　　该病最常见于中年和老年男性，附睾囊肿常发于双侧睾丸且无痛。囊肿可以长到任何尺寸，但除非体积过大并产生疼痛，否则并没有必要去除。附睾囊肿与囊性纤维化和多囊肾等遗传性疾病相关联。医生可以通过体格检查发现囊肿。医生可以感觉到囊肿和积液的不同：囊肿是和睾丸分离开来的；而鞘膜积液则是在睾丸表面的肿胀。超声扫描或极少的囊肿活检都可以确诊。如果囊肿疼痛或体积巨大，可手术将其切除。

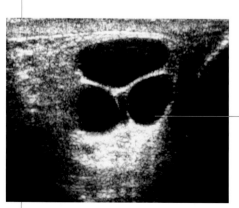

- 附睾囊肿

附睾囊肿的超声扫描
扫描显示3个充满液体的附睾囊肿和附睾位于睾丸的头部。这些囊肿通常生长缓慢，且没有什么危害。

睾丸癌

这是在15~45岁的男性中最常见的癌症。睾丸癌通常会导致一侧睾丸出现无痛性的肿块。目前，睾丸癌变得越来越常见。

　　睾丸癌的危险因素包括隐睾、家族史和白种人等，较少见的因素有不育和HIV阳性。睾丸癌有不同的类型。其中一半是精原细胞瘤，是曲细精管（精子发育的结构）来源的。其余的主要是畸胎瘤和其他类型细胞来源。超声扫描和睾丸组织活检可以确诊睾丸癌。血液中的某些标记物可能表示某些类型肿瘤的存在，但阴性结果并不能排除所有的癌症。超过90％的睾丸癌是可以治愈的。治疗方法有手术切除、化疗或放疗。然而，这些治疗可能导致不育，所以患者可以先储存精液，手术之后再用人工授精的方法受孕。定期的自我检查有助于在较早的阶段发现肿块，预后较好。

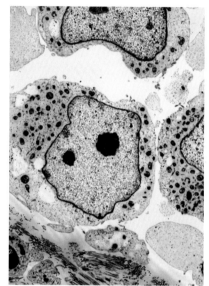

癌细胞切面
图中显示恶性畸胎瘤（睾丸癌的一种）的3个快速分裂的癌细胞，体积大，核不规则（浅棕色），并且细胞质呈绿色。

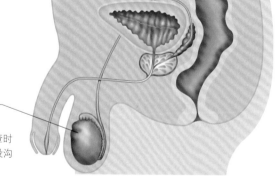

- 肿瘤

睾丸肿瘤
睾丸肿瘤常无痛，但在自我检查时可能会有明显的肿块，或在腹股沟或睾丸处有广泛的肿胀疼痛。

勃起障碍

达到勃起或维持阴茎勃起困难是男人的一个通病，预示可能是心理压力过大或身体本身存在疾病。

　　勃起障碍被定义为无法达到或维持勃起。勃起障碍范围较广，从硬度不足到无法完成都属于该范畴。最简单的原因包括劳累、饮酒、压力或抑郁症，这些均可能导致性焦虑，使勃起障碍一直存在。身体本身的原因通常是由于血液供应不畅，如周围血管疾病或神经系统疾病、多发性硬化症或两者皆有，而晚期或控制得不好的糖尿病也会导致勃起障碍。治疗包括辅导和安慰及相关疾病的治疗。如果问题持续存在，则可能需要用药物进行治疗。

前列腺疾病

前列腺是位于膀胱底部尿道周围的一个胡桃大小的腺体。前列腺会分泌一种碱性的液体保护并滋养精子。前列腺最常见的疾病是良性前列腺增生（benign prostatic hyperplasia，BPH），前列腺随着年龄而增大，有时会阻碍尿液通过尿道。病因不明，但约70%的70岁男性受该病困扰。前列腺也可以发生感染或炎症。前列腺内任何一种细胞都可能发展为癌。

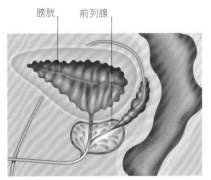

正常的前列腺
前列腺围绕着膀胱的出口——尿道起始部，分泌的前列腺液构成精液成分。

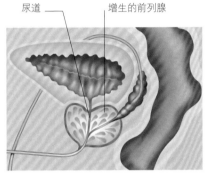

增生的前列腺
前列腺增大使尿道狭窄，造成排尿困难、尿滴淋漓、尿频和尿急。当尿道完全堵塞时，可能需要手术进行治疗。

前列腺肥大

有多种可能致使前列腺发生肥大，包括良性前列腺增生症（BPH）、前列腺炎和良性或癌性的肿瘤。

多数男性并不知道前列腺位于膀胱下方，通常是在中年前列腺发生了病变才意识到前列腺的存在。症状包括尿急、排尿困难、尿不尽、尿淋漓、尿失禁或尿潴留。这些问题最常见的原因就是良性前列腺增生症或非癌性的腺体肿大。可以通过对前列腺进行检查、超声扫描、组织活检和PSA测试（见下文）共同确诊前列腺增生，并鉴别诊断非常少见的前列腺癌。也可以用尿流实验和膀胱镜检查。如果症状影响生活质量，可用药物来缓解症状，使前列腺和膀胱颈的平滑肌松弛，或使前列腺缩小，以改善尿流。部分患者可能还需要手术治疗降低膀胱和尿道的压力，或者将前列腺完全去除。

前列腺炎

前列腺炎是指前列腺发生炎症或感染，可以是急性的（短期），也可以是慢性的（长期）。

前列腺炎一词涵盖不同病因导致的相类似的症状。急性细菌性前列腺炎是一种相对比较少见但病情严重的情况，可能需要住院，但若及时治疗预后较好。慢性细菌性前列腺炎是长期持续的细菌感染，可蔓延到膀胱和肾脏。在某些情况下，找不到细菌，但疼痛持续性存在。症状包括发热、寒战和腰背部疼痛。慢性非细菌性前列腺炎是前列腺炎中最常见的类型。由于其原因不明，因此更加难以治疗。症状包括腹股沟和阴茎疼痛、排尿困难和尿痛。各种形式的前列腺炎都要进行尿液检测和性传播疾病的血液测试，或通过按摩前列腺取得前列腺液，用于传染病原体的检测。慢性和急性细菌性前列腺炎可以使用抗生素进行有效治疗，但可能会复发。对于非细菌性前列腺炎的治疗目前没有太好的建议。

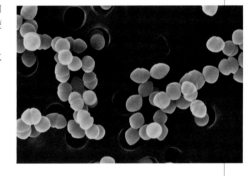

细菌相关的前列腺炎
大肠杆菌大量生活在肠道中，是急性前列腺炎中最常见的感染原因。

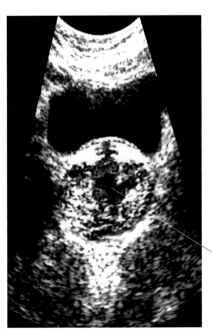

前列腺癌

前列腺癌是男性中第二位常见的癌症。在50岁之前，前列腺癌较少见，常生长缓慢且悄无声息。

前列腺癌往往会导致一些症状，常在晚期癌症扩散后才显现出来。由于发病人群主要是老年男性，他们可能还有其他的健康问题，因此通常前列腺癌不是致死原因。在有家族病史和加勒比黑人男性中更常见。癌细胞可以来源于前列腺任何一种细胞类型，但大多数都是腺癌，也就是腺细胞来源。通过体格检查、超声扫描、PSA测试（见下文）及活检组织样本对前列腺癌进行确诊。骨及肝脏的扫描或MRI可显示癌细胞扩散的程度。治疗取决于癌症的阶段和患者的年龄、健康状况和意志，包括前列腺切除、放疗、化疗及激素治疗以阻断睾酮的作用，从而限制肿瘤的生长。

前列腺癌超声扫描
前列腺的直肠超声扫描可以显示增大的前列腺，并能提供导致增大的原因的线索，如是肿瘤还是炎症。

PSA测试

前列腺特异性抗原（prostate-specific antigen，PSA）是前列腺细胞分泌的蛋白并存在于血循环中。前列腺癌或良性前列腺疾病会导致血中的PSA水平较高，所以血液样本可以用来帮助检测前列腺是否存在问题。血PSA水平升高，也可能是因为存在良性前列腺增生症（BPH）或前列腺炎，需要进一步的检测。通过监测PSA水平可以发现潜在的男性前列腺疾病并制定治疗计划。

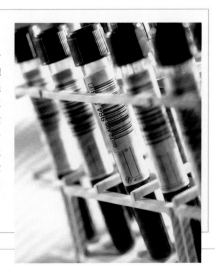

性传播感染

大多数性传播感染（sexually transmitted infections，STIs）会降低生活质量，并导致慢性的健康问题，包括疼痛和不孕等。更严重的感染，如HIV和梅毒，可能是致命的。尽管关于预防的医疗咨询逐步加强，但是性传播疾病的发病率仍旧在增加。

衣原体

衣原体感染是最常见的细菌性传播疾病，可以影响男女双方，会引起长期的疼痛并降低生育能力。

目前认为，在性生活活跃的年轻人中衣原体感染的发病率为1/10，在许多老年人中发病率也很高。引起感染的细菌，也就是沙眼衣原体，存在于精液和阴道液中，并通过生殖器接触或全性交过程传播。衣原体生活在宫颈、尿道、直肠或喉，较少出现在眼睛，若眼睛发生感染则易引起结膜炎。

许多感染者没有或仅有轻微的症状。因此，可能会感染数周甚至数月而未被发现，引起的炎症反应会降低男女双方的生育能力。如果有症状发生，女性往往会注意到有轻微的阴道分泌物、盆腔疼痛、性交疼痛以及阴道不规则出血。男性可有尿痛、尿道分泌物增加或睾丸和前列腺的不适。长此以往，会使妇女的输卵管损伤而产生疤痕，增加异位妊娠和不孕不育的风险。感染也可扩散到肝脏。当感染累及男女双方的关节、尿道和眼时，称为瑞特（Reiter）综合征，在男性多见。怀孕期间的衣原体感染可以传染给婴儿，出生时即会造成肺炎或结膜炎。男性尿液样本和女性宫颈或阴道拭子检查可以诊断是否存在感染，并据此应用抗生素治疗。安全套的使用和性接触的追踪都在阻断衣原体的传播中发挥着重要的作用。

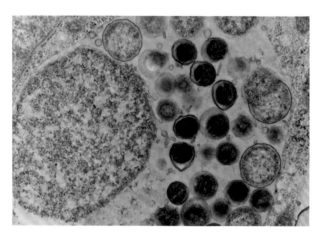

衣原体感染细胞
细菌在细胞破裂之前会增殖超过48小时，并释放出新的病原体传播到周围的细胞。

疾病预防

唯一可以防止性传播疾病蔓延的方法就是不存在有任何性接触。现实中最有效的预防即为安全性行为，即任何形式的性接触中都使用安全套。这能够阻断大多数但并不是所有的感染，因为有些性病可以通过避孕套覆盖以外部位进行传播。只同一个没有性传播疾病且不与其他人发生性关系的人发生性关系可明显降低风险。

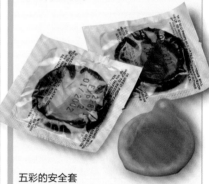

五彩的安全套
大多数安全套由乳胶制成，因此在与一些洗浴用品接触时会发生溶解，但避孕套与含水和硅的润滑油一起使用则是安全的。

淋病

淋病是大多局限于生殖道的细菌感染所致，会造成永久性的损害，并使男女双方的生育能力均下降。

奈瑟氏淋球菌通过性接触过程进行传播。感染可能会导致接触之后的几天甚至几个月持续存在的外阴疼痛、炎症、阴茎或阴道有绿色或黄色分泌物及尿痛，女性往往会遇到反复发作的腹痛、阴道不规则出血和月经过多，男性也许会有睾丸或前列腺痛。细菌可以生活在子宫颈、尿道、直肠和喉咙。偶尔，淋球菌可通过血液扩散到其他组织，如关节，进一步引起炎症。在阴道分娩过程中，受感染的母亲可将淋球菌传染给婴儿，造成眼睛和其他部位的感染。

尿液或阴茎、子宫颈、咽喉、眼拭子检测可以确定是否有淋球菌感染，通常情况下用抗生素治疗效果不错。若治疗不及时，慢性炎症会使女性输卵管产生瘢痕，降低生育能力并增加宫外孕的危险性，因为卵子无法正常通过输卵管进入到子宫。慢性感染也会使未来的性伴侣患病风险增加。安全套的使用和性接触的记录，可以有效预防淋病的传播。

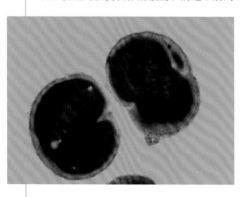

淋球菌
显微镜下显示的即奈瑟氏淋球菌，其是导致淋病的细菌，通常在镜下可以迅速找到。

尿道炎

称为非特异性尿道炎（non-specific urethritis，NSU），可能是由于感染或其他各种原因引起的。

NSU既可以发生在男性，也可以发生在女性。感染的原因包括性传播疾病，如疱疹病毒、衣原体、阴道毛滴虫，以及非性传播的感染，如鹅口疮（白色念珠菌）和细菌性阴道炎。有NSU症状也可能没有发生感染，可能是由于对化学品，如肥皂、杀精剂防腐剂或乳胶安全套过敏。

症状取决于引起炎症的原因，包括分泌物增多、排尿困难、尿痛、尿频和尿道末端发痒或有刺激感。若不及时治疗，炎症可能蔓延，导致男性的睾丸和前列腺疼痛，并使女性罹患盆腔炎（衣原体感染）（见471页）。尿液和拭子测试将有助于确定是否有感染，可用药物杀灭感染病原体。预防措施可能仅包括使用非乳胶安全套。

NSU的症状
尿道炎导致尿道发生炎症。如果不及时治疗，可能引起睾丸和附睾的肿胀和发炎。

尿道

附睾

睾丸

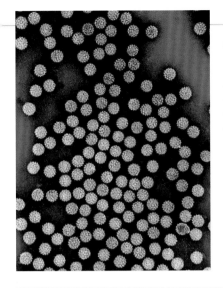

生殖器疣

人类乳头状瘤病毒的某些菌株可以引起生殖器和肛门部位的疣。

有超过100种HPV，但并不是所有菌株都会导致生殖器疣。其中，HPV-6和HPV-11引起了90%的生殖器疣。HPV感染表皮和黏膜，通过任何形式的生殖器接触都能

人类乳头状瘤病毒

这种病毒能够导致生殖器疣，可通过生殖器周围的皮肤进入人体，因此使用安全套可能并不能完全保护不被HPV感染。

传播。很多人并没有感染的迹象，且也不长期地携带病毒。患者可能没有意识携带病毒，因为疣可能需要数周、数月或数年时间生长。生殖器疣常常是向内或向外生长在生殖器或肛门部位的小而无痛的肿块。生殖器疣不会造成严重的后果，虽然可能需要几个月或几年，但大多数最终会消失。不过在这段时间内，其仍具有传染性。治疗方法有使用乳膏、冰冻、电凝（通过低压电探针烧除疣）或激光以更迅速地清除疣。同时，建议使用安全套以协助控制感染的传播。

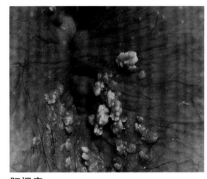

肛门疣

也称为尖锐湿疣，具有高度传染性。这些小菜花状的病变可能引起瘙痒、出血以及分泌物，也有可能并未被注意到。

梅毒

梅毒感染曾经是非常流行而又无法治愈的，直到抗生素的出现其势头才有所减缓，然而目前梅毒的感染又逐渐增加。

如若不及时治疗，梅毒会影响身体的许多部分。性交或通过与有梅毒疮或皮疹的皮肤相接触，感染细菌将导致梅毒的发生。无痛的疮称为硬下疳，通常生长在生殖器上，但也可以发生在手指、臀部或口内。硬下疳可能需要长达6个星期才能愈合，而且患者也可能根本没注意到有硬下疳的存在。若干星期后，梅毒进入下一阶

段也就是二期梅毒，有类似流感的症状、不发痒的皮疹且有时皮肤上有疣样的突起。最后阶段，也就是三期梅毒，可能需要几年的时间，该阶段会使如血管、肾脏、心脏、脑和眼睛这些器官发生病变，并能引起精神障碍和死亡。第一和第二期梅毒，可以由抗生素治疗，但在第三期引起的损坏则是永久的。

生殖器疱疹

由单纯疱疹病毒HSV1和HSV2引起发疱并疼痛的皮疹，这种感染可能会反复地再次出现。

单纯疱疹病毒通过密切的皮肤接触或潮湿的黏膜进入人体。在感染后的数天、数周或数月后，HSV1和HSV2都可引起生殖器和口腔的病变。这些痛苦的小溃疡会持续几个星期才能消退。其他症状包括流感样症状、疲劳、疼痛、尿痛和腺体肿大。很多人都只有一次程度较轻且单一的感染，但有一些人会经常复发。这往往是由其他疾病引发的，虽然每一次发作严重程度不及上次，但可能导致性功能减退。在没有症状的休眠期，感染的人并没有高度的传染性。孕妇若有活跃的疱疹可能通过分娩将病毒传染给婴儿。治疗上可以用抗病毒的药物来攻击疱疹病毒，在症状刚开始出现时效果最佳。

艾滋病病毒和艾滋病

人类免疫缺陷病毒（human immunodeficiency virus，HIV）的感染是终身的，并可导致获得性免疫缺陷综合征（acquired immunodeficiency syndrome，AIDS），可危及生命。

HIV可通过与体液（包括血液、精液、阴道分泌液和乳汁）接触而传播。普遍认为，尿液和唾液中HIV的水平太低而没有传染性。最初的症状可能是短程的类似流感的表现、口腔溃疡或长达4周的皮疹，也可能完全没有上述症状。病毒用数年的时间在体内繁殖，破坏免疫系统。这种损伤可以通过CD4细胞（T淋巴辅助细

胞）的数量来评估，CD4细胞在免疫系统防御感染时发挥重要作用。

随着病情的发展，可能发生发热、盗汗、腹泻、消瘦、腺体肿大和反复感染。在其后期或晚期，也就是艾滋病期，CD4细胞计数降到极低，会发生多种免疫系统相关的疾病。这包括生活在健康人群体内无害的生物体引起的机会性感染，如卡氏肺孢子虫、念珠菌和巨细胞病毒等导致的肺

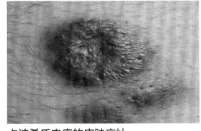

卡波希氏肉瘤的皮肤病灶

这些肿瘤体积小、无痛、平坦或突出于皮肤表面，颜色有棕色、红色、蓝色和紫色，看起来像瘀伤，直到几个瘤体融合后才停止生长。

炎及卡波希氏肉瘤（皮肤癌）。虽然有多种"抗逆转录病毒"的治疗方案用来减缓病毒的增殖和减轻其给人体带来的危害，但目前还是没有HIV的疫苗或治愈的方法。

HIV感染者需要定期监测并及时治疗那些机会性感染。HIV感染者在其生命的整个周期中都具有传染性，但可以通过安全的性行为和使用安全套来避免传播。受感染的母亲，可以通过在出生之前、分娩时和母乳喂养将HIV传染给婴儿，因此用抗逆转录病毒药物和剖腹产以阻断母婴间的传播。唯一诊断HIV阳性的方法是血液化验HIV抗体，但暴露于HIV后3个月检查结果才能呈阳性。

单纯疱疹病变

生殖器疱疹的病变通常是痛性的不规则水泡，破裂后形成溃疡，外缘呈红色隆起，而内部区域湿润。

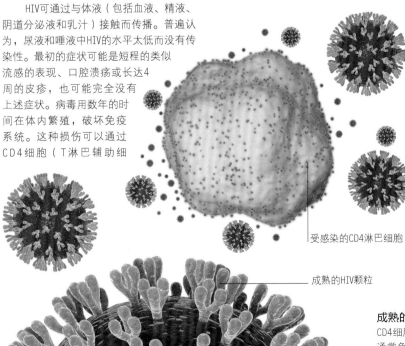

受感染的CD4淋巴细胞

成熟的HIV颗粒

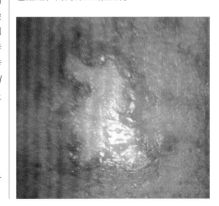

成熟的艾滋病毒粒子和感染的CD4+淋巴细胞

CD4细胞是在其表面上表达有CD4蛋白分子的淋巴细胞，通常负责启动机体对抗入侵病毒的反应。HIV和CD4结合后才能进入细胞，并对细胞产生破坏。

不孕不育

超过1/10的夫妇有不孕不育的体验——难以怀有一个孩子。大多数男性的问题集中在精子功能较差，但对于女性来说，生育取决于激素的活性作用、卵细胞产生和受孕能力之间复杂的相互作用。

排卵障碍

排卵发生是卵细胞被释放出卵泡以准备受精。间歇的或根本就不排卵可能会导致不孕问题。

在正常的28天月经周期中，卵子（卵细胞）在卵巢内的卵泡中成长。通常情况下，每个月都会从两个卵巢中的任一个释放出一个卵细胞。这一过程受许多激素，如促性腺激素、促卵泡刺激素（FSH）、促黄体生成素（LH）、雌激素和孕激素的作用。 在14天左右，卵泡破裂，卵子被释放进入输卵管，并来到子宫。这个过程的控制依赖于下丘脑、垂体及卵巢激素之间的相互作用。破坏这一过程的因素包括垂体和甲状腺疾病、多囊卵巢综合征、长期使用口服避孕药、体重过轻或过重、过度运动以及压力等。激素水平测试有助于找出排卵是否正在发生。治疗包括使用促性腺激素释放激素，以及使用孕激素和氯米芬以刺激排卵。

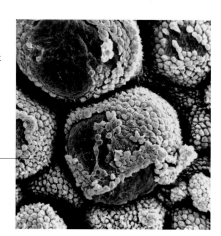

多囊卵巢
多囊卵巢综合征（PCOS）是一种常见的疾病，卵巢内有多个囊肿，激素水平异常，可造成不孕。

囊泡

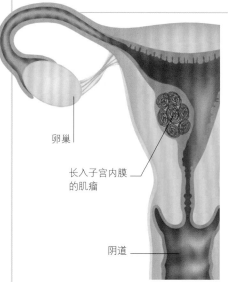

子宫肌瘤
子宫肌瘤是子宫良性的平滑肌肌瘤，可以生长到大得足以影响到子宫内膜的功能，主要是会干扰卵细胞的着床。

卵巢

长入子宫内膜的肌瘤

阴道

子宫异常

子宫的各种异常，包括生长、发育缺陷都会导致受精和怀孕发生问题。

当女性胚胎发育时，两侧子宫和阴道会融合在一起。未融合者则可引起子宫异常，如子宫多了一倍（双角子宫），或子宫颈或处女膜将阴道分割开来。这些问题在某些情况下，可能会降低成年女性的生育能力。有些问题只有在怀孕初期才会明显显露，如形状异常的子宫会阻碍正常的胎儿发育。晚期流产、早产或难产更可能是由于卵细胞着床的问题，或是胚胎在子宫内的生长受到了限制。一种比较常见但较轻微的发育问题在于处女膜，也就是阴道入口处的薄膜发生闭锁。这会阻止每个月的经血外流，引起肿胀成为大血块。闭锁的处女膜也可以阻止在性交过程中精液进入子宫，因此卵细胞不会受精。

有些异常可以很容易地通过手术来解决，如切除阴道隔等。其他畸形可能需要手术重建来恢复功能。有些异常在成年后才发展，这包括肿瘤和宫颈锥形活检（用于检查子宫颈癌前病变）后发生的子宫颈挛缩。影响子宫腔形态最常见的肿瘤是子宫肌瘤和宫颈或子宫内膜息肉。生育问题的危险性也随着这些肿瘤的生长而增大，同时也随肿瘤在子宫内的位置不同而发生变化。这些肿瘤大多是非癌性的，但可能需要切除以提高受孕的机会。

卵细胞质量问题

随着年龄的增长，特别是在30岁以后，卵细胞的数量和质量均明显下滑。

质量差的卵细胞可能不能受精，或可能即便受精也不能正常发育，以达到在子宫内着床的条件。如果着床确实发生了，发生流产的概率也会高于平均水平。卵细胞的质量取决于以下几个因素，包括有正常的染色体、能够结合精子内的染色体及储有足够的能量使细胞在受精后能够分裂。这些能量被存储在称之为线粒体的小囊泡内，但随着卵细胞的年龄增大，线粒体的水平会下降。吸烟是已知的会减少卵细胞品质的外部因素之一。尽管试管婴儿可以用来选择质量较好的卵细胞或胚胎，但是这种情况还是很难治疗的。

输卵管堵塞

输卵管的损伤会影响卵细胞的输送和胚胎的着床，甚至完全阻止受精。

子宫内膜异位症、盆腔炎、腹部手术后的粘连和遗传性疾病都会影响输卵管的功能。上述病变会削弱沿着输卵管内壁排列的纤毛功能。正常情况下，那些纤毛会使卵细胞沿着输卵管长轴行进，如果卵细胞不能通过输卵管，精子将无法和它接触也就不会发生受精。有时，卵细胞可能在输卵管内就发生受精，胚胎也随之在管内增长。这些"异位"妊娠的胚胎不断地生长，可能会导致输卵管的破裂、流产或出血，严重威胁母亲的生命。可以通过手术再通输卵管，但往往会采用试管受精（IVF）的方法，克服受精对健康输卵管的需求，提供一个更好的怀孕机会。

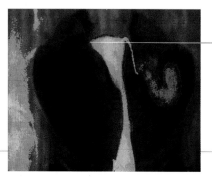

输卵管入口被堵塞

X射线显示阻塞的输卵管
通过子宫颈注入染料的过程称为子宫输卵管造影技术，可以显示出堵塞的输卵管。

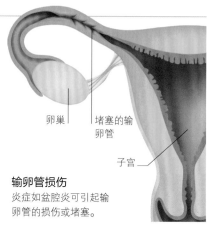

卵巢

堵塞的输卵管

子宫

输卵管损伤
炎症如盆腔炎可引起输卵管的损伤或堵塞。

子宫颈障碍

子宫颈是子宫的大门，使精子能够穿越并与卵细胞结合，所以子宫颈的任何缺陷都会降低生育能力，产生流产的危险。

子宫颈细胞受激素周期性变化的影响而分泌黏液，以协助受精过程并保护子宫。在月经周期中期，黏液层变得逐渐透明，较薄，但量较丰富，使精子更容易向上游运动而进入子宫。之后，黏液层会变厚，形成对抗感染的屏障，从而保护胎儿。子宫颈的病变可以是结构的也可以是功能的。任何先天性异常、息肉、肌瘤（见470页）或宫颈囊肿都可能阻止精子的通过。在怀孕期间，宫颈关闭不全，也就是宫颈入口不能完全关闭（通常是由于以前的损伤或手术）可能会引起流产。功能

上的问题包括宫颈黏液层太厚或呈酸性阻挡精子的通过，或是含有对抗精子的抗体。若女方的问题不能被解决可尝试试管婴儿。

卵巢
子宫
宫颈
黏液
宫颈
子宫颈
黏液
子宫颈开口
精子

抗精子抗体
女性或男性自身产生的这些蛋白，会在宫颈黏液或精液中攻击精子，干扰精子的运动，使其无法与卵细胞融合。

精子的质量和产生障碍

男性因素大约占不孕不育原因的三分之一，尤其是精子的数量、活力和形态有异常以及有抗精子抗体。

对这一问题的检测依赖于实验室的精液分析。对精液量、pH值、精子的数量和浓度、精子的运动（移动）、形态（形状）和是否有抗体存在（免疫系统的蛋白错把机体自己产生的精子视为入侵的病原体）都需进行评估。也可以做性交后的试验，评估精子在宫颈黏液中的游动能力。影响精子质量和数量的因素包括吸烟、酗酒、化学品接触、药物和毒品滥用，其他如风疹病毒和性传播疾病及睾丸温度高等既往疾病。采用卵细胞浆内单精子注射（intracytoplasmic sperm injection, ICSI），即少数精子被注射到卵细胞内，为精子数量少的男性可以生育提供了一个更好的机会。

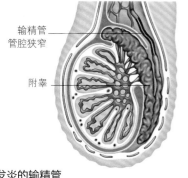

发炎的输精管
输精管
管腔狭窄
附睾
附睾或附睾形成的输精管发生损伤或感染发炎均会阻止精子的释放。

精子通过障碍

输精管堵塞或精子在和卵细胞结合过程中出现问题均可能会影响到受孕。

精子携带着男性的遗传物质，由两侧的睾丸产生并储存在两个附睾。在释放精子（射精）的过程中，前列腺形成的精液和精子相结合。精液通过男性尿道进入女性的阴道中，其中少于100 000个精子能够通过子宫颈进入子宫内。进入子宫的精子需要找到卵子，也就是在输卵管的某个位

置，到这时可能只剩下200个精子了。即使一切正常，由于前进的方向错误，大部分精子无法继续前进或能量耗尽，都会损失或浪费掉。此外，睾丸疾病、逆行射精、精子难以穿过宫颈黏液、子宫发育异常或输卵管功能差都会降低精子和卵细胞相遇的机会。这些问题都是难以治疗的，但试管婴儿为这些人提供了生育的机会。

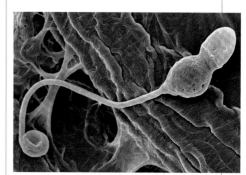

畸形精子
在每一次射精中都存在畸形精子，精液分析显示一个正常的样品至少应含有15%形态正常的精子。

体外受精

通常缩写为IVF（in-vitro fertilization），是将卵细胞在体外人工授精，在实验室中培养胚胎，并使胚胎在子宫内继续生长的一种方法。体外受精用于除了子宫解剖异常外大多数类型的不孕不育。一开始需要为女性注射雌激素，以刺激卵巢产生大量的卵细胞。也可以使用捐赠的卵细胞或精子。将精子和卵细胞一起孵育以成功受精，在体外受精治疗中期左右会使用ICSI（精子直接注射到卵子）。体外培育受精卵5天，然后将它们植入到子宫。在某些情况下，辅助孵化（在处于8细胞阶段的胚胎外壳上打孔）可以增加着床和妊娠的机会。

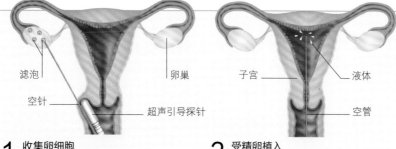

滤泡
卵巢
空针
超声引导探针
子宫
液体
空管

1 收集卵细胞
当主要的卵细胞在一定程度上成熟后，利用针头和探针取出卵细胞，与精子一起在试管中进行培养。

2 受精卵植入
通过由子宫颈进入子宫腔的管道，植入一个或两个在体外培养的胚胎。

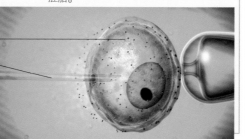

卵细胞
显微针

单精子注射
卵细胞浆内单精子注射是将精子直接注射到卵细胞内来实现受精。

射精障碍

精子的传递发生于射精时，即输精管、精囊、射精管和尿道周围肌肉收缩。

射精障碍包括完全不能射精和逆行射精，逆行射精是指精液被回输到膀胱，而不是向下进入尿道。这些障碍可能由于许多肌肉和神经系统疾病所致，如中风、脊髓损伤或糖尿病，也可能会发生在前列腺癌或膀胱手术之后。检查包括精液分析及膀胱功能测试。胞浆内人工授精（见左图）为射精失败且无法治疗的男性提供了希望。

妊娠和分娩疾病

正常妊娠时间从受孕算起大约38周，从末次月经算是40周。妊娠和分娩通常很简单，然而任何阶段出现问题都会影响母亲或婴儿。

异位妊娠

异位妊娠是胚胎生长在子宫外，通常是在输卵管内。

通常情况下，一个卵细胞会在输卵管内受精，然后着床到子宫内膜并生长成胚胎。然而，在某些情况下，它植入到了子宫外，最常见的是受精卵仍然停留在输卵管内。症状可能包括由于输卵管受到拉扯而出现的不规则阴道出血和疼痛。大多数异位妊娠的结果都是流产。如果胚胎持续增长，在6至8周后，可能会导致输卵管破裂。这将导致内出血、休克和疼痛。当输卵管由于感染，特别是衣原体（见474页）感染或手术而有损伤时，异位妊娠的可能性会加大。

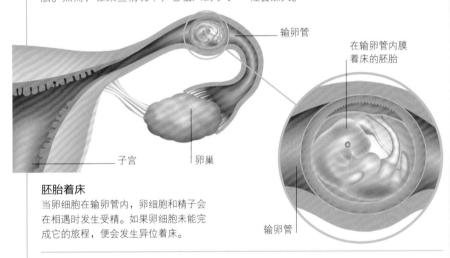

胚胎着床
当卵细胞在输卵管内，卵细胞和精子会在相遇时发生受精。如果卵细胞未能完成它的旅程，便会发生异位着床。

先兆子痫

这种情况表现为高血压和水肿（组织肿胀），可以是轻度的也可能危及生命。

怀孕20周以后与出生前的6个星期内的任何时间都可发生先兆子痫，多见于第一胎和双胎妊娠。通常认为，这种情况是由母亲的免疫系统对胎盘释放物质的应答引起的。主要症状是高血压、水肿（液体积聚在组织中）和肾脏有蛋白漏出。在严重的情况下，可能会导致子痫，引起母亲阵发的惊厥，还可能会导致中风，会严重威胁到生命和胎儿安全。分娩是唯一的治疗方法，先兆子痫的女性可以在妊娠时间不足时引产胎儿。

怀孕初期出血

至少有1/8的孕妇在怀孕初期有过出血，可能是因为流产或异位妊娠，但在大多数情况下，原因不太严重。

在前4周的出血可能是由于胚胎植入到子宫内膜上引起的出血，即着床出血，很有可能被误认为是一次量少的月经期。另一个常见的原因是宫颈出血，即在孕激素的影响下发生的子宫颈糜烂（发炎、呈红色、易出血）。出血也可能是由于生长的胎盘边缘或异位妊娠引起的（见左）。在怀孕初期，出血多数不会导致流产。然而，出血加重、流出血块或痉挛疼痛，则可能意味着妊娠失败。

流产

1/4左右的妊娠会以流产告终——自然流产通常发生在24周内。

妊娠失败的原因有多种。胚胎可能无法合适地植入子宫内膜，或精子和卵细胞的融合存在问题使受精卵无法生存等。偶然情况下，胎儿发育不正常（"错误"流产）可能直到第一次超声扫描时才会被发现。流产也可以是由于母亲自身的问题引起，如宫颈无力、感染或存在如糖尿病等疾病。通常情况下没有明确原因。最常见的症状是出血和疼痛。当流产发生时或在此之前，许多流产的女性甚至都不知道她们怀孕了。后期的流产往往会伴有更强烈的疼痛和更多的失血，迫切需要就医。

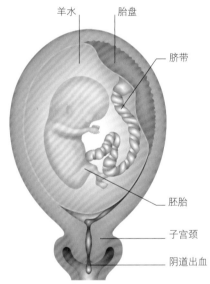

先兆流产
在这种情况下，阴道会发生出血，但子宫颈保持关闭，胎儿还是存活的。多数情况下，能够继续妊娠直到成功分娩，但有些人可能发展成完全流产。

胎盘问题

妊娠后期的一些并发症可能是由于胎盘存在病变。胎盘是保证胎儿存活的器官。

胎盘前置即胎盘在子宫内的位置过低，接近或超过宫颈。这可能会导致无痛的呈鲜红色的出血，通常发生在29至30周左右，因为子宫在这个阶段生长迅速。在某些情况下，不断增长的胎盘向上移动从而解决了该问题。严重胎盘前置时（胎盘覆盖宫颈的开口），大量出血可能会威胁母亲和婴儿的生命。如果胎盘的位置非常低，正常的分娩是不可能的。胎盘早剥是出生前子宫和胎盘发生了分离，会引起阴道出血或在胎盘后方聚集有积血。胎盘早剥可引起剧烈的疼痛，给胎儿和孕妇均带来风险。

前置胎盘
在某些情况下，胎盘在子宫内位置低，可能将子宫颈覆盖住。

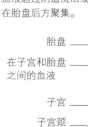

胎盘早剥
胎盘和子宫内膜剥离开，血液通过阴道流出或在胎盘后方聚集。

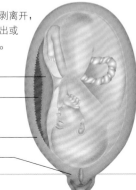

生长和发育障碍

婴儿在子宫内异常的生长发育，称为胎儿宫内发育迟缓，这可能使一个婴儿在出生前后均有死亡的风险。

胎儿得到的氧气或营养缺乏是引起生长发育迟缓的主要原因，这可能是由于母亲、胎儿或胎盘（在子宫内滋养胎儿的组织）等各种因素导致的。

母体因素包括贫血，其将降低胎儿的氧气供应；先兆子痫将减少胎盘的血液供应；感染，如风疹，会传染给胎儿并影响其发育；延长妊娠会使胎盘功能减弱，生长缓慢。胎盘导致生长迟缓的原因包括任何减少胎盘血流量的因素，如吸烟、酗酒、血栓形成倾向（有较高的风险导致血凝块形成的一种疾病）和先兆子痫等。

胎儿自身的问题包括：感染，如风疹；血象异常；影响生长的遗传异常；肾脏疾病；Rh溶血（母亲的血型与胎儿之间的不匹配）；双胞胎或多胞胎的一员。通常也与胎儿周围的防护液（羊水）减少相关。当胎儿的生长已经受到严重制约时，会发生胎儿死在子宫内、出生后体重较低以及分娩困难和出生后易有并发症的情况。通常是在妊娠时，医生通过测量子宫的增长以确诊胎儿宫内发育迟缓。医生还可以做超声扫描来监测胎儿的生长并评估通过胎盘的血流量。如果有迹象表明胎儿情况不好或者生长似乎停滞，可以提前分娩。

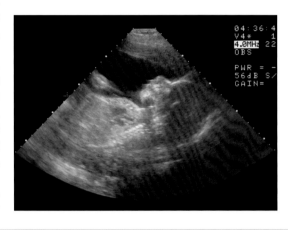

生长发育的监测
超声提供的胎儿图像可以用来监测胎儿的生长情况，检查是否发育正常及测量胎盘血管的血流量。

分娩障碍

分娩时间过长和难产都可能使母亲和婴儿处于应激状态、疲惫并有风险。

正常分娩有3个阶段。在第一阶段，子宫壁的肌肉开始收缩，子宫颈逐渐扩张（打开）的宽度约10厘米。在第二阶段，婴儿诞生。第三阶段，胎盘娩出。在分娩过程中，随对子宫收缩、宫颈扩张和胎儿的心跳进行监测，以发现任何存在的问题。如果第一阶段所用时间过长和子宫颈扩展太慢，母亲可能因疼痛和疲惫而精疲力尽，这将会使后续的分娩更加困难。第一阶段时间延长在第一次分娩的孕妇中是比较常见的，其子宫收缩功能失调，不能有效扩展宫颈。在第一和第二阶段，子宫的每次收缩都会使胎儿的血液供应有短暂的减少。时间越长，特别是长时间的分娩致使胎儿劳累并处于应激状态，产生氧含量降低和血液酸度增加。体重较轻的孩子或早产儿，以及患有贫血和先兆子痫母亲的孩子会更加脆弱。如果子宫收缩能力太弱或婴儿已经表现出窘迫的迹象，可给予孕妇人工合成的可增强子宫收缩的激素，或通过助产（见下文）将胎儿娩出。

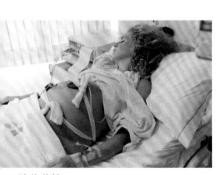

胎儿监护
将两个传感器安置到母亲的腹部，记录子宫的收缩及胎儿心率。胎儿窘迫可能会表现出持续的心动过速或长时间的心率过缓。

助产

如果一个母亲不能正常地娩出婴儿或需要加快分娩，那么她们需要助产来协助分娩。过程包括使用产钳、胎头吸引或剖腹产。吸引设备是一种能够刚好和婴儿头部贴合的帽子，用来帮助母亲娩出胎儿。产钳能够围绕婴儿的头部一圈，同样有助于在母亲宫缩时将胎儿拉出。剖腹产手术是通过外科的方法经过腹部娩出婴儿。母亲可以给予全身麻醉，也可以是脊髓或硬膜外麻醉，即只有腰部以下的身体麻木无知觉。

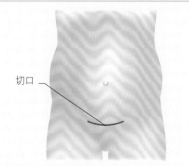

剖腹产
剖腹产手术在子宫下部作一切口，将婴儿从这个切口中取出。该手术用于阴道分娩太困难或母亲和胎儿顺产有风险的情况。

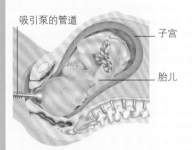

真空吸引装置
吸引设备是由通过真空吸住婴儿头部的盖子组成。胎儿娩出之后，婴儿头部可能有轻微的肿胀，但很快就会消失。

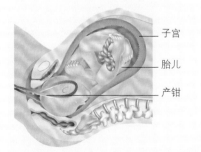

产钳助产
小心地将匙形产钳放置在婴儿的头部。母亲用力时，医生将产钳向外拉，直到胎儿的头进入阴道。

胎位异常

胎儿在准备出生前需保持一个特定的位置，任何偏离都是胎位异常，这会使分娩更加困难。

理想的情况下，婴儿位置应脸朝向母亲的背部，头向下，在子宫颈上方，做好对抗子宫收缩时的准备。有一种胎位异常是胎儿处于"臀先露"的位置，一开始臀部向下，或也有可能头向下，但在骨盆内位置过高以至于宫颈收缩时难以推到宫颈。偶尔婴儿斜躺在子宫内，或处于一个倾斜的角度，子宫颈上方是胎儿手臂。

有多种方法可用于胎位异常胎儿的生产，但这些都可能导致对母亲的损伤和胎盘剥离。可以将婴儿转位后划破羊水，使头部在可控条件下从宫颈出来，但这存在风险，因为胎儿胎位异常通常另有原因（如胎盘挡住了宫颈口或母亲的骨盆太小）。如果婴儿的姿势是纵向的，正常分娩则是可能的。如果母亲的骨盆对于分娩来说太小或胎盘前置，剖腹产（见左侧）则是唯一的选择。

提前分娩

如果在怀孕的前37周就分娩，则为早产。如果分娩发生得过早，胎儿可能会遭受许多健康的问题，甚至死亡。

有许多可能的原因会导致早产，如异常的胎儿、胎盘或母亲身体异常。对于那些肺部（还有许多其他器官）还没有完全成熟的婴儿来说，风险会更大。如果分娩开始太早，可以用药物延缓或抑制子宫收缩，使分娩暂时停止或拖延到足够长的时间。还可以给予皮质类固醇帮助胎儿的肺成熟，因此较少出现呼吸系统的问题。

早产儿
目前条件下，22周左右的婴儿已经能够在子宫外存活，但是肺、脑和眼损伤的风险是非常高的。

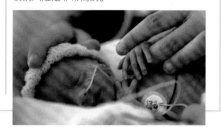

内分泌疾病

内分泌系统的腺体和组织能够分泌激素到血液循环中并调节其他器官和全身系统的功能。任何内分泌腺的疾病都会影响许多其他的腺体，并干扰体内一个或多个系统。

1型糖尿病

在这种形式的糖尿病患者体内，产生胰岛素的胰岛细胞被破坏，胰岛素产生很少或根本没有，因此身体不能适当地利用葡萄糖。

身体需要从食物中获取葡萄糖，并用来产生能量，将剩余的葡萄糖以糖原的形式储存在肝和肌肉中。血液中葡萄糖（血糖浓度）的水平受胰岛素的调控，随着食物摄入情况，胰腺中的胰岛会产生胰岛素来调节血糖。胰岛素通过协助细胞吸收葡萄糖保持体内的血糖水平稳定。如果细胞不能吸收葡萄糖，血糖水平会变得很高，从而导致糖尿病。

糖尿病有3种主要类型：1型、2型和妊娠期糖尿病（见对页）。1型糖尿病的原因目前还不明，可能是由病毒或其他感染引发的免疫系统对人体自身胰腺细胞的异常反应，且通常发生在年轻人当中。因此，胰岛素的产生会减少或停止。

没有胰岛素的细胞不能吸收葡萄糖，因此身体开始使用脂肪作为一种替代能源。血糖水平的逐步提高会引起各种症状，如口渴、多尿、恶心、疲倦、体重减轻、视力模糊和反复感染。如果不进行治

疗，1型糖尿病会导致代谢紊乱，最终会发生酮症酸中毒的情况，导致昏迷和死亡。当尿糖、尿酮体（脂肪分解后的酸性副产物）和血液测试中显示有糖含量增高，同时还有其他化学物质的变化及代谢紊乱即可诊断糖尿病。1型糖尿病不能被治愈，但它可以终身用胰岛素治疗以调节血糖水平。此外，对患者提供健康饮食、运动和

可能出现的并发症（见对页）的指导。建议患者尽量避免能够增加心血管疾病风险的因素（主要风险因素就是糖尿病），如高胆固醇、高血压以及不健康的生活习惯，包括暴饮暴食、吸烟和酗酒。

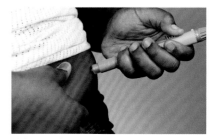

注射胰岛素
通过每天几次的注射或泵入足够的胰岛素以控制糖代谢处于正常水平。其他如吸入和口服胰岛素的方法，目前还正在研究中。

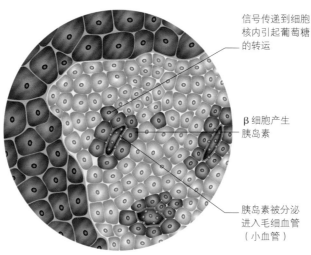

信号传递到细胞核内引起葡萄糖的转运

β 细胞产生胰岛素

胰岛素被分泌进入毛细血管（小血管）

正常的 β 细胞功能
胰腺内调节血糖的 β 细胞，称为胰岛。进食期间和进食之后，这些细胞能够分泌胰岛素、C–肽和胰淀素这些激素。

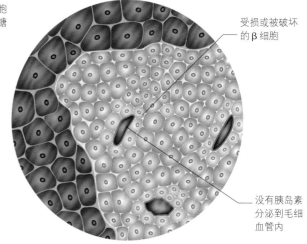

受损或被破坏的 β 细胞

没有胰岛素分泌到毛细血管内

受损的 β 细胞
当 β 细胞由于感染、创伤或老化受损时，胰岛素等激素的分泌会有所降低，机体不能有效地对血糖加以控制。

血糖的调节

机体需要血糖保持在一个波动较小的范围内，细胞才能够有足够的葡萄糖可以利用，但血糖的水平又不能太高，否则会引起毒性。两个主要参与调节血糖的激素是胰岛素和胰高血糖素，都由胰腺内的胰岛细胞产生。吃完食物后，血糖水平会升高，再加上称为肠促胰岛素的胃肠激素的释放，刺激胰腺内的 β 细胞产生胰岛素。

胰岛素使得人体大部分细胞从血液中摄取葡萄糖的能力增加，刺激细胞使用葡萄糖作为能源，刺激肝和肌肉细胞将多余的葡萄糖储存为糖原，刺激葡萄

糖在肝和脂肪细胞内合成脂肪。反之，当血糖水平下降，如在两餐之间或运动过程中，血糖水平的降低会刺激胰岛内另一组细胞——α 细胞分泌胰高血糖素。胰高血糖素会使先前存储在肝和肌肉细胞的葡萄糖释放出来，诱导肝和肌肉细胞用其他物质合成葡萄糖，并增加脂肪分解为脂肪酸和甘油以提供给细胞能量。

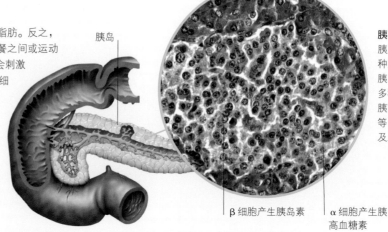

胰岛

β 细胞产生胰岛素

α 细胞产生胰高血糖素

胰岛
胰腺内的组织包含有5种类型的内分泌细胞。胰岛内的细胞可以产生多种激素，如胰岛素、胰高血糖素和生长抑素等，所有这些激素都涉及血糖的调节。

2型糖尿病

在这种情况下，胰腺能够分泌胰岛素，但机体细胞对胰岛素没有反应，不能利用葡萄糖，使血糖水平仍然太高。

体内细胞通过葡萄糖获得能量，在消化过程中葡萄糖从食物中释放出来，然后随着血流供给到所有组织。通常情况下，胰腺细胞分泌的胰岛素，可以帮助细胞吸收葡萄糖。如果胰岛素产生得过少，或细胞并没有摄取到足够的葡萄糖，使血液中的葡萄糖水平变得过高，从而导致糖尿病。

2型糖尿病是糖尿病中的一种类型，血糖调控的紊乱主要是由于胰岛素分泌的减少、胰腺内 β 细胞数量的减少和细胞对胰岛素的抵抗作用增强共同引起的。遗传可能起到一定作用，此外也和肥胖之间有着非常强的关联，尤其是在老年人中。在大多数国家，2型糖尿病的发病率迅速增加，普遍认为体重增加和缺乏运动将导致存储在体内尤其是腹部的脂肪变多。在初始阶段，可能不会注意到已经有糖尿病，但高血糖水平会引起如疲倦、口渴和轻微感染易复发等症状。如果糖尿病不及时治疗或控制不佳，长期过多的葡萄糖会破坏供应全身器官和组织的血管，造成视网膜损伤、视力减退、肾功能衰竭和神经损伤，同时也增加了患心血管疾病的风险，如中风、心脏病发作和周围血管病（腿部和脚部血管受累的疾病）。

2型糖尿病可用血液和尿液测试以检测是否有过多的葡萄糖来诊断。治疗主要就是调节血糖水平到正常范围内。起初，可以通过简单地改变生活方式，如采用健康的饮食，定期进行体育锻炼和减肥等措施。同时，患者也应学会如何监测自己的血糖水平。然而，随着病情的发展，可能需要药物来降低血糖水平。药物可以帮助胰岛产生更多的胰岛素，或更好地利用体内已经存在的胰岛素，或使机体内的细胞对胰岛素更加敏感。最终，有些患者需要胰岛素治疗（定期注射胰岛素）。此外，需要控制如高血压和高胆固醇血症等防止糖尿病引起的肾、眼睛、神经和末梢血管的损害。

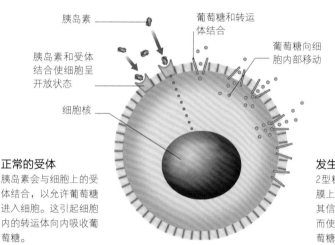

正常的受体
胰岛素会与细胞上的受体结合，以允许葡萄糖进入细胞。这引起细胞内的转运体向内吸收葡萄糖。

发生障碍的受体
2型糖尿病中，在细胞膜上的受体对胰岛素或其信号传导有抵抗，从而使从血液中吸收的葡萄糖减少。

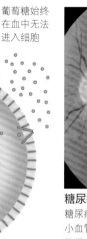

糖尿病性视网膜病变
糖尿病会通过各种方式损害眼睛的小血管，如出血、水肿和脂肪沉积等损害视网膜的感光细胞。

肥胖

肥胖是全球日益严重的问题，肥胖可以增加许多疾病的患病风险，如糖尿病、心脏疾病、高血压、关节炎、哮喘、不孕、妇科疾病和癌症，如乳腺癌和结肠癌等。在每种疾病中，多余的体重增加患病风险的机制都不尽相同，但身体脂肪，尤其是集中在腹部中央的脂肪是有一定激素活性的，对其他组织有诱发炎症的作用。可以通过身体质量指数（body mass index，BMI）来判断是否为肥胖，或者用更准确的方法——腹部脂肪含量来确定：男性腰围超过102厘米或女性超过88厘米都表明腹部中央有过多的脂肪，患有如糖尿病等疾病的风险增加。

身体质量指数
身体质量指数是体重（千克）除以身高（米）的平方。通常取体重指数在18.5~24.9为健康值，但BMI可能因年龄和大量的肌肉而不能真实体现体内脂肪的含量。

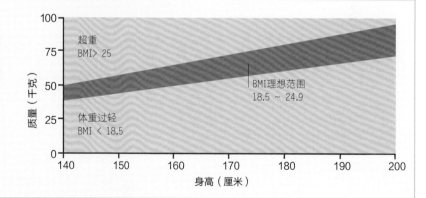

超重
BMI> 25

BMI理想范围
18.5 ~ 24.9

体重过轻
BMI < 18.5

质量（千克）：100 / 75 / 50 / 25 / 0

身高（厘米）：140 150 160 170 180 190 200

妊娠糖尿病

怀孕期间发生的激素变化可能会导致另一种形式的糖尿病——妊娠糖尿病，对母亲和胎儿均构成威胁。

某些妊娠时释放的激素会抵消胰岛素的作用，所以血糖水平会变得过高。妊娠糖尿病在超重女性、有家族史或个人史者中更为常见。症状包括口渴、疲倦和多尿。如果不及时治疗，胎儿过大、先天性心脏畸形、流产、死胎或异常分娩的风险都会增加，母亲或新生儿的生命都可能有危险。

治疗也是将血糖水平控制在正常范围内，孕妇可能会需要控制饮食并做适度的运动。若必要，再用胰岛素进行治疗。胎儿的情况可以通过超声进行监测。分娩后，大多数女性的血糖水平会迅速恢复正常，但对于少部分人而言，这是终身糖尿病的开始。在随后的怀孕中，妊娠糖尿病复发的几率是很高的。

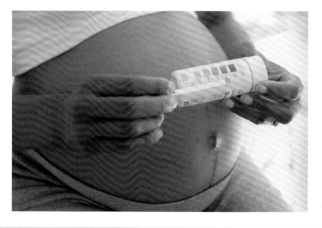

糖尿病测试
妊娠时发生糖尿病是比较常见的，所以孕妇需要定期地对尿液进行糖含量检测。如果测试结果为阳性，则需通过血液检查确诊。

垂体机能减退症

腺垂体分泌的激素对机体主要功能是至关重要的，因此垂体功能低下或腺垂体活性低，都可引起严重的疾病。

　　腺垂体有助于调节重要的生理功能，如增长、对应激或感染的应答和生育等重要功能。腺垂体是下丘脑与肾上腺、卵巢和睾丸之间的枢纽，并通过反馈系统作用于其他腺体。垂体机能减退症可能由于肿瘤、感染和血管性疾病如中风或自身免疫性疾病引起。症状依赖于特定的激素缺乏而不同，可能有性欲丧失、不孕不育或儿童生长迟缓等。治疗包括去除疾病原因和/或校正靶激素的缺陷，如甲状腺激素不足导致的垂体功能低下等。

垂体肿瘤

占脑肿瘤的10%左右，大多数垂体瘤都是良性的，它们通常生长缓慢，并逐渐分泌过多的激素。

　　最常见的垂体肿瘤分泌生长激素及催乳素，产生的症状有过度生长、肢端肥大症或产生过多的乳汁。较少的情况下，肿瘤的生长具有相反的效果，即使垂体分泌的激素减少。肿瘤压迫会导致头痛，过大的肿瘤压迫视神经时会造成视力的部分丧失、面部异常（麻痹或痉挛）或麻木。

　　通过头颅X射线、MRI和CT扫描可以显示肿瘤的增长趋势及其对周围组织的影响，而血液测试则可显示相关的激素水平和垂体功能。治疗取决于患者年龄及肿瘤大小和性质。药物可以抑制催乳素和生长激素的分泌。外科手术、放疗和化疗联合用于切除肿瘤。手术后患者可能需要补充激素。

垂体肿瘤

肿瘤可能会压迫在其正上方通过的视束，可能会导致头痛和部分视力丧失。

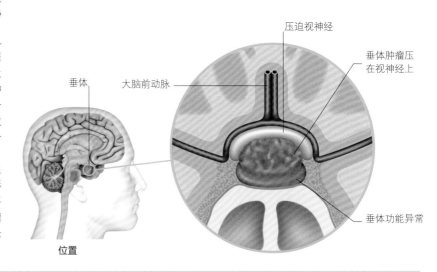

位置

（标注：压迫视神经；垂体；大脑前动脉；垂体肿瘤压在视神经上；垂体功能异常）

甲状腺功能减退症

甲状腺激素的产生减少或甲状腺功能减退，都会导致新陈代谢减慢，而新陈代谢则是体内保持机体功能的持续的化学反应。

　　甲状腺功能减退症多见于成人，由自身免疫病引起，免疫系统对人体自身的甲状腺组织发动攻击，引起甲状腺炎。多见于女性，尤其是更年期后的女性。这种病变也可能由于发育异常或遗传代谢紊乱而发生于初生婴儿。由于身体机能减缓导致疲倦、体重增加、头发和皮肤干燥、体液潴留和精神迟缓等症状。血液检查显示甲状腺分泌甲状腺素（thyroxine, T4）处于低水平，由垂体产生的促甲状腺激素（TSH）因试图增强甲状腺的功能而处于高水平。患者可能将终身服用甲状腺素。

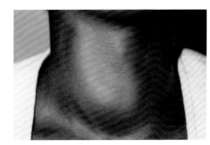

甲状腺肿
这种肿大是由于甲状腺增生（甲状腺肿）导致的，处于颈前部。该病变可能是由于如甲状腺功能低下等疾病引起的。

甲状腺癌

甲状腺癌或甲状腺肉瘤非常罕见，其生长缓慢且治疗后具有良好的生存率。

　　甲状腺癌有几种类型，每一种都来源于不同的细胞类型，如乳头状癌、滤泡癌和髓样癌，最常见的是乳头状癌。既往患有甲状腺疾病，头部或颈部接受过放射治疗，或缺碘饮食等因素都更可能患癌。髓样癌通常由于遗传因素。甲状腺癌生长较缓慢，会引起颈前肿块、腺体肿大或声音嘶哑。超声和组织活检可用于确认肿瘤的存在，而MRI、CT和放射性同位素扫描则可用于评估肿瘤的扩散情况。治疗包括外科手术、放射性碘治疗和放疗等方法去除或损坏受影响的甲状腺组织。在某些情况下，需要将整个甲状腺切除，随后通常需要服用甲状腺素以补充体内该激素的不足。

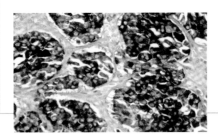

甲状腺癌
任何类型的甲状腺细胞都可发生癌变。髓样癌（左）和其他类型癌变相比，在早期阶段就会发生扩散。

甲状腺功能亢进症

也称为甲状腺毒症，通常是由于甲状腺激素分泌过剩，导致机体代谢加快所致。

　　有多种原因可能导致甲状腺激素过度分泌。最常见的是Graves病（毒素弥漫性甲状腺肿）——一种自身免疫性疾病，即免疫系统攻击甲状腺并刺激它产生过多的激素，其他原因有良性的甲状腺肿瘤——甲状腺结节和药物的副作用如锂剂等。症状发展较为缓慢，反映出机体代谢过度活跃，有烦躁不安、焦虑、易激惹、心悸、体重减轻、腹泻和呼吸困难等。Graves病患者可能有眼球突出和眼胀等症状。并发症包括心脏疾病和骨质疏松症等。血液测试会有高水平的甲状腺素和低水平的垂体分泌的促甲状腺激素，因为垂体试图使甲状腺素的分泌减缓。治疗原则为减少循环系统中的甲状腺素水平。患者可服用1~2年如甲亢平等药物，直到病情稳定。也可以用放射性碘破坏甲状腺内过于活跃的组织，或手术清除过多的甲状腺组织。

Graves病

Graves病是一种自身免疫反应，会使眼球后的肌肉和结缔组织发生炎症并有异常物质沉积，影响眼球的形状和功能。

正常

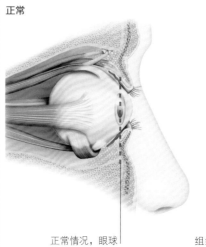

正常情况，眼球位于眼窝内

异常

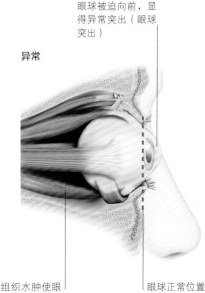

眼球被迫向前，显得异常突出（眼球突出）

组织水肿使眼球向前突出

眼球正常位置

生长发育障碍

生长发育涉及体内的多个系统，所以生长发育障碍不单只影响身材，还会对器官发育、创伤和疾病后恢复，甚至是皮肤、头发和指甲都有影响。由垂体产生的生长激素在生长发育中发挥了重要作用。生长激素分泌过多或不足的儿童，可能会影响到他们的身高。对于成人，过量的生长激素是肢端肥大症的病因，而水平过低则可能会导致肌肉无力、精神不振和情绪低落。

肢端肥大症

垂体分泌过多的生长激素会导致肢端肥大症，如面部、手、脚和软组织的异常肿大。

肢端肥大症通常是由于垂体肿瘤使生长激素分泌过量导致的。生长激素使体内的骨骼和软组织发生明显变化。若在儿童时期生长激素分泌过多，可能会导致巨人症或过度生长。尽管在青春期后骨骼停止生长，但成人时期生长激素过剩仍然可以引起骨骼增大。这个过程非常缓慢，但最终的变化很明显，特别是手、脚、下颌和眼窝的骨骼增长。软组织改变包括嘴唇增厚和舌变大，皮肤呈皮革样，油脂增多，颜色灰暗且有痤疮。内脏器官如肝、心和甲状腺也会增大，造成如心脏衰竭等病变。过量的生长激素也可以诱发糖尿病、其他代谢紊乱疾病、高血压和神经及肌肉的损伤。

血液检查可显示有激素和钙离子水平异常，X射线、MRI或CT扫描可提示有骨的变化。肿瘤患者可能通过手术或放疗去除或缩小垂体。还有一些情况，可以用药物降低生长激素的水平。

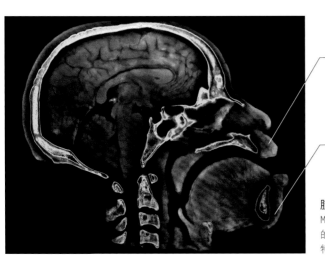

增厚的嘴唇

明显增大的下颌

肢端肥大症的影响
MRI 扫描显示了增大的下颌和粗糙的面部特征。

儿童生长障碍

基因、内分泌功能、营养、一般健康状况以及家庭成长形式都可以影响儿童的生长。

一个孩子的正常成长非常复杂，而且受各自身体和心理健康各个方面的影响。生长发育异常可主要分为两种类型。异常增长模式可造成身材矮小和/或身体比例失调，这可能是由于代谢紊乱或遗传出现异常，如软骨发育不全和染色体异常等，而后者是侏儒症中最常见的原因之一（见417页）。还有一些疾病是由于激素水平的过高或过低引起的，特别是由垂体产生的生长激素。过量的生长激素会导致巨人症或骨骼的极端生长，而生长激素的缺乏可能会导致孩子的生长过慢。

缺乏甲状腺素也会延缓生长和发育。相比之下，生长较慢（与其他同龄孩子相比）但比例正常可能是由于营养不良或慢性疾病造成的。治疗生长障碍需要找到并纠正其根本原因。

阿狄森氏病

肾上腺皮质的外层被破坏使激素的生产受损，将会导致阿狄森氏病。

肾上腺皮质产生的激素能够帮助调节新陈代谢，控制血压、水和盐在体内的平衡。可能是由于免疫系统对自身组织的免疫反应使肾上腺分泌的皮质类固醇激素水平不足，而较少见的原因是感染、药物或突然停止的皮质类固醇治疗等。症状包括疲倦、肌无力、恶心、皮肤颜色异常、体重减轻和抑郁症。此外，一场突如其来的疾病，如外伤或其他应激可能会导致阿狄森危象，若肾上腺皮质不能产生足够的激素，将导致循环衰竭，需要紧急治疗。长期的治疗包括皮质类固醇激素的替代疗法等。

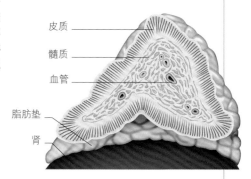

皮质

髓质

血管

脂肪垫

肾

肾上腺的解剖
肾上腺位于肾脏的上方。髓质（中心）分泌肾上腺素和去甲肾上腺素，皮质会产生多种激素。

库欣综合征

如果肾上腺皮质产生过多的皮质醇（糖皮质激素的一种类型），可能会发展为库欣综合征。

库欣综合征发生原因有很多，最常见的是库欣病，也就是垂体刺激肾上腺分泌过多的皮质类固醇。库欣综合征的症状包括肥胖、脂肪沉积（尤其是在面部和肩上）、体毛过盛、高血压和糖尿病等。其他症状包括皮肤和毛发稀薄、无力和骨质疏松易导致骨折等。也可能会发生反复的感染和性激素紊乱，导致男性勃起功能障碍和女性月经不规律。医生必须明确产生综合征的病因并由此进行治疗。库欣病可以通过外科手术、放疗和药物治疗联合应用减少垂体对肾上腺的刺激，从而使肾上腺皮质的活度下降。

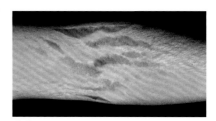

紫纹
高糖皮质激素水平的明显标志之一就是真皮层的拉伸和撕裂造成的紫纹，尤其是在那些富含有脂肪的部位，如躯干和上肢。

钙代谢紊乱

甲状旁腺过度活跃或不够活跃，都可能会导致人体中钙的含量受到影响，从而导致钙离子的紊乱。

骨骼和组织的生长，肌肉和神经发挥功能，都需要有钙离子的存在。钙离子的浓度受甲状旁腺激素（parathyroid hormone, PTH）的调节。当甲状旁腺功能低下时，甲状旁腺激素水平降低会导致低钙血症，而低钙血症又会导致肌肉痉挛和神经元出现问题。甲状旁腺功能亢进往往由于腺体内存在肿瘤使PTH产生过量，从而导致钙从骨骼流失进入血液。这使得骨密度变小而易骨折，钙沉积在肾和其他组织中。甲状旁腺功能低下通常可用维生素D和钙补充剂进行治疗，也可能需要手术切除肿瘤。

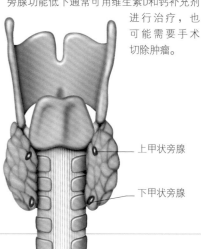

甲状旁腺
4个腺体位于颈部甲状腺背面的正下方。如果血钙水平低，甲状旁腺会分泌PTH，促进骨骼钙的流出并增强从食物中吸收钙的能力。

上甲状旁腺

下甲状旁腺

词汇表

-ase
表示一种酶的后缀。例如，蔗糖酶是一种能够分解蔗糖的酶。

ATP
三磷酸腺苷的缩写，是所有活细胞使用的储能分子。

CNS
中枢神经系统的缩写。

CSF
脑脊液的缩写。

CT
计算机断层扫描的缩写，先进的X射线技术穿透病人身体产生"切片"形式的图像。

DNA
脱氧核糖核酸的缩写，由含有4个碱基的核苷酸形成的长链分子。DNA在活细胞中以染色体的形式出现，碱基"拼写"的顺序即动物的遗传指令。见"基因"。

MRI扫描（MRI scan）
核磁共振成像扫描的缩写，是一种医学成像技术，其基础是在对人体施加磁场时会吸收能量，之后会将吸收的能量释放出来；能够产生身体软组织非常细微的图像。

RNA
核糖核酸的缩写，是与DNA相似的长链分子，但通常是一条链，而不是双链。RNA有许多重要的作用，如在蛋白质合成中作为DNA编码的副本。

癌症（cancer）
不受控制的细胞生长，能够传播到身体其他部位并形成聚落。在显微镜下，癌细胞通常看起来不同于非癌性细胞。在许多不同的组织中都可能出现癌症。

氨基酸（amino acid）
蛋白质由多达20种不同类型的含氮小分子——氨基酸组成，氨基酸在体内也发挥着多种作用。见"肽"。

白细胞（leukocyte）
白细胞有几种不同的类型，以不同的方式保护身体免受疾病的影响，是免疫反应的一部分。白细胞存在于淋巴结和其他组织以及血液内。

背（dorsal）
相对的背侧或身体的背面，或脑的上方；也表示手的背侧或脚的上表面。

壁（parietal）
在解剖学上有各种应用。顶骨形成了颅骨的侧壁，大脑顶叶位于顶骨的下方。和体壁相连的腹膜或胸膜描述为壁腹膜或壁胸膜。

边缘系统（limbic system）
在脑底部相互连接的几个区域，与记忆、行为、情感相关。

表皮（epidermis）
最外层的皮肤，由满是死细胞和坚韧的角蛋白组成的表面。

表浅的（superficial）
接近表面的，肤浅的，距离表面更近的。（与"深"相反。）

病毒（virus）
寄生于活细胞内的一个微小颗粒，往往只由一根DNA或RNA和周围包绕的蛋白质构成。病毒比细胞小得多，并通过"劫持"细胞，产生许多自己的子代。而病毒自身则无法复制自己的子代。很多病毒都是危险的病原体。

病理（pathology）
研究疾病的一门学科；疾病的一种物理表现。

病原体（pathogen）
任何导致疾病的生物，包括细菌和病毒。

哺乳期（lactation）
乳腺分泌乳汁的时期。

不分离（nondisjunction）
染色体在细胞分裂过程中，染色体分离失败导致产生的子细胞中有太多或太少的染色体。

肠系膜（mesentery）
肠系膜由腹膜（膜膜是腹腔和内脏器官之间的膜组织）折返形成，将肠道和腹腔的背面相互连接。

传出（efferent）
在血液循环系统中，指将血液带离器官的血管；在神经系统中指将冲动传导到外周神经系统的神经。亦见"传入"。

传入（afferent）
在血液循环系统中，指将血液带到器官的血管；在神经系统中指将冲动传导到中枢神经系统的神经。亦见"传出"。

垂体（pituitary gland）
又称脑垂体，是位于脑基部的一个豌豆大小的复杂结构，有时被称为人体的"主腺"。垂体产生各种激素，直接影响身体并控制其他腺体激素的分泌。

雌激素（oestrogens）
主要由卵巢产生，并调节女性的性发育和生理。人工雌激素用于口服避孕药中和激素替代疗法。

丛（plexus）
网状结构，通常指神经或血管。

催产素（oxytocin）
在分娩过程中、哺乳期，以及在性反应时由脑垂体分泌的一种扩张宫颈并使子宫收缩的激素。

催乳素（prolactin）
由脑垂体产生的一种激素，有刺激乳房产生乳汁的作用。

大分子（macromolecule）
分子量大的化合物，尤指由小分子像是搭"积木"样相互连接形成的分子链。如蛋白质、DNA、淀粉都是大分子。

代谢（metabolism）
在体内发生的化学反应。代谢率是这些反应整体的发生率。

单核细胞（monocyte）
一种在免疫系统中有各种作用的白细胞，包括产生巨噬细胞。

胆固醇（cholesterol）
一种天然的化学物质，是人体细胞膜的重要组成部分，是类固醇激素产生过程中的中间分子。胆固醇也是使动脉狭窄的动脉粥样硬化斑块的成分。

胆囊（gallbladder）
胆囊是一个空腔脏器，由肝脏分泌的胆汁在胆囊内存储并浓缩后，被转移到肠。

胆汁（bile）
由肝脏产生的黄绿色液体，储存在胆囊，并通过胆管排出，进入肠道。胆汁包含了分泌出的物质和胆汁酸，有助于脂肪的消化。

蛋白质（proteins）
由小的单位（氨基酸）相互链接成长链，经折叠后形成的大分子。在体内有成千上万不同种类的蛋白质。几乎所有的酶都是蛋白质，也有质地较韧的角质蛋白和胶原。另见"肽"。

导管（catheter）
插入体内的管，例如，导尿管可插入尿道将尿液从膀胱引流出来。

道（meatus）
通道或管道。例如外耳道、耳道。

骶（sacral）
和骶骨相关或就在骶骨区域，骶椎融合形成的骨性结构，在脊椎的下端参与骨盆的形成。

递质（transmitter）
见"神经递质"。

淀粉（starch）
一种由葡萄糖分子连接在一起形成的长而且有支链的植物碳水化合物。

动脉（artery）
将血液从心脏带到全身各组织和器官的血管。动脉有比静脉更厚的血管壁和肌层。

动作电位（action potential）
沿神经细胞（神经元）轴突传导的神经电冲动。

窦（sinus）
指腔，主要有：
（1）鼻窦为面部骨性结构内充满气体的空腔，与鼻腔相连。
（2）血管部分扩展形成血窦，如颈动脉窦和冠状静脉窦。

端脑（cerebrum）
脑内最大的一部分，最"高级"心理活动的所在地；是胚胎发育中前脑的一部分。端脑分为两部分，称为大脑半球。

多巴胺（dopamine）
是一种主要由胞体位于脑组织深部的神经元分泌的神经递质。产生多巴胺的部位与动机、情绪、运动控制等功能相关。

额（frontal）
与前额区相关或在前额；额骨，颅骨上前额部分；额叶，每个大脑半球最靠前的脑叶，位于额头后方。

腭（palate）
口腔的顶，包括位于前方的硬腭和位于后方的软腭。

耳蜗（cochlea）
内耳复杂的螺旋结构，能够将声音以液体的振动整合成电脉冲信号传送到大脑内。

反射（reflex）
神经系统受到特定刺激后产生的非自主的反应，例如膝跳反应。还有一些反射，称为条件反射，是可通过后天的学习修改的。

放疗（radiotherapy）
利用电离辐射的癌症治疗方法，通过直接对癌症本身进行辐射，或将有放射性的物质注入到体内局部治疗癌症。

肺泡（alveolus, pl. alveoli）
小腔；具体而言，是肺内数以百万计微小的空气囊，发生气体血液交换的部位。

分子（molecule）
能够存在的最小单位的化合物，由两个或两个以上的原子通过化学键连接在一起。水分子是一个简单的例子，由两个氢原子和一个氧原子构成。见"大分子"。

缝（suture）
（1）用于伤口修复的缝合。
（2）两块骨之间形成的刚性的关节，如在组成颅骨的骨之间形成的骨缝。

跗（tarsal）
（1）与脚踝相关。
（2）足部踝骨中的一块骨，位于胫骨、腓骨之间。

副交感神经系统（parasympathetic nervous system）
见"自主神经系统"。

腹肌（belly）
骨骼肌最宽的一部分，腹肌收缩时会隆起。

腹膜（peritoneum）
薄的、润滑的片状组织，包住并保护大部分腹部内的脏器。

感觉（sensory）
与传递来自于人体感觉器官的信息相关。

干细胞（stem cell）
体内一种可以分化产生出更多细胞的细胞。分化出的细胞既可以是干细胞也可以是一系列特化的细胞。高度特化的细胞与干细胞相比在体内有着特定的作用，但可能已经完全失去了分裂能力，如神经细胞。

睾酮（testosterone）
一种主要在睾丸产生的类固醇激素，能够促进男性性征和行为特征的发展并具有维持这些特征的作用。

睾丸（testis, pl. testes）
男性的一对能够产生雄性生殖细胞（精子）的器官。睾丸还可以分泌性激素——睾酮。

膈肌（diaphragm）
将胸腔和腹腔分离时的片状肌肉。当膈肌放松时，膈肌向上呈圆顶状；收缩时膈肌变得扁平，胸腔容积增大，容易把空气吸到肺内。膈肌是呼吸运动中最重要的肌肉。

肱（brachial）
与臂相关。

骨骼肌（skeletal muscle）
肌肉的一种类型，也称随意肌或横纹肌，通常受自主意识的控制。在显微镜下可见条纹。多数但并不是全部骨骼肌都会附着到骨骼上，在身体运动中起重要作用。见"平滑肌"。

骨盆（pelvic girdle）
髋骨与骶骨相连形成骨盆，将腿骨和脊柱连接起来。

固有（intrinsic）
位于或源于某一特定器官或身体的一部分。

关节（joint）
两个或两个以上的骨之间的连接，可以产生相对运动也可以没有。见"缝""骨的联合""滑膜关节"。

关节（articulation）
特别是指（但不是必需的）可以移动的关节；同时也指在关节内构成关节的两骨的关节面所在的位置；通常说某骨与另外的骨相关联而构成的某个关节。

冠状面（coronal section）
真实的或想象中的对身体的划分；冠状面垂直于矢状面。

过敏（allergy）
针对非威胁性的外来物质，如植物花粉非必需的免疫反应，有时可能较为危险。

合子（zygote）
受精时，两个配子结合形成的一个整体。

核（nucleus, pl. nuclei）
（1）细胞核是细胞内包含的染色体在内的结构。
（2）神经核团是中枢神经系统内的各种不同神经细胞的聚集。
（3）原子核是原子的中心部分。

核糖体（ribosomes）
细胞内参与蛋白质合成的颗粒。

黑色素（melanin）
一种深褐色的天然色素分子，在晒成深棕色或深色的皮肤内含量大，以保护深层组织免受紫外线的辐射。

横纹肌（striated muscle）
在显微镜下呈现出条纹外观的肌肉组织。横纹肌包括骨骼肌和心肌。见"平滑肌"。

红细胞（erythrocyte）
红色血细胞。

喉（larynx）
是位于气管顶部的一个复杂的结构。喉包含声带，其结构使喉具有在必要的时候能够封住气管的功能，以及呼吸过程中声带的边缘会发生振动以产生声音。

后（posterior）
在站立位时，指朝向身体的背部。见"前"。

呼吸（respiration）
（1）肺部的呼吸。
（2）也被称为细胞呼吸，通常是在有氧存在的情况下，细胞内分解燃料分子以提供细胞所需能量的生化过程。

滑膜关节（synovial joint）
有润滑液在内、可以活动的关节，如膝关节、肘关节和肩关节。在滑膜关节内，骨的末端部分覆盖有光滑的软骨和称为滑膜液的起到润滑作用的液体。

坏死（necrosis）
器官或组织的一部分发生了死亡。

回肠（ileum）
小肠的最后一部分，终结在与大肠（结肠）的交界处。

会厌（epiglottis）
在喉部的一片有弹性的软骨，在吞咽时能够盖住气管防止食物进入。

活组织检查（biopsy）
从活体取下一块样本用于对感染、癌细胞生长等情况进行检测；同时活组织检查也是采样的过程。

肌腱（tendon）
一个将肌肉末端与骨或其他结构相连接的坚韧的纤维条索。见"腱膜"。

肌群（compartment）
肌群是指一组解剖位置相近和功能类似的肌肉，例如前臂屈肌群。

肌肉的头（head of a muscle）
一块肌肉可以有几个相近的不同的起点或止点，这些可称为"头"，如肱二头肌的长、短头。

基底节（basal ganglia）
大脑深处的成组的神经细胞，由尾状核、壳核、苍白球、底丘脑核组成。功能包括控制运动。

基因（gene）
基因是指一个完整长度的DNA分子，包含一个特定的基因组。许多基因是用于制造特定蛋白质分子的蓝图，还有一些基因的作用在于控制这些基因。体内数千个不同的基因共同提供的信息能够使一个受精卵发育为成人，以及使机体进行所有有必要的活动。人体内几乎每一个细胞都含有一套相同的基因，但在不同的细胞内会"打开"不同的基因。

基因型（genotype）
由一个特殊个体的基因组成。例如，同卵双胞胎具有相同的基因型，因为他们拥有相同的基因。

基因组（genome）
在人类或其他生物物种体内的一套完整的基因。人类基因组包含了大约20000~25000种不同的基因。

基质（matrix）
细胞外液中的物质，使结缔组织中的细胞能够嵌入其中。基质可以是坚硬的，如在骨内；也可以是坚韧的，如在软骨内；也可以是液体，如在血液中。

激素（hormone）
体内产生的能够影响其他器官或系统的化学信使。也有局限性的激素仅影响邻近的细胞和组织。从化学成分来说，大多数激素不是

类固醇、多肽，就是氨基酸相关的小分子。见"神经激素""神经递质"。

脊髓（spinal cord）
脊髓是中枢神经系统的一部分，起自大脑底部，向下延伸贯穿具有保护作用的脊柱。大多数体内分布的神经都起源于脊髓。

甲状旁腺（parathyroid glands）
甲状腺上的4个小腺体，通常嵌在甲状腺内，但相互之间是分开的。甲状旁腺生产甲状旁腺激素，调节钙在体内的代谢。

甲状腺（thyroid gland）
位于喉前、靠近咽（声门）的内分泌腺体。甲状腺产生的激素如甲状腺素参与控制新陈代谢，调节机体的代谢率。降钙素也是由甲状腺分泌的激素，有调节体内钙的作用。

间质（interstitial）
处于各种细胞或组织之间的物质，如细胞周围的组织间液。

腱膜（aponeurosis）
片状的扁平的肌腱。

浆膜（serous membrane）
体内的一种膜结构，能够分泌润滑液并包绕住各种内脏器官和体腔。心包、胸膜和腹膜都是浆膜。

降钙素（calcitonin）
见"甲状腺"。

降肌（depressor）
用于描述部分肌肉下拉作用的术语，例如降口角肌（下降嘴角）。见"提肌"。

交感神经系统
（sympathetic nervous system）
见"植物神经系统"。

胶原蛋白（collagen）
一种坚韧纤维性的结构蛋白，在体内广泛分布（特别是在骨、软骨、血管壁和皮肤上）。

角蛋白（keratin）
一种质地较韧的蛋白质，能够形成毛发和指甲，使皮肤具有一定硬度等。

角膜（cornea）
眼球前质地较韧、透明的保护层；并有助于将光线聚焦在视网膜上。

拮抗（antagonist）
（1）与另一个肌肉具有相反动作的肌肉。
（2）通过与其受体结合，来干扰激素、神经递质等作用的药物。

结肠（colon）
大肠的主要部分；包括升结肠、横结肠和降结肠。

结缔组织（connective tissue）
在无细胞基质内包含大量细胞的组织；包括软骨、骨、肌腱、韧带和血液。

筋膜（fascia, pl. fasciae）
肌肉、血管和器官之间或围绕着它们的纤维组织。

近端（proximal）
相对靠近身体的中心或是起点。见"远端"。

精液（semen）
当男性射精时通过阴茎释放出的液体，精液里含有精子与营养物质和盐的混合物。

精子（sperm）
雄性生殖细胞（配子），有一根长"尾巴"（鞭毛）帮助精子游向女性体内并与卵细胞受精。

静脉（vein）
将体内组织和器官的血液带回到心脏的血管。

巨噬细胞（macrophage）
一类体积大的白细胞，能够吞噬并处理细胞碎片和细菌等。

抗凝（anticoagulant）
防止血液凝固的物质。

抗生素（antibiotic）
各种天然的或合成的能够破坏或防止微生物（如细菌、酵母和真菌）的生长的化合物。

抗体（antibody）
白血细胞产生的防卫蛋白，识别并附着"外源"化学成分（抗原），如入侵的细菌或病毒的表面。机体能够产生不同的抗体，针对不同的敌人和数千种毒素。

抗原（antigen）
刺激免疫系统产生抗体的颗粒或化学物质。

髁（condyle）
骨上指关节样突出的圆形骨性结构，并形成关节的一部分。

克隆（clone）
一个或一套完全相同的副本。根据具体内容，克隆可以是：DNA分子的复制；一组给定的细胞完全相同的后代；或是用来自另一个成年动物个体的遗传物质进行人工培育的动物。

孔（foramen）
开放的洞，或起到连接作用的通道。

扩散（diffusion）
气体或液体中的分子从高浓度到低浓度的净运动。

扩张（dilated）
打开或拉宽。

括约肌（sphincter）
体内的一种环状肌肉，形成一个中空的或管状的结构，收缩时可以起到关闭的作用（如幽门括约肌和肛门括约肌）。

类固醇（steroids）
具有一个由4个碳环组成的基本分子结构的物质。可以是天然存在的也可以是合成的，属于脂质。许多人体内的激素都是类固醇、包括雌激素、孕激素、睾酮和皮质醇。

离子（ion）
带电的原子或分子。

连合（commissure）
两个结构之间的联系，特别是指大脑和脊髓的一些神经元穿过身体中线形成的结构。

联合（symphysis）
两块骨之间的关节软骨，含纤维软骨在内。

淋巴结（lymph node）
一个小的淋巴器官；淋巴结能够过滤并处理掉细菌和细胞碎片。

淋巴细胞（lymphocyte）
一种能够产生抗体的特化的白细胞，包括自然杀伤细胞、T细胞和B细胞。

淋巴组织（lymphoid tissue）
淋巴系统具有免疫功能的组织，包括淋巴结、胸腺和脾。

磷脂（phospholipid）
一种与磷酸（磷与氧的化合物）基团末端结合的脂质分子。磷酸基团具有亲水性，而其余部分则没有。这种特性使磷脂形成理想的、以背靠背形式存在的双分子层的细胞膜。

颅骨（cranium）
与下颌骨（下巴）一起构成头颅。

颅神经（cranial nerves）
直接来自大脑而不是来自脊髓的12对神经。颅神经主要分布于头部和颈部。

卵巢（ovary）
女性体内具有两个卵巢并都能够产生并释放卵子（卵细胞）。同时卵巢还能分泌性激素。

卵细胞（ovum, pl. ova）
未受精的卵子细胞。

脉管系统（vascular system）
向全身供血的动脉、静脉和毛细血管网络。

盲肠（caecum）
大肠的一部分。

毛囊（follicle）
小的腔或囊样结构，如毛发从毛囊中生长出来。

毛细血管（capillaries）
最小的血管，细胞壁只有一层细胞厚，小动脉的血流入毛细血管后，流入小静脉。毛细血管形成的网络用于组织与血液之间营养物质、气体和废弃产物的交换。

酶（enzyme）
一大类能够催化体内特定的化学反应的不同的分子（主要是蛋白）。

门静脉（portal vein）
将血液从肠道带到肝脏的大静脉，也称为肝门静脉。

免疫反应（immune response）
机体针对入侵的细菌、病毒、毒素的防御反应。整体应答有炎症反应，也有针对特定入侵者的特异性应答，产生特异的抗体能够识别并破坏入侵者或使之失去能力。

免疫力（immunity）
受病原体（导致疾病的机体）攻击时机体的抵抗力；当机体免疫系统准备对抗特定的病原体时，出现了特异性免疫。

免疫系统（immune system）
参与机体抵抗疾病过程的分子、细胞和器官。

免疫治疗（immunotherapy）
各种涉及刺激或抑制免疫系统活动的治疗。

膜（membrane）
（1）覆盖一个器官，或将体内一部分与另一部分分离的薄片组织。
（2）围绕在细胞外的成分（细胞内也有类似的结构）。细胞膜是由双层磷脂分子与其他的（如镶嵌在其内的）蛋白质共同组成的。

囊（cyst）
体内充满液体的腔。

脑干（brainstem）
大脑最下面的一部分，向下将脑组织的其余部分与脊髓相连。脑干从上到下由中脑、桥脑和延髓组成。

脑沟（sulcus, pl. sulci）
大脑外表面向内折叠形成的凹槽。见"脑回"。

脑回（gyrus, pl. gyri）
大脑外表面的皮质形成的褶皱。见"脑沟"。

脑脊液（cerebrospinal fluid）
填充在脑室、脑和脊髓周围的透明液体，帮助提供一个相对恒定的环境，并且具有减震的作用。

脑膜（meninges）
包围在大脑和脊髓表面的膜组织。脑膜炎是脑膜发生的炎症，通常起因于感染。

内部（internal）
解剖学：身体的内部，距离表面远。见"外部"。

内侧（medial）
靠向身体中线。见"外侧"。

内耳（inner ear）
内耳位于耳朵的最深处，并充满了液体，耳蜗内有平衡觉器官（半规管）和听觉器官。见"中耳"。

内啡肽（endorphins）
是大脑中的一种神经递质，有减轻痛觉的作用。

内分泌系统（endocrine system）
该系统包括产生激素的腺体。

内皮细胞（endothelium）
血管内形成内皮的细胞层。

内收（adduction）
指肢体做靠近身体中线的动作。内收肌，是指能做内收这个动作的肌肉。亦见"外展"。

黏膜（mucosa, pl. mucosae）
分泌黏液的膜结构。

黏液（mucus）
由膜产生的黏稠的液体，对身体具有保护、润滑的作用等。

尿道（urethra）
将尿液从膀胱输送到体外的管道，在男性射精时也有射出精液的作用。

尿素（urea）
含氮的小分子，在体内易于与其他含氮的代谢废物分离。随尿排出。

颞（temporal）
即头两侧的区域。颞骨是由两块骨构成的，头部两侧各一块，组成颅骨的大部分。大脑颞叶大致位于颞骨下方。

排卵（ovulation）
在月经周期中，一个卵细胞（卵子）从卵巢释放的那个时间点即为排卵，之后卵细胞开始向着子宫前进。

胚（embryo）
在子宫内，还未出生的个体发展的最早阶段，从受精开始到妊娠的第8周（之后被称为胎儿）。

配子（gamete）
精子或卵细胞。配子仅含有一套遗传物质（23条染色体），而正常体细胞有两套（46条染色体）。在受精过程中当精子与卵子结合时，细胞内又重新恢复含有两套遗传物质的状态。见"合子"。

盆腔（pelvis）
（1）骨盆围成的空间，或身体包含骨盆在内的部分。
（2）肾盂是肾集合尿液的腔，之后排尿进入输尿管。

皮层（cortex）
拉丁语中是树皮的意思，指某些器官的外部结构，特别是：
（1）大脑或小脑的皮质：这些脑组织的表层

细胞（"灰质"）。

（2）肾上腺皮质: 肾上腺的外层结构。

皮脂（sebum）
皮肤的皮脂腺分泌的有润滑性的油性物质。

皮质类固醇（corticosteroid）
由肾上腺皮质（见"肾上腺"）产生的几种激素。如肾上腺皮质酮（可的松）和皮质醇（氢化可的松），这些激素对人体的代谢有许多作用，还能抑制炎症反应。盐调节激素醛固酮也是一种激素。

脾（spleen）
在腹部由淋巴组织构成的结构。脾还有其他的作用，如储血。

胼胝体（corpus callosum）
连接大脑两个半球的一大束神经纤维（联合）。

贫血（anaemia）
血液中血红蛋白的极度减少。许多原因可导致贫血，如没被发现的出血和维生素缺乏。

平滑肌（smooth muscle）
在显微镜下观察，是与横纹肌相反、没有条纹的肌肉组织。平滑肌存在于体内的器官和结构的壁上，如血管壁、肠壁和膀胱壁。平滑肌的运动不受意识的控制，而由自主神经系统控制。

葡萄糖（glucose）
单糖，是人体细胞的主要能量来源。

脐带（umbilical cord）
连接子宫内发育中的胎儿和母亲胎盘的纽带。在胎盘与胎儿之间，胎儿的血液进入脐带内的血管带走代谢废物，又通过脐带输送回营养和溶解在血液内的气体。

起点（origin）
肌肉附着的位置，该结构在肌肉收缩时通常是保持静止的。见"止点"。

气管（trachea）
衔接喉与支气管的管道。软骨环通过防止气管倒塌起到加强气管的作用。

前（anterior）
站立姿势时，身体的前面。见"后"。

前列腺（prostate gland）
位于男性膀胱下方的一个腺体，能够分泌前列腺液，是构成精液的主要成分。

嵌合体（mosaicism）
在这种情况下，一个人拥有两种不同基因型的细胞; 通常是胚胎发育时，在一些细胞内发生基因突变而另一些细胞则没有。

腔（lumen）
如血管或腺管等管状结构内的空间。

青春期（puberty）
童年和成年之间性成熟的时期。

氢化可的松（hydrocortisone）
见"皮质类固醇"。

丘脑（thalamus）
脑内深处成对的结构，形成感觉和运动信号的中继站。

球蛋白（globulin）
血液内大致为球形的不同蛋白质的通用名称。

屈（flexion）
关节的弯曲运动。屈肌表明肌肉能够做"屈"这一动作，例如尺侧腕屈肌有屈腕的作用。见"伸"。

躯体感觉（somatosensory）
来源于皮肤和内脏的感觉，包括触摸、温度、疼痛等感觉，以及关节深部的感觉和本体感觉。

去甲肾上腺素（norepinephrine）
交感神经系统中重要的神经递质。

醛固酮（aldosterone）
见"皮质醇"。

缺血（ischaemia）
供给到身体各部分的血液减少。

染色体（chromosomes）
细胞核内包含以DNA作为遗传信息的微小的物质。人类有23对染色体，几乎体内每个细胞都有一套完整的染色体。每个染色体由一个结合了各种蛋白质的DNA单分子构成。

韧带（ligament）
能把两根骨连接在一起的坚韧的纤维带。许多韧带是灵活的，但不能被拉伸。韧带也用于描述连接或支持一些内脏的带状组织。

绒毛（villi, sing. villus）
在小肠内膜上，紧密排列的体积微小的指状突起，使内膜表面呈现柔软光滑的外观，并提供了非常大的表面积，这对于营养物质的吸收是必不可少的。

蠕动（peristalsis）
由管状肌纤维产生波浪状收缩，例如推动消化的食物通过肠道或尿液通过输尿管。

软骨（cartilage）
橡胶样或质地较韧的支持组织（俗称"脆骨"），以各种形式组成机体。

上（superior）
在站立位时，身体的上方。另见"下"。

上髁（epicondyle）
一些骨近关节处的小凸起，通常是肌肉的附着点。

上皮细胞（epithelium）
任何组织形式的器官或结构的表面。它可以由单一或几层细胞层组成。

伸展（extension）
能够增加两块骨之间的角度或将关节伸直的动作。伸展表明肌肉具有伸展的动作，例如指伸肌可以伸展手指。见"屈"。

神经（nerve）
像电线样的结构，在体内传输信息并控制指令。一根典型的神经是由许多相互独立的神经细胞（神经元）的轴突并行排列组成的，但是，这些轴突之间是绝缘的; 神经本身也有鞘纤维组织完整地包围起来以被保护。神经内可能含有一些控制肌肉或腺体运动的神经纤维（传出纤维），而另一些神经含有将感官信息反馈到大脑的神经纤维（传入神经纤维）;还有些神经包含两种类型的神经纤维。

神经递质（neurotransmitter）
神经细胞末梢的突触释放的不同类型的化学物质，它们的功能是将信号传递到另一个神经细胞或肌细胞上。某些神经递质的作用主要是刺激并激活其他细胞，还有一些递质则是抑制的作用。

神经激素（neurohormone）
一种由神经细胞释放的激素，而不是腺体释放的。

神经胶质细胞（glial cells）
在神经系统中不是神经元的细胞，但在神经系统中起到各种支持和保护作用。

神经节/腱鞘囊肿（ganglion）
（1）神经元胞体的聚集，特别是在中枢神经系统以外的。
（2）腱鞘肿胀。

神经内科（neurology）
神经系统疾病的一个专科医学分支。

神经元（neuron）
神经细胞。一个典型的神经元有一个圆形的细胞体，以及许多向外长出的分支状的树突，这些树突能够将传入神经元的电信号传导到胞体，还有一个单一的像电线样延展的长轴突，将发送传出信号。虽然每个神经元会有许多变化，但基本上是这种组成模式。

肾上腺（suprarenal gland）
每个肾脏上方各有一个的腺体。每个肾上腺都由外侧的肾上腺皮质和内侧的肾上腺髓质组成，肾上腺皮质可产生皮质类固醇激素，肾上腺髓质分泌肾上腺素。见"皮质类固醇"。

肾上腺素（epinephrine）
在应激的情况下肾上腺释放的激素。肾上腺素通过增加心率，将血流更多地分配给肌肉，使身体准备好"战斗或逃跑"。

肾小体（nephron）
肾的滤过单位，通过过滤血液产生原尿，以调节体液的量和成分。体内产生的垃圾，如尿素、尿酸，也经由肾排泄。每个肾内有超过一百万个肾单位。

渗透（osmosis）
当两种不同浓度的溶液以半透膜隔开时，低浓度溶液中的水会向高浓度溶液移动的现象。

生理学/ 生理（physiology）
对身体机能正常活动的研究，身体自己进行的机能活动。

十二指肠（duodenum）
小肠的第一部分，与胃相连。

食道（oesophagus）
咽和胃之间的消化道。

矢状面（sagittal section）
真实的或想象中对身体或身体的一部分进行分割，将身体划分为左、右两侧。

视神经（optic nerve）
将视网膜上的视觉信息从眼睛传输到大脑的神经。

视网膜（retina）
在眼睛内部对光线敏感的细胞层。视网膜细胞接收光的刺激后产生电信号，通过视神经传到大脑。

室（ventricle）
（1）心脏内两个较大的肌肉组织形成的腔。右心室的血液泵到肺部以获得氧气，而更有力的左心室肌将含氧血液泵到身体的其他部位。见"心房"。
（2）脑室4个腔中的一个，包含脑脊液。

嗜碱性粒细胞（basophil）
白细胞的一种类型。

嗜酸性粒细胞（eosinophil）
白细胞的一种类型。

嗜中性粒细胞（neutrophil）
白细胞中最常见的一种类型。中性粒细胞能够快速移动到发生损伤的部位并吞噬入侵的细菌等。

收缩（systole）
指每次心搏时心室收缩泵血的时相。

受精（fertilization）
未受精的卵细胞与精子的结合即为受精，是一个新生命诞生的第一步。见"合子"。

受体（receptor）
（1）任何负责收集信息的感觉器官或感觉器官的一部分。
（2）细胞内或细胞膜上的分子，受到外部刺激时有应答，如激素分子可以和受体结合。

舒张期（diastole）
心动周期中心脏舒张血液回流入心室的时相。

输卵管（Fallopian tube）
双输卵管附着到子宫，延伸到两侧卵巢；卵子沿着该管排出。

输尿管（ureter）
两根从肾脏输送尿液到膀胱的管道。

束/管（tract）
一个细长的结构或贯穿身体某一特定部分的连接。在中枢神经系统中，这个词用于描述连接不同身体部位的神经纤维束，而不是神经。

树突（dendrite）
神经细胞（神经元）分支状的结构，树突可以将传入电信号传导给该细胞。一个神经元通常有许多树突。

双侧（bilateral）
有关或影响身体或身体一部分的两侧。

随意肌（voluntary muscle）
见"骨骼肌"。

髓（marrow）
在解剖中，通常是骨髓的缩写，在骨髓腔内柔软的物质；在一些骨内骨髓组织主要是脂肪；在其他部位的骨内，骨髓是造血组织。

髓鞘（myelin）
在一些神经轴突周围形成的一层脂肪物质，称为轴突的髓鞘，具有使轴突绝缘并加速神经冲动的作用。

髓质（medulla）
（1）延髓的缩写，是脑组织向下延伸的部分并与脊髓相连。
（2）一些器官如（肾脏和肾上腺）的中央部分或核心。

胎（fetus）
子宫内的未出生的个体，从受精后8周它已经开始显示出可以辨认出的人类胚胎的外观。参见"胚"。

胎盘（placenta）
在妊娠期来源于子宫内壁的器官，使营养、氧气等物质在孕妇和胎儿的血液之间进行交换。见"脐带"。

肽（peptide）
两个或多个氨基酸连接在一起组成的分子即为肽，通常是很短的链。肽有许多类型，其中有一是非常重要的激素。蛋白质是多肽，也就是长链氨基酸。

碳水化合物（carbohydrates）
含有碳、氢、氧原子的自然产生的化学物质，如糖、淀粉、纤维素和糖原。

糖（sugar）
（1）常用的食品，也称为蔗糖。

（2）一些天然存在的类似于蔗糖的物质。它们是分子量相对小的碳水化合物，其他碳水化合物都是大分子物质，如淀粉。

糖尿病（diabetes）
由于胰岛素生产不足而引起血液中葡萄糖水平升高的疾病。

糖原（glycogen）
由葡萄糖分子连接形成的、长的、有分枝链的碳水化合物。机体将葡萄糖以糖原的形式储存在体内，主要是在肌肉和肝脏内；糖原也被称为动物淀粉。

套管（cannula）
能够插入体内各个部位引流液体、输入药物等。参见"导管"。

提肌（levator）
一些有向上提升作用的肌肉的总称，如肩胛提肌（使肩胛骨向上升）。参见降肌。

体（somatic）
（1）与身体相关或在身体上的，例如体细胞。
（2）与体壁相关。
（3）与部分参与自主运动并能感受外界信息的神经系统相关。

体壁（integument）
身体的外保护层。

听小骨（ossicles）
中耳内3个小骨能够将声波引起的振动从耳膜传递到内耳。

停经（menopause）
女性一生中排卵和月经周期永久停止的时刻。

突变（mutation）
突变是组成细胞的基因发生的任何变化，原因如在细胞分裂过程中发生了意外或错误。在性细胞（配子）中发生的突变可能会导致后代有不寻常的遗传特征，而在他们的父母中则不存在。

突触（synapse）
两个神经细胞（神经元）之间紧密的接触，允许信号从第一个神经元的末端传递到下一个神经元。突触可以通过电信号也可以通过化学信号（如一个神经元释放神经递质以刺激下一个神经元）传导冲动。突触也存在于神经和肌肉之间。

突起（process）
在解剖学中指骨、细胞等突出或延伸的部分。

褪黑激素（melatonin）
由大脑松果体分泌的一种激素，在人体睡眠觉醒周期中起作用（见"昼夜节律"）。

吞噬细胞（phagocyte）
任何能够吞噬并处理细菌等异物以及体内自身细胞碎片的细胞。

外部（external）
解剖学中指靠近外表面的。

外侧（lateral）
朝向身体两侧。见"内侧"。

外阴（vulva）
女性的外生殖器，由阴道的入口及其周围结构组成。

外展（abduction）
指肢体做远离身体中线的动作。外展肌，是指能做外展这个动作的肌肉。亦见"内收"。

外周（peripheral）
朝向身体的外侧或身体的四肢。外周神经系统是指除脑和脊髓外的全部的神经系统。见"中枢神经系统"。

维生素（vitamin）
人体必需但需要量较小的天然存在的很多物质，人体不能自己合成，必须从饮食中才能获得。

吻合（anastomosis）
在两个独立的血管（例如两个动脉、动脉和静脉）之间建立连接。

稳态（homeostasis）
维持体内环境的稳定，例如化学平衡或温度平衡。

窝（fossa）
浅的凹陷或腔。

五羟色胺（serotonin）
大脑中的一种神经递质，影响包括情绪在内的许多心理活动。五羟色胺也可以使肠道活跃。

系统（systemic）
有关或影响整个人体，而不只是其中的一部分。全身血液循环（systemic circulation），供应除了肺部外全身的血液。

细胞（cell）
一个非常微小的结构，由基因——内含可以进行化学反应的液体（细胞质）、细胞器和一个封闭的膜组织构成。又见"核"。

细胞器（organelle）
细胞内的任何一个更加微小的结构，通常由膜包绕，每一个细胞器都有其特殊的作用，如产生能量或分泌。

细胞外（extracellular）
指在细胞外面的；通常指结缔组织细胞间的液体或基质。

细菌（bacterium, pl. bacteria）
一大群单细胞生物体中的一员，其中有一些是危险的病原体。细菌的细胞远小于动物和植物细胞，且缺乏细胞核。

下（inferior）
站立位时，身体较低的部位（即更靠近脚）。见"上"。

下丘脑（hypothalamus）
在端脑底部，是一个较小但至关重要的部位，是自主神经系统的控制中心，调节如体温和食欲等过程。同时控制垂体激素的分泌。

纤毛（cilium, pl. cilia）
某些细胞表面大量鞭状或毛状的微小结构，以在肺部为例，肺内的纤毛有助于排除气道内的异物。

腺（gland）
是体内的一个结构，其主要作用就是分泌特定的化学物质或液体。外分泌腺，通过管道释放其分泌的物质到外部或内表面，如唾液腺；而内分泌腺，释放激素进入血液。见"内分泌系统"。

小动脉（arteriole）
非常小的动脉，分支成为毛细血管。

小静脉（venule）
将血液从毛细血管带走的非常小的静脉。

小脑（cerebellum）
脑内的解剖学分区，位于端脑后，负责协调身体复杂动作的细节，并管理平衡和姿势的保持。

小球（glomerulus）
一簇神经末梢或毛细血管，如包绕在杯状鲍曼氏囊内的毛细血管形成的微结——肾小球。

心电图（electrocardiography）
将电极与患者的皮肤相接触，记录心肌产生的电活动。

心房（atrium, pl. atria）
两个相对较小的心腔，接受来自静脉的血液，并把血液传递到相应的心室。

新皮质（neocortex）
除了与气味和海马形成相关的部位外，所有的大脑皮质都是新皮质。

性腺（gonad）
生产性细胞（配子）的器官，例如卵巢或睾丸。促性腺激素是一种主要作用于性腺的激素。

胸部（thorax）
胸部区域，包括肋骨、肺、心脏等。

胸膜（pleura, pl. pleurae）
位于胸腔内和肺外部的具有润滑作用的膜组织。

胸腺（thymus）
胸部一个淋巴组织组成的腺体。童年时体积最大且最为活跃，其有使T淋巴细胞成熟的作用。

雄激素（androgens）
类固醇激素会促进男性体型和行为特征的发育。男性分泌的雄激素多于女性。

休克（shock）
医学或循环休克：一种可能致命的无法满足机体需要的循环衰竭，如失血或其他原因都可引起休克。该术语也用于泛指创伤后的心理反应等。

旋后（supination）
前臂的桡骨绕尺骨向内旋转，转动手使手掌面向上或向前。与"旋前"相反。在肌肉命名中，旋后表示肌肉具有旋后这个动作，例如前臂旋后肌。

旋前（pronation）
前臂的桡骨围绕尺骨旋转，转动手使手掌朝下或向后。在肌肉的命名中，旋前表示肌肉有这个动作，例如旋前圆肌。另见"旋后"。

血管造影（angiography）
在医学影像中：任何可以获得活体的血管图像的技术。

血红蛋白（haemoglobin）
红细胞内红色的色素，使血液呈现红色并能携带氧气供给周围组织。

血浆（plasma）
血液除去有形细胞成分（红细胞、白细胞和血小板）的部分。

血脑屏障（blood-brain barrier）
血脑屏障的存在使血液中的有害物质不能进入脑部从而达到保护的作用。对于大分子物质的通透性，血脑屏障的毛细血管比身体其他部位的血管都差。

血尿（haematuria）
尿中出现血细胞。

血栓（thrombus）
血管中静止的血块，可能会影响血液循环。血栓形成的过程是指形成这样一个血块的过程。

血小板（platelets）
在血液中循环并参与血液凝固的细胞的特化片段。

咽（pharynx）
位于鼻、口、喉后方的肌肉管道，向下移行为食管。

炎症（inflammation）
身体组织损伤后立即发生的反应，受损区域会红、肿、热、痛，因为白细胞（见"白细胞"）会在受损区域聚集以攻击潜在的入侵者。

眼眶（orbit）
颅骨向内凹陷容纳眼睛的部位。

羊膜（amnion）
子宫内包围着发育中的胎儿的膜结构。羊膜内液体（羊水）有缓冲作用，有助于保护胎儿。

腰部（lumbar）
腰部是指背部下方和身体两侧，向上不超过最下面的肋骨，向下在髋骨之上的部位。腰椎是位于这一区域的椎骨。

胰岛（islets of Langerhans）
见"胰腺"。

胰岛素（insulin）
胰岛（见"胰腺"）分泌的一种激素，能够促进血液中葡萄糖的摄取，使葡萄糖转化为糖原以储存，见"糖尿病"。

胰高血糖素（glucagon）
胰岛（见"胰腺"）分泌的一种激素，能够增加血液中血糖的水平；它的作用与胰岛素相反。

胰腺（pancreas）
一个位于胃后面的体积较大的狭长腺体，在身体内起着双重作用。大部分胰腺组织会分泌消化酶进入十二指肠，但它也包含称为胰岛的细胞群，这些细胞能够产生重要的激素，如胰岛素和胰高血糖素。

乙酰胆碱（acetylcholine）
在体内主要的神经递质，在神经肌肉之间以及许多神经间传送信号。

易位（translocation）
（1）将体内的一部分组织转运到另外的部位。（2）一种染色体或其中一部分发生了突变，连接到另一条染色体或原来染色体上的不同部位。

阴唇（labia, sing. labium）
阴唇的两个褶皱形成女性的外阴部：外阴唇比内阴唇更柔软。

阴囊（scrotum）
松弛的皮囊，里面是男性的睾丸。

营养缺乏病（deficiency disease）
由于饮食中缺乏重要的组成部分而导致的疾病，如蛋白质或维生素的缺乏。

幽门（pyloric）
胃的最后一部分。幽门末端的肌壁增厚形成幽门括约肌。

止点（insertion）
肌肉附着的位置，尤其是肌肉收缩时，该点会发生移动。见"起点"。

远端（distal）
相对远离身体的中心，或是起始点。见"近端"。

月经周期（menstrual cycle）
在非怀孕的育龄女性子宫内每个月都会发生的周期型事件。子宫内膜生长增厚为可能的怀孕做好准备；卵细胞从卵巢释放出来（排卵）；如果卵细胞没有受精，子宫内膜会发生脱落并从阴道排出。这一过程称为月经。

孕酮（progesterone）
卵巢和胎盘产生的类固醇激素，在月经周期和妊娠的维持和调节中起到重要作用。

运动的（motor）
有关控制肌肉运动的形容词，如运动神经元、运动功能等。见"感觉"。

脏器（viscera）
器官的另一种说法。内脏的这一形容词适用于描述神经或血管，例如，供给这些器官的血管。

蔗糖（sucrose）
见"糖"。

枕部（occipital）
与头的后部相关。形成颅骨头后部的骨即枕骨。枕叶位于每个大脑半球的最后方，在枕骨的下方。

支气管（bronchus, pl. bronchi）
气管逐级分支引入肺内充满空气的管；左、右主支气管分别进入左右两肺，分支形成分叶支气管，并最终形成更小的细支气管。

脂肪组织（adipose tissue）
储存脂肪的组织。

脂质（lipid）
自然生物体内不同类型的脂肪或脂肪类物质，在水中相对不溶。

直肠（rectum）
大肠的短末端，将结肠与肛管相连。

直肌（rectus）
在肌肉命名中指直的肌肉。

植入（implantation）
早期胚胎与子宫内膜的接触。植入发生在受精后的第一个星期内，随后是胎盘的发育。

植物神经系统（autonomic nervous system）
神经系统的一部分，控制不自主运动，如人体的腺体和肠道肌肉的活动。分为交感神经系统，其中包括为"战斗或逃跑"做准备，以及副交感神经系统，刺激肠道的运动和分泌，在性交过程中使阴茎勃起，并使膀胱排空。

止点（insertion）
肌肉附着的位置，尤其是肌肉收缩时，该点会发生移动。见"起点"。

中耳（middle ear）
中耳的腔内充满气体，位于鼓膜内侧和内耳之间。见"听小骨"。

中间神经元（interneuron）
只与其他神经元连接的神经细胞，以区别于感觉或运动神经元。脑内大部分神经元都是中间神经元。

中脑（midbrain）
位于脑干的上部。

中枢神经系统（central nervous system）
脑和脊髓，不同于分布在身体其余部分的神经（外周神经系统）。

轴突（axon）
神经细胞（神经元）像电线样的延伸，电信号沿着轴突传导。

昼夜节律（circadian rhythm）
体内的日常节奏。由外部光线的强与弱来准确保持昼夜节律。

主动脉（aorta）
体内最大的动脉，接收心脏左心室泵出的血液。向下延伸到下腹部，分为两个髂总动脉。

椎骨（vertebra, pl. vertebrae）
形成脊柱或脊椎的体积较小且相互独立的骨。

子宫（uterus）
在怀孕期间胎儿在其中生长发育的地方。

子宫颈（cervix）
子宫狭长的"颈"，子宫颈开口与阴道上方相通；在分娩时子宫颈会扩张。

子宫内膜（endometrium）
子宫的内层膜组织。

自然杀伤细胞（natural killer cell, NK）
一类能够攻击并杀死肿瘤细胞和病毒感染细胞的淋巴细胞。

自身免疫（autoimmunity）
当免疫系统攻击人体自身组织时，往往会导致疾病。

组胺（histamine）
由受损或受到刺激的组织产生的一种能够刺激炎症反应（见"炎症"）的发生的物质。

组织（tissue）
体内有生命的任何物质，含有不同类型的细胞，通常会连同细胞外基质一起，执行一个特定的功能。如骨骼组织、肌肉组织、神经组织和结缔组织。

索引

致谢

Dorling Kindersley 在这本书的编写过程中要感谢以下人士的帮助：Hugh Schermuly和Maxine Pedliham（补充设计）；Steve Crozier（校色）；Nathan Joyce和Laura Palosuo（编辑助理）；Anushka Mody（补充设计协助）；Richard Beatty（编撰词汇表）；帝国理工学院的Declan O'Regan（MRI扫描）。

Medi-Mation致谢：高级3D人员：Rajeev Doshi，Arran Lewis；3D人员：Owen Simons，Gavin Whelan，Gunilla Elam。Antbits Ltd致谢：Paul Richardson，Martin Woodward，Paul Banville，Rachael Tremlett。Dotnamestudios致谢：Peter Minister和Adam Questell。

出版商感谢以下各位的慷慨，允许我们能够再版他们的图片：

(Key: a-above; b-below/bottom; c-centre; f-far; l-left; r-right; t-top)

Action Plus: 308c, 309cl, 309cr; Alamy Images:Dr. Wilfried Bahnmuller 412tr; Alexey Buhantsov 327cl; Kolvenbach 15bl; Gloria-Leigh Logan 394cl; Ross Marks Photography 404cl; Medical-on-Line 483cr; Dr. David E. Scott / Phototake 387c; Hercules Robinson 459b; Jan Tadeusz 325tr. Sonia Barbate: 400cl. BioMedical Engineering Online: 2006, 5:30 Sjoerd P Niehof, Frank JPM Huygen, Rick WP van der Weerd, Mirjam Westra and Freek J Zijlstra, Thermography imaging during static and controlled thermoregulation in complex regional pain syndrome type 1: diagnostic value and involvement of the central sympathetic system, with permission from Elsevier; (doi:10.1186/1475-925X-5-30) 341tr; Camera Press: 14bl. Corbis: Dr John D. Cunningham / Visuals Unlimited 390bl; 81A Productions 13br; 402tr, 407bl; Mark Alberhasky 424bc; G. Baden 410tr; Lester V. Bergman 422b, 423tr, 429br, 446bl, 461bl; Biodisc / Visuals Unlimited 344bl; Bernard Bisson / Sygma 417br; Blend Images / ER productions 421br; Markus Botzek 13bc; CNRI 49cl; Dr. John D. Cunningham 298c; Jean-Daniel Sudres/Hemis 310bc; Dennis Kunkel Microscopy, Inc. / Visuals Unlimited 473cr; Dennis Kunkel Microscopy, Inc. / Visuals Unlimited / Terra 441cl; Digital Art 412c; Docstock 460br; Eye Ubiquitous / Gavin Wickham 446br; Barbara Galati / Science Faction / Encyclopedia 481tr; Rune Hellestad 405br; Evan Hurd 291tr; Robbie Jack 285tr; Jose Luis Pelaez, Inc. / Blend Images 19c; Karen Kasmauski 310bl; Peter Lansdorp / Visuals Unlimited 410cl; Lester Lefkowitz 225bl; Dimitri Lundt / TempSport 291br; Lawrence Manning 474cr; Dr. P. Marazzi 424c; MedicalRF.com 22bl, 477b; Moodboard 310cla; NASA / Roger Ressmeyer 287cr; Sebastian Pfuetze 413bl; Photo Quest LTD 23 (Dense Connective); Photo Quest Ltd / Science Photo Library 23 (Spongy Bone), 47b; Steve Prezant 447cr; Radius Images 442br; Roger Ressmeyer / Encyclopedia

439t (D55); Martin Ruetschi / Keystone / EPA 442cr; Science Photo Library / Photo Quest Ltd 460cl; Dr. Frederick Skvara / Visuals Unlimited 278br; Howard Sochurek 466br; Gilles Poderins / SPL 429cl; Tom Stewart 479br; Jason Szenes / EPA 308bc; Tetra Images 310clb; Visuals Unlimited 47bc; Visuals Unlimited 424bl, 474bl; Ken Weingart 396bl; Dennis Wilson 398cl; Lucky Rich Diamond: 352bl; Falling Pixel Ltd.: 13cr. Fertility and Sterility, Reprinted from: Vol 90, No 3, September 2008, (doi:10.1016/j.fertnstert.2007.12.049) Jean-Christophe Lousse, MD, and Jacques Donnez, MD, PhD, Department of Gynecology, Université Catholique de Louvain, 1200 Brussels, Belgium, Laparoscopic observation of spontaneous human ovulation; ©2008 American Society for Reproductive Medicine, Published by Elsevier Inc with permission from Elsevier. 374bl; Getty Images: 3D4 Medical.com 460c; 19 (Berber), 297tc, 307br, 407bc, 407br, 407cl, 407cla, 408tr, 426cl; Asia Images Group 407tr; Cristian Baitg 404b, 479bl; Barts Hospital 350tr, 357c; BCC Microimagine 459cra; Alan Boyde 410br; Neil Bromhall 400t; Nancy Brown 19 (Mongolian); Veronika Burmeister 463c; Peter Cade 420cl; Greg Ceo 19crb; Matthias Clamer 19 (Blue Eyed); CMSP / J.L. Carson 420tr; CMSP / J.L. Carson / Collection Mix: Subjects 418bl (D62); Peter Dazeley 44bl, 479t; George Diebold 16br; Digital Vision 14-15 (darker backgrnd), 445bc; f-64 Photo O!ce / amanaimagesRF 14-15 (light sand); Dr Kenneth Greer 423tl; Dr. Kenneth Greer / Visuals Unlimited 482c; Jamie Grill 387br; Ian Hooton / Science Photo Library 481br; Dr. Fred Hossler 474c; Image Source 116t, 119tr, 310cb, 312bc, 339br; Jupiterimages 407cra; Kallista Images / Collection Mix: Subjects 438c; Ashley Karyl 19 (Brown Eyed); Dr Richard Kessel & Dr Gene Shih 421ca; Scott Kleinman 312bl; Mehau Kulyk / Science Photo Library 439b; PhotoAlto / Teo Lannie 369br; Bruce Laurance 19 (Asian); Wang Leng 296bl; S. Lowry, University of Ulster 420bl, 464tr; National Geographic / Alison Wright 19 (Seychelles); National Geographic / Robert B. Goodman 19 (Maori); Yorgos Nikas 377; Jose Luis Pelaez Inc 405cr; Peres 421crb; Peter Adams 19 (Bolivian), 19ftl; PhotoAlto / Michele Constantini 407crb; Steven Puetzersb 24fbl; Rubberball 408br; John Sann / Riser 417tr; Caroline Schi" / Digital Vision 433c; Ariel Skelley 307t; AFP 15cla, 281tr, 291cr; SPL 288cra, 289 (Hinge); SPL / Pasieka 6tl, 24cl; Stockbyte 19 (Red Hair); Siqui Sanchez 412b; Michel Tcherevko" 394-395b; UHB Trust 447b; Alvis Upitis / The Image Bank 418br; Ken Usami 308cl; Nick Veasey 123l, 289 (Saddle); CMSP 18cl, 421tr, 424br, 424tr, 446t; Dr David Phillips / Visuals Unlimited 421tl; Ami Vitale 19 (Short Beard Indian); Jochem D Wijnands 19 (Indian); Dr Gladden Willis 23 (smooth tissue), 24bc, 389cl, 421bl, 458c; Dr. G.W. Willis 471cr; G W Willis / Photolibrary 482bl; Brad Wilson 19 (Asian Man); Alison Wright 19 (Bedouin); David Young-Wol" 406t. Peter Hurst, University of Otago, NZ: 22t, 23 (Nerve Tissue), 23 (Skeletal Muscle). iStockphoto.com: Johanna Goodyear 312br. Lennart Nilsson Image Bank: 398tr.

Dr Brian McKay / acld.com: 443cl. Robert Millard: Stage Design (c) David Hockney / Photo courtesy LA Music Center Opera, Los Angeles 310br. The Natural History Museum, London: 15fcl, 321tr. Mark Nielsen, University of Utah: 76bl. Oregon Brain Aging Study, Portland VAMC and Oregon Health & Science University: 411br. Photolibrary: Peter Arnold Images 49bl. Reuters: Eriko Sugita 413cr. Rex Features: Granata / Planie 337br. Dr Alice Roberts: 15br, 15tl, 15tr. Science Photo Library: David M. Martin, M.D. 355cr, 462cr; Professors P.M. Motta & S. Correr 386cr; 17bl, 45bl, 63br, 321cr, 339cr, 350br, 359bc, 360, 367cr, 379br, 413crb, 422tc, 426bl, 454cr, 455br, 456cr, 463br, 476bl; AJ Photo 430cl; Dr M.A. Ansary 430c; Apogee 303c; Tom Barrick, Chris Clark, SGHMS 305cr; Alex Bartel 406cl; Dr Lewis Baxter 442bl; BCC Microimaging 459cr; Juergen Berger 347 (Fungus); PRJ Bernard / CNRI 76-77b; Biophoto Associates 23 (Loose Connective), 187tl, 289bc, 427bl, 434c, 449br, 458cb; Chris Bjornberg 347 (Virus); Neil Borden 71; BSIP VEM 417cr, 452c, 467cl; BSIP, Raguet 419br; Scott Camazine 433bl; Scott Camazine & Sue Trainor 406br; Cardio-Thoracic Centre, Freeman Hospital, Newcastle-upon-Tyne 453tr; Dr. Isabelle Cartier, ISM 376bl; CC, ISM 444bl, 444tr, 448br; CIMN / ISM 402tl; Hervé Conge, ISM 278bc; E. R. Degginger 13bl; Michelle Del Guercio 457bl; Department of Nuclear Medicine, Charing Cross Hospital 437c; Dept of Medical Photography, St Stephen's Hospital, London 475c; Dept. Of Clinical Cytogenetics, Addenbrookes Hospital 416c; Du Cane Medical Imaging Ltd 379tc; Edelmann 401tr; Eye of Science 318tc, 346br, 347 (Protazoan); 350tc, 352cl, 354bl, 363c, 377, 468c; Don Fawcett 290cra, 379tl; Mauro Fermariello 288cr, 413c; Simon Fraser / Royal Victoria In#rmary, Newcastle Upon Tyne 441br; Gastrolab 462br; GJLP 440cr; Pascal Goetgheluck 457br; Eric Grave 347 (Parasitic Worm); Paul Gunning 287tc; Gustioimages 262bl; Gusto Images 44br, 45br, 284-285cl, 451cl; Dr M O Habert, Pitie-Salpetriere, Ism 417cl; Innerspace Imaging 288c, 390bc; Makoto Iwafuji 19cr; Coneyl Jay 394t, 480t; John Radcli"e Hospital 425bc; Kwangshin Kim 475tl; James King-Holmes 72bl; ehau Kulyk 456bc; Patrick Landmann 430cr; Lawrence Livermore Laboratory 16tr; Jackie Lewin, Royal Free Hospital 458br; Living Art Enterprises 263tr, 304tl; Living Art Enterprises, LCC 445cl; Living Art Enterprises, Llc 289 (Pivot), 432br; Look At Sciences 416bl; Richard Lowenberg 378tr; Lunagra#x 361cr; Dr P. Marazzi 411c, 416bc, 422c, 422cr, 422tr, 424tc, 425tr, 432bl, 433br, 434bl, 435cr, 435tc, 444tl, 448crb, 457cr, 457t, 460cr, 462tc, 472bl, 475tr; Dr. P. Marazzi 435bc; David M. Martin, M.D. 355cr, 462cr; Arno Massee 366br; Carolyn A. McKeone 431cra; Medimage 20cl, 363cr; Hank Morgan 307c; Dr. G. Moscoso 399tr; Prof. P. Motta/Dept.

of Anatomy/University 359br; Prof. P. Motta / Dept. of Anatomy / University 'La Sapienza', Rome 352cr; Professor P. Motta & D. Palermo 362cr; Professor P. Motta & G. Familiari 470tr; Professors P. M. Motta & S. Makabe 476tr; Zephyr 427cr, 429bl, 438tr, 441cr, 465cl, 469tl, 470ca, 471c; Dr Gopal Murti 410c; National Cancer Institute 334tl; Susumu Nishinaga 77br, 132bl, 281br, 335cl, 346tr, 363cl, 372cl, 374c, 409cl; Omikron 347tr; David M. Phillips 347 (Bacterium); Photo Insolite Realite 326cl; Alain Pol / ISM 456cl; K R Porter 20bc; Paul Rapson 449bl; Jean-Claude Revy ISM 363tr; Dave Roberts 286bc; Antoine Rosset 70b; Schleichkorn 336ca; W.W Schultz / British Medical Journal 376tr; Dr. Oliver Schwartz Institute Pasteur 348bl; Astrid & Hans-Frieder Michler 279cl; Martin Dohrn 280tl; Richard Wehr / Custom Medical Stock Photo 279bl; Sovereign, ISM 62bl, 62-63b, 289 (Ball), 302-303c, 432c, 439cr, 473bl, 483cl; SPL 286cl; St Bartholomew's Hospital, London 434br; Dr Linda Stannard, UCT 448bl; Volker Steger 12cr, 24bcl; Saturn Stills 416cr; Andrew Syred 396cl; Astrid & Hanns-Frieder Michler 353tr, 468bl; CNRI 285bc, 331bc, 331br, 423b, 428bl, 453cr, 458bl, 462bl; Dee Breger 325bl, 385c; Dr G. Moscoso 325br; Dr Gary Settles 331tr; Geo" Bryant 313bc, 313cb; ISM 328bc, 328br, 464cl; Manfred Kage 73br, 320ca; Michael W. Davidson 384bc; Pasieka 354tr, 359cr, 373cl, 380tr, 430bc; Paul Parker 314bl; Richard Wehr / Custom Medical Stock Photop710/226 369cr; Steve Gschmeissner 23 (Adipose Tissue), 23 (Epithelial Tissue), 76bc, 132cl, 287tr, 296br, 296cra, 298bl, 309br, 312cr, 314tc, 335c, 335cr, 336cl, 341cl, 348c, 352crb, 356tr, 362cl, 368tr, 374tc, 375tr, 384clb, 387cr, 391tr, 409clb, 409tr, 469br, 472tr, 477cr; Dr. Harout Tanielian 425br; TEK Image 473br; Javier Trueba / MSF 14cla, 15c, 15cr; David Parker 18cr; M.I. Walker 23 (Cartilage); Garry Watson 466tr; John Wilson 475br; Professor Tony Wright 444br. SeaPics.com: Dan Burton 330br; www.skullsunlimited.com <http://www.skullsunlimited.com> 14cl; Robert Steiner MRI Unit, Imperial College London: 8-9, 24tl, 34c, 34-35b,34-35t, 54b, 55b, 134-135 (all), 166-167 (all), 196-197 (all), 234-235 (all), 272-273; Claire E Stevens, MA PA: 375b. Stone Age Institute: Dr. Scott Simpson (project palaeontologist) 14cb. UNEP/GRIDArendal: Emmanuelle Bournay / Sources: GMES, 2006; INTERSUN, 2007. INTERSUN, the Global UV project, is a collaborative project between WHO, UNEP, WMO, the International Agency on Cancer Research (IARC) and the International Commission on Non-Ionizing Radiation Protection (ICNIRP). 280br. Courtesy of U.S. Navy: Mass Communication Specialist 2nd Class Jayme Pastoric 327br. Dr Katy Vincent, University of Oxford: 310-311t. Wellcome Images: 119br; Joe Mee & Austin Smith 373tr; Dr Joyce Harper 376clb; Wellcome Photo Library 461br. Wits University, Johannesburg: photo by Brett Eloff 14cra

所有其他图片©Dorling Kindersley
欲了解更多信息，请见：www.dkimages.com

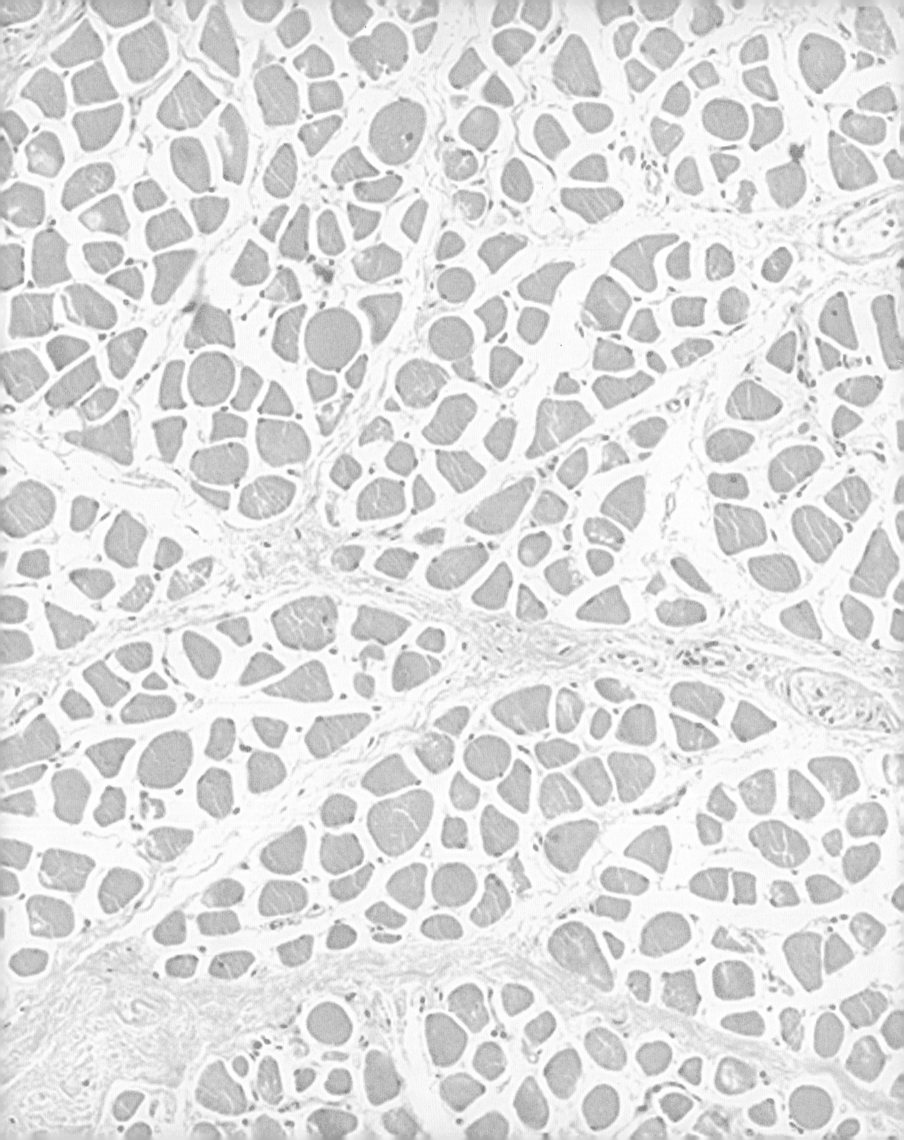